实用戒毒医学

第 2 版

主编　杜新忠

编委

杜新忠（浙江省金华市强制隔离戒毒所）
刘志民（北京大学中国药物依赖性研究所）
赵　敏（上海交通大学医学院附属精神卫生中心）
张锐敏（云南省药物依赖防治研究所）
褚宸舸（西北政法大学禁毒法律与政策研究所）
范志海（华东理工大学社会与公共管理学院）
盛利霞（北京安定医院）
贾少微（北京大学医学部核医学系）
王子云（北京大学公共卫生学院）

参编人员

杨国纲（云南省药物依赖防治研究所）
罗　健（云南省药物依赖防治研究所）
张存敏（云南省药物依赖防治研究所）

人民卫生出版社

图书在版编目（CIP）数据

实用戒毒医学/杜新忠主编. —2 版 . —北京：
人民卫生出版社，2014
ISBN 978-7-117-20005-9

Ⅰ. ①实… Ⅱ. ①杜… Ⅲ. ①戒毒—临床医学—研究
Ⅳ. ① R163

中国版本图书馆 CIP 数据核字(2014)第 269324 号

人卫社官网	**www. pmph. com**	**出版物查询，在线购书**
人卫医学网	**www. ipmph. com**	**医学考试辅导，医学数据库服务，医学教育资源，大众健康资讯**

版权所有，侵权必究！

实用戒毒医学

第 2 版

主　　编： 杜新忠
出版发行： 人民卫生出版社（中继线 010-59780011）
地　　址： 北京市朝阳区潘家园南里 19 号
邮　　编： 100021
E - mail： pmph @ pmph. com
购书热线： 010-59787592　010-59787584　010-65264830
印　　刷： 北京铭成印刷有限公司
经　　销： 新华书店
开　　本： 787×1092　1/16　　**印张：** 40　　**插页：** 2
字　　数： 973 千字
版　　次： 2007 年 1 月第 1 版　2015 年 2 月第 2 版
2015 年 2 月第 2 版第 1 次印刷(总第 2 次印刷)
标准书号： ISBN 978-7-117-20005-9/R・20006
定　　价： 128. 00 元
打击盗版举报电话：010-59787491　E-mail：WQ @ pmph. com
（凡属印装质量问题请与本社市场营销中心联系退换）

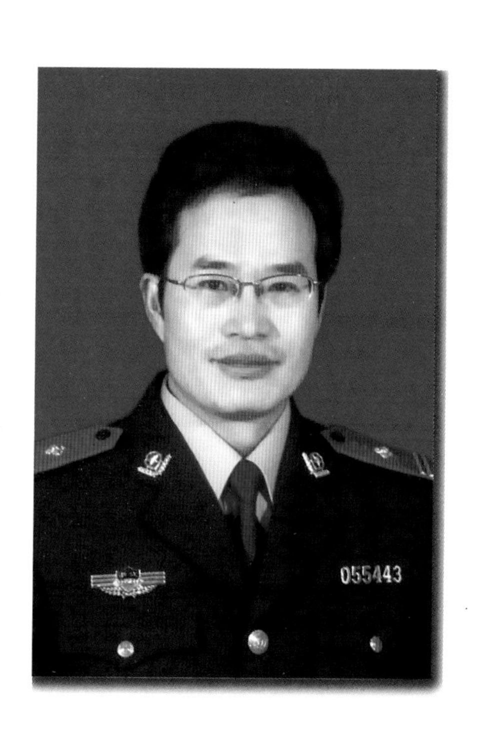

主编简介

杜新忠，男，1969年出生，浙江省东阳市人。毕业于浙江医科大学临床医学系、中国人民公安大学公安管理系，参与筹建了1996年6月成立的浙江省金华市公安局强制隔离戒毒所。拥有公益性个人戒毒专业网站《杜新忠戒毒网》，该网站已经稳定运行12年，是我国戒毒领域最为专业、资料最全、浏览人数最多、影响最为广泛的戒毒专业网站，是广大戒毒工作者学习、研究的良师益友。其以该网站为平台，与国内外众多戒毒、禁毒专业人士、社会人士就禁吸戒毒问题进行广泛深入地探讨，为国内外众多处在毒渊深处的成瘾者及家属提供了尽可能多的帮助，为禁吸戒毒事业努力做出了贡献。

其先后在《中国药物依赖性杂志》上发表“治疗社区在强制戒毒所的应用研究”、“戒毒工作中防复吸的措施与建议”、“强制戒毒的艾滋病病毒感染者和艾滋病病人的管理研究”、“创建无毒社区的若干建议”、“我国HIV/AIDS流行现状与对策”、“对我国现行戒毒模式的调查与建议”等多篇相关学术论文，独著《实用戒毒医学》第1版，合作主编、参编《心理障碍365问》、《禁毒百问》、《预防青少年吸毒读本》。

社会兼职：中国药物滥用防治协会理事，西北政法大学禁毒法律与政策研究所研究员，浙江省戒毒协会理事，江苏省女子强制隔离戒毒所社会矫治专家。

卷首语

20 年前，我第一次接触到戒毒，当时我是安康医院的一名精神科医师，后在依托安康医院成立的强制戒毒所从事戒毒医疗工作。12 年前，鉴于多年以来积累的资料，以及想为国内刚起步不久的戒毒、禁毒工作尽一点绵薄之力的初衷，我个人开办了“杜新忠戒毒、禁毒专业网”，由于维护及时、栏目分类合理，加上本人的戒毒医学与法学的专业基础，这个网站得到了相关各界人士的喜爱，现仍稳定运行，只是名称已改为“杜新忠戒毒网”，内容也由以前的戒毒、禁毒并重，改为以戒毒医学、戒毒科普为核心。8 年前，由于收集的资料众多，加上当时国内戒毒医学领域相关专业书籍的缺乏，我起笔开写《实用戒毒医学》，完稿后向人民卫生出版社自荐，得到人民卫生出版社的认可及帮助，于 2007 年得以出版。

本书出版以后的 6 年间，我国的戒毒、禁毒领域发生巨大的变化，主要是《禁毒法》与《戒毒条例》的出台，这两部法规新增了社区戒毒、社区康复，把司法机关的劳教戒毒与公安的强制戒毒合并为强制隔离戒毒。加上我国戒毒医学逐步与世界接轨，从以生理脱毒、劳动康复为主转变为生理脱毒、心理行为治疗、回归社会并重的戒毒模式。因此，有必要对此进行总结与介绍。人民卫生出版社的邀请与帮助，促成了本书第 2 版的出版，在此表示感谢。

杜新忠

2014 年 12 月

第 2 版前言

吸毒是一种社会现象，吸毒成瘾是一组与心理、社会、生物因素密切相关的、复吸率极高的精神障碍。对吸毒成瘾的治疗——我国的戒毒医学体系直到近十年才得以逐渐完善与发展。戒毒医学在医学领域中具有独特的地位，与其他医学相比较，戒毒医学并不是单纯的一门医学科学，它与社会学、法学有着密切的联系，医学、社会学、法学工作者都对毒品、吸毒、戒毒进行了研究，一个有效的戒毒体系必然是医学、社会学、法学的有机结合。本书主要介绍当今我国流行的主要毒品成瘾的流行病学、药理学机制、临床表现、诊断与治疗的主要进展，也介绍了毒品、吸毒、戒毒的一般知识，反映了我国戒毒医学的现状。

自 2007 年《实用戒毒医学》第 1 版出版以来，戒毒医学又发生了巨大的变化。传统毒品所占比例不断下降，新兴毒品层出不穷，《禁毒法》、《戒毒条例》相继出台。对戒毒治疗的理念也在发生巨大的变化，从以前单纯以脱毒治疗、劳动康复为主的戒毒模式演变成社会力量不断介入、心理行为治疗深入开展、药物戒毒手段不断更新等不同戒毒措施相结合的多元化戒毒模式。尤其是 2012 年美国《精神障碍诊断与统计手册》第 5 版（DSM-Ⅴ）的出版对戒毒领域的影响尤为明显，DSM-Ⅴ把 DSM-Ⅳ中“物质相关障碍”更改为“物质相关和成瘾障碍”，DSM-Ⅴ取消了 DSM-Ⅳ中“物质使用障碍”下面的物质滥用和物质依赖两个亚型，并新增三个亚型，分为轻度成瘾、中度成瘾、重度成瘾，其诊断标准也有相应的改变，我个人认为以上诊断名称的改变比较符合我国戒毒医学专业人员的使用习惯，也与我国现行的法律、法规相配套、相适应，同时也便于大众理解，因此本书将通篇采用 DSM-Ⅴ的诊断标准，希望得到大家的认可。由于 DSM-Ⅴ还没有全文中译本，本书采用的 DSM-Ⅴ中“物质相关和成瘾障碍”的解读均由北京安定医院的盛利霞主任提供，在此深表谢意。

在本书再版过程中，为加强本书的学术性、实用性、可读性，我邀请了我国戒毒医学各分领域最为权威的专家学者加入本书的写作班子，他们都是我国戒毒领域最为资深的专家，相信他们的加入将为本书的实用性、学术性、可读性增光添彩。其中，国内从事药物滥用流行病学调查、药物滥用监测研究的北京大学中国药物依赖性研究所副所长、国家药物滥用监测中心主任、中国药物滥用防治协会副会长、英国伦敦大学圣乔治医学院成瘾行为系“名誉研究员”、《中国药物依赖性杂志》副主编刘志民教授及王子云博士负责编写吸毒的形势与吸毒的流行病学调查研究方法；国内从事戒毒心理行为治疗的领军人物、博士生导师、上海市精神卫生中心副院长、中国药物滥用防治协会副会长、《中国药物滥用防治杂志》和《中华中西医杂志》编委与常务编委、美国药物依赖学会国际委员会委员赵敏教授负责编写吸毒成瘾的心理行为治疗；对国内美沙酮维持治疗的开展做出突出贡献的云南省药物依赖防治研究所副所长、国家级美沙酮维持治疗培训中心副主任、中国药物滥用防治协会副会长张锐敏教授负责编写降低危害的理论与实践；中国首个研究禁毒法律与政策的西北政法大学禁毒法律与政策研究所所长、国家禁毒委全国禁毒师资库专家、《宪政社会主义论丛》副主编褚宸舸教授负责编写我国的戒毒立法；国内研究戒毒社会工作的权威、华东理工大学社会与公共管理学院社会工作系范志海教授负责编写戒毒社会工作；国内第一个研发纳曲酮长效缓控释制剂的北京大学医学部核医学系副主任、北京大学深圳医院核医学科主任贾少微教授负责编写长效纳曲酮植入剂治疗；云南省药物依赖防治研究所的杨国纲、罗健、张存敏医师对本书第 1 版第二章的吸毒与艾滋病、吸毒与青少年、吸毒的危害、吸毒的预防、匿名戒毒会等内容进行了修订，李建华所长对前述第二章的修订稿进行了审阅；除此之外的其他所有章节均由本人编写。对于各位作者与参编者为发展我国戒毒医学、为本书编写所作出的贡献，本人表示诚挚的感谢！

为了进一步提高本书的质量，以供再版时修订完善，诚恳地希望广大读者和专家提出宝贵意见！希望本书的出版，对促进我国戒毒医学的发展能有一些帮助！

杜新忠

2014 年 12 月

目 录

第一篇 概 论

第二篇　常见毒品相关和成瘾障碍

第三篇　诊断、治疗与康复

第一篇　概论

第一章　毒品概述

第一节　毒品的概念与分类

成瘾性物质滥用和由成瘾性物质滥用引起的社会问题，古已有之。几千年来，人类一直在饮酒和使用由植物衍生的成瘾性物质，最早有文字记载的历史显示，某些成瘾性物质不仅用于治疗疾病，还用于消遣。在一些高度发展的文明中，那些对精神起作用的植物在经济和宗教方面发挥过重要作用。但也有一些证据表明，某些人总是过量使用、误用、滥用这些成瘾性物质。

成瘾性物质滥用中的主要问题——毒品滥用问题已成为当今世界几乎头等严重的问题，不少人认为，22 世纪人类面临的两大难题之一就是毒品滥用。毒品滥用原本只在某些国家的一些亚文化群体中流行（19 世纪末～20 世纪初的中国除外），而现在已蔓延至世界各国，并波及所有社会阶层，预计毒品滥用仍将成为本世纪人类社会的主要敌人。

据联合国国际麻醉品管制署（UNDCP）和联合国毒品和犯罪问题办公室（UNODC）报告，1989 年全球毒品滥用人数为 4800 万，约占当年成年（15～64 岁）人口的 1%。在 22 年后的 2011 年，大约 3.15 亿人至少使用过一次毒品，占成年人口的 6.9%，为 1989 年的 6.9 倍，人数比 2010 年增长了 9%。其中有药物成瘾和（或）药物使用疾病的问题药物使用者的数量约为 2700 万人，大约占世界非法药物使用成年人口的 10%～13%，占世界成年人口的 0.6%。“不确定吸毒者”稳定在 3900 万人，相当于全球成年人口的 0.9%。虽然任何非法成瘾物质使用者的估计总人数有所增加，但 UNODC 的估计数显示，毒品滥用者人数或毒品所致障碍者人数保持平稳，当前毒品滥用者年度估计人数的增加在很大程度上只是反映了世界人口总数的增加。然而，多种毒品的滥用，特别是合并滥用处方药物和非法物质仍然令人关注。对镇静剂和安定剂的滥用特别令人关注，有 60% 以上的国家将这类物质列作头三类滥用物质。市场上出现的新的精神活性物质数目有增无减也已经成为一个重大的公共健康问题，原因不仅在于使用的增加，也因为对其不利影响缺乏科学研究和了解。就我国而言，目前毒品滥用仍然主要集中于海洛因、甲基苯丙胺、氯胺酮、大麻这 4 种，这也是本书作为重点内容要加以介绍的，其他新出现的精神活性物质的相关情况将在本章简要加以介绍。

毒品滥用的危害相当严重。据 UNODC 估计，2010 年全球注射吸毒者中的艾滋病毒感染者（估计约为20%）、丙型肝炎（46.7%）和乙型肝炎（14.6%）的发生率使全球疾病负担雪上加霜。但现在的情况有所好转，2011年全球注射使用毒品者及注射使用毒品同时携带艾滋病毒者的普遍率低于以往的估计：在年满15～64岁者当中，有1400万人估计注射使用毒品，而在注射使用毒品者当中有160万人携带艾滋病毒。这表明自2008年以来，注射使用毒品者人数下降了12%，而注射使用毒品同时携带艾滋病毒者的人数下降了46%。据估计，每100例成人死亡中就有将近1例死于非法物质使用，2011年与毒品使用有关的死亡人数估计为247 000人，与前两年的数据相近，其中多数是年轻的使用者，类阿片仍然是所报告的毒品相关死亡事件中最为常见的一类物质。

当前，在为毒品使用者提供的治疗服务方面仍然存在较大差距：根据UNODC的数据，2010年在全球的6个问题毒品使用者中估计只有1个接受了治疗。根据美国的数据，并不是每个药物依赖者都会主动要求治疗，大约只有8.1%被诊断为药物滥用和37.9%被诊断为药物依赖的人寻求与药物使用问题有关的帮助。因此，戒毒治疗的前景是十分广阔的，但戒毒治疗相关服务的多样性及可获得性需要得到加强。

一、毒品的概念

在开始本章之前，我们需要对毒品的概念加以介绍，这是阅读本书的前提。当前我国对于毒品的定义有些混乱，不同领域的人对毒品的理解不尽相同，毒品的定义有无限扩大化倾向，甚至有的专家学者对毒品的认识也不全面，比如美沙酮、曲马多、地芬诺酯、香烟、酒精到底是不是毒品。作为普通的戒毒工作者，想必有相当多的人也会如此。作为戒毒所的工作人员，如果对毒品的了解仅限于氯胺酮（K粉）、甲基苯丙胺（冰毒、MA）海洛因（二乙酰吗啡）、鸦片（阿片，opium）、大麻是远远不够的。曾经有吸毒成瘾者说，他以前曾经参加过某心理治疗大师的治疗，发现作为治疗者居然对毒品的了解相当少，所以就不信任这些治疗者，他认为你连毒品的常识都不知道，怎么对我有效治疗？另外，了解毒品及相关常识可以成为加深吸毒者对治疗者、管理者信任程度的一个途径，治疗者、管理者对毒品、吸毒方式、毒品的流行情况、戒毒知识、禁毒法律法规等相关知识掌握得越多，和毒品使用者可谈的东西就会越多，越容易让其产生信赖感，越容易建立良好的治疗关系。良好的治疗关系对吸毒成瘾者的有效治疗是有重要作用的。

世界各国对毒品尚无统一的定义，国际上也没有把毒品作为统一的称呼。毒品一词最早作为一个社会用语出现在欧洲，至今不超过两三百年的历史。与其他社会用语一样，毒品一词的内容和含义，是随着时代、国度、民族、经济、文化及所有者的角度不同而不断变化的，比如氯胺酮、阿拉伯茶、γ-丁内酯、丹酚-A、咖啡因等，在不同的时代、不同的国度、不同的民族中其含义是不同的。后来，随着时代的发展，毒品一词在一些国家、地区也作为一个法学用语出现，比如英国的《滥用毒品法》、中国台湾地区的《毒品危害防制条例》、中国香港特别行政区的《危险药物条例》、中国的《禁毒法》，在这些法律中，英国的《滥用毒品法》采用列举的方式界定了毒品的定义。中国台湾地区的《毒品危害防制条例》把毒品定义为具有成瘾性、滥用性及社会危害性之麻醉药品与其制品及影响精神物质与其制品。中国香港特别行政区的《危险药物条例（第134章）》同样采用列举的方式界定了毒品的定义，并将危险药物分为危害精神毒品与海洛因。中国的《禁毒法》则将毒品定义为鸦片、海洛因、甲基苯丙胺（冰毒）、吗啡、大麻、可卡因，以及国家规定管制的其他能够使人形成瘾癖的麻醉药品和精神药品。因此，就目前而言，毒品一词即是社会用语，在各个领域及日常生活中被广泛使用，甚至连联合国毒品和犯罪问题办公室（UNODC）也采用了毒品这一称呼。毒品也是法学用语，在法律、禁毒等相关领域被通用，比如禁毒法、戒毒条例、强制隔离戒毒、社区戒毒、戒毒康复等。且目前这一用语也有医学化的倾向，在医学领域中也有越来越多的专业人员在使用这一名词，包括专门的研究机构，比如某某戒毒研究中心。据统计，在我国医学专业文献中毒品一词的使用频率要远远大于精神活性物质这一医学专业词汇。既然毒品一词已经被社会各领域包括专业领域认可并使用，因此有必要对其定义加以规范，以减少不同领域人群的使用分歧。

在精神医学领域，把进入人体后能够影响人类心境、情绪、行为，改变意识状态，并可导致瘾癖或依赖的一切化学物质称为精神活性物质。其中，把进入人体后能够影响人类心境、情绪、行为，改变意识状态，并可导致瘾癖或依赖的，在临床上仍用于疾病的预防和（或）治疗的化学物质称为精神活性药物。国际疾病分类第 10 版（ICD-10）和中国精神障碍分类与诊断标准第 3 版（CCMD-3）都采用了精神活性物质这一叫法。精神活性物质在国际上又称为成瘾性物质或者瘾品。国际上通常把精神活性物质分成八大类，即阿片类、可卡因类、大麻类、中枢神经兴奋剂、酒及镇静催眠药、致幻剂、挥发性有机溶剂、烟草。此八大类精神活性物质又可分为合法（非列管的）的精神活性物质、非法的（违禁的或列管的）精神活性物质。合法（非列管的）的精神活性物质世界各国有所不同，我国的合法（非列管的）精神活性物质目前为酒精、香烟、挥发性有机溶剂，列为管制的精神活性物质就是我国麻醉药品品种目录与精神药品品种目录中所列的品种，这些目录中的品种我国在法律上把它们称之为毒品。事实上，我国《禁毒法》对于毒品的定义并不严谨，比如海洛因、麦角酰二乙胺（LSD）、冰毒在我国未被许可临床使用，因此不能称之为药品，把海洛因、麦角酰二乙胺（LSD）、冰毒称为麻醉药品、精神药品显然不对。美国对精神活性物质的分类比较合理，在美国，一般不区分为麻醉药品和精神药品，而称之为管制物质，管制物质被定义为联邦管制物质法（Federal Controlled Substance Act）附表Ⅰ到Ⅴ分类列举的物质，美国根据这些物质滥用潜在风险的大小以及可能危害健康的程度把以上物质分为 5 个表。从美国立法对毒品的规定来看，美国立法主要以列举的方式来界定毒品的内涵。美国法律对毒品的分级，主要考虑其是否许可临床使用，其次是该毒品所具有的滥用性和依赖性。其中表Ⅰ的内容为具有高度滥用性，目前未被认可临床使用的物质，缺乏认可的安全性。如海洛因、麦角酰二乙胺（LSD）、大麻、麦司卡林、摇头丸等。其他四个表的内容为已在临床使用的物质，也就是前面所说的精神活性药物，与表Ⅰ的区别只在于滥用程度的高低。

所以，比较合理的分类是：精神活性物质分为合法（未列管的）的精神活性物质（香烟、酒精等）与违禁的（或列管的）精神活性物质。违禁的（或列管的）精神活性物质分为未被认可临床使用的精神活性物质（如海洛因、冰毒、大麻）和已在临床使用的精神活性物质（即精神活性药物）。已在临床使用的精神活性物质（即精神活性药物）又可分为未依照医疗规范使用的或未由国家认可的企业生产的或未在国家有关规定范围内流通的精神活性药物与依照医疗规范使用的或由国家认可的企业生产的或在国家有关规定范围内流通的精神活性药物。据以上分类以及世界各国的相关定义及我国的实际情况，在以上精神活性物质中，未被认可临床使用的列管精神活性物质（如海洛因、大麻）以及未依照医疗规范使用的或未由国家认可的企业生产的或未在国家有关规定范围内流通的精神活性药物被医学、法学、社会学领域认可为毒品。

基于以上理由以及毒品一词被日益医学化的趋势，毒品的定义可以这样表述：毒品是指鸦片、海洛因、甲基苯丙胺（冰毒）、大麻、可卡因等目前未被认可临床使用的列管精神活性物质以及未依照医疗规范使用的或未由国家认可的企业生产的或未在国家有关规定范围内流通的精神活性药物。这个定义的前半部很好理解，使用“列管精神活性物质”而不是“精神活性物质”的目的是为了排除香烟、酒等目前未被认可临床使用的精神活性物质。后半部主要是为地下非法生产的氯胺酮、哌替啶、吗啡而设定的，比如氯胺酮，它是国家规定的药品，但由于吸毒者使用的大多是未依照医疗规范使用的、未由国家认可的企业生产、未在国家有关规定范围内流通的 K 粉，所以 K 粉也被称为毒品，以此与前半部加以区别。据此，精神活性物质可分为合法的精神活性物质（如香烟、酒精）、毒品、依照医疗规范使用的或由国家认可的企业生产的或在国家有关规定范围内流通的精神活性药物三大类。其分类的主要依据是现行法律法规、医疗规范以及使用目的、生产流通情况。对于同一种精神活性药物来说，是否成为毒品的主要判断依据的就是使用目的、生产流通情况，比如氯胺酮，如果是由国家规定的企业生产的、在规定的渠道流通的、用于临床上的麻醉手术治疗的，它就是药品；如果是用于找感觉的、由地下不法分子生产的就是毒品，打击、处理的依据就在于此，关于这一点在本节还有论述。对毒品的精确定义有利于防止毒品内涵的无限扩大化（如把香烟、酒精也叫作毒品），有助于治疗团队内部的沟通，避免混淆，也有利于各个不同领域人员之间的相互交流与沟通。

本书主要涉及的是未被认可临床使用的列管精神活性物质（如海洛因、冰毒、大麻），这些是真正意义上的毒品。其他的则可以称为处方药滥用（比如曲马多、地芬诺酯、哌替啶、丁丙诺啡等），当然氯胺酮滥用除外，它在我国被列为精神药品，但由于它大多是未依照医疗规范使用的或未由国家认可的企业生产的或未在国家有关规定范围内流通的，且滥用人群广泛，所以本书把它列为一种主要的毒品予以论述。

二、毒品的分类

毒品种类繁多，其分类方法也有多种，国际、国内以及不同人群出于不同的需要、目的，对毒品作出了不同的分类，了解这些分类方法对于临床治疗以及理解毒品、吸毒与戒毒有一定帮助，现介绍如下：

（一）我国的分类

根据国家食品药品监督管理局发布的《麻醉药品品种目录》、《精神药品品种目录》以及《禁毒法》，我国把毒品分为麻醉药品和精神药品两大类。从我国的这两个目录中列举的品种来看，包括了鸦片、海洛因、甲基苯丙胺（冰毒）、大麻、可卡因等目前未被认可临床使用的列管精神活性物质以及精神活性药物（分为麻醉药品与精神药品），因此《禁毒法》对毒品的定义需要修改。

1. 麻醉药品　是指对中枢神经有麻醉作用，连续使用易产生躯体依赖性、能形成瘾癖的药品。《麻醉药品品种目录》（2013 年版）共列入 121 种麻醉药品，在这个目录中，比较常见的麻醉药品有海洛因、吗啡、大麻、可卡因、美沙酮、二氢埃托啡、哌替啶等。麻醉药品可分为三大类：

（1）阿片类：包括阿片（鸦片）、吗啡、海洛因、美沙酮、羟考酮、氢可酮、哌替啶、二氢埃托啡（DHE）、可待因等。阿片类具有镇痛、镇静、镇咳、止泻、致欣快作用，当前我国的吸毒问题主要是吸食此类毒品中的海洛因。

阿片类物质依其化学结构又可分五小类，除阿片生物碱外，其余均为人工合成的化合物。①阿片生物碱及其衍生物：阿片内含有20余种生物碱，总称阿片生物碱。根据阿片生物碱化学结构的不同，分为菲类生物碱和苄基异喹啉类生物碱。菲类生物碱包括吗啡、可待因、蒂巴因（其主要衍生物有丁丙诺啡、纳曲酮、二氢埃托啡）等。吗啡主要用于镇痛。可待因的镇痛效力较弱，临床上主要用于镇咳，成瘾性较低。蒂巴因是一种强效致惊厥剂，没有临床用途，但它的衍生物用途广泛；苄基异喹啉类生物碱包括罂粟碱、那可汀、那碎因、劳丹诺辛等，罂粟碱无镇痛功效，主要作用是松弛包括微动脉在内的所有平滑肌，用于解痉、扩张血管。以上阿片生物碱以吗啡和可待因最重要，分别占阿片生物碱的10％～15％和0.5％；②苯哌啶衍生物：如哌替啶、芬太尼、阿法罗定等。芬太尼的化学名为N-［1-（2-苯乙基）-4-哌啶基］-N-苯基-丙酰胺，合成于1960年，效价为吗啡的100～180倍、哌替啶的550～1000倍，主要与μ阿片受体结合，主要作用为止痛和镇静，最小止痛血药浓度范围为0.3～1.5ng/ml，血药浓度高于2ng/ml以上时副作用发生频率增加，耐受性存在极大的个体差异；③二苯甲烷衍生物：如美沙酮、美沙醇、丙氧芬等；④吗啡喃衍生物：如左吗喃等；⑤苯骈吗啡烷衍生物：如非那佐新、喷他佐辛等。

（2）可卡因类：包括古柯叶、可卡因、克赖克等，由生长于南美洲的灌木古柯树的叶片加工提取而成。此类毒品的精神依赖性非常强，耐受性形成迅速，反复使用可引起躯体依赖，但不及阿片类严重，目前我国此类药物滥用的报告极少，但在沿海地区的吸毒者特别是在华外国人中有一定的吸食比例。

（3）大麻类：包括大麻烟、哈希什、玛莉华纳、大麻脂、大麻油等，均来自一种叫作大麻的植物，大麻烟由大麻直接干燥后制成，玛莉华纳由大麻茎及叶加工制成，哈希什由大麻雌株顶部的花和部分叶片加工制成，其主要成分均为Δ^9-四氢大麻酚（THC）。大麻的耐受性和躯体依赖性产生较慢，也不严重。我国的大麻滥用已由新疆等流行地区扩散到全国，滥用率稳步上升。

2. 精神药品　是指直接作用于中枢神经系统，使之兴奋或抑制，连续使用能产生依赖性的药品。依据国家对精神药品的管制级别不同，分为第一类精神药品和第二类精神药品。《精神药品品种目录》（2013年版）共列入149种精神药品，其中第一类精神药品68种，第二类精神药品81种。合成毒品，如氯胺酮（K粉）、冰毒、摇头丸、三唑仑等属于第一类精神药品；地西泮、氯硝西泮、阿普唑仑、曲马多、咖啡因、佐匹克隆等属于第二类精神药品。精神药品又分三类：

（1）中枢神经兴奋剂：包括苯丙胺（AA）、甲基苯丙胺（冰毒、MA）、匹莫林、哌甲酯、3,4-亚甲基二氧基甲基苯丙胺（摇头丸、MDMA）、3,4-亚甲基二氧基苯丙胺（MDA）、甲基卡西酮等。这是一类人工合成的化学物质，具有中枢神经兴奋作用，使用后可引起高度警觉、注意力集中、活动增加、睡眠减少、食欲抑制、心慌和血压升高等。利他林和匹莫林主要用于治疗突发性猝倒、嗜睡综合征和儿童多动症。

（2）中枢神经抑制剂：指用于镇静、催眠、治疗焦虑、解除肌肉痉挛、控制癫痫发作的一类处方药——镇静催眠药。此类药物品种众多，可以分为两大类：巴比妥类和苯二氮䓬类。在我国，此类成瘾者大部分是因治疗失眠、戒毒而成瘾的，在吸毒人群中镇静催眠药滥用和依赖的发生率远远高于一般人群。目前在社会上被滥用的主要为γ-羟基丁酸（GHB）、佐匹克隆、甲喹酮、甲丙氨酯（安宁、眠尔通）、三唑仑、艾司唑仑（舒乐安定）等。2005年三唑仑被国家食品药品监督管理局列为第一类精神药品进行管理后滥用已经较少。据UNODC报告，虽然总体上男性对非法药物的使用大大超过女性，但在已提供数据的国家（南美洲、中美洲和欧洲），女性非医疗使用镇静催眠药是一个很突出的例外情况（并且超过大麻的使用量）。还有证据表明，在为了增强或平衡药效而采取的多药滥用中，这些药物越来越多地与更多传统的非法药物合并使用。

（3）致幻剂：是一类在不影响意识的前提下改变人的知觉、思维和情感活动的物质，它们是目前国际上广为滥用的一类毒品。致幻剂又称幻觉药、迷幻药。由于这类物质优质的致幻作用，可产生与事实不符的，甚至可以称为精神病的感觉，故又被称为拟精神病药或“灵魂出窍”毒品。大部分此类物质没有医学用途，主要包括麦角酰二乙胺（LSD）、二甲基色胺（DMT）、苯环己哌啶（PCP）、麦司卡林、赛洛西宾等。滥用后可产生幻觉、错觉、空间定向障碍、情感反映强烈、活动增多、记忆力减退、自我评价受损、被害妄想和冲动伤人行为。目前，我国关于致幻剂滥用的报告较少。据UNODC的资料，2010年致幻剂的世界年度流行人数2550万，占第三位。美洲是致幻植物的天堂，原住民普遍有使用致幻植物的习俗，用它与神灵相通。致幻植物共有100多种，但广为人知的只是少数几种。致幻植物虽然是许多部落仪式的固有部分却不被世界主流宗教接受，通过祈祷、斋戒、冥想、修行来转换意识状态才是主流宗教所赞成的。致幻剂只能短暂地模仿真正神秘体验的感觉，却不能达到领悟的境界。最早被滥用的致幻剂多为天然物质，如毒蝇伞、颠茄、仙人球等。

致幻剂的分类比较混乱，有多种分类方法，按照化学结构和已知的药理性质可分为以下几类。

1）吲哚烷胺类致幻剂：与5-羟色胺（5-HT）类似，含吲哚环，可细分为下面四类：①简单色胺类：比如二甲基色胺（又叫DMT、psilocybin、PY、二甲-4-羟-色胺、墨西哥裸盖菇、神圣的蘑菇、迷幻蘑菇、上帝的肉、赛洛西宾、裸盖菇素、光盖菇素、裸头草碱），5-MeO-DMT（二甲基色胺衍生物，存在于很多植物和蟾蜍中，又名蟾蜍色胺，1936年首次合成），psilocin；②α-甲基色胺类：比如α-甲基色胺，5-甲氧基-α-甲基色胺；③麦角碱类：比如LSD（可用麦角酸与二乙酰胺合成，也存在于墨西哥喇叭花）；④β-咔啉类：比如harmala alkaloids。

2）苯烷胺类致幻剂：可分为以下二类：①苯乙胺类：比如麦司卡林（3,4，5-三甲氧苯乙胺、mescaline、墨斯卡灵、佩奥特碱、peyote、皮约特、墨西哥仙人掌毒碱），是从一种生长在美国南部和墨西哥北部的乌羽玉种子、花粉中提取出来的致幻剂；②苯异丙胺类：比如PCP（苯环己哌啶、天使粉末）、氯胺酮、2,5-二甲氧-4-苯丙胺（DOM）、布苯丙胺（二甲氧基溴苯丙胺，DOB）。

3）抗胆碱类致幻剂：大多含有阿托品、东莨菪碱、天仙子胺、野芝麻花碱。主要存在于颠茄、天仙子、曼德拉草、洋金花、曼陀罗属植物。华佗用于外科手术的麻沸散的有效成分即为东莨菪碱，有一定的致幻作用，可用于麻醉镇痛、止咳、平喘，对晕动症有效。东莨菪碱的散瞳及抑制腺体的作用比阿托品强，对呼吸中枢有兴奋作用，但对大脑皮质有明显的抑制作用，可清除情绪激动，还可松弛肌肉、扩张毛细血管、改善微循环，是古代蒙汗药的主要成分。极量一次 0.5mg，一日 1.5mg。"1+1"戒毒的主要用药之一就是东莨菪碱。合成的抗胆碱类致幻剂有阿托品、盐酸苯海索。

4）无法归类的致幻剂：比如毒蝇伞，可导致混乱、迷失位置及时间、感官失灵、肌肉紧张、虚弱、疲劳、困倦。毒蝇伞主要作用在于它的致幻性，其致幻作用的主要成分是蝇蕈素（muscimol），作用于蝇蕈胆碱感受器，此毒素被西伯利亚居民用来作为引起幻觉和感到灵魂出窍的药物，在他们的文化上有重大的宗教意涵，毒蝇伞事实上是印度宗教经典《梨俱吠陀》所提到的苏摩酒的主要成分之一。其他无法归类的致幻剂还有肉豆蔻醚、丹酚-A。肉豆蔻含有肉豆蔻醚（myristicin），能够产生兴奋及致幻作用，服用过量可致昏迷。墨西哥鼠尾草是草本植物，原产于墨西哥，含活性成分丹酚-A。丹酚-A 会令人产生幻觉和精神错乱，包括幻视、身体感觉变异、情绪过分波动和感到疏离。

（二）世界卫生组织的分类

世界卫生组织（WHO）把瘾品分成八大类，即阿片类、可卡因类、大麻类、中枢神经兴奋剂、酒及镇静催眠药、致幻剂、挥发性有机溶剂、烟草。上面已对其中六类作过介绍，下面对挥发性有机溶剂、酒精和烟草作一简单介绍。

1. 挥发性有机溶剂　又称吸入剂，是指来自人们日常生活中可挥发的、可吸入使用的天拿水、发胶水、去指甲油液、稀料、汽油、涂改液以及亚硝酸戊酯等有机溶剂。挥发性有机溶剂作用复杂，有的把它归类为抑制剂，与酒、镇静剂列在一起，但它显然与其他抑制剂或镇静剂不同。我国香港小学生使用天拿水比较多，天拿水即"香蕉水"、"信纳水"，是由多种有机溶剂按一定比例混合而成的，常温下为易挥发，有浓烈香蕉气味的液体，有低毒，多用于漆类、胶类溶解，是一种易燃易爆的化学危险品，挥发性仅次于汽油。天拿水具有亲脂性，易与神经细胞结合，吸入后可导致中枢神经系统抑制，出现的症状包括兴奋、头痛、眩晕、困倦和恶心，高浓度对中枢神经系统有麻醉作用，重者可有躁动、抽搐或昏迷，有的有癔症样发作，长期接触可致神经衰弱。主要成分：二甲苯 60%，醋酸丁酯 20%，环已酮 10%。亚硝酸戊酯又叫 poppers，使用 poppers 催情剂是某些地区出现的一种药物滥用新动向，特别是南美洲国家的政府面临着以吸入方式滥用含亚硝酸戊酯等各种亚硝酸烷基酯的挥发性有机溶剂的问题。亚硝酸戊酯是血管扩张剂、氰化物的解毒剂，常用于心绞痛急性发作，也用于香料、某些药物和重氮化合物的合成。在西方许多国家被滥用，用于改变意识，产生快感。它可使血管扩张，引起血压降低，心动过速。作用机制为释放一氧化氮血管舒张因子。吸入后 30 秒钟起效，持续 3～5 分钟。常引起面红、头痛与头晕、恶心与呕吐、低血压、不安和心动过速，可增加眼内压和颅内压，因此青光眼、近期脑外伤或脑出血患者禁用。过量可因血管扩张和高铁血红蛋白血症而引起发绀、晕厥、呼吸困难和肌无力。

2. 酒类　包括啤酒、红酒、黄酒、果酒、白酒及各种含有酒精的饮料。酒对人体的作用因摄入量的不同而不同。少量摄入时，饮酒者自觉轻松、愉快、言语轻度增多，这是人们在社交场合饮酒时希望得到的效果。当酒摄入量增加时，饮酒者会逐渐出现口齿不清、自制力下降、行为轻浮、冲动、好斗和攻击行为。当饮酒量进一步加大时，饮酒者会出现嗜睡、昏迷甚至死亡。长期、频繁饮酒，可引起耐受性增加、躯体依赖、精神依赖，并可引起多种躯体及精神疾病。酒成瘾者的戒断症状非常严重，可导致部分病例死亡。在我国约有4700万酒成瘾者。

3. 烟草　烟草滥用是20世纪引起人类多种疾病和死亡的重要原因之一。烟草中含有尼古丁、焦油、一氧化碳等多种有害成分，尼古丁为主要的致依赖物质，可使吸烟者自觉喜悦、敏捷、脑力增强、减轻焦虑和抑制食欲，也可使吸烟者产生精神依赖和躯体依赖。长期吸食后突然停用可出现躯体戒断症状，如哈欠、流泪、无力、情绪低，但程度较轻。同时，焦油和其他有害成分可使吸烟者和被动吸烟者易患咽喉炎、气管炎、肺气肿、高血压、心脏病、脑血管意外、肺癌及乳腺癌，吸烟与脉管炎的发生也有一定关系。目前我国的吸烟人数近3亿。

（三）其他分类

除以上两种主要分类方法，还有以下几种分类方法：

1. 根据来源　可分为天然毒品、半合成毒品、合成毒品。天然毒品是指直接从毒品原植物中提取的毒品，如阿片、大麻、卡塔叶、古柯叶、墨西哥裸盖菇、墨西哥仙人球毒碱等。半合成毒品是指由天然毒品与化学物质反应后合成的一类新毒品，如二醋吗啡（海洛因）、甲基卡西酮、二氢吗啡酮等。合成毒品是指完全用化学合成方法所制得的毒品，如摇头丸、氯胺酮、哌替啶等。其中甲基苯丙胺既可以是半合成的，也可以是全合成的。

2. 根据成瘾性强弱　可将毒品分为硬性毒品与软性毒品。硬性毒品即烈性麻醉品，如阿片、吗啡、海洛因、可卡因等。软性毒品即温和麻醉品，如大麻、甲丙氨酯、咖啡因等，大麻是温和麻醉品，但它又是烈性麻醉品的诱导剂。

3. 根据对中枢神经系统的作用　联合国毒品和犯罪问题办公室（UNODC）将毒品分为麻醉剂（如海洛因、吗啡、哌替啶）、兴奋剂（如可卡因、甲基苯丙胺）、镇静剂（如地西泮、氯氮䓬）、致幻剂（如麦角酰二乙胺、苯环己哌啶）。

4. 根据是否为各国法律所管制　可将瘾品分为合法瘾品与非法瘾品。合法瘾品是指烟草、酒精、咖啡因，三者是精神刺激革命的主要产品，都具有一定的精神依赖与躯体依赖潜力，但因为三者的产量、销售、消费的规模都太大，又已经完全成为全世界各种文化的构成部分，且危害相对较轻，所以在大多数国家它们都是合法的。非法瘾品是指海洛因、大麻、冰毒、摇头丸、可卡因等为世界各国管制、禁止的成瘾性物质。各国法律对于合法瘾品的界定并不完全相同，其中宗教、习俗的作用不容低估，比如酒精。另外，还有一类属于国家管制但不受国际管制的毒品，包括γ-丁内酯、卡塔叶、哌嗪类（如苄基哌嗪）、曲马多和氯胺酮。

5. 根据成瘾性、滥用性及社会危害性　中国台湾地区将毒品分为四级，共273种。其品项如下：

（1）第一级（9种）：包括海洛因、吗啡、鸦片、可卡因及其类似制品。

（2）第二级（168种）：包括罂粟、古柯、大麻、安非他命、配西汀、潘他唑新及其类似制品，主要包括天然毒品3种以及强效的中枢神经兴奋剂、强效的致幻剂。

（3）第三级（21种）：包括司可巴比妥、异戊巴比妥、烯丙吗啡（纳洛芬）及其类似制品，主要为强效的镇静剂，包括三唑仑、GHB，也包括弱效的致幻剂及兴奋剂，如氯胺酮。

（4）第四级（75种）：包括二丙烯基巴比妥、阿普唑他及其类似制品。主要包括弱效的、滥用不广的镇静剂，还有7种易制毒化学品。

前述毒品之分级及品项，由法务部会同行政院卫生署组成审议委员会，每三个月定期检讨，报由行政院公告调整、增减。医药及科学上需要用到的麻醉药品与其制品及影响精神物质与其制品之管理，另以法律规定。

6. 根据是否具有医学价值、滥用潜在风险的大小、可能危害健康的程度　美国的联邦管制物质法（Federal Controlled Substance Act）将管制物质分为5级或5类，或分为5个表。从美国立法对毒品的规定来看，美国立法主要以列举的方式来界定毒品的内涵，美国法律对毒品的分级，主要考虑其是否被许可临床使用。

（1）Ⅰ类（表Ⅰ）管制物质：是有高度滥用性，目前未被认可临床使用的物质，缺乏认可的安全性。如海洛因、麦角酰二乙胺（LSD）、大麻、麦司卡林、摇头丸、甲喹酮等。

（2）Ⅱ类（表Ⅱ）管制物质：是有高度滥用性，已在临床使用的物质，滥用会造成严重的精神依赖和身体依赖。如吗啡、苯环己哌啶、可卡因、氢吗啡酮、美沙酮、哌替啶、氧可酮、芬太尼、鸦片、可待因、安非他明、甲基苯丙胺、哌甲酯、异戊巴比妥、格鲁米特、戊巴比妥钠等。

（3）Ⅲ类（表Ⅲ）管制物质：比前两类的滥用风险稍小，已在临床使用，滥用会造成中度或轻度的身体依赖和重度的精神依赖。如含量低于15mg每单位剂量的氢可酮组合产品、含量不超过90mg每单位剂量的可待因组合产品、苄甲苯丙胺、苯吗啉、氯胺酮、合成代谢类固醇如醋睾酮。

（4）Ⅳ类（表Ⅳ）管制物质：滥用的潜在风险较小，已在临床使用，滥用会造成相对于Ⅲ类管制物质的有限身体依赖或精神依赖。如阿普唑仑、氯硝西泮、氯氮䓬、地西泮、劳拉西泮、咪达唑仑、替马西泮、三唑仑、丙氧芬、戊唑新和纳洛酮的复方制剂、甲丙氨酯等。

（5）Ⅴ类（表Ⅴ）管制物质：相对于Ⅳ类管制物质滥用的潜在风险更小，已在临床使用，滥用会造成相对于Ⅳ类管制物质的有限身体依赖或精神依赖。如每100ml或每100g止咳制剂的可待因含量不得超过200mg。

三、毒品与药品的区别

从以上概念与分类我们可以了解到，在临床上使用的许多具有依赖潜力的药品在特定的情况下也可以成为毒品，毒品与这些药品的分界线并不是十分明确，但如何区别这些具有依赖潜力的药品与毒品在执法实践中十分重要，那么在实践中该如何区别？可以从以下几个方面来综合判断。

1. 是否具有医疗价值　药品的使用出于医疗需要，具有医疗价值；而毒品本身在临床上不具有医疗价值，其生产也不是出于医疗目的，是被各国法律严格禁止生产的，如海洛因、甲基苯丙胺（冰毒、MA）、3,4-亚甲基二氧基甲基苯丙胺（摇头丸、MDMA）、可卡因等。当然，上述所列毒品如鸦片、海洛因、二氢埃托啡在最初是作为治疗用药品开发并使用的，具有一定的医疗价值，只是在后来的使用中发现这些药品的成瘾性要远远高于它的医疗价值，且人类已开发出可以替代的、更可靠的、危害相对较小的药品，故我们不认为它们具有医疗价值。

2. 使用目的、动机不同 用于医疗目的、解除病痛、依照医疗规范使用的是药品；用于寻求快感、贩卖的就是毒品。如果一个人通过医师处方得到吗啡并按规定的剂量与用法用于癌症镇痛时，吗啡是一种药品；但如果这个人使用吗啡只是喜欢吗啡带给他的那种欣快感受，那么就有可能产生依赖，我们就认为这个人在使用毒品。对于使用目的、动机的判断在实践中可能比较复杂，甚至连吸毒者本人也并不清楚其吸毒涉及的所有动机。在临床上、执法中判断使用目的、动机的方法之一，就是寻找吸毒行为发生情境中的一致性，即何时用、何地用、和什么人一起用、是否存在该药的治疗适应证。

3. 使用方式不同 由于对使用目的、动机的判断比较困难，很少有人会承认他使用这些药品是在寻找欣快感。因此，使用方式（途径、用量）就成为判断一种致依赖性药品是否成为毒品的一个重要依据，特别是改变临床上规定的使用途径与用量时更值得注意。如一个人将美沙酮粉剂用规定剂量维持治疗时，这是一种药品；如将该药粉溶于水大剂量用于注射时，我们就认为这个人在吸毒。又如镇咳药水复方可待因口服溶液（新泰洛其），当一个人每天口服5瓶用于寻找欣快感时我们也会认为这个人是在吸毒。再如丁丙诺啡含片，舌下含服用于戒毒时我们认为是一种药品，而当将它磨粉溶于水注射时，我们就可以认为这个人是在吸毒。其他的还有曲马多、复方地芬诺酯的大剂量使用。这一条在执法实践中显得尤为重要。

4. 生产、流通方式不同 本条主要与禁毒执法相关，对于在临床上使用的具有依赖性的药品，如氯胺酮，如果它是由国家认可的企业生产，在国家有关规定范围内流通的，是在医疗规范范围内由医师处方使用的，我们称它为药品；反之，就是毒品。

以上几条在禁毒执法时应该联合使用，判断实践中发现的某种致依赖性物质是否转变为毒品，首先看它是否具有医疗价值，如甲基苯丙胺等不具有任何医疗价值，对非法制造、运输、贩卖、使用、持有的甲基苯丙胺，我们都以毒品论处。其次，如果这种物质具有医疗价值，如吗啡，我们判断它是否为毒品时，以其使用目的、动机、是否改变用药途径、是否加大用药剂量为判断标准。

第二节 毒品的特征

从第一节我们可以知道，我国的毒品概念具有社会学、医学、法学三重属性，与此相对应，毒品也有与医学、社会学、法学相关的四个基本特征：依赖性、耐受性、危害性和非法性。这四个基本特征是相互关联的。

一、依 赖 性

依赖性分生理依赖性和心理依赖性。生理依赖性又称躯体依赖性、身体依赖性，是指当反复使用某种毒品时，为适应毒品的存在，机体会发生一系列适应性改变，表现为一种周期性或慢性中毒状态。在这种状态下，毒品已成为机体正常运转的必要条件，必须继续使用才能维持机体的基本生理活动，否则就会产生一系列戒断症状，即发瘾。

一般说来，反复使用毒品后生理依赖性就会形成。就同一种毒品而言，其生理依赖性的产生时间及严重程度除了与吸毒者的生理、心理特点有关外，还与滥用时间的长短、滥用方式、使用频率和每日剂量等因素有关，每日使用次数多、每次使用量大、使用注射方式给药、滥用时间较长的患者，其戒断症状相对会更严重一些。这里需要提到的是关于药物的半衰期，就同一类具有成瘾性的药品而言，其生理依赖性的严重程度与这个药品的半衰期呈负相关，作用时间较短的毒品离开身体的速度很快，故比作用时间长的毒品更容易产生戒断反应，生理依赖性更强，比如二氢埃托啡与美沙酮、司可巴比妥与苯巴比妥。在不同种类的毒品之间，据研究，鸦片类毒品、酒精、镇静催眠药所产生的生理依赖性最为强烈。戒断症状的出现标志着生理依赖的形成，比如当一个长期吸食海洛因的患者停止吸食后出现发冷发热、哈欠、流眼泪、流鼻涕、全身酸痛不适等症状时，我们就认为他的生理依赖已经形成。

心理依赖性又称精神依赖，俗称“心瘾”，是指在多次用药后所产生的在心理上、精神上对所用药物的强烈心理渴求或强制性觅药倾向。毒品通过两种方式协同作用引起精神依赖，即正性强化与负性强化：吸毒后可产生强烈的欣快感和松弛宁静感，这种感觉能满足吸毒者的心理需要，称为正性强化；而停止吸毒后则可产生难以忍受的痛苦，吸毒者只得继续追求药物，称为负性强化。这两种强化使人成瘾并难以自拔。心理依赖形成的标志不如生理依赖明显可见，临床上我们以 DSM-Ⅴ的标准作为参考，详见本书第八章毒品相关和成瘾障碍的诊断。

不同种类的毒品其心理依赖性的强弱是不同的，据研究，冰毒、摇头丸、可卡因、大麻的心理依赖性较强，而安定类、咖啡因、酒精则相对较弱。就同一类毒品而言，其心理依赖性的强弱与药物起效的速度明确相关，当某种药物使用后很快就“直冲脑门”的时候，其心理依赖性发展得最快；而作用出现较慢时，就相对不大容易产生心理依赖性。这就是为什么抽“快克”比嚼古柯叶更能产生心理依赖性的原因，也是为什么吸海洛因比吸鸦片的心理依赖性更强的原因。就同一种毒品而言，与心理依赖有关的还有用药方式，静脉注射或肌内注射产生效应的速度要远远快于口服，这就是为什么海洛因的静脉注射用法比口服法的心理依赖性更强的原因，可惜一直以来就流传着注射吸毒的毒瘾要轻于烫吸的说法，这已经被国内外的许多科学研究彻底否定。

某一种毒品作用的种类与强度除了与这种毒品本身的药理学作用有关外，还取决于使用者个人的吸毒史与期望值，因为任何一种毒品要改变一个人的意识状态和思维、情感过程，首先依赖于这个人身上存在着什么，吸毒者本人的态度直接影响吸毒体验。事实上，氯胺酮的致兴奋作用并没有想象中的那么强烈，但当一个人想象、期望吸食氯胺酮后会产生兴奋、摇头、幻想时，这些感觉就会产生。就如一个人赴宴迟到，没有像平时那样喝两三杯，而是只喝了一杯就觉得头脑嗡嗡叫时，我们就不会感到奇怪了。那些认为酒精使人更善于社交的人能在与他人交往时更轻松。有经验的大麻成瘾者使用不含 Δ^9-四氢大麻酚（THC）的大麻香烟也可以有相当程度的快感。其次，某种毒品作用的强弱还与当时的环境有很大关系。如果你在一个气氛活跃、人声鼎沸的聚会上喝了几杯啤酒，你可能会变得粗野，但如果你喝完同样数量的啤酒后，上床、熄灯，可能会很快就睡过去。再比如，如果一个人与一群异性一起使用大麻，他可能会感到很兴奋、冲动，但如果他是一个人吸食大麻，他也就沉醉在幻想当中，然后上床、入睡。LSD 的效应与环境的关系更为密切，在LSD起作用的时候，感觉器官被高度激发，无害的噪音能够变成折磨，相反，美妙音乐能产生幸福的体验。室外的优美环境以及出现的人的外在形象和他们的个性特点也会影响到他们的体验。“我四周随意的细节突然显著起来，不知怎么显得‘富有意义’了”。因此，在研究毒品的作用时，如果不涉及吸毒者当时的态度和当时的环境是不可能的。

精神依赖是一种病态的顽固记忆，其特点一是持久，可持续数十年；二是具有明显的条件反射（CPP）效应，容易被吸毒有关的环境因素激活；三是强烈的情绪如大喜大悲也可激活对毒品的强烈心理渴求。躯体依赖消除以后，精神依赖仍然长久顽固存在，它是吸毒者在生理脱毒后复吸率居高不下的最重要原因。

某一种毒品成瘾性的高低受到许多因素的影响，涉及个人、物质和社会环境之间复杂的相互关系。就毒品的潜在依赖性，美国的一些精神药理学家列出了一个基本表格，这个表格将那些对精神起显著作用的毒品分成7级（表1-1）。

表1-1　毒品的潜在依赖性分级表

很高	海洛因、快克可卡因
高	吗啡、鸦片（被吸的）
中高	粉状可卡因、烟草、PCP（被吸的）
中等	苯二氮䓬（安定）、酒精、苯丙胺（口服）
中低	咖啡因、MDMA（“着迷”）、大麻
低	氯胺酮（K粉）
很低	LSD、墨斯卡灵、裸头草碱

请记住，这种排列忽略了一些非常重要的生物的、心理的、社会的因素，这些因素在促成成瘾方面也起了不可忽视的作用。

二、耐　受　性

随着连续、反复吸毒，机体对原有剂量的毒品会变得不敏感，此时，吸毒者为追求快感不得不增加药量，这一现象称为耐受性。所有毒品均可产生耐受性，耐受性的产生也有一定的规律可循。首先，耐受性产生的快慢与毒品的种类有关，吸食海洛因产生耐受性的速度要快于吸食大麻；其次，耐受性产生的快慢还与用药方式有关，无限制的不断加大剂量吸食海洛因时的耐受性增长要显著快于有控制的使用；最后，就某一具体毒品而言，机体只会对其部分作用产生耐受性，而并不是全部。如长期使用海洛因后可对其镇静、镇痛、致呕吐和致欣快作用发生耐受，而对缩瞳作用、致便秘作用几乎不产生耐受。

同时，各种不同毒品之间还会产生交叉耐受性，尤其是同一类毒品（如吗啡与海洛因）之间。由于毒品的耐受性，几乎每个吸毒者都会经历逐步增大吸毒量、缩短吸毒间隔时间以及改变吸毒方式的过程。

关于耐受性的产生机制，与以下几个方面有关。第一，药物对自身的代谢与排泄速度的影响，比如，苯巴比妥可以增加肝微粒体酶的活性，使自身的代谢速度加快；再比如，苯丙胺可以增加尿液的酸性，促使苯丙胺排泄的速度加快，在尿中，当pH值为5时，苯丙胺排泄的速度要比pH值为8时快20倍。第二，药物耐受性的产生与神经系统相关受体对药物的敏感性、受体数量的降低有关，也就是受体的下调，如长期使用海洛因可使脑内的阿片受体敏感性下降、数量减少。第三，药物耐受性的产生与相关神经递质的耗竭有关，如长期使用苯丙胺时，可以耗竭突触囊泡多巴胺（DA），使其释放减少，效应减弱。第四，药物耐受性的产生还与负反馈作用有关，比如长期使用海洛因可通过负反馈使内啡肽、强啡肽的合成与释放减少。第五，药物耐受性的产生与神经细胞对相关神经递质的代谢加强有关，如长期使用甲基苯丙胺后，其神经细胞对突触间隙中DA的代谢能力加强。

三、危 害 性

危害性是毒品的社会特征。为什么世界各国把这些具有依赖性的物质称为毒品？其原因之一就是这些物质成瘾后对个人、家庭、社会有着巨大的危害。原因之二是因为这些物质成瘾后的戒除非常困难。

毒品滥用不仅对吸毒者本人，而且对家庭、社会都有极大的危害。吸毒者不仅身心健康受损，而且易感染和传播多种疾病，尤其是性病与艾滋病；毒品对家庭的危害主要是家庭经济的消耗、家庭成员间亲情的疏远以及对子女教育的影响；毒品对社会的危害主要表现在诱发违法犯罪、阻碍社会经济正常发展和败坏社会风气等方面。

四、非 法 性

非法性是毒品的法律特征。毒品的非法性表现在它是受国家法律管制的、禁止滥用的（什么是滥用？就是非医疗目的、超出医疗常规的使用）、特殊的精神活性物质，它们的种植、生产、运输、销售、使用等各个环节都受到国家相关法律、法规的管制。

当前，世界各国都将非法种植毒品原植物，生产、运输、贩卖和使用鸦片、海洛因、大麻、可卡因等行为规定为违法或犯罪。国家有关法律法规是判断这些物质是否变为毒品的依据，我国适用的法律法规有两类，一类是国内现行的法律法规，如《新刑法关于毒品犯罪的有关规定》、《麻醉药品和精神药品管理条例》、《中华人民共和国禁毒法》等；另一类是我国加入的有关国际公约，如联合国1971年修正的《1961年麻醉品单一公约》和《1971年精神药物公约》等。

第三节 其他主要毒品简介

本节将介绍除海洛因、苯丙胺类兴奋剂、大麻、氯胺酮以外的，在世界各国或地区的历史上曾经流行的，当前有小部分人正在滥用的，以后可能会较大范围流行滥用的一些毒品，目的是让大家对这些毒品滥用的历史、现状、未来有一个大致的了解。本节介绍的毒品包括：鸦片、卡苦，吗啡，浴盐、土冰、阿拉伯茶，合成大麻素K_2，古柯叶、可卡因、克赖克，“六角”及2C系列化合物，哌替啶，γ-羟基丁酸、γ-丁内酯、1,4-丁二醇，咖啡因、安钠咖，氟硝西泮，三唑仑，墨西哥鼠尾草以及几种著名的致幻剂：麦司卡林、迷幻蘑菇、麦角酰二乙胺、苯环己哌啶，最后介绍了几种近年出现的“加料”混合毒品。

一、鸦片、卡苦

鸦片又称“阿片”，俗称“大烟”、“鸦片烟”、“烟土”等，是拉丁文 Opium 的音译，含“浆汁”之意。鸦片是阿拉伯医术中的重要药材，公元前 8 世纪前后传入伊朗、印度、中国。据考证，传入中国的鸦片是于唐朝乾封年间（公元 666～667 年）由阿拉伯商人带入的，那个时候阿拉伯世界正在向外扩展并同印度和中国订立了贸易合同，鸦片是他们进行交易的产品之一，同时他们也出售罂粟的种子，于是在这些国家开始了栽培罂粟的历史。公元 10 世纪，中国医学著作中也提到了鸦片。

鸦片有生鸦片和熟鸦片之分。生鸦片来自植物罂粟，罂粟最早产于几千年前的一个炎热、干旱的中东国家，大约在公元前 1600 年前后，一些不为人知的土著人发现在植物罂粟连续一年的生长期中，有 7～10 天的一个阶段，即在花瓣凋谢之后到蒴果成熟之前，在此时期能产生一种食用后能够减轻痛苦的物质，这就是生鸦片。罂粟属 1 年生草本植物，株高 1～1.5 米，全株无毛，叶长，椭圆形或长卵形，基部抱茎，银绿色，边呈锯齿状。每年 10～12 月播种，次年 4～5 月开花，花大型，单生枝顶，萼片 2 枚，早落，花瓣数片，呈红、黄、白、紫等颜色，色彩鲜艳美丽。初夏罂粟花落，花落后结出绿色蒴果，形状与鸡蛋相似，大小不一，与品种、照料有关。在绿色蒴果的壁体中有一种乳白色的浆汁。约半个月后蒴果接近完全成熟之时，用刀在未成熟的罂粟果表面割出一道道刀口或用大头竹针扎出一个个针孔，渗出的乳白色汁液经自然风干凝聚成黏稠的褐色或深棕色膏状物，次日一大早在日出之前将这些膏状物采集在一起，这些膏状物用烟刀刮下来就是生鸦片。生鸦片味道非常强烈，有类似氨或陈尿的刺激性气味，味苦，生鸦片晾晒几天，水分蒸发后，剩下的黏状、有伸缩性、深褐色的固体被制成块、饼或砖状，这样可以存放几个月。生鸦片一般不直接吸食，需经烧煮和发酵进一步精制成熟鸦片方可使用：把生鸦片放在水中熬，过滤掉杂质后再熬，一直熬成纯褐色液体，然后将这液体鸦片用文火熬成稠糊，称为“熟的”、“精制的”鸦片。熟鸦片在太阳下晾晒成厚厚的成型黏土，熟鸦片呈深褐色，手感光滑柔软，它比生鸦片纯得多。

鸦片内含有 20 多种生物碱，其含量占总量的 25%左右，分菲类和苄基异喹啉类。菲类生物碱主要为吗啡，含量约 10%～15%，此外还有少量的可待因（约 0.5%）、蒂巴因（约 0.2%）及那可汀（约 3%）等；苄基异喹啉类生物碱主要为罂粟碱（约 1%）。蒂巴因和罂粟碱不是镇痛药，而是几种半合成的阿片类药物和拮抗剂的前体。

吸食鸦片类毒品后，其主要成分吗啡迅速由胃肠道黏膜、鼻黏膜及肺等部位吸收，通过血液分布到脑、肝、肺、肾、脾等实质器官和全身肌肉、脂肪组织。一般来说，最初几口鸦片的吸食令人不舒服，可使人头晕目眩、恶心或头痛，但随后可体验到一种欣快感。吸食鸦片者在相当长的时间内尚能保持正常的职业和智力活动，但如果长期不加节制吸食可使人精神颓废、瘦弱不堪、面无血色、目光发直发呆、瞳孔缩小、对什么都无所谓，极易感染各种疾病，寿命也会缩短。过量吸食鸦片可因急性中毒、呼吸抑制而死亡。

我国云南有一种叫“卡苦”的毒品，“卡苦”是以鸦片为主的多种植物的加工混合物，配料主要来自缅甸境外的罂粟和境内野生的鸡刺荆、车前草及香柏芝、芭蕉树等植物的筋或叶，成品形状类似烟丝。“卡苦”的加工方法：鸦片经过用铜（锑）瓢加水煮沸，加工成液体状（鸦片汁），将野生鸡刺荆（叶、筋）、车前草（叶、筋）、香柏芝（筋）、芭蕉树（叶）等植物制成干丝状，烤干后与鸦片膏（液体状）拌在一起，即成毒品“卡苦”。“卡苦”在中缅边境地区又被俗称为“卡古”或“朵把”，主要含有精神活性物质鸦片，属于鸦片类。它的身体依赖性较海洛因轻，但戒断症状持续时间较长。“卡苦”因为烟纯，价贵，显得高雅，在当地有钱人才抽得起，绝大多数使用者用水烟筒吸食。在内地极少见到，成品很难识别。鸡刺荆、车前草、香柏芝的干丝状物的价格为每市两 20 元人民币，芭蕉叶制成的干丝状物为每市两 10 元人民币。初期吸食者，每人每日大约需要人民币 20 元，每人每月 600 元。瘾癖大者每日需要人民币大约 200 元，每人每月大约需要 6000 元。

国家药物滥用监测中心自 2003 年起陆续接到有关毒品“卡苦”滥用的监测报告，监测报表来自云南省药物滥用监测中心，“卡苦”成瘾者主要分布在靠近中缅边境地区、云南省的德宏州和临沧。总体来说，涉及毒品“卡苦”的监测报表较少。近期毒品“卡苦”在东北地区出现，提示这种毒品滥用正在向内地扩散。“卡苦”的吸食者主要为边境口岸地区的木材老板、伐木工人和边远山区的大龄人群。

二、吗　　啡

吗啡是鸦片中所含的一种主要生物碱，约占 10%～15%，是阿片类镇痛药的典型代表，系 μ 阿片受体激动剂，常用其盐酸盐和硫酸盐。1803 年由德国化学家 F·泽尔蒂纳（Sertürner）首次从鸦片中分离并提取，当时他用分离得到的白色粉末在狗和自己身上进行实验，结果狗吃下去后很快昏昏睡去，用强刺激法也无法使其兴奋苏醒，他本人吞下这些粉末后也进入长时间的睡眠。据此，他用希腊神话中的睡眠之神吗啡斯（Morphus）的名字将这些物质命名为“吗啡”，后来才演变“Morphine”，含义为“梦神”或“睡眠之神”。F·泽尔蒂纳的研究笔记发表于 1805 年，这个包括 50 多次试验的报告清楚地表明，他分解出了鸦片首要的活性成分，这些活性物质具有 10 倍于鸦片的效力，但这份报告并没有引起人们的关注，直到他于 1817 年在《自然科学年鉴》上再次发表长篇报告之后，这项发现的重要性才受到广泛关注。这种新物质的使用进展比较缓慢，吗啡的规模化商业生产开始于 1827 年，是由创建了制药王国的默克公司制造的。吗啡的巨大医学价值直到 1831 年才被认识到，法国政府为此授予 F·泽尔蒂纳（Sertürner）价值等同于诺贝尔奖的奖励。

吗啡的化学结构于 1902 年首次被测定。此后出现了一系列通过改变吗啡化学结构而得到的半合成化合物和完全人工合成的吗啡样化合物。

吗啡的盐酸盐为白色有丝光的针状结晶或呈结晶状粉末，在干燥空气中会起白霜，味苦有毒、无臭，易溶于水和甘油，微溶于乙醇，不溶于乙醚，易吸潮，遇光易变质，需避光保存。随着杂质含量的增加颜色逐渐加深，粗制吗啡为咖啡样的棕褐色粉末。医用吗啡一般为吗啡的硫酸盐、盐酸盐或酒石酸盐，易溶于水，常制成白色小片或溶于水后制成针剂。

吗啡成瘾者多数采用静脉注射的方法，在同样重量、纯度下，静脉注射吗啡的效果比吸食鸦片要强烈得多。

1. 化学结构　吗啡的分子结构主要是一个含有四个双键的氢化菲核，由Ⅰ、Ⅱ、Ⅲ

三个环构成，分子式为 $C_{17}H_{19}NO_3$，分子量为 285，纯品吗啡为无色结晶或白色结晶性粉末，含 1 分子结晶水，熔点为 254～256℃。盐酸吗啡的分子式为 $C_{17}H_{19}NO_3 \cdot HCL \cdot 3H_2O$，分子量为 375.8。硫酸吗啡的分子式为 $C_{17}H_{19}NO_3 \cdot 2H_2SO_4 \cdot 5H_2O$，分子量为 758.8。盐酸吗啡与硫酸吗啡的沸点为 476℃。

2. 药理作用

（1）对中枢神经系统的作用

1）镇痛：任何痛觉都包括两方面，伤害性刺激的传入和机体对刺激做出的反应。吗啡对这两方面都有影响，吗啡可通过作用于脊髓、延髓、中脑和丘脑等痛觉传导区的阿片受体而提高痛阈，同时缓解疼痛引起的紧张、焦虑情绪，减轻对疼痛的恐惧感，提高患者对疼痛的耐受性。皮下注射 5～10mg 或口服 30mg 即能显著减轻或消除疼痛，使痛阈提高 50%。对各种疼痛都有效，对慢性钝痛的效果强于间断性锐痛，在疼痛出现前用药效果更好。其镇痛作用的另一特点是意识不受影响。

2）镇静：吗啡及其他阿片类药物在产生镇痛作用时常常引起用药者伴有瞌睡和精神朦胧状态，偶有记忆缺失。阿片类药物在老年人引起睡眠比年轻人和健康人更常见。吗啡能降低嗅觉、听觉和皮肤感觉的灵敏度，因而有利于镇静催眠，在安静环境下，易于入睡，但睡眠较浅，易醒；若与中枢神经抑制剂合用可引起深度睡眠。阿片菲类生物碱吗啡、可待因产生的镇静作用比人工合成的镇痛药芬太尼、哌替啶更明显。但吗啡在许多动物种属如猫、马、母牛和猪等却表现出兴奋作用而不是镇静作用。

3）欣快：吗啡能引起满意和良好的感觉，这是吗啡镇痛效应的重要组成部分，因为用了吗啡，与疼痛和创伤相关的紧张和焦虑得到缓解。不同途径给药产生的满意与良好的感觉程度有明显不同，如果吗啡和海洛因（heroin）静脉给药将引起腹部即速的一阵冲动（rush）和漂浮感（high）；如果口服用药，“rush”和“high”就不强烈。吗啡等阿片 μ 受体激动剂产生的欣快效应是它们与大脑皮质、海马、伏隔核和腹侧被盖区等中脑边缘多巴胺系统（mesolithic-dopaminergic system）的神经元的阿片受体结合，降低抑制性中间神经元的活性，增加 DA 神经元活性，从而提高脑内相应奖赏区域的兴奋性，使用药者出现愉悦、欣快的感觉。不同的阿片镇痛药对 μ 受体的亲和力和内在活性不同，产生欣快的强度也有很大差异，例如可待因在足以引起镇痛的剂量也不产生明显的欣快效应。

4）呼吸抑制：小剂量吗啡可降低呼吸中枢的兴奋性，使呼吸频率降低，呼吸变慢，此时呼吸尚能代偿加深，每分钟换气量可以保持不变。随着用药剂量增大，对呼吸抑制加深，表现为呼吸频率减缓、潮气量减少、分钟通气量下降，并可能影响呼吸深度，出现周期性潮式呼吸、缺氧、发绀等症状，这是吗啡急性中毒死亡的主要原因。

吗啡抑制呼吸的机制，首先，使延髓呼吸中枢对 CO_2 反应性降低；其次，直接抑制脑桥呼吸调整中枢，使呼气延迟，呼吸间隔延长；最后，吗啡可降低颈动脉体和主动脉体化学感受器对缺氧的反应性。此外，使用吗啡可导致与自然睡眠类似的膈肌活动减弱，使呼吸容量下降。

老年患者对吗啡的敏感性较高，使用相同剂量时，血药浓度高于年轻者，故呼吸抑制程度更深。吗啡的低脂溶性限制了对血-脑屏障的穿透能力，婴幼儿血-脑屏障尚未健全，对吗啡的耐受性低于成人。另外，合并中枢神经系统病变、使用吸入麻醉药、巴比妥类药、酒精及其他镇静催眠药，均可加强吗啡的呼吸抑制效应。

吗啡可促进组胺释放，且可直接作用于呼吸道平滑肌引起支气管收缩，两者的协同作用对支气管哮喘患者可诱发哮喘发作。

大剂量吗啡还可抑制小支气管的纤毛活动，使患者排痰受阻，使肺炎、气管炎患者的病情加重。

5）镇咳：吗啡等阿片类药物直接抑制延脑咳嗽中枢，使咳嗽反射消失。现认为阿片类药物可能作用于延脑孤束核的阿片受体。孤束核作为舌咽神经和迷走神经的中枢核，与咳嗽反射有关。阿片类药物的镇咳作用与其镇痛和呼吸抑制作用并不密切相关，像可待因和福尔可定（pholcodine）治疗咳嗽的剂量都低于镇痛剂量。

6）缩瞳：吗啡能兴奋动眼神经缩瞳核，使瞳孔缩小。瞳孔缩小呈针尖样大小是吗啡及相关阿片类药物过量中毒诊断的重要指征。

7）恶心、呕吐：使用吗啡的患者大约有 40％出现恶心和呕吐，与镇痛作用无法分离。这种作用的部位是延脑极后区的催吐化学感受区。许多类型的化学刺激作用于该区域都会引起呕吐。吗啡注射后出现的恶心和呕吐是短暂的。

8）肌肉僵硬：所有阿片类药物，特别是在高剂量下都会引起腹部、胸部和四肢肌肉紧张度增加，出现木板胸，造成非麻痹性通气困难。这不是由于阿片类药物对肌纤维的直接作用，也不是药物影响外周神经纤维的传导，可能是阿片类药物抑制 γ-氨基丁酸（GABA）能神经元而出现的僵住症。

9）对体温的影响：吗啡对体温调节中枢有抑制作用，并可使外周血管扩张，临床使用时应注意体温下降。

（2）对心血管系统的作用：吗啡及大多数阿片类药物对心脏没有直接作用。由于阿片类药物对中枢血管运动-稳定机制的抑制和促组胺的释放，使外周血管扩张，使一些心血管系统处于应激状态的患者可能发生低血压，最常见的是直立性低血压，在单次、快速给药时，即使小剂量（5～10mg，静脉注射）也可能发生，麻醉剂量时（1～4mg/kg，静脉注射）低血压机会更多，但注射速度低于 5mg/min 时可减少低血压的发生。为减少低血压反应，可预先使用 H_1、H_2 受体拮抗剂或临时采用头低足高位。阿片类药物还可以抑制呼吸引起血液中二氧化碳分压升高，促使脑血管扩张，增加脑血流量，升高颅内压。

（3）对胃肠道的作用：吗啡激活胃肠道黏膜下神经丛阿片受体，使胃肠道平滑肌的张力增加，蠕动减弱，胃肠道内容物排空减慢，尤其在结肠内停留时间延长，水分被大量吸收，形成便秘。

吗啡可致胆道平滑肌收缩，尤其是奥狄括约肌挛缩，胆囊内压升高，引起上腹部不适，甚至诱发胆绞痛，可用阿托品部分对抗，胆绞痛时不能单独使用，需与阿托品类合用。吗啡也可使胰管平滑肌收缩，可致血清淀粉酶升高。

（4）对泌尿生殖系统的作用：吗啡减少肾血流量，抑制肾功能，对输尿管有收缩作用，增强膀胱括约肌的张力，引起尿潴留，偶尔可能加重肾结石所致的肾绞痛。

（5）对免疫系统的作用：吗啡可抑制人淋巴细胞对有丝分裂原的增殖反应和自然杀伤细胞（NK 细胞）活性，影响免疫系统淋巴细胞的分裂、抗体的产生和趋化性。上述作用的机制是复杂的，急性给药时是通过交感神经系统调控的，慢性给药情况下是通过下丘脑-垂体-肾上腺轴调控的。

（6）对神经内分泌的作用：吗啡可促进抗利尿激素、催乳素、促生长素释放，抑制黄体生成素的释放。

3. 体内代谢 吗啡可经皮下、肌肉以及鼻、口腔、胃肠道黏膜表面吸收。皮下注射和肌内注射容易吸收入血，皮下注射半小时后可吸收60%，肌肉注射后15～30分钟起效，45～90分钟达到高峰，约维持4小时。静脉注射后20分钟达到峰值，静脉给药后，吗啡的血药浓度最初很高，随后迅速向组织分布，浓度急剧降低。口服吗啡后自胃肠道吸收良好，但在肠黏膜和肝中发生首过效应，生物利用度较低，口服生物利用度为15%～64%，清除半衰期为1.7～4.5小时，清除率为15～30ml/(min·kg)，但个体差异较大。老年人清除率下降，应酌情减量。表观分布容积平均为1.84L/kg，血浆蛋白结合率为20%～30%。吸收后分布全身，主要在肾、肝、肺和脾脏，仅少量通过血-脑屏障和胎盘屏障，在肌肉和脑内浓度很低。

吗啡的代谢器官主要在肝脏，肾脏和中枢神经系统也是代谢器官之一，中枢神经系统是吗啡发挥镇痛作用的主要部位，吗啡在脑中的各分区及同一部位不同时间的分布均不同。除肝、肾、脑之外，肺脏、小肠和皮肤组织也参与吗啡的代谢。60%～70%的吗啡在肝中与葡萄糖醛酸结合成3-葡萄糖醛酸吗啡和6-葡萄糖醛酸吗啡，3-葡萄糖醛酸吗啡的半衰期为2.4～6.7小时。6-葡萄糖醛酸吗啡具有比吗啡更强的镇痛活性，动物实验表明其镇痛活性为吗啡的45倍，6-葡萄糖醛酸吗啡的极性高，通过血-脑屏障的速度慢，在吗啡给药后几小时才在脑脊液中达到峰浓度，比其在血浆中的达峰时间明显推迟，并发现多剂量口服给药后脑脊液中该代谢物的浓度明显高于单剂量口服。3-葡萄糖醛酸吗啡在某些方面可对抗吗啡的镇痛作用，这可以解释吗啡在不同患者中的不同作用。还有少量代谢为3,6-葡萄糖醛酸吗啡、3-硫酸酯吗啡以及3-葡萄糖醛酸去甲吗啡、6-葡萄糖醛酸去甲吗啡。5%～10%去甲基成去甲吗啡。

吗啡及代谢产物在体内主要经肾随尿排泄，结合代谢产物占55%～64%，其中3-葡萄糖醛酸吗啡和6-葡萄糖醛酸吗啡分别约占剂量的45%和10%，游离+结合的去甲吗啡以及3-葡萄糖醛酸去甲吗啡+6-葡萄糖醛酸去甲吗啡含量分别约占剂量的1%和4%，少量经胆汁（约10%）、汗液、唾液及粪便排泄，也有少量从乳汁排出，可通过胎盘进入胎儿体内。尿中可测到少量原形吗啡，口服给药后尿原形吗啡含量约2%，静脉给药后低于10%，原形吗啡经肾脏排泄后在肾小管可被重吸收，作用时间延长。重吸收程度受尿液pH值影响，改变尿液的pH值，可减少肾小管对药物的重吸收。

代谢的影响因素及注意事项：①给药途径可影响药物代谢，单剂量口服给药一般应为静脉给药剂量的6倍，多剂量口服给药时则只需静脉给药剂量的3倍；②肾功能失常者对吗啡的动力学不受影响，但3-葡萄糖醛酸吗啡和6-葡萄糖醛酸吗啡可发生体内积蓄，曲线下面积（AUC）值可几倍于肾功能正常者；③肝硬化患者不宜静脉注射；④儿童患者的体内代谢未观察到显著的年龄差异，但老年患者的代谢速度比年轻患者慢，70岁以上的患者血浆中3-葡萄糖醛酸吗啡和6-葡萄糖醛酸吗啡的浓度提高，需给予较低剂量；⑤吗啡可从乳汁排出，新生儿血-脑屏障发育不完全，吗啡易透入中枢，抑制呼吸，故临产前及哺乳期妇女禁用吗啡；⑥吗啡代谢可能存在种族差异。对华人和白人受试者进行的对照实验发现，前者体内吗啡的清除率比后者高近50%，分别为（29.9±3.5）ml/(min·kg)和（20.0±1.4）ml/(min·kg)，其中，代谢为3-葡萄糖醛酸吗啡和6-葡萄糖醛酸吗啡的部分清除率分别比白人高51%和60%，说明华人葡萄糖醛酸化代谢能力明显高于白人，二组受试者的N-去甲基代谢差异不显著；⑦吗啡的药效在不同患者或同一患者的不同时间相差很大，并受较多因素影响；⑧葡萄糖醛酸结合物可经肝肠循环，使吗啡的药理作用延长。

4. 临床应用 本品为强效镇痛药，适用于其他镇痛药无效的急性锐痛，如严重创伤、战伤、烧伤、晚期癌症等疼痛。心肌梗死而血压尚正常者，应用本药可使患者镇静，并减轻心脏负担。应用于心源性哮喘可使肺水肿症状暂时缓解。吗啡还常被用于重症加强护理病房（ICU）患者的综合管理中。麻醉和手术前给药可保持患者宁静进入嗜睡，吗啡作为麻醉前用药时，主要目的是使患者镇静，减少麻醉药需要量，并使麻醉诱导平顺。因本药对平滑肌的兴奋作用较强，故不能单独用于内脏绞痛（如胆绞痛等），应与阿托品等解痉药合用。

5. 不良反应及注意事项 吗啡的一些药理作用可以发展成药物不良反应或毒性，常见不良反应为皮肤瘙痒、恶心呕吐、尿潴留、呼吸抑制等。大剂量急性中毒时表现为严重的呼吸抑制、发绀、昏迷、血压降低、心率减慢及针尖样瞳孔。应吸氧并采用机械通气，同时可用纳洛酮或其他拮抗剂。

吗啡能通过胎盘和乳汁抑制新生儿和婴儿的呼吸，能对抗催产素对子宫的兴奋作用而延长产程，禁用于分娩止痛和哺乳期妇女止痛。支气管哮喘、多痰咳嗽、肺源性心脏病、颅内压增高、颅脑外伤及肝功能严重减退者禁用。长期应用单胺氧化酶抑制剂、妊娠、结肠或肠道痉挛、严重心脏病患者也禁用。

三、浴盐、土冰、阿拉伯茶

这三种毒品的关系与罂粟、鸦片、吗啡、海洛因四者的关系有点类似，但又不完全相同。阿拉伯茶来源于卡塔叶，为卫矛科巧茶属植物，又名也门茶、埃塞俄比亚茶、布什曼，或译作恰特草（chat），分布在非洲、埃塞俄比亚、阿拉伯半岛以及中国的海南、广西等地。卡塔叶的原产地为埃塞俄比亚，早在13世纪当地人以咀嚼卡塔的嫩芽和叶子来抵抗饥饿和疲劳，后来嚼卡塔叶的习惯传到许多非洲和中东国家，不少学生和司机嚼食卡塔叶来提神醒脑，而农民和劳动者则嚼食卡塔叶来减轻疲劳。卡塔叶是一种传统的社交用药，现在的也门人仍然把家中最好的房间辟为卡塔叶室，在那儿和亲朋好友嚼着卡塔叶，闲话家常、谈天说地。咀嚼卡塔叶可使人感到思维清晰，精力充沛，觉得世间上没有办不到的事。

卡塔叶中主要的精神活性成分是卡西酮、去甲伪麻黄碱和去甲麻黄碱，卡西酮化学结构、药理学作用与苯丙胺类似，卡西酮和去甲伪麻黄碱可增加体内多巴胺、5-羟色胺和去甲肾上腺素水平，故又被称为“天然苯丙胺”。卡塔叶使用者一般喜欢使用新鲜的卡塔叶，100g新鲜卡塔叶中一般约含30～200mg卡西酮。经咀嚼后卡塔叶中的大部分生物碱被吸收，仅残余9.1%±4.2%，其中卡西酮的吸收率为59%±21%，其血药水平在1.5～3.5小时内达到最大；去甲伪麻黄碱的吸收率则达到84%±6%，其最大血药浓度出现在2.6小时 。使用卡塔叶短时间后，使用者自述产生兴奋感、中度欣快感、多话、自信心增强。上述急性效应消失后，使用者或出现精疲力尽感、失眠、麻木、抑郁等。

卡塔鲜叶中卡西酮不稳定，采摘后72小时内就会分解成去甲伪麻黄碱（cathine）和苯丙醇胺（norephedrine），其结构类似于苯丙胺和肾上腺素，这也是卡塔叶不能成为全球性毒品的一个主要原因。当前在阿拉伯半岛和非洲地区超过 2000 万人每日咀嚼新鲜卡塔叶。在也门据估计 90%以上的成年男性和超过 50%的女性每天咀嚼卡塔叶 3～4 小时，卡塔叶使用者主要是咀嚼卡塔的嫩叶或嫩芽，大部分使用者每日至少嚼 1 捆（200～250g），34%每次嚼 2 捆。

使用卡塔叶可能导致一系列躯体疾病，包括口干、黏膜疾病、高血压、心血管疾病、十二指肠溃疡、性功能障碍、肝细胞损伤等；如果孕妇咀嚼使用卡塔叶可能导致其新生儿低出生体重，嚼卡塔叶和吸烟可能是口腔鳞状细胞癌的病因，长期使用卡塔叶可能增加使用者发生精神疾患的风险，使用卡塔叶也是埃塞俄比亚交通事故高发的重要原因之一。世界卫生组织安娜穆瓦西说："有高血压的人，应该停止使用卡塔叶。"

目前，国际社会对卡塔叶的管制存在争议，反对将卡塔叶禁止的原因包括：在部分国家卡塔叶是重要的农作物，使用者将咀嚼卡塔叶视为一种文化，另外也有宗教的原因。在我国，卡塔叶及其活性成分卡西酮被列为第一类精神药品进行管制，其另一种活性成分去甲伪麻黄碱被列为第二类精神药品管制。

卡西酮甲基化后合成甲卡西酮，在我国陕西一带被称为土冰，土冰也可以由易制毒化学品苯基-1-丙酮为原料合成，其作用与甲基苯丙胺（冰毒）类似。浴盐又叫 4-甲基甲卡西酮，可来源于卡西酮，可以全合成，浴盐又被称为"喵喵"，"Meph"，MM-Cat，Plant Food，"4-MMC"，"MCAT"，"Drone"，"Meow" 和 "Bubbles"，"white magic"。喵喵这个词源于 m-Cat，4-methylmethcathinone 的缩写，是一种介于可卡因和摇头丸之间的新毒品，有粉剂与丸剂两种剂型，为白色粉末，因其外观与"浴盐"很像，故又称为"浴盐"，可管吸，亦可鼻吸。下面主要介绍浴盐。

（一）来源

浴盐是一种基于卡西酮的人工合成物，一种二维结构的中枢神经系统兴奋剂，4-甲基甲卡西酮与从植物卡塔中提取的卡西酮（cathinone）结构类似，仅苯环对位和 N 端分别多一甲基，可抑制神经元重吸收单胺类神经递质，激活脑内奖赏通路，产生兴奋，进而导致依赖。作用类似摇头丸，主要被用来生产植物肥料。4-甲基甲卡西酮的合成较简单，可由甲麻黄碱（4-methylephedrine）氧化获得，或对甲基苯丙酮溴化后与甲胺反应得到，在普通实验室均可合成。1929 年，Sanchez 提出合成 4-甲基甲卡西酮的方法，但此后一直未获广泛关注。近年发现卡西酮有强烈的中枢神经兴奋作用，可通过诱导中枢 DA 神经元释放 DA，激活脑内奖赏通路，从而产生依赖性。4-甲基甲卡西酮被推测具有类似的兴奋作用，2007 年由以色列 Neorganics 公司大规模生产。

（二）滥用现状及历史

2007 年 5 月，法国警方将一片药物当作"摇头丸"送去检验分析后，首次发现 4-甲基甲卡西酮。有研究认为它的出现可能与欧洲地下市场传统兴奋性药物（亚甲二氧甲基苯丙胺和可卡因）的纯度下降有关。传统的兴奋剂成瘾者可能因追求更强烈的欣快感，转而使用更廉价、更有效、纯度更高的 4-甲基甲卡西酮。据英国 2010 年的一项网上调查，在 2295 名被调查者中有 41.7%的被调查者称曾使用过 4-甲基甲卡西酮，有近 34%的被调查者称在最近一个月使用过该药物。苏格兰的一项问卷调查显示，全部 1006 名受访者中有 205 名（20.3%）曾经使用过 4-甲基甲卡西酮，其中 92%的使用者产生了 4-甲基甲卡西酮依赖症状。4-甲基甲卡西酮已成为继大麻、亚甲二氧甲基苯丙胺和可卡因之后欧洲第四大滥用药物。考虑到4-甲基甲卡西酮出现的时间远较其他药物短，4-甲基甲卡西酮的潜在普及率可能更高。

与传统依赖性药物不同，方便的网上交易和迅捷的网络信息传播在4-甲基甲卡西酮的快速流行中起了不可或缺的作用。2009年3月还仅有不超过10家网络商店销售4-甲基甲卡西酮，到2009年6月，随着4-甲基甲卡西酮被传统物质成瘾者接受，销售4-甲基甲卡西酮的网络商店迅速增加到数十家，并且每周都有新的网络商店出现，到了2010年3月，仅英国就至少有77家网络商店销售4-甲基甲卡西酮。网络广告宣称4-甲基甲卡西酮是“研究性化合物（research chemical)”，虽然广告为规避可能的政府管制而提示该药物“不适合人类食用”，但有意忽略4-甲基甲卡西酮具有依赖性。由于网络信息的误导，许多被调查者并不认为4-甲基甲卡西酮有害，因为它“看上去是合法的”。同时，欧洲发达的物流系统也有助4-甲基甲卡西酮的流行。许多网络商店同时提供送货业务，英国一家网络商店宣称可在90分钟内将4-甲基甲卡西酮送到伦敦任何一个购买者手中，这使成瘾者获得4-甲基甲卡西酮更加容易。此外，媒体对4-甲基甲卡西酮流行中同时发挥了正反两方面作用。一方面，许多科学家在媒体上发表了对销售4-甲基甲卡西酮的反对意见；另一方面，有部分“专家”公开支持4-甲基甲卡西酮交易，甚至宣称4-甲基甲卡西酮的网络销售方式代表了未来药物交易的方向，对其流行起到不良影响。

年轻人是使用4-甲基甲卡西酮的主要人群。年轻人缺少使用依赖性药物的经验，喜欢尝试新的药物，他们常将4-甲基甲卡西酮与其他依赖性药物联合使用，极易引起急性中毒甚至死亡。一名19岁青年男子就因混合使用4-甲基甲卡西酮、酒精、亚甲二氧甲基苯丙胺、三氟甲基哌嗪（3-trifluoromethylphenylpiperazine）而导致死亡。在另一起死亡案例中，死者的血液中除检出4-甲基甲卡西酮外，还同时检出美沙酮、地西泮、去甲西泮、奥氮平和氯丙嗪。2010年6月英国一项针对曾经的4-甲基甲卡西酮使用者的网上调查表明，4-甲基甲卡西酮列入管制药品名录之后，仍有65%的被调查者使用4-甲基甲卡西酮，这一调查还显示被调查者获得4-甲基甲卡西酮的渠道已从原来的网络商店转为街头交易，4-甲基甲卡西酮的价格也相应提高1倍。此外，研究者还发现欧洲市场出现了其他的有精神活性的策划药，试图为成瘾者提供合法的替代品，Naphydrone（naphthylpyrovalerone，O-2482）就是其中一种，它可通过抑制DA转运体、5-HT转运体以及去甲肾上腺素（NE）转运体为成瘾者提供类似苯丙胺类药物的欣快感。

（三）药理、毒理及滥用后果

动物实验表明，4-甲基甲卡西酮与其他卡西酮衍生物如甲卡西酮、亚甲二氧甲卡西酮（methylone，3,4-methylenedioxy-N-methylcathinone，bk-MDMA）相似，可抑制神经元重吸收单胺类神经递质。皮下注射3mg/kg 4-甲基甲卡西酮40分钟后，大鼠脑内细胞外DA水平达到峰值（正常组5.0倍），半衰期为25分钟；而5-羟色胺（5-HT）水平在注射20分钟达到峰值（正常组9.4倍），半衰期为26分钟。3mg/kg亚甲二氧甲基苯丙胺使大鼠脑内细胞外DA（正常组2.4倍）和5-HT（正常组9.1倍）浓度达到峰值的时间均为40分钟，半衰期分别为303分钟和48分钟。这一结果提示4-甲基甲卡西酮提高脑内DA的能力较亚甲二氧甲基苯丙胺更强，更易激活脑内奖赏通路，产生兴奋作用。这一结果也符合4-甲基甲卡西酮使用者的自我报告：他们声称获得了与亚甲二氧甲基苯丙胺类似的欣快感，4-甲基甲卡西酮起效更迅速，口服后10～20分钟起效，在45～60分钟达到顶点，使用60～120分钟后欣快感消退。用药后，使用者对4-甲基甲卡西酮的渴望也较亚甲二氧甲基苯丙胺更强。此外，4-甲基甲卡西酮据称能增强社交能力。

长期使用4-甲基甲卡西酮可产生广泛的不良反应：心血管系统主要表现为心动过速、血压升高、呼吸困难；胃肠道系统主要表现为食欲缺乏、恶心、呕吐；神经系统主要表现为头痛、头晕、耳鸣，以及类似早期帕金森症的震颤、颈肩僵硬和动作灵敏度下降；精神症状表现为烦躁、易怒、攻击性、短期记忆受损，严重时出现妄想。有病例报告显示4-甲基甲卡西酮可能引起抗利尿激素的释放，导致急性低钠血症和神经系统的病变。过量使用4-甲基甲卡西酮可引起心肌炎，导致猝死。2008年10月瑞士一名18岁少女被发现过量使用4-甲基甲卡西酮引起猝死，尸检报告称死者体内只发现4-甲基甲卡西酮而无其他药物。至2010年10月，欧洲已出现60起因使用4-甲基甲卡西酮导致的死亡。

4-甲基甲卡西酮的化学结构有β-酮基，与苯丙胺类物质相比亲水性较强，通过血-脑屏障的能力较弱。4-甲基甲卡西酮可通过酮基还原或脱氨基反应在体内产生相应的代谢产物。Meyer等在大鼠尿液中发现了5种4-甲基甲卡西酮代谢产物，分别为去甲4-甲基甲卡西酮（nor mephedrone），顺/反去甲二氢4-甲基甲卡西酮（R/S nor-dihydro mephedrone），羟亚甲基4-甲基甲卡西酮（hydroxytolyl mephedrone）和去甲羟亚甲基4-甲基甲卡西酮（nor-hydroxytolyl mephedrone）。在人尿液中发现了一种新的代谢产物4-羧基二氢甲基甲卡西酮（4-carboxy-dihydro mephedrone）。通过对尿液中特征代谢产物的分析，可以判定嫌疑者是否在短期内使用过4-甲基甲卡西酮。

（四）管制情况

目前，大洋洲的澳大利亚、新西兰；欧洲的英国、德国、芬兰、丹麦、瑞典、罗马尼亚、克罗地亚、爱沙尼亚；亚洲的以色列、中国台湾；美洲的加拿大及美国新泽西州和北达科他州等国家和地区相继将4-甲基甲卡西酮列为管制。

2010年3月，欧洲毒品和毒瘾监测中心（EMCDDA）向欧盟议会正式提交4-甲基甲卡西酮的危险性评价报告。2010年3月29日起英国禁止进口4-甲基甲卡西酮，2010年4月16日将4-甲基甲卡西酮和其他卡西酮取代物定为B类药物，非法拥有将被判处最高5年的监禁，而非法提供的最高监禁期将达14年。欧盟议会在2010年10月22日做出决定，要求成员国将4-甲基甲卡西酮列入管制药物名单。而在此之前，部分欧盟国家已将其列入本国管制药物名单。

我国也在最快时间把它列入管制名单，根据国家食品药品监督管理局、公安部、卫生部《关于将4-甲基甲卡西酮列入第一类精神药品管理的公告》（国食药监办〔2010〕315号）规定，自2010年9月1日起，4-甲基甲卡西酮（mephedrone）列入第一类精神药品管理。4-甲基甲卡西酮在我国未作为药品批准上市。目前，国际药物滥用监测系统也未监测到我国滥用病例报告。

4-甲基甲卡西酮借助互联网在欧洲年轻人群中快速流行，提醒我们在未来毒品发展过程中网络的作用，必要的网络信息管理和监督在预防毒品流行中有重要意义。

四、合成大麻素K_2

K_2又称Spice（香料）、Genie（精灵）、Zohai（佐海），是一种以多种不同香料和药草，混合不同化学物质制成不同口味品种的低成本化学合成毒品的通称。外观与一般香草或茶叶无异，小碎粒状，深咖啡色或接近于黑色，货源多来自亚洲，有多种口味，在商店被作为香料出售。K_2之名来自世界第二高峰乔格里峰（又称K_2），暗喻K_2令人亢奋的程度。常被认为是“合法嗨药”或者“草本嗨药”。由于K_2基本不含天然大麻成分，前几年世界各国基本未将其列入毒品范围，因而流行欧美，扩散亚洲。但K_2的长期滥用会成瘾，可在K_2成瘾者身上观察到类似的戒断症状。目前，越来越多的国家认识到了K_2的危害性，不少国家陆续将发现的多种合成大麻素列为管制药品。

K_2是化学结构不完全相关的一大类化合物，在体内能够模拟Δ^9-THC发挥作用，且效力更大，属于人工合成大麻素受体激动剂。这些合成大麻素能够与大麻素受体结合，并且产生的效力比天然大麻更强。根据发明者的姓名、发明时间及化合物的不同结构，这些合成大麻素分别编号为不同系列的代码，如CP-59、CP-540、JWH-018、AM-2201等。这些产品常被添加进香草类植物的干丝中，通过卷成烟卷燃烧吸食，可产生类似四氢大麻酚（THC）的效果，吸食后出现的症状包括：高血压、晕厥、心动过速、幻觉、精神错乱、低血钾、癫痫、惊恐发作、兴奋、迷幻，精神恍惚，焦虑，结膜发红，口干，时间、空间感知改变，呕吐，妄想等，有些并不是吸食大麻所具有的典型临床症状。过量吸食可导致中毒，或因发生意外而间接导致死亡，但它们不能等同于THC，其半衰期更长，耐受性增加更快，滥用方式为抽吸或饮用。

K_2的有效成分主要是合成大麻素，目前市面上主要流通的K_2包括4种成分：JWH-018、JWH-073、HU-210、CP47,497，其中HU-210的毒性最大，甚至是大麻的800倍。中国香港、中国台湾报道查获的以JWH-018为主。现将以上4种成分分别介绍如下：

JWH-018的中文名称：1-戊基-3-（1-萘甲酰基）吲哚，英文名称：1-Pentyl-3-（1-naphthoyl）indole，分子式为$C_{24}H_{23}NO$，分子量为341.45，CAS号：RN209414-07-3。JWH-018最初是由Clemson University的John W•Huffman合成的大麻同类物。JWH-018（类似于THC）可使人兴奋、开心以及全身放松。比起传统四氢大麻酚（THC），JWH-018在作用于CB_1的同时，更能刺激CB_2，因此不但能比四氢大麻酚（THC）快4倍起作用，强度加强4～10倍。吸食JWH-018会导致心跳加快、血压上升，目前已有案例显示曾有吸食者罹患被害妄想症，甚至猝死。

JWH-073的中文名称：1-丁基-3-（1-萘甲酰基）吲哚，英文名称：1-Butyl-3-（1-naphthoyl）indoleor（1-Butyl-1H-indol-3-yl）-1-naphthalenylmethanone，分子式为$C_{23}H_{21}NO$,分子量为327.42，CAS号：RN208987-48-8。作为JWH家族之一，它与JWH-018一样，作用于大麻受体CB_1、CB_2（其中作用于CB_2约是CB_1的5倍）起到致幻作用。

HU-210的中文名称：（6aR,10aR）-3-（1,1-二甲基庚基）-6a,7,10,10a-四氢-1-羟基-6,6-二甲基-6H-二苯并[b,d]吡喃-9-甲醇,HU-210，英文名称：（6aR,10aR）-3-（1,1-dimethylheptyl）-6a，7，10，10a-tetrahydro-1-hydroxy-6，6-dimethyl-6H-dibenzo [b，d] pyran-9-methanol，分子式为 $C_{25}H_{38}O_3$，分子量为 386.57，CAS 号：112830-95-2。1988 年 Hebrew 大学的 Raphael Mechoulam 教授的团队通过（1R,5S）-myrtenol 合成 HU-210。HU 是 Hebrew University 的缩写。据报道 HU-210 的药效是 THC 的 100～800 倍，药效持续的时间也较长。但它的对映体 HU-211 的作用明显降低。2009 年 1 月在美国海关查获的香料中发现 HU-210。

CP47,497（C7）的中文名称：顺式-5-（1,1-二甲基庚基）-2-［(1R,3S）-3-羟基环己基］苯酚，英文同义词：CP47,497；rel-5-（1,1-dimethylheptyl）-2-［（1R,3S）-3-hydroxycyclohexyl］phenol；rel-3α*-［2-hydroxy-4-（1,1-dimethylheptyl）phenyl］cyclohexane-1α*-ol,英文名称：CP47,497,分子式为 $C_{21}H_{34}O_2$,分子量为 318.49，CAS 号：70434-82-1。2009 年 1 月 19 日德国的 Freiburg 大学在一种草药的焚香中发现 CP47,497（C7）。广义上的 CP47,497 是与顺式-5-（1,1-二甲基庚基）-2-［(1R,3S）-3-羟基环己基］苯酚主体结构一样的一系列物质。

目前，从公开发表的文章来看，没有证据显示 JWH、CP 和（或）HU 化合物存在于所有的“香料”产品中或者是相同产品的同一批次中。加工者似乎在不同的“香料”产品中通过加入这些物质的不同量或者不同组合来产生类似大麻的效果。

多篇文献报告了吸食 K_2 的危害，包括：2 名女孩吸食香料毒品后，引起了焦虑症，被紧急送往医院的急诊科，该毒品随后被证实里面含有合成大麻素 JWH-018 和 JWH-073。1 名 19 岁男子在吸食合成大麻素之后引发惊厥，在该香料中共检测出 4 种（JWH-018，JWH-081，JWH-250 和 AM-2201）合成大麻素成分。9 名吸食香料者被检查到的症状包括：心动过速、低钾血症、意识模糊、焦虑、幻觉、恶心、呕吐和瞳孔散大等，这些香料被证实含有 JWH-018 和 JWH-073。1 名 18 岁的健康男子首次通过水烟袋吸食大约 1 盎司的干草本物质 K_2，30 分钟后出现战栗、视物模糊、恶心，持续性呕吐并干呕等症状，其同伴吸食了相同的产品、类似的剂量后出现了类似大麻样中毒症状，经检测该香料中含有 JWH-018。1 名 48 岁的男子，伴着酒精服用了从网上购买的白色粉末之后，在 30 分钟内引发了全身癫痫发作和室上性心动过速，经检测这种白色粉末就是 JWH-018。1 名 20 岁的患者在每天吸食“Spice” 8 个月之后，很快将吸食剂量增加到了每天 3g，经检测该“Spice”含有 JWH-018 与 CP-47,497。

从以上病例可以看出，合成大麻素可以引起一系列广泛的临床毒副反应，这些症状和在大麻成瘾者身上观察到的很相似。

K_2 的主要有效成分的分子量均在 300～400 之间，极性也不是很大，可以使用 GC/MS 进行检测，这在国内外均有报道。安捷伦公司还出版了检测合成大麻素 K_2 的论文集，包含了样品制备和 GC/MS 方法的详细步骤，还有一个包括 35 种合成大麻素及其衍生物检测数据的可搜索质谱库。

我国目前还没有系统开展对这类新型香料类毒品的研究，2013 版精神药品品种目录已将 JWH-018、JWH-073、AM-2201、JWH-250 列入管制。目前，这种新型香料类毒品的吸食、贩卖情况已引起我国乃至国际禁毒执法部门越来越多的关注。JWH-018、JWH-073、HU-210、CP47,497 四种物质在我国均有厂家生产，并在网上作为化工原料或药物中间物公开销售，在国内成品 K_2 也有销售。

其他国家的管制情况：2009 年，英国、法国、德国、拉脱维亚、韩国、瑞典、爱沙尼亚等国将JWH-018列为管制药品；2010年，白俄罗斯、爱尔兰、意大利、罗马尼亚、俄罗斯、乌克兰等国将该化合物列为管制药品；2011年3月1日，美国将该化合物列为一类管制药品。JWH-073在拉脱维亚、波兰和俄罗斯属于管制药品，在美国被列为一类管制药品。HU-210在奥地利、德国、荷兰、瑞士、加拿大和英国属于管制药品，美国将该化合物列为一类管制药品。JWH-398在拉脱维亚属于违禁药品。JWH-250在捷克共和国和拉脱维亚属于违禁药品。2010年10月1日，瑞典将合成大麻素JWH-122和JWH-210列为违禁药品。2011年3月1日，美国将合成大麻素JWH-200列为一类管制药品。现行三大国际禁毒条约还没有将其列入管制。

五、古柯叶、可卡因、克赖克

此三者的关系不同于卡塔叶、卡西酮、浴盐。古柯叶是古柯树的树叶，古柯叶含0.5%～1%的可卡因，可卡因大多以盐酸可卡因、硫酸可卡因的形成存在，克赖克是盐酸或硫酸可卡因去掉盐酸、硫酸以后的可卡因游离碱。现将三者情况予以介绍。

在南美洲的安第斯山脉北部和中部，生长着一种热带山地常绿灌木——古柯树（coca），古柯树是一种耐寒灌木，性喜温暖、潮湿，株高约2～4米，但实际上通常高不过1米左右，树干上有硬而光滑的皮，皮上有红色斑点，树叶茂密，叶子较小，呈椭圆形渐尖，叶长3～7cm，深绿色，边缘光滑，叶序对生，背面有两条同中脉平行的清晰的纹路，形状和味道类似茶叶，当叶子一折就断的时候，就可以采摘，然后晒干。古柯树花小，每朵5瓣，花色黄白。果实呈红色，核内含1枚种子。古柯树根系发达，生命力强，每年可采摘古柯叶3～4次，一般在3、6、9、11月采摘，每棵树约可采摘40年。古代的印第安人无意中发现咀嚼古柯叶具有提神作用，当人们咀嚼古柯叶时，饥饿感或身体上的某种不适就会烟消云散，并且会产生一种飘飘欲仙的舒适感，故称为“圣草”。南美土著人常咀嚼古柯叶以增强体力，他们每人脖子上挂着两个干葫芦，一个装满了他们嘴里嚼的古柯叶，另一个装满了石灰粉。他们满嘴绿叶，嚼个不停，像动物一般，以至无法开口说话。

古柯树的主要产地在哥伦比亚东南部、秘鲁东部和玻利维亚东北部所在的安第斯山和亚马逊地区，这是世界唯一的古柯集中产地。有野生也有种植，野生古柯树叶中可卡因含量较高，约1%，种植的古柯树叶中可卡因含量较低。古柯叶一共含有14种生物碱，包括少量尼古丁和大量可卡因，其他还有肉桂酰可卡因、爱岗宁甲酯、爱岗宁等。

（一）发现与管制历史

考古学家在距今2500年秘鲁人的坟墓中发现大量古柯叶作为陪葬品。人类早在1500年前就已经把古柯叶水用于手术止痛。古柯叶在印卡王朝（13～16世纪）的宗教中具有重要作用，印卡人认为古柯叶是上帝赐给他们的神圣礼物，是吉祥的象征，咀嚼古柯叶被认为是高贵的，印卡的神职人员和贵族通过咀嚼古柯叶来达到并加强宗教体验。公元1499年，梅里科·韦斯普乔发现这些印第安人时常在不停地咀嚼这种苦涩的树叶。公元1860年，德国化学家Albert Niemann首次从古柯叶中提取出纯可卡因，并发表了他的博士论文“古柯叶中新组织碱”。随后许多文章报告了可卡因的神奇作用和解除疲劳作用。在可卡因被提纯后最初若干年，人们对它的治疗作用并未达成共识，但含有可卡因成分的饮品却在欧洲非常畅销，其中最著名的是一种叫作Vin Mariani的葡萄酒，当时许多名人都对这种饮品大加赞赏。19世纪80年代，人们一度曾认为可卡因有益于健康，当时许多药物中都含有可卡因，还生产大量的可卡糖、可卡滋补品。可卡因饮食店开始在美国的许多大城市出现，可卡因成了一种受人青睐的“佐料”，含可卡因的饮料被称为“出类拔萃的医疗性饮料”。

1884年发生了两件在可卡因历史上非常重要的事件，一是弗洛伊德发表了他的名篇“U ber Coca”，文中他认为可卡因具有治疗抑郁症、神经症、吗啡依赖、酒依赖、消化不良和喘病的作用，并认为可卡因不仅不会引起强制性觅药行为，还会引起对可卡因的厌恶反应，他不仅自己用，还把可卡因推荐给妻子和朋友使用。二是可卡因局麻作用的发现，美籍奥地利著名眼科医师卡尔·科勒首次把可卡因作为局部麻醉药用，主要用于黏膜表面麻醉和神经丛注射的局部麻醉。含可卡因的可口可乐是1886年上市的。

1887年弗洛伊德在题为“对可卡因的渴求与恐惧”一文中承认可卡因可引起偏执、妄想及其他躯体和精神损害。1904年出现第1例鼻黏膜直接给药引起鼻中隔穿孔的报告。迫于公众压力，美国于1906年颁布了“纯洁食品与药品法”，规定所有专利药品必须标明成分，随后，可口可乐公司从其配方中取消了可卡因而代之以咖啡因。1907年，纽约市政府规定可卡因必须凭医师处方购买。一直到1912年，可卡因对人体的心脏毒性、致死性才被发现和证实，世界上大部分国家开始将可卡因列入慎用、限用和管制药品范围。1914年，美国政府又颁布了《哈里逊法案》(Harrison Act)，该法案规定私人不得经营可卡因，同时对经营者苛以重税，规定可卡因不允许加入非处方药和食品中。随后欧洲也宣布禁止消费古柯制品。在此后的若干年，可卡因只用于表面麻醉，但在高收入的上流社会仍存在可卡因滥用问题。1961年6月30日联合国大会通过的《1961年麻醉品单一公约》将古柯叶列入管制。1988年国际麻管局要求各国政府根据本国法律，将故意实施的涉及违反《1961年麻醉品单一公约》规定的古柯叶活动定为刑事犯罪。

（二）查获与滥用现状

据UNODC报告，当前全球可卡因的年度流行率和制造总体保持平稳，占15～64岁成年人口的0.3%～0.4%，人数在1320万～1951万之间。2011年，全球可卡因种植面积为155 600公顷，与1年前相比几乎未变，但是比2007年下降14%，比2000年下降30%。所生产的可卡因估计数如果以100%的纯可卡因计算的话，即从2007年的776吨增加到2011年的1051吨，与一年前相比大体未变。世界上最大的可卡因缉获量（未将纯度计算在内）仍然来自于哥伦比亚（200吨）和美国（94吨）。

主要的可卡因市场依然在北美洲、欧洲和大洋洲（主要是澳大利亚和新西兰）。北美洲的可卡因使用量显著下降，主要原因是美国15～64岁成人使用可卡因的流行率从3.0%（2006年）降至2.2%（2010年）。欧洲没有出现这种下降，同期欧洲的可卡因使用量持稳。最近几年有迹象表明，可卡因市场已经转往此前与贩运或使用均无联系的一些地区，亚洲、大洋洲、中美洲、南美洲及加勒比地区均大幅增加。在中美洲，可卡因贩运竞争加剧导致暴力事件有所增加，南美洲一些国家的“克赖克”可卡因市场正在扩张。

可卡因长期以来一直被视为富人的毒品。有些迹象虽然并不确定但却表明，在其他所有因素相同的情况下，这种看法可能并非全无道理。然而可卡因使用的规模并非完全受财富主导，既有富裕国家可卡因普遍率低的实例，也有相反的实例。在东亚和东南亚的部分地区可卡因使用的扩展风险较高（虽然起点很低），我国香港的缉获量急剧增加，2010年几乎达到600kg，2011年超过800kg，其原因通常与使用可卡因所产生的光环以及社会中较富裕阶层的出现有联系。相反，在拉丁美洲，可卡因的增加似乎多数与“溢出”效应有联系，其原因是可卡因供应广泛，并因毗邻生产国而价格较低。

在北美洲，缉获量和普遍率自2006年以来大幅下降（除2011年缉获量再度上升外）。在2006～2011年期间，美国普通人群可卡因的使用下降了40%，这与哥伦比亚可卡因生产的减少、执法干预以及犯罪集团间的暴力行为有部分联系。虽然北美洲、中欧和西欧早先主宰了可卡因市场，但如今其所占的比例约为全球使用者的一半，这反映了欧洲的使用趋于平稳而北美洲有所下降这一事实。

在大洋洲，可卡因缉获量在2010年和2011年又创新高（从2009年的290kg分别增加到1.9吨和1.8吨）。在澳大利亚年满14岁或14岁以上人群中，可卡因使用的年度普遍率翻了一番，从2004年的1.0%增加到2010年的2.1%，该数字高于欧洲平均水平，超过了美国相应的普遍率。

（三）种类与滥用方式

常见的可卡因制剂有古柯叶和古柯茶、古柯膏、粉状可卡因、可卡因游离碱（克赖克、快克）、巴苏克（粗制可卡因）。可卡因从古柯植物提取后经过一系列化学处理可形成一种盐，称为盐酸可卡因，这是一种白色结晶性粉末，这种粉末又称粉状可卡因。将盐酸可卡因与烘焙粉碳酸氢钠在一起处理形成一种可以用来抽吸的块状物，这就是快克可卡因。可卡因的吸食方法主要有咀嚼古柯叶、口吸、鼻吸、抽吸、静脉注射、性器官给药。其滥用方式有尝试性滥用、情景性滥用和强制性滥用三种。

1. 咀嚼古柯叶　是人类摄入可卡因最原始的方法，已有大约3000年的历史。习惯咀嚼古柯叶者一般每次12～15g，每日3～4次。咀嚼古柯叶的生物利用度为30%～40%，起效时间约10～20分钟。古柯叶的可卡因含量一般低于1%，每次咀嚼可卡因的总含量不超过75mg。咀嚼时如果将唾液咽下而不是吐掉，将会获得更高的血液峰浓度，其峰浓度可达249ng/ml，范围130～859ng/ml。有些人为了寻求刺激而过量咀嚼古柯叶，会导致牙齿磨损，造成各种牙病。

2. 口吸　将古柯叶捣碎、浸泡、搅拌后加入煤油、汽油，过滤后可以得到古柯糊，加入烟草就可以口吸。但这种方法用得很少，并不流行，也许是因为残留的溶剂使烟有一种特殊的味道。

3. 鼻吸　由于可卡因生物碱的发现，人们早已不用靠咀嚼古柯叶来摄入可卡因。古柯糊可用于制造盐酸可卡因，这种盐易溶于水，非常稳定，盐酸可卡因的沸点为496℃，以致不能将它们加热成蒸汽来吸食。20世纪70年代，吸食可卡因者多用鼻吸的方法吸食，鼻吸生物利用度为25%～43%。由于可卡因是血管收缩剂，能抑制自身吸收，随着用量增加，达峰时间延长。长期鼻吸可卡因会造成鼻腔感染，造成鼻中隔穿孔与鼻黏膜损伤，对嗅觉影响较大。粉状可卡因的吸毒者通常采用典型的鼻吸方式，通过鼻黏膜吸收到血液，在15分钟内方能达到峰值血药浓度，产生15～45分钟的高峰体验。

4. 抽吸　20世纪80年代，一种全新吸食可卡因的方法进入人们的视线，即抽吸一种可卡因的游离碱“快克”，“快克”是将盐酸可卡因与等量碳酸氢钠混合，加水制成的片剂，这种片剂加热后可发出“劈啪”声，故又名“克赖克”，“克赖克”的英文名称“Crack”的含义就是劈啪作响。加热“克赖克”可析出自由碱基可卡因，自由碱基可卡因的沸点为187～188℃，加热容易雾化，吸入非常方便。抽吸“克赖克”的生物利用度为60%～80%。这种吸食方法一出现即代替了原有的吸食方法，得以迅速流行，成为黑市中最流行的可卡因种类。这种碱基可卡因的纯度可达95%以上，当吸入时可在1分钟内产生强烈的欣快感，持续仅5～10分钟，经鼻吸食粉状可卡因的药效可持续1小时。由于抽吸后可经肺迅速进入血液循环，故克赖克具有起效快、作用强且使用方便的特点，使用这种方法使吸食者的成瘾速度大大加快。抽吸克赖克50mg，相当于使用可卡因16～32mg，其作用强度相当于静脉注射的60%左右。也有的把盐酸可卡因加入乙醚（挥发性有机溶剂），加热后可以蒸发，然后吸食蒸汽，但乙醚可以爆炸，不安全。使用这种方法吸食时会吐出不小的烟雾，这些烟雾会刺激眼角膜，角膜会被麻醉而失去知觉，这个时候擦拭眼睛会因无知觉而使角膜受损，所以80年代出现大量由于抽吸快克而患上角膜炎的吸食者。除此之外长期抽吸“快克”还会引起肠道痉挛、腹部剧烈疼痛等症状。

5. 静脉注射 可卡因静脉注射后血药浓度显著高于其他使用方法，静脉使用盐酸可卡因大约3～5分钟起效。静脉注射32mg可卡因后7.3分钟血药浓度为250ng/ml。静脉注射可卡因较其他吸食方法而言对人体的危害更大。可卡因中往往都会掺杂一些杂质和细菌、病毒，这些东西会随着血流分布到全身，从而引起一系列病变，比如病毒性或细菌性心内膜炎、肝炎、蜂窝织炎、败血症、血栓性静脉炎等。如果静脉注射可卡因的同时还大量抽吸“快克”，则危险更大。

6. 性器官给药 性器官和肛门给药有两大特点，一是吸收快且完全，使用后可在短时间内达到很高的血药浓度。二是可卡因有局麻作用，由于显而易见的原因，同性恋者乐于采用。据肛门和阴道用药致死的报告，其致死原因主要是心律失常，而血中可卡因浓度并不高。

（四）药理作用

可卡因俗称“可可精”，学名苯甲酰芽子碱，是成瘾性最强的毒品之一，易进入脑组织，为中枢神经兴奋剂，也是一种局部麻醉药。可卡因碱的分子式为$C_{17}H_{21}NO_4$，分子量为303.4，纯可卡因为无色结晶或白色结晶状粉末，无嗅，味微苦。其盐类为粉状、晶体状或颗粒状，无气味，味略苦而麻，易溶于水和酒精，也溶于氯仿、甘油和丙酮，在溶液中加热易分解，半衰期为20～30分钟，脂溶性强，代谢主要通过血浆和肝的假性胆碱酯酶，假性胆碱酯酶缺乏的人可卡因的毒性增加，摄入的可卡因大约5%以原型从尿排出，服药14～60小时主要代谢产物可在尿中检出。

可卡因对人体可产生多种作用，包括中枢神经兴奋作用，如提高警觉、愉快感、精力旺盛、自我感觉良好、自信心增强，能较长时间从事紧张的体力和脑力劳动，甚至能胜任繁重的、平时不能承担的工作；可阻断神经传导，产生局部麻醉作用，对眼、鼻、喉黏膜神经的效果尤其明显，在早期曾被广泛用作眼、鼻、喉等五官外科手术的麻醉药，但由于可卡因盐酸盐的不稳定性及表面局部麻醉会引起角膜混浊，现在临床上已经用新的、毒副作用更小的麻醉药取代了可卡因；心血管系统的毒性作用明显，可引起心律失常、左心室扩大、血管收缩、血压升高、心肌梗死、冠状动脉硬化、脑血管意外、肠道缺血等；也可升高体温、诱发癫痫、抑制食欲；可卡因还可降低肺脏一氧化碳的扩散能力，引起剧烈胸痛、呼吸困难，即可卡因肺或“快克肺”。

可卡因有很强的心理依赖性，长期吸食可导致精神障碍，也称可卡因精神病，出现幻听、幻触、幻嗅，最典型的是皮下虫行蚁走感，奇痒难忍。长时间大剂量使用后突然停药，可出现抑郁、焦虑、易激惹、疲乏、失眠、厌食。长期吸食者会有一些特有的体征，如鼻中隔穿孔、角膜炎和因过度磨牙而造成的牙齿损伤等。

两种最常用的可卡因制剂（快克可卡因和粉状可卡因）的基本药理学特征是相同的，两种可卡因都是兴奋剂，可以让人保持警觉，极度的快感，控制力和活力增强，并使饥饿、苦闷和疲劳感得到抑制。吸毒者的这种感觉是利用了身体的能源储备达到的，这就是为什么吸毒者从高峰体验走下来以后往往感到十分疲弱、疲乏和沮丧，因为他们已经耗尽了自己的储备能量。这两种制剂的可卡因的主要区别在于其进入人体的方式不同。快克可卡因的吸毒者通常采用抽吸方式，通过肺泡进入血液。与鼻吸比较，抽吸可以更快地吸收可卡因，并产生更加激烈的高峰体验，通常持续5～15分钟。这两种制剂的可卡因对身体影响的差异是微乎其微的（抽吸快克可卡因会导致一些呼吸道问题，而鼻吸粉状可卡因会影响鼻黏膜）。基于高峰体验的时间长度考虑，快克可卡因大约是粉状可卡因的1/3。

六、“六角”及2C系列化合物

2C系列化合物是一类具有苯乙胺骨架结构，在苯环的2,5位包含2个甲氧基，4位有一个取代基的致幻剂的总称。近年来在许多国家和地区包括我国开始出现2C系列化合物滥用的情况，并有逐渐增多的趋势，所以有必要加以介绍。2C-B是2C系列化合物中最常见的一个品种，2C系列化合物中最早流行的就是2C-B，我国已有多个省份缉获过。2C-B又称为“六角”，化学名：4-溴-2,5-二甲氧基苯乙胺，属苯乙胺类。2C-B比布苯丙胺（二甲氧基溴苯丙胺，DOB）少了一个甲基，作用和MDMA（3,4-亚甲基二氧基甲基苯丙胺）相似，常被当作该类毒品贩卖和服用，但结构上与之相差甚远，多在舞厅等娱乐场所被滥用。

2C-B于1974年合成，由德国一家制药公司生产，商品名为Eros，在国外又称为Rusko、Bees或Nexus。最初的使用显示，其药效持续时间短、副作用小、作用温和，故最早被精神病治疗机构用作急救药，直至80年代中期开始转而用作催情药。

其他的2C系列化合物是由美国著名化学家、药学家Aiexandershuigin在20世纪70～80年代合成的，都属于苯乙胺类致幻剂，包括2C-B、2C-C、2C-D、2C-E、2C-G、2C-I、2C-T-2、2C-N等。根据4位取代基的不同，可分为卤素取代、烷基取代、烷基硫基取代及其他取代。骨架结构见图1-1，具体名称见表1-2。

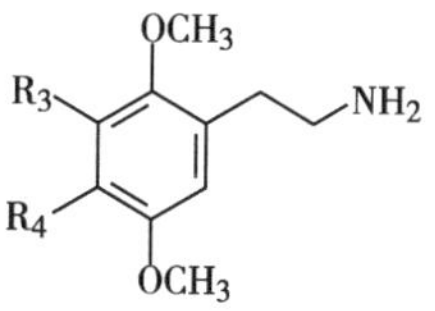

OCH_3　R_3　NH_2　R_4　OCH_3

2C-B:R_3=H;R_4=Br
2C-C:R_3=H;R_4=Cl
2C-I:R_3=H;R_4=I
2C-F:R_3=H;R_4=F
2C-D:R_3=H;R_4=CH_3
2C-E:R_3=H;R_4=CH_2CH_3
2C-P:R_3=H;R_4=$CH_2CH_2CH_3$
2C-G:R_3=H;R_4=CH_3
2C-T-2:R_3=H;R_4=SCH_2CH_3
2C-T-4:R_3=H;R_4=$SCH(CH_3)_2$
2C-T-7:R_3=H;R_4=$S(CH_2)_2CH_3$
2C-N:R_3=H;R_4=NO_2

图1-1　2C系列化合物的骨架结构

表 1-2　2C 系列化合物名称、分子式、分子量

简　称	中　文　名	分子式	分子量
2C-B	4-溴-2,5-二甲氧基苯乙胺	$C_{10}H_{14}BrNO_2$	259.13
2C-C	4-氯-2,5-二甲氧基苯乙胺	$C_{10}H_{14}ClNO_2$	215.68
2C-I	4-碘-2,5-二甲氧基苯乙胺	$C_{10}H_{14}INO_2$	307.13
2C-F	4-氟-2,5-二甲氧基苯乙胺	$C_{10}H_{14}FNO_2$	199.17
2C-D	2,5-二甲氧基-4-甲基苯乙胺	$C_{11}H_{17}NO_2$	195.25
2C-E	2,5-二甲氧基-4-乙基苯乙胺	$C_{12}H_{19}NO_2$	209.28
2C-P	2,5-二甲氧基-4-丙基苯乙胺	$C_{13}H_{21}NO_2$	223.31
2C-G	2,5-二甲氧基-3,4-二甲基苯乙胺	$C_{12}H_{19}NO_2$	209.28
2C-T-2	2,5-二甲氧基-4-乙硫基苯乙胺	$C_{12}H_{19}NO_2S$	241.35
2C-T-4	2,5-二甲氧基-4-异丙基硫基苯乙胺	$C_{13}H_{21}NO_2S$	255.38
2C-T-7	2,5-二甲氧基-4-丙硫基苯乙胺	$C_{13}H_{21}NO_2S$	255.38
2C-N	2,5-二甲氧基-4-硝基苯乙胺	$C_{10}H_{14}N_2O_4$	226.23

自 1986 年开始，WHO 和一些国家陆续将 2C-B 列为管制药品。2C-B 被管制之后，又陆续出现了其他一些 2C 系列化合物，如 2C-C、2C-I 和 2C-T-2、2C-T-7。欧洲毒品和毒瘾监测中心（EMCDDA）在 2004 年第一次报道了 4 位被烷基取代的 2C 系列化合物：2C-D 和 2C-E，2005 年报道了 2C-P，2011 年波兰在缴获的样品中发现了 2C-G 和 2C-N。

2C 系列化合物从化学结构上看属于致幻剂，与 LSD 药效相近。对人具有很强的精神兴奋和致幻作用，药力比 MDMA 高约 10 倍，用后视觉和听觉能力显著增强，性欲高涨，味觉和触觉敏感性增强。其精神作用与剂量有关，刚开始出现欣快感，产生消极和松弛的精神状态。随着时间的延长和剂量的增加，兴奋状态由弱至强，伴随视、听、嗅、触觉的增强，直至出现幻觉或妄想。过量有严重副作用，导致精神错乱、脱水等。2C 系列化合物致幻作用的强弱取决于取代基的不同：H＜OR＜SR＜R＜X（卤素）。

目前对 2C 系列化合物的药理毒理性质、作用及代谢过程的研究相对较少，仅局限于与 5-HT 受体的亲和性等方面，对受体作用的分子生物学机制的研究尚未进行，基础药理、毒理方面的研究尚未开展。

2C 系列化合物一般以丸（片）剂、胶囊或粉剂的形式进行贩卖，主要在南非被滥用，在德国、瑞典等欧洲国家也颇受欢迎，在美国和我国台湾、香港地区也有发现。我国禁毒部门收缴的 2C 系列化合物主要是 2C-B，2009 年首次发现 2C-E，2012 年在贵州和海南缴获的 2C-B 片剂中检出主要成分为 2C-E。我国缴获的 2C 系列化合物均为片剂，颜色有粉红色、紫色、灰色、黄色等，形状有圆形、三角形等，图案有 88、牛头、笑脸、蝴蝶等。

2C 系列化合物一般吸食剂量范围为十几毫克至几十毫克，持续时间根据剂量不同，保持几小时至十几小时。2C-P 药效最强，仅需服用 6～10mg 就可保持 10～16 小时的兴奋致幻状态，2C-F 和 2C-N 药效较差，需 100mg 以上才有作用。大多可吞服、鼻吸和直肠给药。

各国曾发生多起 2C 系列化合物中毒事件，故在一些国家受到管制。英国对所有 2C 系列化合物均进行管制，其他国家也对 2C 系列化合物进行部分管制。由于 2C 系列化合

物中2C-B的滥用历史最为悠久，我国在2001年将其列入第一类精神药品管制目录，2013年将2C-I、2C-H列入管制目录。

近年来，随着我国对毒品打击力度的加大，制毒、贩毒者也在不断寻求新的替代品，以逃避法律制裁。近年来，我国大陆、台湾地区及一些东南亚国家不断有新的2C系列化合物出现，我们要重视对该系列物质的研究。

七、哌替啶

哌替啶（pethidine）又称美吡利啶（meperidine）、唛啶、地美露，商品名为度冷丁（Dolantin）。哌替啶是完全人工合成的阿片类镇痛药，常用其盐酸盐（meperidine hydrochloride）。分子式为$C_{15}H_{21}NO_2 \cdot HCl$，分子量为283.8。极易溶于水，易溶于乙醇，难溶于乙醚，需储藏在密闭避光容器内。哌替啶具有一定的成瘾性，连续使用1～2周便可产生成瘾。研究表明，这种成瘾性以心理为主，生理为辅，但两者均比吗啡的成瘾性弱。过量中毒可出现阿托品样中毒症状，如瞳孔散大、心搏加快、兴奋、谵妄，还可产生肌肉阵挛、反射亢进、震颤、抽搐。停药时出现的戒断症状主要有精神萎靡不振、全身不适、流泪、呕吐、腹泻、失眠。

1. 药理作用

（1）对中枢神经系统的作用：哌替啶为μ阿片受体激动剂，有与吗啡相似的中枢及外周作用，但镇痛强度为吗啡的1/10～1/8。除镇痛作用外，还有镇静安眠及解除平滑肌痉挛的作用。用药后的欣快感和反复使用后的成瘾性均比吗啡低。作用时间较吗啡短，对各种疼痛都有效，尤其是对内脏痛的效果更好。肌内注射哌替啶50mg，痛阈可提高50%，如注射75mg，痛阈提高75%。

（2）对循环系统的作用：与绝大多数阿片类药物相比，哌替啶抑制心肌收缩的作用更强，对猫离体毛细血管平滑肌收缩的抑制是同等剂量吗啡的20倍。即使在小剂量（2～2.5mg/kg）哌替啶麻醉下，也可引起血压、外周阻力及心排血量下降。动物实验证实使用10mg/kg的剂量时，除明显的心排血量下降外，还可发生心搏骤停。因其组胺释放作用比吗啡强，又具有阿托品样作用，在给药后常有心率增快，心动过缓少见。

（3）对呼吸系统的作用：哌替啶与μ受体激动药一样，对呼吸系统有明显的抑制作用，等效剂量的呼吸抑制作用与吗啡相等，主要表现为潮气量减少。呼吸抑制程度与剂量相关，对老年及小儿影响更大。使用过程中可能有呼吸抑制延迟和再发现象，相同剂量时呼吸抑制作用比芬太尼稍弱。

（4）其他作用：哌替啶由于结构类似阿托品，具类阿托品样作用，使用后无缩瞳作用，反而可引起瞳孔扩大，并有抑制涎腺分泌作用。对消化道平滑肌的作用类似吗啡，致便秘作用较弱，可抑制胃肠蠕动，使胃肠道排空减慢，增加胆道内压力等。

2. 体内代谢　口服与注射均易吸收，为避免口服的首关效应和刺激性，常用肌内注射，生物利用度为20%～40%。血浆蛋白结合率为40%～60%，半衰期为0.5～4小时，血药浓度达峰时间1～2小时，可出现两个峰值。吸收后分布至各组织，亦出现在乳汁与胎盘中，少量经乳汁排出，哌替啶可通过胎盘屏障，脐动脉血药浓度高于母体血药浓度，可影响胎儿生长发育。本药在人体内的清除率为10.4～15.1ml/(kg·min)，消除半衰期约 3～4 小时，肝功能不全时增至 7 小时以上。只有 5%以原形经肾排出，主要经肝脏代谢成哌替啶酸、去甲哌替啶和去甲哌替啶酸水解物，90%以上在肝脏脱甲基化代谢成去甲哌替啶（normeperidine）。去甲哌替啶的肾脏清除率较低，消除半衰期为 15～40 小时，单次给药后 3 天还能检测到，肾脏疾病患者可有去甲哌替啶累积的倾向。去甲哌替啶是弱的镇痛剂和强的中枢神经系统兴奋剂，有抽搐、震颤、多病灶肌痉挛、精神错乱、致幻、加重癫痫、致惊厥等中枢毒性效应。连续多次应用哌替啶，将导致去甲哌替啶在患者体内大量累积，给患者造成更大的损害。所以，哌替啶不能用于慢性疼痛，如晚期癌症的长期用药。

3. 临床应用　本品为强效镇痛药，适用于各种剧痛，如创伤性疼痛、术后痛、分娩痛，用于内脏绞痛应与阿托品配伍，用于分娩镇痛需监护本药对新生儿的呼吸抑制作用。常与氯丙嗪、异丙嗪组成冬眠合剂，也用于麻醉前给药，麻醉前给药的目的是使患者镇静，减少麻醉药需要量。成人剂量为 1mg/kg，肌内注射，老年、小儿及危重患者注意酌情减量。

4. 不良反应及注意事项　治疗剂量的哌替啶有轻度不良反应，如眩晕、出汗、恶心、呕吐等。严重反应偶见，可发生血压下降或虚脱。大剂量中毒时表现为中枢神经系统兴奋症状，如谵妄、抽搐、瞳孔散大等，肾功能障碍者发生率较高，可能与代谢产物去甲哌替啶大量积蓄有关。应注意使用单胺氧化酶抑制药（如苯乙肼等）的患者如再使用哌替啶时可产生严重反应，出现严重高血压、抽搐、呼吸抑制、大汗、昏迷、甚至死亡。原因可能为体内单胺氧化酶受抑制后，5-羟色胺（5-HT）、去甲肾上腺素（NE）代谢不能正常进行而在体内蓄积之故，同时也可能与哌替啶降解过程受阻引起毒性反应有关。由于其对循环系统的负性效应如组胺释放、心肌收缩力的抑制作用及增高心率等，限制了它的临床使用范围，故不宜以大剂量作为全麻的主要用药。本药与吗啡一样也有依赖性，但戒断症状出现快，持续时间短。

5. 制剂与用法　片剂：每片 25mg，50mg；注射液：50mg/ml，100mg/ml。常用量每次 50～100mg，每日 100～400mg；极量每次 150mg，每日 600mg。

八、γ-羟基丁酸、γ-丁内酯、1,4-丁二醇

γ-羟基丁酸（γ-hydroxybutyric acid，GHB）又称 4-羟基丁酸，是一种在中枢神经系统中发现的天然物质，化学结构比较简单，纯盐为白色粉末，易溶于水，水溶液稳定，临床常用 25%溶液，pH 值为 8.5～9.5，分子式为 $C_4H_8O_3$，分子量为 126，常用其钠盐。它是脑中 γ-氨基丁酸（GABA）的正常代谢产物，GABA 通过 GABA 转氨酶（GABA-T）脱氨基转化为琥珀酸半醛（SSA），其中大部分 SSA 通过琥珀酸半醛脱氢酶（SSADH）催化生成琥珀酸（SA），SA 进入三羧酸循环生成水和二氧化碳，而小量的 SSA 通过琥珀酸半醛还原酶（SSAR）还原为 GHB。GHB 在人体基底神经节浓度最高，对人体的多种功能具有调节作用。亦存在于葡萄酒、牛肉、柑橘属水果中，少量存在于几乎所有动物体内。GHB 是目前美国加州最流行的滥用药物之一，又叫液态快乐丸、G 水、X 水或迷奸药水。

近年来，GHB 及其前体物质 γ-丁内酯（GBL）和 1,4-丁二醇（1,4-BD）成为新兴的

滥用药物，常被用作迷奸药。γ-丁内酯（GBL）进入人体后，可通过钙依赖性内酯酶迅速转化为γ-羟基丁酸（GHB）。1,4-丁二醇又叫1,4-BD，1,4-BD在人体内经乙醇脱氢酶与乙醛脱氢酶催化可迅速转化为GHB。已有多国政府将GHB列为管制药物，而与GHB有相似效应的两种前体物质却仍可合法使用。3种物质的法律地位不同，使人们担忧两种前体物质会代替GHB成为物质滥用者的新宠。

GHB由亚历山大·扎伊采夫于1874年首次合成。20世纪60年代初，Henri Laborit博士在研究神经递质γ-氨基丁酸（GABA）时对GHB对人的作用进行了全面研究，后在法国、意大利等欧洲国家被大量用作分娩时的麻醉药、治疗鸦片或酒精成瘾的戒断症状、安眠药。该物质的副作用小，持续时间短，缺点是安全剂量范围窄（虽然有很高的半数致死量），且当与酒精或其他中枢神经系统镇静剂混用时会有危险，有报道其可导致癫痫发作或昏迷。

GHB常被当作神经传导物质GABA的先驱者，具有安眠效果，20世纪80年代，GHB被作为一种“天然的”睡眠辅助剂在保健食品商店出售，同时也用于其他目的。由于GHB也是一种类固醇代用药物（steroid alternative），可刺激生长激素的分泌，使身体脂肪减少、肌肉变大，因此常被当作减肥药使用，在健身房、减肥中心及健康食品中心以邮寄或网络方式贩卖。另外，由于GHB会使人快速昏睡及暂时丧失记忆力，故也是所谓的约会-强奸药物之一。现在γ-羟基丁酸一般只被用于治疗嗜睡症，同时也越来越少地被用于酗酒的治疗。1990年被美国FDA列为非法药物。

GHB服用后15分钟全身作用出现，不同剂量的效应不相同，一次用量10mg/kg时可引起短暂记忆力丧失及肌张力下降。用量达20～30mg/kg可引起快速的睡眠，约持续3小时。用量高达50mg/kg可引起意识丧失与昏迷。大多数中毒者在7小时后都会恢复，但也有96小时才清醒及头晕持续两周的记录。

GHB服用后可被胃肠道快速吸收，易引起呕吐，可通过血-脑屏障，但较慢，是唯一能在体内充分代谢并产生能量的静脉麻醉药。在体内，GHB经氧化酶氧化为琥珀酸，继而通过琥珀酸半醛脱氢酶的作用进入三羧酸循环进行代谢，随后被代谢成二氧化碳和水，仅不到2%以原形随尿排出，临床少用，一般均静注。γ-羟基丁酸静注后通过血-脑屏障稍慢，在体内的分布容积小，约（0.313±0.135）L/kg，消除半衰期为（85.0±28.8）分钟，总消除率为（159.6±59.0）ml/(kg·h)。消除动力学研究表明，GHB的吸收和消除都非常迅速。峰血浆时间为20～45分钟，服用GHB后，血液浓度在8小时或更少时间、尿液浓度在12小时内下降至近内源性浓度水平。静注后5～10分钟入睡，20～30分钟才能充分发挥作用，持续1～2小时，个别长达4～5小时。GHB及其有关物质的强烈镇静效果能使被害者在口服后10～15分钟内从戒备警惕状态到无意识状态，丧失反抗能力，还能引起健忘，使得受害者醒来后不能回忆起事件的经过，从而失去为自己讨回公道的机会。此外由于GHB的半衰期极短，能从体内迅速清除，GHB帮助的睡眠仅能持续3～4小时，受害者醒来后精力恢复较快。

γ-羟基丁酸是中枢神经系统正常中间代谢产物，毒性较低。小鼠静注LD_{50}为1855mg/kg，临床用量为60mg/kg左右，仅为LD_{50}的3%。主要不良反应是锥体外系症状和拟胆碱作用。前者表现为面肌痉挛、肢体阵挛、木僵等，术前给予哌替啶或巴比妥类可预防。后者表现为副交感神经功能亢进，如呼吸道分泌增多、大便次数增加等，麻醉前应给予阿托品。γ-羟基丁酸可促使 K^+ 转向细胞内，使血钾降低，但一般仍在正常范围内，仅低钾患者可能导致心律失常，应考虑补充钾盐。其他毒副作用还有头晕、嗜睡、意识丧失、短暂记忆力丧失、肌张力下降、不自主活动、抽搐、无法控制的全身抖动、幻觉、意识混乱、躁动不安、恶心、呕吐，甚至呼吸抑制或停止。GHB 中毒并无特效解毒剂，合并使用海洛因或使用过量时都可导致死亡。因可升高血压，严重高血压患者禁用。

作用机制尚未完全阐明，由于 γ-羟基丁酸是中枢抑制性递质 γ-氨基丁酸（GABA）的中间代谢产物，故推测其作用机制与 GABA 相似。γ-羟基丁酸对中枢神经系统有抑制作用，可引起镇静、催眠、抗惊厥和近事遗忘。能轻度增强肌松药和镇痛药的作用，但本身几乎无肌松和镇痛作用。对呼吸、循环影响轻微，仅在过量或静注过快时有较明显的抑制。γ-羟基丁酸使呼吸道黏膜敏感性降低，适宜于辅助呼吸。一般情况下对脑血流量、颅内压无明显影响。γ-羟基丁酸可增强子宫收缩及其对催产素的敏感性，但对胎儿无不良影响。能减轻降温时的寒战反应，可用于低温麻醉。近年来的动物实验表明，γ-羟基丁酸对脏器缺血再灌注损伤有一定保护作用并能降低局麻药和氯胺酮的毒性，值得进一步研究。

临床研究发现 γ-羟基丁酸产生最强效应的时间比血药浓度峰值滞后 15 分钟左右，系因 γ-羟基丁酸进入脑内较慢之故。GHB 作用与剂量有关，低剂量时抑制，高剂量时促进 DA 的释放。GHB 还能影响胆碱能和血清素系统。此外，在中枢神经系统中，GHB 能决定睡眠周期、温度调节、脑中葡萄糖代谢和血流、记忆、情绪控制等。在中枢神经系统中，GHB 至少有两个特异性结合位点。γ-羟基丁酸可作用于新发现的 γ-羟基丁酸受体产生兴奋，也可作用于 γ-氨基丁酸受体产生抑制。研究表明，γ-羟基丁酸受体是吸入麻醉药异氟烷和恩氟烷催眠作用的靶位之一，但与其抗热刺激伤害和抗化学内脏痛作用关系不大。激动 GHBR 对大鼠局灶性脑缺血再灌注损伤具有一定的保护作用，其机制可能与 Gi 蛋白、cAMP、PKA 信号分子有关。GHB 还是 GABAb 受体弱的选择性部分激动剂。

临床一般不单独应用，常用于基础麻醉、全麻诱导和维持，椎管麻醉的辅助用药和复合全麻，麻醉诱导用 60～80mg/kg 静脉注射。较宜于颅脑手术和颌面部手术，呼吸，循环功能较差的休克患者，肝肾功能不全患者等。制剂规格为注射剂：2.5g/10ml。

GHB 易在两类人中滥用，一类是健美运动者，有报道 GHB 能增加生长素的释放，能像类固醇一样使肌肉发达并可用于减肥。另一类 GHB 滥用者基于 GHB 具有强烈的中枢神经系统抑制作用，能导致欣快、降低压抑感及镇静效果。与其他中枢神经系统抑制剂（如乙醇、苯二氮䓬类和巴比妥类等）相比，其效果更明显地取决于服用量。因此，一个人服用 GHB，其效果可以从失眠到欣快、深睡甚至昏迷。

γ-羟基丁酸可由向 γ-丁内酯（GBL）的乙醇或水溶液中加入氢氧化钠（碱液）的方法合成。但是由于原料 γ-丁内酯被限制使用，现在开始更多地采用以四氢呋喃（THF）为原料进行合成。

γ-丁内酯（GBL）是一种可用作调味剂及清除铁锈或强力胶水的溶剂的化学物品，也可作为一种前体化学品，用以制造其他化学品或饮食补充品，例如健身奶粉或食物调味剂。γ-丁内酯并无任何已知的药剂用途，所产生的不良后果与 γ-羟丁酸所致的后果可能相若甚至相同，可引致呕吐、肌张力减退、颤抖、癫痫、攻击性行为、判断力受损、昏迷、呼吸抑制、低体温症及心率缓慢等。

1,4-丁二醇又叫 1,4-BD，是内源性痕量产生的脂肪醇，而 GBL 无内源性产生。1,4-

BD在人体内经乙醇脱氢酶与乙醛脱氢酶的催化可迅速转化为GHB，故人体内测不到GBL及1,4-BD。1,4-BD的下游产品包括四氢呋喃（THF）以及GBL，是一种重要的化工原料。1,4-丁二醇是丁二醇异构体之一，是丁烷的末端二羟基取代物，室温下为无色黏稠液体，可用乙炔与两分子甲醛反应生成1,4-丁炔二醇再加氢的方法制取1,4-丁二醇，也可由琥珀酸或马来酸的酸酐或酸酯气相氢化得到。

九、咖啡因、安钠咖

咖啡因是一种黄嘌呤生物碱，其他名称有：caffeine、1,3,7-三甲基黄嘌呤、咖啡碱、茶素、马黛因、瓜拿纳因、甲基可可碱、guaranine、methyltheobromine。分子式为$C_8H_{10}N_4O_2 \cdot H_2O$，分子量为212.2。本药为白色或极微黄绿色、质地轻软而有丝光的针状结晶，无臭、味苦，在干燥空气中易风化。易溶于热水或氯仿，略溶于水、乙醇或丙酮，极微溶于乙醚。存在于咖啡树、茶树、巴拉圭冬青（玛黛茶）及瓜拿纳的果实及叶片，少量的咖啡因也存在于可可树、可乐果及代茶冬青树。存在于瓜拿纳中的咖啡因有时也被称为瓜拿纳因（guaranine），而存在于玛黛茶中的被称为玛黛因（mateine），在茶中的则被称为茶素（theine）。现已在超过60种植物的果实、叶片和种子中发现了咖啡因，在自然界中，它是一种杀虫剂，它能使以这些植物为食的昆虫麻痹因而达到杀虫的效果。

安钠咖学名苯甲酸钠咖啡因，属于中枢神经兴奋剂，在我国被列为第一类精神药品，由苯甲酸钠和咖啡因以近似1∶1的比例配制而成。安钠咖中的咖啡因是造成滥用的主要成分，苯甲酸钠起助溶作用，以帮助人体吸收。地下生产的安钠咖为圆柱形，一个15～30元，多用于烫吸，山西运煤的货车司机吸食较多。烫吸程序如下：一般要用到电烙铁，拿出安钠咖，放在锡箔纸上，把一张崭新的纸币卷成吸管，打开汽车前盖，为电烙铁接上电，1分钟后，烙铁见红，烫在安钠咖上，浓浓的白烟腾起，将吸管凑上就可以吸了。安钠咖可以让司机保持旺盛的精力，在每天长达十几个小时的连续驾驶中，安钠咖一直是货车司机解决疲劳驾驶的“良方”。安钠咖开始流行于20世纪70年代的华北、西北、东北的部分地区，据调查，90年代晋陕煤路上的货车司机至少90%以上都烫过安钠咖。

咖啡因是一种中枢神经兴奋剂，能够暂时驱走睡意并恢复精力。人类食用含咖啡因（caffeine）的食物已有4700多年的历史。尽管人类历史上也曾反复努力限制和减少咖啡因的使用，但现在人们仍广泛食用含咖啡因的食物，有咖啡因成分的咖啡、茶、软饮料及能量饮料十分畅销。每天有规律消耗能产生行为效应剂量的咖啡因已遍及世界各个国家，咖啡因已成为非医疗目的使用最为广泛的精神活性物质。在北美，90%成年人每天都摄入咖啡。咖啡因的主要来源是咖啡豆（咖啡树的种子），咖啡豆也是咖啡的原料。咖啡中的咖啡因含量依赖于咖啡豆的品种和咖啡的制作方法，甚至同一棵树上的咖啡豆中的咖啡因含量都有很大的区别。一般来说一杯咖啡中咖啡因的含量从阿拉伯浓缩咖啡中的40mg到浓咖啡中的100mg。深焙咖啡一般比浅焙咖啡的咖啡因含量少，烘焙能减少咖啡豆里的咖啡因含量。咖啡也含有痕量的茶碱，但不含可可碱。

茶是另外一个咖啡因的重要来源，每杯茶的咖啡因含量一般只有每杯咖啡的一半，这与制茶工艺有关。特定品种的茶，例如红茶和乌龙茶，比其他茶的咖啡因含量高。茶含有少量的可可碱以及比咖啡因略高的茶碱。茶的制作方法对于咖啡因含量有很大影响，但是茶的颜色几乎不能指示咖啡因的含量，日本绿茶的咖啡因含量就远远低于许多红茶（例如正山小种茶），几乎不含咖啡因。

早在石器时代，人类已经开始使用咖啡因。早期的人们发现咀嚼特定植物的种子、树皮或树叶有减轻疲劳和提神的功效。直到很多年以后，人们才发现使用热水泡这些植物能够增加咖啡因的效用。许多文化都有关于远古时期的人们发现这些植物的神话。

咖啡的早期历史十分模糊，不过一个流传广泛的神话能让我们回溯到阿拉伯咖啡的发源地埃塞俄比亚。根据这个神话，一个名叫卡迪的牧羊人发现，当山羊食用了咖啡灌木上的浆果时会变得兴奋异常并且在夜里失眠，山羊也会不断地再次食用该浆果，体验相同的活力。最早有关咖啡的书面记载可能是 9 世纪波斯医师 al-Razi 所著的 Bunchum。1587 年，Malaye Jaziri 汇编了一本追溯咖啡历史及合法性争议的书，名叫 *Umdat al safwa fi hill al-qahwa*。在这本书中，Jaziri 记录了一个亚丁的伊斯兰教长 Jamal-al-Din al-Dhabhani 是首先于 1454 年饮用咖啡的人，15 世纪后，也门的苏菲派穆斯林开始有规律的饮用咖啡来保持祈祷时的清醒。16 世纪快要结束的时候，在埃及的欧洲居民们记录了咖啡的使用，大概这个时候，咖啡开始在近东广泛使用。咖啡作为一种饮料在 17 世纪流传到欧洲，最初被称为阿拉伯酒，这段时间，咖啡屋开始增多，最初的咖啡屋是在君士坦丁堡和威尼斯。在英国，第一家咖啡屋开业于 1652 年，在伦敦 Cornhill 街圣迈克尔巷。很快咖啡开始在西欧流行并在 17 和 18 世纪社会交流中扮演了重要的角色。1819 年德国化学家弗里德里希·费迪南·龙格第一次分离得到纯的咖啡因，传说中他之所以这样做，是因为听了歌德的吩咐。现在，每年咖啡因的国际销量已达到 120 000 吨，这个数字相当于每天每个人消耗一份咖啡饮品，这也使它成为世界最流行的影响精神的物质。

（一）药代动力学

口服、直肠给药或非肠道给药均能迅速吸收，口服后 45 分钟内被胃和小肠完全吸收，而后迅速到达中枢神经系统，亦可分布在唾液和乳汁中。咖啡因的半衰期在不同个体之间差异极大，和年龄、肝功能、是否怀孕、同时摄入的其他药物，以及肝脏中与咖啡因代谢有关的酶的数量等有关。一个健康成人的咖啡因的半衰期大约是 3～4 小时，口服避孕药物的女性则延长至 5～10 小时，在已怀孕的女性体内则大概为 9～11 小时。当某些个体患有严重的肝脏疾病时，咖啡因会累积，半衰期延长至 96 小时。婴儿或儿童的咖啡因的半衰期可能大于成年人，在婴儿体内可长达 30 小时。其他因素则会缩短咖啡因的半衰期，比如吸烟。

咖啡因由肝脏细胞色素 P_{450} 氧化酶系统氧化成三种不同的二甲基黄嘌呤，这三种二甲基黄嘌呤对身体有不同的作用。副黄嘌呤（1,7-二甲基黄嘌呤，84%）能够加速脂解，导致血浆中的甘油及自由脂肪酸的含量增加。可可碱（12%）能够扩张血管，增加尿量。茶碱（4%）能够舒缓支气管平滑肌，可治疗哮喘。这些化合物进一步代谢，最终通过尿液排泄出体外。

（二）作用机制

咖啡因的作用机制主要包括：阻断腺嘌呤核苷受体；抑制磷酸二酯酶，增加细胞内 cAMP 水平；抑制细胞内钙的运动与利用。咖啡因还具有提高 DA 受体的敏感性，阻断苯二氮䓬受体等多种药理学作用，这些作用大多与中枢神经兴奋作用有关。腺嘌呤核苷与其受体结合后可以抑制 DA 神经元的活性，一般在睡眠时两者结合，因此睡眠时 DA 神经元活性较低。咖啡因分子与腺嘌呤核苷类似，可以与腺嘌呤核苷受体结合，从而阻止腺嘌呤核苷与其受体结合，DA 神经元去抑制，DA 分泌增多。

（三）临床作用

1. 兴奋中枢神经系统　小剂量（50～200mg）咖啡因对大脑皮质有选择性兴奋作用，可使人睡意消失，精神振奋，思维敏捷。较大剂量可兴奋延髓呼吸中枢和血管运动中枢，使呼吸加快，血压升高。中毒量时兴奋脊髓，引起动物阵挛性抽搐。咖啡因还能提高运动成绩。在摄取 5.5mg/kg 咖啡因之后，在自行车项目中，成绩能够提升 29%。一个对经过训练的跑步运动员的实验表明，在摄取 9mg/kg 咖啡因之后，运动员的直线跑耐久力增加 44%，环形跑耐久力增加 55%。临床上主要用于治疗中枢抑制状态，解救因急性感染中毒、镇静催眠药、麻醉药、镇痛药、抗组胺药过量引起的呼吸、循环衰竭，可肌注苯甲酸钠咖啡因。

2. 对心脏和血管的作用　咖啡因可直接兴奋心脏，扩张血管（冠状血管、肾血管等），还可通过兴奋迷走神经中枢和血管运动中枢间接引起心率稍降，收缩压、舒张压稍升。上述作用与用药时间、剂量和用药史有关。

3. 舒张胆道、支气管平滑肌，利尿和刺激胃酸分泌。可增加肾小球的血流量，减少肾小管对钠离子的重吸收，有利尿作用，但远不及利尿剂作用明显。

4. 辅助镇痛　咖啡因本身无镇痛作用，但小剂量（65～130mg）可增强非甾体抗炎止痛药（NSAIDS）的镇痛作用，主要原理是咖啡因可增强内源性 NE 能镇痛系统的活性，调整疼痛的情绪变化，以及咖啡因阻断腺苷导致的痛觉增敏效应造成的。有研究表明，NSAIDS 与咖啡因联合使用后的镇痛强度是单用 NSAIDS 的 1.37～1.41 倍。故临床上咖啡因常与其他药物合用组成复方制剂用于镇痛，与解热镇痛药配伍用于一般性头痛，与麦角胺配伍治疗偏头痛。还可与溴化物合用（咖溴合剂、巴氏合剂）治疗神经症，使大脑皮质的兴奋、抑制过程恢复平衡。

不良反应有以下几个方面：增加胃酸分泌，消化性溃疡病患者不宜使用。与单胺氧化酶抑制剂类抗抑郁药合用，可出现失眠、过度兴奋。孕妇大量摄入可引起流产、早产，可导致仔鼠先天缺陷、骨骼发育迟缓，应慎用。可使血糖略微升高。

对人类而言，咖啡因是安全的，但是咖啡因对某些动物而言却是有毒的，例如狗、马和鹦鹉等，因为这些动物肝脏分解咖啡因的能力比人类弱很多。咖啡因对蜘蛛有显著影响，远远高于其他药物。

（四）过量使用与依赖

1. 过度兴奋　摄入咖啡因超过 250mg（相当于 2～3 杯煮咖啡），血浆药物浓度达到 30μg/ml 时，可出现激动、焦虑、不安、失眠、头痛、呕吐、烦躁不安、耳鸣、眼花，并出现盲点或闪烁光，肌肉震颤甚至惊厥，还可出现心动过速和期前收缩，呼吸加快等，尿液内可出现红细胞。

摄入极大剂量的咖啡因会导致死亡。对于实验鼠，咖啡因半数致死量为 192mg/kg，其半数致死量取决于体重和个体敏感程度，大概是 150～200mg/kg，相当于一个普通成年人在一个有限的时间内摄取 140～180 杯咖啡。尽管饮用普通咖啡几乎不可能致死，但有由于过量服用咖啡因药丸致死的报告。

对于咖啡因过度兴奋的治疗通常是对症治疗，如果患者的血液咖啡因浓度过高，可腹膜透析、血液透析。

2. 咖啡因焦虑症及睡眠失调 长期过量摄取咖啡因会引起咖啡因焦虑症和咖啡因睡眠失调。咖啡因睡眠失调是指个体有规律的摄取高剂量咖啡因所导致的睡眠紊乱，并且能被临床诊断所发现。对某些个体而言，大剂量咖啡因所致焦虑足够被临床诊断发现，咖啡因焦虑症会以不同形式出现，表现为焦虑，惊恐发作，强迫症甚至是恐惧症。

3. 依赖 咖啡因具有强化剂的作用，可增加使用者体验咖啡因中枢兴奋效应的行为。重复使用咖啡因可引起中枢神经系统的适应性变化，对咖啡因的某些效应出现耐受，对中枢兴奋的耐受性较弱，对利尿和心血管作用的耐受性较强。咖啡因、茶碱和可可碱之间有交叉耐受性。长期使用咖啡因可产生一定程度的精神依赖和身体依赖，精神依赖表现为可产生轻度欣快感，有些人为追求这种欣快感和精神兴奋作用而成为习惯性使用者。长期使用可产生弱身体依赖性，中断使用将出现戒断症状。最频繁报告的戒断症状是头痛，有时很严重。其他症状有瞌睡，打哈欠，对外界感受性降低，疲乏，降低完成工作的驱动力，注意力不集中，满意的感觉消失，降低自信，增加不安情绪，减少合群、友善和交流，视力模糊，焦虑。并感觉浑身不适，一阵冷一阵热，手足沉重，肌肉僵硬疼痛，恶心等。

戒断症状通常在停止饮用咖啡因后 12～24 小时出现，20～48 小时发展到高峰，持续 2～7 天，偶有持续很长时间。戒断症状的严重程度和发生率与规律维持用量的大小有很大关系。在每天 100mg 低剂量下长期饮用不会出现戒断症状，而高剂量（每天 600mg）使用 6～15 天就可出现戒断症状。

咖啡因可增加尾核 DA 递质的释放和强化效应，增加与精神兴奋有关的额叶皮质 DA 的释放，而不引起伏隔核壳部 DA 的释放。可卡因、安非他酮等成瘾性强的物质在较低剂量下能增加伏隔核壳部 DA 的释放和脑葡萄糖的利用率及血流，并能激活有限的几个脑区。而咖啡因在引起伏隔核壳部葡萄糖利用率增加的剂量可同时引起伏隔核心部及脑广泛区域能量代谢的增加。咖啡因的上述中枢作用决定了它导致成瘾的相对危险性是很低的。

咖啡因虽然有成瘾性，可使饮用者形成相对稳定的消耗习惯，坚持相对固定的饮用模式，但人们都避免饮用能够产生精神紧张、焦虑和夜间失眠的剂量，更没有出现连续大剂量使用的行为，每个人对咖啡因的耐受和敏感性有一定限度，个体之间的差异也很大。即使有过量饮用者，减少饮用也相对比较容易。

(五) 管制

我国把纯咖啡因列为“第二类精神药品”管制，其生产、供应必须经省级卫生行政部门批准，由县级以上卫生行政部门指定的单位经营。医师处方中的用量不得超过 7 日常用量，并需存根 2 年。根据《中华人民共和国刑法》第 347 条，非法走私、贩卖、运输、制造咖啡因，无论数量多少，属刑事罪行。按刑法第 347 条及最高人民法院的解释，涉及“数量大”（200kg 咖啡因以上）者最高刑罚为死刑，涉及“数量较大”（50kg 以上但不满 200kg 咖啡因）者处 7 年以上有期徒刑。刑法第 348 条把非法持有“数量大”或“数量较大”的咖啡因列为可判处监禁的罪行。

我国台湾省未将咖啡因列为管制药物。根据行政院卫生署食品药品管理局《食品添加物使用范围及限量暨规格标准》，非药用的咖啡因用途限定于食品添加剂中饮料的调味剂，并且必须是源自材料中原料的天然成分而不是以纯咖啡因添加，规定其含量不得超过 320mg/kg，否则视为药用。

美国法律中咖啡因不在管制药物之列，其药用和食用都是合法的。美国食品药品监督管理局认为只要饮料中作为食物添加剂的咖啡因含量在200mg/kg以下就是安全的。然而，含有咖啡因的食物和药物都必须在包装上注明咖啡因的含量。

十、致幻剂：麦司卡林、麦角酰二乙胺、苯环已哌啶、迷幻蘑菇

致幻植物广泛分布于各大陆，以美洲为最多见，共100多个品种，现将世界上主要被滥用的致幻剂介绍如下：

1. 麦司卡林　在墨西哥北部与美国西南部的干旱地带生长着一种仙人掌，当地人称之为皮约特（peyote）。它的种子、花球碾成粉末口服后能产生强烈的幻听、幻视。其主要成分为麦司卡林。麦司卡林学名三甲氧苯乙胺，是苯乙胺的衍生物，起效时间比麦角酰二乙胺（LSD）稍慢，服用2～3小时后出现幻觉，幻觉持续时间短，大约1～2小时即可消失，容易引起恶心、呕吐。吸食麦司卡林的危害主要是导致精神恍惚，服用者可发展为迁延性精神病，还会出现攻击性及自杀、自残等行为。

2. 麦角酰二乙胺　1938年瑞士化学家艾伯特·霍夫曼利用黑麦麦角中所含的麦角胺、麦角新碱，首次合成了麦角酰二乙胺（lysergids，LSD），这是一种无色无嗅无味的液体，属于半合成的生物碱类物质。LSD的剂型以胶囊为主，在中国台湾省及香港特别行政区则以黑色砂粒状、小颗粒方式出现，叫做摇脚丸、一粒砂、蟑螂屎等。

在20世纪50年代，LSD曾被用于酒精依赖、神经衰弱、儿童自闭症、社会行为异常及癌症晚期患者的疼痛治疗，但后续研究显示并无实际的证据来支持它的疗效。同时服药时患者常有抽搐、焦虑、抑郁状态或急性妄想、恐惧反应，甚至停止服药后，仍会有幻觉出现。虽然LSD直接造成死亡的病例少见，但间接因迷幻作用而导致车祸及意外致死者却不少见。

LSD的滥用方式以口服为主，静脉注射、吸食等方式非常少见。由于LSD的药物耐受性产生很快，因此滥用者常间断使用。生理上的戒断症状几乎没有，但却容易发生心理依赖。滥用者经常将其与苯丙胺、酒精、大麻合用。LSD的使用剂量每次100～1000mg，如果一次使用30mg/kg的LSD，会使患者产生很强烈的丧失真实感，作用持续24小时以上。致幻剂之父霍夫曼博士曾预测其致死剂量约为200mg/kg。

LSD的肠道吸收及鼻黏膜吸收良好。不过经由鼻黏膜吸收，患者往往没有交感神经兴奋的症状出现。血药浓度高峰约在吸食后30～60分钟达到，分布容积约0.27L/kg，主要在肝脏转化，只有少量的LSD经尿液排泄，尿中的LSD可在吸食或口服后34～120小时内测得。LSD的半衰期约为36小时。当药效消失、迷幻期结束后，吸食者往往会感到严重的抑郁，有些人还会出现幻觉重现现象（回闪症状），对这种现象的恐惧反应有时会导致自杀行为。LSD还会使成瘾者产生顽固的心理依赖。

小剂量使用的症状类似于交感神经类药物的作用，有恶心、呕吐、脸红、寒战、心率加快、高血压，然后会有情绪的起伏、时间的扭曲、错视（常看到物体或人身上鲜明的色彩在移动），声音被放大及扭曲。还会出现一种共感体验，叫做synesthesia，即LSD滥用者会听到颜色、看到声音。这些中毒症状的持续时间随剂量大小而异，通常约6～12小时。常伴有瞳孔极度放大（3～5mm），全身无力、虚弱、失眠。行为上的异常不可预知，

滥用者看起来都较为安静、被动及自我为中心，患者在冲动不易控制时，会有敌视的态度出现。日常生活能力、性驱力及社交能力都会降低。患者的情绪常不稳定，经常表现出有时候兴奋、有时候沮丧。若有幻听或其他幻觉出现，可能表示滥用者有潜伏的精神病。

长期或大量滥用 LSD 除记忆力受到损害，并出现抽象思维障碍外，还有相当严重的毒副作用，会大量杀伤胎儿细胞中的染色体，携带着遗传基因的染色体被大量破坏将导致流产或先天畸形。

3. 苯环己哌啶　苯环己哌啶（PCP）也称苯环利定、普斯普剂，是一种有麻醉、致幻作用的精神活性物质。1958 年由美国底特律一个化学实验室首次合成，最初是作为兽医麻醉剂使用，后来作为一个有效的低血管、低呼吸系统毒性的麻醉药用于临床，但在临床使用中却发现使用者在麻醉恢复过程中可出现幻觉、惊恐发作、谵妄和冲动行为，在 20 世纪 60 年代被停止医疗使用。70 年代开始出现散发滥用，随后在欧美国家广泛流行。

PCP 呈粉末状，可口服、抽吸、鼻吸、肌内注射或静脉注射，也可掺入其他毒品中使用，PCP 滥用者往往不止使用一种毒品。PCP 具有中枢兴奋、中枢抑制、致幻和麻醉作用，精神行为作用复杂，根据用药剂量不同，PCP 可产生苯丙胺样、巴比妥样和其他独特的精神行为症状。小剂量用药会出现与大多数抑制剂相似的镇静效果；中等剂量服用则产生感觉障碍，表现为痛觉缺失或感觉缺失现象；大剂量用药 1～2 小时后开始出现情绪不稳、兴奋躁动、失去痛感、神经麻木，并自感失重、共济失调，口齿含糊，肌张力增高及肌阵挛、身体飘浮，继而注意力不能集中、思维不连贯，逐渐出现幻觉，可体验到自身形态的改变、光线飘忽，有的还因此导致进攻或自残行为。明显流涎可以鉴别是使用了 PCP 还是大剂量的中枢神经系统兴奋剂（如可卡因、苯丙胺），后者会导致口干。PCP 中毒往往还会出现异乎寻常的旋转性和纵向的眼球震颤，有助于诊断。心血管系统一般不受影响。极大剂量可致昏迷，抽搐和严重高血压，死亡较为少见。应用 PCP 后也有出现长期精神病者。

滥用 PCP 后因思维混乱、感觉迟钝、判断力和自控力下降引起的死亡人数要远比这种毒品本身的化学毒性所造成的死亡人数多，而且很多死亡原因在正常人看来是完全可以避免的。如滥用者因思维混乱、自控力太差而溺死在浅水滩中；因感觉迟钝、痛感消失又无力辨别方向而在完全可以逃生的火灾事件中被活活烧死等。

在生理上，吸食、注射 PCP 者有恶心呕吐、血压升高、大量出汗、眼球震颤、复视等症状。与其他致幻剂相似，PCP 有一定的心理依赖性，但未发现有生理依赖性。

PCP 中毒的处理：口服地西泮 10～20mg 有助消除焦虑，在伴有惊厥时，可静脉注射或肌内注射，也可使用用氟哌啶醇与氯丙嗪。如出现严重高血压，可以应用氯甲苯噻嗪。PCP 属高脂溶性，它和它的代谢物可长时间滞留在中枢神经系统内。PCP 会被大量分泌至胃中，洗胃时间过长时 PCP 可被重吸收，故洗胃液需加入氯化铵（或其他制剂）酸化。

4. 迷幻蘑菇（hallucinogenic mushroom）　又称神奇的蘑菇（magic mushroom），是一种食用后会有类似迷幻药作用的菇类植物。其主要成分是二甲-4-羟色胺磷酸，属致幻型兴奋类精神药物。迷幻蘑菇主要是指蘑菇植物本身或其粉末、碎渣，多见于中美洲、夏威夷和欧洲的毒品消费市场，在亚洲国家比较罕见。

事实上人类使用迷幻性菇菌类的历史相当久远。早在哥伦布发现新大陆之前，美洲大陆的印第安人即在宗教庆典上使用，称之为神赐予的肉（God flesh）。直到今天，美国的印第安人在庆典时仍有此传统。直到 1958 年，科学家才分离出其主要的作用成分为 psilocybin 及不稳定的中间物 psilocin。这些物质的作用类似迷幻药 LSD。也正是从 1958 年起，迷幻性菇菌类自美国西海岸开始被滥用，然后流传到澳洲、英国、欧洲大陆、日本等国家，我国台湾省最近几年由于摇头丸的流行，间接使得同样带有迷幻作用的蘑菇也开始有人使用。

迷幻蘑菇可分为三大菇类，分别为 paneolus、psilocybe、gymnophilus，其中 gymnophilus 种的蘑菇，在我国台湾省有野生种存在。蘑菇类作用的个体差异性相当大，有人只吃 2 棵蘑菇，就会有焦躁及幻觉发生，但有的人吃了近百棵蘑菇，却只有肚子痛的症状而已。由于每棵蘑菇的迷幻成分都相当低，为了达到快感及迷幻作用，大多数人要吃相当数量的蘑菇，才会有满意的作用发生，花费相当惊人。

服用蘑菇后约 30～60 分钟开始起作用，大多数症状在 4 小时内消失，很少持续 12 小时以上。蘑菇产生的毒性症状有瞳孔扩大、视力模糊、烦躁不安及交感神经兴奋症状如心率加快、血压升高等，约占 50%以上；丧失方向感、无法行走、攻击性行为都可能发生，其中攻击性行为常常威胁到他人的生命，也可能有自杀的行为发生；约 39%的服用者产生幻觉，其中以视幻觉最常见，几乎所有人都会有视觉扭曲，包括物体的形状及颜色都会改变；有 20%的蘑菇使用者会有恶心、呕吐发生，少数人对声音的敏感性增强。滥用蘑菇后发生严重并发症甚至死亡的病例并不少见，特别是大量服用者，全身抽搐、高热、昏迷、心律不齐、心肌梗死及死亡都有可能发生。

蘑菇中毒没有特效解毒剂，中毒的治疗以支持疗法为主，患者常有烦躁不安，可让亲人陪伴，并安置在黑暗安静的房间内，有助于患者的心情稳定及治疗的进行。

十一、氟硝西泮

氟硝西泮又名氟硝安定、narcozep、somnubene、hyppnodorm、flunipam。分子式为 $C_{16}H_{12}FN_3O_3$，分子量为 313.3。为白色或微黄色结晶粉末，不溶于水，轻度溶于乙醇和乙醚，易溶于丙酮。

氟硝西泮属苯二氮䓬类镇静催眠药，是除美国外的全世界许多国家都允许出售的药物，1996 年美国国会建议将氟硝西泮列入 CSA 表Ⅰ管制，但该药在其他 60 多个国家都是合法的。该药在近年来受到特别关注是因为氟硝安定和酒精的混合物据信能使人烂醉如泥，并且不记得发生了什么事（顺行性遗忘，对所发生的事情失忆）。1997 年，该药的生产商改变了药片的组成，当它溶解于饮料时，会出现一种特别的颜色。

1. 体内过程　可稳定地从胃肠道吸收，血浆蛋白结合率为 77%～80%，血浆半衰期为 16～35 小时。经肝脏代谢，肾脏排泄，可透过胎盘屏障，可从乳汁少量分泌。主要代谢物 N-脱甲基氟硝西泮仍有药理学活性。

2. 类别及应用　属短效苯二氮䓬（BDZ）类，作用类似地西泮。临床用于助眠、麻醉前给药和诱导麻醉。

3. 不良反应　与硝西泮类似。用于诱导麻醉时有轻度呼吸抑制和血压下降。与芬太尼、氯胺酮之间有协同作用，注意调整剂量。与酒精和其他镇静催眠药的过量合用后可导致中毒死亡。据美国各大急诊室报告，因滥用氟硝西泮导致的死亡案例由 1994 年的 13 例上升至1999年的540例。

4. 制剂与用法 片剂：每片1mg，2mg；注射液：每支2mg/2ml。口服，催眠：睡前一次服用1～2mg。静脉注射，诱导麻醉：2mg，缓慢注射。

十二、三 唑 仑

三唑仑又名三唑安定、三唑苯二氮䓬、甲基三唑氯安定、酣乐欣、海乐神，clorazolam，trizalin。分子式为$C_{17}H_{12}Cl_2N_4$，分子量为343.2。为白色或微黄色结晶粉末，溶于氯仿，轻度溶于乙醇（1∶1000），难溶于水。

三唑仑系苯二氮䓬类镇静催眠药中，口服吸收快、见效快、催眠效果好、从体内清除速度快，曾一度被作为最理想的安眠药之一。服用三唑仑后，很快就会出现疲倦、头晕、步态不稳、甚至跌倒等症状。诱骗抢劫犯正是利用了三唑仑催眠快的特点，多次得手。由于罪犯犯罪心切，所以给受害人用药的剂量一定会超过一般催眠所需量，和其他镇静安眠药一样，过量使用三唑仑会使人进入昏睡状态，甚至死亡。

1. 体内过程 口服吸收快速而完全，2小时血药浓度达峰值。血浆蛋白结合率为89%，半衰期为1.5～5.5小时，在肝脏羟化代谢，代谢酶为CYP_3A_4，主要以代谢物经肾脏排出。

2. 药理作用与应用 本药为短效BDZ类，具有地西泮类似的药理作用。本药有显著的镇静催眠作用，在BDZ类中属于代谢最快、作用最强的药物，强于地西泮、氟西泮等。常用催眠剂量0.125～0.25mg，相当于氟西泮15～30mg。三唑仑在缩短入睡时间、减少觉醒次数及增加睡眠方面均优于氟西泮。口服易吸收，15～30分钟起效。速效、强效和较少蓄积是其突出优点，临床上广泛用于各种类型的失眠。三唑仑进入人体后，可以和苯二氮䓬受体结合，使中枢神经系统进入抑制状态，中枢神经系统被抑制后，人很快就会进入睡眠状态。最初用药，人体对三唑仑反应较为敏感，不仅入睡快、睡得香，而且睡眠过程中醒来的次数比用药前明显减少。然而使用几天后，同样剂量产生的疗效就开始降低。如果要取得与治疗初期同样的效果，只有增加三唑仑的剂量。假如这时候停药，治疗期间取得的疗效也会突然消失，睡眠情况会回到甚至不如服药前的水平。如果继续用药，只有增加药物剂量才能取得满意疗效。最后，当药物剂量增加到接近中毒剂量时，患者也就陷入了骑虎难下的境地。

3. 不良反应 主要不良反应为嗜睡、头晕、疲倦、头痛、共济失调和遗忘，影响驾驶及技巧性操作，与酒精和中枢抑制药有协同作用，精神分裂症、抑郁症、肝功能不良者和孕妇禁用。

滥用三唑仑可能给患者带来难以摆脱的依赖性、可怕的毒副作用和严重的戒断症状。为防止出现这种问题，美国对三唑仑实行严管，并制定了三项法规：①医师开处方要从最小剂量开始，以0.125mg为起点，成人每次剂量不可超过0.5mg，弱小年迈的患者不可超过0.25mg；②只可短期使用，每次用药不应超过7～10天，如果需要延长治疗周期，必须经过医师复查；③根据每个患者的剂量，医师一次不可开出超过一个月的需要量。

无论是被迫、受骗或自愿，只要超剂量服用三唑仑，人体都会出现毒副反应。三唑仑可以通过抑制前脑部位的神经抑制功能，使患者出现狂躁、好斗甚至人性改变等情况。美国一位 57 岁的妇女，服用三唑仑两小时后，开枪打死了她的母亲。

三唑仑的毒副作用在有些情况下还可加重，能让三唑仑的安全治疗剂量变成中毒剂量。研究发现，如果服用三唑仑前后喝酒、服用其他镇静催眠药等，其危害如同用了大剂量或中毒剂量的三唑仑。不仅如此，酒精、镇静催眠药、柚子还能够减慢三唑仑在肝脏代谢的速度，降低清除率，增加体内停留时间。有些人即使没有摄入酒精、镇静催眠药、柚子等，也不能应对三唑仑的“挑战”，如肝肾功能低下、心肺功能不全、睡眠呼吸障碍等患者，还有老年人。

此外，怀孕、计划怀孕和哺乳期妇女也应避免借助三唑仑催眠。据报道，怀孕期间服用三唑仑能够威胁胎儿健康发育，使新生儿出现与成人停药相似的戒断症状。服用三唑仑一段时间后，如果突然停药，会出现相应的戒断症状，最初表现为失眠、焦虑、烦躁不安、敏感易怒、幻听、幻视等。随着病情发展，还可能出现肠痉挛、肌痉挛、体位性低血压、恶心呕吐、食欲缺乏、头晕眼花、神志错乱、癫痫，甚至死亡。一般来说，用药剂量越大、使用时间越长，戒断症状越明显，越难消除。

4. 制剂与用法　片剂：每片 0.125mg，0.25mg，0.5mg。口服，催眠：成人睡前一次服用 0.125～0.25mg。总量不超过 0.5mg。

十三、墨西哥鼠尾草

墨西哥鼠尾草是草本植物，原产地墨西哥，含活性成分“丹酚-A”。丹酚-A 会令人产生幻觉和精神错乱，包括幻视、身体感觉变异、情绪过分波动和感到疏离。墨西哥鼠尾草也会产生不良的身体反应，致动作不协调、晕眩和说话含糊，对外在现实环境和自身的知觉扭曲，妨碍个人与周边环境互动的能力，构成伤亡之风险。墨西哥鼠尾草及丹酚-A 均没有已知或核准的药剂用途。2012 年 07 月 14 日生效的中国香港《2012 年危险药物条例(修订附表 1 及 3）令》把 γ-丁内酯、墨西哥鼠尾草及墨西哥鼠尾草的活性成分丹酚-A 的贩运、制造、管有、供应和进出口纳入危险药物管制。任何人士若被检控非法贩运及制造这些物质，最高可判罚款 500 万元及终身监禁。

十四、近年出现的“加料”混合毒品

1. “忽悠悠”　在西北地区，一些吸毒者将甲喹酮和新喘咳宁的混合物叫作“忽悠悠”。新喘咳宁系复方止喘镇咳药，每片含盐酸麻黄碱 15mg 和甲喹酮 50mg，常用量：每次 1～2 片，每日 1～2 次，临床上用于治疗支气管性哮喘、咳嗽。这两种药合并大量服用后会产生打瞌睡、似酒醉、走起路来摇摇晃晃，故叫“忽悠悠”。

甲喹酮的英文名为 methaqualone 或 methaqulonum，俗称“佛得”，又名海米那、眠可欣、甲苯喹唑酮、安眠酮，系我国法定的第一类精神药品，1951 年合成，1965 年作为非上瘾的、非巴比妥类的安眠药上市。服用后 10～20 分钟后可引起深睡眠，作用维持6～8 小时，用于各种类型的失眠症，20 世纪 80 年代我国临床上已停止使用。甲喹酮一般为褐色、黑色或黑粒状的粉剂，有的为米黄色粉剂。非法生产的产品中可以看到药片状、胶囊状、粉状。服用 150～500mg 甲喹酮后会出现头晕，颜面潮红，注意力难以集中，胸闷，恶心，烦躁不安，四肢麻木，幻觉，谵妄。更大剂量可引起昏迷，最后呼吸衰竭致死。最小致死量为2～10g。长期服用可产生耐受性及依赖性。

麻黄碱为拟肾上腺素药，能兴奋交感神经，可用于支气管哮喘、百日咳、枯草热及其他过敏性疾病，还能对抗脊椎麻醉引起的血压降低、扩大瞳孔，也用于重症肌无力、痛经等疾病。麻黄碱的中枢神经兴奋作用远较肾上腺素为强，能兴奋大脑皮质及皮质下中枢，使精神振奋，可缩短巴比妥类催眠时间，亦能兴奋中脑、延脑呼吸中枢和血管运动中枢。过量使用易引起精神兴奋、失眠、不安、神经过敏、震颤等症状，有严重器质性心脏病或接受洋地黄治疗的患者，也可引起心律失常。麻黄碱为合成冰毒的原料，甲喹酮与麻黄碱合并使用时的效果与冰毒和安定类合用时类似。

2. 丁丙诺啡套餐、“1＋1” 2003年以来，由于丁丙诺啡含片管理不善（此前为处方药），丁丙诺啡含片在我国某些地区滥用相当严重，许多吸毒者将丁丙诺啡含片作为海洛因的替代品，一些海洛因成瘾者将丁丙诺啡含片（沙菲片）溶于注射用水、与东莨菪碱或异丙嗪混合注射，丁丙诺啡套餐、“1＋1”之名由此而来。丁丙诺啡对急慢性、中等强度疼痛有良好疗效，是强效镇痛药，对海洛因、可待因、二氢埃托啡依赖戒断效果较好，但丁丙诺啡本身也有依赖性和成瘾性。

据调查，在丁丙诺啡套餐、“1＋1”成瘾者中有52.3％承认在滥用“1＋1”之前有海洛因成瘾史，之所以从海洛因成瘾者转变成“1＋1”成瘾者，一是因为国家加强了对海洛因、鸦片等传统毒品的打击力度，海洛因成瘾者难以找到那些毒品，转而盯上了国家批准合法生产的丁丙诺啡含片，使其成为传统毒品的替代品；二是成瘾者认为“1＋1”经济负担相对较小、使用后较安静，认为滥用“1＋1”导致犯罪的比例较小，社会危害性小；三是认为“1＋1”是戒毒药，药店有卖不属于毒品。

滥用丁丙诺啡套餐、“1＋1”对成瘾者的身体、情感、认知功能、行为都有严重危害。据调查，“1＋1”成瘾者74.2％有视物模糊，62.1％有口干，45.4％有小便困难，34.8％有恶心呕吐，55.9％容易发火，28.8％焦虑紧张，77.7％有记忆力差，57.1％反应慢，39.6％有思维混乱，59.2％有外出迷路，37.0％曾摔倒、摔伤，56.6％有体重下降，45.0％食欲减退，33.3％有幻觉，这些症状将导致成瘾者无法正常学习、工作、生活。此外，有的吸毒者将丁丙诺啡含片捣碎后溶于东莨菪碱针剂或注射用水中注射，由于药片不能完全溶解，其细微颗粒直接进入血管极易发生阻塞，导致注射部位发生病变。肝、肾功能严重障碍者滥用丁丙诺啡，可致呼吸抑制死亡。调查显示“1＋1”成瘾者每天平均花费为260元。

目前，丁丙诺啡针剂属于一类精神药品，不易获得。丁丙诺啡含片属于二类精神药品，广泛应用于止痛和戒毒治疗，由于在管理上存在一些漏洞，给贩毒者和吸毒者以可乘之机，以致丁丙诺啡滥用形势越来越严峻。

3. Happy粉 系2012年在中国香港查获的新型混合毒品，疑从外国流入，暂未清楚是哪个国家，在市面上亦未普遍。据初步化验，其成分包括副甲氧基甲基安非他命（paramethoxymethamphetamine，PMMA）与K粉。“Happy粉”似粒状冲剂，每包重约7.7g，价格350～380元，主要供应娱乐场所，其包装类似一般糖果，在查获上有一定困难。其特性是遇水速溶，分不同味道及颜色，如紫色是提子味、青色是青柠味等，可加入水、酒及汽水饮用，隐蔽性高。女性如果不慎摄入，迷迷糊糊间受到伤害会更大。

副甲氧基甲基安非他命（PMMA）为一种新兴的毒品，其姊妹产品为PMA（副甲氧基安非他命，paramethoxyamphetamine），两者作用类似摇头丸。PMA在1990年代起开始在世界各地流行，PMMA则在2000年前后开始在欧洲流行，目前在欧美皆有滥用中毒的报告。据现有资料，德国、丹麦、挪威、奥地利、美国及澳洲等皆有因吸食PMMA或PMA中毒致死的案例，1996年我国台湾曾经报告一例因吸食PMMA或PMA致死者。

副甲氧基甲基安非他命（PMMA）在市面上皆以摇头丸名义贩售，其外观至少有两种，但实际上外观应更多样，无法从外观来区别PMMA及MDMA。PMMA较MDMA便宜且容易制造，其售价可能较低，但无法从售价区别两者。PMMA在服用后，产生作用的时间较MDMA慢，可能会一次服用较大的量，但一般民众仍难区别。

副甲氧基甲基安非他命（PMMA）服用后产生的症状与MDMA类似，合并迷幻作用及交感神经兴奋症状。轻微中毒可产生焦虑、躁动不安、高血压、脉搏及呼吸加速、瞳孔扩大、肌肉痉挛、牙关紧咬、手抖、出汗及幻觉等症状。严重中毒可导致≥42℃之高热、休克、脉搏≥160次/分、心律不齐、横纹肌溶解、酸血症、高血钾、肺水肿、脑水肿、脑卒中、抽搐、昏迷、急性肝（肾）衰竭、全身出血及猝死。PMMA中毒症状虽类似MDMA，但起效较慢，毒性较强（MDMA在200mg以上多会中毒，PMMA在50mg以上即可能中毒）是两者的差别。

副甲氧基甲基安非他命（PMMA）中毒的治疗主要为支持疗法。中毒1小时内可洗胃及给予活性炭，另外可予吸氧、监测心电图，必要时气管插管。产生幻觉、焦虑、躁动、肌肉抖动与惊厥等症状时，应使用苯二氮䓬类。对发烧的病患，应补充大量水分、温水擦澡及静脉注射苯二氮䓬类，必要时可注射丹曲洛林（dantrolene）。对横纹肌溶解症应给予足够的水分及电解质以免肾衰竭。对高血压或心率加快多半不需治疗，以免在中毒后期产生休克。

4. 其他组合　最常见的组合还有“KM”，即K粉（K）加冰毒（M）。“KFC”，即“K粉（K）、摇头丸（F）、可卡因（C）”。“CK”，即“可卡因（C）、K粉（K）”。在以上组合中，冰毒、可卡因、摇头丸都是兴奋剂，K粉有镇痛、镇静、致幻作用。两者组合使用的作用有二，一是用K粉来帮助过度兴奋后的放松；二是使服用者提早出现兴奋，产生幻觉，但同时毒性也增强，会出现血压增高、心力衰竭、暴躁、失控、脑卒中，严重者可猝死。在外国多以可卡因配以其他药品及毒品，包括伟哥及海洛因。在以上组合中以K粉为主要搭配毒品的原因是其价钱大众化，提炼过程简单，供应量大。K粉每克价格是120元，与可卡因每克1000元相比，价格相差8倍。搭配后每次吸食的价格会有所下降，对于青少年而言，较易负担。

第四节　世界著名的毒品种植基地

一、金　三　角

金三角位于东南亚缅甸、泰国、老挝三国交界处，原指湄公河（澜沧江）和夜赛河交汇处的一个三角洲。作为世界毒源地意义上的金三角，其范围包括缅甸北部的掸邦、克钦邦，泰国的清莱府、清迈府北部及老挝的琅南塔省、丰沙里、乌多姆塞省，面积约19.4万平方公里，大小村镇3000多个。金三角是一个广阔的低山丘陵地带，处于亚洲大陆陆地气候带与印度洋群岛的海洋气候带结合部，该地区大部分是海拔3000米以上的山区，气候温暖适中，雨量充沛，丛林密布，土壤肥沃，极适宜罂粟生长，是世界著名的鸦片产地。由于山路崎岖，交通闭塞，马驮人掮仍是这里的主要运输方式。掸、佤、佬、苗、瑶、克钦、傈僳、拉祜、阿卡（哈尼）、汉等民族在此定居，总人口逾百万。

金三角毒源地的形成已有100多年历史。19世纪三次英缅战争（1824—1826年、1854年、1885—1886年）后，缅甸沦为英国殖民地，为攫取巨额利润，英国殖民者首次将鸦片种植、生产技术带来，强迫当地人大规模种植罂粟，加工成鸦片后销往中国和东南亚等其他国家，从而植下了烟毒的祸根。1948年缅甸重获独立时，鸦片种植已遍布掸邦和部分边疆地区。

20世纪50年代，国民党李弥残部在云南战败后退到缅甸东南地区，在一些西方国家的支持下，占领了掸邦的一些地区作为立足点，着手发展鸦片生产并垄断了毒品交易，使该地区种毒、产毒进入第一个高峰期，其鸦片年产量在50年代末已达700吨，占当时世界非法鸦片年生产总量的50%。60年代是金三角地区鸦片生产的黄金时期。随着生产、加工工艺的不断改进，该地区海洛因纯度日渐提高，数量逐渐增大，部分贩毒组织开始种植、加工并制造大麻及精神药品，染指世界范围的毒品交易，大规模的贩毒集团迅速崛起，先后出现了罗兴汉、坤沙等大毒枭。从60年代末起，随着侵越美军吸毒群体的迅速扩大，海洛因的需求量急剧增加，极大刺激了金三角地区鸦片类毒品的种植和生产。

20世纪70～80年代，国民党残军势力逐渐衰弱，受过国民党军队正规训练的多股民族武装纷纷独立，逐步形成武装割据的局面。到80年代末，缅共解体，一分为四，进一步加剧了割据局面，各武装贩毒集团纷纷抢夺地盘和贩毒通道，其中坤沙领导的蒙泰军独占鳌头，占据了毒品交易大部分市场份额，在财力和人力上都得以极大加强。此后数十年，坤沙与缅政府形成对峙局面，几次交锋，双方均无功而返。迫于国际社会的压力，坤沙于1996年率部向缅政府无条件投降，第二代毒枭宣告结束。

随着历史的发展演变，现在的金三角已突破原有范围，地理位置不断北移，延伸至缅北、老北、越北等地区。

在整个金三角地区，缅甸的毒品生产以缅北掸邦为主。掸邦是缅甸最大的一个邦区，面积约占缅甸国土总面积的1/4，北部与中国、泰国、老挝接壤，长期以来一直在地方武装的控制下，是金三角地区最主要的罂粟种植和海洛因生产地。

金三角地区中的泰国部分过去主要是罂粟、大麻的非法种植和海洛因加工制造地。70年代后，泰国政府积极推行“改植计划”，采取强制禁种措施，并加大对贩毒集团的军事打击，使该地区毒品产量大大减少，但目前仍有海洛因秘密加工点，是金三角地区重要的海洛因和鸦片出口地。90年代以来，泰国发现有大规模种植大麻的现象，大麻的非法贩运不断增加，非法制造苯丙胺的情况也日见突出。

金三角的老挝部分，过去一直种植和加工鸦片，近年来转向海洛因的加工制造，形势日趋严峻。境内武装贩毒集团实力强大，活动猖獗。其毒品流向也由过去主要向泰国出口，转为近年来通过缅甸、越南、中国、柬埔寨运出的居多。

金三角地区的毒品生产在80年代以前一直以鸦片为主。60年代末，该地区的鸦片年生产量为1000吨，70年代末为1200吨，80年代末为1500～2000吨。80年代中期后，由于海洛因的毒性、刺激性远远高于鸦片，需求量不断增加，同时海洛因的体积和重量又比鸦片大大减小，金三角地区的制毒者开始在生产鸦片的基础上提炼海洛因，并从欧美引进先进设备、配剂和加工技术，不断提高海洛因的提炼技术和纯度，使金三角逐渐成为以生产海洛因为主的毒品中心。

进入80年代，金三角地区在生产鸦片、海洛因、吗啡等阿片类毒品之余，开始大麻的非法种植，并在精神药品需求量增大的刺激下开始非法制造精神药品。尤其是90年代后，随着以冰毒、摇头丸为代表的苯丙胺类毒品滥用的不断蔓延，金三角地区开始大量制造冰毒、摇头丸等毒品。目前我国截获的该类毒品大部分来自金三角地区。

金三角地区毒品的渗透是70年代末我国毒品问题死灰复燃的根本原因，也是刺激我国国内毒品消费市场发展和诱发毒品犯罪的重要因素。随着金三角地区毒品种植和生产的不断扩大，积极寻求将毒品外运到北美、欧洲等世界主要毒品消费市场的通道便成为毒枭们致力解决的问题。20世纪80年代以来，马来西亚、新加坡等传统“中转国”的禁毒力度不断加大，而我国刚进入改革开放初期，对外交流和边境贸易的不断增多为贩毒集团假道我国运输毒品提供了可乘之机。我国西南边境的云南省与缅甸、老挝接壤，边民往来频繁，且历史上有过吸食、种植罂粟的现象，因此很快被毒枭们发展为毒品的转运地。进入云南的毒品进而向内地渗透，消费市场迅速蔓延扩大，使我国逐渐由单一的毒品过境国发展成为毒品过境和消费并存的国家，国内毒品违法犯罪形势也日趋严峻。近年来，金三角地区制贩冰毒、摇头丸等苯丙胺类毒品的活动日益猖獗，在大量向我国倾销该类毒品的同时，还利用我国作为化工大国和天然麻黄碱生产国的便利条件，千方百计从我国走私易制毒化学品出境，作为生产海洛因、冰毒等毒品的原材料或重要配剂，增加了我国禁毒工作的压力和难度。

二、金　新　月

金新月位于阿富汗、巴基斯坦和伊朗交界的三角地带，该地区有3000多公里的边界线，因其形状近似新月且又盛产鸦片，故被称为金新月。该地区包括伊朗的锡斯坦省，巴基斯坦的俾路支和西北边境省及阿富汗的边境各省。这里人烟稀少，气候干燥，交通不便，处于与世界半隔离的状态。

由于自然灾害和连年的战争，金新月在20世纪80年代以后发展成为一个新的毒品产区，这一地区的鸦片种植面积达6万公顷，其中，伊朗有鸦片耕地3万余公顷，阿富汗有鸦片耕地2万余公顷，巴基斯坦最少，但也达到5000多公顷。80年代中期，金新月的鸦片产量在800吨左右，此后由于连年丰产，该地区的鸦片产量直线上升，1987年年产量骤增至1360吨，1988年该地区鸦片年产量约2500吨，大有与金三角地区平分秋色、分庭抗礼之势。80年代以前，由于提炼技术的落后，鸦片一直是金新月地区毒品出口的终极产品。此后，随着西方毒品市场对海洛因需求量的猛增，鸦片的种植者和贩卖者认识到，直接出售海洛因更有利可图。于是，大批的提炼作坊在这一地区出现，从原料到加工一地完成，免去了长途贩运的不便和损耗。金新月虽然是国际海洛因市场的迟到者，但它一鸣惊人，由于它所生产的海洛因纯度高达80%以上，很快畅销西方毒品市场。

目前，美国国内消费的海洛因约60%来自金新月，而欧洲毒品交易市场的海洛因约80%来自金新月地区。

三、银 三 角

银三角位于拉丁美洲毒品产量集中的哥伦比亚、秘鲁、玻利维亚和巴西所在的安第斯山和亚马逊地区。这一地带总面积20万平方公里以上，因盛产可卡因、大麻等毒品而闻名，从20世纪70年代起，被人们称之为银三角。

秘鲁是世界最大的可卡因产地，古柯种植面积达8万公顷以上，年产古柯6万吨左右。利用古柯叶提炼的可卡因是秘鲁出口最大的农产品，每年可赚外汇1亿美元。玻利维亚年产古柯叶5万吨左右，居世界第二位。据玻利维亚官方统计，在全国600万人口中，从事古柯叶种植和加工的农民约有50万，从事古柯叶贩运和贸易的也不少于10万，每年外销古柯叶的收入一般在10亿美元左右，在古柯叶大丰收的1986年，该国因种植、加工、贩卖可卡因，曾获利30亿美元，比这个国家当年的出口收入高4倍。

哥伦比亚是第三个可卡因产地，年产古柯叶1.2万吨左右，居世界第三位。厄瓜多尔是第四个可卡因产地，年产古柯叶900吨左右，居世界第四位。

以上合计，该地区每年产古柯叶12万吨，是世界上生产、加工、贩卖可卡因的主要基地。

四、大麻基地

哥伦比亚除了是一个古柯叶生产基地，还是世界最大的大麻产地，年产量为7500～9000吨，居世界第一位。这里生产的大麻和从古柯叶中提炼的可卡因，主要走私贩运到美国。据美国缉毒组织估计，哥伦比亚每年向美国销售的大麻达8000～9000吨，可卡因达50余吨。所以，哥伦比亚是美国最大的毒品供应国。哥伦比亚的大麻和可卡因生产量仅次于咖啡，已成为该国第二位的主要出口农作物。此外，哥伦比亚还生产一种叫布兰丹加的毒品。这种毒品是从萨凡纳吉哥叶和一种刺苹果中提炼出来的生物碱，呈白色粉末状，但它与其他生物碱不同，不是一种兴奋剂，而是一种具有强烈麻醉性的镇静剂。

墨西哥是第二个大麻产地，据有关资料记载，1984年，墨西哥产大麻5850吨，仅次于哥伦比亚，居世界第二位。另外，墨西哥还种植鸦片4100公顷，产量约20余吨，墨西哥生产的大麻和从鸦片中提炼的海洛因，也主要走私贩卖到美国。

牙买加是第三个大麻产地，牙买加虽然是海岛小国，但大麻年产量却高达3000吨，仅次于哥伦比亚和墨西哥，居世界第三位。该国每年向美国提供大麻2000吨。

美国是第四个大麻产地，年产大麻1650吨，约占美国消费量的11%，种植地主要是加利福尼亚和夏威夷等地。

以上4个产地合计年产大麻1.9万吨左右，成为世界大麻生产和销售的重要基地。

五、第四产地

黎巴嫩的贝卡谷地，沃野千里，号称黎巴嫩的粮仓。20世纪80年代以来，随着国内动荡局势的加剧，五颜六色的罂粟花开始在这片千里沃野上盛开。令人心动的超额利润使黎巴嫩国内几乎所有的武装派别和民兵组织都卷入了罪恶的毒品交易之中，每年2亿美元以上的毒品交易额，成为维持战火的源泉。争夺毒品的控制权，正是各派力量之间互相残杀的原因之一。

如今的黎巴嫩，早已由一个山地小国跃升为毒品大国，毒品交易成为国家的重要经济来源。毒品加工厂在贝卡谷地成批出现，毒品一经出厂就被毒贩们源源不断地沿着崇山峻岭中的秘密小道偷运出境，通过地中海运往岛国塞浦路斯南部后，再转运到欧美。以黎巴嫩贝卡谷地为中心的山区，不仅成为继金三角、金新月和南美的银三角之后的世界第四大毒品产区，而且还是海洛因制造与转口的重要中心。不久前，黎巴嫩—地中海—塞浦路斯—欧美的毒品通道被设在塞浦路斯南部的国际刑警组织和美国的联合缉毒总部侦破，数艘专门运输毒品的船只被查获。国际刑警组织和美国联合缉毒总部的侦破行动，使黎巴嫩的贩毒集团被迫由水上走私转向空中走私，利用乘飞机东奔西走的旅客携带海洛因。

随着黎巴嫩贩毒集团的组织越来越严密，交易范围和交易额也越来越大，该地区已成为东南亚国家输出毒品的最主要集散地。

（杜新忠）

第二章 吸毒概述

第一节 吸毒的概念与分类

吸毒是指为寻找某种特别的感觉，非医疗目的，超出医疗规范的，以口服、咀嚼、口吸、鼻吸、注射等方法使用毒品的行为。有吸毒行为不能等同于吸毒成瘾。两者在使用的后果上有所不同，在使用次数上也有差别，如吸食一次海洛因为吸毒，多次吸食海洛因且已造成明显的痛苦、烦恼或功能缺损等为海洛因成瘾。有吸毒成瘾不仅表示他使用了毒品，它还表示这个使用了毒品的人同时出现了成瘾者的心理与行为，关注的重点应该是心理与行为。成瘾的标准主要在心理、行为层面，也就是这个人必须出现一系列的、共同的成瘾心理与行为，其核心特征是不顾一切地想要重复体验、非理性压倒了对自身幸福或他人幸福的关注。两者不可混为一谈。

吸毒是一种具有严重社会危害性的越轨行为，吸毒行为可分三大类：

1. 利己型吸毒　分两种情况，①自娱式吸毒，即通过吸食毒品暂时改变自己的精神、心理状态，从而获得愉悦的体验和感受，绝大多数吸毒者属于此类；②炫耀式吸毒，吸食毒品的主要目的是获得特殊的社会、群体影响力，借助吸毒行为显示自己具有冒风险、藐视法律的实力，标明自己在群体中的“身份”。

2. 利他型吸毒　是为了表明从属于特定群体和亚文化（反社会或越轨的）群体或为了确定自己认同某个特别人物而采取的吸毒行为，这类吸毒者通常把吸毒看成一种仪式，其功能是让某一特定团体（反社会、越轨的）和某个特别人物认同自己，进而获得一种群体归属感。

3. 失范型吸毒　主要是指由于社会的剧烈变化，社会价值观念混乱，传统的行为模式失效，社会约束力削弱而引起的吸毒。此类吸毒还包括由于个人工作、学习、家庭和情感等受到严重挫折而产生的吸毒行为。

低龄段青少年的吸毒行为以前两种类型为主，高龄段青少年的吸毒行为以后一种类型为主。

第二节 吸毒成瘾的概念与诊断

美国的《精神障碍诊断与统计手册》第5版（DSM-Ⅴ）已不再区分物质滥用与依赖，

而代之以物质使用障碍，其亚型分为轻度障碍（轻度成瘾）、中度障碍（中度成瘾）、重度障碍（重度成瘾）。基于DSM-Ⅴ的全球影响力，以及DSM-Ⅴ的权威性，本书将主要采用DSM-Ⅴ的相关表述与标准作为本书描述的基准，在本书的大部分章节，我将采用“毒品（海洛因、甲基苯丙胺、氯胺酮、大麻）使用障碍，即吸毒成瘾（分为轻度、中度、重度）”这样的描述。但是，基于DSM-Ⅴ的“吸毒成瘾”并不能完全取代CCMD-3、ICD-10的“药物滥用、药物依赖、物质滥用、物质依赖”这几个概念。为了叙述的方便、便于读者的理解以及专业人员之间的交流，本书的某些地方依然会使用“药物滥用、药物依赖、物质滥用、物质依赖”这几个概念。比如，在与“戒断、脱毒治疗（基于戒断症状）、脱毒药物（用于戒断症状）”等有关的章节，我会经常使用“依赖”这个词，这是由于“戒断”可以成为一个独立的诊断（比如阿片类物质戒断、兴奋剂戒断），有戒断症状并非一定可诊断为“成瘾”，而且DSM-Ⅴ的起草者也认为，在大多数人的使用习惯与潜意识中，“依赖”这个词大多被人理解为生理依赖，所以他们在新的DSM-Ⅴ中弃用了“滥用”与“依赖”这样的诊断，而改用“成瘾障碍”。又如，在另外一些地方，有的吸毒者并没有达到DSM-Ⅴ“成瘾”的诊断标准，也没有戒断症状，在这样的地方我会使用“滥用”这个词，当然此“滥用”并非达到CCMD-3之“滥用”标准的“滥用”，它更多的含义是社会学意义上的“滥用”，即违反社会规范的使用。还有一些地方使用“滥用”与“依赖”这样的描述只是出于引用的文献资料中是这样使用的或只是以前大家使用的习惯，修改它们不太合适。基于以上理由，在本书的写作中会出现成瘾、依赖、滥用混用的情况，可能部分新入行的读者会感到有点紊乱，但在与诊断和治疗有关的章节，我将严格按照DSM-Ⅴ的标准进行叙述。而在其他的章节，则可能会出现混用的情况，其原因有二，一是DSM-Ⅴ、CCMD-3、ICD-10三者之间标准的不统一；二是以上这些并非单纯的医学概念，而是与社会学、法学、医学都相关的概念。因此，戒毒也是与医学、社会学、法学相关的一门综合性科学。

吸毒成瘾或药物滥用、药物依赖、物质滥用、物质依赖是精神医学的一个重要组成部分，虽然在很多地方它们都能够通用，但显然它们（毒品、药物、物质）并不是能够完全等同的。物质依赖的物质是指精神活性物质，药物依赖的药物是指精神活性药物，吸毒成瘾的毒品是指鸦片、海洛因、甲基苯丙胺（冰毒）、大麻、可卡因等目前未被认可临床使用的列管精神活性物质以及未依照医疗规范使用的或未由国家认可的企业生产的或未在国家有关规定范围内流通的精神活性药物。三者的主要区别在于各自包含的品种范围不同，就如本书第一章所称，精神活性物质分为合法（未列管的）的精神活性物质（香烟、酒精等）与违禁的（或列管的）精神活性物质。违禁的（或列管的）精神活性物质分为未被认可临床使用的精神活性物质（如海洛因、冰毒、大麻）和已在临床使用的精神活性物质（即精神活性药物）。据此，列管的精神活性物质包含了精神活性药物与毒品，而毒品与精神活性药物之间既有交叉，又有不同。本书主要论述的是目前在我国流行的4种主要毒品：海洛因、冰毒、K粉、大麻，因此本书命名为《实用戒毒医学》，而不是《精神活性物质成瘾的临床与治疗》或《药物成瘾的临床与治疗》，这与我国的CCMD-3中精神活性物质所致精神障碍的命名也不冲突。

在本书的大部分章节都将以毒品、吸毒成瘾、戒毒治疗等名词来叙述，但在一些专门领域，比如诊断标准（如CCMD-3或ICD-10）、心理治疗等章节，本书也会使用药物成瘾、药物滥用这样的概念，两者在这样的章节是通用的。

在以前的临床工作中，我国的戒毒工作者习惯于把药物依赖（吸毒成瘾）定义为一种慢性、复发性的脑病。可以看出，这是从生物医学角度来命名的，不符合精神医学的分类与命名原则，在精神医学领域，在它的分类与命名系统中已经不大使用疾病这个术语和概念，而普遍采用精神障碍一词，其主要理由是精神障碍不是一个生物学概念，也不具有狭隘的生物学含义，把精神障碍看作一个心理社会概念似乎更为可取。戒毒医学作为精神医学的一个分支，其命名理当遵循精神医学的分类与命名原则。所以，关于药物依赖的概念应该重新进行定义。

对药物依赖进行定义不可能不涉及它的诊断标准，当前各国关于药物依赖的诊断主要有三，即CCMD-3、ICD-10、DSM-Ⅴ，其内容大致可以分为三个部分，即生物学标准、心理学标准、社会标准。生物学标准包括特征性的戒断症状、耐受性增加等；心理学标准包括对药物的强烈渴求、不能控制药物使用的开始与结束、长期以来有戒掉或控制使用该药物的欲望等；社会标准包括花了不少时间才能获得该药物（例如多次请医师开处方或长途奔波跋涉）、应用该药物（例如连续不断地吸毒）或从其效应中恢复过来，由于应用该药物，放弃或减少了不少必要的社交、职业或娱乐活动等。需要说明的是，心理学标准与社会标准常常不能分得一清二楚。

从以上三个标准可以看出，药物依赖的诊断必须包括生物学、心理学、社会三种标准，缺一不可。因此，我们可以这样来表述药物依赖的概念，药物依赖是慢性的、复发性的，具有特征性戒断症状、脑功能受损、强烈心理渴求、社会功能受损的一组精神障碍。“慢性的、复发性的”是对成瘾障碍的病程规律、特点的描述，是病程标准；“特征性戒断症状、脑功能受损、强烈心理渴求”是对成瘾者生物学、心理学特征的描述，是症状学标准；社会功能受损是对成瘾者社会功能的描述，是严重程度标准。社会功能受损包含四个方面的内容：一是自理生活的能力，二是人际沟通和交往的能力，三是工作能力或操持家务的能力，四是遵守社会行为规范的能力。需要注意的是，药物依赖所致的社会功能受损往往不止一个方面。CCMD-3、ICD-10、DSM-Ⅴ对于药物依赖的社会功能受损情况都有详细的描述；“一组”是指药物依赖是由多种精神活性物质所导致的，包含多个诊断单元；“精神障碍”是对药物依赖的性质的描述，说明药物依赖不是一种纯生物学的疾病，而是一种与心理、社会密切相关的生物、心理、社会功能障碍。

第三节　吸毒方式与吸毒行为的认定

一、吸毒方式

吸食毒品的方式多种多样，有口服、咀嚼、口吸、鼻吸、注射等多种方式。因最初滥用毒品的方式为口鼻吸入，主要用于鸦片的吸食，故称吸毒。此后，摄入毒品的方式越来越多，为方便称呼，现将摄入毒品的各种方式统称吸毒。因此，吸毒是指使用口服、咀嚼、口吸、鼻吸、注射等方式摄入毒品的行为总称。

（一）咀嚼

人类摄入毒品最原始的方法，主要用于古柯叶、卡塔叶的吸食，南美洲的土著人在可卡因发现之前通过咀嚼古柯叶来获得提神与精神愉悦的感觉，这是最早的吸食方法。有些人为了寻求刺激而过量咀嚼古柯叶、卡塔叶，会因植物纤维与生石灰的共同作用导致牙齿过多磨损，造成各种牙病。

（二）吸入

1. 烟吸　百余年前吸食鸦片是借助烟枪点燃烟土口吸。现多将海洛因掺入烟丝，通过吸烟将毒品吸入，多见于初吸者。此法简便易行，隐蔽性强，但过滤、挥发较多，较为浪费，而且一旦成瘾，即感效果差、不过瘾。因此，多数人从经济角度及精神感受方面考虑，成瘾后大多改为烫吸或注射。目前已有贩毒集团专门特制的含毒香烟，这是贩毒者袭击、引诱正常人群吸毒的诱饵。大麻烟也可通过这种方式吸食。

2. 烫吸　又称“追龙”、“走板”、“吹口琴”、“遛”，是吸毒者尤其是海洛因、冰毒吸食者最常见的吸毒方式。由于肺黏膜的吸收功能很强，而且肺血流直接入左心，再到大脑需时极短。故吸毒后起效较快、欣快感较强。这种方式主要用于烫吸黄皮、海洛因、冰毒、麻古等。

3. 鼻吸　多用于可卡因、氯胺酮（K粉）的吸食，吸食者将可卡因装入3～5cm的小管中，在小管中插入稻草秆、塑料管、纸管等，然后对准鼻孔用力吸入，或堵住一个鼻孔，用另一个鼻孔猛吸。K粉的吸食也都采用这种方式，由于毒品可直接从呼吸道进入血液循环，起效较快。

（三）口服

阿片酊、大麻油过去曾以口服方式吸食，现多为口服麻醉药品与精神药品，如摇头丸、苯丙胺片、含阿片的止咳糖浆、三唑仑等。口服毒品后由于消化道各种酶的作用，加上肝脏首过效应的影响，毒品的药效可明显减弱，产生依赖性的危险相对较低。但某些毒品如摇头丸、苯丙胺片由于雾化点高、水溶性差等特点，决定了这些毒品的吸食以口服为宜。目前主要以口服为主的毒品还包括咖啡因、神圣的蘑菇、LSD、GHB。

（四）注射

1. 静脉注射　近年在国际上非常流行静脉注射吸毒（IDU），这种方式吸毒者称为“扎”，海洛因、哌替啶、吗啡、可卡因等毒品均可采用静脉注射。采用静脉注射吸毒的原因，一是吸毒到了一定程度，量小或纯度不够，吸毒者便找不到那种“飘飘欲仙的感觉”，于是就采用将毒品直接注入血液的手段，以寻求一种转瞬即逝的快感；二是以静脉注射吸毒，达到快感所需的毒品量少，可以节约毒资。

2. 动脉注射　其方法与静脉注射相同，动脉注射的危险性要明显大于静脉注射，容易导致动脉瘤或死亡，采用动脉注射者多为追求超强快感的年轻吸毒者，也见于静脉闭塞无法使用的IDU人员。

3. 其他注射法　包括皮下注射、肌内注射、指甲下注射，多用于浅表静脉闭塞无法使用时。

以注射方式吸毒，不仅依赖程度会越来越重，而且极易感染各种传染性疾病，有的吸毒者注射毒品时，一时找不到注射用水稀释，就用自来水或抽自己的血液稀释，有的吸毒者还常共用同一个未消毒注射器，故吸毒者中高发肝炎、艾滋病、梅毒等传染性疾病。同时，注射吸毒若剂量掌握不好易造成过量中毒致死，还有的吸毒者将一些不宜静脉注射的片剂、粉剂混入水中供静脉注射，其中的不溶性颗粒易造成血管栓塞。

（五）黏膜吸收

将毒品通过口腔黏膜、阴道黏膜、直肠黏膜而吸收，此法应用较少。

上述各种吸毒方式中，烫吸发生作用快，又不经过肠肝循环，无首关效应，不浪费（需要技巧，比如憋气20秒），不容易中毒（吸至不能耐受时会自动停止），不容易交叉感染，所以吸毒者采用烫吸最多。静脉注射则比较麻烦，要购买注射器、消毒注射器，还需要一定的技术，又容易发生感染，同时由于不同批次毒品的纯度不能测定，所以容易发生过量中毒，虽然吸收最完全，快感强度最大，尤其动脉注射更是如此，但采用的人不多。口服因为发生作用慢，快感较弱，大部分毒品易被代谢（胃、肠液、肠黏膜、肝），比较浪费，虽然比较简单、安全，但采用的人少。在实践中，吸毒者往往根据自己的习惯、毒品的种类而采用不同的方法，纯度较低的毒品（“黄皮”或“青皮”）多采用烫吸的方法，摇头丸、止咳糖浆多采用口服，K粉多采用鼻吸，纯度高的“白粉”则采用静脉注射。

二、吸毒行为的认定

吸毒行为的认定是一个十分重要的问题，并不是所有使用致依赖性药品的行为都是吸毒行为，如癌症患者使用吗啡镇痛、外伤性骨折的患者使用哌替啶镇痛等，这些行为都不能认定为吸毒。那么在实践中如何认定吸毒行为呢？根据我国公安部的规定，涉嫌吸毒人员具有下列情形之一的，可以认定为有吸毒行为：

1. 被公安机关现场查获，当场缴获毒品或吸食、注射毒品的器具且本人供认的。

2. 有举报，本人供认且有其他旁证材料能够相互印证的。

3. 本人供认且其临床表现经县级以上公安机关委托指定的县级以上医院具有相关知识的医师认定符合吸毒人员特征，并出具相应证明材料的。

4. 本人供认且其尿样经检测含毒反应呈阳性的。

5. 本人不供认，但经尿样检测含毒反应呈阳性，并有其他旁证材料印证的。

6. 本人不供认，但经尿样检测含毒反应呈阳性，且用其他检测手段（如促瘾试验）检测证明当事人有戒断症状的。

上述规定为我国公安机关禁毒部门快速、准确打击吸毒违法行为提供了政策上的保障，执法实践证明该规定具有较强的可操作性。按照《治安管理处罚法》的有关规定，对吸食、注射毒品处十日以上十五日以下的拘留；情节较轻的，处五日以下拘留或者五百元以下罚款。

在实践中，以上规定在某些情况下对于吸毒行为的认定并不好把握，特别是对于处方药的使用，如吗啡、丁丙诺啡、三唑仑、曲马多、含阿片的止咳糖浆等。对于这些吸毒行为的认定还应注意以下四个方面：

1. 注意使用时间、地点　如果一个人在家中、在睡觉前使用了一定量的三唑仑帮助睡眠，我们一般不认为他在吸毒；如果一个人在家中、在咳嗽时使用了某些止咳糖浆，我们也不认为他吸毒。但如果以上情况发生于娱乐场所、发生于聚会时就要区别对待。

2. 注意使用动机　这是一个十分复杂，难以判断，但很重要的问题。如果一个人使用医师为治疗他摔伤的膝盖而给他开出的麻醉药品，大多数人不会认为是吸毒。但如果他使用这种麻醉药品只是喜欢药品带给他的那种感觉，那么我们就会认为他在吸毒。对于如何判断其动机，主要一点是寻找该行为发生情境中的一致性（何时、何地）。

3. 注意使用方式、途径 这同样是重要的，常会成为判断的关键。多年以来，氯胺酮常被用于创伤外科的麻醉用药，虽然在麻醉恢复过程中会产生兴奋、躁动、幻觉，我们并不认为是吸毒。但若将相同量的氯胺酮粉剂“吸入”鼻内，会在较短的时间是产生兴奋、激动等感觉，并导致严重的依赖，我们就认为是吸毒行为。如果一个人使用丁丙诺啡片剂含服镇痛，我们不认为是吸毒，但如果这个人将该含片用于注射，我们就认为是吸毒。改变原来的用药途径对于吸毒的认定十分重要。

4. 注意使用剂量 正常使用与滥用是有区别的，特别是对于处方药而言，如某些止咳糖浆的滥用，取决于人们的用量多少。

第四节 吸毒的原因

一、生理因素

早在一个多世纪以前，人们就从生理学角度对毒品的依赖性进行了解释，认为某些人的神经系统天生具有更多的能量或者说拥有更多的神经纤维，毒品可为吸毒者的神经系统提供一种必需但又非常欠缺的物质，当一个人发现毒品能满足他们神经系统所欠缺的这种物质时，就会重复使用某种毒品。

现代生理学基于上述观点对毒品依赖提出补偿理论，并在动物实验中找到证据。补偿理论认为，吸毒者神经系统缺乏某种物质，这些化学物质在人体中具有控制情绪的作用，如果缺乏这些化学物质，就会使人处于一种不良的精神状态中，当吸毒者发现毒品可以帮助他们摆脱冷漠、抑郁等精神问题时，就会不断重复地使用它们，“吸毒者对鸦片成瘾是因为他们体内自然产生的一种类似于鸦片的物质——内啡肽（endorphin）不足，迫使他们不断地使用鸦片来弥补这种物质的不足”。补偿理论在可卡因吸食者身上找到了更多证据，他们认为可卡因滥用是因为吸毒者体内多巴胺（dopamine）分泌不足，当吸毒者使用可卡因时，会使多巴胺集中于脑部奖赏中枢，当可卡因的作用逐渐消失时，多巴胺将大量缺乏，“缺乏多巴胺将使吸毒者产生吸食可卡因的欲望，这可以解释为什么吸毒者一天中必须持续使用可卡因”。

另外，兴奋剂类毒品还可以弥补去甲肾上腺素（norepinephrine）的不足。美国的文森特·多尔和玛丽·奈斯万德也基本认同这种理论，他们用新陈代谢失调来形容吸毒者的生理病变。他们认为那些新陈代谢失调的人，一旦使用麻醉药品，就必须继续使用它，就像糖尿病患者必须使用胰岛素一样。

2012 年，剑桥大学等机构的研究人员对 50 对兄弟姐妹进行了研究，他们当中的每一对都是一人吸毒上瘾，另一人没有使用过毒品。研究人员比较了他们与健康成年人的大脑。分析结果显示：吸毒成瘾者及其不吸毒的兄弟姐妹大脑中与行为控制有关的区域额叶—纹状体系统中存在数种异常：与右下额叶皮质毗邻的白质纤维束密度降低，壳核和杏仁核灰质容量增加、后脑岛灰质容量下降。由其他健康者组成的对照组却没有这些异常。

这一发现揭示：为何有家族吸毒史的一些人吸毒成瘾的风险更高，这是因为他们大脑中与自我控制相关的某些区域工作效率不高。

遗传因素会影响机体的新陈代谢和对毒品的反应性，所以不同的人成瘾的风险也不同。易感性是关键，即由遗传基础所决定的一个个体患病的风险，也可以理解为在相同环境下，不同个体患病的风险不同。父母都酗酒，子女酗酒的可能性比其他人大很多，即使他们在出生时被不嗜酒的父母收养并将其养育成人，他们仍可能出现酗酒的恶习。但对遗传因素在毒瘾的形成和维持中所涉及的某些基因的探索仍处于探索阶段。由于基因表面修饰的改变可以被环境因素所调节，所以个体对毒品成瘾的易感性与基因差异和环境因素之间的相互作用有关。

上述理论的不足在于：首先，生理学对毒品依赖的解释过分强调毒品对吸毒者的驱动作用，忽视了人的心理因素和社会环境对毒品依赖产生的影响；其次，生理学对毒品依赖的解释更倾向于一种遗传学的观点，认为一些吸毒者的病理变化是天生的，毒品给吸毒者带来的快乐是人体对毒品固有的反应，因为他们天生对包括酒精在内的毒品具有耐受性或易感性，并使他们体验到异常的快感；最后，上述理论对很多问题不能作出合理的解释，比如为什么不同种族、民族，不同经济收入和社会地位的人使用毒品的种类不同？为什么许多酗酒或吸毒的人并没有遗传性的联系？如果说毒品给吸毒者带来的快乐是固有的，为什么很多初次吸毒的人并不能体验到毒品给他们带来的欣快感？因此，仅用生理学解释是不够的，必须从其他方面，由其他学科对这些问题作出全面解答。现代医学研究并没有证实上述理论或还没有对上述理论进行进一步研究，但现有医学研究认为吸毒后可以导致内啡肽与多巴胺的缺乏。

不论何种毒品，使用过的人并不一定都会上瘾。据调查，试吸过香烟的年轻人只有大约1/3会有香烟瘾，著名哲学家卡尔·莱曼德·波普就因为对香烟过敏而变成几乎与世人隔离的隐士。而且有不少人天生就有对某类毒品免疫的特性，美国总统克林顿年轻时之所以没有吸大麻，是因为肺里不能容忍麻烟的进入，即使朋友们一再教他抽，他也没学会牛津大学学生的这种基本功。对某种毒品始终会有强烈不适反应的人，等于对此毒品免疫了。但是，如果持续吸毒，任何人都可以对毒品上瘾。美国著名的精神科医师贝叶罗认为："瘾品就像病原体，可凭人为的手段诱发任何人的破坏性冲动，不必有异常人格或潜在的社会问题，人就可以对瘾品上瘾"。

总体来说，生物学因素在决定一个人是否第一次尝试毒品方面起的作用并不如社会、社区、家庭、心理因素，但随着这个人不断使用毒品，其自身对毒品的体验将越来越重要。生物学因素对于是否持续吸毒有很大的影响。对于那些严重的吸毒成瘾者，毒品和毒品的作用主宰了他，而社会因素、获得毒品的可能性、费用和惩罚就在持续的毒品使用过程中降到了次要地位。

二、心理、行为、人口学因素

这方面的因素比较多，大多与开始首次使用有关，主要包括：寻找变化的、新鲜的、不同的事物，好奇；获得肯定的需要；性交方面的用处；个性特质、人格因素的影响；获得注意的方式；性别与年龄；改变意识状态的需要；其他精神活性物质使用的影响；追求解脱；满足私下对快感的需求；平息个人的苦恼；情绪低落、压力大等等。其心理学因素中的防守方式与持续吸毒有较大关系。

(一) 寻找变化的、新鲜的、不同的事物，好奇

一般源于对自己业已成形的生活方式不满，人们在周而复始、枯燥单调的生活中会逐渐产生一种空虚、乏味和麻木的感觉，消极对待这种感觉的人，心理上会一天天衰老。对大多数人来说，都会有改变现状、寻求解脱的本能追求，一旦社会上出现了新的风尚、新的生活方式时，极易效仿和体验，而这种效仿和体验往往是盲目的。不少人对毒品的最初了解，可能来自反差极强的两种评价：一方面，政府大张旗鼓地宣传毒品的种种危害，严禁吸毒；另一方面，吸毒者则在吹嘘吸毒后的种种快感。于是，那些苦于生活枯燥乏味的人便极易受好奇心的支配，以身试毒。事实上，这种好奇心也包含追求刺激的心理成分，或者说它本身就是一种追求刺激的心理。对我国云南省 615 例吸毒者的调查表明，首次吸毒好奇模仿者占 62.3%，追求时尚和享受者占 11.5%，而因疾病痛苦或心理创伤者各占 10%左右。

(二) 获得肯定

获得肯定也是部分人吸毒的最初原因。日本在 1955 年曾对吸食冰毒的人群有过一个调查，调查表明，初次吸毒的原因：28%为了得到同事或老板肯定，26%为了夜里工作或读书，26%因为好奇，14%为了快感而服用，5%由于绝望。

(三) 性交方面的用处

对性交方面的用处是部分人初次尝试吸毒的一个诱因。据调查，酒精是性爱的助兴物，对前戏比较有用，对最终成其好事却未必有益，“挑起你的春情，但又不让你真的干起来”。海洛因可“可激起淫荡心”、“可辅助较从容的完成性交行为”。LSD 在性方面的作用是“在细心安排的情爱 LSD 体验过程中，女性能有好几百次的高潮”。冰毒大多用于催情、延缓性高潮，但可降低阴茎硬度。大麻可解除性抑制，增强性敏感度，并由于时间感扭曲，使性高潮显得更为持久。盖伊医师的研究表明，120 名既吸毒又热衷性爱的人选出的瘾品冠军是大麻，领先于 MDA、可卡因、LSD。

(四) 个性特质、人格因素

个性特质对是否尝试毒品有重要的调节作用。容易尝试者的性格多为不稳定型，前额叶皮质功能不够强大。一般表现为意志薄弱、优柔寡断、多愁善感、好依赖他人、情绪易冲动、易焦虑紧张、自制力差等。超我意识强的人、谨守宗教戒规的人比较不易去尝试吸毒。心理学家认为，自我控制能力越强，越能对自我作出正确评价，在压力面前对自我态度、自我行为的调节能力越强，也越能形成稳定的心理特征。一些心理承受能力差的人，由于缺乏自我调节能力，无法摆脱心理危机，导致一些人通过使用毒品来降低不满和提供对快乐的满足。一些心理学家常常使用“依附性人格”来解释吸毒的原因，它的特征是缺乏自我控制和自我尊重、享乐主义、缺乏对未来筹划的能力，精神和情绪经常处于抑郁状态，依附性人格使他们一方面根据快乐原则从毒品中寻求满足，另一方面对吸毒后果置若罔闻。

研究表明，吸毒者往往有人格不成熟、人格缺陷的表现，其中，低自尊是最为突出的人格特征，他们常常感到自己不被接受，其用药动机源自提高自尊的需要及避免自我贬损的态度。研究认为，吸毒者摆脱限制、逃避责任以及对新奇、激动人心的经历的渴求要高于正常人群。也有报道，吸毒者的社会赞同需要得分更高，这意味着他们在滥用药物时更易受到同伴压力的影响。研究表明，吸毒者只有有限的未来发展取向，他们往往抱有“今朝有酒今朝醉”的生活态度。反社会人格在吸毒者中所占比例较大，美国研究发现，反社会人格是药物成瘾者普遍存在的一种人格障碍，占研究患者的25%，其中男性34%、女性15%。

心理学家还认为吸毒者对“不同毒品类型的选择与他们控制快乐情绪的自我需求有很大关系”。选择某种毒品的目的，要么使自我收缩，要么使自我扩张。海洛因吸食者常常使用毒品来达到自我收缩的目的，以寻求一种平静、孤独的生活。而可卡因和苯丙胺成瘾者则用可卡因和苯丙胺来扩张自我以增强自信心。

（五）性别

性别也会对是否尝试吸毒产生影响。据UNODC的资料，男女吸毒者的比例大约为4∶1，虽然总体上男性对非法药物的使用大大超过女性，但在已提供数据的国家（南美洲、中美洲和欧洲），女性非医疗使用安定剂和镇静剂是一个很突出的例外情况（并且超过大麻的使用率）。

（六）其他精神活性物质使用的影响

其他精神活性物质的使用也会对吸毒与否产生影响。美国高中生使用毒品通常经历4个阶段：第一阶段喝啤酒和葡萄酒；第二阶段既喝烈性酒又抽烟；第三阶段尝试大麻；第四阶段开始尝试其他违禁毒品。美国的高中生中每天吸1包或1包以上香烟的人使用可卡因的数字可能是不吸烟人数的15倍，在使用大麻方面大约是4倍。据中国香港2012年的调查，吸毒的香港学生52.9%抽烟，49.6%抽烟加喝酒，不吸毒的香港学生仅7.8%抽烟，7.3%抽烟加喝酒。以上行为或个人特征是可以在毒品使用前测量的，并因此可以成为毒品使用的预兆。

（七）转换意识状态

每个人与生俱来有一种想要转换自己正常意识的冲动，儿童在游戏中会故意自己转圈到发晕的程度，修行的人会在冥想打坐中消除自我。消除以自我为中心的意识乃是人类固有的欲望，哪些人更想转换自己的意识呢？就是日子过得痛苦无聊的人、被囚禁的人，这些人在可以获得毒品的时候尝试吸毒的概率是很高的。

（八）获得注意

青少年常常会努力给别人留下印象，不过他们发现给父母留下印象很难。一个不能获得人们尊敬或无法“走自己的路”的青少年，可能会做出一些很危险或令人厌恶的行为，借此给人们留下印象或至少能引起人们注意，吸毒就是其中一种。

（九）年龄

年龄在尝试吸毒方面也有较大作用。年轻人比年纪较长的人更想寻求新鲜的精神刺激，更容易瞻前不顾后、更急于模仿同伴、更叛逆（因为被禁止，所以一定要做）。另外，年轻人对毒品引起的不良反应的忍受力比较强，所以年轻人较易尝试吸毒。据统计，2013年我国注册吸毒人员35岁以下的比例为56.4%，2013年新增吸毒人员35岁以下的比例为77.4%。

（十）追求解脱

追求解脱多为成年人，是吸毒的又一个主观原因。追求解脱的心理往往始于对社会、对周围环境或对自己的生活、工作所产生的不满足、不幸福和失落感。

当今社会，无论哪个阶层，总有部分人或多或少会产生不满足、不幸福或失落的感觉。有人会由于自己收入微薄而闷闷不乐，也有的人会由于精神上的空虚，想去寻找一种改变现实生活的解脱办法。对大多数人而言，会采取奋发上进的态度，通过各种积极的努力来完善自己的生活，而小部分人则会采用种种消极、不健康的手段，用背离社会公德的方式去寻求解脱，比如去赌博、嫖娼、酗酒等等。一旦条件具备，自然也会采用吸毒来麻醉自己。

三、社会、环境因素

社会、环境因素在第一次尝试吸毒方面的作用巨大，在预防复吸方面的作用也要远远大于生物学因素。这些因素包括：毒品的可获得性；文化、社会环境；同伴影响；社会等级；管制系统不完善。

（一）可获得性

吸毒的首要前提是要有机会接触到毒品。曾任美国毒品管理局局长的安斯林格说过："我们简直没见过律师搞这些东西。我可不相信这是因为律师比医师、护士更有道德或是因为律师比较有办法躲掉这种麻烦，这是躲不掉的。只要有机会接触到，总有人会想试一下"。这个论点可以解释德国、美国等国家医师染上毒瘾的比率为什么从来都高达一般大众的100倍。19世纪20～30年代，海洛因和苯丙胺混合起来注射的合成品可得到可卡因的效果，称作"快感丸"，这种快感丸在当年的美国很容易得到，导致吸食人群不断扩大。

调查表明，亚洲种植并销售鸦片的地区内，抽鸦片上瘾者一向都高于不种、不卖的地区，加纳与尼日利亚等非洲转运点都有严重的海洛因与可卡因毒瘾问题。这些现象都显示，邻近毒品产地、熟悉且容易取得毒品，都会对吸毒率造成一定影响。但影响有多大？美国学者白瑞顿对33个国家官方调查的毒品上瘾人口比例进行了研究，他在研究中作了多元回归分析，将成瘾比率与社会、经济、地理等12种独立因素进行对照（包括都市化程度、平均国民收入、与鸦片或古柯产地邻近与否等等），结果发现，邻近毒品产地比任何其他因素的影响都大，其中45%的差异与邻近毒品产地与否相关。白瑞顿因而认定："在诸多复杂的心理与社会的解释纷争之中，药物滥用的最根本的事实往往被忽略了。那即是，如果不能取得药物，就不会有滥用的行为"。这个论点可以解释为什么毗邻毒源地、毒品过境地的云南等地的吸毒率高于其他地区。

第二次鸦片战争以后，鸦片贸易彻底合法化，中国境内每年的鸦片产量为14 500吨，主要分布在云、贵、川。1906年染上鸦片瘾而必须每天吸食的中国人达1620万，占总人口的3.6%，成年人的6%，我国因此曾经成为全世界吸毒人群比例最高的国家，这也是禁毒工作需要进一步加强的最好数据支持。

基于以上理论，当社区中有吸毒者、朋友圈中有吸毒者、家庭成员中有吸毒者时，密切接触者的吸毒概率将大大提高，其中受影响排行第一的是年轻、单身、人际活动偏少、欠缺体质上或文化背景上的防范机制的男性，这一类人最有可能试用毒品，而且试用后最有可能上瘾。其实并非仅有这一类人会成为欲罢不能的使用者，只要有与毒品充分的接触机会，就可能有数以百万计的人走上同样的路。

上述理论足以说明加强毒品管制、加强打击力度的重要性。

（二）文化、亚文化因素

不同的文化价值观也将影响个人要不要滥用、是否持续滥用、是否成瘾、该不该戒除？假如文化本身容忍醉酒，容许酒左右人的行为，那么发生酗酒问题的比率一定高于反对醉酒、要求个人对自己行为负责的文化。因此，爱尔兰和意大利的国民平均酒类消费量虽然都高，但爱尔兰的酗酒案例却比意大利普遍。

土耳其人强烈忌讳吸鸦片，但不反对输出鸦片，因而没有严重的鸦片成瘾问题。中国文化把幻觉等同于精神病，所以麦角酰二乙胺（LSD）、麦司卡林始终未在中国普及。反观日本人，因为对豪饮采取放任态度，使得半数人口基因里携带的喝酒潮红反应也失去原有的保护作用。欧洲人找到美洲这个精神药物的天堂以后，之所以仍然较少使用致幻剂是因为他们把致幻植物视为魔鬼的工具，认为这些都是阻碍土著人皈依基督教的坏东西。

进入21世纪以来，海洛因在中国年轻群体中的时尚指数直线下降，甚至被视为一种“老土”的行为。与此同时，“遛冰”、“打K”、“摇头”的地位迅速飙升，一跃成为时尚圈中的流行元素。当前合成毒品的蔓延与城市居民的生活方式息息相关，同时也与新时代价值失范现象密不可分。在城市居民的娱乐消费比重日益增大的今天，无限扩大娱乐方式的种类、强化娱乐功能也成为一个带有负面价值的趋势。怎么好玩就怎么玩，怎么吸引眼球就怎么玩，追求娱乐效果的最大化，在这场全民娱乐“浅俗化”风潮中，主流媒体的恶劣示范效应可能也是难辞其咎的。在这种情势下，当代年轻人受娱乐至上观念影响而沾染合成毒品，想来也是难以避免的。

在毒品亚文化中，毒品有助于取乐、提高性能力的消息传得很快。如海洛因、冰毒可以延长性交时间的说法。毒品亚文化对决定群体中的个人是否试用毒品有重要作用，这些亚文化包括：吸毒是身份的象征、吸毒是某些团体的准入标准、吸毒是时髦、吸毒是胆量与勇气的标志等。很多人就是在这些亚文化的影响下试用某类毒品并最终成瘾的。

（三）同伴影响

同伴因素在初次吸毒、持续吸毒、复吸方面的影响都很大。一位妻子可能因为在丈夫吸毒的时候不想被冷落，所以也和他一起吸。也可能是一个有毒瘾的人强迫他（她）的伴侣也加入进来。在青少年人群里，因为“每个人都这么做”，有时成为参与的主要原因。同伴的鼓动和压力对于尝试吸毒影响巨大。比如：“没关系，每个人第一次都会恶心，下一次你就会知道其中的美妙了”、“要是你老不开窍，可就太怂了”。有的人如果不吸甚至会被人讥笑，被怀疑是否有病。

吸毒的一大危险诱因是在一个人的家庭、朋友和同龄人的交往圈中出现吸毒者，吸毒同伴是药物滥用研究中最易重复获得的发现。社会学习理论认为，吸毒并不是一个人天生追求享乐的倾向所致，而是在与吸毒者进行接触的过程中习得的行为。

（四）社会等级

社会等级的高低也会对是否吸毒产生重要影响，一些社会群体的人特别容易尝试毒品并上瘾。当年从中国出去的“劳工、苦力”，不论已婚、未婚，大多光棍一条，平时生活寂寞、受压迫、欠着债务，远离家庭的约束，又没有西方劳工视为当然的歌舞厅、公园、图书馆。所以其放松的方式离不开单身汉惯做的勾当——赌博、嫖娼、抽鸦片。同时，看不到回乡之路、看不到苦难的尽头，不如将痛苦掩埋在毒品中，获得片刻的安宁与解脱。

鸦片、可卡因也是娼妓的必需品，这在文化差异甚大的印度、法国、美国是完全一样的。1941年的一份日本警察报告对哈尔滨妓女有一段这样的描写：窑姐买了5毛钱一包的吗啡，马上毫不迟疑当着嫖客的面就把吗啡抹进生殖器官里。在巴西的里约热内卢，男扮女装的娼妓91%好饮烈酒，76%使用可卡因，61%吸大麻。在喀麦隆，妓女会在阴道塞入大麻、岩盐、小石粒的混合物，以增加嫖客的快感。美国旧金山的一位妓女说：我通常什么客人都做，但我通常会要起码一半现金一半可卡因。为什么娼妓容易吸毒？原因是毒品能使身体对疼痛麻木不觉，也能抹杀记忆，最多见的还是借毒品之助继续在这一行做下去。

第五节 吸毒的形势

一、国际形势

(一) 国际药物滥用流行的总体形势

近30年来，药物滥用在全球范围内呈持续流行蔓延之势。联合国相关统计表明，毒品问题已波及全球200多个国家和地区，人群中的药物滥用率以每年3%～5%的速率递增。根据联合国国际毒品与犯罪办公室（United Nations Office on Drugs and Crime，UNODC）发布的2013年世界禁毒报告，截至2011年底，全球15～64岁人群中在过去一年中使用过非法药物的人数达2.4亿（1.67亿～3.15亿之间），占成年人口数量的5.2%（3.6%～6.9%）。其中，滥用大麻人数1.8亿，滥用苯丙胺类兴奋剂（amphetamine-type-stimulants，ATS）人数3380万（不包括摇头丸）、滥用阿片类物质人数3190万（阿片类药物 opiate1650万）、滥用摇头丸人数1940万、滥用可卡因人数1700万。

1. 药物滥用形势变化 20世纪80年代后期，全球药物滥用呈全球流行趋势，不但遍及发达国家，而且波及越来越多的发展中国家。据联合国统计，1989年全球药物滥用人数为4800万，约占当年人口总数的1%，而到20世纪90年代末期，全球曾经使用过非法药物的人数已增加至1.8亿人，占全球15岁以上的人群的4.2%。从药物滥用种类来看，除一些传统毒品外，出现了越来越多的新型合成毒品。其中，阿片类物质滥用率为0.3%，海洛因滥用率为0.22%，超过60%的使用者在亚洲，20%在欧洲；可卡因滥用率为0.3%，70%的使用者在美洲，16%在欧洲；大麻滥用率为3.4%，其使用者中超过1/3在亚洲，1/4在美洲，1/5在非洲；苯丙胺类滥用率为0.7%，亚洲约占50%，美洲和欧洲约占1/3；摇头丸滥用率为0.1%，摇头丸的消耗主要集中在西欧和北美国家，但在发展中国家已有增长蔓延之势。

根据联合国国际毒品与犯罪办公室（UNODC，2001～2002年为UNODCCP）2001～2013年公布的相关数据（图2-1，图2-2），近10余年来，全球毒品滥用率和滥用人数均呈总体上升之势。2000～2003年非法药物滥用率从4.3%升至5.0%，随后4年基本稳定在4.8%～4.9%，尽管2008年下降为4.6%，但随后3年逐年上升至5.2%。因此，纵观10余年来全球药物滥用趋势，虽然个别年份药物滥用人数偶有下降，但总体呈上升之势：从2000年的1.85亿逐步上升至2011年底的2.4亿。从药物滥用种类来看，从1989年起近30余年来，大麻一直为全球滥用人数最多的药物，从使用人数的增长速率看来，以“冰毒”、“摇头丸”为代表的苯丙胺类兴奋剂则是增长最快的毒品；阿片类物质opiates滥用率近10年来则变化不大，基本维持在0.4%。

从列入联合国管制的麻醉药品、精神药品品种上可以看出，随着毒品的流行，列管的物质种类不断增多，其中多数是合成类。1995年列入国际管制的物质为226种，其中合成类为189种；2012年国际列管的物质种类为234种，合成类为196种。非医疗目的使用处方药（如阿片类处方药、曲马多、镇静安眠药等）已成为不容忽视的问题，“在103个提供相关信息的国家中，60%的国家将处方药列为该国误用最多的三种物质类型之一，15%的国家认为其为该国使用最多的物质”。在提供镇静催眠药非医疗目的使用数据的国家中，爱沙尼亚、挪威、葡萄牙、立陶宛、意大利、前南斯拉夫的马其顿共和国等6个国家使用率在10%以上，最低的是英格兰0.4%。此外，新精神活性物质种类层出不穷，已逐步成为值得关注和进一步研究的公共卫生问题和社会问题。除新精神活性物质外，“澳大利亚，孟加拉国，加拿大，德国，印度尼西亚，尼日利亚，巴基斯坦，韩国，美国，瑞典和我国香港等国家和地区还报告有滥用止咳药水（含可待因和美沙芬等止咳药成分）的问题”。

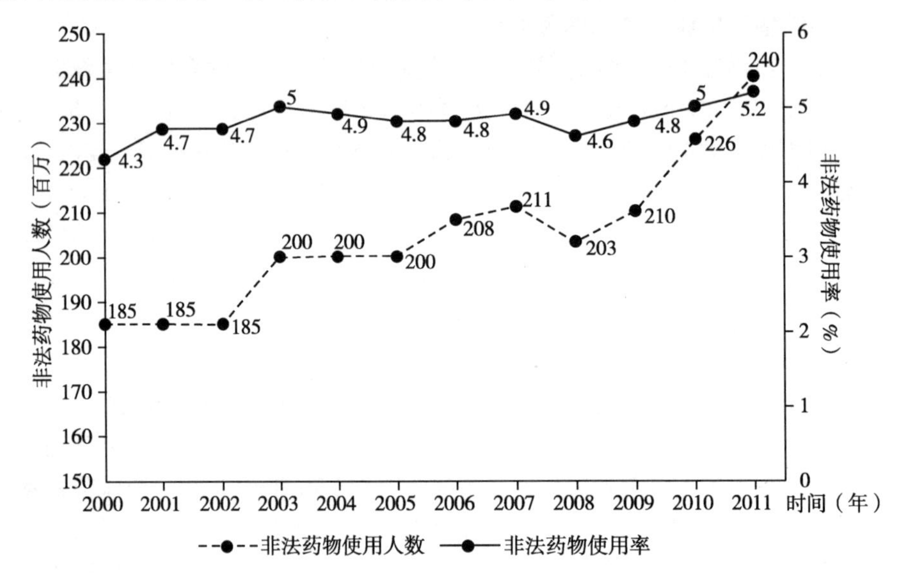

图 2-1　2000～2011 年全球 15～64 岁人群中非法药物使用趋势

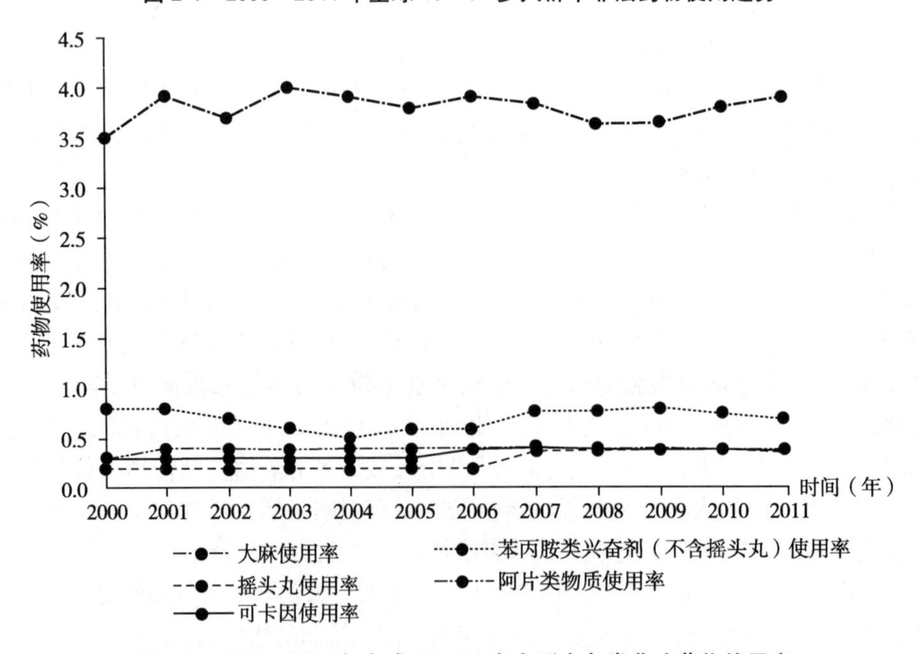

图 2-2　2000～2011 年全球 15～64 岁人群中各类非法药物使用率

2. 青少年毒品滥用　青少年是药物滥用的高发人群。从有限的调查显示，根据美国监测未来项目调查（Monitoring the Future，MTF）结果，在2013年，美国8、10、12三个年级学生过去一年非法药物使用率总体为28.4%，比2012年上升1.3%（各年级分别为14.9%、31.8%、40.3%，分别比2012年总体增加了相应增加了1.5%、1.6%、0.6%）；非法药物终生使用率为35.8%，比2012年（34.1%）上升1.7%（各年级学生终生使用率分别为20.3%、38.8%、50.4%，分别比2012年增加1.8%、2.0%、1.3%）。从滥用种类来看，大麻一直是各年MTF调查中使用率最高的非法药物，近5年来各年级学生每日大麻使用率逐年上升。具体来看，8、10和12年级学生2013年使用率最高的非法物质均是大麻，而各年级学生使用率第二高的非法物质则有所区别，分别为吸入剂（inhalants）、合成大麻（synthetic marijuana）、苯丙胺类兴奋剂（amphetamines）；上述各年级学生使用率第三的非法物质分别为合成大麻、苯丙胺类兴奋剂、合成大麻；各年级学生致幻剂的使用率分别为1.6%、3.4%、4.5%；各年级学生浴盐（bath salts）的使用率分别为1.0%、0.9%、0.9%；各年级海洛因和冰毒的使用率分别为1.0%、0.6%左右。

欧洲2011年酒精和其他药物的学校调查（European School Survey Project on Alcohol and Other Drugs，ESPAD）报告显示，18.0%的学生曾经使用过非法药物，男女学生非法药物终身使用率分别为21.0%和15.0%，其中大麻是使用最多的物质，其终身使用率分别为19.0%和14.0%；其次为摇头丸和苯丙胺，3.0%的学生曾经使用过摇头丸或苯丙胺；可卡因和LSD等致幻剂的使用报告率低于2%；海洛因和GHB的使用报告率则更小，低于1%。

3. 毒品贩运　全球涉及毒品走私和贩运的国家和地区多达200多个。2013年UNODC的报告指出，“近年来，毒品贩运呈现出新的特点，贩运分子正试图开辟新的路线来补充原有路线，虽然巴尔干贩运路线仍然是最受欢迎的路线，但经由该路线贩运的海洛因数量有所减少。例如，除了既有的巴尔干路线和北部路线外，海洛因的贩运还从阿富汗途经伊朗或巴基斯坦向南，并且途经伊拉克穿越中东地区。从1997～2011年查获的毒品数量和案件数量来看，陆运是主要的贩运途径，公路和铁路贩运的毒品数量和案件数量均超过50%，水运的毒品数量占41%。此外，海上贩运已经成为各国禁毒部门所面临的一个尤为棘手的挑战，贩运分子正在更多使用一条由阿富汗途经伊朗或巴基斯坦的港口往南并通过东非和西非的港口抵达消费者市场的新海运路线。自从2009年以来，在非洲尤其在东非，海洛因缉获量急剧增加，几乎翻了十倍”。

4. 药物滥用地区特征

（1）非洲：非洲地区欠缺毒品滥用模式和趋势的相关数据，从评估结果来看，非洲地区2011年大麻的使用率较高，为7.5%，约为全球平均水平的两倍，其中西非和中非地区最高为12.4%，而东非最低为4.1%；ATS和可卡因，其使用率分别为0.9%和0.4%；阿片类药物的使用率为0.33%，与全球水平相当，其中西非和中非地区最高为0.44%，而东非最低为0.17%。“阿片类药物使用在非洲呈显著增加之势，许多国家也反映大麻、苯丙胺类兴奋剂和可卡因的使用在2011年有所增加”。从UNODC年度调查问卷数据来看，2000～2011年10余年来，一般认为非洲地区阿片类物质、大麻、苯丙胺类兴奋剂和可卡因的使用总体呈现快速增长之势，如大麻从2000年不足1.5%上升至超过9.0%（2011年），增长了5倍有余。

(2) 美洲：在美洲，大部分非法药物使用率均较高，2011年美洲地区大麻、阿片类物质、可卡因、ATS、摇头丸使用率分别为7.9%、2.1%、1.3%、1.0%、0.5%，均高于全球相应物质的使用水平。其中，大麻和可卡因的使用以北美和南美地区相对较高，其大麻的使用率分别为10.7%和5.7%，而可卡因分别为1.5%和1.3%，均高于全球大麻和可卡因的使用水平，如加拿大15岁以上人口在过去一年中所报告的大麻使用率2010年为10.7%，2011年下降到9.1%；苯丙胺类兴奋剂使用则以北美和中美地区较高；阿片类物质（opioids）和摇头丸的使用率则在北美地区较高，分别为3.9%和0.9%。

美国每年因吸毒相关的犯罪、劳动力丧失和健康保健等的支出为1930亿美元，其中医疗保健费用为110亿。根据美国国家药物使用与健康调查数据，2010～2012年美国12岁以上人群非法药物终身使用率一直为47%～48%左右，而过去一年使用率2010～2012年分别为15.3%、14.9%、16.0%。从过去一年的使用率来看，2012年使用率最高的非法物质是大麻（12.1%），其次是可卡因（1.8%），致幻剂（1.7%），海洛因、甲基苯丙胺和摇头丸的使用率分别为0.3%、0.4%、1.0%。此外，治疗用的精神药物非医疗目的使用率为6.4%。青少年非法药物滥用问题严重，25岁以上年龄组非法药物过去一年的使用率（12.2%）低于12～17岁（17.9%）和18～25岁（36.3%）两个年龄组，其中18～25岁年龄组可卡因、致幻剂、摇头丸、海洛因、大麻、兴奋剂使用率显著高于其他两个年龄组，而12～17岁组吸入剂过去一年的使用率高于其他年龄组。

(3) 亚洲：亚洲地区缺乏可靠的毒品使用监测数据。2011年，亚洲地区大麻、阿片类物质、可卡因、苯丙胺类兴奋剂、摇头丸使用率分别为1.9%、0.4%、0.05%、0.7%、0.4%，除苯丙胺类兴奋剂、摇头丸使用率与全球水平相当外，阿片类物质（opioids)、大麻和可卡因年使用率均比全球平均水平低得多。总体而言，亚洲地区的毒品使用仍处于较低水平，但全球40%的非法毒品使用者、60%的阿片（1002万）和30%～60%的苯丙胺类兴奋剂使用者（1913万）集中在亚洲。此外，东亚和东南亚的专家估计2011年苯丙胺类兴奋剂较往年要高。从滥用物质的具体种类来看，大麻使用以东亚和东南亚最低为0.6%，中亚、近东和中东、南亚等地区相差不大，在3.4%～3.9%之间，而使用人数则以南亚最多为3303万人；阿片类物质使用则以近东和中东最高（1.9%），东亚和东南亚最低为0.2%。氯胺酮在文莱达鲁萨兰国、中国、印度尼西亚、马来西亚和新加坡等国家有滥用报道。

(4) 欧洲：在欧洲，至少8500万人曾经使用过非法药物，相当于1/4的欧洲成人人口的数量。欧洲各国药物终身使用率（lifetime drug use）差异较大，丹麦、法国、英国较高为1/3，而保加利亚、希腊、匈牙利、罗马尼亚、土耳其等国家则不足1/10。从滥用种类来看，西欧和中欧地区大麻、可卡因、摇头丸的使用率比东欧和东南欧地区高，特别是可卡因和大麻的使用率是东欧和东南欧地区的6倍和2.8倍；东欧和东南欧地区阿片类物质使用率较高为1.2%，是西欧和中欧地区的3倍。2011年新发因注射吸毒HIV感染率为3.03×10^{-6}，注射吸毒人群中抗-HCV阳性率在18%～80%之间。研究表明，毒品问题使用者的年死亡率约1%～2%，每年大约1万～2万名阿片类成瘾者死亡，其中大部分死亡年龄在30～40岁之间，死亡原因主要为吸毒过量。2011年，约6500名毒品成瘾者死于毒品剂量过大，比2009年（7700名）和2010年（7000名）低。

从所使用的药物种类来看，大麻仍然是最常用的非法药物，使用人数约7700万，

15～34岁年轻人过去一年中使用率为11.7%（1540万）。从正在治疗的药物成瘾者看，大麻使用者男女比例为5.25∶1，初次使用大麻的年龄约为16岁，初次接受治疗的年龄为25岁，烫吸为主要滥用方式，成瘾者中每日均使用大麻的比例高达47%。其次是可卡因，可卡因是欧洲国家最常使用的兴奋剂，使用人数约1450万。从正在治疗的成瘾者来看，初次使用可卡因的年龄约为22岁，初次治疗的年龄为33岁，每周使用2次以上可卡因的患者超过50%，鼻吸为主要滥用方式（67%），其次为烫吸，3%的人注射使用可卡因。

ATS使用者为1270万人，15～34岁人群过去一年中使用率为1.3%（170万）。从正在治疗的成瘾者人口学特征看，男女比例约7∶3，初次使用可卡因的年龄约为19岁，初次治疗的年龄为28岁，每周使用2次以上ATS的患者达58%，鼻吸为主要滥用方式（42%），其次为烫吸（26%），6%的患者注射使用ATS。在欧洲，苯丙胺比甲基苯丙胺更易获得。180万人在过去一年中使用过摇头丸，欧洲各国摇头丸的使用率在0.1%～3.1%。在部分欧洲国家，合成卡西酮类（包括甲氧麻黄酮）在非法兴奋剂市场中占据一席之地，如英国（16～24岁青年人中，合成卡西酮类过去一年使用率为3.3%）。

2011年，15～64岁欧洲成年人中140万（0.41%，各国使用率在0%～0.8%之间）人使用阿片类药物（问题使用者，problem opioid use），主要滥用的阿片类药物种类为海洛因，其他合成类的阿片类药物如丁丙诺啡、美沙酮、芬太尼等在黑市上也能买到。2007～2011年，新发海洛因成瘾者或呈现下降趋势。大多数阿片成瘾者有多药滥用行为，城市人口和边缘化的群体中使用率高于其他人群。在治的海洛因成瘾者初次使用海洛因的年龄为22岁，每日均使用海洛因的成瘾者占55%，烫吸和注射滥用比例分别为44%和43%。

此外，致幻剂在部分国家形成流行性滥用，但流行率有较大差异。各国15～34岁年轻人群中GHB过去一年的使用率在0%～2.2%之间，而LSD过去一年的使用率则为0%～1.7%之间。近年来，大麻、苯丙胺相关的犯罪呈上升之势。

（5）大洋洲：大洋洲，特别是澳大利亚和新西兰，非法物质的使用率较高。其中，大麻使用率（10.9%），阿片类物质opioids（3.0%），“摇头丸”（2.9%），苯丙胺类兴奋剂ATS（2.1%）和可卡因（1.5%），均高于全球相应物质的平均使用水平。

5. 毒品相关死亡和“毒驾”　“根据欧洲药物和药物滥用监测中心的估计，欧洲国家死于毒品相关危害者平均年龄从26～44岁不等，而这种死亡在很大程度上是可以避免的”。毒品相关的死亡原因可包括吸毒过量、交通事故、暴力事件和自杀等意外，有研究指出，毒品问题使用者每年的死亡率为1%～2%。据UNODC估计，2011年全球有210 546人（102 040～247 336人）的死亡与毒品有关，造成15～64岁人群毒品归因死亡率为45.9×10^{-6}（这相当于占全球15～64岁人群中由各种原因导致的死亡率的0.54%～1.3%，其中拉丁美洲和加勒比地区毒品归因死亡率最低为15×10^{-6}，而北美最高为155.8×10^{-6}。EMCDDA估计每年1万～2万名阿片使用者死亡，阿片类药物仍然是所报告的毒品过量死亡原因中最为常见的一类物质，死者体内多合并其他物质如酒精和苯二氮䓬类药物。有研究表明，阿片类相关的死亡在所有意外的药物中毒死亡所占比例可高达77%。除海洛因外，其他常导致中毒的药物还包括美沙酮、丁丙诺啡、芬太尼等。

“毒驾”问题近年来也引发了各国政府的关注。世界卫生组织预计，到2030年，交通事故可能将成为第五大死亡原因。美国2012年全国药物使用和健康调查（National Survey on Drug Use and Health，NSDUH）显示，在过去的一年中3.9%（1030万）的青年人和成年人（12岁以上人群）自述曾在使用毒品后开车，18～25岁的年轻人比其他年龄段的毒品成瘾者更易在使用毒品后发生驾车行为。在欧洲，1.9%的驾驶员在吸毒后驾车，其中吸食毒品种类主要为大麻（THC，1.32%）和可卡因（0.42%）。在挪威和泰国开展的病例-对照研究表明，毒驾是导致交通事故的重要危险因素，使用海洛因等阿片类药物后发生致死性交通事故的风险增加5.7倍，而使用苯丙胺兴奋剂后致死性交通事故的风险更高（OR=57.1，单一使用苯丙胺或甲基苯丙胺等风险倍数也高达20.9）。吸食毒品后驾车发生致死性交通事故的风险从小到大依次为单一毒品滥用（OR=6.1）、多种毒品滥用（OR=49.7）、单一滥用酒精（OR=68.6）、酒精和毒品混合滥用（OR=352.9）。

6. 吸毒人群共患病问题　研究显示，毒品滥用增加了滥用者罹患精神疾患的风险。一项在美国加利福尼亚进行的前瞻性队列研究表明，相对正常人群而言，甲基苯丙胺滥用大大增加了精神分裂症的患病风险（OR=9.37），而可卡因、阿片类药物和酒精组的患病风险则在1.46～2.81倍之间。McKetin R等在澳大利亚开展的一项前瞻性研究结果也表明，甲基苯丙胺使用者在使用甲基苯丙胺期间罹患精神病性障碍的风险增加，OR=5.3（3.4～8.3）。

吸毒成瘾患者中情绪紊乱的比例高达40%，焦虑障碍达30%。南非的一项研究显示其调查的甲基苯丙胺的使用者中，精神疾病患病率为41%，而精神分裂症则为31%，焦虑抑郁双极障碍患病率则为12%。我国台湾地区的一项研究显示，非法药物滥用者中药物相关的精神病性障碍（drug-induced psychotic disorder，DIP）、情绪障碍（drug-induced mood disorder，DIM）和自杀未遂流行率分别为17.3%、16.8%和14.2%。

此外，由吸毒导致吸毒人员感染传染性疾病，如艾滋病、病毒性肝炎等，一直是备受各国禁毒部门和专业人士关注的公共卫生问题。2011年，全球约162万（117万～386万）注射吸毒人员感染了艾滋病毒，比2008年估计的300万下降了46%，这主要是由于可获得注射吸毒人群艾滋病感染率的信息。全球注射吸毒人群HIV感染率11.5%，各洲HIV感染率差别较大，近东和中东亚、西南亚地区最高为24.0%，大洋洲最低为1.0%。总体而言，全球注射吸毒人群艾滋病感染者中的几乎一半（46%）来自俄罗斯、美国和中国（分别为21%、15%和10%）。2010年美国新发HIV感染原因中，注射吸毒占8%。

丙型肝炎病毒（HCV）感染在注射吸毒者中非常普遍。UNODC估计，2011年全球注射吸毒者中丙型肝炎病毒的患病率为51.0%，相当于720万注射吸毒人员患有丙型肝炎。"患有丙型肝炎病毒注射吸毒人员多分布在东亚和东南亚、东欧和东南欧和北美，其中该类人群人数超过10万的国家大多分布在北美和东亚及东南亚：墨西哥（96.0%）、越南（74.1%）、美国（73.4%）、加拿大（69.1%）、马来西亚（67.1%）、中国（67.0%）和乌克兰（67.0%）。此外，在2011年，全球注射吸毒者中乙型肝炎病毒（HBV）的感染率估计为8.4%，感染率最高的地区是近东和中东/西南亚（22.5%），西欧和中欧（19.2%）"。

（二）大麻

大麻仍然是最广泛使用的非法物质。15～64岁的人口中3.9%使用大麻（1.8亿），大麻使用率与2009年相比有所上升，特别是在亚洲地区。

1. 大麻的种植与生产　2013年禁毒报告指出，“清楚阐述全球大麻种植和生产情况仍然是一项艰难的工作：虽然世界上几乎每个国家均生产大麻，但其种植大体上局限于本地区，并且经常提供给当地市场消费。大麻草种植在主要的产区（欧洲和美洲）逐渐增加。”2011年，北美（主要为墨西哥和美国）大麻草缉获量占全球缉获总量的69%。2011年，美国和墨西哥大麻草的缉获量从2002年的3033吨上升至2011年的3944吨。欧洲大麻草查获量增加而大麻脂查获量减少，或提示进口的大麻脂为当地生产的大麻草代替。2011年，被查获的大麻脂主要来自于包括摩洛哥、阿富汗、印度、黎巴嫩和巴基斯坦等国家。摩洛哥和阿富汗是主要的大麻脂货源地，其中摩洛哥主要供应西欧和中欧，阿富汗则主要供应近东和中东欧，2009～2010年大麻草和大麻脂生产较为稳定。

2. 大麻滥用人群规模动态变化　从图2-3可以看出2000～2004年大麻使用率从3.5%逐渐上升（除2003年外）至4.0%，2005～2008年起伏波动，2008年达较低点3.6%，2009～2011年大麻使用呈现上升趋势，2011年全球大麻使用率达3.9%。全球大麻使用人数总体呈曲折上升趋势，从2000年1.47亿上升至2011年的1.81亿，增长23%。2011年，大麻使用率以西非和中非使用率最高为12.4%，其次为大洋洲10.9%，除亚洲（1.9%）低于全球水平外，美洲（7.9%）、非洲（7.5%）、欧洲（5.6%）均高于全球水平。

2000～2011年大麻使用率在美国、非洲等地区总体为上升趋势：美国12岁以上的人群从2000年的8.0%增加至2011年约12%；在欧洲大麻也是使用最多的非法药物，2011年欧洲酒精和其他药物学校调查（ESPAD）显示，7%的学生在过去的30天内使用过大麻；13%的学生或11.7%年轻人（15～34岁）在过去的一年内使用过大麻，2006～2011年间因使用大麻而接受戒毒治疗的患者从4.5万增长到6万。

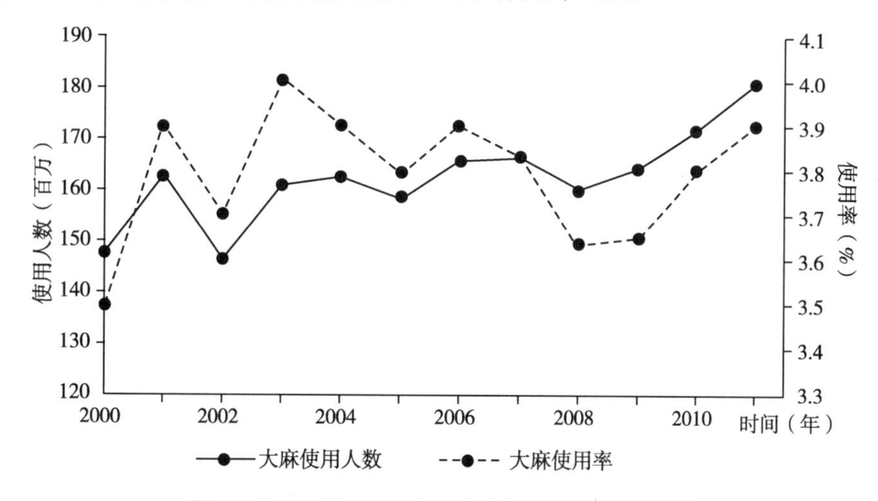

图2-3　2000～2011年全球大麻使用人群规模变化

（三）苯丙胺类兴奋剂

1. 生产和查获　在全球层面，苯丙胺类兴奋剂查获总量近年升至新高：2011年为123吨，比2010年同期（74吨）上涨66%，是2005年（60吨）的2倍。64%的苯丙胺以captagon pills芬乃他林药片的形式在近东和中东被缉获，大部分被缉获的苯丙胺是在沙特阿拉伯生产制造的。全球范围内，甲基苯丙胺是苯丙胺类兴奋剂中主要滥用种类（但欧洲国家苯丙胺更常见），其查获量占 2011 年苯丙胺类兴奋剂总缉获量的 71.5%。从甲基苯丙胺查获量来看，2007～2011 年呈逐年上升之势，从 19 吨上升至 88 吨，上升了 363%；而北美的查获量也成迅速上升之势，且占全球的查获比例超过 50%。2011 年，甲基苯丙胺缉获量最大的前五个国家依次为墨西哥、美国、中国、泰国和伊朗，其中墨西哥的缉获量 2010～2011 年间从 13 吨增加到 31 吨，增加了一倍多。一般来说，在东亚和东南亚，甲基苯丙胺以片剂为主，如 2011 年就缉获了 1.228 亿颗药丸（其中中国 6190 万片，泰国 4940 万片）。然而，值得注意的是该地区晶体甲基苯丙胺查获创新高，2011 年查获量达 8.8 吨（其中 4 吨是在中国被查获），比 2010 年增长 28%。此外，传统制造 ATS 的前体物质正在被其他未列入国际管制的前体物质和化学修饰的前体物质所取代，如 α-苯乙酰乙腈（alpha-phenylacetoacetonitrile，APAAN）。

2. 滥用人群规模动态变化　从图 2-4 可以看出 2000～2011 年 12 年间苯丙胺类兴奋剂（不包括摇头丸）滥用率起伏变动，2001 年开始下降，2004 年达峰底 0.5%，2005 年开始上升，2009 年升至最高 0.8%，随后两年再次下降至 0.7%。滥用人数方面，2007～2011 年 5 年间基本维持在 3400 万人左右。2011 年，大洋洲、美洲、非洲的 ATS（不包括摇头丸）使用率分别为 2.1%、1.0%、0.9%，均高于全球水平，亚洲为 0.7%，欧洲为 0.5%。在欧洲，苯丙胺比甲基苯丙胺的可及性更高，2011 年到药物成瘾中心治疗的患者中约 6%的患者以苯丙胺类药物为主要滥用药物。在欧洲，6%的 ATS 成瘾者注射使用 ATS。

2000～2011 年间，全球摇头丸使用率翻了一番，2000～2006 年间保持相对稳定在 0.2%，2007 年翻番为 0.4%，随后 4 年保持在该水平。2011 年，大洋洲摇头丸使用率最高为 2.9%，美洲、欧洲摇头丸的使用率高于全球水平，亚洲使用率相当于全球水平，而非洲摇头丸使用率最低为 0.2%。

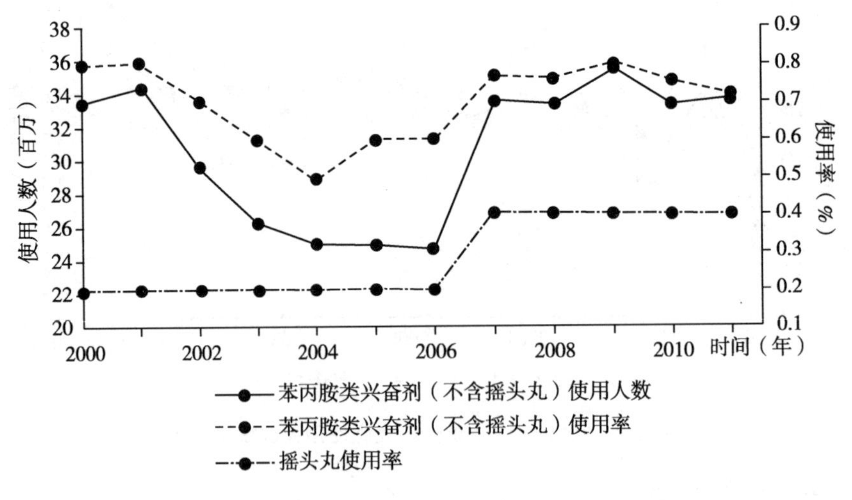

图 2-4　2000～2011 年苯丙胺类兴奋剂全球滥用情况

3. 地区形势　虽然在北美和大洋洲的传统市场 ATS 使用稳定，但似乎在非洲和亚洲的发达经济体，特别是在东亚和东南亚等地区市场逐渐增长，而非洲苯丙胺类兴奋剂年度使用率也高于全球平均水平。

（四）阿片类物质

1. 罂粟种植与鸦片生产　从图 2-5 可以看出，全球罂粟种植面积在 2001～2007 年间总体呈上升之势（除 2005 年短暂下降外），从 14.2 万公顷上升至 23.6 万公顷；2008～2009 年下降至 18.6 万公顷，2010 年间开始上升反弹，2012 年创历史新高达 23.6 万公顷。从生产的角度来看，阿富汗保持了其全球罂粟种植领跑者（2012 年占全球罂粟种植面积的 65.2%）和鸦片首席生产商的地位（在 2012 年占全球非法鸦片产量的 74%），其罂粟种植面积变化情况与全球变化基本一致。海洛因产量方面，2001～2007 年从 163 吨上升至 686 吨（2005 年小幅下降为 472 吨）；由于阿富汗产量差等原因，2008～2012 年总体为下降趋势（除 2011 年上升至 476 吨外），2012 年下降至最低（311 吨）。缅甸是东南亚地区主要的鸦片生产地，2006～2012 年间其罂粟种植面积连续增加，从 21 500 公顷增长至 51 000 公顷；鸦片产量 2009 年至 2012 年从 330 吨上升至 690 吨。在美洲，墨西哥是该地区最大的鸦片生产国，2005～2009 年其罂粟种植面积从 3300 公顷升至 19 500 公顷，2011 年下降至 12 000 公顷；鸦片产量从 71 吨上升至 425 吨，2011 年下降至 250 吨。

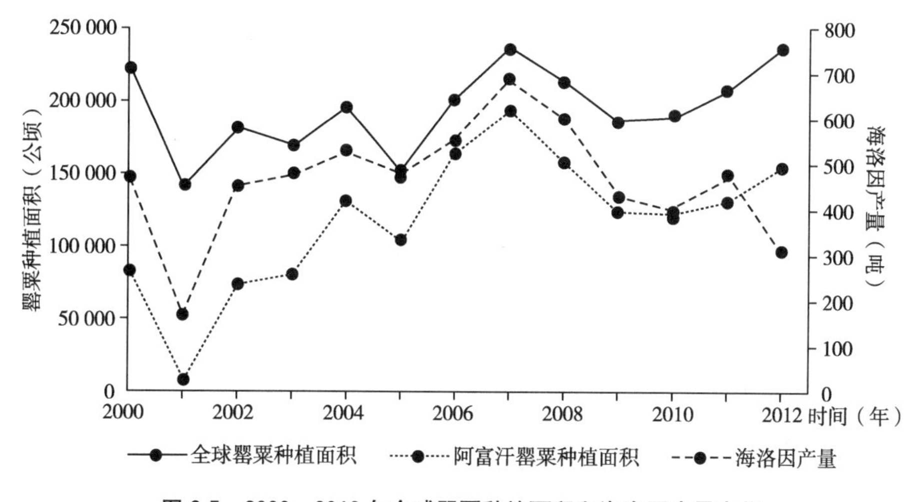

图 2-5　2000～2012 年全球罂粟种植面积和海洛因产量变化

2. 滥用人群规模动态变化　从图 2-6 可以看出 2000 年全球阿片类药物（opiates，UNODC 报告中指植物来源的阿片类物质，包括吗啡、海洛因、鸦片）使用率为 0.3%，2001 年升至 0.4%，随后 10 余年保持平稳。滥用人数方面，2000 年为 1290 万，随后 6 年间缓慢上升至 2007 的 1800 万人，2008 年起缓慢下降，2011 年达 1650 万。UNODC2012 年和 2013 年的禁毒报告中，增加了 opioids（除包括植物来源的 Opiate 外，还包括合成的阿片类物质如芬太尼、美沙酮、丁丙诺啡等）滥用形势的估计。2010 年和 2011 年全球 opioids 的使用率均为 0.7%，2011 年使用人群规模在 2765 万～3639 万人之间。此外，UNODC2000～2007 年的报告中曾对海洛因使用规模进行过估计，2000～2006 年，全球海洛因使用率在 0.22%～0.3%之间，使用人群规模从 920 万（2000 年初）升至 2006 年的 1200 万人。

3. 地区形势　“自 2009 年以来，非洲、亚洲特别是在东亚、东南亚、中亚和西南亚阿片类物质使用有所增加；北美地区（3.9%），大洋洲（3.0%），近东和中东/西南亚（1.9%）和东欧和东南欧（1.2%）阿片类物质 opioids 的使用率高于全球平均水平（0.7%）”。

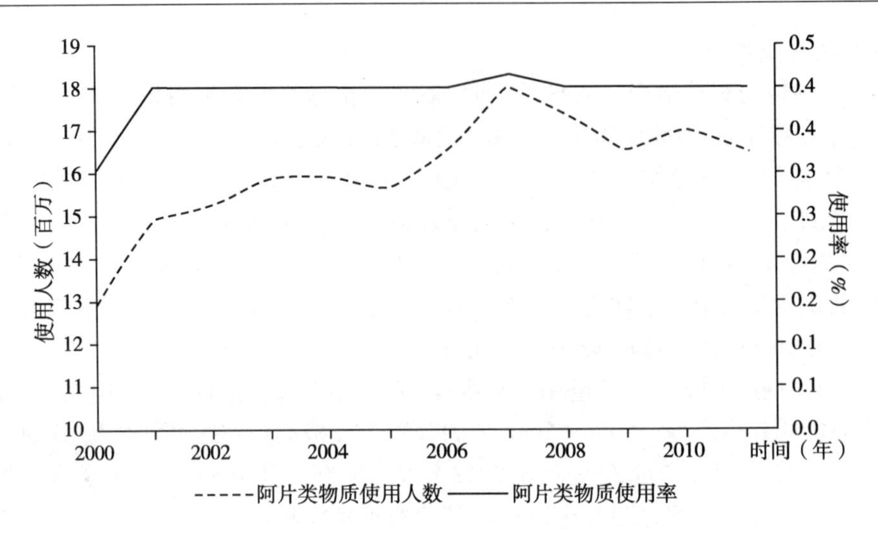

图 2-6 2000～2011 年全球阿片类药物使用情况

传统的植物提纯的 opiates 使用方面，欧洲使用率（0.5%）高于全球水平（其中东欧和东南欧的使用率是全球水平的两倍）；亚洲与全球水平相当，且拥有全球 60%的 Opiate 使用者。欧洲，由于滥用人群年龄老化和毒品来源的切断，海洛因滥用逐年下降，2007～2011 年新发海洛因使用人员呈下降趋势（新接受治疗人数从 2007 年的 59 000 人降低至 2009 年的 41 000 人），然而欧洲部分地区非医疗目的使用阿片类处方药仍有报道。美国 12 岁以上人群过去一年海洛因的使用率从 2010 年的 0.2%上升至 0.3%，其中 23%的使用者成为海洛因成瘾者。阿片类处方药滥用问题值得注意，在美国近 1/3 海洛因年轻成瘾者自述在开始用海洛因之前，已经使用过阿片类处方药。

（五）可卡因

1. 古柯树的非法种植　从古柯树种植面积来看（图 2-7），2000～2003 年，全球古柯树种植面积呈下降趋势，从 22.13 万公顷下降至 15.38 公顷，2004 年后基本维持在15 万～17 万公顷之间（除 2007 年突破至 18.16 万公顷外）；2011 年，古柯全球种植面积达 15.56 万公顷，与上年同期基本持平，比 2000 年低 30%。具体来看，哥伦比亚 2009 年以前一直作为主要种植区，但总体呈现下降趋势（2002 年为 10.2 万公顷，2011 年为 6.4 万公顷），秘鲁则从 2002 年以来逐渐上升，种植面积从 4.67 万公顷上升至 6.44 万公顷。

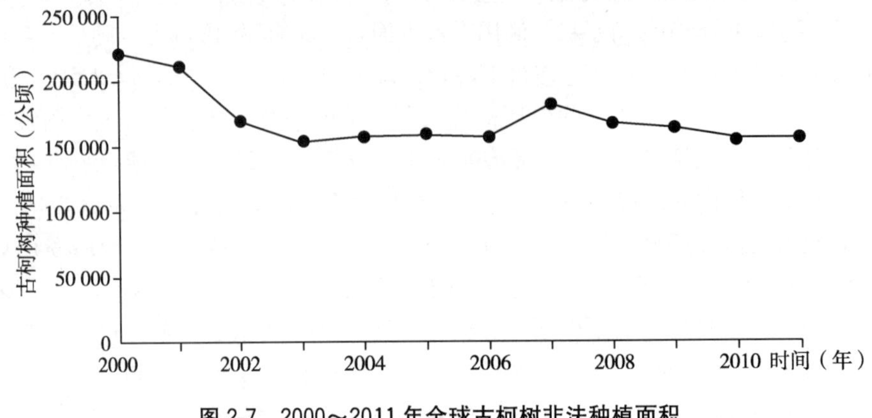

图 2-7 2000～2011 年全球古柯树非法种植面积

2. 滥用人群规模动态变化 从图 2-8 可以看出，从 2002 年，全球可卡因使用者数量逐渐上升，从 1330 万上升至 2011 年 1706 万；2000～2005 年间，全球可卡因使用率相对稳定在 0.3%左右，2006 年陡升至 0.4%，随后几年基本维持在该水平。具体来看，2011 年，大洋洲可卡因使用率最高为 1.5%，亚洲使用率最低为 0.05%，而美洲、欧洲可卡因使用率分别为 1.3%和 0.8%，均高于全球水平（0.4%）。从地区分布来看，从 2004～2005 年到 2011 年，北美可卡因使用者在全球使用者中所占比例由 49%减少至 27%，西欧和中欧所占比例基本没有发生改变维持在 24%左右，拉丁美洲和加勒比地区、非洲和亚洲等地区所占比例有所增加，特别是亚洲地区所占比例由 2%上升至 8%，上升幅度为 3 倍。

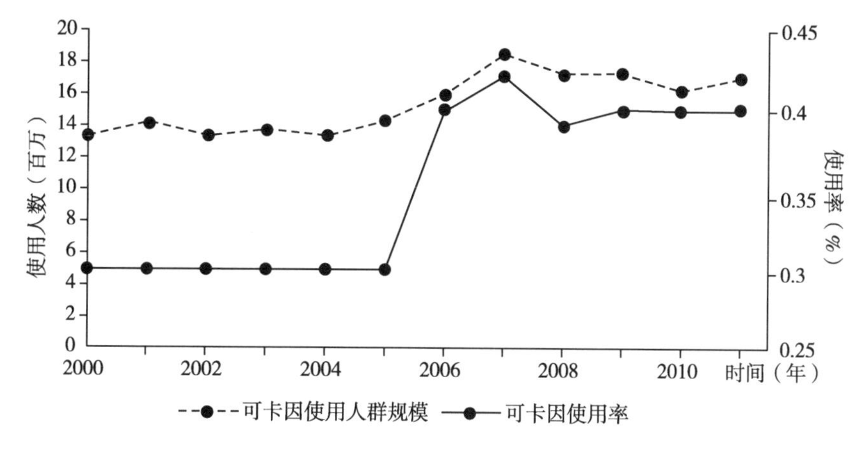

图 2-8 2000～2011 年全球可卡因使用人群规模变化

3. 可卡因生产与查获 2013 年世界禁毒报告指出，“2011 年，可卡因制造量的范围从 776 吨到 1051 吨（以 100%纯可卡因的数量表示），与上年同期基本持平。世界上最大的可卡因缉获量（未调整纯度）依旧是在哥伦比亚（200 吨）和美国（94 吨）。长期以来，可卡因一直被视为富人的毒品。然而，可卡因使用的规模并非完全受财富主导。既有富裕国家可卡因使用率低的实例，也有相反的实例。”

“在东亚和东南亚的部分地区可卡因使用增加的风险较高。中国香港的缉获量急剧增加，2010 年几乎达到 600kg，2011 年更超过了 800kg。这通常与使用可卡因所产生的光环以及社会较富裕群体的出现有关。在拉丁美洲，可卡因的增加则多数与“溢出”效应有联系，其原因为毗邻生产国导致可卡因可获得性高、价格较低。2006 年以来，北美洲可卡因的缉获量和使用率大幅度下降（除 2011 年缉获量再度上升外）。2006 年至 2011 年期间，美国普通人群可卡因的使用率下降了 40%，这与哥伦比亚生产的减少、执法干预等有一定联系。”此外，从哥伦比亚的可卡因缉获量来看，较之太平洋海上贩运路线，大西洋路线显得日益重要，可卡因市场似乎正向亚洲新兴经济体国家扩展延伸。

（六）新精神活性物质

1. 概念 新精神活性物质（new psychoactive substances，NPS）这一概念首先由欧盟提出用于定义新型麻醉药品或精神药物，2012 年 3 月由联合国麻醉药品委员会向国际社会推荐，UNODC 在 2012 年的世界禁毒报告中开始介绍 NPS 的滥用形势。NPS 是一个总称，指未列入管制的精神活性物质或旨在模仿受管制药物效应的产品，即并非由“61

公约”或“71公约”等国际禁毒公约列管，但以纯净物或制剂的形式被滥用，并可能对公共健康构成威胁。在此，术语“新”并不一定是指新近发明的药物，也可指对那些在特定市场新近被误用的物质。全球市场上新精神活性物质（NPS）的种类主要包括以下7类：

（1）合成大麻素：大麻受体激动剂，产生类似Δ^9-四氢大麻酚（THC）的效果，市场上常标记为草药产品，如Spice，K_2，Kronic。自2004年以来，Spice在欧洲、加拿大等国家和地区通过互联网和一些专门的商店（Head shops，Smart shops等）大量销售。据了解，Spice的滥用方式主要为抽吸，有时同烟草或大麻混合在一起抽吸，也有一些成瘾者报告说可以浸泡后饮用。

（2）合成卡西酮类：国际管制物质卡西酮（来源于卡塔叶植物的活性成分）的类似物和衍生物，一般发挥兴奋剂作用，如甲卡西酮（甲氧麻黄酮mephedrone）和亚甲基二氧吡咯戊酮（MDPV）。甲卡西酮，俗称“喵喵（Meow meow），从2007年在欧洲部分国家互联网上公开出售，到2010年12月欧盟正式将其认定为非法药物以来，甲卡西酮在多个欧洲国家发生了流行性滥用，英国的情况尤其严重。中国国家食品药品监督管理局、公安部、卫生部在2010年8月发布公告，将4-甲基甲卡西酮列入第一类精神药品进行管理。

（3）氯胺酮：麻醉药品，低剂量为兴奋作用，高剂量为致幻剂。

（4）苯乙胺类：这组包含与苯丙胺和甲基苯丙胺相关物质，一般会产生兴奋作用。然而，这些化合物的修饰可以成为潜在的致幻剂如Bromo-Dragonfly。

（5）哌嗪类：这些物质经常被当作“摇头丸”出售，因为其可发挥中枢神经系统兴奋性。最常见的物质是N-苄基哌嗪（BZP）和1-（3-氯苯基）哌嗪（mCPP）。

（6）植物基物质：这一组包括具有精神活性的植物。主要包括kratom、salvia divinorum、Khat。

（7）其他物质：如aminoindanes（兴奋剂），苯环己哌啶类物质（致幻剂）和色胺（致幻剂）。

许多新精神活性物质与国际列管的麻醉药品和精神药品药理学作用特点相似，具有兴奋和致幻等作用，容易在社会上形成较为严重的滥用危害。新精神活性物质变种更替速度很快，大部分的氯胺酮、苯乙胺和哌嗪在2008年之前出现，并于2009～2012年间较为稳定或下降。与此相反，新型合成大麻素和合成卡西酮类大量涌现却出现在随后几年，近年来还呈迅猛增长之势。

2. 地区形势 “欧洲预警系统于2005～2012年期间监测到236种新物质，相当于在全球范围内发现并报告给UNODC的所有物质（251种）数量的90%以上”。2012年欧洲预警系统一年间监测到73种新精神活性物质，2013年每周都报告一种新物质。英格兰和威尔士1.1%的成年人在过于一年内报告使用过mephedrone。值得注意的是，一些物质在非法市场上出售，而部分物质（所谓的legal highs）则公开出售，互联网也成为NPS重要的销售渠道，2012年1月就监测出693家网店；尽管新精神活性物质的使用主要见于娱乐性使用，但在海洛因货源稀缺的欧洲国家，部分海洛因使用者也转而使用合成类兴奋剂，特别是卡西酮类。

“美国发现NPS的数量全球最多，2012年，就发现了158种NPS，是欧盟同年识别种类（73种）的两倍多。最常见的物质是合成大麻素（2012年51种，而2009年仅为2

种）和合成卡西酮类（2012 年 31 种，2009 年 4 种）”。除大麻外，学生使用最多的物质就是 NPS，这主要由于合成大麻素可载于香料或类似的草药混合物使用。在美国，青年 NPS 使用率似乎是欧洲国家使用率两倍以上。2013 年美国监测未来调查 MTF 显示，美国 8、10 和 12 年级学生使用率高的是合成大麻，使用率分别为 4.0%、7.4%和 7.9%；其次为 SALVIA，使用率分别为 1.2%、2.3%和 3.4%；12 年级学生氯胺酮使用率为 1.4%；8、10 和 12 年级学生浴盐使用率分别为 1.0%、0.9%和 0.9%，59.5%的 12 年级的学生认为使用浴盐的人会自残，比 2012 年的 33.2%大幅上升。2012 年上半年，加拿大官方发现 59 种 NPS，几乎和美国报告的同样多。2011 年加拿大 10 年级学生（15～16 岁）salvia divinorum、jimson weed 和氯胺酮终身使用率分别为 5.8%、2.6%、1.6%。

据 UNODC 在 2012 年进行的调查，报告 NPS 出现的第二大数字在亚洲，主要是在东亚和东南亚以及中东国家。从消费方面来看，在亚洲的两个主要的 NPS 是氯胺酮和 kratom，主要影响东亚和东南亚的国家。2001～2011 年间查获的氯胺酮中 86.2%来源于东南亚，8.6%来自南亚。2011 年，氯胺酮在中国澳门和香港地区为第二最广泛使用的药物；在文莱达鲁萨兰国，氯胺酮是第四最广泛使用的物质；2010 年，氯胺酮是在印度和缅甸第五最为广泛应用的药物。此外，在也门，恰特草（khat）使用较为广泛，12 岁以上人口中 52%使用恰特草（khat）。

3. 监管　“NPS 的监管是一个错综复杂、千头万绪的问题，制造商总是生产新的变种以逃避法律的监管，因为法律框架只能控制已知的物质。各国政府已采用多种法律手段应对这一挑战，试图把某种单一物质或其类似物控制起来”。一般来说，一种 NPS 被列管后，主要表现为以下三种模式：

（1）该物质仍在市场上有供应，但它的使用立即下降。例如，甲卡西酮在英国和北爱尔兰、“合法兴奋剂”在波兰。

（2）在较长的时间间隔后（也许一年或以上），该物质的使用开始下降。例如，氯胺酮在美国。

（3）列管对使用该物质影响很少或没有直接的影响，例如，“摇头丸”在美国和其他国家。

“此外，还有部分 NPS 直接从市场上消失。这与大多数‘61 公约’和‘71 公约’管制的物质的情况类似。目前国际控制下的 234 物质，只有几十种仍然被误用，而大部分的误用都集中在这样十几种物质。”

二、我国毒品滥用现状

（一）总体形势

1993、1996、2000 年在广州、文山、西安、安顺、兰州、重庆 6 个市、县进行的三次物质滥用调查显示成瘾物质终身使用率分别是 1.08%（男女分别为 1.9%和 0.24%）、1.6%（男女分别为 2.58%和 0.57%）、1.52%（男女分别为 2.25%和 0.6%），年使用率分别是 0.91%、1.17%、1.17%。

10 余年来，我国毒品滥用形势发生了很大变化。我国当前毒品滥用的总体形势为：一方面，海洛因防治压力依然巨大，虽然海洛因滥用人数所占比例由 2002 年的 87.6%逐年下降至2012年底的60.6%，但仍远高于其他种类毒品，长期以来一直是我国禁毒工作的重点；此外，缅北地区目前罂粟种植面积处于历史较低水平，但近年来呈持续反弹态势，2012年该地区罂粟种植约63.7万亩，同比上升33.8%，可产海洛因60多吨，对我国形成新的威胁。另一方面，合成毒品形势严峻，国家禁毒委的统计数据显示，合成毒品滥用人数所占比重不断加大，由2005年的6.7%（5.95万）增加至2012年的38%（79.8万），其中苯丙胺类毒品吸毒人员占28.7%。从滥用地区分布看，合成毒品从早期的东南沿海地区不断向内地扩散，目前已不同程度波及至包括东北、西南、西北地区在内的全国城乡地区，并有进一步流行蔓延之势。2012年全国禁毒十大案件以查获“冰毒”、“氯胺酮”为主，2012年我国缴获海洛因7.3吨、冰毒类毒品16.2吨、氯胺酮4.7吨、大麻4.2吨。22个省区市发现制毒窝点，特别是广东汕尾、惠州以及四川成都周边地区制毒问题突出，所产晶体冰毒、氯胺酮占国内市场主要份额。

近年来，“毒驾”问题已引起我国禁毒部门的关注。2006年以来，经媒体报道的吸毒导致交通事故案例的数量急剧增加，2010年1～5月与2009年1～5月同期相比，全国经媒体报道的“毒驾”案例的数量增加了将近6倍。鉴于此，2012年，我国开展了“毒驾”治理工作，依法核查吸毒驾驶人信息、依法注销吸毒成瘾未戒除人员的机动车驾驶证、拒绝吸毒人员申领驾驶证。

1. 毒品滥用种类　阿片类毒品中，以海洛因滥用为主。2012年底，全国登记在册的127.2万名阿片类物质吸毒人员中124.4万吸食海洛因，2.8万吸食其他阿片类毒品。从上述1993年、1996年和2000年进行的3次调查结果来看，海洛因也都是当时使用率最高的物质，阿片类成瘾者中3次调查海洛因使用率分别是51.8%、83.1%和95.9%，鸦片分别是36.1%，26.4%和12.0%。

2000年在6个高发地区进行的调查仅发现5例冰毒和“摇头丸”滥用，而近10余年来，合成类毒品滥用呈逐年上升之势，而阿片类毒品吸毒人员所占比例则由2002年的87.6%逐年下降至2012年底的60.6%。截至2012年底，全国登记的合成毒品滥用人员79.8万名，占全部登记在册吸毒人员的38%。从我国国家禁毒委公布的数字和部分流行病学调查的数据来看合成类毒品滥用种类的构成发生一定的变化。中国药物依赖性研究所于2001年3月～2002年1月在上海等10个省、区、市的15个地区进行的流行病学调查结果显示，当时合成毒品滥用种类以摇头丸为主，其次是氯胺酮和冰毒，所占比例分别为68.3%，22.0%和12.5%。而根据2013年中国禁毒报告，截至2012年底，苯丙胺类毒品吸毒人员为60.2万，约占全部合成毒品滥用人员构成的75.8%，氯胺酮为16.0万，约占20%，其他合成类毒品3.5万，约占5%。与此类似，近年来在上海等地进行的流行病学调查也显示，我国目前合成类毒品滥用主要为苯丙胺类兴奋剂，其次为氯胺酮。

我国国家药物滥用监测年度报告显示，除甲基苯丙胺（“冰毒”）、亚甲二氧基甲基苯丙胺（“摇头丸”）和以氯胺酮为主要成分的“K粉”三种合成毒品外，又出现了“麻古”、“面面儿”、“忽悠悠”以及“开心水”、GHB（γ-羟基丁酸）等新类型毒品。

2. 吸毒人群人口学特征　从性别构成来看，海洛因和新型毒品吸食者都呈现出男多女少的特点。从1993～2000年进行的3次物质使用情况调查结果来看，女性所占比例有所增加，分别为10.1%、17.1%和22.4%。研究认为，新型毒品吸食者中女性的比例随着时间的推移正在增加（部分地区达30%），而对海洛因吸食者来说情况却恰好相反（近年来约20%)。此外，从近年发表的文献看，女性药物成瘾者首次吸毒时间较早，无固定工作比例也比男性高。

2001年在北京、湖南、贵州和湖北等地的调查中30岁以下成瘾者占63.5%。2008年以来，我国登记在册吸毒人员35岁以下吸毒人员所占比例有所下降，从2008年的59.7%降至2012年的55.4%。

3. 多药滥用 无论是海洛因成瘾者还是合成毒品成瘾者中，多药滥用现象均很严重。有报道称海洛因成瘾者同时滥用2种及以上药物的比例高达70%以上，合并使用较多的药物有曲马多、冰毒、K粉、摇头丸、止泻药复方地芬诺酯片和镇静催眠药地西泮等。海洛因成瘾者合并用药的原因较多，原因主要包括团伙间相互影响、改善睡眠、增强海洛因作用、追求更大刺激等。

冰毒等合成毒品成瘾者中多药滥用比例高达40%以上，合并使用较多的有海洛因、摇头丸、曲马多、美沙酮、三唑仑、大麻、氯胺酮等。

4. 艾滋病和丙型肝炎共患病 吸毒人员可通过血液传播和性传播途径感染艾滋病和丙型肝炎HCV病毒，这一直是禁毒工作实践中面临的难题和挑战之一。根据2008年在杭州、青岛、武汉、昆明、上海、西安、南京、海口等15个城市吸毒人群中开展的HIV梅毒螺旋体、丙型肝炎病毒感染现况及相关行为特征调查，最近1次共用注射器吸毒率仅为10.8%；仅5.0%的吸毒人员和1.2%HIV阳性的吸毒人员参加了针具交换；现场调查HIV的感染率为2.76%，其中海口最低为0.2%，昆明最高为16.25%；梅毒螺旋体及HCV感染率分别为3.38%和32.35%。

截至2012年，全国31个省（自治区、直辖市）共设立1884个国家级艾滋病监测哨点，覆盖吸毒者、男男性行为者、暗娼、性病门诊男性就诊者、男性长途汽车司乘人员、男性流动人口、孕产妇和青年学生8类监测人群。2012年，全国301个吸毒者监测哨点共监测116 279人，其中来自戒毒所72 418人，HCV抗体阳性率分别为40.8%；社区（34 374人）HCV抗体阳性率为38.5%；美沙酮维持治疗门诊（8996人）HCV抗体阳性率59.1%。2009～2012年监测哨点注射吸毒者HCV抗体总阳性率分别为55.3%、61.0%、63.8%、63.2%。而与此相比，男男性行为者、暗娼等其他7类哨点人群HCV抗体总阳性率维持在较低水平（近三年均<1.0%）。上述调查结果显示，注射吸毒感染HCV已经成为HCV主要的传播方式之一。因此，吸毒人群感染HIV和HCV应引起足够重视，并采取切实有效的措施加以预防和控制。

值得注意的是，新型合成类毒品滥用人群HIV和HCV感染问题也不容忽视。2009～2010年在北京、上海、广东、湖南、湖北、云南6省、市开展的一项调查显示，甲基苯丙胺滥用人群中，HIV感染率为4.5%，HIV感染存在地区差异，多药滥用、性行为增加、有患有性传播疾病的性伴侣、感染HCV等为HIV感染的危险因素，OR值分别为2.6、2.0、11.4、2.8。HCV感染率为43.5%，HCV感染则与ATS滥用时间长短、ATS注射滥用等有关。

（二）海洛因

据UNODC的数据显示，2002～2011年10年间，我国海洛因查获量最高为2004年（超过10吨），随后逐年下降至2008年的4吨左右，近些年有上升趋势，2011年上升至7吨有余。吴尊友等在四川、云南、贵州、广西、浙江等8个美沙酮维持治疗点，于2004～

2010 年间对 1511 位参与美沙酮维持治疗海洛因成瘾者进行了 6 年的前瞻性观察，结果显示，所有原因的死亡率为 28.6/1000 人年，前三位死因为药物剂量过大（33.8%）、HIV 无关的疾病（21.4%）和 HIV/AIDS（16.9%）。陆叶等汇总了 1995～2008 年国内医药学期刊报道的海洛因成瘾者复吸案例，其分析结果显示海洛因成瘾者在脱毒后，1 个月内复吸的构成比为 54.57%，1～3 个月内复吸占 31.76%，3～6 个月内复吸占 6.98%，即在半年内海洛因成瘾者复吸率达 93.31%；复吸次数在 5 次及以下的占 80.24%，复吸6～10 次的占 16.93%，10 次以上的占 2.83%。

2004 年 3～6 月，我国首批 8 家 MMT 试点单位在四川、云南、贵州、广西、浙江 5 省区陆续开诊。截止到 2012 年底，全国已有 28 个省、自治区、直辖市开展戒毒药物维持治疗工作，共设立美沙酮维持治疗门诊 756 个，配备流动服药车 30 辆；累计参加美沙酮维持治疗的戒毒人员达到 38.4 万名，在治人员 20.8 万名。从 2004～2012 年发表的 19 篇相关文献 meta 分析结果来看，我国美沙酮维持治疗的留治率为 30.6%（6 个月）～70.3%（12 个月）之间。美沙酮维持治疗依从性的影响因素主要包括服药人员对美沙酮药物本身或（和）MMT 普遍存在不正确认知、服药期间偷吸毒品、缺乏必要的社会心理干预、个别服药人员缴费困难、服药不够便利和公安部门的配合仍需提高等。

（三）甲基苯丙胺

甲基苯丙胺（俗称“冰毒”）是苯丙胺类兴奋剂中主要的滥用物质，其次是摇头丸。部分地区甲基苯丙胺以“麻古”（主要成分是甲基苯丙胺）为主要滥用类型。

从近年来发表的文献来看，滥用人群人口学特征方面，男女比例大约在 3∶1 左右，文化程度大部分以初中及以下文化为主，被调查者戒毒治疗前以无业为主，婚姻状况则以未婚或非在婚状态为主。甲基苯丙胺成瘾者滥用药物的主要场所包括歌舞厅、酒吧，游艺厅、“暂住地、宾馆、租住房”。滥用原因方面则主要包括好奇因素、空虚无聊、追求刺激、他人影响和教唆、抗疲劳、提精神。此外，相对于海洛因而言，甲基苯丙胺主要的滥用方式是烫吸，注射滥用的比例较低。甲基苯丙胺成瘾者多药滥用现象严重，超过 10% 的成瘾者曾经以海洛因为主要滥用物质；成瘾者除滥用多种苯丙胺类兴奋剂外，也滥用氯胺酮等。

相对海洛因而言，甲基苯丙胺成瘾者对于甲基苯丙胺等新型合成毒品正确认知率不高。有研究显示，甲基苯丙胺成瘾者中认为“吸食甲基苯丙胺和吸烟一样普通”的比例高达 92.2%，而了解其成瘾性的比例仅为 46.5%，愿意尝试戒除甲基苯丙胺的比例更低至 24.3%。还有研究报道，甲基苯丙胺成瘾者中超过 80%认为“与传统毒品相比，吸食新型毒品与否是可以自己控制”，而了解“使用新型毒品可损坏大脑和神经系统”的比例仅为 23.2%，了解“吸食新型毒品会导致精神障碍”的成瘾者比例则不足 10%。

（四）氯胺酮

在我国，氯胺酮被列为第一类精神药品管理（精神药品品种目录 2013 版），氯胺酮滥用问题的管控近年来成为我国禁毒工作不可忽视的重要内容之一。2012 年底，氯胺酮成瘾者人数为 16.04 万，占全国登记在册吸毒人员总数的 7.6%。从 2012 年全国禁毒十大案件来看，以“冰毒”、“氯胺酮”查获为主，2012 年我国缴获各类毒品 45.1 吨，其中氯胺酮 4.7 吨。2001～2002 年北京大学中国药物依赖性研究所先后对我国 11 个省、市、自治区的 14 个地区戒毒所收容的在娱乐场所发现的“摇头丸”、冰毒和氯胺酮等新型毒品成瘾者开展了问卷调查，调查结果显示，2486例新型毒品成瘾者中共发现氯胺酮成瘾者720例（占被调查人数的28.9%），其中女性成瘾者达30.9%，15.8%初次滥用的毒品就是氯胺酮；地区分布以东南地区为主，浙江和广东分别占38.5%和23.9%。初次滥用方式以口服、与啤酒共用、鼻吸三种方式为主，被调查时口服滥用比例降低，而与啤酒共用及鼻吸两种滥用方式所占有所上升。滥用原因方面，初始滥用氯胺酮的主要原因是好奇心驱使，而目前（入戒毒所前）的主要滥用原因则为寻求快感。2007～2008年在北京市强制隔离戒毒所开展的一项调查显示，新型毒品成瘾者中25.0%以氯胺酮为主要滥用物质，氯胺酮滥用场所以歌舞厅为主（55.2%），滥用方式以鼻吸为主（91.0%），使用氯胺酮后最严重的5项戒断症状/体征依次为用药欲望、困倦、疲乏无力、注意力不能集中、和他人交往失去兴趣，16.4%的成瘾者在过去12个月中发生过与使用“新型毒品”有关的易激惹或打架、吵架等行为。

第六节　吸毒的危害

吸食毒品对吸毒者本人、家庭和社会都将造成极大的危害。

一、个体危害

吸毒所带来的危害是多方面的，首先危害的是吸毒者的身心健康。

（一）对躯体健康的危害

毒品可损害人体的重要组织、器官，干扰和破坏正常的新陈代谢。

1. 病死率高　世界上每年约有20万人因吸毒而死亡，仅次于因患心脏病和癌症而死亡的人数，居第三位。有资料表明，吸毒者的平均寿命较一般人群短10～15年，25%的吸毒成瘾者会在开始吸毒后10～20年内死亡，吸毒人群的死亡率比正常人群高15倍，其中75%是25岁以下的年轻人。一项研究表明，美国海洛因成瘾者不到全美人口的1%，但每年直接死于海洛因中毒者就高达6000人。美英两国的研究发现，每年海洛因吸食者的死亡率为16‰～30‰不等。在我国，已有39 867人死于滥用毒品，占现有吸毒人数的5%。

吸毒者病死率高的原因有：

（1）吸毒过量：过量吸毒引起的死亡占吸毒者死亡总数的50%以上。吸毒过量多发生在年轻的静脉注射吸毒者中，常会引起突然死亡，有的死亡发生在注射用药后数分钟之内。

吸毒过量的原因有：吸毒者脱毒后，对毒品的耐受性下降，在他们重新使用毒品时可能会因为急于追求快感或根据以前的经验使用脱毒前的毒品量，此时一旦静脉注射，就较易导致过量中毒；黑市上出售的海洛因含量不稳定，吸毒者每次获得的海洛因纯度不尽相同，无法判断其含量，在按照常用剂量使用时，如果获得的是高纯度的毒品，就可能会引起过量中毒；多药成瘾者较使用单一药物者更易发生过量中毒，有的人为增强快感，会尝试把多种药物混合使用，如把镇静剂与海洛因混在一起注射，这较易引起呼吸中枢抑制而死亡，有的将酒精、镇静催眠药、可卡因与海洛因合并使用，也容易引起死亡。此外，多药滥用常造成就医时诊断困难，不易抢救成功。统计表明，过量吸毒致死多见于年龄较轻者。

(2) 自杀：据有关资料报告，吸毒者的自杀率比一般人群高 10～15 倍。原因是：吸毒者长期使用药物，受到毒品的身体依赖性和精神依赖性的双重影响，使他们的身体、心理和社会功能受到严重损害。这些损害导致吸毒者个体自尊水平下降，负性情绪增多，出现抑郁、悲观、绝望，直接影响吸毒者的自我认同及遭遇负性生活事件时的应对方式，而吸毒者遭遇的负性生活事件也相对较多，从而增加了自杀意念的出现频率，导致自杀率较高。

(3) 死于各种相关疾病：毒品可对中枢神经系统、循环系统、消化系统、造血系统、免疫系统造成直接或间接损伤而引起死亡。据调查，吸毒者化脓性感染的发生率可达 40%；病毒性肝炎、心内膜炎、肾炎、结核病的发生率显著高于其他人群；艾滋病的发生率与其他人群相比也较高，2011 年我国登记在册的 444 712 例 HIV 感染者中 27.6%是通过静脉注射毒品传播的。

(4) 患病后求治不积极致死：吸毒成瘾后，吸毒者生活的中心内容就是获得毒品和使用毒品，他们患病后容易死亡的主要原因是不关心身体健康，治疗不及时；毒品掩盖疾病主观症状，延误治疗；生活不规律，不遵守医嘱，影响治疗效果；几乎所有金钱都用于吸毒，无法支付治疗费用。

(5) 死于由毒品引发的精神症状：毒品可影响吸毒者的精神活动，使吸毒者出现感知功能障碍、注意力下降、操作能力下降。有些毒品使吸毒者不能正确判断高度和距离，吸毒者本来在 20 层楼上，他却错误地判断自己在平地上，于是，他本想“走”到街上，却从 20 层楼跳了下来。迎面而来的汽车离自己已经很近了，吸毒者却错误地判断车离他还很远，于是，他迎着车走过去……吸毒者由于操作能力下降发生车祸和各种意外伤害的几率增高。根据美国某中等城市的统计，在因危险驾驶而被捕的人员中有 16%是在吸食大麻后驾车的。

2. 对消化系统的损害　各类毒品对消化系统均可造成损害，其中尤以海洛因为甚，主要表现在：

(1) 消瘦、营养不良：此现象主要是海洛因等毒品抑制摄食中枢，饥饿感减弱，引起食物摄入减少的同时抑制胃酸、胆汁、胰液的分泌，影响食物消化吸收；中枢神经兴奋剂使睡眠减少，活动增多，消耗增加；吸毒所致的欣快感、生活规律的改变使进食退居第二位等原因造成。很多毒品均有抑制食欲作用，有的吸毒成瘾者就是误认为毒品可以用来减肥而开始吸毒的。毒品的抑制食欲作用不仅可引起身体消瘦，还可引起某些人体必需的维生素和矿物质缺乏，从而引起一系列营养不良综合征。

(2) 便秘、胃肠功能紊乱：吸食海洛因引起的便秘是毒品对中枢神经和肠道平滑肌的抑制，使肠蠕动减弱，并提高了胃肠括约肌张力而致便秘，加之吸毒者生活无规律，蔬菜、果类补充不足，进而加重便秘，这种便秘非常顽固，成为长期令吸毒者痛苦的痼疾，有的吸毒者每周或十余天才大便 1 次，且排便时出血十分常见。阿片类毒品成瘾者在突然停用毒品后会出现胃肠道蠕动异常加快，表现为严重腹痛和腹泻，腹泻严重者可出现脱水。可卡因对全身血管均有强烈收缩作用，对肠道血管的持续高度收缩可引起肠缺血和坏死，需手术切除。

（3）肝炎：病毒性肝炎在吸毒者中广泛流行，一般认为，共用注射器吸毒是乙型、丙型肝炎的主要传播途径之一。

3. 对呼吸系统的损害　吸毒主要通过以下途径对呼吸系统造成损害：吸毒时毒品对呼吸道的直接刺激；毒品对呼吸道的特异性毒性作用；吸毒引起的营养不良与感染对呼吸系统的影响；海洛因等毒品抑制脑干呼吸中枢、桥脑和延脑的呼吸调节中枢。

（1）经呼吸道吸毒可对呼吸系统产生直接损害：吸毒量越大，吸烟量也就相应越大，吸食海洛因和吸烟对气管壁纤毛的运动和白细胞的吞噬功能均有抑制作用，两者协同影响，其后果是使吸毒者出现支气管炎和肺炎。此外，吸烟还可引起细支气管过度收缩，加上支气管对毒品掺杂物过敏，增加了吸毒者哮喘和肺气肿的发生率。

以口吸方式滥用可卡因对肺的影响较大。由于可卡因具有局部麻醉作用，吸毒者对一些肺部原发疾病如肺炎、肺出血以及吸食可卡因所致的“快克肺”感知能力下降。长期抽吸可卡因可使肺功能减退。

（2）有些毒品可造成特异性呼吸系统损害：海洛因过量中毒时可发生海洛因性肺水肿。此病起病较急，一般于海洛因过量后立即出现，表现为昏迷、呼吸抑制、瞳孔缩小、口唇发绀，肺部听诊可闻及水泡音、哮鸣音。有些患者有心房颤动表现。胸片显示两肺有大小不等的浸润阴影，主要沿肺泡分布，有的则融合成片。偶尔可见胸腔内有渗出表现。如抢救不及时往往引起死亡。

滥用可卡因可引起“快克肺”，临床表现为肺炎的诸多症状，如严重胸痛、呼吸困难、高热和缺氧，但在X线胸片上却无任何肺炎征象，抗感染治疗可能对可卡因肺（快克肺）有一定疗效。

（3）呼吸道感染易发：肺结核在海洛因吸食者中有较高的发生率，国外报道吸毒者中活动性肺结核的患病率为3.74%。一般来说，吸毒本身不是导致毒品使用者易患结核病的直接原因，其社会经济状况，如贫困、营养不良等才是重要的致病因素。

（4）毒品中的很多掺杂成分也可损害呼吸系统：毒品中不溶于水的物质，如淀粉、滑石粉等随静脉注射进入血管后可引起肺栓塞。有的吸毒者使用棉球或香烟过滤嘴过滤毒品溶液，导致其中的纤维注入体内，引起肺栓塞，肺栓塞会使本已严重受损的肺脏功能进一步下降。

（5）海洛因等毒品作用于呼吸中枢，可降低脑干呼吸中枢对二氧化碳张力的反应性和抑制桥脑和延脑呼吸调节中枢，主要表现为呼吸频率减慢（严重者可少至2～3次/分钟），每分钟换气量减少和肺潮气量降低。长期抽吸大麻、恰特草可增加肺癌的发生率。

4. 对心血管系统的损害　很多毒品对心血管系统可产生直接影响，引起心律失常和心肌缺血性改变，其表现与不同毒品的药理作用有关。海洛因成瘾者在吸毒后24小时内，55%有异常心电图表现，常见有：传导阻滞、去极化及复极化异常、心动过缓、心律不齐、心电轴偏移。可卡因引起心律失常更为常见，注射可卡因短期内即出现心动过速，此外，还可出现室性期前收缩、心室颤动及心肌收缩无力，临床资料提示有些可卡因中毒患者左心室明显扩大。可卡因还会引起血管痉挛，如出现冠状动脉痉挛则会引起心肌梗死。此外，可卡因还可引起冠状动脉粥样硬化，可能是由于可卡因促使血小板在小血管内聚集所致。

细菌性心内膜炎是注射使用海洛因者最常见的并发症之一，如不及时治疗，可引起死亡。吸食和注射海洛因者，特别是静脉注射海洛因的年轻海洛因成瘾者，易发生正常心瓣膜的急性心内膜炎（主要累及右侧三尖瓣）及右心感染性心内膜炎（ARIE）。

5. 对神经系统的损害 吸食海洛因可引起一系列神经系统病变，如抽搐、震颤麻痹、周围神经炎、远离注射部位的肌功能障碍；长期吸毒可引起智力减退和个性改变；静脉注射含有不溶性掺杂物的毒品，可直接引起脑血栓。海洛因过量引起的呼吸抑制，会造成脑缺氧，60%的脑水肿患者是由吸毒过量引起的。吸食海洛因还可引起脑白质病，这可能是由某种掺杂物引起的脑白质的过敏反应。

可卡因是一种致惊厥剂，单剂量即可诱发癫痫，重复使用可引起癫痫慢性反复发作。可卡因滥用还会引起颅内出血、重复动作、共济失调。

6. 引起性功能障碍 大量事实表明，长期吸食海洛因可以明显损害性功能，导致性功能障碍。在男性方面主要表现为精子生成障碍和影响性交。海洛因可以影响下丘脑、垂体、性腺轴功能，使内分泌系统发生紊乱。黄体生成素（LH）、睾酮（TST）水平明显降低，而LH和TST是维持男性性功能所必需的物质，它们的缺乏必然引起性功能障碍。事实证明，男性海洛因成瘾者，绝大部分会发生性功能障碍，表现为阳痿、勃起程度差而不能完成性交，即使能进行性交也常常因为射精延迟、射精不能、精液异常（精子数量减少、活力不足和精子畸形）而无法使女方受孕，从而引起不育。

在女性方面主要是卵子发生或排卵功能障碍。海洛因可通过影响下丘脑、垂体、卵巢功能而使女性的内分泌系统失调，使黄体生成素和雌二醇水平显著降低，从而引起月经紊乱、闭经和排卵停止。此外，有些吸毒女性经常发生不安全性行为，引起生殖系统感染，如阴道炎、宫颈炎、子宫内膜感染以及慢性输卵管炎等，从而影响精子的输送和受精卵的着床，从而导致不孕。大部分吸毒者的性功能障碍是可逆的，戒毒康复后可逐渐恢复正常。

7. 吸毒与性病、艾滋病的传播 吸毒与性病、艾滋病的传播有密切关系。吸毒者之间共用注射器、多性伴、发生不安全性行为等，使其易患淋病、梅毒、尖锐湿疣、非淋菌性尿道炎等多种性病以及艾滋病。

（二）对精神健康的损害

吸毒会导致使用者产生各种精神异常征象。海洛因滥用过程中可能产生各种精神症状和异常行为，其精神异常状态多见的有依赖综合征、戒断综合征、急性脑综合征、情感障碍、人格障碍、智能障碍、意识障碍等。研究表明，吸毒者往往有人格不成熟、人格缺陷的表现，其中，低自尊是最为突出的人格特征，他们常常感到自己不被接受，其用药动机源自他们提高自尊的需要及避免自我贬损的态度。研究认为，吸毒者摆脱限制、逃避责任以及对新奇刺激的经历的渴求要高于正常人群。也有报道称，吸毒者需要更多的社会赞同，这意味着他们在滥用药物时更易受到同伴压力的影响。研究表明，吸毒者只有有限的未来发展取向，他们往往抱着“今朝有酒今朝醉”的生活态度。反社会人格在吸毒者中所占比例较大，美国研究发现，反社会人格是药物成瘾者普遍存在的一种人格障碍，占研究患者的25%，其中男性34%、女性15%。吸毒成瘾后，吸毒者的精神健康受到较为严重的损害，表现为交谈时可见赘述，注意力难以集中，记忆力明显受损；情感反应以淡漠、沮丧多见，亦有欣快者；意志活动减弱，行为趋向退缩，始动性不足，懒散、疲沓、劳动力明显下降；人格改变尤为突出，表现为焦躁易怒、猥琐自卑，对家庭和社会的责任感明显削弱。

二、家庭危害

（一）耗费大量钱财

吸毒者一旦吸毒成瘾，毒瘾便会越来越大，毒品吸食剂量会越来越高。按每人每天吸食0.1g海洛因，每克海洛因500元计算，2013年登记在册的135万吸毒者每年需耗资246亿元人民币，更何况实际吸毒人数远远不止这个数，据专家估计我国的实际吸毒人数最低也达1200万。

每月1500～15 000元的吸毒费用，普通人的工资收入根本不能满足，更何况相当多的吸毒者根本没有职业，有的连最基本的收入都没有。吸毒的高额支出，也使一些原本富裕的家庭维持不了多久就债台高筑，到了一定程度必然要靠变卖家产换取毒品，致使家徒四壁。

（二）导致家庭破裂

家庭的幸福需要家庭成员共同营造、共同维护。夫妻当中如果有一方吸毒，就会逐渐失去家庭义务或责任观念，做丈夫的不能尽丈夫职责，做妻子的不能尽妻子义务，夫妻反目，最终导致家庭解体。

吸毒人群的离婚率高得惊人。维系一个正常婚姻需要经济来源及夫妻间彼此的关心、体贴和责任感，这些因素任何一方面欠缺都可能造成婚姻危机。吸毒成瘾后，吸毒者变得十分自私且不诚实、烦躁易怒、淡漠厌世。他们淡漠了对配偶的关心体贴、淡漠了对家庭的责任和对子女的教育，他们中不少人虽然一次次地戒毒，但终不能成功，令配偶和家人感到绝望。

有个吸毒者的妻子在离婚前这样说："为了10多年的夫妻感情，为了不让孩子有个破裂的家庭，我耗尽家产帮丈夫戒毒，结果是屡戒屡吸，令人灰心绝望。我不指望丈夫挣金挣银，只希望他做个正常的人。这样最低限度的愿望都不能实现，婚姻已无任何意义了。"这番话，很能说明吸毒者配偶的心态。

维系夫妻良好关系的另一个因素是和谐的性生活。吸毒者在刚刚开始接触毒品时，可能在短期内出现性欲亢进、性交时间延长。一旦长期吸毒则必然走向另一个极端，在男性吸毒者中，普遍会出现不同程度的阳痿、射精延迟、不射精；而女性吸毒者则大多会出现严重的内分泌失调，导致月经不调、闭经、不能生育和第二性征明显衰退。以上改变，必然导致性生活失去和谐，导致本已危机四伏的夫妻感情破裂。有的吸毒者还将原来不吸毒的配偶拖下水，造成经济上更大的负担和家庭的彻底解体。

（三）贻害后代

吸毒者的后代，绝大多数生活在支离破碎的家庭，生长在这种家庭中的孩子缺少家庭关爱，有的经常受到虐待。生活在吸毒者家庭中的孩子常常伴有不健康的心理，有的甚至是近乎疯狂的变态心理，行为也往往具有攻击性和反抗性。这样的孩子容易走上违法犯罪的道路。

滥用毒品会严重危害妊娠妇女、胎儿以及新生儿的健康，其程度与滥用毒品的种类、使用频度、剂量以及通过胎盘的传递程度和对胎儿的作用有关。

1. 对胎儿的危害 海洛因、吗啡等毒品可通过胎盘向胎儿传递，孕妇吸毒1小时后，即可在胎儿体内测出有海洛因存在。进入胎儿体内的海洛因由于脂溶性的特点，大部分会进入神经系统而储存于脑组织中。所以使用海洛因成瘾的孕妇，其胎儿也间接地滥用毒品，且将被动成为海洛因成瘾者。如果孕妇中断吸毒又没有相应的治疗，将引起胎儿在宫内表现出戒断症状，胎儿的躁动不安会使孕妇感到猛烈的子宫内刺激。

2. 对分娩、新生儿的危害 吸毒成瘾的孕妇怀孕4～6个月时即可发现胎儿发育迟缓，并且在孕期容易早产。娩出的新生儿除会发生畸形外，50%是低体重儿（出生时体重少于2500g），这些胎儿在围生期有着较高的死亡率和患病率；80%的新生儿可出现新生儿窒息、呼吸反射低、颅内出血、低血糖症、低钙血症等合并症；60%～90%的新生儿可有戒断症状，包括尖叫、易激惹、震颤、不安、多动、肌张力增高、呼吸急促、呼吸困难、厌食、体重下降、间断发绀与呼吸暂停、抽搐发作、发热、多汗、腹泻、呕吐、哈欠、喷嚏等，这些症状一般出现在出生后48小时以内，也有10%的新生儿戒断反应不明显，要到出生后2～4周才表现出来，这可能是毒品在胎儿体内有蓄积或毒品代谢较慢所致。被动成瘾的新生儿死亡率很高，若不经治疗，93%的新生儿将发展到抽搐发作，其病死率可高达3.5%。

3. 对乳儿的影响 海洛因成瘾的哺乳期妇女，其乳汁中有海洛因排出，长期吸吮该母体乳汁的婴儿也可被动成瘾，一旦停止哺喂母乳，乳儿就会因戒断症状而哭闹不已，再吸母乳则症状可消失，这会对婴儿的身心健康造成严重损害。

三、社会危害

毒品泛滥已成为世界性的公害，它消耗大量社会财富，影响人类安宁和社会稳定，对人类生存和社会发展构成严重威胁，吸毒已成为我国严峻的社会问题，主要表现在：

（一）犯罪率上升

与吸毒有关的违法犯罪活动十分常见。众所周知，毒品的价格非常高昂。因此，一旦染上毒瘾，需花费大量金钱去购买，时间一长，购买毒品很快成了问题，大部分人手头的原有积蓄很快花光了，加之正常收入减少，他们除了常常向亲属、朋友等编出种种借口借钱外，不少人或迟或早会铤而走险，采取非法的途径获取毒资。他们最常从事的犯罪活动是诈骗、盗窃、抢劫、卖淫等，有些则采取极端残忍的手段杀人劫财。

在西北某大城市，公安部门调查发现，吸毒者中70%左右有过各种形式的违法犯罪，包括诈骗、盗窃、抢劫、卖淫等。另据南方某地资料显示，在吸毒人员中，90%的女性有卖淫行为，男性70%以上有坑、蒙、拐、骗、抢等犯罪行为。

（二）损害国民经济，阻碍社会经济发展

人们已经注意到，吸毒会给社会经济造成巨大损失。毒品吞噬社会财富的能力是巨大的，20世纪80年代中期有人估计，在美国，同毒品有关的各种问题造成的损失每年大约达到800亿美元，到了90年代，美国政府统计，全美国每年因吸毒、酗酒造成的损失达1500亿美元，用于治疗吸毒者、加强缉毒的费用达600亿美元。对于发展中国家来说，毒品造成的损失和禁毒所需的巨额经费更是沉重负担。

吸毒者在工作中造成的事故比正常人高出3～10倍。据美国《新闻周刊》报道，吸毒的职工时常迟到、早退和旷工，在工作中常发生各种事故，由此造成的经济损失每年约达260多亿美元。另有统计，美国每年花费在因吸毒引起的执法、医疗服务方面的费用，大约为400亿美元，其中滥用海洛因造成的损失约占60%。每年为检控贩卖大麻的犯罪分子以及处理吸食大麻者所花费的钱超过60亿美元。而且，这一趋势还在逐年增加。

吸毒、贩毒问题给我国造成的损失缺乏准确统计，但可以想象，这种损失肯定会相当惊人。据报告，我国2012年底登记在册的吸毒者209万人，若每人每天消耗的毒品为100～200元，则他们每天要消耗2亿～3亿元，一年则要消耗700亿～1000亿元，何况吸毒者的实际数字远高于此。而且，我们计算的只是吸毒者本人吸毒的直接消耗，而未将其他支出包括在内，比如由于劳动力下降造成的损失、用于禁毒的费用、治疗吸毒成瘾的费用等。

当然，也有这么一种观点，他们认为在一些经济不发达国家或地区种植大麻、罂粟或古柯灌木，会给社会带来经济利益，比如缅甸。对此，有学者指出从非法作物种植中获得巨大利润（占总额的99%）的是少数人，即那些非法药物交易的组织者而不是种植者，并且非法种植大麻、罂粟或古柯的国家所得到的短期经济收益非但不能推动反而会阻碍本国经济的可持续发展。

（三）人力资源的损失

在吸毒引起的社会损失中，人员损失是不可忽视的因素。人员损失可分两类：一类是明显的人员损失，一类是不明显的人员损失。

明显的人员损失是指那些因吸毒而直接致死者。在这方面，国外许多国家都有统计数字。美国政府公布的数字表明，80年代，美国全国范围内因滥用海洛因过量而死亡的人数增加63%，华盛顿地区增加96%。在这一段时间内，英国吸毒者的死亡率特别高，估计比一般同年龄不吸毒的人高28倍。

除了明显的人员损失外，吸毒还导致不明显的人员损失。对于任何一个国家，成人劳动力都是物质生产和社会生活的中坚，青少年一代更是国家的重要资源和希望所在。但在今天的世界各国，吸毒不仅毁掉了许多成年人，使他们失去了为社会创造财富的能力，而且还腐蚀着大量的青年一代，使他们在肉体上、心灵上都经历创痛。社会在这方面蒙受的损失，是难以用数字来说明的。

据调查，2012年我国滥用毒品的人群中70.4%是35岁以下的青少年。青少年一代肩负着国家强盛、民族兴旺、社会进步的重任，是国家的未来和民族的希望。但现在毒品的泛滥使许多青少年在毒品烟雾中沉沦、堕落，直接危害年轻一代的健康成长，这关系到中华民族兴衰成败、关系国家前途和命运。试想那些嗜毒如命、病体孱弱、萎靡不振的吸毒者，又怎能挑得起振兴中华民族的重担呢?

（四）对生态环境的破坏

毒品与生态环境有着密切关系，种植与制造毒品会造成自然植被的毁坏、水土流失、环境污染，从而破坏当地的生物多样性，进而影响生态环境。

第七节　吸毒的预防

一、一级预防

由于每一个人都有成为吸毒者的危险，因此一级预防的对象是全体公民。这种全民的宣传教育有助于提高人们和社会对各种非法物质的警觉，更可减少误用或错用非法物质。另一方面，全民教育还有利于形成正性社会压力和社会舆论，使药物滥用的预防能从多层次、多角度同时展开，并能长期保持一定的势头，使药物滥用的预防成为全民行动。

一级预防的主要目的是让人们不要去错用、误用、试用那些易形成滥用的物质，以此来限制滥用物质的需求和流行扩散，这一层次的主要工作是宣传和教育。

由于毒品问题不可能在短时间内解决，增强全民禁毒意识应该以长远的观点来考虑，从青少年时期抓起。一级预防是面向公众的预防宣传教育体系，要制定以社区和各级学校为基础的预防教育计划，充分发挥社区功能，通过社区辐射到全社会。利用广播、报纸、电视、网络、微信等途径，采取“6·26”国际禁毒日宣传、禁毒公益广告创意大赛、禁毒动漫创意大赛等方式来开展多种形式的宣传活动。近年来，中国各地结合开展创建“无毒社区”活动，逐步把禁毒宣传引向社区。各级工会、共青团、妇联组织开展了职工禁毒教育、青少年志愿者义务禁毒宣传和“拒绝毒品进家庭”活动。国家禁毒委员会统一部署，在全国建设禁毒教育“五个一工程”：即各省、自治区、直辖市都要建立一所禁毒教育基地，各大中小学校每年都要开展一次禁毒教育活动，各地要组织一批禁毒宣传理论研究成果，创作一批禁毒文艺作品，培养一批青年禁毒志愿者，以提高民众对毒品的警觉性。

一级预防应体现“全方位”和“打持久战”的思想，形成社会、学校、家庭各种环节的宏观、微观结合的药物滥用预防机制。应该说，这是我国禁毒斗争中亟须进行的、具有深远意义的战略任务。

二、二级预防

二级预防的对象主要是处于药物滥用高度威胁中的社区和人群，特别是青少年和其他高度易感人群，也包括错用、误用以及娱乐性、试探性用药的人群，这些人由于接触药物的可能性较大，频率较高，对药物的特殊效应有了体验，在一定条件下很可能发展为定期或周期性药物依赖者。

理论上，二级预防是可行和有效的，这是由于药物依赖的过程包括以下三个阶段：

1. 尝试性使用阶段　这一阶段通常与好奇心驱使、同伴、同辈群体或某种亚文化群体的影响有关，想通过使用毒品体验一下未知的感觉，从而尝试吸毒。及时发现并采取干预措施在此期最为有效。如任其发展，一定条件下多数人就可能进入第二阶段。

2. 习惯性/经常性使用阶段　此阶段发展迅速，是依赖阶段的蜜月期，往往数周甚至更短时间即可由尝试性使用过渡成为习惯性使用，由偶然、被动的使用毒品转变成为经常、主动使用毒品，并产生对毒品的觅药行为。这一阶段是由量变到质变的过程，表明该个体已对毒品产生依赖性。尽管此期采取措施干预其吸毒行为，阻止进一步发展已比较困难，但经过行为矫治和药物治疗仍有可能戒掉毒瘾。

3. 强迫性使用阶段　这个阶段代表程度最深、最顽固的药物滥用状态——药物依赖，此期用药个体已产生精神依赖性和身体依赖性，一旦停药即可出现身体戒断症状。用药者每天按时用药已成为其生活的重要部分，多数人不能保持基本的社会、职业和家庭功能。依赖者发展至此期大都需要脱毒治疗和一定时期的康复治疗，脱毒治疗后复吸的可能性极大。

从上述药物依赖的三个阶段可以看出，药物滥用的早期发现、早期干预非常重要，越早发现并进行干预，脱离毒品的可能性就越大。

二级预防的主要目的是针对高度易感人群进行重点宣传和教育，并对已经尝试毒品的人早期发现、早期干预和早期控制，制止他们发展成为依赖者。同时也制止药物滥用现象通过他们进一步扩散。为此，应设立一些临床服务机构，心理咨询和辅导机构以及相应的社会服务机构，提供有效的行为干预和生活技能的帮助，为他们及早摆脱药物提供条件。实践证明，通过二级预防可以有效减少药物滥用发病人数。

三、三级预防

三级预防即减少和延缓药物依赖形成后对个体造成的损害和对社会、公共卫生的危害性后果（如减少性病与 HIV 的感染和传播），降低戒毒后的复发或复吸率。三级预防的主要对象是依赖者，他们对药物已产生强烈的精神和身体依赖，对自己、家人、他人和社会均构成了危害。对这些人必须有组织地进行治疗和康复，以帮助他们摆脱对药物的依赖，恢复正常的生理、心理和社会功能，重新回归社会。这需要有专业的服务机构向他们提供一整套的治疗和康复措施。

三级预防的具体措施包括：①改变单纯的药物脱毒的“戒毒”治疗方式，加强针对身心障碍的长期综合康复治疗；②建立脱毒后的社会帮教、监管机制，加强包括社区、单位和家庭在内的社会支持；③在吸毒者中进行关于艾滋病知识和安全性行为教育，并采取有效措施，发现、控制、减少各类传染病的发病率；④进行预防毒品过量中毒、不采用静脉注射方式吸毒，特别是不共用注射器的干预和教育；⑤有选择地对海洛因依赖者进行阿片类替代维持治疗（如美沙酮、丁丙诺啡维持治疗）。

三级预防是针对吸毒者的关怀体系，通过社区和家庭对已吸毒人员给予积极治疗、帮助和关怀，最大程度地帮助他们恢复生理特别是心理健康。

四、三级预防的意义

1. 全面性　三级预防对象广泛，覆盖面宽，涉及面广，对各种人群都有相应的措施，有助于全面预防制止药物滥用在社会中泛滥。也有助于从总体上减少对药物的需求，提高全社会对药物的警觉程度，提高全民对药物的免疫力。

2. 针对性　三级预防根据不同人群处于药物滥用威胁下的程度不同，采取了不同的方法和措施，既照顾了各个不同人群，又对各个人群有重点措施。

3. 科学性　三级预防系统从机构设置、政策制定到计划制定和实施、监测评估都有科学理论的指导和具体方法，并且在不同地区之间具有可比性和可重复性，保证了工作进展能在一定程度上按人们预定的计划进行，避免了盲目性和过多的灵活性。

4. 有效性　药物滥用如果任其自然发展，其人数增长的基本规律是这样的：全体人群中有一部分向高危人群发展，高危人群中有一部分成为药物滥用者，药物滥用者中又有一部分成为药物依赖者。而三级预防所要做的工作恰恰与此相反，即要控制这一逐级发展的趋势。通过实践人们认识到，如果不开展针对正常人群、高危人群、药物滥用者和药物依赖者的逐级预防，只要下一级中一小部分人向上一级发展了，上一级的人数就会成倍增加。举例来说，在一个100万人口的城市，高危人群约有5万～10万，药物滥用者约有3万，药物依赖者约有1万，设想有10%的人向上一级发展，那么高危人群将有15万～20万，药物滥用者将有6万～7万，药物依赖者将有2.2万～2.4万。这一例子说明对每一级人群的预防都很有必要，而且通过预防措施，每一级的人数的减少，都将会对上、下级人数产生影响，如高危人群减少了，药物依赖者将会呈下降趋势，三级预防正是通过这一方法来遏制药物滥用的发展势头，这比单纯治疗依赖者，不仅大大提高了资金使用的效率，同时也确有成效。

第八节　吸毒与青少年

一、青少年吸毒现状

近两年，在我国的吸毒人员中青少年所占比例明显增加，吸毒人员低龄化正逐渐成为不争的事实，潜在危害相当严重。在全国2013年登记在册的247.5万吸毒人员中，35岁以下的青少年占70.4%以上。目前我国青少年滥用药物的主要趋势是：仍然不断有新的青少年药物依赖者产生，并呈低龄化趋势，女性药物依赖者有增长的趋势；滥用苯丙胺类兴奋剂的现象日趋突出；药物依赖者中多药滥用的模式已经形成。使用方式以烫吸为主，静脉注射的比例不断升高；吸毒青少年中有违法犯罪行为（偷盗、诈骗、卖淫和贩毒等）者居多。

二、青少年吸毒的原因

（一）个人原因

1. 好奇心驱使　好奇心是个体在遇到新奇的事物后，引起注意、产生操弄意念等一系列的内在心理变化。其强弱程度与外界刺激的新颖性和复杂性密切相关，刺激越新奇、越复杂，越容易产生好奇心。毒品作为政府、学校、家长明令禁止接触的物质这一特性本身即决定了它能引起青少年强烈的好奇心。此外，毒品的神秘性进一步提高了它对青少年的诱惑力。毒品被明令禁止作为商品进入市场，贩毒分子的毒品买卖活动都是在地下秘密进行的，毒品的这种神秘性常常会激起一些青少年的想象和疑问。其次是吸毒行为的隐蔽性。绝大多数青少年没有亲眼见过吸毒的真实情景，青少年对毒品的疑问和想象持续一段时间后，就有可能对毒品产生强烈的好奇心理，使之产生一种不亲身体会就不快的强烈欲望，总想通过直接或间接手段千方百计地靠近毒品，观察毒品，甚至目睹吸毒者的吸毒行为。正是在这种好奇心的驱使下，一些青少年抱着体会吸毒是什么感觉、玩一玩、试一试的心理和毒品发生实质性接触。因好奇心而染上毒瘾的青少年占青少年吸毒总数的70%以上，流行病学调查资料显示50%以上的中学生表示如果有机会愿意尝试一下毒品的味道，如此高的比例固然与好奇心有关，但更与不知道毒品的危害有关。

2. 缺乏正确的药物滥用知识　部分青少年对有关毒品的正确知识缺乏或有错误的认知，不了解可造成滥用的药物种类，以及这些药物的作用和危害，从而开始尝试毒品，并最终染上毒瘾。一项对500名吸毒青少年流行病学调查结果显示，吸毒前对毒品没有多少了解的占52%，对禁毒法律一无所知的占57%。另一项流行病学调查显示75%以上的吸毒者在染上毒瘾前均认为吸一口毒品不会上瘾。

（二）家庭因素

在人的成长过程中，家庭扮演了一个重要的角色。家庭是人类社会化的第一站，父母成为子女主要的“模仿”对象。父母的身教、家庭和睦程度、家庭沟通是否顺畅、父母的教养方式等因素，都会影响青少年的身心发展。在许多情况下，家庭为青少年提供了保护和稳定、支持的环境。但是，在另一些情况下，家庭会增加其成员滥用药物的危险，已有的许多研究发现青少年药物依赖和某些家庭因素相关，其中主要的影响因素包括：

1. 家庭缺少管理　家长未承担起对孩子的教育和管理责任，对孩子完全忽略。家庭教育采取的是一种放任自流的方式，家长对子女缺乏管理和监督，缺乏关心和耐心，使孩子缺乏正确的引导和约束，无人管教，容易寻求同伴的支持，受同伴的影响大。一旦交友不慎，很容易出现药物滥用问题。

2. 家庭关系紧张、冲突，负性的沟通模式　家庭关系对青少年早期的人格特征、心理健康以及以后的发展会带来深远影响。研究表明，药物依赖者的家庭成员在相互间的情感联系、沟通交流和支持方面均显著比非药物依赖家庭少，而公开表露愤怒情绪和攻击行为显著多于非药物依赖家庭。夫妻关系紧张、亲子关系不佳、家庭成员间很少交流、彼此间缺乏支持，常以发怒、争吵等方式沟通的家庭，其子女使用药物的危险性更高。广州进行的一项流行病学调查显示，有36%的吸毒青少年在吸毒前存在家庭破裂、家庭关系紧张。

3. 家庭不良教养方式　父母的教养方式对子女自尊的发展具有显著影响，父母对孩子采取“宽容与鼓励”、“温暖与理解”的教养方式会促进孩子自信、自尊的发展，提高其自信和自尊水平。相反，父母对孩子采取“严厉与惩罚”、“责骂与羞辱”、“拒绝与否认”、“过度保护”等教养方式，都会不同程度阻碍他们的发展，降低其自信与自尊水平。家庭教养不当主要表现为：①一些经济条件好的家庭，对孩子溺爱、娇生惯养，一切以孩子为中心，无条件满足孩子的物质要求；②有的家长对孩子采取简单粗暴的教养方式，会形成孩子的反抗型人格；③有的家庭父母之间、祖父母与父母之间对待子女态度不一致，一方溺爱而另一方严厉。这些不恰当的教养方式使子女心理发育障碍、人格不良和社会化不足，进入社会后经不起挫折与毒品的诱惑，往往导致青少年走上使用毒品的道路。

4. 父母、家庭成员使用药物 研究发现，家庭成员的不良影响是导致青少年使用药物的主要原因之一。由于青少年正处于身心迅速发育的时期，虽然有朝气，但价值观还没有完全形成，主要是通过与他人的接触中学习模仿形成的，子女通过与家人互动，观察家人的一言一行，甚至包括潜在的思想，并从中学习。父母或家庭成员使用药物，青少年可以直接通过模仿学会药物依赖行为模式。同时，因为对父母或家庭成员使用药物习以为常，当接触到药物时，他们就不会拒绝使用药物。此外，当父母一方使用药物，另一方则要不断地应对这种长期而困难的行为问题，他（她）就没有更多的精力来经营良好的家庭环境，从而使青少年可能出现药物滥用。

（三）社会因素

1. 社会转型导致价值观混乱 在社会转型时期旧的价值观、信仰和传统追求的剧烈变化，会给人们的基本理念带来较大冲击，尤其对青少年冲击更大。在这种情况下，不少青少年将失去原有信仰的激励和规范，转而追求享乐至上，错误地认为吸毒就是一种高级享受，是有钱的标志，甚至认为是一种时髦。

2. 禁毒宣传不足 在过去的一段时间里，我国对吸毒问题曾经不宣传、不报道，以为"家丑"不可外扬，其实这并不是我国的一家之丑，而是世界性的公害。捂盖子的结果，只能使更多的青少年受害，还会使国外误以为我国政府对毒品放任自流，不管不抓，造成不良的政治影响。1998 年我国在禁毒宣传上有所突破，全国禁毒展览的举办收到了良好的社会效果，国家领导人参观了展览并作出重要指示。此后我国的禁毒宣传才开始得到重视，但在宣传内容上缺乏对青少年心理的针对性，宣传手段单一，缺乏科学的、容易被青少年接受的宣传内容和方式。

3. 学校教育管理存在偏差 目前的学校教育基本上还是应试教育，学校工作的"重中之重"在于提高升学率。为完成升学目标，教师在加重学生学习负担的同时，也加重了自己的教学负担，很少有时间去了解学生的思想状况、关心学生的道德品质，甚至有的学校及教师不愿意也没有精力去顾及调皮的差生，对其旷课、逃学不闻不问，任其混迹于社会。久而久之，这些学生就会染上种种恶习，包括吸毒。学生吸毒，也与不少学校不重视毒品预防教育有关。尽管国家教委已根据我国严重的毒情形势，根据吸毒低龄化的特点，将毒品预防教育纳入了教学大纲，并作为教材发到各个学校，但多数教育部门并未予以充分重视。有的学校即使发现有学生吸毒，为了应付上级的达标检查，不是与公安机关及时联系，妥善处理，而是令其转学，致使新的污染产生。如某校转出去的一个 14 岁的女生，到新学校不久，就影响了好几个新校同学吸毒上瘾。

三、对 策

（一）加大预防药物滥用的宣传力度

第一，要在领导层破除加大预防药物滥用宣传会造成更多的青少年知道毒品的这一错误观念。企图用不宣传、捂盖子的方法来保证青少年不知道毒品的存在是一种掩耳盗铃、自欺欺人的做法，众多流行病学调查显示，对毒品的无知是造成青少年吸毒的重要原因。第二，针对青少年开展药物滥用预防的持续性和连续性宣传。药物滥用的预防应从小学高年级开始，并持续至中学和大学，尤其注重在职高、技校、中专和厂矿企业的子弟学校中开展干预活动。第三，要在全社会建立一支责任心强、有药物滥用干预技能的宣传教育队伍。这支队伍的覆盖面应包括青少年活动的整个社区，使青少年在校园内外都能得到有关药物滥用的正确信息。第四，要用科学的态度来开展宣传。既要保证宣传内容的科学性，又要关注青少年的心理特点，增加宣传的针对性和可接受程度。第五，在宣传形式上要做到多样性和系统性。可采取以同伴教育为主，开展各具特色、丰富多样的宣传活动，如流动红旗评比、知识竞赛、辩论会、小实验展示和文艺演出等。

（二）加强生活技能训练

国内外的研究显示，基于生活技能训练的药物滥用预防教育能有效帮助青少年形成预防药物滥用的态度和行为。生活技能是青少年为能够有效应对日常生活的要求和挑战而采取的适应的和正性的行为的能力。发展生活技能可帮助青少年把知识、态度和行为转化为健康行为，使青少年能够应对药物滥用、性病艾滋病和其他许多与健康相关的问题。在青少年集中的场所学校开展生活技能训练是预防青少年药物滥用的有效方法。学校中应建立分层培训队伍，由具有专门技能的培训人员对教师和学生骨干进行生活技能培训，然后让受过培训的教师和学生骨干利用班会、团队活动、社团活动等时机，以参与式方法对其他学生开展生活技能训练，增强学生分析问题、解决问题、做出决定、抵御同伴压力、处理情绪问题和进行自我表达等方面的能力，从而达到预防药物滥用的目的。

（三）开展以学校为基础和以社区为基础的青少年毒品预防综合干预

因为青少年滥用药物的原因很多，且滥用药物的青少年与许多危险行为相关，所以我们需要更广泛的、综合的干预来应对。以学校为基础的药物滥用预防教育要与素质教育、控烟活动结合起来。根据学生的需求和行为改变理论，把健康教育与行为改变结合起来。利用多种渠道，采用适宜青少年的措施和方法，使预防教育能满足不同青少年的需求，以获得较好的预防效果。以社区为基础的药物滥用预防是一种切实可行的有效方法。社区基层组织、社区民间组织、社区青少年组织和青少年团体是社区工作的中坚力量，社区中的专业社会工作者通过社区动员，利用社区中的群团组织和青少年中的志愿者，鼓励辍学在家的青少年、无业青少年、流动务工人员子女参与到社区禁毒预防活动中，并与他们一起制定预防药物滥用的社区规则。社区工作者应当能够为当地社区的青少年提供生活技能训练，组织他们参与各种替代活动，如健康的文体活动、知识竞赛、社会公益活动等，让这些青少年能够将他们过盛的精力得到健康释放，帮助他们建立一种健康的生活模式，将预防药物滥用的有效信息传播到毒品易感的青少年中，以达到预防药物滥用的目的。

（四）加强家庭教育

家庭对于每一个青少年的一生都有巨大影响，家长是孩子的启蒙老师，父母的一言一行对孩子都将起着潜移默化的作用。因此，家长在生活中要注意自己的形象，以身作则；要处理好家庭内外的各种矛盾，为孩子营造一个良好的家庭环境，使他们能从德、智、体、美等诸方面全面发展；要培养孩子良好的生活习惯，帮助孩子建立正确的人生观、道德观和价值观。

（五）加强对青少年药物依赖者的教育和治疗

对吸毒青少年的教育、挽救是一项十分艰巨、复杂的工作。首先，施教者需清楚吸毒成瘾是一种慢性复发性脑病，要以对待患者的态度来对待吸毒青少年，消除对吸毒青少年的歧视，以减轻或消除他们对社会、家庭的不信任，建立起同毒品作斗争的信心和决心；其次，应开展专门针对青少年药物依赖者的治疗项目，要给吸毒青少年创造一个尽量与健康青少年一样的学习和生活环境，帮助他们建立起战胜毒瘾、重新生活和学习的信心；最后，要对吸毒青少年采取个体化的医疗服务、行为干预、心理关怀和心理辅导，帮助他们逐步康复，回归社会。

第八节 吸毒与艾滋病

毒品本身与艾滋病之间并没有什么必然联系，但是吸毒者的高危险行为却把两者紧密联系起来。吸毒者共用不消毒或消毒不全的注射用具，是艾滋病病毒（HIV）在注射吸毒者中流行的最主要原因。截至2011年底，我国现存活的艾滋病病毒感染者和艾滋病患者约78万，其中经注射吸毒传播者占28.4%。

从生物学和生理学的角度来看，女性更容易感染艾滋病病毒。然而男女的社会角色不同，使得男女吸毒者的艾滋病病毒感染机会相差很大。男性比女性更冒险、更喜欢寻求刺激，因而男性吸毒者更易采用注射方式吸毒。目前，我国吸毒者中男性占绝大多数，所以在吸毒者中所报告的艾滋病病毒感染者以男性为主。但另一方面，女性吸毒者较男性吸毒者更加弱势，她们可能为获取毒资而发生商业性行为。因此，女性吸毒者既是传播和感染艾滋病病毒的高危人群，又是艾滋病病毒从高危人群传向一般人群的桥梁之一。

一、艾滋病概述

1981年美国报告了5例死于肺孢子菌肺炎（PCP孢子）的病例，均表现为免疫功能低下。1982年，美国疾病预防控制中心（Centers for Disease Control and Prevention，CDC）将此病命名为获得性免疫缺陷综合征（AIDS），即艾滋病。1983年，美国、英国和法国的实验室先后从艾滋病患者身上分离到引起该病的病毒，分别称之为淋巴结相关病毒、艾滋病相关病毒、人嗜T淋巴细胞病毒Ⅲ型，并检测到该病毒的抗体。1986年，国际微生物学会及病毒分类学会统一将上述三个病毒命名为人类免疫缺陷病毒（HIV）。

艾滋病是一种由人类免疫缺陷病毒引起的传染病，目前尚无有效治愈的方法，且病死率极高。人类尚没有寻找到治愈艾滋病的有效药物，也还没有找到可以用来预防艾滋病的有效疫苗。不过多数艾滋病病毒感染者在感染后仍可以像正常人一样生活和工作很多年，甚至十余年。随着抗艾滋病病毒治疗药物的研发和运用，艾滋病正在逐渐变为像高血压或糖尿病之类的可以控制和治疗的慢性疾病。但耐药毒株的出现，仍将是治疗中的一大难题。预防控制艾滋病的主要方法仍然是通过健康教育，加强个人的自我保护意识和能力，从而避免或改变容易感染艾滋病病毒的高危行为。无论是现在还是将来，通过健康教育改变个人和群体的高危行为，仍是控制艾滋病传播和流行的最重要和最有效的手段。

二、流行现状

（一）全球流行状况

根据世界卫生组织和联合国艾滋病规划署公布的数据，截至2011年底，全球存活的艾滋病病毒感染者和患者为3420万，较往年有所增加，这是由于艾滋病抗病毒治疗的推广，艾滋病死亡人数较前减少。2011年，全球新增感染者人数为250万，较2005年下降20%，死于艾滋病的人数为170万，较2005年下降24%。每天有超过6800人感染上艾滋病病毒，4600人死于艾滋病。

在亚洲，虽然艾滋病流行率总体较低，但由于人口基数庞大，新增艾滋病病毒感染者数量出现了大幅增加。世界卫生组织和联合国艾滋病规划署认为，全球的第二次艾滋病冲击波可能已经不在非洲，而是转到亚洲，主要是在印尼、印度、尼日利亚、俄罗斯和中国这些人口较多的地方。

（二）我国流行状况

我国于1985年首次报告发现艾滋病患者，在随后的几年里，一些大中城市陆续报告有零星散在的艾滋病病例，均为在境外感染，这一时期是艾滋病在我国流行的第一阶段，被称为传入期（1985～1989年）。

直到1989年，在云南省瑞丽市注射吸毒人群中第一次检测出146例艾滋病病毒感染者，才标志着艾滋病病毒在我国流行的真正开始。1989～1994年间，艾滋病病毒感染者主要集中在我国西南边境的吸毒人群中，以共用未消毒注射器为主要传播途径，呈现出由西南边境向内地辐射的趋势。同时在全国各地的回国人员、性病患者、暗娼及男男性行为者中也发现部分艾滋病病毒感染者，疫情波及不包括台湾、香港和澳门在内的21个省、自治区和直辖市，除云南省的注射毒品人群中有艾滋病病毒感染流行外，其他地区均为散发。这也是艾滋病在我国流行的第二阶段，称为局部流行期（1989～1994年）。

此后，艾滋病在我国的流行进入第三阶段（1994～），即快速增长期。1995年在四川和新疆的吸毒者中相继发现了艾滋病病毒感染者，随后，艾滋病在这些地区的吸毒人群中蔓延势头急剧加速，并向其他地区的吸毒人群蔓延，全国吸毒严重的省份先后报告了艾滋病在局部地区吸毒人群中的暴发流行。2002年，我国31个省、自治区和直辖市都在吸毒人群中发现了艾滋病的流行。1994年底到1995年初，由于多方面原因，临床用血未经过艾滋病抗体检测，一部分临床受血患者使用了受艾滋病病毒污染的血液而感染艾滋病，最初在中原地区的河北、安徽、河南等省份在局部地区的单采血浆献血人群中发现了艾滋病暴发疫情，随后在全国十几个省都发现了单采血浆献血员中发生艾滋病流行的现象。之后，在国家采取保障血液使用安全的多种措施后，经采供血传播艾滋病的现象基本得到控制。2004年开展了全国既往献血员艾滋病疫情筛查，基本查清了这一人群中的艾滋病感染情况。不容忽视的是，性行为传播已成为我国目前艾滋病传播的主要途径，同时随着女性感染者人数的增加，通过母婴传播造成的儿童感染人数也在增加。

截至2011年12月31日，我国累计报告艾滋病病毒感染者和艾滋病患者444 712例，其中艾滋病患者174 399例，报告死亡93 003例。在传播途径方面，注射毒品传播占27.6%，异性性传播占42.4%，同性性传播占6.7%，既往采供血传播占9.1%，输血及使用血液制品传播占 2.9%，母婴传播占 1.3%，传播途径不详占 10%。到 2011 年底，我国估计存活艾滋病病毒感染者和艾滋病患者人数为 78 万，经异性传播占 46.5%，经同性传播占 17.4%，经注射吸毒传播占 28.4%。2011 年当年新发艾滋病病毒感染者 4.8 万人，2011 年艾滋病相关死亡 2.8 万人。根据 2011 年的疫情估计，我国艾滋病的疫情具有以下几个特点：

1. 全国艾滋病疫情依然呈低流行态势，但部分地区疫情严重。
2. 艾滋病病毒感染者和艾滋病患者数量继续增加，但新发感染人数保持在较低水平。
3. 既往艾滋病病毒感染者陆续进入发病期，艾滋病发病和死亡人数增加。
4. 传播途径以性传播为主，所占比例继续增高。
5. 感染人群多样化，流行形势复杂化。

（三）我国 HIV/AIDS 流行的危险因素

我国艾滋病流行的主要因素为注射吸毒者共用注射器行为、不安全性行为（婚前和婚外的多性伴行为、感染者配偶婚内无保护性行为、男男性行为）、人口流动、性观念变化、较为严重的社会歧视以及大众艾滋病知识及防护意识的缺乏。由于我国人口基数大，且在较大规模的人群中普遍存在多性伴等不安全性行为、共用注射器吸毒的行为，再加上目前仍有一半以上的艾滋病病毒感染者和艾滋病患者尚未被发现，因而虽然采取了一系列防治措施，但我国的艾滋病流行因素广泛存在，短期内艾滋病疫情仍将呈现上升态势。

三、传播条件与传播途径

（一）艾滋病病毒传播的基本条件

有效的艾滋病病毒传播必须同时具备以下四个基本条件：

1. 排出　艾滋病病毒必须从艾滋病病毒感染者/艾滋病患者身体内以血液、精液、阴道分泌物或伤口渗出液等体液方式排出体外。
2. 存活　排出的体液内所存在的艾滋病病毒必须是活的。
3. 足量　排出的体液内必须有足够数量的能引起感染的病毒。
4. 进入　艾滋病病毒必须经破损皮肤或黏膜进入到其他人的体内。

（二）艾滋病的传播途径

艾滋病病毒主要存在于艾滋病病毒感染者/艾滋病患者的血液、精液、阴道分泌物、伤口渗出液、组织液和乳汁等体液中。因此，任何能引起体液交换的行为，都有传播艾滋病病毒的可能。已经证实的传播途径有性接触传播、血液传播及母婴传播。

1. 性接触传播　性接触传播包括阴道性交、肛门性交和口腔性交。男女异性性接触和男男同性性接触传播是目前全球艾滋病传播的主要途径，在成年和青少年感染者中，约有 3/4 是通过性接触传播的。在我国，经性接触传播艾滋病的比例也在逐年上升。艾滋病性接触传播的几率和很多因素相关，如性伴侣数量、性伴侣的感染状态、性交方式、生殖道炎症和性行为过程中是否采用保护性措施等（如是否使用安全套）。一般来说，性伴侣数量越多，感染的几率越大；性伴侣处于艾滋病感染早期和发病期则有更高的传染性；肛交比其他方式的性交更加危险；性行为的被动方（即接受精液一方）受感染的几率大于主动方（即插入方）；患有性病，尤其是造成生殖器溃疡的性病可使单次性接触的危险性增加2～10倍，这类性病包括梅毒、生殖器疱疹和软下疳等。

男男性行为者的性接触方式主要是肛门性交。无保护的肛交是感染艾滋病风险最大的一种性接触方式，这是由于直肠黏膜为单层柱状上皮细胞组成，比较脆弱而容易发生破损，其微环境呈弱碱性状态，利于艾滋病病毒存活。肛交易造成肛门、直肠黏膜充血而轻度损伤，使带有艾滋病病毒的精液通过破损的黏膜进入血液循环或淋巴系统，从而将病毒传染给性伙伴。

异性间传播绝大多数是通过阴道性交，只有少数是通过肛门性交发生的，关于口交传播艾滋病的病例也有少数报道。

2. 血液传播　使用被艾滋病病毒污染而未经消毒的针头和注射器是注射毒品者传播和感染艾滋病的重要途径，这也是我国目前艾滋病传播的主要途径之一。

此外，输注被艾滋病病毒污染的血液或血液制品、移植或接受了艾滋病病毒感染者的器官/组织或精液是经血液传播艾滋病的另一途径。血友病患者经常需要接受凝血因子的治疗，凝血因子系由成千上万的供血者血浆浓缩而成，只要其中有一名供血者是艾滋病病毒感染者，即可使凝血因子制品污染而造成艾滋病传播。有报道显示骨髓移植或肾移植后受体血清 HIV 抗体转阳，因此在器官移植前必须对供体进行筛选。

3. 母婴传播　感染艾滋病病毒的母亲，通过妊娠、分娩和哺乳，有可能把艾滋病病毒传染给胎儿和婴儿。在没有采取预防措施的情况下，感染的母亲对婴儿的传播率约为20%～45%。传播率的大小决定于母亲感染的发展阶段和免疫功能状况，如 CD4 细胞数、是否存在 P24 抗原以及病毒的复制能力等。

近年来我国艾滋病病毒感染者中女性所占的比例显著增加，已从1998年的17.1%上升到2008年的35%，其中近九成为育龄期妇女，因而通过母婴传播方式导致的小儿艾滋病病毒感染者也在不断增加。育龄期妇女中艾滋病的发展趋势可以预示未来小儿艾滋病的发展趋势。

（三）非传播途径

在日常生活中，与艾滋病病毒感染者或艾滋病患者握手、拥抱、共同进餐、共用办公用品和劳动工具等，不会感染艾滋病。艾滋病病毒也不会经过马桶、电话机、餐饮具、卧具、游泳池和浴池等公共设施传播。咳嗽和打喷嚏不传播艾滋病，蚊虫叮咬不会感染艾滋病。

四、吸毒与艾滋病

吸毒行为与艾滋病的传播存在密切关系。我国累计报告和现存活的艾滋病病毒感染者和艾滋病患者中，约四分之一是因注射毒品而传播的，其中最主要的原因是海洛因成瘾者共用未消毒的注射用具。近年来，虽然传统的海洛因成瘾者在逐渐减少，但新型毒品使用者的数量却呈现上升趋势，某些新型毒品的特殊药理作用可导致使用者性欲亢进，出现多性伴、性暴力和不使用安全套性交等高危性行为，为艾滋病病毒的传播提供了“温床”，成为经性接触途径传播艾滋病的催化剂。

吸毒者容易感染艾滋病病毒的高危行为包括以下几方面。

（一）注射使用毒品，共用注射器

药物成瘾者使用毒品的方式是多种多样的，有的人在开始使用毒品时就采用注射方式，有的药物成瘾者开始时用“唆吸/烫吸”的方式，吸毒一段时间后则改为注射的方式。因此，采用注射方式使用毒品，在注射毒品使用中共用注射器是感染和传播艾滋病病毒的重要渠道。自 1989 年底在我国云南省瑞丽市的注射使用毒品人群中成批发现艾滋病病毒感染者以来，随后的十余年中我国监测到的艾滋病病毒感染者和艾滋病病例逐年增加，这些感染者和患者中大部分为注射毒品者。

我国多个地区的注射毒品者共用注射器的比例很高，可达 60％～99％。其他一些调查中发现，在注射使用毒品人群中，与他人共用过注射器的比例为 74.5％～89.2％。云南省建档的 2355 例艾滋病病毒感染者中，有 2065 例注射毒品者，他们中 67％的人经常与别人共用注射器，21％的人偶尔共用注射器。在四川、广西和贵州等省的部分注射毒品人群中，艾滋病病毒感染率分别达 50.0％、43.1％和 34.8％。在新疆维吾尔自治区和云南省的部分注射毒品者中，艾滋病病毒感染率高达 80％。

多项调查显示，在城市的注射毒品者中，他们大多数注射器的来源主要是药店和私人诊所，多数情况下他们只使用自己的注射器，但在“瘾发”而药店和诊所又已经关门的情况下，他们也会借用别人的注射器，或者将自己的注射器借给别人使用。农村的药物成瘾者大多数不能够及时获得注射器，也很少能够承担得起注射器的价格，因此他们中的共用注射器现象更为普遍。药物成瘾者大多数不消毒注射器或不知道如何正确消毒注射器。

研究表明，高死腔注射器比低死腔注射器留有更多的液体和血液，如果共用高死腔注射器，其传播 HIV 的危险更高。因此，需要教育药物成瘾者使用低死腔的注射器。同时，在针具交换项目中也应提供低死腔的注射器，以减少 HIV 的传播。

（二）不安全性行为

吸毒者的性活动有两个主要特征：一是多性伴、存在商业性行为等；二是安全套使用率非常低。

国内多数调查表明，阿片类药物成瘾者中拥有两个以上多性伴的人数比例较高，且他们在性行为中使用安全套的比例较低。对云南、四川两省 1680 例阿片类药物成瘾者的调查显示，在过去一年中，有 709 例“同配偶以外的人（临时性伴）发生过性关系”，占被调查总数的 42.2％。709 例中平均每人同 5.2 人发生过性关系。他们中有 48.9％的人在性活动中从来不使用安全套。

四川省绵阳市对 688 名阿片类药物成瘾者进行行为学监测以及梅毒和艾滋病病毒检测，结果分现，44.9％的药物成瘾者有过嫖娼行为，他们中 76.4％的人不使用安全套，每次性行为都使用安全套的人只有 2.9％。四川省西昌市 602 名阿片类药物成瘾者行为学调查表明，在行为综合监测的 375 例药物成瘾者中，有非固定性伴的 150 人，占 40％，与非固定性伴不使用安全套的 114 人，占 82％。最近一个月用金钱（毒品）换取性的男性药物成瘾者占 36.1％（100/277），用性换取金钱（毒品）的女性药物成瘾者占 34.7％（34/98），在这 134 例药物成瘾者中，与暗娼/客人发生性关系时不用安全套的有 102 人，占 76.1％。

云南一项对 306 例药物成瘾者吸毒行为及艾滋病病毒/艾滋病的知识、态度和行为调查发现，被调查的药物成瘾者中 79.6％的人有两个以上性伴侣，其中 37.7％的人有几个

（2～4个）性伴侣，有41.9%的人有多个（5个以上）性伴侣。他们/她们在性活动中从不使用和偶尔使用避孕套的占83.2%。在昆明市369例药物成瘾者的行为综合监测中，最近12个月内与非固定性伴有性行为的占36%，最近1个月与商业性性伴有性行为的女性为21%，男性注射毒品人群最近1次与商业性性伴使用安全套的只有21%。

国内外多项研究显示，苯丙胺类药物与艾滋病病毒感染有着密切复杂的关系。苯丙胺类药物是导致中枢神经兴奋的精神活性物质，使用后可以使人产生持续、高度的兴奋状态，并有明显的性冲动，因此使用者发生性行为的可能性较大。

有调查显示，80%的苯丙胺类兴奋剂使用者在药物状态下有过性行为，且伴有性行为时间较长、多人性行为和性暴力等现象，但在药物影响下，他们的安全套使用率却非常低、或容易出现安全套滑脱等情况。

在这样的药物作用和亚文化行为模式影响下，苯丙胺类药物使用者感染、传播艾滋病的高危险行为和艾滋病病毒感染率明显高于一般人群，他们正在逐渐成为艾滋病等性传播疾病的潜在高危人群。

五、预防HIV/AIDS的措施

虽然目前艾滋病尚无法治愈，也还没有预防的疫苗，但艾滋病病毒主要是通过人们的某些特殊行为而传播的，因此有针对性地开展健康教育、倡导洁身自爱是预防艾滋病最好的“疫苗”。

（一）在药物滥用人群中开展减少危害综合干预项目

在20世纪80～90年代，全球大多数国家药物滥用的防治策略多强调减少供应和减少需求并重的方针，这一举措确实收到了一定效果。但随着艾滋病的蔓延，人们不得不重新审视在药物滥用问题上的策略，到底怎样才能在短期内、以较小的成本、有效地遏制随着物质滥用问题而来的艾滋病传播呢？实践证明，务实的降低危害策略可以在较大程度上满足这一需求，从而有效降低毒品问题带来的危害，尤其是艾滋病的流行。

在注射毒品者中开展减少危害的方法和措施主要包括针对阿片类药物成瘾者的美沙酮维持治疗、针对注射毒品者的针具交换项目和消毒注射器项目，以及针对所有药物成瘾者的正确使用安全套项目。从国内外的各种减少危害实践中可以发现，这些项目在帮助药物成瘾者减少药物所带来的危害的同时，还设法加强与他们的联系，并利用自愿咨询检测发现他们当中的艾滋病病毒感染者和艾滋病患者，为已发病的药物成瘾者进行抗病毒治疗就成为了当前遏制艾滋病病毒在注射毒品人群中最有效的综合性防治策略。实践表明，通过这些综合性的性病艾滋病防治措施，能够提高海洛因成瘾者对性病艾滋病的知识，增强他们的防病意识，减少高危行为，而开展抗病毒治疗则能有效降低艾滋病病毒感染者和艾滋病患者的传播效能，提高他们的生命质量，从而减缓艾滋病病毒在我国的流行速度。

（二）对普通大众、尤其是青少年开展艾滋病健康教育项目

目前预防艾滋病的有效手段是促使人们改变危险行为，因此要广泛、持久地开展健康教育，普及艾滋病和性病防治知识，大力推广安全套的使用。基于药物成瘾者的低龄化趋势以及全球艾滋病病毒感染者半数以上年龄低于25岁的事实，在青少年较集中的场所——学校开展药物滥用和艾滋病预防教育已成当务之急。云南省的罗健等人探讨了在中学开展预防药物滥用及艾滋病同伴教育项目的可行性及有效性，结果认为，采用同伴教育的方式在学校开展药物滥用和艾滋病预防活动是可行和有效的，但这一方法的推广和可持续发展仍有待进一步探讨。

（三）发挥医疗卫生人员的作用

医疗卫生人员是可能最早发现或接触艾滋病病毒感染者和艾滋病患者的特殊人群，应当具备丰富的艾滋病相关知识，并能为高危人群提供相应的咨询，如在医疗服务中主动为就诊者和患者提供艾滋病病毒检测和针对性咨询，将性病患者转介到规范性病诊疗机构，为药物成瘾者提供有关药物替代治疗（如美沙酮维持治疗）、安全注射毒品及安全性行为的咨询等。

（四）防治性传播疾病与防治艾滋病相结合

性传播疾病可使艾滋病病毒传播的危险性至少增加3～5倍。有生殖器溃疡的性病比无生殖器溃疡的性病更易传播艾滋病病毒，但无生殖器溃疡的性病由于患病率高，使其与有生殖器溃疡的性病具有相等的危险性。而艾滋病病毒感染者因免疫功能低下，若同时感染性病，则可能使性病的临床症状加重，患病时间延长，推迟痊愈，从而使性病预后不良。因此，应将性病和艾滋病的防治相结合。

（五）加强哨点监测工作

要进一步做好艾滋病的哨点监测，开展艾滋病流行趋势的预测预报工作，应针对不同地区、不同流行状况和资源条件进行有效监测，尤其是对多性伴者、男男性行为者、吸毒者、性病门诊就诊者和女性性工作者等高危人群要加强监测，为有效制定预防措施提供依据。此外，还应对供血者、新婚人群和孕产妇加强检测工作。

（六）控制医源性感染

对器官移植、人工授精的供体和血液透析患者等必须经HIV检测；要加强医院消毒质量管理，加强对一次性医疗用品的供应和废弃物处理的监督、监测；要加强血液、血制品的管理，认真贯彻执行《献血法》，杜绝有偿供血，并加强对生物制品生产原料来源的监督检查；要加大科研投入，努力减少血液筛选后的残余危险度。

（七）探讨适合中国国情的艾滋病病毒感染者和艾滋病患者的综合管理和关怀服务模式

目前，我国对艾滋病病毒感染者和艾滋病患者实施综合管理与关怀服务，这是落实国家相关政策的基础，也是针对传染源管理的重要措施，其目的是使更多的感染者和患者及时知晓自己的感染状况，得到必要的治疗和关怀服务，提高生产质量，延长生命，通过行为改变，减少艾滋病的二代传播。感染者和患者的综合管理和关怀服务应遵循政府主导、多部门参与、属地化管理、全程管理和责任到人的工作原则开展工作，并应充分考虑感染者和患者的需求，尊重和不歧视感染者和患者。

艾滋病病毒感染者和艾滋病患者确诊后，其随访按现住址实行属地化管理，县（市、区）疾控部门在征得感染者和患者本人同意的条件下，为其确定随访单位和随访责任人，由随访责任人负责感染者和患者的后续随访工作，随访每3个月进行1次，每年随访4次。随访内容包括咨询、定期CD4细胞和病毒载量检测、安全性行为和安全注射行为咨询、机会性感染的预防、心理支持、自我管理技能的培养及转介服务，包括抗病毒治疗、母婴阻断、结核筛查、美沙酮维持治疗、针具交换和关怀救助服务等。

第十节 吸毒的流行病学调查研究方法

一、概 述

流行病学调查是降低毒品危害的三大支柱之一，其在禁毒工作中发挥的作用相当于企业的财务部门。规范严谨的流行病学研究能够为禁毒工作实践提供技术支持，帮助决策者掌握药物滥用总体形势和特点，分析当前禁毒工作的重点，客观评价既往的禁毒工作方针政策的效果、成本-效益等，以便决策者完善现有政策或采取更加科学合理的新政策以应对毒品滥用的新挑战和新问题。

药物滥用流行病学是流行病学方法的重要分支，是经典的流行病学方法在药物滥用与药物依赖研究中的具体应用和延展。发病率、患病率、死亡率、病死率、潜在寿命损失年等疾病与健康测量指标都可以用于药物滥用的研究和管理。流行病学现场调查技术和经典的流行病学研究方法如现况研究、队列研究、病例对照研究及实验流行病学等研究设计依旧是药物滥用和依赖研究的主要方法和技术手段。值得注意的是，药物滥用在社会学上被归为“越轨”行为（deviant behavior）之一，这种行为在任何国家和社会都为人们所鄙视，在许多国家往往会因吸食毒品而涉及法律问题。在研究药物滥用规律时，特别是在流行病学现场调查时，研究者应注意所调查的问题会因过于敏感让被调查者觉得尴尬或紧张，此时采用直接调查的方式获得被调查者的真实信息较为困难，必须采取一些特殊的应答技术来提高应答率，使结果真实可信。

药物滥用的流行病学调查可分为定量和定性两种研究类型，这两种研究都是药物滥用防治专业人员认识药物滥用规律和特征的重要方法。一般来说，定量研究和定性研究都是通过对一部分调查对象的研究来认识整体或某种事物的规律，但调查对象的产生有所不同。定量研究一般遵循随机化等概率原则抽样（简单随机抽样、系统抽样、整群抽样、分层抽样）产生具有代表性的个体或整群作为调查对象；而定性研究则依照特定的研究目的、需要和实际情况出发，一般采用非概率抽样方法选择调查对象，样本量一般较小，且具有相当大的灵活性，调查对象可以是个体、群体或组织。在调查结果的分析上，定量研究一般采用概率统计方法对调查数据进行分析，进而依照分析结果得出结论，但定性研究则更多地通过观察和描述事物现象，运用经验和逻辑思维对资料（吸毒行为和人们对毒品的认知和态度等）进行归纳总结。定量研究和定性研究尽管存在研究侧重点、调查方法和结果分析等方面的区别，但两者最终目的均是为了全面认识和了解事物的特征和规律，定性研究可作为定量研究的先导和有效补充，药物滥用研究实践中往往将这两种研究方法结合使用，以全面阐述药物依赖者行为、态度和健康损害的从个别到一般的规律与特征。

二、定量研究在药物滥用流行病学调查中的运用

药物滥用定量研究是调查药物滥用现况，探究药物滥用与药物依赖者健康损害、社会

功能改变的因果关系等的重要方法。

（一）描述性研究

描述性研究（descriptive study），包括现况研究（cross-sectional study，又称横断面调查）、生态学研究（ecological studies）等，是流行病学观察性研究中的一种类型，也是药物滥用流行病学定量研究的主要研究方法之一。

1. 现况研究（cross-sectional study）　现况在这里指药物滥用流行现状水平或严重程度，通常用特定时间内药物滥用现患率表示，故有时也称为现患率调查（prevalence study）。药物滥用现况研究一般按照事先设计的要求在目标人群中应用普查或抽样的方法选取一定数目的样本作为研究对象，收集特定时间内研究对象药物滥用的知识、态度和行为等特征的相关资料，用以描述药物滥用在不同人群、地区中的分布，以及观察某些因素和药物滥用及其健康损害之间的关联。

药物滥用现况研究的研究内容主要包括：药物滥用特征（依赖者的年龄、性别、职业、文化程度等人口学特征，滥用药物的种类、用药途径，共患病情况等指标）和药物滥用分布情况（包括对不同地域、人群在一定时间内的药物流行分布）。这些定量指标可以是一次性横断面调查的结果，也可以是在连续观察或调查基础上动态性分布的描述。药物滥用现况研究的研究实例包括美国每年一次的监测未来项目（Monitoring the Future，MTF）和全国药物使用和健康调查（National Survey on Drug Use and Health，NSDUH）、欧洲酒精和其他药物学校调查项目（European School Survey Project on Alcohol and Other Drugs，ESPAD）等。监测未来项目由美国密歇根大学社会研究所组织实施，自1975年起每年进行一次调查，旨在监测青少年药物滥用现况。该研究2012年在美国境内395所中学调查了45 400位学生（8年级、10年级、12年级），调查内容包括终生、过去一年、过去30天、每天（某些特定物质）药物滥用现患率等。中国药物依赖性研究所于2001年3月～2002年1月在上海等10个省、区、市的15个地区组织进行的中枢兴奋剂及相关非法精神活性物质滥用的流行病学调查也属于横断面调查。

大体上说，横断面调查包括下列两种基本方法：

（1）普查（census）：指对某一特定地区或单位所有符合条件的调查对象原则上无一遗漏地进行调查，如为了解某县注射吸毒人群中丙型肝炎患病率，以该县所有注射吸毒人员为调查对象。普查的优点是确定调查简单，没有抽样误差，能全面了解药物滥用情况。但是普查所需人力、物资和设备投入高、耗时长、指标少，不易做深入研究，且由于组织工作较为庞大复杂，不易保证调查质量，非抽样误差有时很大。

（2）抽样调查（sampling）：指通过遵循随机化的原则选取一部分有代表性的样本来估计某地特定时间内，某种或多种药物的滥用现患情况或某种药物滥用的特征和健康影响等。最常采用的抽样方法包括简单随机抽样（simple random sampling）、系统抽样（systematic sampling）、整群抽样（cluster sampling）、分层抽样（stratified sampling）、多级抽样（multistage sampling）等。简单随机抽样计算简单，但在实际工作中较难实施；系统抽样在现场调查易操作，可依据门牌号或住院戒毒治疗的编号等进行抽样依据，但如果目标总体的分布存在周期性趋势，而抽样的间隔又难以避免这种周期性影响时，样本容易产生偏性估计；研究调查样本要求具有统计学上的整体代表性，保证能从样本推论至总体；整群抽样易于组织，节省人力、物力，样本量固定式，误差较系统抽样和简单随机抽样大。复杂问题的研究实践中，多级抽样应用较多，因为多级抽样可以充分利用各种抽样方法的优势。抽样调查对样本量有一定要求，其样本量的计算可参考流行病学或统计学著作相关章节。

作为经典的流行病学方法，抽样调查比较省时、省力，经设计严密的调查，样本具有代表性，其结果的真实性和可靠性不亚于普查，且调查范围小可以进行深入细致的研究。同时应注意到，抽样调查的设计和实施比普查要复杂，应设计严密的研究计划，在实施调查过程中注意质量控制。因此，抽样调查是目前流行病学研究最常采用的方法之一。

但是，以抽样调查为主要研究方法的药物滥用流行病学定量研究也存在一些局限性，主要表现在以下两个方面：

1）研究过程中存在的误差和偏倚：药物滥用调查常问及被调查对象的吸毒史、性行为和艾滋病等敏感问题，因此药物滥用现况调查难以避免一定的信息偏倚（如被调查者采取不应答、故意说谎或社会期望性应答造成的偏倚等）。此外，和其他疾病的现况研究一样，由于研究设计和质量控制不严谨，药物滥用现况调查也容易存在选择偏倚、调查人员偏倚和测量偏倚等。

2）调查质量控制的局限性：由于药物滥用流行病学调查所涉及的地域范围往往比较广，而各地经济、地理、交通、社区环境可能差异较大，加之当地监测网络不健全等问题，调查中可能遇到种种复杂和难以操作的情况，这些都使药物滥用现况调查研究的设计者和实施者面临巨大挑战。

2. 生态学研究（ecological study）　又称对比研究，是在群体水平上研究社会、文化等因素和药物滥用之间的关系。如研究特定时间内，某地区缴获的合成毒品数量的变化，用以分析和预测一定时期内该地区合成毒品依赖者的规模。生态学研究可直接利用常规资料或现成资料进行数据挖掘，省时、省力，能对原因未明的某些疾病或药物滥用特征提供线索，为进一步深入的研究奠定基础。但也应注意该研究类型对于混杂因素的控制较差，有时甚至得出错误的结论-生物学谬误。

（二）队列研究

是经典的流行病学观察性研究设计方法之一，可用于检验病因假设、评价预防措施的效果、研究疾病的自然史、新药上市后监测等。

1. 基本原理和概念　队列（cohort），在流行病学中常指有共同经历或处于共同状态（即暴露特征相同）的一群人，如某县自2000年以后开始吸食甲基苯丙胺（“冰毒”）的吸毒者。

暴露（exposure）是指研究对象曾经接触过的某种物质或具有某种特定的行为（如吸烟、饮酒）或特征（性别、遗传等），即可能导致结局出现的因素。药物滥用流行病学研究中，暴露可以指疾病（既往患有梅毒、淋病性传播疾病），也可指某种患病因素（与其他毒友共用注射器）；暴露也可为有益的保护性因素（使用洁净的注射器或使用安全套）。如研究静脉注射吸毒人群与非静脉注射（如烫吸、口服等给药方式）吸毒人群感染丙型肝炎的风险的差异时，静脉注射吸毒是暴露因素，静脉吸毒人群就是暴露组，而非静脉吸毒人群是非暴露组，结局为感染丙型肝炎。

队列研究（cohort study）的基本原理（图2-9）是在特定的人群中，根据目前或既往的资料，选定暴露及未暴露于某因素的两组人群（两组人群其他因素应均衡可比），随访一定的时间，观察、记录两组人群预期结局（疾病、死亡等）的发生情况，并比较两组人群某种预期结局的发生率如发病率或死亡率，从而判断该因素与结局指标有无关联及关联大小的一种观察性研究方法。

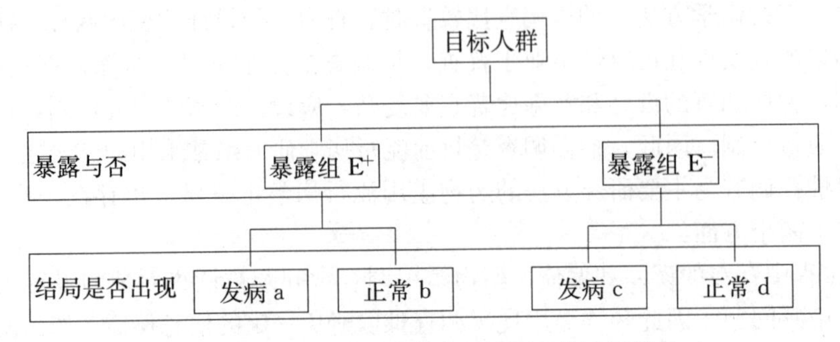

图 2-9　队列研究基本设计原理简要示意图

2. 统计分析指标　结合图 2-9 所示，在统计分析时一般将资料（累计发病率资料）整理成表 2-1 的样式。

表 2-1　队列研究资料分析整理基本模式

		结局是否出现		合计	发病率
		病例	非病例		
暴露与否	暴露组	a	b	n_1	a/n_1
	非暴露组	c	d	n_0	c/n_0
合计		m_1	m_0		

（1）相对危险度（relative risk，RR）：该指标反映暴露与发病或死亡关联强度，也叫危险比（risk ratio，RR），其本质是率比（rate ratio，RR），为暴露组的率与未暴露组的率之比。$RR=I_e/I_o=(a/n_1)/(c/n_0)$

（2）归因危险度（attributable risk，AR）：也叫特异危险度、超额危险度（excess risk），其本质为率差（rate difference，RD），为暴露组的率与未暴露组的率之差。说明由于暴露增加或减少的率的大小。$AR=I_e-I_o=a/n_1-c/n_0$

3. 应用实例

（1）O'Kelly FD 等人于 1985 年建立了一个 82 例海洛因静脉吸毒者随访队列，观察静脉吸毒的自然史：截至 2010 年，63％的随访对象已经死亡，平均死亡年龄为 35.9 岁，63％的研究对象 HIV 阳性，71％HBV 阳性。

（2）Pavarin，R. M 等于 1988 年起开始观察 471 例可卡因依赖者，并按是否同时滥用海洛因将研究对象分为单一滥用可卡因组和可卡因＋海洛因多药滥用组，比较这两组依赖者死亡率的差别。

（3）张莉等于 2002 年 11 月在四川省凉山彝族自治州某市筛选、招募静脉吸毒人员 376 人，调查其社会人口学和吸毒行为特征。队列随访时间为 1 年，计算静脉吸毒人群的死亡率和死因构成。

4. 注意事项

(1) 对照组的选择：队列研究的对照组常用形式可包括内对照、外对照、总人口对照三种形式，有时也采用上述两种以上的对照形式，以减少单一对照的偏倚，即多重对照。内对照可用于如上述 Pavarin，R. M 研究可卡因死亡率问题时，将可卡因依赖者分为单一滥用可卡因组（对照组）和可卡因＋海洛因多药滥用组，则可评价合并海洛因滥用的可卡因依赖者的死亡风险是否比单一滥用可卡因大；内对照也可见于将研究组按滥用药物的剂量大小分为高、中、低剂量组，以其中某一剂量组作为对照组。外对照的应用如比较海洛因依赖者与甲基苯丙胺依赖者死亡率的差别时，以甲基苯丙胺依赖者作为对照组。总人口对照则可在如苯丙胺类兴奋剂滥用人群与全人群（对照组）艾滋病患病率差异比较等研究项目中应用。选择对照组时，应注意暴露组与对照组间除待研究因素外，其他因素应尽可能均衡可比。

(2) 偏倚的控制：队列研究设计阶段应该充分论证，研究开始前应制定科学合理的实施方案，严格质量控制与管理，以减少偏倚。队列研究常见的偏倚包括选择偏倚、信息偏倚和混杂偏倚等。队列研究，特别是前瞻性队列研究，应注意研究对象失访对研究结果的影响。

（三）病例-对照研究

1. 基本原理　病例-对照研究（case-control study）的概念最早见于 1844 年 PCA Louis 的著作。其基本原理是以现在确诊患有某特定疾病的患者作为病例，以不患有该病的人（但须与病例组具有可比性）作为对照，收集既往某个或某些危险因素的暴露情况（可通过查阅病历或问卷调查），在评估了各种偏倚对研究的影响后进行统计学检验，比较两组调查对象各因素的暴露比例是否有差异。若两组差别有意义，则认为该因素与疾病之间存在着统计学上的关联。病例-对照研究是从某种要研究的疾病出发，去探讨可能的病因，从时间上是回顾性的，所以又称为回顾性研究（retrospective study）。

例如，研究吸毒人群使用避孕套是否能降低罹患艾滋病的风险时可在吸毒人群中选取艾滋病患者作为病例组，以不患艾滋病的吸毒人员作为对照组，通过问卷调查等回溯被调查对象发生性行为时使用避孕套的情况，如经统计学检验认为与对照组相比，艾滋病组使用避孕套的比例低，则认为使用避孕套可减少吸毒人群患艾滋病的风险。其方法原理如图 2-10 所示。

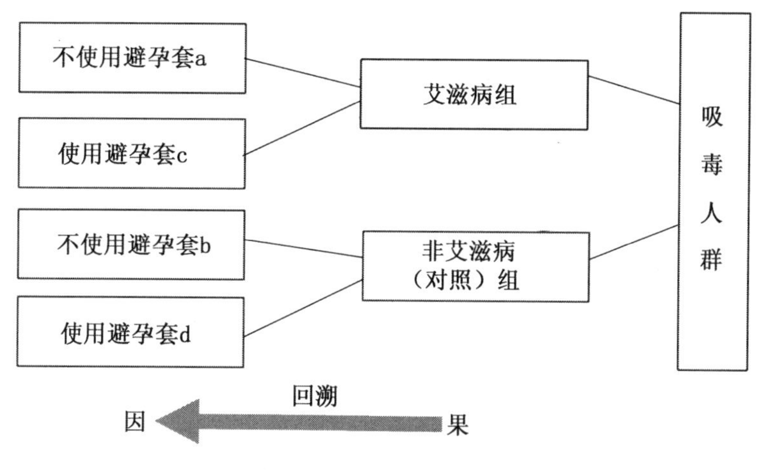

图 2-10　病例-对照研究方法原理简要示意图

2. 统计学分析 结合图 2-10 所示，在病例-对照研究统计分析时一般将资料整理成表 2-2 的样式。

表 2-2 病例-对照研究资料分析整理基本模式

		病例组	对照组	合计
暴露与否	暴露组	a	b	n_1
	非暴露组	c	d	n_0
合计		m_1	m_0	

如图 2-10 所示，在病例对照研究中病例组（艾滋病组）暴露（不使用避孕套）比值为：$(a/(a+c))/(c/(a+c))=a/c$

对照组暴露（不使用避孕套）比值为：$(b/(b+d))/(d/(b+d))=b/d$

比值比 OR=病例组暴露比值/对照组暴露比值= $(a/c)/(b/d)=ad/bc$

OR 的含义与相对危险度相同，指暴露组的疾病危险性为非暴露组的多少倍。

（1）OR>1 说明疾病的危险度增加，叫作“正”关联，即该因素为罹患某疾病/结局发生的危险因素。

（2）OR<1 说明疾病的危险度减少，叫作“负”关联，该因素为罹患某疾病/结局发生的保护性因素。

3. 应用实例 近年来，基因组学技术，特别是全基因组关联研究（Genome Wide Association Studies，GWAS）在探讨基因在疾病的发病机制中大放异彩，而病例-对照研究就是此类研究的主要研究设计类型之一。杨梅等探讨 5-HTR2A-1438A/G，COMTVal158Met，MAOA-LPR，DATVNTR 和 5-HTTVNTR 基因多态性与女性海洛因依赖者边缘性人格障碍（borderline personality disorder，BPD）的相关关系时，就采用病例对照研究设计，在 291 名女性海洛因依赖者中选取了 61 名 BPD 患者作为病例组，并选取 235 名非 BPD 患者作为对照，比较病例组和对照组上述基因多态性分布的差异。

另一个典型的例子是将病例对照设计应用于探讨药物滥用与交通事故相关性的研究。Hallvard Gjerde 等在挪威选取 2003～2010 年间死于交通事故的 508 名司机作为病例组，另外于 2008～2009 年间用分层多阶段整群抽样方法随机选取 9261 名未肇事司机作为对照组，比较二组血液样本中酒精和非法药物的浓度（即暴露因素），并采用多因素非条件 Logistic 回归模型进行数据分析。其结果表明酒精、苯丙胺、苯丙胺与苯二氮䓬类药物同时使用是发生交通死亡的高危因子，其 OR 值分别为 41.6、41.6、98.2。

4. 研究特点 实际应用中，病例-对照研究应注意与队列研究相区别，如表 2-3 所示。

（四）实验流行病学研究

最早记载的对照试验发生在公元前 605 年。1747 年，英国医师 JameS Lind 尝试用临床试验的方法来探讨坏血病（维生素 C 缺乏症）的病因及其治疗方法，该研究初步显示出了平行对照研究的科学价值。1948 年，第一个现代随机化双盲临床试验发表于英国医学杂志，其研究设计包含了流行病学实验研究的每个重要特征。

表 2-3 队列研究和病例-对照研究的特点比较

	队列研究	病例-对照研究
优点	1）直接获得暴露组和非暴露组的发病率或死亡率 2）因果现象发生的时间顺序合理，验证病因的能力较强 3）可研究疾病的自然史 4）可获得一种暴露与多种结局的关系 5）收集的资料完整可靠，一般不存在回忆偏倚	1）特别适用于罕见病的研究，有时往往是罕见病病因研究的唯一选择 2）相对更省力、省钱、省时间，并且较易于组织实施 3）该方法不仅应用于病因的探讨，而且广泛应用于许多方面，例如疫苗免疫学效果的考核及暴发调查等 4）可以同时研究多个因素与某种疾病的联系，特别适合于探索性病因研究
缺点	1）不适于发病率很低的疾病的病因研究 2）易发生失访偏倚 3）耗时，耗人力、物力、财力 4）设计要求严密，资料的收集和分析难度较大 5）随访过程中，已知变量的变化或未知变量的引入增加分析难度	1）不适于研究人群中暴露比例很低的因素，因为需要很大的样本量 2）选择研究对象时，难以避免选择偏倚 3）暴露与疾病的时间先后常难以判断 4）获取既往信息时，难以避免回忆偏倚 5）不能测定暴露组与非暴露组疾病发生率

注：来源于詹思延主编的《流行病学》（第7版）

1. 基本原理　实验流行病学研究（experimental epidemiology）的原理在于根据预先确定的研究方案，将研究人群随机分为实验组（干预组）与对照组，将研究者所控制的措施人为给予实验组人群后，随访观察记录该措施的作用效果，并比较两组人群的结局，以判定措施效果。实验流行病学研究设计可详见《流行病学》等流行病学专著，其方法原理如图 2-11 所示。

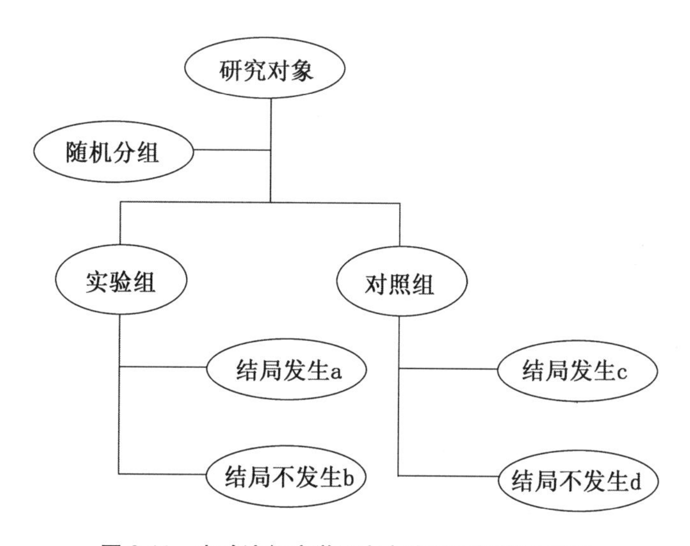

图 2-11 实验流行病学研究方法原理简要示意图

2. 方法特点

（1）实验流行病学是前瞻性研究，即干预在前，效应在后；实验流行病学的研究设计时间顺序合理，可进行因果判断，可用于验证危险因素的致病作用，也可用于评价某种疾病防治措施的效用。

（2）研究设计是实验法而非观察法。与前瞻性队列研究不同，实验流行病学研究中研究者主动给予研究人群干预措施，而不是观察某项研究前已经存在的因素的效用。

（3）随机分组：实验流行病学研究中采用随机方法将研究对象随机分配到一个或多个实验组和对照组，以最大程度的实现各研究组除待研究因素外，其他因素齐同可比，有效地控制研究中的偏倚。为在较短的时间内募集足够的受试者，随机对照试验多采用多中心研究，实际操作中可借助电脑系统进行中央随机分组。

（4）设立均衡可比对照组：为科学评价干预因素的效应，实验流行病学设置对照组以有效控制不能预知的结局、霍桑效应和安慰剂效应等因素对研究效应指标的影响。此外，研究对象来自同一总体，以保证基本特征、自然暴露因素等相似。

有些研究，如果不能随机分组或者设立平行的对照组，则可称为“类实验”（quasi-experiment）。

同时也应注意到，实验流行病学存在以下缺点：

1）设计实施比较复杂，难度较大，同时应注意避免“沾染”和“干扰”问题的发生。

2）受干预措施适用范围影响，所选择对象的代表性有一定局限性，应注意结果是否能够外推至总体。

3）随访时间长，会出现不依从现象。

4）有时会涉及伦理学问题，研究的实施方案应依照相关程序报伦理委员会审批。

3. 对照的意义和种类　实验流行病学的基本实验设计类型就是随机对照临床试验（randomized clinical trial，RCT），设立严密、合理的对照以客观评价干预措施的效应是实验流行病学研究的精髓所在。实验流行病学研究设计中对照的类型主要包括以下4类：

（1）标准对照（standard control）（有效对照）：以现行最有效或临床上最常用的药物或治疗措施作为对照。如，徐国柱等评价丁丙诺啡舌下含片对海洛因依赖者脱毒的效果，以美沙酮治疗作为标准对照组。标准对照多用于优效试验、非劣效实验和等效实验。

（2）自身对照（self control）：对同一研究对象进行试验和对照，比较用药前、后结局/效应指标的变化情况，以判断疗效。

（3）交叉对照（crossover control）：将研究对象随机分配为甲、乙两组，甲组先给予试验因素，乙组给予对照因素。第一个阶段结束，间隔一段时间（洗脱期，应保证能消除前期试验因素的影响）后，甲组给予对照因素，乙组给予试验因素。与自身对照相比，交叉对照不仅利用自身前后比较评价干预因素的效应，同时还考虑了干预因素与对照因素实施顺序的影响。

（4）安慰剂对照（placebo control）：安慰剂指没有任何药理作用的物质，应注意符合医学伦理要求。为评价可卡因治疗性疫苗的有效性，Martell，B A等进行的Ⅱ期临床试验中干预因素为霍乱B共价连接的琥珀酰去甲可卡因（SNC-rCTB），以生理盐水（含氢氧化铝）作为安慰剂对照，两组研究对象都接受美沙酮维持治疗。

4. 应用实例

（1）徐国柱等为评价丁丙诺啡舌下含片用于海洛因依赖者脱毒的效果及其不良反应，按照 1∶1∶2 的比例将海洛因依赖者随机分入丁丙诺啡 10 天组、丁丙诺啡 14 天组和美沙酮 14 天组（对照组），选取控制戒断症状总分、主要戒断症状评分、焦虑量表评分等作为结局指标。

（2）Patrick G. O' Connor 等将 46 名阿片依赖患者随机分为 2 组（两组患者社会人口学、近期药物滥用和治疗特征相似，具有可比性），分别在基础医疗服务门诊或传统的美沙酮药物维持门诊接受丁丙诺啡维持治疗。其研究结果表明，在基础医疗服务门诊接受丁丙诺啡维持治疗的患者 12 周结束时留治率高于美沙酮门诊组，阿片类物质尿检阳性率也较低，两组戒断症状方面区别不大。

三、定性研究在药物滥用流行病学调查中的运用

定性研究主要采用非概率抽样方法，根据某一研究目的，寻找具有某种特征的小样本人群进行调查，从理论上获得对研究人群的代表性，从而获得对某一问题或社会现象的认识。定性研究对于解决定量研究中难以解决的特殊问题，如认识依赖者的特殊行为，药物在人群中的传播过程、规律和药物滥用病因学具有重要作用。定性研究可作为产生新想法的工具、作为定量研究的先导、帮助理解定量研究的结果、作为快速评价技术、收集原始资料的一种方法。

定性研究自 20 世纪 40 年代起运用于药物滥用领域的研究，近年来有方兴未艾之势。现将定性研究的主要方法介绍如下：

（一）访谈法

访谈法是定性研究中最常用的方法。访谈法包括以下两种形式：

1. 定式或结构性访谈（structured interview）　调查者事先准备好调查提纲或问卷，逐项按顺序向被调查者提问所要了解的有关问题。与定量研究所应用调查问卷不同的是，这种访谈问题多是开放性问题。如“您第一次使用冰毒的原因？在什么场所使用？使用的剂量多大？使用的方式？使用后的感受?”

访谈中，应注意访谈过程的灵活性，访谈内容的可控性以及被访者的合作性，防止其偏离主题，对于敏感问题应防止受访者避重就轻和“社会期望性回答”，提供不真实信息。

访谈的几个基本原则是：①调查前，应做好文献回顾、预调查等准备工作，制订合理的访谈提纲。开始的问题应该是能引起关注、回答较易和无妨害的，敏感问题最好放在最后（如吸毒者的犯罪等问题）。调查主题明确，必须清楚无误地告诉受访者你所要了解的问题；在调查提纲或问题的安排顺序上，应防止调查问题的顺序可能对受访者回答问题造成影响，即前边的问题对后边的问题影响造成的顺序效应；②在调查过程中调查员对所调查内容应保持中性态度，不带倾向性；③调查者应注意态度端庄、和蔼，举止大方，发问委婉，勿以审问方式提问。

此外，一般来说，重要问题最好安排在调查开始后 20 分钟之内，因为受访者大约在

调查开始后 20～25 分钟产生疲劳。定式或结构性访谈耗时比较长，访谈的调查对象数量因此会受到一定限制。

2. 半定式或无定式访谈　与定式或结构性访谈不同，半定式或无定式访谈时调查者仅就同调查目的有关的一些关键性要点形成问题，即时发问受访者，而不采用调查问卷的方式，它要求调查者具有一定的水平和调查经验。因此，挑选和培训调查员是影响这类调查成败的重要因素之一。这种调查的特点是能够比较深入地了解问题而不受规定的限制，使受访者有较大的自由回答问题。调查者也可获得更广泛的和意料之外的信息。根据不同情况，调查者可以笔记方式或录音等记录调查结果和观察、分析受访者的行为变化，但无论采用什么方式，应以自然和不使受访者有反应性行为改变为原则。故某些场合和病例，可以不采用当面记录方式，而是默记，然后及时根据回忆进行整理。多个受访者对同一问题的答复可能有重复和繁杂，应取相异处以进行比较和互相补充。在行为分析方面，应掌握“ABC”原则，即药物滥用的诱因和背景情况、药物滥用行为表现和由此产生的后果。应用实例：如张建波等以深度访谈和焦点座谈会两种方式，了解经静脉注射吸毒（IDU）感染了的艾滋病病毒（HIV）和艾滋病（AIDS）的患者，对艾滋病和抗病毒治疗的认识程度和态度，深度访谈采取一对一深度访谈 4 次，用普通话交流并录音，所有问题均用半开放式的问题，主要针对患者对 AIDS 及抗病毒治疗的了解，如怎样看待抗病毒治疗、服药及按时服药、什么原因使他们的服药变得容易或者困难等等。深度访谈大约持续 1 个小时。

（二）观察法

观察法分为参与观察法和非参与观察法两种方法。分别介绍如下：

1. 参与观察法（participant observation）　研究者直接参与到所观察对象的群体中去，是典型的人种学研究方法，如用于研究某些民族和部落的风土人情、衣食住行、宗教信仰。参与观察法对于研究一些特殊的越轨亚文化群体、犯罪群体和药物滥用群体的活动方式、行为规律、吸毒原因等具有重要作用。对于这些群体，许多问题采用通常的问卷法和访谈法调查很难奏效。在参与观察法调查中，研究者以被观察对象一员的身份加入观察对象团体中，不暴露其真实身份，可以获得比较真实、客观的信息，而这些信息是采用其他方法所难以得到的。

2. 非参与观察法（non-participation observation）　指研究者不直接参与调查对象的任何活动，在调查对象未注意到的情况下，完全从旁观者的角度对调查对象进行观察的方法。非参与观察法往往利用科学工具和声像设备进行观测和观察。当研究人员以公开身份出现在被观察者中时，无疑会使其产生心理顾虑，改变自己原有的行为方式，甚至因研究者在场而产生伪装、非本意的反应性行为改变。而非参与观察法则可避免这些不自然的偏差，获得较真实的信息。如根据 MDMA（摇头丸）或 K 粉在歌舞厅中滥用的情况，可以采用非参与观察法观察服用 MDMA 或 K 粉后的行为效应。

值得注意的是，有别于日常生活中的一般观察，参与观察和非参与观察均具有特定的研究目的、假设和观察标准，事先有严密、系统的设计。开展观察法研究往往较为困难，一方面观察法所需时间一般较长，另一方面鉴于药物滥用问题较为特殊和敏感，研究人员需有良好的素质，丰富的调查经验等。

（三）专题小组调查法

专题小组调查法，或称为头脑风暴法（brain storming），一般以一个小组的群体为调查对象，以讨论为调查形式的一种研究方法。根据特定的研究目的，可以邀请具有一定社会人口学特征的人群（如18～25岁吸食新型毒品的人员）为一组调查对象，以完全自愿的方式参加讨论。讨论除有一位主持者外，还应有一位记录人员（可以笔记或录音），讨论内容应紧密围绕调查的主题、目的，主持人尽量营造热烈的讨论气氛，且不拘于形式。主持人可以从不敏感的，且可能引起被调查者兴趣的话题开始，并将讨论逐步引向深入。但应注意主持人在引导发言时不应带有倾向性，避免参加调查者为了迎合主持人的意见造成“社会期望回答”而引起偏倚。如张建波等将访谈对象分成4组，每组的人员在15～20人，以焦点座谈会的方式，了解因静脉注射吸毒感染的艾滋病病毒吸毒人员，对艾滋病和抗病毒治疗的认识程度和态度。2名工作人员参加访谈，一名负责主持会议，另一人负责记录，每组进行4次焦点访谈会，会议时间为1～1.5小时。

（四）滚雪球调查法

滚雪球调查法（snowballing）是人种学研究的一种重要方法，它根据特定的目的，选择若干具有某种特征的药物依赖者进行调查，再由他们提供具有同样特征的药物依赖者的信息，不断扩大调查范围。即通过最初小范围当事人或知情人或线索抽样技术的方法，不断地扩大线索了解有关事物，是一种简单、有效的调查方法。鉴于药物滥用的敏感性，滚雪球调查法应用于药物滥用领域，对于认识药物滥用流行、传播的特征和形式具有一定的实用性。事实上，滚雪球法经常与其他定性、定量研究的方法结合使用。林鹏等评价广东省社区吸毒者针具交换项目试点效果时，在干预前后分别对干预区和对照区采用滚雪球的方式对研究对象进行2次横断面调查。

综上所述，药物滥用流行病学定性研究对于初步认识处于朦胧状态下的一些问题，如药物滥用病因学，药物依赖者的行为特征，在人群中的传播方式等具有重要作用。某些新滋生的毒品滥用问题的发现和研究往往开始于对典型病例的定性研究。

四、流行病学快速评估方法

近年来，捕获-标记-再捕获法、Delphi法等调查方法在药物滥用现况评价实践中得以推广和应用。同传统的流行病学方法比较，这些方法具有经济、快速、真实性高的特点，一般利用目前已掌握的相关数据，进行再分析和评价，对药物滥用形势进行快速评价和预测，故称之为快速评估法（rapid assessment method）。传统的流行病学研究调查设计、实施、汇总分析耗时较长，而快速评估法花费时间少，操作灵活，可用于研究期限短、经费有限的研究。

（一）捕获-标记-再捕获法

捕获-标记-再捕获方法（capture-mark-recapture，CMR）法最早用于生态学研究，监测野生动物出生和死亡情况，估计实际或现存数量。

1. 方法原理　通过比对对某种疾病或某种特征进行的 2 个或 2 个以上独立的调查或监测数据，鉴别出各来源数据的重叠部分，从而估算某一地区时间具有这种疾病或特征的患病（检出）率情况。

经典的 CMR 法的实施策略是对同一批目标人群进行两次捕获，两次捕获的数量分别为 n1 和 n2，第一次捕获后对捕获对象进行标记识别并放回，充分混匀后进行第二次捕获，两次捕获中都出现的对象数量为 n12，则目标人群的数量 n，计算公式如下：

N 的可信区间为（N±1. 96s）

2. 应用实例　有学者利用来自中国台湾省桃园县卫生（如精神病医院、Veterans）和司法（如监狱）两个系统的数据来评估该县 1999～2002 年海洛因和冰毒男性依赖者人数，利用身份证来关联两个数据库。以 1999 年甲基苯丙胺滥用人数为例，司法系统共查获 2327 人，卫生系统收治 180 人，两个系统重叠的人数为 33 人，计算如下：

95%可信限区间为（9094，16 441）

3. 应用条件和注意事项　应用两样本的 CMR 法须符合以下条件：

（1）研究期间研究人群应当是封闭的，人群越稳定，估计越接近真实情况。如在两次捕获期内，目标人群流动性大，导致目标人群前后不一致，或两次捕获间隔期太长导致研究人群数量发生变化，则不应使用 CMR 法。

（2）两次捕获之间应当有一定的时间间隔，以便被标记的个体在待评估总体中能够混合均匀以保证两次捕获重叠部分的比例具有代表性。

（3）所有个体都有同等机会被不同的样本所捕获，如果第一次捕获的对象（即被标记对象）再次被捕获的概率与目标人群中的其他人群在第二次捕获时被捕获的概率不一致时，将难以保证两次捕获重叠部分的比例能代表目标人群。

（4）两样本是独立的。

（二）分组模式

分组模式又称数学模式，源于对 HIV/AIDS 发病情况的估测。将此方法用于药物滥用流行病学调查，可以将不同人口学特征的药物滥用群体进行分组，根据已掌握各类群体中药物滥用现患情况，以及各滥用群体的数量，可以估算出某一地区药物滥用的基本情况。

（三）比值估计法

比值估计法（ratio estimation method，REM）是在无样本框架的情况下，对两个随机调查的样本进行分析并计算出滥用不同药物人群的比值，根据这一比值和已掌握的有关信息，估算出实际的各类药物依赖者的数量的一种方法。

Vivian D. Hope 等利用比值比法，结合现有的静脉吸毒人数推算可卡因滥用人数，分析计算思路如下所示：

$$R_{idu/Crack}=\frac{IDU/Crack}{Crack_{pop}},\quad R_{crack/idu}=\frac{Crack/idu}{IDU_{pop}}$$

$$R_{crack/idu}\div R_{idu/Crack}=\frac{Crack_{pop}}{IDU_{pop}}$$

如上公式中，$R_{idu/Crack}$为可卡因依赖者中静脉吸毒比例，IDU/crack为可卡因中静脉吸毒的人数，$Crack_{pop}$则为可卡因依赖者人数，$R_{crack/idu}$为静脉吸毒者中使用可卡因的比例，该比例等于静脉吸毒者中可卡因依赖者人数Crack/idu除以静脉吸毒人数IDU_{pop}。很明显，同一地区中，可卡因中静脉吸毒的人数IDU/crack等于静脉吸毒者中可卡因依赖者人数Crack/idu。因此，$R_{idu/Crack}$与$R_{crack/idu}$的比值等于$Crack_{pop}$与IDU_{pop}的比值。

在某一特定地区，如$R_{crack/idu}$与$R_{idu/Crack}$的比值与IDU_{pop}的规模已知，则可以推断可卡因依赖者的人群规模$Crack_{pop}$。

Vivian D. Hope等通过警察查获系统和医疗治疗数据获知1736人静脉注射滥用可卡因，4450人滥用可卡因，3242人静脉吸毒。$R_{crack/idu}$与$R_{idu/Crack}$的比值＝（1736/3242）/（1736/4450）＝1.37，而前期有调查显示伦敦静脉吸毒人群规模为34 400人，以此推算可卡因依赖者为34 400×1.37＝47 128人。

（四）Delphi法

Delphi法，中文为特尔菲法或专家咨询法。其方法核心主要凭借专家的经验判断和理论思维对事物进行分析决策或提出结论。Delphi法最早开始是应用于军事领域，20世纪60年代后，Delphi法开始在医学和公共卫生领域中应用，之后应用范围逐渐扩大。

Delphi法的基本实施过程为按照预先设定的条件筛选专家，建立专家咨询库；将精心设计的问卷以邮寄的方式发送给专家（现在的研究常采用E-mail的形式，甚至采用网络电子问卷），请他们填写意见并寄回，经过数轮（两轮以上）信息交流和反馈修正，使专家意见趋于一致，最后根据专家的综合意见，对研究对象作出预测、评价。

挑选专家是特尔菲法成败的关键因素。专家人数的确定要根据研究的主题和课题要求达到的精确性而定，人数太少难以起到集思广益的作用，人数太多增加研究的难度。选取专家的核心原则应包括：具有相关领域丰富经验和知识；代表当前对问题的认知水平；对Delphi咨询的态度积极且有足够的时间。

提高专家应答率可采用如下方式：①争取权威机构的支持，如以知名度高的研究所或政府部门的名义下发调查提纲或调查问卷；②问卷的设计上注意结构、内容的合理性，便于在字面上与专家的沟通交流；③方便专家，如随信寄上邮票、信封等。

（五）加倍时间预测

加倍时间预测（doubling time）是在了解药物滥用流行病学监测的基础上，分析历年药物滥用患病率、发生率水平，并据此计算出药物滥用增长1倍所需用时间的一种预测方法，其基本条件是监测系统无漏报，历年的监测数据可靠。这种方法可用于预测药物滥用发展趋势，亦可用于评价某一地区禁毒工作成效。

（六）乘数法

乘数法是一种间接估计目标人群规模的研究方法，常被用于敏感问题（如同性恋人数、性工作者、艾滋病等人群基数）的快速评估，早在20世纪70年代，就有研究将乘数法用于估计阿片类药物的使用规模。乘数法原理较为简单，利用现有的登记资料中某一时期内到戒毒相关机构（如美沙酮门诊、自愿/强制隔离戒毒所）的人群基数r，乘以同时期吸毒人员到过该戒毒机构的比例（p）的倒数（可通过问卷调查等方法获得比例p），从而推算吸毒人群规模（N）。其计算公式为：N＝r×1/p，p＝c/n；其中，c为调查样本中自称在同一时期接触过戒毒机构的人数，n为调查样本数。

吕繁等在获得四川乐山市 2003 年 5 月 31 日～2004 年 5 月 31 日强戒所强制隔离戒毒的人员数量（507 人）和自愿咨询检测门诊咨询的吸毒人员数量（511 人）后，通过问卷调查询问到调查对象同时期内在选定的强戒所进行过戒毒或在市中区疾病预防控制中心进行过艾滋病自愿咨询检测的比例分别为 23.99%和 32.47%，从而估计吸毒人群基数为 2114 人和 1574 人。

（杜新忠　王子云　刘志民　杨国纲　罗　健　张存敏）

第三章　戒毒概述

戒毒有广义、狭义之分。狭义的戒毒是指戒毒治疗，意为在躯体、心理上基本解决对毒品的依赖，并不再使用毒品。戒毒治疗包括药物治疗、心理治疗、行为矫正、职业技能培训、回归社会等措施，可分为三个连续的、不可分割的阶段，即脱毒治疗、康复治疗、回归社会。广义的戒毒包含的范围更广，除了戒毒治疗，还包括戒毒工作体制、戒毒立法、戒毒体系、戒毒社会工作等。本章主要介绍广义的戒毒，即我国的戒毒工作现状、戒毒工作体制、戒毒工作经费、戒毒人员权益保障、提高我国戒毒治疗工作成效的对策、戒毒立法、戒毒体系、戒毒社会工作以及参与戒毒工作有关单位、部门涉及戒毒的职责。狭义的戒毒治疗则在本书第十章予以介绍。

第一节　概　　述

本节主要介绍我国的戒毒工作现状，戒毒工作体制，戒毒工作经费，参与戒毒工作有关单位、部门涉及戒毒的职责，戒毒人员的权益保障以及提高我国戒毒治疗工作成效的对策。

一、戒毒工作现状

截至2013年底，我国累计登记吸毒人员247.5万，其中滥用阿片类毒品人员135.8万、滥用合成毒品人员108.4万，分别占54.9%和43.8%；2013年全国新发现登记吸毒人员36.5万余，依法查获有吸毒行为人员68.2万，处置强制隔离戒毒24.2万，责令接受社区戒毒14.5万，责令社区康复3.9万，3年未发现复吸人员88.9万。我国的戒毒工作现状主要体现在以下几个方面：

1. 戒毒相关的法律法规、规章制度得到完善　近年来，戒毒相关法律法规、规章制度得到了不同程度的完善，比如《禁毒法》、《戒毒条例》、《吸毒成瘾认定办法》、《吸毒检测程序规定》、《戒毒医疗服务管理暂行办法》、《医疗机构戒毒治疗科基本标准（试行）》和《戒毒医院基本标准（试行）》、《阿片类药物依赖诊断治疗指导原则》、《苯丙胺类药物依赖诊断治疗指导原则》、《氯胺酮依赖诊断治疗指导原则》等。这些法律法规、规章制度使我国的戒毒工作走上了法制化、规范化的道路。

2. 戒毒相关机构得到建立和健全　经过20余年的发展和调整，我国目前有公安和司法强制隔离戒毒所约678个，床位约30万余张；卫生部门开设的自愿戒毒机构约100余个，床位约3000余张；国家发展和改革委员会立项建设的70个戒毒康复场所试点项目中，已投入使用的有59个，累计安置戒毒康复人员67 000余名，在所康复9000余名；已建立戒毒康复人员就业安置基地（点）755个，累计安置阿片类戒毒康复人员32.6万名，就业安置率达到30.4%。

3. 美沙酮维持治疗门诊得到普及　公安、卫生部门把美沙酮药物维持治疗作为降低危害的有效手段，通过推广异地服药IC卡制度以解决流动服药人员异地服药难的问题，通过支持吸食海洛因重点地区增设门诊服药延伸点，以扩大维持治疗覆盖面、提高在治人员维持率。2012年底，全国已有28个省、自治区、直辖市开展美沙酮药物维持治疗工作，共设立美沙酮维持治疗门诊756个，配备流动服药车30辆；累计参加美沙酮维持治疗的戒毒人员达到38.4万名，在治人员20.8万名，门诊服药年保持率达到80.4%。

我国的美沙酮维持治疗门诊是以防治艾滋病为主要目的而建立起来的，收治的患者也主要是以静脉使用毒品为主的显性海洛因成瘾者，并不包括隐性海洛因成瘾者和合成毒品成瘾者，因而其治疗覆盖面也较为有限。美沙酮维持治疗门诊的普及使新发现艾滋病病毒感染者经吸毒传播所占比例连续多年低于经性传播比例。

4. 社区戒毒和社区康复正在摸索前进　《禁毒法》和《戒毒条例》对社区戒毒和社区康复只作了原则规定，在实际操作过程中仍有许多工作要做或需要完善，如戒毒医疗服务和吸毒成瘾的治疗干预与社区戒毒、社区康复工作如何整合和资源共享，如何发挥医疗机构在社区戒毒和社区康复工作中的作用等。社区戒毒和社区康复工作的效果尚不明显，主要有以下原因，一方面，是因为对吸毒人员的监督、管控力量较为薄弱，社区戒毒和社区康复的执行主体为戒毒人员户籍所在地或现居住地的城市街道办事处和乡镇人民政府，由于多年的集权化统治，我国社区组织（居委会、村委会）的自我学习、自我发展和自我管理功能已经严重丧失，社区缺乏对社区事务主动管理的积极性。在这种情况下，社区戒毒和社区康复实际上主要靠戒毒人员的自觉性来进行。另一方面，社区戒毒和社区康复的医疗、活动配套设施不足，必要的经费难落实到位，专业治疗人员、社会工作者也极度匮乏。

5. 强制隔离戒毒工作的社会参与度低、医疗卫生服务有待加强　吸毒成瘾的治疗现在几乎完全成为公安和司法部门的特定任务，缺乏社会机构、社会团体、民间组织的广泛参与。绝大多数强制隔离戒毒所的戒毒治疗大多停留在生理脱毒阶段，缺编现象严重，包括警力缺乏，医护人员缺乏，更缺乏进行行为治疗和心理康复的专业人员和社会工作者。现有的专业人员受过系统吸毒成瘾治疗培训的也十分有限，戒毒所干警接受过戒毒治疗尤其是合成毒品成瘾治疗培训的人数不多。虽然有较多的强制隔离戒毒所添置了心理治疗和行为矫治的硬件设备，但由于缺乏专业人员，只有为数不多的几个机构在进行吸毒者心理治疗和行为矫正的研究与实践，也只有少数几个机构在进行集体居住治疗的尝试，取得了一些成果但大多没有能够得到推广应用。据调查，强制隔离戒毒所60%的患者已感染上丙肝病毒、乙肝病毒，这些疾病需要耗费巨大的卫生服务资源，但大多数强制隔离戒毒所都没有足够的卫生服务资源以及相应的经费，不能够为这些患者提供必要的医疗卫生服务。

绝大多数强制隔离戒毒所男性和女性戒毒人员的戒毒康复程序都是一样的，没有根据女性戒毒人员的社会心理特点设置专门针对女性戒毒人员的治疗康复程序。部分强制隔离戒毒机构经费不足，导致戒毒人员的生活费缺口较大，医疗费用不足，干警待遇偏低。

6. 戒毒医疗服务的覆盖面和能力有限　据国外有关调查，显性吸毒者和隐性吸毒者的比例通常为1∶4左右。2013年我国登记在册的吸毒者为247万，按此推算全国应有吸毒者约1200万，而2013年强制隔离戒毒、社区戒毒、社区康复的人数为47.2万，美沙酮维持治疗在治人数为20.8万，自愿戒毒人数5891人，三者合计约占在册吸毒人数的27.8%，除掉3年未发现复吸人员88.9万名，当年还有近1043万吸毒者未得到科学、正规、有效治疗。依据我国相关法律，吸毒是违法行为，导致隐性吸毒者选择自己戒毒和地下戒毒，既不科学也不规范，更无安全性。我国戒毒医疗服务的覆盖面和能力的不足为地下戒毒场所和非法戒毒药物提供了非常巨大的市场。

7. 强调成瘾后的惩治而忽视成瘾前的干预　吸毒成瘾一般可分为开始（尝试）、发展（滥用）、成瘾（依赖）和复发（复吸）几个阶段，而公安和卫生部门现行的戒毒措施主要针对的是成瘾与复吸（复发）阶段的吸毒者，实际以上吸毒者仅占全部毒品使用者的极少部分，现行的戒毒措施忽视了大部分处于滥用和成瘾前阶段且需要治疗和干预的毒品使用者。由于极少有为成瘾前的吸毒者提供治疗干预的专门机构，只能任其自然发展为成瘾者后才可能得到戒毒治疗。

8. 自愿戒毒对象以阿片类物质成瘾者为主且自愿戒毒机构日趋萎缩　我国的自愿戒毒医疗机构，无论是公安和司法的强制隔离戒毒所的自愿戒毒部，还是医疗卫生部门开设的自愿戒毒所，还有美沙酮维持治疗门诊，其治疗对象绝大多数为阿片类物质成瘾者。

我国自愿戒毒机构最多时达600余家，现仅存100余家，仍在正常运转的不足30家。可能的原因包括以下几个方面：一是业务范围狭窄，大多数仅开展脱毒治疗；二是治疗对象单一，仅治疗阿片类物质成瘾者；三是治疗方法和管理不规范，如夸大疗效、收费混乱；四是缺乏政策支持和专业指导，多处于自生自灭状态。由于国家缺乏对自愿戒毒医疗机构的投入，致使这些机构需要通过营利来养活自己，受利益驱动，追求短期效果、重医械、轻康复，治疗缺乏针对性，不重视个体不同情况与需求，进而影响到吸毒成瘾人员及其家属对自愿戒毒医疗机构的信任。另外，自愿戒毒医疗机构的工作人员很少接受标准化的培训，缺乏专业技能，治疗方案鲜有循证原则，对吸毒成瘾人员的治疗和管理存在较多问题，大多数从业人员产生职业倦怠。

随着自愿戒毒业务的萎缩，国家对自愿戒毒领域的重视程度、政策支持、财政扶持、人才培养、科学研究和学术水平提升等也相应减少，造成目前我国自愿戒毒领域队伍不稳定、人才流失、青黄不接，以及学术及研究水平偏低的现状，这也将是影响和制约我国吸毒成瘾防治工作未来发展不可忽略的因素。

9. 缺乏针对合成毒品成瘾的治疗机构、干预模式及方法　目前，全国仅有少数自愿戒毒所收戒前来自愿戒毒的合成毒品成瘾者，只有少数精神病医院收治滥用合成毒品所致精神障碍的患者，该群体处于求治无门和无人问津的状态。而强制隔离戒毒所则缺少有针对性的治疗干预方法与手段，大多数与阿片类成瘾者混关混押，康复治疗手段与阿片类成瘾者类同。

二、戒毒工作体制

《戒毒条例》对我国的戒毒工作体制作了规定，是对《禁毒法》有关规定在戒毒工作领域中的进一步落实和补充。戒毒工作体制涉及四个层次。

1. 政府统一领导 戒毒工作作为禁毒工作的一个重要组成部分，是全社会的共同责任，政府依法履行职责是做好戒毒工作的前提和保障。坚持政府统一领导，能组织和动员社会资源，保障各项戒毒措施的落实，遏制吸毒行为的发展蔓延。坚持政府统一领导，可在摸清各地区毒情的基础上，研究和明确本地区的禁毒目标，建立健全领导责任制和目标管理责任制。新中国成立以后之所以能够在很短的时间内基本禁绝毒品，主要原因在于强有力的政府统一领导。

2. 禁毒委员会组织、协调、指导 我国的国家禁毒委员会经国务院批准成立于1990年11月，是根据我国政府代表团出席联合国第17次禁毒特别会议时签署的禁毒《全球行动纲领》中关于"应考虑建立国家委员会或其他特设机构，以期动员民众支持和社区参与，合作实施《全球行动纲领》所设想的各项活动"的要求建立的，一直被列为国务院的非常设议事协调机构。随着禁毒工作的实际需要，各省、自治区、直辖市也先后成立了禁毒委员会，多数地（市）、县（区）也成立了禁毒委员会，在组织和动员全社会的力量开展禁毒斗争方面起到了重要作用。

戒毒工作涉及公安、司法、卫生、民政等诸多领域，是一项复杂的社会系统工程，涉及公安行政执法、医疗机构许可、基层社区建设等方面，从开展预防教育到对麻醉药品、精神药品的管制，再到自愿戒毒、社区戒毒、强制隔离戒毒、社区康复等戒毒措施的实施等，需要相关部门相互配合、相互协作，形成合力。戒毒工作的复杂性决定了不可能采取设立一个专门机构专司戒毒的工作体制，而必须建立一种既能够有效整合各相关部门管理资源，形成管理合力，又能够及时协调部门间合作，统筹全局、指导各个相关部门的禁毒工作领导体制。禁毒委员会就是这样的组织、协调、指导机构。

3. 有关部门各负其责 戒毒涉及公安、司法、卫生、民政、建设、发展改革、财政、药监、人力资源和社会保障等诸多部门，需要有关部门根据自己的法定职责，在各自的业务范围内发挥职能作用，既要各尽其职、各负其责，又要相互配合、通力协作，形成政府统一领导，各部门齐抓共管、协同作战，全社会参与的工作格局。

4. 社会力量广泛参与 联合国第20届禁毒特别会议通过的《政治宣言》指出："毒品对生命和社区肆虐，破坏可持续的人的发展并导致犯罪。毒品影响着所有国家的各个社会阶层，吸毒成瘾尤其影响着年轻人这一世界上最宝贵的财富的自由和发展。毒品问题是对全人类的健康和福利、国家的独立、民主、国家的稳定、所有社会的结构和千百万人及其家庭的尊严和希望的最大威胁。"毒品问题是一项复杂的社会问题，关系到全社会的共同利益，戒毒是全社会的共同责任，要动员各种社会资源，鼓励各种社会力量积极参与。

社会力量广泛参与，要求在自愿戒毒、社区戒毒、社区康复等戒毒措施的各个环节以及戒毒科研、戒毒公益事业的各个领域，为社会力量参与戒毒工作提供便利，利用社会资源，发展戒毒民间组织，引导禁毒志愿者、社区工作者参与戒毒工作，开展多种形式的群众性戒毒行动，以保证戒毒工作的专业性、针对性。

三、戒毒工作经费

《禁毒法》第6条规定："县级以上各级人民政府应当将禁毒工作纳入国民经济和社会发展规划，并将禁毒经费列入本级财政预算。"《戒毒条例》在《禁毒法》上述规定的基础上，再次就戒毒工作经费的保障问题作了规定。

戒毒工作是公共管理和社会服务的一项重要内容，是政府必须履行的一项重要职责，是各级人民政府责无旁贷的义务。戒毒工作涉及宣传教育、场所基础设施建设以及自愿戒毒、社区戒毒、强制隔离戒毒、社区康复等环节的戒毒工作经费。没有经费的保障，尽管有科学的戒毒工作体系，也难以实现预期的戒毒社会效果。将戒毒工作所需经费纳入各级政府财政预算予以保障，是《戒毒条例》能够最终得以贯彻落实的关键因素。

从戒毒经费保障情况看，经费投入与实际工作需要还有较大差距。由于缺乏稳定的经费保障机制，加之毒品问题严重地区多为经济欠发达地区，地方财政对禁毒工作投入十分有限，影响戒毒工作的开展。县级以上各级人民政府要根据《禁毒法》和《戒毒条例》的规定，将戒毒基础建设经费、戒毒装备经费、毒品预防教育经费、戒毒工作经费、强制隔离戒毒人员生活费和戒毒医疗费等各项戒毒业务经费列入本级财政预算，并根据戒毒工作的实际需要，不断加大戒毒经费投入。同时，各级禁毒委员会应发挥职能作用，提出有关戒毒工作规划和经费保障的建议，报请同级人民政府纳入国民经济和社会发展总体规划及财政预算。还应会同财政部门研究制定戒毒经费相关管理制度，加强戒毒经费管理，提高戒毒经费使用效益。

四、参与戒毒工作有关单位、部门涉及戒毒的职责

1. 禁毒委员会　主要为统筹、协调药物滥用监测、药物滥用流行病学调查工作，由禁毒委员会组织公安、卫生、药监等成员单位实施。联合国毒品和犯罪问题办公室在总结世界上多个国家戒毒工作经验的基础上，将药物滥用流行病学调查作为减少毒品需求的三大支柱之一。美国等西方国家将药物滥用监测作为预测本国吸毒发展趋势、采取有效应对措施的重要途径。我国开展国家药物滥用监测与流行病学调查，是为形成科学、系统的禁毒政策、提高戒毒医疗的针对性服务的。

2. 公安机关　主要职责包括五个方面，即对涉嫌吸毒人员进行检测；对吸毒人员进行登记并依法实行动态管控；依法责令社区戒毒、决定强制隔离戒毒、责令社区康复；管理公安机关的强制隔离戒毒场所、戒毒康复场所；对社区戒毒、社区康复工作提供指导和支持。

（1）对涉嫌吸毒人员进行检测：吸毒检测是运用技术手段对涉嫌吸毒人员进行的生物医学检测，为公安机关认定吸毒行为提供依据的活动。吸毒检测是戒毒工作的基础工作，直接影响吸毒成瘾的认定，关系当事人的合法权益，需要严格规范。为规范公安机关吸毒检测工作，保护当事人的合法权益，公安部2009年9月27日发布《吸毒检测程序规定》，2010年1月1日起施行，为公安机关依法开展吸毒检测工作提供了直接依据。

（2）对吸毒人员进行登记并依法实行动态管控：对吸毒人员的登记是指公安机关对吸

毒人员的自然状况、吸毒违法行为及处理情况、戒毒情况及其变更情况等加以记载和管理的活动。2009 年 5 月 13 日公安部、司法部、卫生部发布了《吸毒人员登记办法》。根据登记办法，公安机关对登记的吸毒人员建立工作台账，并将登记信息录入吸毒人员数据库，实行信息化管理。

“动态管控”是吸毒人员动态管控工作的简称，是公安机关根据吸毒人员的登记情况、现实表现和活动规律，运用信息化手段，对其进行分类管理的一项业务工作。

（3）依法责令社区戒毒、决定强制隔离戒毒、责令社区康复：依照《禁毒法》的有关规定，责令社区戒毒、决定强制隔离戒毒、责令社区康复由公安机关负责。

（4）管理公安机关的强制隔离戒毒场所、戒毒康复场所：《禁毒法》施行前，强制戒毒场所分为两类：一类是公安机关依照国务院《强制戒毒办法》负责管理的强制戒毒场所；一类是司法行政部门负责管理的劳教戒毒场所。依照《禁毒法》规定，上述两类强制戒毒场所被统称为强制隔离戒毒场所。戒毒条例在整合公安、司法两家戒毒资源的基础上，充分肯定了强制隔离戒毒管理的历史和现状，贯彻了由两家分别管理的原则。戒毒条例规定县级以上地方人民政府公安机关管理公安机关的强制隔离戒毒场所、戒毒康复场所。

（5）对社区戒毒、社区康复工作提供指导和支持：社区戒毒、社区康复工作由乡（镇）人民政府、城市街道办事处负责。公安机关、司法行政部门、卫生行政部门、人力资源社会保障、教育、民政等部门依据各自的职责，对社区戒毒、社区康复工作提供相应的指导和支持。其中公安机关的任务主要有：定期对社区戒毒、社区康复人员进行检测；对人员信息的档案进行管理；对人员实施动态管控；对社区戒毒、社区康复期间有严重违反戒毒协议，重新吸食、注射毒品的人员及时作出相应的戒毒决定等。

3. 司法行政部门　其职责有二，一是管理司法行政部门的强制隔离戒毒场所、戒毒康复场所。由设区的市级以上地方人民政府司法行政部门对司法行政部门的强制隔离戒毒场所、戒毒康复场所进行管理，同样是对强制隔离戒毒管理的历史和现状的反映，也贯彻了公安、司法两家分别管理的原则。二是对社区戒毒、社区康复工作提供指导和支持。司法行政部门在社区戒毒、社区康复工作中发挥的作用主要体现在对戒毒人员提供法律援助方面，为保障戒毒人员合法权益，反对歧视，更好地融入社会提供帮助。

4. 卫生行政部门　《禁毒法》第 36 条第 2 款规定，设置戒毒医疗机构或者医疗机构从事戒毒治疗业务的，应当符合国务院卫生行政部门规定的条件，报所在地的省、自治区、直辖市人民政府卫生行政部门批准，并报同级公安机关备案。戒毒治疗应当遵守国务院卫生行政部门制定的戒毒治疗规范，接受卫生行政部门的监督检查。

依照《禁毒法》的上述规定，《戒毒条例》对卫生行政部门在戒毒工作中的职责作了进一步明确，即负责戒毒医疗机构的监督管理，会同公安机关、司法行政等部门制定戒毒医疗机构设置规划，对戒毒医疗服务提供指导和支持。自愿戒毒、社区戒毒、强制隔离戒毒、社区康复等环节均涉及戒毒医疗机构及其服务。因此，设置戒毒医疗机构需要卫生行政部门分别会同公安机关或者司法行政部门以及乡（镇）人民政府、街道办事处等制定规划，使戒毒医疗机构既能满足当地戒毒工作需要，又不会造成重复建设、资源浪费。2010 年 1 月，卫生部、公安部、司法部依照《禁毒法》，联合制定了《戒毒医疗服务管理暂行办法》，进一步规范了戒毒医疗服务工作。

5. 民政、人力资源社会保障、教育等部门　在社区戒毒、社区康复环节，建立完善以安置就业为核心的工作体系，是帮助吸毒成瘾人员戒除毒瘾、回归社会的关键。因此，民政、人力资源社会保障、教育等部门应在乡（镇）人民政府、街道办事处的牵头负责下，依照各自职责，齐抓共管，形成合力，将社区戒毒、社区康复工作作为社会管理和公共服务的重要内容，以解决就业安置、落实最低生活保障为目标，提供康复和职业技能培训等指导和支持，使他们有病可医、有学可上、有业可就，巩固戒毒成果。

6. 乡（镇）人民政府、城市街道办事处　根据《禁毒法》规定，社区戒毒、社区康复工作由乡（镇）人民政府、城市街道办事处负责。由乡（镇）人民政府、城市街道办事处来负责社区戒毒工作，主要考虑社区戒毒是一项综合性的戒毒措施，是包括脱毒治疗、康复治疗和回归社会正常生活的完整过程，由公安机关或者政府的其他职能部门负责就很难协调和调动各部门的力量。城市街道办事处、乡（镇）人民政府作为社区的组织者和管理者，对社区内的经济、教育、文化、卫生、民政、治安等工作负有直接责任，可以调动政府各部门的力量共同参与社区戒毒工作。同时，他们对社区及其成员的熟悉程度也较高，承担社区戒毒、社区康复的管理工作比较方便。

五、戒毒人员的权益保障

我国戒毒人员享有的权益保障主要包括以下几个方面：

1. 不受歧视的权利　吸毒人员能否成功戒毒，重新融入社会，与在回归社会阶段能否得到关心和帮助、能否不受歧视有关。经验表明，戒毒人员回到社会以后，如果能够不受歧视，及时获得必要的帮助，得到他人的关心，戒毒成功的可能性就大大提高；反之，如果受到歧视，在工作、生活等方面遇到其自身难以解决的困难，又得不到及时的帮助和关心，就容易丧失信心，重新走上吸毒的道路。《联合国控制麻醉品滥用今后活动的综合性多学科纲要》第408条建议指出："原麻醉品成瘾者是经历了困难时期的体质衰弱的人。这种人需要得到别人的帮助，才能重新适应社会生活及其压力。社会帮助个人在社会上立足也就是在帮助社会自己。既然已经在麻醉品成瘾者的整个治疗过程中给予支持，那也应当在之后调动资源支持他们。治疗麻醉品成瘾者的工作，要到他们重新参与社会生活才算结束。"目前，对吸毒者的社会歧视和社会耻辱普遍存在，绝大多数人并不清楚吸毒成瘾是一种慢性复发性脑病，治疗这些患者应当像治疗高血压和糖尿病患者一样是一个长期过程。他们仍然相信吸毒成瘾是一个人道德沦丧的表现，只有社会的渣滓才会吸毒。吸毒成瘾人员不管如何努力，都很难得到社会的认可和接纳，他们重新就业和重新返回社会的愿望几乎就是一个遥远的梦想。不受歧视的权利包括以下三个方面：

（1）入学不受歧视：我国《宪法》规定，公民有受教育的权利和义务。《教育法》规定，公民不分民族、种族、性别、职业、财产状况、宗教信仰，依法享有平等的受教育机会，受教育者在入学、升学、就业等方面依法享有平等权利。因此，任何单位和个人不得在就学方面歧视戒毒人员。

（2）就业不受歧视：我国《宪法》规定，公民有劳动的权利和义务。《劳动法》规定，劳动者就业，不因民族、种族、性别、宗教信仰不同而受歧视。《就业促进法》规定，各级人民政府创造公平就业的环境，消除就业歧视，制定政策并采取措施对就业困难人员给予扶持和援助；用人单位招用人员、职业中介机构从事职业中介活动，应当向劳动者提供平等的就业机会和公平的就业条件，不得实施就业歧视。因此，任何单位和个人不得在就业方面歧视戒毒人员。

(3) 享受社会保障不受歧视：我国《宪法》规定，公民在年老、疾病或者丧失劳动能力的情况下，有从国家和社会获得物质帮助的权利。《社会保险法》规定，国家建立基本养老保险、基本医疗保险、工伤保险、失业保险、生育保险等社会保险制度，保障公民在年老、疾病、工伤、失业、生育等情况下依法从国家和社会获得物质帮助的权利。因此，任何单位和个人不得在享受社会保障方面歧视戒毒人员。

2. 个人信息受保护的权利　我国刑法第253条规定，国家机关或者金融、电信、交通、教育、医疗等单位的工作人员，违反国家规定，将本单位在履行职责或者提供服务过程中获得的公民个人信息，出售或者非法提供给他人，情节严重的，处三年以下有期徒刑或者拘役，并处或者单处罚金。窃取或者以其他方法非法获取上述信息，情节严重的，依照前款的规定处罚。

戒毒人员在自愿戒毒、社区戒毒、强制隔离戒毒、社区康复等环节，为了便于相关部门对其开展戒毒治疗、康复，无法避免地将戒毒人员有关的个人信息，如吸毒史、吸毒种类、感染艾滋病等情况提供给相关部门及工作人员，如果这些信息被不当使用、泄露，则戒毒人员的正常生活将会受影响，不利于回归社会。因此，对戒毒人员戒毒的个人信息应当予以保密。

3. 对戒断3年未复吸的人员不再实行动态管控　《戒毒条例》(草案) 在广泛征求社会意见时，有意见提出，建议对已经戒断毒瘾的人员，不再纳入吸毒人员动态管控范围，防止一次吸毒、终身被管的现象发生。《戒毒条例》采纳了上述意见，同时根据《禁毒法》关于对吸毒人员检测、登记的规定，进一步完善制度、规范公安机关的检测、登记工作，保障吸毒人员的合法权益不受侵犯，一是要求公安机关对吸毒人员进行登记并依法实行动态管控，二是要求对戒断3年未复吸的人员不再实行动态管控。戒断3年未复吸人员包括以下情形：①吸毒成瘾人员纳入动态管控后未发现有复吸行为满3年的；②社区戒毒和社区康复人员自执行之日起未发现有复吸行为、严重违反社区戒毒和社区康复协议行为满3年的；③强制隔离戒毒（含《禁毒法》实施前强制戒毒、限期戒毒、劳教戒毒）人员出所后未发现有复吸行为满3年的。由于《禁毒法》规定吸毒人员的登记工作由公安机关负责，因此，戒断3年未复吸人员的认定工作应当由公安机关依据吸毒人员的登记信息情况和现实表现来判定。对符合前面所述情形的戒断3年未复吸人员，公安机关将采取与其他吸毒人员不同的管理方式，只保留其吸毒经历的登记记录，不再纳入信息化手段的监控范围，即不再采用动态管控的管理方式。但是，由于吸毒一旦成瘾很难彻底戒除，复吸率高是全世界戒毒领域都面临的难题，因此，对于认定为戒断3年未复吸的人员不再纳入动态管控，并不意味着公安机关完全放任不管。公安机关仍可在日常基础工作中对这类人员进行社会管理，一旦发现有复吸行为，仍将依法对其采取行政处罚和相应的戒毒措施。

六、提高戒毒工作效果的对策

戒毒工作是一项复杂的社会系统工程，要抓好这项工作，必须调动各方面的积极因素，采取多元化综合措施。要通过多方面综合工作，建立一个以统一领导为基础、宣传教育为先导、法律制度为依托、强制隔离戒毒为主体、自愿戒毒为补充、医药科研为支撑、延伸帮教为后续的综合戒毒工作体系，提高我国戒毒工作的整体水平。

1. 转变治疗理念　有效的治疗可以改变患者及家属的行为、彻底戒断或减少复发，使患者能够或基本能够像正常人一样生活、工作和学习。可以从以下几个方面入手：宣传和普及吸毒成瘾是一种慢性复发性脑病的观念，提倡用治疗疾病的方法治疗吸毒成瘾患者的理念，发挥医疗技术在戒毒中的重要作用。变以惩戒为主为以治疗为主，使更多的隐性吸毒者能有机会获得相应的治疗，而不是成瘾后才被治疗。目前我国自愿戒毒机构所能提供的治疗方法和治疗模式仅为形式单一和数量有限的住院脱毒治疗，其治疗对象仅限于少数已经成瘾的患者，而大量的尚未成瘾的患者和隐性成瘾患者却被忽视了，使他们得不到科学、规范、合理和有效的治疗。因此相关机构应该改变观念，拓展服务范围，提供多元化和长期的吸毒成瘾治疗服务，变单一住院脱毒治疗模式为多元化的门诊治疗模式，使各类吸毒者和不同阶段的吸毒者都能够获得相应的治疗，扩大治疗覆盖面。变一次性根治为长期治疗，一次根治是困难的，长期治疗是可能的，强调在治疗过程中恢复患者的职业功能、家庭功能和社会功能，做正常人和过正常人的生活。

2. 创新治疗措施　借鉴国外经验，结合我国实际，针对目前戒毒措施单一、治疗对象局限、治疗方法和管理不规范等情况，研究、探索、创新、建立和推广符合我国国情的吸毒成瘾治疗模式和治疗方法。

（1）开设毒品使用者专科门诊：医疗戒毒有别于强制隔离戒毒，其治疗对象主要包括大量处于成瘾前、成瘾早期和隐性成瘾患者，特别是滥用合成毒品的患者，该群体除吸毒问题外，大多数人还同时伴有躯体疾病（如艾滋病、肝炎、性病等）和精神障碍（如抑郁、焦虑、睡眠障碍、心境障碍等）。因此，在条件适合的医疗机构内设立毒品使用者治疗门诊是可行的，既可弥补现有医疗戒毒措施单一、治疗对象局限和治疗覆盖面狭窄等不足，又可以共享其他医疗资源，做到科学、系统、综合和长期治疗。门诊可设在国立和私立的精神病专科医院、综合医院、社区医疗服务点等，最好按毒品种类不同分设专科门诊，如合成毒品使用治疗专科、阿片类物质使用治疗专科等。阿片类物质使用治疗门诊可引入赛宝松（丁丙诺啡/纳洛酮合剂）维持治疗和纳曲酮维持治疗等方法，以弥补美沙酮维持治疗仅针对显性成瘾者的不足。

（2）加强专业人员培训：无论是强制隔离戒毒、自愿戒毒还是社区戒毒，我们都需要大量经过系统培训的专业人员。但我国参与戒毒工作的人员培训不足，在吸毒成瘾治疗机构中的医师只有一半接受过戒毒相关培训，超过三分之二的工作人员戒毒经验少于三年。要加强对戒毒工作人员的系统化和标准化培训，改变他们依靠经验进行治疗的观念，促进他们开展以循证为基础的治疗。要提高吸毒成瘾治疗体系中的心理康复和行为矫正能力，首先这样一些机构需要有专职的心理康复工作者和行为矫正工作者，在暂时不能增加这类专业人员的情况下，需要对这些机构内的戒毒工作人员进行心理康复技能和行为矫正技能的培训。目前国内一些研究机构、强制隔离戒毒所已经引入了一些国际上有效的行为矫正和心理康复方法，并在实践中结合当地文化予以探索，取得了一些成果，但这些方法大多在较小的范围内实施，仍未有大规模开展心理康复和行为矫正的经验，研究者需要对这些经验和方法进行总结，将其上升到理论水平，然后返回到强制隔离戒毒所进行实践，推广运用。我们还应当对这些方法进行成本-效果评价，总结经验和教训，改善强制隔离戒毒所缺乏心理康复与行为矫正技术的现状。

也可以建立区域性吸毒成瘾治疗技术指导中心，改变现有吸毒成瘾治疗各自为政和知识、技术不能共享的局面，依托有能力的吸毒成瘾研究和治疗机构，建立统一管理的、区域性的业务技术和学术队伍，为当地吸毒成瘾防治工作提供技术支持和开展学术活动，培养人才和提高学术水平。

3. 发挥社区与民间组织的作用　我国的戒毒工作几乎完全由政府包干，社区、社会团体、非政府组织、民间组织参与的空间非常有限。今后的戒毒工作应尽可能多地给社区、慈善机构、社会团体、志愿工作者、非政府组织、民间组织、宗教组织以更大的空间，让它们发展有效的和多元化的戒毒体系。这些模式包括：以社区为基础的预防、治疗、康复、善后照顾和回归社会工作；居住形式的治疗社区；戒毒者自助互助小组；门诊治疗；住院治疗；动机促进访谈；认知治疗；宗教戒毒；美沙酮维持治疗；丁丙诺啡维持治疗等。

更多的部门和机构参与到戒毒工作中来，可以降低政府的投入，降低政府参与某些工作的风险，能让政府工作顾及不到的地方得到互补，政府可以拨款给一些确实能够帮助吸毒成瘾者的民间组织或非政府组织，让他们去帮助吸毒人员，政府只对他们的工作进行督导和评估，决定下一财政年度的经费预算。政府也可以通过法令的形式让吸毒成瘾者选择是进强制隔离戒毒所还是去自愿戒毒医疗机构进行治疗。

在以社区为基础的吸毒成瘾治疗和康复工作中，需要为社区赋权，建立社区支持系统，为吸毒成瘾者提供生活技能和职业技能训练，使吸毒成瘾者能够顺利回归主流社会。做好这些工作的基础，首先就是恢复社区的功能。在今后的工作中，我们要将社区功能恢复与社区发展紧密结合，提高社区成员的公民意识，让他们确实对社区的公共事务负起责任来。只有在社区功能不断恢复和重建的过程中，社区才会具有持续帮助吸毒成瘾者和他们家庭的能力。

我们还要在社区层面做好减少对吸毒成瘾者的社会歧视和社会耻辱工作，尊重和保障吸毒成瘾者的健康与生命权利，帮助吸毒成瘾者回归主流社会。

第二节　我国的戒毒立法

戒毒是一种对吸毒行为的法律管制，是国家通过法律对吸毒者及其吸毒行为进行管理和控制的措施。戒毒在整个禁毒体系中处于承上启下的重要位置，抓好戒毒能够有效减少毒品需求，减轻毒品危害。国际上有关戒毒法律规定很不统一，有的把吸毒行为规定为犯罪，有的规定为违法，有的规定两者兼有。按照法无明文授权不得行使的现代法治原则，戒毒需要相应法律作为支撑和依据。在我国，由于长期对吸毒者采取非犯罪化的戒毒措施予以管控，所以我国的戒毒立法实际就是戒毒制度建构的基础。从实质意义而言，戒毒立法和戒毒制度是一体两面的关系。

一、戒毒立法的演变

（一）新中国成立前戒毒立法的演变

1. 清政府时期：从刑罚威吓到强制戒除毒瘾

（1）从杖刑伽号到杖徙绞监候：1813年嘉庆皇帝颁旨命刑部制定《吸食鸦片烟治罪条例》，首次对吸毒行为施以刑罚。立法对吸食鸦片者按照身份的不同，规定不同的定罪量刑标准：官员买食鸦片者，照官犯赌博例，即行革职，杖一百，伽号俩月；一般军民人等买食鸦片者，杖一百，伽号一月。这是中国禁毒史上第一次对吸毒行为的禁止性立法。

之后，清政府加重对吸毒行为的刑罚至杖徙、绞监候。1840年（道光十九年）《查禁鸦片章程》规定："吸烟人犯，均予限一年六个月，限满不知悛改，无论官民，概拟绞监候。"而宗室、觉罗吸食鸦片，如超过一年六个月期限不改者，也要按上述规定判处绞监候。

（2）鸦片吸食合法化：第一次鸦片战争后，在《中英天津条约》和《中法天津条约》中鸦片被称为"洋药"，允许在通商口岸销售，每百斤纳税银30两。在鸦片贸易正式合法化之后，清政府对以往的禁烟法令进行修订，规定除官员、士兵、太监等不准开设烟馆，不准买食"洋药"外，民人准其买食。结果使得吸食鸦片者剧增，吸食鸦片的人口约为2000万，占全国总人口42 000万的5%左右，为1839年的10倍。

（3）对吸毒行为逐步戒除：清末戒毒立法发生重要转变，对吸毒行为采取逐步戒除的措施。鸦片的泛滥使民族素质受到严重摧残，财富大量流失，社会生产力遭到极大破坏，经济发展严重受损，并且腐蚀统治机构，使社会矛盾迅速激化。19世纪末20世纪初国际、国内风云变幻，晚清政府遂改变禁烟政策，1906年制定"十年禁烟"计划作为"新政"的一部分。1906年9月光绪帝发出十年禁绝烟毒的上谕。规定凡吸食者，除官吏生员当先戒断外，余则将姓名年龄住处职业每日吸食量呈报地方官，并领取牌照，作为吸烟购烟之据。……凡吸烟之人，年逾六十者领甲号牌照，戒除与否可从宽免议；年六十以内者领乙号牌照，所吸之烟须逐年递减，定期戒除。凡逾期未戒者则列名烟籍为不良之民。这次禁烟运动基本上是成功的，"它遏制了罂粟种植面积的扩大，有效减少了鸦片的进口，减少了滥用鸦片的人数，一定程度上促进了实业的发展"。以上措施在1909年2月召开的万国禁烟会上得到了各国肯定。

2. 中华民国时期：由轻到重再轻

（1）南京临时政府、北洋政府初期基本延续清末政策：1912年3月2日，孙中山发布《大总统令内务部通饬禁烟文》，宣布清末"二次禁烟"以来制定实施的禁烟法规继续有效。1912年3月6日，孙中山发布《大总统令禁烟文》，通令全国严厉禁止鸦片，并提出以后将"于立法时剥夺其（即吸毒者）选举、被选举一切公权。"经过清末的"二次禁烟"和民国初年革命巨浪席卷下的各省禁烟运动，泛滥成灾的鸦片烟毒在1917年中英会勘完成时，基本得到有效控制。1917年全国在形式上禁绝了烟毒。1910年时全国吸毒人数降至500万，是1905年2000万人的四分之一。

袁世凯之后北洋军阀政府烟祸泛滥。吸毒人数在1917年以后很快飙升至8000万人。这是因为军阀专恃武力割据，以谋求军事集团的一己私利为首要目的，许多军阀把它们辖区的权势看成很可能是暂时的，因此他们采取各种手段搜刮钱财。在近代中国，军阀与鸦片互为依存。军阀要扩展，就必然大勒烟税，以毒养军，以军护毒，甚至销售鸦片。军阀是战乱之源，而鸦片则成为战乱之工具。

（2）南京国民政府时期经历罚金、有期徒刑、死刑又到戒调过程：首先，南京国民政府初期采取“寓禁于征”，即用罚金惩罚吸毒行为。1927 年 9 月《国民政府财政部禁烟暂行章程》规定“25 岁以上吸食鸦片者须领戒烟执照，保证 3 年禁绝。”1928 年 4 月《修正禁烟条例》规定“不领戒烟执照私自吸食者，处 3 年以下有期徒刑或 3000 元以下罚金，再犯者加重本刑 1/3。”1928 年 3 月《中华民国刑法》、《鸦片罪》第 275 条规定：“吸食鸦片或施打吗啡或使用高根、海洛因及其化合质料，处 1000 元以下罚金。本条之未遂罪罚之。”从 1928 年 7 月《全国禁烟会议组织条例》开始，由收税为主转向以禁止为主，采用罚金与调验相结合的手段治理吸毒行为。1928 年 9 月《禁烟法施行条例》对禁烟机关、禁种、禁运、禁售、禁吸等作了明确规定。1929 年 7 月《禁烟法》第 11 条规定：“吸食鸦片施打吗啡或使用鸦片之代用品者，处 1 年以下有期徒刑，得并科 1000 元以下罚金，有瘾者并限期令其禁绝。”其第 15 条规定：“公务员犯本法第 6 条至第 13 条之罪，依本条加倍处刑。”第 20 条规定：“公务员有吸用鸦片及其代用品之嫌疑者，应依照《公务员调验规则》调验之。”

其次，南京国民政府中期，实施“两年禁毒，六年禁烟”政策（即规定毒品从 1935 年起到 1936 年底止，二年内彻底禁绝；鸦片从 1935 年起到 1940 年底止，六年内彻底禁绝），采用罚金、徒刑与死刑等刑罚来管制吸毒。

1935 年《禁烟治罪暂行条例》第 8 条规定：吸食鸦片者处 6 个月以上 2 年以下有期徒刑，得并科 300 元以下罚金，有瘾者并限制交医勒令禁绝。自愿投戒戒绝后，再犯前项罪者，处 1 年以上 3 年以下有期徒刑，得并科 500 元以下罚金，并限期交医勒令戒绝。经勒令戒绝后，再犯第 1 项之罪者，处 5 年以上 10 年以下有期徒刑，并科 5000 元以下罚金，并限期交医勒令戒绝。三犯者处死刑。学校教职员、学生犯前三项之罪者，依各该项最高刑处断。第 11 条规定：公务员犯第 8 条至第 10 条之罪者，依各该条最高刑处断。《禁毒治罪暂行条例》第 6 条规定：在民国二十四年内施打吗啡或吸用毒品者，处 1 年以上 3 年以下有期徒刑，并限期交医勒令戒绝。但被告能供出毒品来源，因而破获者，免除其刑。自愿投戒戒绝后而再犯前项之罪者，处 3 年以上 7 年以下有期徒刑，并限期交医勒令戒绝，勒戒戒绝以后而再犯第 1 项之罪者处死刑。其第 7 条规定：在民国二十五年内施打吗啡或吸用毒品者，处 3 年以上 7 年以下有期徒刑，并限期交医勒令禁绝。自愿投戒戒绝后而再犯前项之罪者，处 7 年以上有期徒刑，并限期交医勒令戒绝。勒戒戒绝后而再犯第 1 项之罪者处死刑。第 12 条规定：公务员犯本条例第 6 条至第 8 条之罪者，处死刑，犯第 3 条至第 5 条及第 9 条至第 11 条之罪者，依各该条最高刑处断。学校教职员、学生犯本条例第 6 条至第 8 条之罪者处死刑。第 16 条规定：犯本条例各条之罪，受 6 个月以上有期徒刑之宣告者，褫夺公权 1 年以上 10 年以下。

1936 年 6 月 3 日对上述条例修正，规定 1935 年吸毒或打吗啡针者，处 1～3 年徒刑，有瘾者限期交医勒令戒绝，再犯处 3～7 年徒刑，三犯处死刑。从 1937 年起，违犯上述规定者处死刑。

再次，南京国民政府后期（抗战胜利后）转变管制措施，采用戒调的办法遏制吸毒。

一方面，国民政府重新修订了《修正肃清烟毒善后办法》坚持严禁烟毒政策。另一方面，公布《收复地区肃清烟毒办法》等法规，规定收复区吸食烟民得酌予期限禁绝，地方政府应将所有烟民登记，按其体力、年龄及嗜好程度，分别核定戒绝日期。并将戒毒纳入到政府考核中。例如1948年国民政府《各省市实施提前肃清烟毒计划考核办法》，考核项目就包括“烟民调验”、“设置或充实戒烟及调验院所”，制发戒烟药剂，发动公私医院诊所协办戒烟，以及烟民查登戒绝等内容。

（3）中国共产党领导的革命根据地管制吸毒立法的发展：根据现有资料，红军时期根据地有些政权（如平江县工农兵苏维埃政府）曾对吸毒者采取处决等极端方法。1930年2月，红四军在陂头会议上制定的土地法中，明确规定凡吸食鸦片的游民不予分田。除了对武装部队及政权中的干部严禁毒品，后期多数政权对社会上的吸毒者多采取教育、戒除为主的各种措施。抗战期间，中国共产党领导的抗日根据地政权曾根据国民政府颁布的禁烟毒法令，参酌根据地特殊情况，颁布、制定了一系列法令。对吸毒者，将严厉惩处与分期禁绝两种措施相结合，采取宽严相济的政策：对吸食吗啡、海洛因者严厉惩处，而对吸食鸦片者采取缓和的分期禁绝办法。因此，1949年以后的戒毒立法从历史上秉承了自晚清以来三次禁毒运动的成果，并且以革命根据地禁毒、戒毒的立法实践为直接渊源。对近代禁毒运动及其立法的评价固然可以仁者见仁，但不能否认其立法所造成的社会效果，已经客观地成为1949年以后毒品立法的社会基础之一。

（二）新中国成立后戒毒立法的发展

中华人民共和国成立后，党和政府凭借对社会的有效控制，强大的政权力量和廉洁、高效的干部队伍，动员各种社会力量参与，周密的部署，使困扰中国百余年的毒品问题得以解决。1978年以前毒品立法主要集中在1950年代初期（1960年代初期、1970年代也有少量立法）。1949年至1978年间，禁毒立法以中国共产党和各级政府的相关政策、文件为主要法律形式，以各大行政区的立法为重心。从前者来看，既是秉承革命根据地革命法制的传统，也是法律体系尚未建立之前社会现实的客观要求。从后者来看，当时禁毒立法中规定内容最详细、数量最多的是各大行政区的立法。立法权的重心放在地方而非中央，具有一定的分散性，但优势是能够因地制宜，充分发挥各地方政府的积极性和主动性，这对在较短时间内完成禁绝毒品的任务是完全必要的。

1. 改革开放前的戒毒立法　1949年底，全国罂粟种植面积达100多万公顷，4亿多人口中以制贩毒品为业的约30多万人，吸毒者约2000万人。虽然这已经降到1906年左右的水平，属于历史上毒情相对较缓时期，但绝对数字仍然庞大，问题依然严峻。

中华人民共和国成立后，政府采取坚决措施，在全国范围内开展了禁毒运动，收缴毒品，禁种罂粟，封闭烟馆，严厉惩办制贩毒品活动，8万多毒品犯罪分子被判处刑罚，2000万吸毒者被戒除了毒瘾，并结合农村土地改革根除了罂粟种植。1953年中国政府宣布已是一个无毒国，基本禁绝了为患百年的烟毒，创造了举世公认的奇迹。

改革开放以前毒品立法主要集中在1950年代初期。1950年2月24日，中央人民政府政务院发出《严禁鸦片烟毒的通令》第6条规定“吸食烟毒的人民限期登记（城市向公安局，乡村向人民政府登记），并定期戒除，隐不登记者，逾期犹未戒除者，查处后予以处罚。”1950年7月西南军政委员会根据本地区的具体情况制定了《西南地区禁绝鸦片烟毒实施办法》，“对吸毒者，只采取劝说和宣传教育自动戒绝的办法，目前不宜实行强制

(因吸毒人数太多)，更不许拘捕或惩罚。”

在20世纪60年代初期，边境地区和历史上烟毒盛行的地方，私种罂粟和贩毒问题时断时续地出现，一些少数民族地区和偏远山区的“老烟民”戒毒尚不彻底。为及时有效地肃清死灰复燃的毒品问题，中共中央1963年颁发《中央关于严禁鸦片、吗啡毒害的通知》指出，私藏毒品、吸食毒品、种植罂粟、私设地下烟馆、贩卖毒品的行为应认定为犯罪并应予以严惩。对吸毒犯应强制戒毒，对已吸食鸦片或打吗啡针等毒品成瘾者，必须指定专门机构严加管制，在群众监督下，有计划、有组织、有步骤地限期强制戒除，在吸毒严重的地区可以集中戒除。凡自己吸食毒品，但自动交出毒品并坦白交代其犯罪行为者，可从宽处理。这些都体现了区别对待的刑事政策。

20世纪70年代，毒品问题在我国一定区域内复发。1973年国务院颁发《关于严禁私种罂粟和贩卖、吸食鸦片等毒品的通知》，重申1950年政务院《关于严禁鸦片烟毒的通令》，发动广大人民群众同私种罂粟和贩卖、吸食鸦片等毒品的违法犯罪行为作斗争。

2. 1979～1998年的戒毒立法　伴随着我国新时期民主法治事业的发展，这段时期的戒毒立法从无到有，逐渐完善进而体系化。

1979～1998年间，以“严打”为政策导向，逐渐建立了以刑法为主、行政法与地方立法为辅的戒毒立法体系。主要法律形式有刑事法律、行政法律、行政法规、部门规章及其他规范性文件、“两高”司法文件、批准、签署的反毒国际公约和条约、地方性立法及其他规范性文件、民族自治地方的立法等。这段时期戒毒立法从起步到逐渐完善，进而体系化。戒毒立法的核心是刑法典及特别刑法，辅之以严格的行政处罚与管制。整个立法体系的精神核心是对毒品犯罪进行持续的严打。打击作为毒品政策的关键词，决定了整个戒毒立法是建立在刑法、行政法基础上的。经过近20年的探索，至后期（1998年左右），提出了“三禁（禁吸、禁种、禁贩）并举，堵源截流，严格执法，标本兼治的方针，并把打击贩运、减少毒品供应和禁吸戒毒、减少毒品需求放在同等重要的位置。

国务院1981年8月27日曾发布《关于重申严禁鸦片烟毒的通知》，1982年7月16日中共中央、国务院发布《关于禁绝鸦片烟毒问题的紧急指示》。此后，以“禁绝毒品”作为最终目标，对毒品问题保持了二十多年的高压政策。《指示》开宗明义第一句话就是“在我国，一切私种罂粟、贩毒、吸毒都是犯罪行为，必须严加禁绝”。针对毒品犯罪的“严打”有两次，一是1989年10月下旬到1990年春节前后进行的除“六害”专项斗争。二是1996年4月到1997年2月全国性的“严打”。

这段时期的戒毒立法，首先是1986年9月5日公布的（曾于1994年5月12日修改）《中华人民共和国治安管理处罚条例》（该《条例》现已被2005年8月28日公布的《中华人民共和国治安管理处罚法》所替代）对吸毒、种植罂粟等毒品原植物和非法运输、买卖、存放、使用罂粟壳的行为都作了行政处罚规定。根据该《条例》，违反政府禁令，吸食鸦片、注射吗啡等毒品的，处15日以下拘留、200元以下罚款或者警告。

其次，严格管理、禁止滥用麻醉药品和精神药品，是戒毒立法建设一项十分重要的内容。1984年9月通过《中华人民共和国药品管理法》，其第39条规定，国家对麻醉药品、精神药品实行特殊的管理办法。

再次，根据1990年12月28日全国人大常委会《关于禁毒的决定》：“吸食、注射毒品的，由公安机关处15日以下拘留，可以单处或者并处2000元以下罚款，并没收毒品和吸食、注射器具。吸食、注射毒品成瘾的，除依照前款规定处罚外，予以强制戒除，进行治疗、教育。强制戒除后又吸食、注射毒品的，可以实行劳动教养，并在劳动教养中强制戒除。”

另外，1991 年 9 月 4 日的《中华人民共和国未成年人保护法》明确了父母或其他监护人在预防和制止未成年人吸毒方面的法律义务。关于戒毒的行政法规主要是 1995 年 1 月 12 日国务院公布的《强制戒毒办法》。详细规定了强制戒毒的对象，强制戒毒的主管机关，强制戒毒机构的设置要求，强制戒毒的期限，强制戒毒所的管理制度和措施，戒毒人员的脱瘾办法以及戒毒后的社会帮教措施等等。规定强制戒毒和劳教戒毒是我国最主要的戒毒方法。

最后，关于戒毒的部门规章及其他规范性文件还有公安部门的规章及文件（主要涉及处罚、戒毒具体问题方面的规定）以及卫生、医药部门制定的规章、文件（主要规定了麻醉药品、精神药品的生产、管理、使用制度以及戒毒医疗制度）。前者如 1992 年 3 月 27 日公安部《关于对吸毒者送劳动教养问题的批复》、1996 年 2 月 16 日公安部《对〈关于铁路公安机关办理强制戒毒工作有关问题的请示〉的批复》、1996 年 5 月 30 日公安部《关于贯彻执行〈强制戒毒办法〉有关问题的通知》等等。后者如 1995 年 6 月 18 日卫生部发布的《戒毒药品管理办法》，使戒毒工作有法可依，规范了全国的戒毒治疗工作。

3. 我国毒品政策的调整　从 1998 年起，国家禁毒委员会办公室开始公布年度禁毒报告（其中 2001 年未公布）。年度禁毒报告的不同表述是毒品政策调整的一面镜子。

1999 年，毒品政策第一次调整，由“三禁并举”，调整为禁吸、禁贩、禁种、禁制“四禁并举”，确定“‘四禁’并举、堵源截流、严格执法、标本兼治”的工作方针（见《1999 年中国禁毒报告》）。以后四年，上述方针有了一些变化。特别是 2004 年，我国毒品政策出现重大调整。2004 年 4 月 15 日，中共中央政治局常委会听取全国禁毒工作汇报。原总书记胡锦涛提出，“禁毒工作必须全社会共同参与，各部门通力合作，综合治理。首先要抓教育，第二要抓戒毒，第三要抓打击，第四要抓管理，最后要抓法制，加强立法。”（见《2005 年中国禁毒报告》），以前被放到首位的“打击”，在最高领导人讲话中被降到了第三位。《2005 年中国禁毒报告》还提出，要坚持“三个相结合”的工作思路——坚持打击毒品犯罪与减少毒品危害相结合、国内缉毒与国际合作相结合、解决当前紧迫问题与实现长远目标相结合的工作思路，坚决遏制毒品来源、毒品危害和新吸毒人员的滋生。禁毒工作方针随之调整为“四禁并举、预防为本、严格执法、综合治理”，增加了“预防为本”、“综合治理”。

实行综合治理的方针，就是把禁毒作为一项复杂的社会系统工程和长期的战略任务，综合运用法律、行政、经济、文化、教育和医疗等多种手段，动员和组织全社会力量参与禁毒斗争。这本是我国长期以来都强调的原则，但是因为长期“严打”，国家主要的投入，社会的关注都集中在了“打击”方面。实践证明，仅仅靠打击不能很好地解决毒品问题。2004 年 5 月 28 日，中共中央、国务院转发《国家禁毒委员会 2004～2008 年禁毒工作规划》。以前惯用的“禁绝毒品”的表述被限定在非法种植毒品原植物活动领域，而且使用了“基本”作为定语来限定。该规划大量使用了“明显减缓”、“逐步健全”、“显著提高”、“逐步减轻”等弹性用语，反映了对以往禁毒工作思维方式的某种反思。

“和谐”、“以人为本”等社会发展理念的提出，要求科学分析影响社会和谐的矛盾和问题及其产生的原因，更加主动地正视矛盾、化解矛盾，最大限度地增加和谐因素、减少不和谐因素。2004 年《宪法》修订，在原第 33 条中增加一款“国家尊重和保障人权”。在此背景下，我国刑事政策进行了深刻的调整，提出宽严相济的刑事政策。宽严相济政策的提出，本身就是对长期“严打”的反思。毒品政策的调整无疑是这种大的思想解放、认识转变和社会政策的一个具体表现。2004 年 6 月原总理温家宝在湖北考察禁毒工作时发表重要讲话，提出要科学、人本地看待吸毒者。

4.《禁毒法》实施前的立法（1999～2008 年） 1999 年以后，我国通过立法逐渐完善戒毒和戒毒措施：

1999 年 6 月 28 日的《预防未成年人犯罪法》第 43 条把“吸食、注射毒品”列为未成年人严重不良行为。卫生部下发了《关于戒毒医疗机构须报禁毒机构审批的通知》，进一步规范了自愿戒毒工作。

2000 年司法部依据《关于禁毒的决定》和《劳动教养实行办法》的有关规定，制定下发了《劳动教养戒毒工作管理办法》，为规范劳教戒毒工作提供了行之有效的制度保证。同年 4 月公安部发布了《强制戒毒所管理办法》，在戒毒所推行规范化管理。同时完善了规章制度建设，制定了《强制戒毒所等级评定办法》、《强制戒毒所事故、重大事件分类和报告制度的暂行规定》、《强制戒毒人员行为规范》等。

2002 年卫生部、国家食品药品监督管理局颁发《苯丙胺类兴奋剂滥用及相关障碍的诊断治疗指导原则》，规范各地对苯丙胺类兴奋剂成瘾者的治疗。公安部下发《公安部关于对吸食苯丙胺类毒品违法人员处理意见的通知》，规范了对吸食苯丙胺类毒品人员的处理。

2003 年为推进特殊药品法规建设，国家食品药品监督管理局组织修订了《麻醉药品管理办法》和《精神药品管理办法》。同年，公安部集中开展了强制戒毒所管理秩序专项整治。司法部则颁布了《劳动教养戒毒工作规定》，对戒毒人员的管理、治疗、教育提出了规范性要求。确立了“相对封闭、分期管理、综合矫治、后续照管”的戒毒康复模式。卫生部加强了对自愿戒毒治疗工作的指导，起草了《戒毒诊疗规范》。

2004 年 11 月 12 日和 12 月 2 日，吴仪副总理和周永康国务委员两次主持召开国务院会议，制定了《关于进一步支持云南省加强禁毒和防治艾滋病的工作方案》。

2005 年，国务院修订并出台了《麻醉药品和精神药品管理条例》、《易制毒化学品管理条例》。

2006 年 3 月 1 日起施行的《中华人民共和国治安管理处罚法》，主要规定了对吸毒行为的行政处罚。

1990 年代中期以后，国内制贩毒品特别是冰毒、摇头丸等新型毒品的违法犯罪活动呈上升趋势，非法种植毒品原植物的情况屡禁不止。特别是 1999 年以后，我国逐渐形成海洛因、摇头丸及其他麻醉药品、精神药物交叉滥用的局面，虽然滥用海洛因的仍然是多数，但新型毒品的发展很快。与此不相适应的是，相关法规明显不够健全，特别是应对新型毒品的一些实践做法与现行法律之间存在冲突。国内吸毒人员规模不断扩大，并因此导致艾滋病等多种严重传染病的扩散。毒品管制、毒品预防和社会帮教、强制戒毒的措施需要进一步完善。最迫切的问题是，随着我国毒品政策调整，相关立法出现冲突，而现有法律和实践产生矛盾，需要一部较高层次的法律来统一认识，并保证实践中一些做法的合法性。1998年之后我国毒品政策和立法进行了调整，开始强调预防为本与综合治理。这种调整从主观上受和谐、以人为本等社会发展理念以及宽严相济刑事政策的影响，客观上力求适应新情况、新实践的需要。新型毒品的出现要求改变以往的管制思路，健全相关立法。减少危害措施需要大量的社会立法、行政立法来规范。

（三）戒毒立法的现状

1.《禁毒法》关于戒毒的规定　针对吸毒行为，《禁毒法》有许多新的制度设置值得关注。

（1）根据吸毒成瘾的不同情况规定了有针对性的戒毒措施：为了加强对戒毒人员的管理和帮教，提高戒毒的成效，针对吸毒成瘾的不同情况，《禁毒法》分别规定了自愿戒毒、社区戒毒、强制隔离戒毒、社区康复。国家鼓励吸毒人员自愿到有戒毒治疗资质的医疗机构接受戒毒治疗；对吸毒成瘾人员，公安机关可以责令其在户籍所在地或者现居住地接受社区戒毒；对于有拒绝接受社区戒毒，在社区戒毒期间吸食、注射毒品，严重违反社区戒毒协议，经社区戒毒、强制隔离戒毒后再次吸食、注射毒品等情形的吸毒成瘾人员，由公安机关决定予以强制隔离戒毒。同时，《禁毒法》还对吸毒成瘾人员自愿接受强制隔离戒毒、强制隔离戒毒后的社区康复、戒毒康复场所的建设、药物维持治疗工作等作出了规定。

（2）规定了统一的强制隔离戒毒措施：从整合戒毒资源、提高戒毒效果考虑，《禁毒法》将现行的强制戒毒和劳教戒毒统一规定为强制隔离戒毒，并对强制隔离戒毒的适用条件、决定程序、期限、场所管理、执业医师配备等问题作了规定。同时，考虑到这项改革还需要进一步总结实践经验，确定强制隔离戒毒场所的设置、管理体制和经费保障由国务院规定。

（3）规定了涉及吸毒人员人权保障与限制的一系列制度：包括对疑似吸毒者强制检测制度和吸毒人员登记制度。公安机关可以对涉嫌吸毒的人员进行必要的检测，被检测人员应当予以配合；对拒绝接受检测的，经县级以上人民政府公安机关或者其派出机构负责人批准，可以强制检测。公安机关应当对吸毒人员进行登记。

（4）吸毒成瘾人员的认定和治疗制度：国家对吸毒成瘾人员应当进行戒毒治疗。吸毒成瘾的认定办法，由国务院卫生行政部门、药品监督管理部门、公安部门规定。

（5）规定医疗机构的检查权与临时保护性约束措施：医疗机构根据戒毒治疗的需要，可以对接受戒毒治疗的戒毒人员进行身体和所携带物品的检查；对在治疗期间有人身危险的，可以采取必要的临时保护性约束措施。

（6）强制隔离戒毒场所分类监管制度：强制隔离戒毒场所应当根据戒毒人员的性别、年龄、患病等情况，对戒毒人员实行分别管理。

（7）对实践中的其他规定：比如：强制隔离戒毒场所的执业医师具有麻醉药品和精神药品处方权的，可以按照有关技术规范对戒毒人员使用麻醉药品、精神药品。省、自治区、直辖市人民政府卫生行政部门会同公安机关、药品监督管理部门依照国家有关规定，根据巩固戒毒成果的需要和本行政区域艾滋病流行情况，可以组织开展戒毒药物维持治疗工作。

在《禁毒法》实施之后，立法者集中精力逐步填补现有毒品社会立法的真空，继续加强行政立法，而地方性禁毒立法、部门规章也出现广泛修订的热潮，出台了一批与《禁毒法》配套的司法解释、行政法规、地方性法规、规章。未来已经形成以《禁毒法》为统帅，毒品刑事立法、行政立法、社会立法三足鼎立的立法格局。

2. 其他法律中关于戒毒的规定 我国现行《刑法》第6章《妨碍社会管理秩序罪》第7节《走私、贩卖、运输、制造毒品罪》第347条至第357条规定了毒品犯罪的罪名与量刑。

《中华人民共和国治安管理处罚法》第71～74条规定了涉及戒毒的行政处罚，如第71条规定，有下列行为之一的，处10日以上15日以下拘留，可以并处3000元以下罚款；情节较轻的，处5日以下拘留或者500元以下罚款：①非法种植罂粟不满500株或者其他少量毒品原植物的；②非法买卖、运输、携带、持有少量未经灭活的罂粟等毒品原植物种子或者幼苗的；③非法运输、买卖、储存、使用少量罂粟壳的。有前款第一项行为，在成熟前自行铲除的，不予处罚。第72条规定，有下列行为之一的，处10日以上15日以下拘留，可以并处2000元以下罚款；情节较轻的，处5日以下拘留或者500元以下罚款：①非法持有鸦片不满200克、海洛因或者甲基苯丙胺不满10克或者其他少量毒品的；②向他人提供毒品的；③吸食、注射毒品的；④胁迫、欺骗医务人员开具麻醉药品、精神药品的。第73条规定，教唆、引诱、欺骗他人吸食、注射毒品的，处10日以上15日以下拘留，并处500元以上2000元以下罚款。第74条规定，旅馆业、饮食服务业、文化娱乐业、出租汽车业等单位的人员，在公安机关查处吸毒、赌博、卖淫、嫖娼活动时，为违法犯罪行为人通风报信的，处10日以上15日以下拘留。

2005年11月1日起施行的《易制毒化学品管理条例》规定了易制毒化学品管理，以及其生产、经营、购买、运输和进口、出口行为的分类管理和许可制度，防止其被用于制造毒品。

2005年11月1日起施行的《麻醉药品和精神药品管理条例》规定了关于加强麻醉药品和精神药品的管理，保证麻醉药品和精神药品的合法、安全、合理使用，防止其流入非法渠道的各种制度。

2012年1月1日起施行的《行政强制法》明确规定，对于限制公民人身自由的行政强制措施，除非法律特别规定，任何行政法规、行政规章和地方性法规，都无权限制公民的人身自由。《行政强制法》还规定了行政机关执行行政强制措施所要遵守的程序规定，特别是对限制人身自由的特殊规定。

《行政强制法》上述规范，对于保障成瘾者权利具有非常重要的意义。如《浙江省艾滋病防治条例》第20条曾规定，公安机关查获卖淫、嫖娼、吸毒人员，应当及时通知所在地疾病预防控制机构，并协助进行艾滋病强制性检测。在《行政强制法》实施以后，浙江省人大常委会很快对该规定做了修改，在强制检测范围中删除了吸毒人员，因为“目前国家的诸多法律中，对吸毒人员的艾滋病强制性检测并未作出明确规定”。《立法法》第8条规定，对于人身自由的限制，只能由法律规定。《行政强制法》再次明确规定，限制人身自由的行政强制措施，地方性法规无权设定，这是导致浙江省人大进行上述修改的直接动因。

我国现行地方立法中，违反上位法《艾滋病防治条例》规定的艾滋病自愿检测原则，对吸毒者进行艾滋病强制检测，侵犯其人身权的规定颇多。如《云南省艾滋病防治条例》规定，对于艾滋病流行严重地区和吸毒人员应当进行强制检测。《重庆市预防性病和艾滋病条例》规定，对入境华侨、外国人、卖淫嫖娼、吸毒人员进行强制检测。《上海市艾滋病防治办法》规定，卖淫、嫖娼、吸毒人员应当接受艾滋病病毒感染检测。《湖北省艾滋病防治条例》规定，卖淫嫖娼、吸食注射毒品人员应当接受艾滋病病毒感染检测，同时还规定，对于不接受强制体检的人，依法强制其体检。显然，上述规定违反了《行政强制法》，应予以修改。

2012 年 10 月 26 日全国人大常委会通过《精神卫生法》，2013 年 5 月 1 日实施。《精神卫生法》第 18 条和第 52 条明确规定对强制隔离戒毒所的戒毒人员进行精神卫生宣传。同时，还强调对精神障碍患者的社区治疗和社区康复。在医学上，吸毒成瘾属于精神障碍，《戒毒条例》中戒毒的心理治疗规定过于笼统。《精神卫生法》细化了对成瘾者心理治疗的规定，赋予社区治疗和社区康复中心理治疗的明确地位。实施《精神卫生法》将有利于吸毒成瘾者的戒毒。

3.《戒毒条例》对戒毒制度的规定　2011 年 6 月 26 日公布施行的《戒毒条例》对于促进戒毒工作具有重要的积极意义，它包括建立戒毒保障机制、建立戒毒工作体系、细化戒毒法律责任和明确戒毒法规效力四个方面，其主要内容在于规定了自愿戒毒、社区戒毒、强制隔离戒毒和社区康复四种戒毒措施的执行问题，为每一项戒毒措施都规定了相应的具体制度，从而解决了《禁毒法》的具体理解和实际执行问题。这些规定在价值理念上体现了对戒毒人员的权利保障、注重戒毒政策的科学要求和加强戒毒工作的社会联动。

在《禁毒法》实施三年之后，《戒毒条例》于 2011 年 6 月 22 日由国务院第 160 次常务会议通过，并于 2011 年 6 月 26 日公布施行。《禁毒法》实施三年多来，在实践中也遇到了不少问题，如社区戒毒、社区康复开展困难，强制隔离戒毒管理机关不明确等，亟需配套的行政法规予以细化，因而《戒毒条例》的颁布对于促进戒毒工作具有重要的积极意义，“标志着具有中国特色的禁毒法律制度的体系已经建立”。

《戒毒条例》分七章共 46 条，主要包括以下几个方面的基本内容：

(1) 建立戒毒保障机制：一是建立了工作机制。根据《禁毒法》的规定，我国的禁毒工作机制是“政府统一领导、有关部门各负其责、社会广泛参与”。《戒毒条例》第 2 条在此基础上进一步建立了戒毒工作机制，明确提出这里的“政府统一领导”是指县级以上人民政府的领导，同时重申了禁毒委员会的组织、协调、指导职责。二是确立了戒毒原则。《禁毒法》第 4 条虽然规定了我国禁毒工作的基本方针，但并未明确规定戒毒工作的原则，《戒毒条例》第 2 条第二款明确规定了戒毒工作的原则，即“以人为本、科学戒毒、综合矫治、关怀救助”。这一原则的确立，一方面是对我国禁毒方针的具体体现，另一方面又为戒毒工作的开展提供了指导思想。三是明确了机构职责。《戒毒条例》第 4 条是对《禁毒法》第 5 条的进一步细化，该条分别规定了禁毒委员会可以行使的权力，并明确规定了公安机关、司法行政部门、卫生行政部门的职责，同时要求民政、人力资源社会保障和教育等部门在社区戒毒、社区康复、职业技能培训中承担指导和支持的职责。此外，《戒毒条例》第 5 条还规定了社区戒毒和社区康复工作的责任主体，即乡（镇）人民政府和城市街道办事处。四是提供了政策保障。首先是提供了财政支持，《戒毒条例》第 3 条明确要求县级以上人民政府将戒毒工作所需经费列入本级财政预算。其次是规定了戒毒场所的设置应当报省、自治区、直辖市人民政府批准，而对戒毒场所的建设标准则赋予国务院建设部门、发展改革部门等另行制定。最后是规定了鼓励和奖励措施，其基本精神与《禁毒法》第8条和第9条的规定相一致。

（2）建立戒毒工作体系：《戒毒条例》第2条建立了我国的戒毒工作体系，即“戒毒治疗、康复指导、救助服务兼备”的工作体系。在这一工作体系之下，《戒毒条例》在第2章至第5章详细规定了自愿戒毒、社区戒毒、强制隔离戒毒和社区康复4种戒毒措施，对执行《禁毒法》规定的戒毒措施做出了配套的细化规定。例如，对于《禁毒法》第38条规定的“严重违反社区戒毒协议”的认定，《戒毒条例》做出了明确规定，即社区戒毒人员在社区戒毒期间，逃避或者拒绝接受检测3次以上，擅自离开社区戒毒执行地所在县（市、区）3次以上或者累计超过30日。

（3）细化戒毒法律责任：《戒毒条例》第43～45条规定了法律责任，责任主体分别包括：①公安、司法行政、卫生行政等有关部门的工作人员；②乡（镇）人民政府、城市街道办事处负责社区戒毒、社区康复工作的人员；③强制隔离戒毒场所的工作人员。由于《禁毒法》第6章规定的法律责任大多是对《刑法》和《治安管理处罚法》相关规定的重申，以至于有学者称《禁毒法》基本上可称为一部“有禁无罚”的软法。虽然《戒毒条例》并没有创设新的处罚行为和处罚措施，其规定的法律责任仍然有赖于对其他法律法规的援引，但是《戒毒条例》毕竟在戒毒领域较为详细地罗列、细化了相关人员的法律责任，仍不失为一项重要内容。

（4）明确戒毒法规效力：《戒毒条例》第46条明确了《戒毒条例》的时间效力和法律效力问题：①关于时间效力，《戒毒条例》规定自发布之日起施行，根据第597号国务院令，《戒毒条例》于2011年6月22日国务院第160次常务会议通过，于2011年6月26日公布，因而2011年6月26日即为施行日期；②关于法律效力问题，主要涉及新法与旧法的关系问题，《强制戒毒办法》是国务院根据《关于禁毒的决定》制定的行政法规，《戒毒条例》作为新法，在效力上优于旧法，因而《强制戒毒办法》在《戒毒条例》施行之际同时废止。

由于《禁毒法》本身关于戒毒措施的规定多达22个条文，占整部《禁毒法》条文内容近1/3，因而作为执行《禁毒法》的配套行政法规，《戒毒条例》在制度和内容上不可能有特别大的创新，更不可能超越《禁毒法》的规定。《戒毒条例》最主要的内容在于规定了自愿戒毒、社区戒毒、强制隔离戒毒和社区康复4种戒毒措施的执行问题，从而解决了《禁毒法》的具体理解和实际执行问题。

4. 其他行政法规、部门规章的规定　除此以外，还有国务院《娱乐场所管理条例》、公安部《娱乐场所治安管理办法》、卫生部《戒毒药品管理办法》、卫生部、公安部、司法部的《戒毒医疗服务管理暂行办法》、公安部《吸毒检测程序规定》、公安部《吸毒人员登记办法》、最高检、最高法、公安部《办理毒品犯罪案件适用法律若干问题的意见》、最高检、最高法、公安部《关于办理制毒物品犯罪案件适用法律若干问题的意见》、药监局、公安部、卫生部《关于戒毒治疗中使用麻醉药品和精神药品有关规定的通知》、最高法《审理毒品犯罪案件工作座谈会纪要》、最高检公诉厅《毒品犯罪案件公诉证据标准指导意见（试行）》、最高法院刑一庭《关于审理若干新型毒品案件定罪量刑的指导意见》、《公安部关于执行〈中华人民共和国禁毒法〉有关问题的批复》、《公安部关于对查获异地吸毒人员处理问题的批复》、公安部《关于对被治安拘留的吸毒人员如何执行的批复》、《关于认定海洛因有关问题的批复》等法律、法规、规章及其他规范性法律文件涉及戒毒问题。

《禁毒法》之前，对于吸毒成瘾的认定依据是《公安部关于吸食、注射毒品成瘾标准的界定问题的请示批复》（公复字〔1998〕3号），要同时具备两个方面的条件，一是有证据证明其吸毒，二是尿检呈阳性。如果无证据证明吸毒，可作纳洛酮催瘾医学试验。但这个文件是针对海洛因吸食者而言的，对于新型毒品的处罚，根据近年来的新措施，采取“对群众举报或公安机关发现的娱乐场所内的吸毒人员，经过调查、尿检、核实，确认吸毒后，按照《治安管理处罚法》予以罚款、拘留，责令戒毒。如果是第二次、第三次发现吸毒，像北京市和其他一些地方规定，第二次发现视为吸毒成瘾，送强制戒毒。公安机关第三次发现在娱乐场所内吸毒，视为复吸，送劳教戒毒。”另有专家认为，由于新型毒品的成瘾性很难判断，所以，只要两次被发现在歌舞厅吸食K粉或摇头丸，就要被送到强制戒毒所进行为期半年的强制戒毒。也就是说，只要公安部门推定是吸毒的，不管成瘾与否，均予强制戒毒或劳教戒毒。这种做法，既缺乏相应的合法性，也缺少合理性。

2011年4月1日，公安部和卫生部公布施行《吸毒成瘾认定办法》，对吸毒成瘾的定义、吸毒成瘾的认定、承担认定工作的戒毒医疗机构、吸毒成瘾严重的认定，及承担认定工作的医师等方面做出了规定，以规范吸毒成瘾认定工作。戒毒医疗机构认为需要重新采集其他人体生物检测样本的，委托认定的公安机关应当予以协助。戒毒医疗机构使用的检测试剂，应当是经国家食品药品监督管理局批准的产品，并避免与常见药物发生交叉反应。同时，戒毒医疗机构及其医务人员应当依照诊疗规范、常规和有关规定，结合吸毒人员的病史、精神症状检查、体格检查和人体生物样本检测结果等，对吸毒人员进行吸毒成瘾认定。

认定的主体和程序是：公安机关在执法活动中发现吸毒人员，应当进行吸毒成瘾认定；因技术原因认定有困难的，可以委托有资质的戒毒医疗机构进行认定。承担吸毒成瘾认定工作的戒毒医疗机构，由省级卫生行政部门会同同级公安机关指定。公安机关认定吸毒成瘾，应当由两名以上人民警察进行，并在作出人体生物样本检测结论的24小时内提出认定意见，由认定人员签名，经所在单位负责人审核，加盖所在单位印章。有关证据材料，应当作为认定意见的组成部分。公安机关在吸毒成瘾认定过程中实施人体生物样本检测，依照公安部制定的《吸毒检测程序规定》的有关规定执行。公安机关承担吸毒成瘾认定工作的人民警察，应当同时具备以下条件：具有二级警员以上警衔及两年以上相关执法工作经历；经省级公安机关、卫生行政部门组织培训并考核合格。公安机关委托戒毒医疗机构进行吸毒成瘾认定的，应当在吸毒人员末次吸毒的72小时内予以委托并提交委托函。超过72小时委托的，戒毒医疗机构可以不予受理。戒毒医疗机构认定吸毒成瘾，应当由两名承担吸毒成瘾认定工作的医师进行。承担吸毒成瘾认定工作的医师，应当同时具备以下三个条件：一是符合《戒毒医疗服务管理暂行办法》的有关规定；二是从事戒毒医疗工作不少于3年；三是具有中级以上专业技术职务任职资格。戒毒医疗机构对吸毒人员采集病史和体格检查时，委托认定的公安机关应当派有关人员在场协助。戒毒医疗机构认为需要对吸毒人员进行人体生物样本检测的，委托认定的公安机关应当协助提供现场采集的检测样本。戒毒医疗机构应当自接受委托认定之日起3个工作日内出具吸毒成瘾认定报告，由认定人员签名并加盖戒毒医疗机构公章。认定报告一式二份，一份交委托认定的公安机关，一份留存备查。委托戒毒医疗机构进行吸毒成瘾认定的费用由委托单位承担。任何单位和个人不得违反规定泄露承担吸毒成瘾认定工作相关工作人员及被认定人员的信息。

2011年9月28日，公安部通过《公安机关强制隔离戒毒所管理办法》（后文简称《办法》）。在体例结构、条款内容等方面对2000年公安部发布施行的《强制戒毒所管理办法》进行了较大规模的修改、补充和完善，对禁毒法、戒毒条例中所规定的强制隔离戒毒措施作出了明确具体的阐释，为基层公安机关提供了更规范、可操作的执法依据。针对近年来强制隔离戒毒所工作中遇到的新情况、新问题，《办法》从制度上解决了强制隔离戒毒工作发展中遇到的一些迫切需要解决的实践问题和法律问题，在有关条款中增加了对戒毒人员实行分类分级管理、所外就医、请假出所、诊断评估，以及对外地戒毒人员可以交付其户籍地强制隔离戒毒所执行等新的规定。例如，规定了吸毒成瘾者在强制隔离戒毒所应享有的相关权利。包括：分级管理制度（第19条）、探访制度和戒毒人员请假制度（第24条、第25条）、劳动保护和获得报酬（第60、61条）等等。

2013年4月3日，司法部通过《司法行政机关强制隔离戒毒工作规定》。该规章是在劳教制度即将废除、劳教所即将完全转型为强制隔离戒毒所的背景下制定的，有一些值得注意的规定，一是明确从事强制隔离戒毒所工作人员的人民警察身份。这从形式上解开了长期以来司法行政部门所属强制隔离戒毒所基层工作人员身份问题的困惑，并有利于戒毒执法的实施、定性和监督。二是强调卫生行政部门对戒毒场所的指导和监督。卫生行政部门的介入有利于提升场所医疗机构整体的医疗保障水平和业务技能。三是规定对女性戒毒人员应当进行妊娠检测，体现对生命权的尊重和关爱。四是明确强制隔离戒毒人员入所戒毒后通知家属的方式和时间，保护了戒毒人员的合法权利和家属的知情权。五是严格规范单独管理适用的范围，批准的程序，执行的主体等。这对在教育矫治过程中出现的不法行为和扰乱正常戒治秩序的戒毒人员的打击提供依据，也有利于戒毒场所安全稳定和民警依法行政。六是禁止以强制隔离戒毒人员为对象进行戒毒药物试验。无论戒毒人员是否自愿都绝对禁止药物试验。七是戒毒场所医疗机构拥有诊断证明权。这为危重患者办理所外就医，缩短救治时间，提高救治效率打开绿色通道。也可让所外就医决定机关及时了解戒毒人员所外就医进程和健康状况，以便随机调整强制隔离戒毒执行方式。八是允许戒毒场所与社会医疗机构开展医疗合作。双方长期积极的互动必将会促进戒毒工作整体工作水平和戒治效果。九是明确戒毒人员被其他法律情形依法释放后强制隔离戒毒措施尚未期满的，应当继续执行。这填补了戒毒期限管理衔接的空白，保证了强制隔离戒毒措施与其他执法行为的有效对接，为严格执行强制隔离戒毒措施创造了法律条件，堵塞了强制隔离戒毒措施执行漏洞，完善了戒毒期限管理，提供了戒毒期限管理考虑的评价依据。

2013年9月2日，为进一步规范强制隔离戒毒诊断评估工作，切实保障戒毒人员合法权益，公安部、司法部、国家卫生计生委共同制定了《强制隔离戒毒诊断评估办法》。强制隔离戒毒诊断评估，是指强制隔离戒毒所对戒毒人员在强制隔离戒毒期间的生理脱毒、身心康复、行为表现、社会环境与适应能力等情况进行综合考核、客观评价。强制隔离戒毒诊断评估结果，是强制隔离戒毒所对戒毒人员按期解除强制隔离戒毒、提出提前解除强制隔离戒毒或者延长强制隔离戒毒期限意见以及责令社区康复建议的直接依据。县级以上人民政府公安机关、司法行政部门、卫生计生行政部门应当在各自职责范围内对强制隔离戒毒诊断评估工作进行监督和指导。公安机关和司法行政部门应当分别设立强制隔离戒毒诊断评估工作指导委员会，负责指导、监督所辖强制隔离戒毒所的诊断评估工作。卫生计生行政部门应当对诊断评估中的生理脱毒、身心康复评估工作进行指导，必要时可以指派专业医师参与诊断评估工作。诊断评估内容包括生理脱毒评估、身心康复评估、行为表现评估、社会环境与适应能力评估。生理脱毒评估、身心康复评估、行为表现评估结果分为“合格”、“不合格”两类；社会环境与适应能力评估结果分为“良好”和“一般”两类。对生理脱毒、身心康复、行为表现评估结果均达到“合格”的戒毒人员，强制隔离戒毒所应当按期解除强制隔离戒毒；对生理脱毒、身心康复评估结果中有一项以上为“不合格”的，强制隔离戒毒所可以提出延长强制隔离戒毒期限三至六个月的意见；对行为表现评估结果尚未达到“合格”的，强制隔离戒毒所根据其情况，可以提出延长强制隔离戒毒期限的意见，延长时间不得超过十二个月。强制隔离戒毒所对解除强制隔离戒毒的人员，可以根据其综合诊断评估情况提出对其责令社区康复的建议。对社会环境与适应能力评估结果为“一般”的，强制隔离戒毒所应当提出对其责令社区康复的建议。《办法》还规定了诊断评估的详细程序。

其他相关行政法规、部门规章还有：

（1）国务院制定的《拘留所条例》（2012 年 4 月 1 日起施行）规定拘留所中发现吸毒者的处置办法。即予以相应治疗，提请拘留所的主管公安机关对被拘留人依法作出社区戒毒或者强制隔离戒毒的决定，被拘留人在解除拘留时有依法被决定社区戒毒、强制隔离戒毒的，应当向有关机关或者单位移交被拘留人。

（2）国务院制定的《校车安全管理条例》（2012 年 4 月 5 日起实施）对有吸毒记录的人员从事校车驾驶工作进行准入限制。该行政法规明确规定有吸毒记录的人员不得从事校车驾驶工作：取得校车驾驶资格应当符合下列条件：……身心健康，无传染性疾病，无癫痫、精神病等可能危及行车安全的疾病病史，无酗酒、吸毒行为记录。

（3）人力资源保障部和监察部（联合）制定的《事业单位工作人员处分暂行规定》（2012 年 9 月 1 日起施行）对事业单位工作人员吸食毒品规定行政处分。即给予降低岗位等级或者撤职以上处分，情节严重的，给予开除处分。

（4）公安部制定的《公安机关执法公开规定》（2012 年 10 月 30 日公布，2013 年 1 月 1 日实施）为吸毒成瘾者申请信息公开，监督公安机关的执法行为提供了依据。如规定公安机关应当向控告人，以及被害人、被侵害人或者其家属公开执法信息（第 16 条）。公安机关向当事人或者其家属、诉讼代理人以及第三人等告知采取强制措施和案件办理进展、结果等信息（第 18 条）。公安机关向特定对象提供执法信息查询服务，应当自该信息形成或者变更之日起 5 个工作日内进行（第 20 条）。

（5）公安部修订的《公安机关办理行政案件程序规定》（2012 年 12 月 19 日公布，2013 年 1 月 1 日起施行）严禁刑讯逼供和以威胁、欺骗等非法方法收集证据，并规定卖淫、嫖娼、赌博、毒品的案件，不适用当场处罚的简易程序。其还规定，公安机关作出行政拘留处罚决定的，应当及时将处罚情况和执行场所或者依法不执行的情况通知被处罚人家属。

5. 地方立法的规定　为配合《禁毒法》、《戒毒条例》实施，2012 年全国各地出台了相应的地方性法规和规章，如《江苏省禁毒条例》、《浙江省禁毒条例》、《北京市劳动教养工作管理局强制隔离戒毒工作规定（试行）》、《上海市校车管理规定》。《重庆市禁毒条例（草案）》面向社会征求意见，并提交重庆市人大常委会审议。地方立法是我国禁毒立法的有机组成部分，因地制宜地制定了很多有特色的规定。

(1)《浙江省禁毒条例》(2012年1月1日起实施)。《条例》规定吸毒尚未戒除的人员不得申请驾驶证。这是全国首部将吸毒者驾驶问题纳入到地方性法规来规范的法律文件，同2010年5月26日，杭州发生的一起吸毒者连撞17人的重大交通事故有关。该规定比国务院《校车安全管理条例》实施还要早，属于利用地方立法方式补强吊销成瘾者驾照合法性的一种努力。《条例》还规定了多部门共同参与禁毒，加强戒毒基础设施建设，配备社区戒毒专职人员，戒毒治疗项目纳入医疗保障体系等新规定。将戒毒治疗项目纳入医疗保障体系，无疑有利于成瘾者的医疗并降低其个人经济负担，但这种做法可能比较适用于我国经济发达地区。

(2)《江苏省禁毒条例》(2013年1月1日起实施)。其新意在于：首先，将毒品预防教育纳入素质教育评价体系，规定普通中小学五年级至高中二年级每学年开展毒品预防教育的时间不少于2课时，中等职业学校、高等学校等其他各类学校应当按照有关规定开展毒品预防教育。其次，为吸毒成瘾者创造良好的就业环境。规定地方各级人民政府和有关部门应当加强对戒毒人员的职业技能培训与就业指导，提供就业信息，拓宽就业渠道，并鼓励和扶持戒毒人员自谋职业、自主创业，帮助其回归社会。用人单位和公益性岗位招用符合就业困难人员条件的戒毒人员，按照实际招用的人数，对单位缴费部分按照规定给予社会保险补贴。戒毒人员符合就业困难人员条件，从事个体经营或者灵活就业后申报就业并缴纳社会保险费的，按照规定享受社会保险补贴。再次，规定吸毒尚未戒除人员注销或者不得申请驾驶证，有吸毒记录的人员不得驾驶校车，驾驶大中型客车的司机如有吸毒记录，建议对其加强监督或调离岗位。

(3)《重庆市禁毒条例(草案)》。草案面向社会征求意见并在2012年9月26日提请市人大常委会审议。其提出了一些新举措：①如禁止在食品中添加罂粟壳；②企业应当依法销毁有效期届满的含麻黄碱类复方制剂；③禁毒知识纳入教育、教学体系。学校每学年应当安排不少于4个学时的禁毒知识宣传和主题教育实践活动；④对社区戒毒工作人员的配置和职责进行了具体规定；⑤规定不宜采取强制隔离戒毒的人群，扩大到以下：因吸毒被公安机关初次查获，有固定住所和稳定的生活来源，具备家庭监护条件；不满16周岁的未成年人；已满16周岁不满18周岁的在校学生；70周岁以上老年人；因残疾或者患有严重疾病，生活不能自理；系生活不能自理人的唯一抚养人、扶养人或者赡养人的，公安机关可以责令其接受社区戒毒；⑥规定戒毒人员在入学、就业、社会保障等方面不受歧视。戒毒人员在社区戒毒、社区康复期间的戒毒治疗、心理康复、生活保障等，应当按照有关规定纳入公共医疗服务保障和社会救助体系；⑦规定戒毒维持治疗机构的义务和职责。行政主管部门应当对戒毒药物维持治疗机构开展戒毒药物维持治疗情况进行监督管理；⑧规定对吸毒人员的就业限制。吸毒尚未解除人员不得从事对公共安全负有重大责任(从事机动车、船舶、航空器、城市轨道交通运输工具驾驶等)的工作。

(4)《北京市劳动教养工作管理局强制隔离戒毒工作规定(试行)》(2012年1月1日起实施)。其规定了戒毒人员的权利，对戒毒人员进行分类管理，戒毒人员享有和家人通讯、探访的自由。同时，详细规定了戒毒人员的考核办法。

(5)《上海市校车管理规定》(2012年8月29日起实施)。明确规定有吸毒记录的人不得作为校车驾驶人。校车驾驶人在申请校车驾驶资格时应当出示无犯罪、吸毒行为记录证明、二甲以上医院出具的有关身体条件的证明及本人有关无传染病、癫痫、精神病、酗酒、吸毒行为等的书面证明。

二、戒毒立法的基本原则

（一）吸毒非犯罪化原则

我国戒毒立法虽然经历了长期的发展过程，但基本遵循了两大原则——非犯罪化原则与吸毒者人权保障原则，这两个原则相辅相成，贯穿在我国戒毒立法之中。基于两大原则，又形成了社区戒毒、强制隔离戒毒、自愿戒毒、社区康复、药物维持治疗等五大戒毒制度。

1. 吸毒非犯罪化的内涵　《禁毒法》立法过程中，对吸毒行为和吸毒者定性曾有争议。国家禁毒委员会副秘书长陈存仪 2006 年 6 月 22 日回答记者关于设立吸毒罪立法建议问题时提出："有专家建议要把吸毒行为定为犯罪，这就涉及对吸毒人员如何定位的问题。通过多年的禁毒实践和相关的医学研究证明，吸毒人员是具有患者、违法者、受害者多重属性的。从法律的角度看，吸毒行为是直接违反治安管理处罚法、违反禁毒决定的，并且在客观上还诱发了许多违法犯罪行为，所以吸毒人员是违法者。从医学的角度看，吸毒成瘾的人，存在着大脑神经功能受到严重损伤，是一种顽固的反复发作的脑部疾病，在大脑脑部有病灶，所以吸毒成瘾者又是脑疾病的患者。从社会学角度看，吸毒成瘾对身体上、心理上都造成严重损害。大家都知道，毒瘾发作时是痛苦不堪的，有的行为失控，出现不少问题，所以从这方面来看，吸毒人员具有患者、违法者和受害者三重的身份。吸毒人员大多数都是青少年，如果把吸毒行为都定为犯罪，可能牵涉面就会很宽。"上述观点代表立法者和官方，而后在《禁毒法》中继续确认了吸毒非犯罪化原则，体现教育与救治相结合的方针。

非犯罪化的概念较复杂。就其字面含义而言，就是把犯罪行为从刑法干预范围中剔除出去，使之免受刑罚处罚。在我国台湾地区形象地称非犯罪化为除罪化。台湾禁毒法律规定，如果吸毒者已经在医疗部门进行治疗或同意接受治疗，立法虽然对其定罪，但可以不予刑罚惩罚，这也属于非犯罪化的外延。"除罪"之后的行为有两种情况，一是以行政处罚来对待，二是以合法行为来对待。

有学者认为，国外有国家把吸毒行为规定为犯罪，而不是像我国仅规定应当受行政处罚。有些国家主张吸毒"合法化"，实质上是指吸毒的非犯罪化。不把吸毒确认为犯罪的国家一般把其视为疾病，对吸毒成瘾者采取强制医疗措施。关于禁毒模式的选择，是采用法律（司法）手段来对待吸毒者，还是采用法律以外手段（如医疗）来对待吸毒者，国外的实践分别有"美国体制"、"荷兰体制"两种模式可供选择。

2. 确立吸毒非犯罪化原则的根据　在我国法学界，反对将吸毒行为定性为犯罪的主张有以下理由：

首先，吸毒犯罪化违反了刑法对犯罪行为质的要求、刑罚手段不可避免性、不符合刑法谦抑原则。吸毒犯罪化的理由存在的不足，一是这种行为难以说是严重危害社会的行为；二是对于这种行为的处理，刑罚并不是唯一的、最后的手段，对吸毒行为如果只是定罪判刑恐怕也难以起到有效预防并制止这种行为的效果。有学者指出，吸毒行为犯罪化主张的出现，无疑散发着"刑法万能论"的气息，而这种理念在我们的现代法治社会却恰恰是值得警惕和摒弃的。

其次，吸毒行为没有侵犯客体，吸毒犯罪化不具现实可能性。有学者提出，成瘾者所引起的其他犯罪是其后续行为引起的，只应对后续行为治罪；不利于社会稳定，吸毒者及其家属难以接受，扩大打击面要将几百万人都关进监狱，事实上办不到；设立购买使用毒品罪与强制戒毒等行政措施相矛盾。

再次，已有强制戒毒措施，使吸毒犯罪化没有必要性。因为吸毒的特殊性，国家立法机关对这种特殊违法犯罪行为应当予以特殊的惩罚。这种惩罚就是依法“强制戒毒”。吸毒作为一种“消费”行为的特殊性在于，它与制毒、贩毒相比，社会危害性最小、被动性最大。它具有违法性，但其刑法上的危害性应严格认定。吸毒行为具有对吸毒者的自损性、对毒品的依赖性、难以自控等特征，吸毒人员具有的患者、违法者、受害者多重属性、吸毒者大多数都为35岁以下的青年、青少年，这都决定了对吸毒者最大、最有效、最有针对性的惩罚（帮助）就是采取各种形式（措施）的戒毒。

也有学者认为，强制戒毒属保安处分，要适用此类处分，尚待专门的立法，并从五个方面反驳吸毒犯罪化观点。一是“人本位”理念建立起来的刑法观，与单纯的“社会本位”思想下的刑法观对吸毒者的犯罪化的刑事责任根据全然不同。二是刑法意义的“行为”应建立在行为人意志相对自由基础之上，而吸毒者对吸毒与否问题已无真正的意志自由。三是行为的社会危害性是一切刑事犯罪的本质特征，而吸毒者直接危害的对象仅仅是其本人而非他人或整个社会。四是就刑罚目的看，将吸毒行为设定成刑事犯罪，既不能有效矫正吸毒者之毒瘾，也未必有利于整个社会的毒瘾根治。五是中国刑事法网编织上的缜密性、性质上的严重性及中国习俗文化对犯罪人的“坏人”标签及其歧视传统，决定了将吸毒者打成“犯罪人”的不可行。

综合上述学者的观点，归纳如下：

（1）我国确立吸毒非犯罪化原则是现实的选择：首先，吸毒非犯罪化具有法律文化的延续性。吸毒非犯罪化是对百余年来我国禁毒立法经验的总结和继承。其次，吸毒非犯罪化与我国长期实行的强制戒毒等行政措施相符合。依照我国对吸毒人员采用的强制戒毒等立法规定，主要是通过一定的限制自由、药物和心理的治疗使其戒除毒品，并不具有惩罚性质。我国长期对吸毒人员执行的是以“强制戒毒为主，自愿戒毒和劳教戒毒为辅”的政策。如果把吸毒行为作为犯罪处理，那么，对吸毒者就不再是促使其戒除的问题，而是应当给予刑罚制裁。只有非犯罪化才能与现有戒毒制度契合。再次，吸毒非犯罪化有利于现阶段社会稳定。如果把吸毒行为都当作犯罪，那么，吸毒者就成了应当惩罚和制裁的对象。不仅吸毒者本人难以接受，其家属、亲友也很难承受，它只会造成社会的恐慌，而不利于社会的稳定。在我国，吸毒犯罪化不仅在理论上难以论证，而且也不具有现实性。

我国刑法目前没有将吸毒行为规定为犯罪是有着深层考虑的。理性的做法是用行政办法来解决吸毒问题，而不是动用刑罚手段来消灭毒品问题。对于《禁毒法》继续采用行政制裁优先的方式，是切合中国国情的明智之举。

（2）我国确立吸毒非犯罪化原则是理性的思考：吸毒危及人的健康乃至生命，因而为各国法律所禁止，但刑法是否惩罚这种行为以及怎样惩罚这种行为，还要受到其他一些因素制约。吸毒主要是一种自伤自残行为，最大的受害者是吸毒者本人，而且这种危害可以通过强制戒毒等非刑罚手段予以最大程度的解决。从功利角度考虑，采用刑罚手段处理吸毒行为，的确会造成刑法资源的浪费，将这部分资源配置到严厉打击惩处贩毒等重大犯罪行为上，会更为有效和合理。

另外，从吸毒行为的发生因素角度也可以说明吸毒犯罪化所主张的刑法威慑机制实际并不能发挥很大作用。有专家指出，“刑罚之界限应该是内缩的，而不是外张的，而刑罚该是国家为达到其保护法益与维持法秩序的任务时的最后手段。能够不使用刑罚，而以其他手段亦能达到维持社会共同生活秩序及保护社会与个人法益之目的时，则务必放弃刑罚手段。”诚如黑格尔所言，“如果以威吓为刑罚的根据，就好像对着狗举起杖来，这不是对人的尊严和自由予以应有的重视，而是像狗一样的对待他。”

综上所述，禁毒法所确立的吸毒非犯罪化原则是立法者权衡利弊的理性思考和现实选择，事实上，运用严刑峻法惩治吸毒，已经证明是不成功的，也不具现实操作性。在针对吸毒行为的刑事政策方面，严刑峻法未必比教育和矫治更有效。历史和现实都说明，只有将法律措施、社会建设，加强教育和重视对吸毒者的矫治等结合起来，才能真正解决吸毒问题。

（二）吸毒成瘾者人权保障原则

1. 保障吸毒成瘾者人权的理由　吸毒者的人权保障在我国曾是一个长期被忽视的重要法律问题。

近年来，学界对吸毒者人权保障问题逐渐开始关注。据民间 NGO 组织北京爱知行研究所 2009 年公布的国内首个吸毒成瘾者人权报告，吸毒成瘾者往往面临以下人权困境：治安管理层面上，由于不规范的执法与随意盘问、传唤，或受到辅助警力滥用的伤害；被随意搜查、没收；以及无休止的尿检对人格尊严、名誉的伤害等。

保障成瘾者权利的理由是：

首先，中国成瘾者人数众多，国家和法律不应该也不可能忽视如此庞大人群的权利保障问题。截至 2013 年底，全国累计登记吸毒人员 247.5 万名，其中滥用阿片类毒品人员 135.8 万名、滥用合成毒品人员 108.4 万名。隐性吸毒者的数字可能超过此数字 4 倍。

其次，成瘾者群体是社会学意义上的弱势群体，保障成瘾者权利将有利于全社会的福祉。针对成瘾者的歧视，既包括国家层面立法和制度的歧视，也有现实中就业和社会的歧视。成瘾者受到较严重的社会歧视和不公正对待需要予以重视。

再次，成瘾者的违法性使其更容易受到公权力的不法侵害。成瘾者是介于正常人、患者与罪犯之间的灰色群体。针对正常人、患者和罪犯进行权利保障的法律法规，往往忽视此群体，因此出现了法律保障上的空白和漏洞。

其实，《禁毒法》立法目的本身的规定已经包含了吸毒者人权保障原则。《禁毒法》的《总则》第 1 条关于立法目的的规定：“为了预防和惩治毒品违法犯罪行为，保护公民身心健康，维护社会秩序，制定本法”。这里“预防”被列在首位，“保护公民身心健康”被放在重要位置。不论是对吸毒者进行管制、处罚，还是对其权利进行保障，均要基于上述三个目的为中心，而非仅仅是惩治。人权保障作为吸毒管制正当性的宪法规范基础是人的尊严原理。其宪法规范来源是我国现行宪法第 38 条规定：“中华人民共和国公民的人格尊严不受侵犯。禁止用任何方法对公民进行侮辱、诽谤和诬告陷害”。立法目的的纲领性条款实际设置了三项原则：“预防和惩治毒品违法犯罪行为”、“保护公民身心健康”、“维护社会秩序”，按照法工委的释义，三者是“相互联系、有机统一的整体。预防和惩治毒品违法犯罪行为是整个禁毒工作的主要内容，而保护公民身心健康、维护社会秩序则是全部禁毒工作的出发点和归宿。”而保护公民身心健康，当然也包括保护吸毒者的身心健康。

2. 吸毒成瘾者人权保障的立法体现

(1)《禁毒法》对成瘾者权利的保障：《禁毒法》有涉及成瘾人员人权保障与限制的一系列规定，具体是：

第一，国家和毒品成瘾者的一般性义务条款。《禁毒法》第4章“戒毒措施”中的首条（第31条）第一、二款，规定了对吸毒人员“帮助”、“教育”、“挽救”三大原则，并且明确了两方面义务：一是国家采取各种戒毒措施的法律义务，二是吸毒成瘾人员戒毒的义务。

第二，国家特殊义务条款。①保障成瘾者回归社会获得就业机会（第34条第二款）：城市街道办事处、乡镇人民政府以及县级人民政府劳动行政部门应当提供必要的职业技能培训、就业指导和就业援助；②明确戒毒人员劳动中获得报酬的人权（第43条第二款）：强制隔离戒毒场所组织戒毒人员参加生产劳动的，应当支付劳动报酬；③禁止对戒毒人员歧视并给予其生活保障的条款（第52条）：戒毒人员在入学、就业、享受社会保障等方面不受歧视。有关部门、组织和人员应当在入学、就业、享受社会保障等方面对戒毒人员给予必要的指导和帮助；④妇女和儿童的特殊保护条款（第39条第一款）：怀孕或者正在哺乳自己不满一周岁婴儿的妇女吸毒成瘾的，不适用强制隔离戒毒。不满十六周岁的未成年人吸毒成瘾的，可以不适用强制隔离戒毒。

第三，获得法律救济的程序保障条款（第40条第二款）：对公安机关做出的强制隔离戒毒决定不服的，可以依法申请行政复议或者提起行政诉讼。

第四，强制隔离戒毒中健康权、人身权、财产权的特殊保护。《禁毒法》严格规定了适用强制隔离戒毒措施的对象范围、决定程序、通知程序。强调为强制隔离戒毒中的毒品成瘾者提供人道待遇，对戒毒人员健康权、人身权、财产权进行特殊保护。例如，对戒毒人员实行分别管理。对有严重残疾或者疾病的戒毒人员，给予必要的看护和治疗；对患有传染病的戒毒人员，依法采取必要的隔离、治疗措施；对可能发生自伤、自残等情形的戒毒人员，采取相应的保护性约束措施。强制隔离戒毒场所管理人员不得体罚、虐待或者侮辱戒毒人员。《禁毒法》第46条第一款还明确了限制自由期间亲属间探视权。

(2)《戒毒条例》对成瘾者权利的保障：2011年6月26日《戒毒条例》正式公布施行，替代1995年的《强制戒毒办法》。作为《禁毒法》的配套法规，《戒毒条例》集中体现了我国《禁毒法》所蕴含的基本价值理念，同时又在注重条例可执行性的同时，从细微之处体现对戒毒人员的权利保障，使得《戒毒条例》也蕴含着可圈可点的价值理念，对于推进我国戒毒工作具有积极的指导价值。

第一，加强戒毒人员的权利保障。首先，鼓励吸毒人员自愿接受戒毒治疗。《戒毒条例》第9条规定：“对自愿接受戒毒治疗的吸毒人员，公安机关对其原吸毒行为不予处罚。”这一条是对《禁毒法》第62条内容的进一步重申。因为按照《治安管理处罚法》第72条的规定，对于吸食、注射毒品的行为可以视情节分别给予拘留或者罚款的行政处罚。但是，“吸毒不仅是一种违法行为，更是一种疾病”，《禁毒法》的规定已经体现了这一政策精神。因此，对于吸毒行为，不能片面地强调处罚，更不能一罚了事。吸毒人员自愿接受戒毒治疗，表明其具有戒除毒瘾的愿望，此时如果给予其行政处罚，必然会使其受到心理上的打击，要么产生极大的后悔与自责，要么对行政处罚产生强烈的抵触情绪，不利于保证吸毒人员的戒毒效果，甚至可能会导致吸毒人员放弃戒毒治疗而产生“破罐破摔”的念头。有学者担心，在中国医疗卫生体制改革刚刚开始、医疗服务的公平性尚未确立、卫生投入的宏观效率低下的情况下，仅仅将吸毒者当作患者而给予医疗平等的自主权利，很可能导致决策的冲突，激发起民众的不满和反对，从而在根本上危害社会稳定。实际上，将吸毒行为作为一种疾病予以治疗并不否认其违法性，对于已经具有吸毒行为的人员而言，通过给予惩罚进而对其行为以否定评价固然重要，但更重要的是要使这样的违法行为不至于再次发生，特别是要防止吸毒人员复吸，因而在立法层面为吸毒人员的治疗作出鼓励性的规定具有十分重要的现实意义。

第二，注重戒毒人员回归社会的制度保障。“戒毒工作的最关键处就是如何使得吸毒人员在完成戒毒治疗后回归社会。”在吸毒人员接受相应的戒毒措施之后，其必将重新融入社会。在这个过程中，如果缺乏相应的引导和制度保障，吸毒人员就可能因为自身能力不足或者社会不接纳等原因而难以开始新的生活，很容易再次吸毒甚至走上违法犯罪道路。因此，《禁毒法》在戒毒措施中特别规定了社区戒毒和社区康复，其目的在于为吸毒人员重新融入社会创造条件。对此，《戒毒条例》也作出了相应的制度安排。在宏观层面，《戒毒条例》第7条规定：“戒毒人员在入学、就业、享受社会保障等方面不受歧视。对戒毒人员戒毒的个人信息应当依法予以保密。对戒断3年未复吸的人员，不再实行动态管控。”在微观层面，按照《戒毒条例》第18条、第39条、第41条的规定，在社区戒毒期间，要对戒毒人员开展职业技能培训和职业指导，就学、就业、就医援助；在社区康复期间，负责社区康复工作的人员也应当为社区康复人员提供必要的心理治疗和辅导、职业技能培训、职业指导以及就学、就业、就医援助；而戒毒康复场所应当配备必要的管理人员和医务人员，为戒毒人员提供戒毒康复、职业技能培训和生产劳动条件。《戒毒条例》第30条还特别规定要根据戒毒治疗的不同阶段和强制隔离戒毒人员的表现，实行逐步适应社会的分级管理，这有助于吸毒人员在完成戒毒措施之后更好地适应社会生活。

第三，切实体现对戒毒人员的人文关怀。《戒毒条例》的规定充分体现了对吸毒人员的人文关怀，注重对吸毒人员人格尊严和法律权利的保护。例如，《戒毒条例》第28条要求对女性强制隔离戒毒人员进行身体检查时，应当由女性工作人员进行；第31条规定了所外就医制度，使强制隔离戒毒人员的疾病能够得到及时救治。此外，《禁毒法》第46条规定了戒毒人员的通信自由和通信秘密应当依法受到保护，《戒毒条例》第43条规定了有关部门工作人员泄露戒毒人员个人信息的法律责任，体现了对戒毒人员权利的保护。而对于提前解除或者延长强制隔离戒毒期限的，《戒毒条例》也要求批准机关应当将决定书送达被决定人，并在送达后24小时以内通知其家属、所在单位以及其户籍所在地或者现居住地公安派出所，以保障戒毒人员及其家属的知情权。

第四，注重戒毒政策的科学要求。“如何总结戒毒工作的规律特点，建立科学、系统、完整的戒毒工作模式，一直是戒毒工作努力探索的重点和难点。”《禁毒法》在总结以往禁毒工作经验的基础上，建立起了科学的戒毒体系，《戒毒条例》对具体的戒毒措施作了较为详尽和细致的规定。就具体规定而言，《戒毒条例》特别注重戒毒政策的科学要求，在第2条明确将“科学戒毒”作为我国戒毒工作的原则之一。要保证戒毒措施的有效性，必须使其具有科学性。只有符合科学规律的戒毒政策和戒毒措施，才能够在实践中发挥最好的戒毒效果。对此，主要体现在以下几个方面：

一是关于戒毒医疗机构义务的规定。《戒毒条例》第 11 条明确要求戒毒医疗机构采用科学、规范的诊疗技术和方法，使用的药物、医院制剂、医疗器械应当符合国家有关规定。同时，在对自愿戒毒人员进行治疗时，应当采取脱毒治疗、心理康复、行为矫治等多种治疗措施，并应当符合国务院卫生行政部门制定的戒毒治疗规范。

二是关于强制隔离戒毒场所设备的规定。《戒毒条例》第 29 条规定，强制隔离戒毒场所的设置需要经过省一级卫生行政部门的批准。同时，《戒毒条例》明确要求强制隔离戒毒场所应当配备设施设备及必要的管理人员，依法为戒毒人员提供科学规范的戒毒治疗、心理治疗、身体康复训练和卫生、道德、法制教育，开展职业技能培训。强制隔离戒毒场所不仅担负着戒毒治疗的任务，同时又对戒毒人员的人身自由等具有限制性，因而《戒毒条例》对此作出明确要求，能够防止戒毒人员的合法权利受到不法侵害，特别是关于场所设备的规定，能够保证强制隔离戒毒场所具有开展戒毒治疗等措施的必要条件。

三是关于强制隔离戒毒场所管理的规定。《戒毒条例》第 30 条的规定主要包括 3 个方面的内容：一是分别管理，即根据强制隔离戒毒人员的性别、年龄、患病等情况对强制隔离戒毒人员实行分别管理；二是针对性的治疗，即对吸食不同种类毒品的，应当有针对性地采取必要的治疗措施；三是分级管理，即根据戒毒治疗的不同阶段和强制隔离戒毒人员的表现，实行逐步适应社会的分级管理。这三项制度的核心在于，根据戒毒人员的不同情况设定不同的管理和治疗措施，做到科学合理的区别对待。由于近年来先后发生多起戒毒人员在强制戒毒场所意外死亡的事件，社会群众对强制隔离戒毒场所的科学管理和依法管理呼声较高，《戒毒条例》的这一规定也从立法层面回应了这一社会问题。科学政策的核心在于区别处理不同情况，因而根据不同戒毒人员的吸毒情况和不同阶段的具体情况，予以不同的戒毒措施，体现了对戒毒措施的科学性要求，能够避免在强制隔离戒毒过程中的盲目性。

第五，加强戒毒工作的社会联动。一是在工作体制上重视社会力量的参与。《禁毒法》确立了“政府统一领导，有关部门各负其责，社会广泛参与”的禁毒工作机制，并在戒毒措施上注重社会力量的参与，确立了社区戒毒和社区康复等戒毒措施。《戒毒条例》在此基础上，将我国的戒毒工作体制确定为“政府统一领导，禁毒委员会组织、协调、指导，有关部门各负其责，社会力量广泛参与”。在这一戒毒工作体制中，戒毒工作不仅仅是有关部门的职责，而且特别强调社会力量的作用，特别强调社会力量对戒毒工作的参与。同时，为保障社会力量参与戒毒工作的积极性，《戒毒条例》还规定相应的鼓励措施，第 8 条规定，国家鼓励、扶持社会组织、企业、事业单位和个人参与戒毒科研、戒毒社会服务和戒毒社会公益事业，并对在戒毒工作中有显著成绩和突出贡献的给予表彰、奖励。这样的规定一方面重视社会力量在戒毒工作中的重要地位，同时又为社会力量参与戒毒工作提供了法律上的保证。二是在戒毒管理过程中注重社会力量的参与。将戒毒人员与社会隔离的戒毒方法“虽然能够在一定期限内有效阻止吸毒成瘾人员接触毒品，在短期内消除生理依赖，但不利于戒毒人员巩固戒毒效果，顺利回归社会，恢复正常的社会生活”。因而《禁毒法》特别规定了社区戒毒和社区康复这两大戒毒措施，从而使戒毒措施的执行场所不局限于强制隔离戒毒场所。《戒毒条例》第 17 条规定，具体实施社区戒毒的责任主体包括社区戒毒专职工作人员、社区民警、社区医务人员、社区戒毒人员的家庭成员以及禁毒志愿者，有助于充分调动社会方方面面的力量参与到戒毒工作中，形成社会联动机制。同时，对于社区康复，在当事人同意的情况下，也可以在戒毒康复场所中执行，体现出戒毒场所的多样性和灵活性。此外，在关于自愿戒毒和强制隔离戒毒措施的规定中，也有大量重视社会力量的具体规定，例如在强制隔离戒毒过程中，就规定了对戒毒人员家属的告知程序，这不仅保证了戒毒人员家属的知情权，也有助于调动家属配合、支持戒毒工作，为戒毒工作的开展创造良好的社会条件。

3. 实践中权利保障的进展和存在问题

（1）国家执法层面的进展

第一，北京市的外地户籍成瘾者参加美沙酮维持治疗不须提供暂住证，正式降低美沙酮维持治疗毒瘾的“门槛”。在京的外地户籍“瘾君子”自愿喝美沙酮维持治疗不须再提供暂住证。此前政策规定，在北京参加美沙酮门诊维持治疗，须提交北京户籍或在京居住6个月以上的暂住证明。现实情况是很多外地在京吸毒者，因躲避公安部门的惩处，不会到公安部门办理暂住证。“门槛”过高，导致部分流动吸毒人员无法接受美沙酮维持治疗。

第二，公安部、司法部推动全国戒毒康复场所建设管理，司法部已制定《戒毒康复场所管理办法》。

第三，社区戒毒、社区康复和药物维持治疗全面铺开。各地以解决生活就业问题为重点，推进社区戒毒、社区康复工作，建立领导体制和工作机构，努力形成以乡镇人民政府、街道办事处为主体，有关部门各司其职，社会力量共同参与的工作机制。如浙江、甘肃、上海利用禁毒社工为社区戒毒康复人员提供专业化服务，云南、贵州帮助戒毒人员自主就业，推动社区戒毒康复工作全面铺开。全国药物维持治疗工作巩固了戒毒成果，降低了毒品危害。

第四，全国人大内司委调研《禁毒法》贯彻执行情况。2010年12月14日，调研组在昆明听取云南省《禁毒法》贯彻实施情况汇报，并在昆明、文山等地实地调研。2011年11月7日至8日，调研组在湖北专题调研，赴武汉、咸宁、黄石等地，实地察看监狱、劳教所、社区戒毒场所等，并在武汉召开座谈会，听取湖北省人大内司委、省公安厅、省司法厅等单位相关工作情况汇报。11月9日调研组赴重庆市进行了调研。

第五，各地落实社区戒毒（康复）人员的安置就业。2012年11月29日至30日，国家禁毒委在贵阳市召开“全国社区戒毒和社区康复工作现场会”，将遵义市等“阳光工程”试点向全国推广。所谓“阳光工程”就是指，建立覆盖各县（区、市）社区戒毒、社区康复就业安置基地或就业安置点；打造一批品牌企业、安置基地、安置点，实现企业有效益，社区戒毒、社区康复人员能就业、有收入；进一步推进社区戒毒、社区康复工作的有序发展，使社区戒毒、社区康复人员生活保障问题得到解决，从而提升吸毒人员的管控率和戒断巩固率；建立开展社区戒毒和社区康复工作的机构和专业队伍，落实人力、经费等必要保障措施。

类似做法，全国各地名称不同。例如，广西壮族自治区称为“启航工程”，自治区政府曾发布《关于深入开展社区戒毒社区康复启航工程建设工作的意见》肯定了柳州等地试点经验，提出自治区各地社区戒毒、社区康复人员就业安置率要2012年达到30%以上，2013年达到50%以上，2014年达到70%以上的目标。社区康复人员因丧失劳动能力或因各种原因无法就业的，当地政府应将符合条件的人员纳入城乡最低生活保障和城镇居民基本医疗保险或新型农村合作医疗范畴。

第六，国务院强调通过加强药物维持治疗控制成瘾者艾滋病感染。2012年1月13日国务院办公厅以国办发〔2012〕4号文件印发《中国遏制与防治艾滋病“十二五”行动计划》。计划规定，在2015年底实现登记在册阿片类物质（主要指海洛因）成瘾者500人以上的县（市、区）建立戒毒药物维持治疗门诊及其延伸服药点，为70%以上符合条件的成瘾者提供戒毒药物维持治疗服务；参加戒毒药物维持治疗人员艾滋病年新发感染率控制在1%以下；静脉注射吸毒人群共用注射器具比例控制在15%以下。计划还指出，对吸毒人群应当进行综合干预，扎实推进戒毒药物维持治疗工作，减低艾滋病和毒品的危害。依托戒毒药物维持治疗门诊，建立延伸服务点，提高服务的可及性。建立强制隔离戒毒、社区戒毒、社区康复和戒毒药物维持治疗之间的衔接机制，积极探索在社区戒毒和社区康复场所内开展戒毒药物维持治疗工作，做好强制隔离戒毒人员出所后向戒毒药物维持治疗机构的转介工作。加强戒毒药物维持治疗的规范化管理，提高服务质量。要根据当地实际情况，探索建立减免费用等激励机制，加强对服药人员的管理和综合服务，提高维持治疗保持率，确保治疗效果。在戒毒药物维持治疗难以覆盖的地方，继续开展清洁针具交换工作。

在国家加强药物维持治疗工作的同时，也有一些地方的公安机关因为要完成指标，在美沙酮门诊门口抓成瘾者的事例。

（2）吸毒人员动态管控系统对公民生活造成干扰

《戒毒条例》吸收了一些学者的意见，将实行动态管控的单位和动态管控的退出机制明确写进法律，已经是一个进步。但如何真正实现“动态”管控、让数据活起来，还有待更为细致的操作规范。

“吸毒人员动态管控”是近年来我国的新制度。吸毒人员动态管控系统是公安部负责的信息库，该系统收录了全国在册登记的吸毒人员以及其他一些有过毒品违法犯罪记录的人员信息，只要个人信息被录入该系统，被录入人员的身份证等多种信息便在全国公安系统内共享。被录入人员不论在全国什么地方使用本人证件（如身份证），该系统都会自动预警，辖区内的警务机构会在第一时间赶到现场，对当事人进行动态跟踪管理盘查（如尿检），以此确保社会治安秩序，减低社会违法犯罪率。根据吸毒人员动态管控机制与全国联网的吸毒人员信息数据库，公安部可掌握吸毒人员的底数和分布。数据库可实现对吸毒人员戒毒、康复、帮教等全程监控和动态跟踪。在我国公布的2009～2011年禁毒报告中，对动态管控系统的维护、完善和运用被列入全国禁毒工作十件大事。

但是，该系统由于更新不及时，也给成瘾者以及正常人的生活造成很大干扰。

首先，动态管控系统自身需要“动”起来。对已经改过自新，积极回归社会和正在贡献社会的成瘾者，特别是针对一些已经戒断毒品多年的过往成瘾者，在生活和工作都已经走上正轨之后，突然被公安局进行盘查，对于他们正常生活是极大干扰，该问题已经引起大众媒体的关注。

由于动态管控系统存在缺乏信息及时更新的缺陷，为过往成瘾者回归社会走上生活正轨制造了极大的阻碍，使该群体彻底被社会边缘化。该系统应该更新机制，明确被跟踪管理的时限。被收录信息进行动态管控的人员，在一个时间段内（《戒毒条例》规定的3年的管控期限），如果能保持良好的行为操守，应将信息予以更新，取消对其的动态跟踪管理，减少该系统给过往毒品成瘾者回归社会的巨大障碍。

其次，因基层公安误录和身份证重号而造成的对不吸毒人的人身自由的侵犯。

中国身份证系统有近30万人重号或信息有误，结果造成很多正常人“被吸毒”。从媒体已有报道来看，此类事件频发，应该引起公安部重视。

现实中，由于吸毒者使用假身份证、身份证号重复、公安机关录入信息时出错等情况，吸毒人员动态管控机制牵连到一些正常公民，造成没有吸毒的人被认定为有吸毒经历而受到动态管控。有民间机构在2011年9月15日向公安部申请信息公开，公安部在《公安部政府信息公开答复书》(2011年答007号）对如何脱离动态监管系统做出说明：根据《戒毒条例》第4条、第7条的规定，公安机关对戒断3年未复吸的人员，不再实行动态管控，并从吸毒人员动态管控范围筛除，吸毒人员脱离动态管控工作不需要提交申请材料。公安机关应当根据《戒毒条例》，进一步规范吸毒人员动态管控机制运作，注意信息更新和纠错。

(3）成瘾者的隐私权被侵犯

第一，被新闻报道侵犯。据广州市公安局新闻办2010年8月2日的通报，8月1日广州市越秀区的一宗以“保护粤语”为名的非法集会事件中，梁某等3人因带头滋事、堵塞交通、扰乱公共场所秩序被警方依法处以行政拘留，其余人员经警方教育后予以释放。新闻中特别提到，被拘留的三名非法集会带头滋事者中，郭某（V女，42岁，广州市人，自2003年以来曾因吸毒3次被公安机关送强制戒毒)，该报道有侵犯成瘾者隐私权，对吸毒者污名化，用吸毒者身份给正当行使集会权利的公民贴标签之嫌。

第二，被保险行业侵犯。针对我国一公民遭警方杜撰吸毒记录，拿不到保险金时才发觉的事例，有民间组织2011年6月22日致函中国保险行业协会询问保险公司为何可以查询全国禁毒系统信息，是否是公安部门授权的，是否有授权文件，何种级别的保险业务员可以登录公安部系统查询，查询程序是什么？

第三，农村成瘾者被贴上坏人标签生存现状堪忧。有记者经过调查发现，因为吸过毒，从戒毒所出来的他们并不被周围的社会所认同，虽然他们中的很多人都很想融入社会，做一个普通人，过正常人的生活，但在别人看来，他们的身上有永远洗不去的污点。社会往往对这群农村成瘾者熟视无睹，离开戒毒所后任其自生自灭。戒毒不仅仅是戒毒所的事情，如何帮助他们建立回归正常生活的通道才是问题的关键。

(4）成瘾者被剥夺低保或医保资格

河南、福建、广东、海南、青海、四川、内蒙古、宁夏、甘肃、辽宁、吉林、黑龙江、湖南、湖北、江西、江苏和西藏等地绝对禁止因为吸毒导致贫困者获得生活救助或医疗救助。其余省级规范性文件限制吸毒并经教育无改正的人员获得最低生活保障。上述大多数文件是在2008年6月《禁毒法》实施前公布的，同《禁毒法》和之后《戒毒条例》的规定明显冲突。

《禁毒法》第34条规定，城市街道办事处、乡镇人民政府，以及县级人民政府劳动行政部门对无职业且缺乏就业能力的戒毒人员，应当提供必要的职业技能培训、就业指导和就业援助。第52条规定，戒毒人员在入学、就业、享受社会保障等方面不受歧视。有关部门、组织和人员应当在入学、就业、享受社会保障等方面对戒毒人员给予必要的指导和帮助。《戒毒条例》第7条规定，戒毒人员在入学、就业、享受社会保障等方面不受歧视。

第39条规定，负责社区康复工作的人员应当为社区康复人员提供必要的心理治疗和辅导、职业技能培训、职业指导以及就学、就业、就医援助。而且《国务院办公厅关于转发国家禁毒委员会成员单位主要职责的通知》（国办发［2001］4号）中所规定民政部的职责也包括救济符合社会救济条件、家庭人均收入低于当地最低生活保障标准的戒毒人员及其家属。

低保之目的就是为生活真正困难、缺乏保障的人提供最低的生活保障。不能因为吸毒人员特殊身份，而不能享受低保的政策。上述很多规范性文件违反《禁毒法》和《戒毒条例》关于“戒毒人员在入学、就业、享受社会保障等方面不受歧视”的规定，也违反《经济、社会和文化权利国际公约》相关“人人有权享受社会保障”的要求。同时，不能因为一个家庭当中一个人吸毒，则全家不能享受低保待遇。另外，我国艾滋病患者“四免一关怀”政策也指出，农村艾滋病患者全家一般都可办理低保。但当艾滋病患者如果也是吸毒人员时，那他和他的家人是否能获得低保？在目前各地政策中，这又是不可以的。政策之间互相抵牾还表现在申请低保的过程中。出于公正的需要，低保初审、审核、审批三个步骤都要进行发榜公示，但公示可能会泄露成瘾者吸毒的个人隐私，加重了戒毒人员的社会歧视。现实中，很多成瘾者因此不敢提起低保申请，无法获得社会保障，这要求政府在具体操作流程上应尽可能人性化。

第三节　戒毒体系

一、概　　述

《戒毒条例》确立的自愿戒毒、社区戒毒、强制隔离戒毒和社区康复等戒毒措施形成了中国特色的戒毒体系，这些戒毒措施的有机结合可帮助吸毒成瘾者顺利完成生理脱毒、康复治疗、回归社会的整个流程，从而降低复吸率、减少吸毒危害。

《禁毒法》对自愿戒毒作了原则规定：吸毒人员可以自行到具有戒毒治疗资质的医疗机构接受戒毒治疗；吸毒人员主动到有资质的医疗机构接受戒毒治疗的，不予处罚。考虑到自愿戒毒与公安机关责令吸毒成瘾人员进行的社区戒毒、强制隔离戒毒等戒毒措施存在较大区别，为体现对吸毒成瘾人员的关爱，引导其积极、主动到戒毒医疗机构接受治疗，《戒毒条例》对自愿戒毒作了专门规范：一是国家鼓励吸毒成瘾人员自行戒除毒瘾。二是戒毒医疗机构应当与自愿戒毒人员或者其监护人签订自愿戒毒协议。三是规定了戒毒医疗机构的执业规范。

社区戒毒是《禁毒法》规定的一项新的戒毒措施。依托社区资源，建立戒毒治疗、康复指导、救助服务兼备的工作体系，发挥社区、家庭的作用帮助吸毒成瘾人员戒除毒瘾，是社会管理的重要措施。《戒毒条例》关于社区戒毒的规定有以下几个方面：一是由乡（镇）人民政府、城市街道办事处负责社区戒毒工作。二是乡（镇）人民政府、城市街道办事处应当根据工作需要成立社区戒毒工作领导小组，配备社区戒毒专职工作人员，制定社区戒毒工作计划，落实社区戒毒措施。三是乡（镇）人民政府、城市街道办事处和社区戒毒工作小组应当采取戒毒知识辅导、教育劝诫、职业技能培训指导、就学、就业、就医援助等措施对社区戒毒人员进行管理、帮助。四是规定了社区戒毒的决定、执行、变更、解除等环节的程序。五是乡（镇）人民政府、城市街道办事处应当与社区戒毒人员签订社区戒毒协议，明确社区戒毒的具体措施、社区戒毒人员应当遵守的规定以及违反社区戒毒协议应当承担的责任。

《禁毒法》将公安机关负责执行的强制戒毒和司法行政部门负责执行的劳教戒毒统一为强制隔离戒毒。《戒毒条例》依照《禁毒法》的授权，对强制隔离戒毒作了如下规定：一是明确了强制隔离戒毒场所的设置程序。二是明确了强制隔离戒毒场所分别由县级以上地方人民政府公安机关、设区的市级以上地方人民政府司法行政部门管理，并由公安机关、司法行政部门分段执行强制隔离戒毒的体制。三是规范了强制隔离戒毒场所的内部管理，规定了强制隔离戒毒场所在入所检查、分类分级管理、所外就医、诊断评估等方面的制度。

社区康复分为在普通社区康复和戒毒康复场所康复两种。普通社区康复的相关规定与社区戒毒基本类似。戒毒康复场所康复则与社区戒毒有所不同，戒毒康复场所的康复对象为自愿与戒毒康复场所签订协议，到戒毒康复场所戒毒康复、生活和劳动的吸毒人员。戒毒康复场所的管理措施包括：为戒毒人员提供戒毒康复、职业技能培训和生产劳动条件；严禁毒品流入并建立戒毒康复人员自我管理、自我教育、自我服务的机制；组织戒毒人员参加生产劳动的，应当参照国家劳动用工制度的规定支付劳动报酬。

现将以上几种戒毒措施从规范执法与实际操作两个方面予以详细介绍。

二、自愿戒毒

1990年4月，联合国召开的《国际反毒品大会》指出不管是贫困、发达、发展中国家，都有义务把预防和减少毒品非法需求放在优先地位。同年在北京举行的第14届世界法律大会通过的《北京宣言》指出各国必须采取有效措施，通过早期诊断、有效的康复治疗等综合干预措施帮助吸毒人群，降低毒品非法需求。开展自愿戒毒工作是降低毒品非法需求的有效措施之一。

吸毒成瘾是大脑神经系统受到毒品损害而引起的反复发作性脑病，吸毒成瘾人员是受毒品损害的特殊患者。吸毒成瘾人员的医疗选择权在我国相关法律法规中有明确规定，国家鼓励吸毒人员参与自愿戒毒。这些法律法规包括：《禁毒法》第31条规定："国家采取各种措施帮助吸毒人员戒除毒瘾，教育和挽救吸毒人员。吸毒成瘾人员应当进行戒毒治疗"；第36条规定："吸毒人员可以自行到具有戒毒治疗资质的医疗机构接受戒毒治疗"。《戒毒条例》对自愿戒毒设专章作出规定，《戒毒条例》还规定，对自愿接受戒毒治疗的吸毒人员，公安机关对其原吸毒行为不予行政处罚，此处所称的原吸毒行为不受吸毒年限、吸毒种类、吸毒方式、既往不同形式戒毒经历的限定。以上法律法规体现了我国对自愿接受戒毒治疗的吸毒人员采取自愿戒毒行为的鼓励，从立法上保证了吸毒成瘾人员自愿戒毒的选择权，也是我国戒毒工作理念的重大转变。

（一）自愿戒毒协议的签订

《戒毒条例》规定自愿戒毒医疗机构应当与自愿戒毒人员或监护人签订自愿戒毒协议。

自愿戒毒协议是自愿戒毒措施中必须具备的材料，签订自愿戒毒协议是《戒毒条例》的强制性要求。自愿戒毒协议的内容包括戒毒方法、戒毒期限、吸毒人员的个人信息保密、吸毒人员应当遵守的规章制度等，包括戒毒疗效和戒毒治疗风险。自愿戒毒协议还应当对终止戒毒治疗的条款进行说明。《戒毒医疗服务管理暂行办法》第 33 条规定："戒毒人员在接受戒毒治疗期间有下列情形之一的，医疗机构可以对其终止戒毒治疗：①不遵守医疗机构的管理制度，严重影响医疗机构正常工作和诊疗秩序的；②无正当理由不接受规范治疗或者不服从医务人员合理的戒毒治疗安排的；③发现存在严重并发症或者其他疾病不适宜继续接受戒毒治疗的；④省级卫生行政部门规定的其他不适宜继续接受戒毒治疗的情况。"

通过签订《自愿戒毒协议》，能够促使吸毒人员及其监护人积极配合治疗，从而保障戒毒效果。前文提到的戒毒医疗机构是指经省级人民政府卫生行政部门批准从事戒毒医疗服务的戒毒医院或设有戒毒治疗科的其他医疗机构。这些机构绝大多数为自愿戒毒机构。自愿戒毒治疗收取费用的，应当按照省、自治区、直辖市人民政府价格主管部门会同卫生行政部门制定的收费标准执行。

（二）戒毒治疗措施的选择及相关规定

由于自愿戒毒人员在吸毒种类、剂量、吸食方式、吸食年限以及以往接受戒毒治疗的方式、次数等均有所不同，个体差异较大。因此，戒毒药物的选择、住院戒毒治疗的时间、戒毒疗效以及戒毒治疗风险也各不相同。选择何种方法戒毒需要与自愿戒毒人员进行协商，医师的职责是介绍各种方法的利弊，由患者决定用何种方法。

戒毒治疗应当遵守国务院卫生行政部门制定的戒毒治疗规范，这些规范包括《阿片类药物依赖诊断治疗指导原则》、《苯丙胺类药物依赖诊断治疗指导原则》、《氯胺酮依赖诊断治疗指导原则》。戒毒治疗还要接受卫生行政部门的监督检查。在戒毒治疗过程中要使用经国家食品药品监督管理局批准的戒毒药品、医疗器械及检测试剂，戒毒治疗的药品、医疗器械和治疗方法不得做广告。戒毒医疗机构使用医院制剂的，一定要符合《中华人民共和国药品管理法》的相关规定，医疗机构配制制剂，首先要取得《医疗机构制剂许可证》，无许可证不得配剂。医疗机构配制的制剂，应当是本单位临床需要而市场没有供应的品种，并须经所在地省级药品监督部门批准后方可配制。配制的制剂必须按照规定进行质量检验，合格的，凭医师处方在本医疗机构使用。医疗机构配制的制剂，不得在市场销售。

（三）对自愿戒毒人员个人信息的保密

开展戒毒医疗服务的医疗机构应当要求自愿戒毒人员提供真实信息，戒毒医疗机构也应当对戒毒人员的个人信息予以保密，这既是对自愿戒毒人员隐私权的保护，也是从事戒毒工作者的职业道德，利用戒毒人员个人信息谋利的将受到有关法律的制裁。

（四）对自愿戒毒人员及携带物品的检查、约束

自愿戒毒人员自行来戒毒医疗机构接受治疗的动机并不完全相同，有的是为了躲避治安处罚，有的是毒品来源暂遇困难，有的是身体太差需要休整，有的是真心戒毒。因此就有将毒品或违禁品带入自愿戒毒机构的可能性，自愿戒毒医疗机构有对戒毒人员及其携带物品进行检查的权利。在戒毒过程中也不是每个人都会配合治疗的，有时需要采取保护性约束措施，这也是自愿戒毒机构的权利。相关的法律法规包括：《禁毒法》第 37 条："医疗机构根据戒毒治疗的需要，可以对接受戒毒治疗的戒毒人员进行身体和所携带物品的检查；对在治疗期间有人身危险的，可以采取必要的临时保护性约束措施。发现接受戒毒治疗的戒毒人员在治疗期间吸食、注射毒品的，医疗机构应当及时向公安机关报告。”《戒毒医疗服务管理暂行办法》第 26 条：“医疗机构开展戒毒医疗服务应当采取有效措施，严防戒毒人员或者其他人员携带毒品与违禁物品进入医疗场所”；第 27 条：“医疗机构可以根据戒毒医疗服务的需要，对戒毒人员进行身体和携带物品的检查。对检查发现的毒品及其用具等按照有关规定交由公安机关处理。在戒毒治疗期间，发现戒毒人员有人身危险的，可以采取必要的临时保护性约束措施。”

（五）对自愿戒毒人员开展艾滋病等传染病的预防咨询教育

吸毒人员是艾滋病感染的高危人群，对吸毒人员进行艾滋病等传染病的预防以及咨询教育，不仅是公共卫生疾病预防宣传工作的一部分，也是禁毒防艾工作的重要环节。《艾滋病防治条例》规定：“卫生机构应当组织工作人员学习有关艾滋病防治的法律法规、政策和知识；医务人员在开展艾滋病、性病等相关疾病咨询、诊疗和治疗过程中应当对就诊者进行艾滋病防治的宣传教育。”在开展艾滋病预防教育、咨询教育工作之前，自愿戒毒医疗机构应当组织医务人员学习有关艾滋病防治的法律法规、政策、知识。

在注射吸毒人员中其他传染病的发病率也呈上升趋势，要求从事自愿戒毒工作的医务人员掌握肝炎、肺结核等传染病的预防、诊断、治疗，并加强公共卫生疾病的预防宣传教育工作。

（六）加强药品管理，防止麻醉药品、精神药品流失

根据《麻醉药品和精神药品管理条例》的有关规定，自愿戒毒医疗机构应当加强麻醉药品和精神药品的管理，保证麻醉药品和精神药品的合法、安全、合理使用，防止流入非法渠道。自愿戒毒医疗机构需要使用麻醉药品和第一类精神药品的，应当经所在地设区的市级人民政府卫生主管部门批准，取得麻醉药品、第一类精神药品购用印鉴卡，凭印鉴卡向本省、自治区、直辖市行政区域内的定点批发企业购买麻醉药品和第一类精神药品。医务人员应当根据国务院卫生行政主管部门制定的《麻醉药品临床应用指导原则》和《精神药品临床应用指导原则》使用麻醉药品和精神药品。执业医师应当使用专用处方开具麻醉药品和精神药品，单张处方的最大用量应当符合国务院卫生主管部门的规定。对麻醉药品和第一类精神药品处方，处方的调配人、核对人应当仔细核对，签署姓名，并予以登记；对不符合规定的，处方的调配人、核对人应当拒绝发药。

三、社区戒毒

社区戒毒是《禁毒法》新增的戒毒措施，目的是教育挽救吸毒时间不长、成瘾程度不深、本人有戒毒意愿且具备家庭监护条件的吸毒人员。规定吸毒成瘾人员可以在社区接受戒毒治疗，有利于消除对吸毒人员的社会歧视，为其戒毒治疗创造良好的社会环境。截至 2012 年底，全国已建立社区戒毒工作领导小组 23 083 个，成立社区戒毒工作办公室 26 669个，配备专职工作人员 22 600 余名、兼职工作人员 68 300 余名。

社区戒毒是一种起源于美国和英国的戒毒措施，该措施以“社区”为依托，结合政府、社区、志愿者等多元主体的力量，通过毒瘾戒断和社会回归措施并重的方式予以戒毒。这一措施不仅被认为能够有效戒断毒瘾，且社区环境有利于戒毒者回归社会，还能缓解传统强制戒毒的羁押问题，进而降低政府的公共支出，现已为众多的国家所借鉴和移植。

社区戒毒的意义有三，一是吸毒与复吸的原因大多都与社区生活环境相关，社区戒毒措施能够在这些方面发挥作用；二是社区戒毒可以弥补吸毒者康复、回归社会的制度缺失；三是社区戒毒措施的实施有利于把禁毒从政府行为、部门行为逐渐转变为全社会的行为。各国实践证明，要有效解决毒品问题仅靠政府和公安机关是不可能实现的。

（一）决定机关及决定程序

《戒毒条例》规定，社区戒毒的决定由县级人民政府公安机关、设区的市级人民政府公安机关依法作出。

从《禁毒法》关于强制隔离戒毒的法定情形看，立法者倾向于对公安机关第一次发现的吸毒成瘾人员先使用社区戒毒这一措施，但社区戒毒并不是强制隔离戒毒必经的前置措施。对于吸毒成瘾严重，通过社区戒毒难以戒除毒瘾的吸毒成瘾人员，公安机关可以直接作出强制隔离戒毒的决定。据了解，《禁毒法》从2008年6月1日施行以来，不少地方公安机关在戒毒执法中，对初次发现的吸毒成瘾人员依法决定社区戒毒。

如何判定吸毒成瘾和吸毒成瘾严重是长期困扰公安机关的突出问题。《禁毒法》授权国务院卫生行政部门、药品监督管理部门、公安部门规定吸毒成瘾的认定办法。为此，卫生部、国家食品药品监督管理局和公安部经多次调研和组织专家研讨，于2011年1月以公安部和卫生部令的形式发布了《吸毒成瘾认定办法》，从2011年4月1日起施行，《吸毒成瘾认定办法》对认定吸毒成瘾、吸毒成瘾严重的标准和程序作了规定。

需要注意的是，《戒毒条例》第26条同时规定，对依照《禁毒法》第39条第一款规定不适用强制隔离戒毒的特定人群，即怀孕或者正在哺乳自己不满一周岁婴儿的吸毒成瘾妇女和不满十六周岁的未成年吸毒成瘾人员，公安机关应当作出社区戒毒的决定，依照《戒毒条例》第3章的规定进行社区戒毒。对怀孕或者正在哺乳自己不满一周岁婴儿的吸毒成瘾妇女进行社区戒毒，有利于保护胎（婴）儿，维护怀孕或者哺乳期妇女的身心健康，体现人道主义精神，符合我国的立法惯例。对不满十六周岁的未成年吸毒成瘾人员进行社区戒毒，主要是出于对他们的保护，体现“教育、感化、挽救”的基本原则。在法律上对未成年人实行区别于一般规定的保护性规定，是我国许多法律的做法。

依法责令吸毒成瘾人员接受社区戒毒，是公安机关的一项具体行政执法行为，作出决定的公安机关应当出具责令社区戒毒决定书。责令社区戒毒决定书等法律文书是公安机关执法活动的重要载体和表现形式，是公安机关内部执法监督的重要依据。为保证《禁毒法》的顺利实施，2008年《禁毒法》施行前，公安部下发了《关于印发公安机关戒毒法律文书（式样）的通知》，对制作责令社区戒毒决定书等法律文书和送交当事人、当事人家属和社区戒毒执行单位的期限都作了具体要求。

（二）执行地

《禁毒法》规定，社区戒毒人员应当在户籍所在地接受社区戒毒；在户籍所在地以外的现居住地有固定住所的，可以在现居住地接受社区戒毒。社区戒毒执行地点的确定，应当由作出社区戒毒决定的公安机关与相关乡（镇）人民政府、城市街道办事处和社区戒毒人员及其家属根据有利于戒毒人员生活和就医、就学、就业，有利于戒毒人员及其家庭的联系，有利于对社区戒毒人员进行监护的原则确定。

（三）报到

社区戒毒是带有约束性的行政措施，虽然是由公安机关依法作出的，但具体的执行离不开吸毒成瘾人员的自觉配合。因此，《戒毒条例》规定被责令接受社区戒毒的人员自行到执行地乡（镇）人民政府、城市街道办事处报到。考虑到吸毒人员的流动性大，很多被公安机关查获的吸毒成瘾人员都是非本地户籍，《戒毒条例》规定社区戒毒人员的报到期限为15个工作日。对于无正当理由逾期不报到的，原作出责令社区戒毒决定的公安机关或者其他查获地公安机关可以根据《禁毒法》第38条第一款的规定作出强制隔离戒毒的决定，将其送强制隔离戒毒场所执行强制隔离戒毒。对因疾病或其他重大事故未在规定期限内到社区戒毒执行地报到的，应当向原作出责令社区戒毒决定的公安机关和乡（镇）人民政府或者城市街道办事处出具相应的证明材料。

《禁毒法》施行以来，部分地方公安机关反映，很多被公安机关责令接受社区戒毒的吸毒成瘾人员不在规定期限内到执行地报到。吸毒人员动态管控系统有效解决了对吸毒成瘾人员作出的社区戒毒的报到监督问题。根据有关规定，公安机关及其派出机构民警对发现的每一名吸毒人员都要按照“谁发现、谁登录”的原则，及时将其基本信息和依法采取的措施、戒毒过程中定期检查的结果等信息录入吸毒人员数据库。对被责令接受社区戒毒而拒不到执行地报到的吸毒成瘾人员，公安机关一旦再次将其查获，登录吸毒人员动态管控数据库中便可查到其相关动态信息，以便对其作出处理。

（四）期限

《禁毒法》将社区戒毒的期限规定为三年，既是基于戒毒的基本规律，也是基于我国长期以来戒毒工作的经验。完整的戒毒过程包括三个阶段，即生理脱毒、康复治疗和回归社会。生理脱毒主要是在医务人员的指导下帮助戒毒人员顺利度过急性戒断期，通常需1～3周。康复治疗阶段主要采取心理疏导、正面教育、社会帮助、体育锻炼、改善营养等措施以解除或者消除戒毒者的稽延性症状，矫正不良心理、行为。回归社会阶段是对戒毒人员开展监督、扶持、帮助和教育，使他们重新适应并融入正常的社会生活。这三个阶段至少需要3年或者更长时间。很多受毒品侵害较早的地方在多年的戒毒工作中，探索和积累了一些经验。1999年，国家禁毒委部署推广内蒙古包头市等地的戒毒工作经验，在全国开展创建“无毒社区”工作，调动各种社会力量（包括社区工作人员、戒毒人员所在单位代表、派出所民警、戒毒人员家属）组成“四帮一”或者“五帮一”工作小组，对戒毒人员开展帮教。在创建“无毒社区”工作中，通过摸索和实践，各地普遍将“戒毒后3年之内没有复吸”作为评估戒毒人员是否戒除毒瘾的标准。《戒毒条例》将社区戒毒期限规定为三年符合我国戒毒工作实际。

（五）社区戒毒工作领导小组、社区戒毒工作小组

在毒品问题比较突出、吸毒人员多、戒毒任务重的地方，为保证戒毒工作顺利开展，应当成立社区戒毒工作领导小组，在县级人民政府的统一领导和禁毒委员会的组织、协调、指导下开展社区戒毒工作。为保障工作措施的落实，社区戒毒工作领导小组应当由乡（镇）人民政府、城市街道办事处的有关领导任组长，并吸收公安、民政、人力资源社会保障等相关部门的工作人员为成员。

民政部门应当在乡（镇）人民政府、城市街道办事处社区戒毒领导机构的建设方面发挥主导作用。根据《国务院办公厅关于转发国家禁毒委员会成员单位主要任务的通知》，

民政部的重要职责之一是："指导基层组织将社区戒毒和社区康复纳入社区建设和社区管理，促进禁毒特别是戒毒政策的落实，配合开展创建'无毒社区'、'无毒村'和禁毒宣传教育工作。"当前我国社区正向着"自我管理、自我服务、自我教育"的方向发展，将社区戒毒工作纳入社区建设和社区管理，加强基层政权中社区戒毒工作领导机构的建设，势必会进一步推动我国的戒毒工作社会化，提高戒毒工作实效。

社区戒毒工作小组成员包括社区戒毒专职工作人员、社会工作者、家庭成员、社区民警、村（居）委会工作人员、戒毒人员所在单位人员、社区医务人员和禁毒志愿者。社区戒毒工作小组人员在帮助社区戒毒人员中分工各有不同。社区戒毒专职工作人员，既可以由乡（镇）人民政府、城市街道办事处的工作人员担任，也可以由政府聘用的戒毒社会工作者担任。社会工作者在戒毒工作中具有独特的地位。作为已有上百年历史的国际通行的专业和职业，社会工作针对戒毒发展出了一套独特的理论体系和实务模式，社会工作者在发达国家和地区，已经成为戒毒专业工作团队中的重要成员。社会工作者注重从个人与社会环境、资源的关系入手，运用个案工作、小组工作、社区工作等方法，提供预防性、治疗性、发展性的服务，协调个人与社会的关系，提供社会资源，协助服务对象戒除毒瘾。2006年全美国共有5万余名社会工作者在戒毒领域开展活动，工作机构包括戒毒医疗机构、强制性戒毒机构、戒毒康复机构、社区康复服务中心等。20世纪90年代以来，我国的社会工作者开始在上海、云南等地的社区和戒毒医疗机构进行实践探索。目前我国的社会工作及其人才队伍建设进入了快速发展期，民政部等有关部门正在研究制定关于社会工作人才队伍建设的有关措施。社区戒毒专职工作人员监督社区戒毒人员履行戒毒协议，负责与公安机关、司法行政、民政等政府相关部门的沟通协调。社区民警负责定期对戒毒人员进行检测，并将检测结果及时录入吸毒人员动态管控系统。社区医务人员负责向社区戒毒人员提供戒毒治疗服务和戒毒治疗咨询。社区戒毒人员的家庭成员监督社区戒毒人员的日常生活、学习、工作和戒毒情况，及时向工作小组其他成员报告。禁毒志愿者向社区戒毒人员提供志愿服务。

社区戒毒工作小组应当在社区戒毒领导小组的指导下，制定相应的工作制度。针对女性社区戒毒人员成立的社区戒毒工作小组，应当至少有一名女性工作人员参加。

乡（镇）人民政府、城市街道办事处应当制定社区戒毒工作计划。该工作计划应当包括本乡（镇）、城市街道社区戒毒工作领导小组组成人员和责任分工，社区戒毒人员戒毒治疗的医疗机构，对社区戒毒人员开展戒毒知识辅导、职业技能培训、职业指导等工作的责任部门，社区戒毒工作小组成员和针对每一名社区戒毒人员采取的具体措施等。

（六）社区戒毒协议的签订

社区戒毒协议是规范社区戒毒的管理部门和社区戒毒人员之间关系的法律文书。基本内容应当包括：社区戒毒人员的自然情况；社区戒毒人员的住所和就医、就学、就业场所及联系方式；社区戒毒人员合法权益的保障；社区戒毒人员接受治疗、监护、辅导和检测的规定；有针对性的社区戒毒计划；社区戒毒人员应当遵守法律法规的规定；对社区戒毒人员违反协议的法律后果的告知等。在签订社区戒毒协议时，要充分考虑戒毒人员及其家庭的实际情况，做到既保证戒毒效果，又不影响戒毒人员的正常生活、学习、工作。

社区戒毒协议既可以由乡（镇）人民政府、城市街道办事处直接与社区戒毒人员签订，也可以由乡（镇）人民政府、城市街道办事处指定的村（居）委会等基层组织与社区戒毒人员签订，还可以由政府委托的戒毒专业服务组织与社区戒毒人员签订。

由于我国各省、自治区、直辖市的具体情况差异较大，在全国范围内实行统一格式的社区戒毒协议有一定难度。考虑到部分社区戒毒人员戒毒期间因工作、生活等原因需要变更社区戒毒地点，为保证社区戒毒措施在同一个省、自治区、直辖市内的有序衔接，各省、自治区、直辖市人民政府或者禁毒委员会应当结合本地的实际情况，制定本省、自治区、直辖市统一格式的社区戒毒协议。

（七）工作措施

乡（镇）人民政府、城市街道办事处对执行社区戒毒的人员，应当根据其吸毒成瘾程度、个人经历、特点、生活及家庭环境、戒毒进展等情况，建立分别管理机制，积极开展工作。社区戒毒的工作措施包括以下几个方面：

1. 逐人建立工作小组，建立管理档案，制定工作计划，每半年对其社区戒毒的综合情况进行一次效果评估和工作小结。

2. 按照规定组织或者协助做好社区戒毒人员的吸毒检测工作。

3. 建立帮教制度，定期与社区戒毒人员及其家属谈心，督促履行社区戒毒协议，对违反协议的人员予以告诫。社区戒毒工作小组的成员发现社区戒毒人员有复吸或其他违法苗头的，都有予以教育、劝诫的义务。在对社区戒毒人员开展教育、劝诫工作中，应当注意方式方法，尤其要注意保护戒毒人员及其家庭的隐私。

4. 对社区戒毒人员提供戒毒治疗和康复指导，引导符合条件的人员参加戒毒药物维持治疗。

5. 开展经常性的法制教育和戒毒知识辅导。戒毒知识辅导的主要目的是向社区戒毒人员传授戒毒基本知识，引导他们树立正确的戒毒观念，坚定戒毒信心，提高对戒毒治疗的依从性，主动配合社区戒毒工作小组开展工作。事实证明，缺乏正确的戒毒知识是影响戒毒效果的重要原因之一，绝大多数吸毒成瘾人员对戒毒知识知之甚少。辅导可以由社区戒毒工作小组中的戒毒社会工作者或者社区医务人员进行。

6. 提供就业指导、职业技能培训。这是提高戒毒人员谋生能力和重新融入社会能力的重要途径。据调查，我国60％以上的吸毒人员是无业人员。为了使吸毒成瘾人员成功戒除毒瘾、重新融入社会，首先需要帮助他们解决就业问题，这是帮助他们自立于社会的基本保障。《戒毒条例》第4条规定县级以上地方人民政府人力资源社会保障、教育等部门对社区戒毒工作提供职业技能培训等指导和支持，各级人力资源社会保障部门应当在戒毒人员的就业和职业技能培训等方面发挥主导作用。

7. 对符合条件的人员在申请保障性住房、参加医保和新农合、最低生活保障、失业保险、生活困难救助、就学等方面给予救助帮扶。依据相关规定，民政部门应当将社区戒毒、社区康复工作纳入社区建设和社区服务体系，将符合条件的戒毒人员及其家庭纳入最低生活保障和临时救助。人力资源社会保障部门应当将符合相应条件的戒毒人员纳入对应的社会保险、职业培训范围，做好职业技能鉴定、专项职业能力就业指导和就业援助。社区戒毒工作小组有义务协助社区戒毒人员做好以上工作。对公安机关责令接受社区戒毒的在校学生，乡（镇）人民政府、城市街道办事处应当积极与其所在学校有关人员成立社区戒毒工作小组，加强对其监督管理，帮助其在完成学业的同时戒除毒瘾，而不能对吸毒学生简单采取开除措施，将其推向社会。

（八）定期检测及离开执行地的规定

定期检测是各地在长期禁毒执法工作中探索出来的确定戒毒人员是否复吸毒品最直接、最有效的手段，是加强对戒毒人员日常管理的主要工作内容，对偷吸者是一种无形的心理威慑。《禁毒法》赋予公安机关对涉嫌吸毒的人员进行检测的权力。为规范吸毒检测工作，公安部于2009年以公安部令的形式发布了《吸毒检测程序规定》，从2010年1月1日开始执行。根据该程序规定，吸毒检测可以由公安机关进行，也可以委托医疗机构进行。关于对社区戒毒人员的吸毒检测频率，可以由各地根据实际情况自行确定。很多地方确定的检测频率是：第一年每月检测一次，第二年每两个月检测一次，第三年每季度检测一次或者不定期抽检两次。

吸毒检测是一项具体的行政执法行为，涉及公民的人身权利，对吸毒检测结果呈阳性的人员，还要接受更加严格的戒毒措施，因此要严格执行检测样本提取、留存、结果告知等各项程序规定，防止出现偏差，给被检测人带来伤害。在对社区戒毒人员的检测工作中，公安机关应当制作检测通知单，通知单和检测结果统一由社区民警或者公安派出所保存，作为考核、评估社区戒毒人员戒毒情况、界定是否按要求接受检测的重要依据，社区民警应当将对社区戒毒人员的吸毒检测结果及时录入吸毒人员数据库，以便掌握戒毒人员的日常表现。

社区戒毒人员离开社区戒毒执行地所在县（市、区）3日以上的应当向社区戒毒工作小组书面报告。此规定有三层含义：第一层含义是允许有正当理由的社区戒毒人员短时间内离开社区戒毒执行地所在县（市、区）。社区戒毒的主要目的是帮助吸毒成瘾人员戒除毒瘾，使其在良好的社会环境中恢复身心健康和正常的社会生活，对在社区戒毒期间有正当职业的，特别是从事个体经济的社区戒毒人员更应当帮助其从事正常的生产经营活动。凡有正当理由申请短期外出的，应当同意。第二层含义是社区戒毒人员离开社区戒毒执行地所在县（市、区）期间要继续履行戒毒协议，接受监督。对于批准短期离开社区戒毒执行地所在县（市、区）的戒毒人员的相关信息，社区民警应当及时将其录入吸毒人员动态管控系统，以便于流入地公安机关及时掌握情况。第三层含义是社区戒毒人员离开社区戒毒执行地所在县（市、区）3日以上的，须履行“书面报告”程序。

（九）对拒绝接受社区戒毒、严重违反戒毒协议及复吸的处理

拒绝接受社区戒毒，在社区戒毒期间又吸食、注射毒品，或者严重违反社区戒毒协议，都是《禁毒法》规定的强制隔离戒毒的法定情形，公安机关可以作出强制隔离戒毒的决定。严重违反社区戒毒协议有两种情形：一是在社区戒毒期间逃避或者拒绝接受检测3次以上；二是擅自离开社区戒毒执行地所在县（市、区）3次以上或者累计超过30日的。具备上述两种法定情形之一的，公安机关可以依法对其采取强制隔离戒毒措施。对社区戒毒人员在检测过程中提供虚假检材、干扰检测结果的行为，均可视为逃避检测。

社区戒毒工作小组组成人员对在日常工作中发现的社区戒毒人员的违法行为或者违反社区戒毒协议的行为，应当及时向社区戒毒专职工作人员报告，由社区戒毒专职工作人员在调查核实情况的基础上向公安机关报告，由公安机关依法作出处理。社区戒毒工作小组成员对上述行为也可直接向公安机关报告。

（十）执行地点的变更

在当前市场经济环境下，部分社区戒毒人员由于务工、就业、就学等客观原因需要变

更居住地。也有部分社区戒毒人员为了彻底戒毒需要离开原先的吸毒环境，到新的环境中生活、工作。因此，我国允许社区戒毒人员短期离开社区戒毒执行地，也允许在社区戒毒期间变更社区戒毒执行地。

社区戒毒人员申请变更社区戒毒执行地，首先应当向乡（镇）人民政府、城市街道办事处社区戒毒工作领导小组提出书面申请，说明申请变更社区戒毒执行地的理由。社区戒毒工作领导小组收到申请后应当尽快对申请事项进行核实，包括申请变更的理由、申请变更的乡（镇）人民政府、城市街道办事处是否同意接收等情况。对情况属实的、拟变更的乡（镇）人民政府、城市街道办事处同意接收的，原社区戒毒工作领导小组应当尽快将有关材料转送至变更的乡（镇）人民政府、城市街道办事处。

变更社区戒毒地点的社区戒毒人员应当在 15 个工作日内前往变更后的乡（镇）人民政府、城市街道办事处报到。无正当理由逾期不报到的，可以视为拒绝接受社区戒毒。为加强对变更社区戒毒地点的社区戒毒人员的监督、管理，确保各个环节有序衔接，原社区戒毒执行地的公安机关和变更后社区戒毒执行地的公安机关要根据公安部的要求，加强沟通，及时将相关信息录入吸毒人员动态管控系统。

（十一）社区戒毒的解除、终止、中止

社区戒毒不能提前解除或者延长，社区戒毒期满 3 年即解除，不需审批。由社区戒毒执行地县级或者设区的市级人民政府公安机关出具解除社区戒毒通知书，并规定通知时限、通知对象。

社区戒毒的终止包括社区戒毒人员被依法收监执行刑罚。“收监执行刑罚”是指依照刑事诉讼法和监狱法的有关规定，由监狱对被判处死刑缓期执行、无期徒刑、有期徒刑的罪犯执行刑罚。对于被判处有期徒刑的罪犯，在被交付执行刑罚前，剩余刑期在一年以下，由看守所代为执行的，以及对被判处拘役的罪犯在拘役所中执行刑罚的，也属于此处规定的“收监执行刑罚”。

社区戒毒的中止包括社区戒毒人员被依法拘留或者逮捕。“拘留”包括《治安管理处罚法》规定的行政拘留和《刑事诉讼法》规定的刑事拘留。“逮捕”是指《刑事诉讼法》规定的逮捕强制措施。对在社区戒毒期间被依法拘留或者逮捕的戒毒人员，社区戒毒措施中止，期间需要戒毒治疗的由羁押场所给予必要的戒毒治疗，释放后需要到原社区戒毒的执行地继续执行社区戒毒剩余的期限。

四、强制隔离戒毒

强制隔离戒毒是我国戒毒体系的重要组成部分，是现阶段符合我国国情、适应我国毒品形势的不可或缺的戒毒康复措施。做好强制隔离戒毒工作对帮助吸毒人员生理脱毒、康复治疗、回归社会，遏制吸毒问题发展蔓延，减少吸毒社会危害具有重要意义。截至 2013 年，全国共建立强制隔离戒毒所 678 个，2013 年在所戒毒人员 30 余万名，已基本适应我国目前的毒情和戒毒需求。强制隔离戒毒所有两类，一类是公安机关的强制隔离戒毒所，另一类是司法行政部门的强制隔离戒毒所。我国实行的是分段执行的强制隔离戒毒工作管理体制，即在公安机关的强制隔离戒毒场所执行强制隔离戒毒 3～6 个月（不具备条件的地方，在公安机关的强制隔离戒毒场所执行时间不得超过 12 个月）后，转至司法行政部门的强制隔离戒毒场所继续执行剩余的强制隔离戒毒期限。公安部、司法部依照国家有关规定对各自系统的强制隔离戒毒场所、戒毒康复场所的设置、布局、规划实行统筹指导、监督、管理。强制隔离戒毒场所的审批权为省级人民政府。

（一）适用对象

强制隔离戒毒的适用对象为具有以下六种情形的吸毒成瘾人员：

一是拒绝接受社区戒毒的。《戒毒条例》第14条对拒绝接受社区戒毒作出规定，即“社区戒毒人员应当自收到责令社区戒毒决定书之日起15日内到社区戒毒执行地乡（镇）人民政府、城市街道办事处报到，无正当理由逾期不报到的，视为拒绝接受社区戒毒”。被责令社区戒毒的人员拒绝接受社区戒毒，既是对法律的蔑视，也是对自己的不负责任。在西方一些国家，吸毒被规定为犯罪行为，但法院往往会让吸毒人员选择戒毒治疗还是被判处刑罚，如选择戒毒治疗却并没有付诸行动或者不能遵守戒毒治疗机构的规定，则将被判处刑罚。比较而言，我国对吸毒人员的政策较为宽松，鼓励自愿戒毒，提倡社区戒毒，强制隔离戒毒是最后的手段。吸毒成瘾人员拒绝社区戒毒，表明其没有戒毒的决心和信心，需要政府采取强制隔离戒毒措施进行干预和帮助。

二是在社区戒毒期间吸食、注射毒品的。对吸毒成瘾人员采取社区戒毒，旨在鼓励他们既能维持正常的生活、工作、学习、社会活动，又能在适度的帮助和监督下戒除毒瘾。如果在社区戒毒期间再次吸食、注射毒品的，表明他在开放的环境中难以抵挡毒品的诱惑，仅依靠社区戒毒工作小组的监督已经不够，从救助吸毒人员和维护社会管理秩序考虑，应对其采取强制隔离戒毒措施，使其在封闭的无毒环境中戒毒康复是非常必要的。同时，《戒毒条例》第19条对社区戒毒人员应当根据公安机关的要求定期接受检测作出规定，对社区戒毒工作小组和公安机关可以及时发现社区戒毒人员的吸食、注射毒品行为提供法律支持。

三是严重违反社区戒毒协议的。严重违反社区戒毒协议包括以下情形：社区戒毒人员在社区戒毒期间，逃避或者拒绝接受检测3次以上，擅自离开社区戒毒执行地所在县（市、区）3次以上或者累计超过30日的。对严重违反社区戒毒协议的，社区戒毒专职工作人员应当及时向当地公安机关报告。

四是经社区戒毒、强制隔离戒毒后再次吸食、注射毒品的。吸毒成瘾人员完成为期三年的社区戒毒，或者经过强制隔离戒毒后仍吸食、注射毒品的，表明其毒品依赖度高，仍需封闭的戒毒环境，有必要对其采取强制隔离戒毒措施。

五是对于吸毒成瘾严重，通过社区戒毒难以戒除毒瘾的人员，公安机关可以直接作出强制隔离戒毒的决定。对吸毒成瘾严重的界定，公安部、卫生部2011年1月30日发布的《吸毒成瘾认定办法》作出规定，吸毒成瘾人员具有以下三种情形之一的，认定其吸毒成瘾严重：一是曾经被责令社区戒毒、强制隔离戒毒（含《禁毒法》实施以前被强制戒毒或者劳教戒毒）、社区康复或者参加过戒毒药物维持治疗，再次吸食、注射毒品的；二是有证据证明其采取注射方式使用毒品或者多次使用两类以上毒品的；三是有证据证明其使用毒品后伴有聚众淫乱、自伤自残或者暴力侵犯他人人身、财产安全等行为的。

六是吸毒成瘾人员自愿接受强制隔离戒毒的，经公安机关同意，可以进入强制隔离戒毒所戒毒。这是对自愿戒毒、社区戒毒和强制隔离戒毒措施的补充，适用对象与前几类戒毒人员有所区别，不同于强制隔离戒毒所设立自愿戒毒部接收的自愿戒毒人员，也不同于被公安机关决定的强制隔离戒毒人员，针对的是那些主观上强烈要求戒毒但又难以抵制毒品诱惑、客观上需要封闭的无毒环境和强有力监督，公安机关尚未将其作为强制隔离戒毒对象的吸毒成瘾人员，但其法律地位不同于被公安机关决定的强制隔离戒毒人员，为提倡、鼓励吸毒人员自觉、主动戒毒，强制隔离戒毒场所应当与其就戒毒治疗期限、戒毒治疗措施等作出约定。也就是说，该类吸毒成瘾人员进入强制隔离戒毒所，只需经该强制隔离戒毒所所在地公安机关同意，而无须公安机关作出强制隔离戒毒决定，但应当与强制隔离戒毒所签订协议。《禁毒法》实施后，一些强制隔离戒毒所已接收为数不少的此类戒毒人员，既严格要求其遵守强制隔离戒毒所的管理制度，又在探访、请假等方面给予更多空间，在自愿和强制之间找到了较好的平衡，当前各地正在逐步探索对此类戒毒人员的管理方式。

（二）不适用强制隔离戒毒的对象

有两种不同的情况，即不适用强制隔离戒毒的与可以不适用强制隔离戒毒的。

1. 不适用强制隔离戒毒的　包括怀孕和哺乳自己不满一周岁婴儿的两类妇女。尽管强制隔离戒毒不是处罚措施而是具有救助、教育性质的强制性措施，但强制隔离戒毒所实行的是封闭式管理，如此时实施强制隔离戒毒，可能刺激怀孕妇女，不利于胎儿发育，不利于怀孕妇女接受家人日常生活的照顾。对不满一周岁婴儿来讲，对母亲有生理和精神上的双重需求，最需要的莫过于母亲的养育和照料。公安机关在查获吸毒成瘾人员时，发现其怀孕或者哺乳自己不满一周岁婴儿的，应当直接作出社区戒毒的决定。实际工作中，公安机关有的未能及时发现上述情况而作出强制隔离戒毒决定并送入强制隔离戒毒所执行。为保护妇女儿童权益，强制隔离戒毒所对新入所女性戒毒人员要进行妊娠检查，并在入所24小时内进行首次谈话，了解其家庭特别是子女情况，发现其怀孕或者正在哺乳自己不满一周岁婴儿的，要立即向强制隔离戒毒决定机关提出变更为社区戒毒的意见，强制隔离戒毒决定机关要尽快核实并作出决定。对自己孩子超过一周岁但仍处在幼儿期的，强制隔离戒毒所工作人员要了解其孩子有无得到安置、有无家人照管，对孩子没有得到妥善安置和照管的，要向强制隔离戒毒决定机关反馈，强制隔离戒毒决定机关要立即通知户籍地或者居住地派出所核实情况，并视情处置。

2. 可以不适用强制隔离戒毒的　是指不满十六周岁的未成年人。强制隔离戒毒措施的最终目的是帮助吸毒成瘾人员戒除毒瘾，如果对不满十六周岁的未成年人通过学校和家庭的教育、监护能够戒除毒瘾、回归正常生活，政府就没有必要消耗巨额成本采取强制隔离戒毒措施，而且也不影响未成年人的学业，有利于未成年人的生理和心理健康。近年来，合成毒品滥用人数剧增，青少年滥用冰毒、摇头丸、氯胺酮等情况严重，一些未成年人仅仅依靠学校、家庭教育和监管已难以戒除毒瘾，对那些监护不到位，或者伴有其他违法行为，采取社区戒毒无效，不采取强制隔离戒毒将无法挽救的未成年人，可以采取强制隔离戒毒措施。公安机关在办理不满十六周岁未成年人吸食、注射毒品案件时，要征求学校和家庭的意见，尽量让学校和家庭去教育、挽救，采取强制隔离戒毒是最后的选择。同时，由于公安机关审批时间有限，调查走访难以深入细致，强制隔离戒毒所在工作中对不满十六周岁的未成年人的家庭、学校走访、调查中发现强制隔离戒毒可能影响其学业且家庭和学校能够落实监护责任的，可以向强制隔离戒毒决定机关提出变更为社区戒毒的意见。

（三）期限与执行

将强制隔离戒毒期限规定为 2 年，是经过反复论证和调研，在总结我国二十年来强制戒毒工作经验的基础上，充分考虑到毒品成瘾机制及戒除毒瘾需经历生理脱毒—心理矫治—回归社会这个较为完整的戒毒和巩固康复过程后确定的。考虑到立法惯例和方便执法，将强制隔离戒毒期限起始之日规定为决定之日。即使该人员先被拘留并由强制隔离戒毒所代为执行或者拘留期间又被强制隔离戒毒的，拘留和强制隔离戒毒时间可能会交叉重复，拘留期满时要办理解除拘留的法律手续，都不影响其强制隔离戒毒的执行期限。

《戒毒条例》第 27 条第二款规定，被强制隔离戒毒人员在公安机关的强制隔离戒毒场所执行强制隔离戒毒 3～6 个月后，转至司法行政部门的强制隔离戒毒场所继续执行强制隔离戒毒。此规定出台的原因有两个：一是利用公安机关和司法行政部门现有戒毒资源，减少重复建设。据测算，目前两个部门的戒毒资源经整合利用，基本能够满足强制隔离戒毒工作的需求。二是实现公安机关和司法行政部门管理的场所优势互补。公安机关强制隔离戒毒所呈点多面广的分布特点，大多在县区设置，公安机关作出强制隔离戒毒决定后便于办案部门送戒，可以节省执法成本，司法行政部门强制隔离戒毒所集中在省、市两级，设置规模大，收戒能力强。公安机关和司法行政部门分阶段执行强制隔离戒毒期限，工作重点不同，管理方式也有所不同，公安机关强制隔离戒毒所侧重于生理脱毒治疗、心理矫治、体能恢复、前期康复以及协助办案部门核查戒毒人员身份信息，通过对戒毒人员的教育感化收集违法犯罪线索，在打击违法犯罪特别是涉毒犯罪中发挥积极作用。而司法行政部门管理的强制隔离戒毒所侧重于戒毒后期康复、职业技能培训、劳动锻炼，为戒毒人员回归社会打好基础。

（四）身体和携带物品的检查

一些吸毒成瘾人员为逃避、抗拒强制隔离戒毒，往往会吞食异物，随身携带的物品以及衣服、鞋袜中也可能会藏匿刀片、铁钉、注射器等锐器。还有一些戒毒人员为了所内吸毒，有人体藏毒现象。故在入所检查时要全面、细致。

在对戒毒人员进行身体及携带物品检查时，要考虑到吸毒人员系艾滋病高发群体，需提高警惕，注意防护，严格遵守有关安全操作程序，规范操作，预防和避免锐器伤害到自己。需要使用防护装备时，绝不可以嫌麻烦而简单从事，不要徒手接触吸毒人员用过的注射器，不能将锐利废弃物放置在他人可以接触到的地方。对受伤的戒毒人员，应戴上乳胶手套处置，不能徒手接触他们的血液或者伤口。

对检查发现的毒品，要按照《公安机关缴获毒品管理规定》的规定处理。对可能被病毒污染的废弃物要按照以下规定处理：运输废弃物须戴厚质乳胶手套；处理液体废弃物须戴防护眼镜；对容易伤人的锐利废弃物，采取深埋或者燃烧等处理方法；对检查发现的其他违禁物品，按照公安机关办理行政案件程序有关规定处理。销毁物品的，应当同时制作销毁物品清单，注明销毁物品的名称、数量、特征、来源、销毁理由以及批准人和监销人，并将该清单存戒毒人员档案。

戒毒人员生活物品以外的其他物品应当由强制隔离戒毒场所代为保管。生活物品，主要指衣物、书籍等，可以交给戒毒人员保存并使用。生活物品以外的容易腐烂变质及其他不易保管的物品，可以根据具体情况，在拍照或者录像后处理。由强制隔离戒毒所代为保管的物品，应当进行登记，并由戒毒人员签字确认后，存放在强制隔离戒毒所专门保管物品处。对戒毒人员自认为有重要或者较高价值的物品可以进行拍照，并当着戒毒人员本人的面进行袋装封存。一些强制隔离戒毒所利用真空压缩袋对戒毒人员物品进行妥善保存，既节省储物空间，又利于物品存放。

对女性戒毒人员的身体检查应当由女性工作人员进行。此规定是为了维护女性戒毒人员权益，保护女性戒毒人员隐私，是我国的立法惯例。但女性物品不涉及个人隐私与尊严问题，故对女性物品的检查未作特殊规定。

（五）所内戒毒医疗机构的设立，管理人员的配备

强制隔离戒毒所设立戒毒医疗机构应当由省级卫生行政部门审批，主要是考虑到强制隔离戒毒所既有属于公安机关管理的也有属于司法行政部门管理的，既有不足百人的小型强制隔离戒毒所，也有几千人规模的特大型强制隔离戒毒所，同时由于各地经济发展不平衡，医疗资源分布不均，强制隔离戒毒所设立的戒毒医疗机构由省级卫生行政部门审批有利于从全省通盘考虑，有利于强制隔离戒毒所借助卫生行政部门管理的医疗机构的人员、设备资源，开展戒毒医疗社会化工作，提高强制隔离戒毒所医疗质量。

强制隔离戒毒所应当配备必要的管理人员。强制隔离戒毒所的管理人员，主要指负责戒毒执法、场所安全、管理教育、治疗康复工作的民警。实践中，强制隔离戒毒所也可以聘请部分医疗、教育、技能培训等技术人员来弥补警力不足、专业性不强的问题。为提高戒毒效果，近年来一些强制隔离戒毒所邀请大专院校师生、社工、志愿者等协助开展戒毒人员教育工作，强制隔离戒毒所的教育、医疗、职业培训等工作的社会化程度将越来越高。

（六）工作内容

强制隔离戒毒所的工作内容主要包括脱毒治疗、心理行为治疗、身体康复训练和卫生、道德、法制教育，职业技能培训，以帮助戒毒人员戒除毒瘾、回归社会。

脱毒治疗应当按照卫生部制定的《阿片类药物依赖诊断治疗指导原则》、《苯丙胺类药物依赖诊断治疗指导原则》、《氯胺酮依赖诊断治疗指导原则》等规范进行。不同种类的毒品在成瘾机制、戒断症状、治疗方法等方面存在很大差别，对吸食不同种类毒品的人员必须采取有针对性的治疗措施。对阿片类毒品，我国已经有较为成熟的脱毒治疗方法，经国家药品食品监督管理局批准的戒毒中西药有十余种，西药主要用于急性脱毒，中药主要用于稽延性戒断症状的治疗。对苯丙胺类、摇头丸、K 粉等合成毒品的脱毒治疗大多以对症处理为主。目前国内不少强制隔离戒毒所欠缺专门的戒毒医务工作人员，所内医师不具备戒毒医疗、精神科医疗执业资格，也有不少强制隔离戒毒所不具备戒毒医疗、精神科执业范围，从而无法开展合法的戒毒医疗服务，这是我国的强制隔离戒毒所迫切需要解决的问题。

心理行为治疗是戒毒治疗的关键环节，对降低复吸率极为重要。在以往的强制隔离戒毒工作中，对戒毒人员的心理行为治疗没有得到重视，主要是因为我国的心理咨询、心理治疗、行为治疗工作普遍没有得到广泛应用，社会认知度、知晓率低，专业人员缺乏，治疗还处于较低水平，在监管场所的应用差强人意。近年来，人们对心理问题越来越重视，社会认知度普遍提高，专业人才培训和知识推广得到加强，在强制隔离戒毒所开展心理行为治疗工作已经有了一定的社会基础。今后强制隔离戒毒所要有针对性地加强心理咨询与心理行为治疗工作，加强心理专业人才的培养和引进，鼓励干部、职工参加国家心理咨询师资格考试，取得相应资质。

长期吸毒可导致身体素质差，体能下降，免疫力低，感染肝炎、艾滋病、结核等，还会使吸毒人员的社会功能减弱，故强制隔离戒毒所应当对戒毒人员进行身体康复训练。《戒毒条例》要求戒毒人员在天气情况允许的条件下每天户外活动不得少于2小时，户外活动主要指跑步、广播操、乒乓球、篮球、集体舞蹈等，一些强制隔离戒毒所组织戒毒人员练习瑜伽、太极等，不同戒毒阶段的人员可选择强度不同的项目进行康复训练。

对戒毒人员的卫生、道德、法制教育要逐步形成体系化、专业化和社会化。体系化是指对每名戒毒人员在强制隔离戒毒期间应当接受的教育课程以及各个时段应当完成的课程制订规划，防止零散、重复。专业化是指卫生、道德、法制方面的教育内容要体现专业水平，防止向戒毒人员传授一知半解的知识。社会化是指对戒毒人员的教育，除了强制隔离戒毒所工作人员，要邀请卫生防疫、医疗机构、学校以及一些热心于社会公益事业的团体、人士来开展专门教育。同时，也可邀请社会工作者、志愿者及戒毒成功人员帮助开展教育。教育形式要丰富多样，可采取集中授课、个别谈话、社会帮教、亲友规劝、现身说法等多种形式进行，力戒单调乏味、枯燥说教。

在职业技能培训方面，应当争取人力资源和社会保障部门的支持，将戒毒人员的职业技能培训纳入无业、下岗人员的就业培训规划，采取自愿的方式，培训合适的技能，考试合格者发给相应的证书，为戒毒人员回归社会打好基础。

（七）对强制隔离戒毒人员的管理

1. 分别管理 一是按性别分别管理，这是强制隔离戒毒所一贯的做法。通常强制隔离戒毒所设立单独的女子戒毒区，有的省设立女子戒毒所，只收戒女性吸毒成瘾人员，民警也以女性为主，针对女性戒毒人员的生理、心理特点，从生活、卫生方面给予照顾，在教育、体能训练和技能培训方面都与男性戒毒人员有所区别。二是按年龄分别管理，将未成年戒毒人员单独集中管理，对老年戒毒人员也相对集中管理，在学习、教育、康复、生活、饮食方面作出符合年龄特点的安排。三是按患病情况分别管理，主要是将患有艾滋病、性病、肝炎、结核等传染病的人分开管理，防止传染，便于治疗。

2. 分层次管理 即根据戒毒治疗的不同阶段和戒毒人员的表现，实行逐步适应社会的分层次管理。目前有的强制隔离戒毒所借鉴国外针对吸毒成瘾人员的居住式治疗康复机构——治疗集体（therapeutic community，TC）理念，在强制隔离戒毒所设立“模拟社区环境”，让处于戒毒康复后期的、表现好的戒毒人员逐步实现自我管理，要求遵守共同规则、相互激励、相互监督、相互约束、相互帮助、共同成长，使其停止反社会行为，产生亲社会的态度及价值观，重新成为对社会有用的人。有的地方依托强制隔离戒毒所建立集居住、工作、学习于一体的戒毒康复中心，向后期康复和戒毒期满人员提供就业、生活场所，通过工作人员引导、监督和戒毒人员自我管理，逐步回归社会。

（八）所外就医的规定

对患严重疾病的戒毒人员，强制隔离戒毒所不具备医疗条件的，如果不允许其所外就医，可能会耽误治疗甚至危及生命，因此，所外就医是非常必要的。

所外就医，不能由强制隔离戒毒所自行决定，而必须经强制隔离戒毒所主管机关批准，并报强制隔离戒毒决定机关备案，强制隔离戒毒所才可以允许其所外就医，同时应当通知戒毒人员户籍所在地或者现居住地公安机关派出所，参照对社区戒毒人员的管理办法进行管理。在实际工作中，强制隔离戒毒所应当将戒毒人员患严重疾病的初步诊断书或者其他证明材料连同所外就医呈批表同时报主管机关，审批材料应当留存档案备查。主管机关批准后，报强制隔离戒毒决定机关备案，在吸毒人员动态管控系统中要录入相应信息，落实管控措施。另外，由于我国财政制度的要求，对戒毒人员的费用保障仅限于戒毒人员伙食费和脱毒治疗费，严重疾病的治疗费用没有纳入财政保障，所外就医费用由戒毒人员本人承担，也可统一纳入医疗保险、新农合、社会保险。

在所外就医期间，发现其病情好转，所外就医条件消失的，戒毒人员户籍所在地或者现居住地公安机关派出所应当责令其返回强制隔离戒毒所执行剩余的戒毒期限。对健康状况不再适宜回所执行强制隔离戒毒的所外就医人员，强制隔离戒毒所应当向强制隔离戒毒决定机关提出变更社区戒毒的建议。执法中要注意：一是强制隔离戒毒所是提出变更为社区戒毒建议的部门，强制隔离戒毒决定机关是决定部门；二是强制隔离戒毒决定机关应当自收到建议之日起 7 日内作出是否批准的决定。

对所外就医以及变更社区戒毒的戒毒期限计算规定如下：所外就医期间，强制隔离戒毒期限连续计算，即所外就医时间计入强制隔离戒毒时间。对健康状况不再适宜回所执行强制隔离戒毒、经批准变更为社区戒毒的，已执行的强制隔离戒毒期限折抵社区戒毒期限。对所外就医的条件和不适宜回所执行强制隔离戒毒的健康状况条件需统一标准，既充分保障戒毒人员所外就医权利，充分保障戒毒人员的生命健康权，又要防止强制隔离戒毒所滥用所外就医和变更社区戒毒措施的情况出现，执法监督部门对此也应加大监督力度。

（九）脱逃的处理

1. 对脱逃的处置　戒毒人员脱逃的，强制隔离戒毒所应当报告所在地县级人民政府公安机关，并配合公安机关追回脱逃人员。戒毒人员脱逃行为是抗拒行政执法行为，应当予以制止。但戒毒人员不同于犯罪嫌疑人和罪犯，现实危害性不同，引起的后果不同，公安机关既要积极追回脱逃戒毒人员，也要注意不能像追捕逃犯一样去操作。

2. 被追回的期限计算　与对所外就医的处理不同，脱逃期间的戒毒期限不计入强制隔离戒毒时间。实践中，脱逃戒毒人员被异地公安机关查获，送入原强制隔离戒毒所可能有诸多不便，查获地公安机关也可以送入本地强制隔离戒毒所执行剩余戒毒期限，但应当通知强制隔离戒毒决定机关和原强制隔离戒毒所。另外，对脱逃期间又吸食、注射毒品的，查获地公安机关应当重新作出强制隔离戒毒的决定，并通知原决定机关和原强制隔离戒毒所。

3. 被追回的戒毒人员应当延长强制隔离戒毒期限　这项规定对戒毒人员具有一定的警示性，体现了法律的严肃性，有利于维护强制隔离戒毒所正常的管理秩序。强制隔离戒毒尽管是一项教育、挽救措施，但具有强制性，戒毒人员应当遵守国家法律法规、强制隔离戒毒所管理规范和制度，脱逃行为是戒毒人员对法律的对抗，也表明他们仍然期望毒品，需要较长时间康复。因此，规定对脱逃人员延长强制隔离戒毒期限是必要的。

（十）提前或者延长强制隔离戒毒期限的规定

提前或者延长强制隔离戒毒期限的意见由强制隔离戒毒所提出，报请强制隔离戒毒原决定机关审批，原决定机关应当在规定时限内作出决定并送达被决定人，不批准的应当出具书面材料说明理由。依据国家禁毒委《进一步加强和规范强制隔离戒毒工作的意见》，对于拒不交代真实身份、姓名、住址的，被责令接受社区康复的人员拒绝接受社区康复或严重违反社区康复协议，并再次吸食、注射毒品被决定强制隔离戒毒的，企图通过自伤自残、吞食异物等行为逃避戒毒的，以及出所后不具备社区康复、家庭监护条件的，不得提前解除强制隔离戒毒。被决定执行强制隔离戒毒两次（含）以上的，应当从严控制提前解除强制隔离戒毒的期限。对强制隔离戒毒期间请假外出逾期不归、脱逃的，所外就医期间再次吸食、注射毒品的或者有其他严重违反规定行为的人员，强制隔离戒毒所应提出延长强制隔离戒毒期限的意见。

对提前解除或者延长强制隔离戒毒期限的，批准机关应当出具提前解除强制隔离戒毒决定书或者延长强制隔离戒毒期限决定书，送达被决定人，并在送达后 24 小时以内通知被决定人的家属、所在单位以及其户籍所在地或者现居住地公安派出所。

关于送达，送达的对象是被决定人，送达的主体是作出决定的机关。根据我国民事诉讼法、行政诉讼法的规定，送达方式有直接送达、留置送达、委托送达、公告送达等。送达“提前或者延长强制隔离戒毒期限决定书”应当采取直接送达的方式，强制隔离戒毒所或者批准机关直接将决定书交付给被决定人，被决定人在送达回证上签收。

为了有利于被决定人的家属、所在单位和派出所及时了解戒毒人员现状，便于落实帮教、监护、管控措施，应当将提前或者延长强制隔离戒毒期限的决定通知被决定人的家属、所在单位和派出所，被通知的派出所可以是被决定人的户籍所在地公安派出所，也可以是被决定人的现居住地派出所。这符合我国人口流动大、人户分离现象突出的现实情况，增加现居住地派出所，有利于将对戒毒人员的帮教和管控责任落实到位。通知家属、所在单位和派出所的时间应在“提前或者延长强制隔离戒毒期限决定书”送达本人之后的 24 小时内。通知提前或者延长强制隔离戒毒期限决定的主体，与通知强制隔离戒毒决定的主体相同，是批准机关，公安机关办案部门在执法中要注意按时限要求通知被决定人的家属、所在单位、其户籍所在地或者现居住地公安派出所。

（十一）解除

解除强制隔离戒毒包括强制隔离戒毒两年期满的解除、强制隔离戒毒一年期满经评估、批准提前解除和延长强制隔离戒毒期限期满时的解除。

解除强制隔离戒毒不需要再经强制隔离戒毒决定机关批准，但强制隔离戒毒所应当在 3 日前通知决定机关。戒毒人员出所前 3 天，强制隔离戒毒决定机关得到其即将出所的通知后，要尽快将相应信息录入到吸毒人员信息管理系统中，并检查戒毒人员是否脱管、漏管，以随时掌握其戒毒效果。

解除强制隔离戒毒时，强制隔离戒毒所应当制作“解除强制隔离戒毒证明书”，送达戒毒人员本人。“解除强制隔离戒毒证明书”是戒毒工作的法律文书，其制式统一制定；强制隔离戒毒所送达戒毒人员本人时需要其签字，并留存一联入戒毒人员档案。

对强制隔离戒毒解除人员应当严格落实出所必接制度。强制隔离戒毒人员出所前，强制隔离戒毒所应当提前通知其户籍所在地或现居住地公安机关、其家属、所在单位。解除强制隔离戒毒时，其户籍所在地或现居住地公安机关应当派人会同戒毒人员家属或所在单位将其接回，做好衔接工作，落实动态管控措施，并给予相应的照管。这是为了防止一些戒毒人员出所后家属找不到、派出所不知其行踪、完全处于脱管状态的现象，在总结一些地方将戒毒人员帮教工作纳入社会化管理的经验做法基础上作出的规定。对有特殊情况不便领回的被解除强制隔离戒毒的人员，可由强制隔离戒毒所将其送回户籍所在地或者现居住地公安机关。对同意进入戒毒康复场所的被解除强制隔离戒毒的人员，由强制隔离戒毒所送到戒毒康复场所或者由戒毒康复场所将其接入。

对被解除强制隔离戒毒的人员，由强制隔离戒毒的决定机关根据《戒毒条例》第37条，参照其强制隔离戒毒诊断评估结果，决定是否责令其接受社区康复；但对已强制隔离戒毒2次以上的，应当直接作出责令其接受社区康复的决定。对责令社区康复的人员，应当及时交给执行地乡（镇）人民政府或街道办事处，建立工作小组，签订戒毒协议，落实社区康复措施。以上措施的落实将有利于戒毒人员巩固戒毒成效，提高操守率。

（十二）诊断与评估

强制隔离戒毒诊断评估是指强制隔离戒毒所对戒毒人员在强制隔离戒毒期间的生理脱毒、康复治疗、行为表现、社会环境与适应能力等情况进行综合考核、客观评价。诊断评估结果是强制隔离戒毒所对戒毒人员按期解除强制隔离戒毒、提出提前解除强制隔离戒毒或者延长强制隔离戒毒期限意见以及责令社区康复建议的直接依据。强制隔离戒毒所应当建立由所领导及管理、教育、医务等多岗位工作人员组成的诊断评估工作小组，负责日常诊断评估工作，有条件的可以邀请政府有关部门工作人员、社会工作者及本所以外的执业医师参加诊断评估工作，以增强诊断评估工作的科学性、合理性和公信力。

1. 诊断评估的内容和标准　诊断评估内容包括生理脱毒评估、康复治疗评估、行为表现评估、社会环境与适应能力评估。生理脱毒评估、康复治疗评估、行为表现评估结果分为“合格”、“不合格”两类；社会环境与适应能力评估结果分为“良好”和“一般”两类。

（1）生理脱毒评估标准：①毒品检测结果呈阴性；②停止使用控制或者缓解戒断症状的药物；③急性戒断症状完全消除；④未出现明显稽延性戒断症状；⑤未出现因吸毒导致的明显精神症状或者原有精神障碍得到有效控制。戒毒人员同时达到上述五项，生理脱毒评估为“合格”，否则为“不合格”。

（2）康复治疗评估标准：①身体相关功能有所改善；②体能测试有所提高；③戒毒动机明确，信心增强，掌握防止复吸的方法；④未出现严重心理问题或者精神症状；⑤有改善与家庭、社会关系的愿望和行动。戒毒人员同时达到上述五项，康复治疗评估为“合格”，否则为“不合格”。

（3）行为表现评估标准：①服从管理教育，遵守所规所纪；②接受戒毒治疗，参加康复训练；③参加教育矫治活动；④参加康复劳动；⑤坦白、检举违法犯罪活动。对戒毒人员的行为表现，强制隔离戒毒所应当将上述考核内容分解量化，采取日积累、月考评、逐月累计的计分形式进行动态考核，达到规定分数的为“合格”，否则为“不合格”。

（4）社会环境与适应能力评估标准：①与有关部门签订社会帮教协议或者有明确意向；②家属或者所在社区支持配合其戒毒；③有主动接受社会监督和援助的意愿；④掌握一定的就业谋生技能；⑤有稳定的生活来源或者固定居所。戒毒人员同时具备上述三项以上的，社会环境与适应能力评估为“良好”，否则为“一般”。

对生理脱毒、康复治疗、行为表现评估结果均达到“合格”的戒毒人员，强制隔离戒毒所应当按期解除强制隔离戒毒；对生理脱毒、康复治疗评估结果中有一项以上为“不合格”的，强制隔离戒毒所可以提出延长强制隔离戒毒期限3～6个月的意见；对行为表现评估结果尚未达到“合格”的，强制隔离戒毒所根据其情况，可以提出延长强制隔离戒毒期限的意见，延长时间不得超过 12 个月。对生理脱毒评估、康复治疗评估、行为表现评估均达到“合格”，社会环境与适用能力评估结果为“良好”的，强制隔离戒毒所可以提出提前解除强制隔离戒毒的意见，但对被两次以上强制隔离戒毒的，应当从严控制提前解除强制隔离戒毒的期限。对社会环境与适应能力评估结果为“一般”的，强制隔离戒毒所应当提出对其责令社区康复的建议。

对具有下列情形之一的戒毒人员，不得提出提前解除强制隔离戒毒的意见：①拒不交代真实身份和住址的；②脱逃被追回或者有自伤自残行为的；③所外就医、探视、请假外出等期间或者回所时毒品检测结果呈阳性或者拒绝接受毒品检测的；④被责令接受社区康复的人员拒绝接受社区康复或者严重违反社区康复协议，因再次吸食、注射毒品被决定强制隔离戒毒的；⑤其他不宜提前解除强制隔离戒毒的。

对强制隔离戒毒所提出提前解除强制隔离戒毒的意见后戒毒人员有脱逃、自伤自残或者殴打其他戒毒人员等严重违反所规所纪行为的，强制隔离戒毒所应当撤回提前解除强制隔离戒毒的意见。强制隔离戒毒决定机关已批准的，强制隔离戒毒所应当建议强制隔离戒毒决定机关撤销该决定。

戒毒人员在强制隔离戒毒期间被依法收监执行刑罚、采取强制性教育措施或者被依法拘留、逮捕执行完毕后，因强制隔离戒毒尚未期满继续执行强制隔离戒毒的，该期间的行为表现由相应的羁押场所作出评估，并随戒毒人员移交强制隔离戒毒所。

2. 诊断评估程序　戒毒人员入所 7 天内，强制隔离戒毒所应当为其建立诊断评估手册，记载其生理脱毒、康复治疗、行为表现、社会环境与适应能力等情况，作为诊断评估依据。

（1）公安机关强制隔离戒毒所向司法行政部门强制隔离戒毒所移交戒毒人员时，应当同时移交戒毒人员诊断评估手册。司法行政部门强制隔离戒毒所接收公安机关强制隔离戒毒所移交的戒毒人员后，对其后续的戒毒情况应当继续在公安机关移交的戒毒人员诊断评估手册上进行记载。

（2）执行强制隔离戒毒 3 个月后，强制隔离戒毒所应当参照生理脱毒评估标准对戒毒人员生理脱毒情况进行阶段性评价，评价结果应当作为一年后和期满前生理脱毒诊断评估的重要依据。

（3）执行强制隔离戒毒 1 年后，强制隔离戒毒所应当对戒毒人员进行综合诊断评估。强制隔离戒毒所诊断评估办公室应当采取查阅戒毒人员诊断评估材料、与戒毒人员谈话、进行相关测试和社会调查等方式开展诊断评估工作，形成诊断评估结果。

（4）强制隔离戒毒所应当将诊断评估结果向戒毒人员公示 3 日以上。戒毒人员本人或者他人向强制隔离戒毒所提出异议的，诊断评估办公室应当给予解释或者答复。对解释或者答复仍有异议的，7 日内可以向强制隔离戒毒所所属机关的强制隔离戒毒诊断评估指导委员会提出复核要求。

（5）诊断评估结果经公示并按有关规定审核后，强制隔离戒毒所提出提前解除强制隔离戒毒或者延长强制隔离戒毒期限意见的，应当向强制隔离戒毒决定机关提交以下材料：①提前解除强制隔离戒毒或者延长强制隔离戒毒期限的意见书；②强制隔离戒毒决定书的复印件；③其他需要移送的材料。

（6）强制隔离戒毒决定机关应当自收到提前解除强制隔离戒毒、延长强制隔离戒毒期限的意见之日起7日内，做出是否批准的决定，于做出决定后7日内将决定书送达被决定人，并通知强制隔离戒毒所。对不批准提前解除强制隔离戒毒或者延长强制隔离戒毒期限的，强制隔离戒毒决定机关应当作出书面说明，并在7日内通知强制隔离戒毒所。

（十三）强制隔离戒毒期间被判刑罚或者被拘留、逮捕的处理

戒毒人员因特殊情形被中断强制隔离戒毒措施的情形有以下两种：一是被判处刑罚，指在强制隔离戒毒期间被发现有犯罪行为而判处刑罚；二是被拘留、逮捕。

戒毒人员被发现具有上述情形的，转其他监管场所、羁押场所执行刑罚或者羁押，由执行、羁押的场所给予必要的戒毒治疗。强制隔离戒毒所与看守所、监狱的性质不同，羁押对象、管理方式、安全要求、职责任务不同，被拘留、逮捕的，应当转看守所执行；被判处刑罚的，应当转监狱执行。

监管场所、羁押场所具有强制隔离戒毒所同样封闭的无毒环境，给予必要的戒毒治疗，同样可以起到强制性戒毒的效果，对被判处刑罚或者被拘留、逮捕的戒毒人员其强制隔离戒毒的时间应当连续计算，刑罚或者羁押期限应当予以折抵强制隔离戒毒期限。

刑罚执行完毕时、解除强制性教育措施时或者释放时强制隔离戒毒尚未期满的，应当继续执行强制隔离戒毒。这主要是因为《禁毒法》实施后，一些戒毒人员为逃避为期两年的强制隔离戒毒，有的主动交代自己轻微犯罪行为希望被判处短期徒刑，从而尽快获得自由，企图钻法律空子。实践中，刑罚执行完毕、解除强制性教育措施或者释放时强制隔离戒毒尚未期满的，如何转送、如何衔接、如何确定继续执行的场所等问题还需进一步明确，但应当坚持方便执法、就近执行的处理原则。

五、社区康复

《禁毒法》在强制隔离戒毒措施之后规定的社区康复措施是对国内外在戒毒治疗方面比较成熟的经验和做法的总结和借鉴。《戒毒条例》对社区康复措施设立专章予以规定，但我国目前做出社区康复的比例并不高，对社区康复的执行与社区戒毒类同，还没有发展出相对独立的管理方法。

（一）对象、决定机关、期限与执行地点

1. 社区康复的对象是被解除强制隔离戒毒措施的戒毒人员。从《禁毒法》的立法本意看，并非要求公安机关责令所有被解除强制隔离戒毒措施的人员接受社区康复。《禁毒法》规定强制隔离戒毒的决定机关“可以”责令接受社区康复，实际上是授权公安机关应当根据不同情况，责令需要接受社区康复的戒毒人员接受社区康复。在《戒毒条例》的立法调研过程中，对公安机关应当责令符合哪些条件的戒毒人员接受社区康复措施，意见还不一致，目前全国还没有形成统一的标准。从当前各地的执法实践情况看，多数地方公安机关一般责令吸食、注射阿片类毒品的戒毒人员解除强制隔离戒毒措施后接受社区康复，也有部分地方公安机关对提前解除强制隔离戒毒措施的人员责令其接受社区康复。

2. 社区康复的决定机关是原强制隔离戒毒的决定机关，即县级、设区的市级人民政府公安机关。责令接受社区康复，是公安机关的一项具体行政执法行为，应当根据公安部的要求，出具相关的法律文书，并在规定时间内送达当事人及其家属和相关单位。

3. “不超过3年”是社区康复的最长期限。具体到某一名戒毒人员，公安机关应根据其强制隔离戒毒诊断评估结果和出所后所处社会环境等各种因素，综合考量，决定社区康复的期限。

4. 社区康复的执行地点为当事人户籍所在地或者现居住地乡（镇）人民政府、城市街道办事处，或者在戒毒康复场所中执行。需要注意的是，对于被解除强制隔离戒毒的人员，如果该戒毒人员根据《禁毒法》第 49 条的规定自愿在戒毒康复场所生活、劳动的，公安机关不需要再责令其接受社区康复。对在户籍所在地或者现居住地执行社区康复过程中申请到戒毒康复场所执行社区康复措施的，戒毒条例第 41 条作了具体规定。

（二）社区康复人员的报到、签订协议

社区康复人员到社区康复执行地的报到期限为 15 个工作日。社区康复工作也由乡（镇）人民政府、城市街道办事处负责。乡（镇）人民政府、城市街道办事处应当参照社区戒毒工作的做法，成立社区康复工作小组，与社区康复人员签订社区康复协议，或者指导有关基层组织与社区康复人员签订社区康复协议，落实有针对性的社区康复措施。社区康复协议的内容应当与社区戒毒协议的内容基本一致。

（三）社区康复工作小组的职责

对已经完成生理脱毒、康复治疗治疗阶段的人员，在融入社会阶段及时获得必要的心理治疗和辅导、通过接受职业技能培训掌握一定的就业技能、顺利就业直接影响到前段戒毒治疗效果的巩固。《禁毒法》规定，社区康复参照社区戒毒的规定实施。因此，乡（镇）人民政府、城市街道办事处应当组织由乡（镇）人民政府、城市街道办事处有关工作人员或者戒毒社会工作者、社区民警、社区医务人员和社区康复人员的家庭成员以及禁毒志愿者组成社区康复工作小组，根据各自的工作职责，向社区康复人员提供心理治疗或者辅导、职业技能培训、职业指导以及就学、就业、就医援助等。乡（镇）人民政府、城市街道办事处作为基层政权，应综合协调县级公安、卫生行政、民政、人力资源社会保障和司法行政等部门，按照本部门的具体职责，为社区康复工作提供指导和支持，为社区康复人员提供相关服务。特别是人力资源社会保障部门应当在职业技能培训、职业指导等方面发挥主导作用；卫生行政部门应当指导社区医疗机构在心理治疗和辅导方面发挥主导作用；社区民警对社区康复人员的定期检测也不能放松，应当结合当地的实际情况，规定社区康复期间检测的频率。社区康复工作小组成员发现社区康复人员严重违反社区康复协议或者在社区康复期间继续吸食、注射毒品的，应当及时向公安机关报告。

社区康复人员在社区康复期间，户籍所在地或者现居住地发生变化，需要变更社区康复执行地的，应当参照社区戒毒工作的做法，为其变更社区康复执行地点。

（四）对拒绝接受社区康复、严重违反社区康复协议、再次吸食注射毒品人员的处理

《禁毒法》施行后，很多地方公安机关反映，很多被解除强制隔离戒毒措施的戒毒人员拒不接受社区康复措施，拒不签订社区康复协议。对这部分人员如何依法处理没有形成统一的意见。为维护法律的严肃性，《戒毒条例》规定，对拒绝接受社区康复或者严重违反社区康复协议，再次吸食、注射毒品被决定强制隔离戒毒的，强制隔离戒毒不得提前解除。

（五）社区康复的解除和相关法律文书送达

同社区戒毒一样，戒毒条例没有规定提前解除社区康复或者延长社区康复期限的法定情形，社区康复期满即解除。社区康复执行地公安机关应当出具解除社区康复通知书并送

达规定的人员和单位，社区民警应将相关信息及时录入吸毒人员数据库。

六、戒毒康复场所

戒毒康复场所是新生事物，是我国戒毒制度的创新之举，也是对戒毒人员这一“特殊人群”进行社会管理的重要措施。从2006年开始，国家禁毒委开始部署各地试点建设戒毒康复场所。《禁毒法》施行以来，中央高度重视戒毒康复场所工作，国家发展改革委员会、财政部累计投入4亿多元支持公安机关、司法行政部门试点建设戒毒康复场所，目前各地公安机关、司法行政部门依托各自管理的强制隔离戒毒场所，根据当地戒毒工作的需要，建立了70个戒毒康复场所试点项目，其中已投入使用、开始安置戒毒康复人员的有59个，累计安置戒毒康复人员67 000名，在所康复9000名。这些戒毒康复场所大多由公安机关和司法行政部门管理，除此之外，还有少数由社会力量投资兴办的戒毒康复场所。从近几年部分地方的戒毒康复场所试点工作看，不管是政府兴办的戒毒康复场所还是社会力量兴办的戒毒康复场所，在帮助戒毒康复人员实现就业、提高职业技能和巩固戒毒成果方面都具有独特优势，体现了社会管理创新在戒毒工作方面的效果。

（一）戒毒康复场所的安置对象、入住程序

自愿戒毒人员、社区戒毒人员、社区康复人员在与戒毒康复场所签订协议的前提下，可以自愿到戒毒康复场所进行戒毒康复、生活和劳动。戒毒康复场所与戒毒康复人员签订戒毒康复协议的内容包括以下几个方面：戒毒康复期限；双方的权利和义务；应当遵守的管理制度；违反协议应当承担的责任；其他需要约定的事项。

戒毒康复场所既安置自愿戒毒的人员，也安置被公安机关责令接受社区戒毒、社区康复的人员，其前提是双方签订协议。另外，执行强制隔离戒毒满一年的戒毒人员愿意到戒毒康复场所进行戒毒康复，并与戒毒康复场所签订协议的，经诊断评估后，强制隔离戒毒所可以建议强制隔离戒毒决定机关提前解除其强制隔离戒毒措施，转至戒毒康复场所康复、就业和生活。

自愿戒毒人员与社区戒毒、社区康复人员申请到戒毒康复场所的程序略有不同。自愿戒毒人员是自愿到戒毒康复场所参加戒毒康复的，其在戒毒康复场所的期限由其本人根据其戒毒康复的需要与戒毒康复场所签订协议。

社区戒毒、社区康复人员申请到戒毒康复场所，属于变更社区戒毒、社区康复的执行地点，需要其戒毒康复所在地乡（镇）人民政府、城市街道办事处审批；戒毒康复场所应当与其戒毒康复所在地乡（镇）人民政府、城市街道办事处建立联系机制，定期通报戒毒康复人员戒毒康复的情况。社区戒毒、社区康复人员到戒毒康复场所进行戒毒康复的，其戒毒康复档案仍留在其戒毒康复所在地乡（镇）人民政府、城市街道办事处。另外，在户籍所在地或者现居住地执行社区戒毒、社区康复的人员，违反社区戒毒协议、社区康复协议但达不到强制隔离戒毒条件的，可以由执行地乡（镇）人民政府、城市街道办事处决定，将执行地变更到戒毒康复场所，执行剩余的社区戒毒、社区康复期限，并将变更执行地的情况及时通报社区戒毒、社区康复的决定机关。对尚未完成社区戒毒、社区康复而申请离开戒毒康复场所的，应到原社区戒毒、社区康复执行地执行剩余的期限。

关于执行强制隔离戒毒满一年的戒毒人员愿意到戒毒康复场所进行戒毒康复的程序还

在探索。

（二）戒毒康复场所的人员配备、应当提供的服务

戒毒康复场所应当根据收治规模配备必要的管理、医护和后勤保障等工作人员，为戒毒人员提供必要的培训和生产劳动条件。目前全国公安机关和司法行政部门试点建设的70个戒毒康复场所试点项目中，绝大多数是依托强制隔离戒毒场所建设的。为解决戒毒康复场所的管理问题，这些依托强制隔离戒毒场所建设的戒毒康复场所的管理人员采取与强制隔离戒毒场所“一套人马、两块牌子”的办法，只有少数地方为戒毒康复场所申请解决了机构和人员编制问题。下一步，各地应当根据《禁毒法》和《戒毒条例》的相关规定，进一步争取党委、政府的支持，申请成立戒毒康复场所独立的机构，组建专门管理队伍，也可以从现有队伍中抽调人员，组成独立的管理班子。单独建设的戒毒康复场所和社会力量兴办的戒毒康复场所的人员配备还在探索中。

戒毒康复场所应当为戒毒人员提供的服务包括：戒毒康复医疗；心理康复和行为矫治；按规定进行吸毒检测；组织开展卫生防疫工作；组织开展职业技能培训、就业指导或者参加生产劳动。要保障戒毒康复场所的公益性质，防止将戒毒康复场所变为牟利的工具或变相的“强制隔离戒毒所”。戒毒康复场所应当以帮助戒毒人员彻底戒毒、回归社会为宗旨，帮助戒毒人员康复治疗并救助回归社会有困难的戒毒人员。国家禁毒委在启动戒毒康复场所试点工作之初，围绕戒毒康复场所的这一宗旨，明确要求戒毒康复场所应当具备生活安置、生产劳动、职业培训、医疗护理功能，要求公安机关和司法行政部门按照“自愿为前提、康复为中心、安居为条件、生产为平台、教育为手段、治疗为保障、回归为目标”的指导思想，把戒毒康复场所建成一个特殊的“无毒社区”，使戒毒康复人员在场所内像正常人一样生活、工作。近年，部分地方政府为推进戒毒康复场所建设，在土地、税收等方面制定出台优惠政策。或与企业合作，向戒毒康复人员提供培训和就业岗位。

（三）戒毒康复场所的管理

戒毒康复场所应当为戒毒康复人员建立戒毒康复档案，并在戒毒康复协议期限届满时将戒毒康复档案中的有关材料转送戒毒康复人员户籍所在地或者现居住地乡（镇）人民政府、城市街道办事处。

戒毒康复场所应当完善管理制度，防止毒品流入。国家禁毒委倡导戒毒康复场所要采取有一定约束性的、开放式的管理模式，既严防毒品流入，确保戒毒康复人员在无毒环境中康复生活，又确保戒毒康复人中能够过上正常人的生活，矫治恶习，恢复自尊，提高自我约束和适应社会能力。依托强制隔离戒毒所建设的戒毒康复场所，可以参照强制隔离戒毒场所的检查制度，对进出戒毒康复场所的人员和物品严格检查。单独建设的戒毒康复场所和社会力量兴办的戒毒康复场所，当地禁毒部门要加强指导，必要的时候可以派员参与或者监督戒毒康复场所的管理。县级以上人民政府公安机关可依法对戒毒康复场所内的戒毒康复人员进行定期或者不定期毒品检测。

戒毒康复场所应当实行戒毒康复人员参与的管理模式。戒毒康复场所是一个没有毒品流入的特殊社区，社区“居民”实行自我管理、自我教育、自我服务是社区管理的基本要求。因此，戒毒康复场所的管理者应当逐步引导戒毒康复人员参与戒毒康复场所管理，通过完善制度、加强戒毒康复人员之间的互相监督，不断提高戒毒康复人员的自我约束能力、坚定其戒毒信心，这是目前国内多数戒毒康复场所普遍采取的内部管理方法。引导戒毒康复人员参与场所管理，需要康复场所的管理部门制定相应的激励机制，包括物质激励和精神鼓励，调动戒毒康复人员的积极性。

戒毒康复人员在戒毒康复场所因患严重疾病、家庭变故等原因不能继续履行戒毒康复协议或者戒毒康复协议期限届满，但其社区戒毒、社区康复期限尚未执行完毕的，戒毒康复人员应当返回户籍所在地或者现居住地乡（镇）人民政府、城市街道办事处继续执行社区戒毒、社区康复。

戒毒康复人员违反戒毒康复协议，擅自离开戒毒康复场所超过 24 小时未归的，戒毒康复场所应当及时将情况告知当事人家属和户籍所在地或者现居住地乡（镇）人民政府、城市街道办事处，并按要求予以相应处理。

（四）戒毒康复人员的劳动报酬

戒毒康复人员在戒毒康复场所参加生产劳动，既可以将劳动作为戒毒康复的辅助手段，也可以通过劳动领取劳动报酬来获得治疗和生活费用。参加生产劳动还可以帮助戒毒康复人员提高劳动技能，树立成功戒毒和回归社会的信心，从而为其最终离开戒毒康复场所回归社会生活做好准备。同时，戒毒康复人员是自愿到戒毒康复场所参加生活劳动的，其与戒毒康复场所之间的劳动关系主要是合同性质的，戒毒康复场所应当根据其劳动的数量和质量，参照国家劳动用工制度的规定支付劳动报酬。

第四节 戒毒社会工作

一、概念与理论基础

社会工作是以助人自助为理念，运用专业知识、技能和方法解决各种社会问题，确保现代社会和谐稳定和良性运行的重要制度。社会工作发达国家或地区的实践证明，社工工作是社会的稳定剂、润滑剂和减震器。社会工作的专业方法和专门人才，能够协助政府预防或解决问题，维护社会稳定，促进社会公平，增进社会和谐。社会工作是社会建设的重要组成部分，是一种以助人自助为宗旨，遵循专业伦理规范，在社会服务与管理等领域综合运用专业知识、技能和方法帮助有需要的个人、家庭、群体、组织和社区，整合社会资源、协调社会关系、预防和解决社会问题、恢复和发展社会功能、促进社会和谐的职业活动。

戒毒工作因其艰巨性和复杂性无疑需要不同专业之间的配合，比如禁毒部门、法律部门、医疗部门、精神卫生部门以及社会工作部门，前提是不同部门在戒毒领域可以发挥各自独特的功能。禁毒部门、法律部门、医疗部门、精神卫生部门在戒毒领域的独特作用是显而易见的，但社会工作在戒毒领域的独特贡献却不是自明的，它尤其被质疑治疗功能脆弱。其实，社会工作在戒毒领域是可以发挥独特作用的。社会工作实务模型强调“人在情境中的状态”，即案主的心理因素和他的社会环境因素都是戒毒社会工作者工作的重点，这就大大超越了单纯心理学派或社会环境学派的观点。我国香港地区针对药物滥用人士的戒毒康复模式就带给内地很多启发。上海、深圳等城市在借鉴香港等地戒毒社会工作先进经验基础上，进行了戒毒社会工作本土化的诸多探索和实践。

（一）戒毒社会工作的核心概念

1. 戒毒社会工作　是指将社会工作的理念和方法应用于戒毒康复工作领域，由具备一定戒毒和社会工作知识、方法和技能的社会工作者，对工作对象提供生活关心、戒毒康复帮助、就业指导、法律咨询服务和行为督促的一种工作过程。

2. 药物滥用人员　目前，对药物滥用人员的定位主要有四种，即心灵上犯罪者、违法者、患者及有需要者。神职人员认为药物滥用人员滥用毒品是严重的心灵犯罪，只有改过自新，重新做人，才可能解决药物滥用问题；执法人员认为药物滥用人员滥用毒品的行为系违法行为，认为药物滥用人员需要为其错误行为付出代价，应对其造成的社会损失做出补偿；医护人员认为药物滥用行为系“慢性复发性脑病”，认为吸毒行为就像传染病一样，只要针对相应的毒品，助其断瘾，治好病症，问题便可迎刃而解；社会工作者则相信药物滥用行为源于未获满足的心理需求和未能调适的精神压力，认为只要有效解决导致药物滥用行为的成因，便可解决药物滥用问题。

这四种对药物滥用人员的定位，不但影响人们对药物滥用人员的看法（如“罪人”具有明显的道德意味，“违法者”具有明显的法律意味，“患者”、“有需要的人”则更具中性意味），而且也影响到相应的治疗策略。例如，将药物滥用人员定位为“违法者”的人赞成用强制方式来进行治疗和康复；将药物滥用人员定位为“有需要者”的人会侧重找出药物滥用人员的社交和心理等需要，通过辅导和家人支持，让药物滥用人员戒掉毒瘾；神职人员则认为通过心灵的洗礼，可以让药物滥用人员戒除毒瘾，重新做人；医护人员则倾向于运用药物和精神治疗，使药物滥用人员戒除毒瘾，消除病症。

目前在戒毒社会工作实践中，戒毒社会工作管理者和一线戒毒社会工作者普遍接受了医学模式的定位，即认为药物滥用行为是一种“慢性复发性脑病”。这样，戒毒社工在开展帮教服务工作的时候，对药物成瘾者的定位就不单纯是“违法者”，他们既是“违法者”又是“患者”，即“特殊的患者”。虽然这种定位离社会工作支持的“有需要的人”还有一定距离，但总比过去更科学、更进步一些，从而为戒毒社工开展服务和辅导工作提供了重要的人性前提。

3. 社交依赖　通常我们理解的药物依赖主要有两种，即生理依赖和心理依赖。生理依赖是指吸毒者身体的器官、功能受药物控制，久而久之便会产生耐药性，而一旦停止服用该药物，又会出现强烈的戒断症状，令吸毒者异常痛苦；心理依赖是指吸毒者在心理上通过药物获得满足感或逃避现实生活中的痛苦，靠药物得到所需要的慰藉。生理依赖通常通过医护人员用药物辅助，往往可在一至两星期便“断瘾”，而心理依赖则需长时间康复和辅导，才有机会真正摆脱药物的控制。

除生理依赖和心理依赖外，吸毒者实际还有第三种依赖，即社交依赖。社交依赖是吸毒者因受某些社群的亚文化影响而开始吸毒行为，并且这种行为得到小圈子成员间互相默认甚至赞许，逐渐养成了习惯。有些吸毒者成功戒除了“身瘾”，并且也摆脱了“心瘾”，却在回归社会后经不起朋辈的教唆再次吸毒。可见，社交依赖也是药物依赖的一个非常重要的方面。

4. 社会康复　与三种药物依赖相适应，吸毒者的康复也可以分为三种，即生理康复、心理康复与社会康复。生理康复是指吸毒者的身体功能基本恢复正常；心理康复是指吸毒者的心理功能趋向正常；社会康复则是指吸毒者社会功能的恢复，包括能恰如其分地扮演各种社会角色，有充分的社交技巧去适应不同的社会环境等。前两种康复日益受到重视，而对社会康复则重视不够。如果能在社会康复框架下，发展出诸如社区戒毒、社区宽容等理念，或许能为有效解决戒毒人员回归社会提供可行途径。

（二）理论基础与实务模型

药物滥用问题作为一个社会问题，不同社会人士基于价值立场和观察视角的差异，对其成因和后果的理解有所不同。这些不同观点及其相关联的干预策略构成了成瘾行为的主要理论模式。回顾这些成瘾行为的理论观点，指出其对戒毒康复实务的影响，是建构戒毒社会工作理论的必要前提。

1. 成瘾行为理论的简要回顾

（1）道德模式：这是一种最古老且至今仍然是对物质成瘾最普遍（为一般社会大众所认可）的观点。支持这种模式的人认为，上瘾是一种“罪行”，上瘾者是缺乏责任感甚至是道德败坏的人。因此，在干预策略上，这种模式认为只有改过自新，重新做人，才可能解决吸毒问题。持这种看法的多为执法机构、宗教团体等。

道德模式对戒毒康复实务的影响主要体现为：第一，在此模式下成瘾者被高度污名化；第二，它为一些宗教团体举办的住院戒毒服务（如福音戒毒）提供了理论基础。

（2）疾病模式：支持这种模式的人认为，上瘾是一种疾病，上瘾者是疾病的受害者，他们饱受疾病的折磨，绝非道德败坏或不负责任。因此，相应的干预策略是运用药物和精神治疗，使吸毒者戒除毒瘾，消除病痛。持此看法的大多为世界卫生组织、临床医师、“过来人”及其家属等。

疾病模式对戒毒康复实务的影响主要体现为：第一，该模式将成瘾者从罪恶的国度中除名，使对成瘾者的治疗成为可能；第二，它为匿名戒酒（AA）、匿名戒毒会（NA）等自助性团体的治疗方案提供了理论基础。

（3）学习模式：支持这种模式的人认为，上瘾是一种适应不良行为，是一种后天习得的行为。上瘾者是破坏性学习情境（家庭、同辈群体、社会亚文化等）的受害者。因此，相应的干预策略主要是心理行为干预，包括动机强化治疗、认知行为治疗、行为强化治疗、个体治疗、小组治疗、家庭治疗、社区强化方法、生活技能训练等。持此看法的多为临床心理学家、社会心理学家等。

学习模式对戒毒康复实务的影响主要体现为：第一，行为治疗成为治疗药物滥用的最普遍方法；第二，增强成瘾者的“自我效能”与防范“禁戒违反效应”（指康复过程中的案主倾向于将“偶吸”等同于“复吸”）构成防复吸策略的理念基础；第三，它为戴托普治疗社区（TC）等治疗模式提供了理论基础。

（4）生理心理社会模式：该模式是目前成瘾行为领域比较流行的理论模式。支持这种模式的人认为，上瘾并不是一种单纯的现象，它在本质上是属于“生物心理社会学的”问题。因此，相应的干预策略也必须是整合性的，包括药物治疗、案主自我效能的增强、婚姻咨询、就业咨询、社交技巧训练、发展社会支持网络以及治疗策略的个别化等。持此看法的多为精神科医师、临床心理学家等。

生理心理社会模式对戒毒康复实务的影响主要体现为：第一，该模式是整合取向的，它试图整合药理学、生理学、行为心理学、社会心理学等专业领域，这为戒毒康复实务提供了广泛的知识基础；第二，该模式本身并不是一个完整的治疗方法，而是处理成瘾问题的一个概念架构，它客观上为其他治疗方法指引了方向。

总之，上述四种成瘾行为理论代表了目前戒毒康复领域的主要观点，它们对戒毒康复实务都产生了某种影响或启示。但是，四种理论观点对解释和处理成瘾行为都存在某种局限。道德模式排斥治疗的可能性；疾病模式使治疗成为可能，但又把成瘾原因归结为成瘾者本人；学习模式虽将关注焦点转移到成瘾行为与环境之间的互动关系，但囿于临床概念，对于导致药物滥用的社会文化因素缺少关注，导致在面对没有戒毒动机的懵懂者时无计可施；生理心理社会模式提供了理解成瘾行为的概念框架，但其本身并不是一个完整的治疗方法，对戒毒康复实务的指导作用有限。因此，在以社区为本的照管环境下，如何指导专业人员处理药物滥用问题，需要建构新的理论模式。

2. 成瘾行为社会工作理论的建构

社会工作的传统和核心观点是强调“人在情境中”。从这一整体观和系统观出发，社会工作认为成瘾行为既有个体内在心理因素，也有社会环境因素，是人类行为与社会环境交互影响的结果。因此，成瘾行为的社会工作理论要将成瘾者的动机改变理论与社会生态系统理论结合起来。

（1）改变模型：心理学家詹姆士·普罗契卡和卡罗·狄克礼门提（James Prochaska & Carlo Diclemente，1982）提出了一个动机改变如何发生的模式。他们想了解，在自动自发和有治疗师协助两种不同情境下，人们为什么要改变？如何改变？他们提出的模式，包括一连串人们在试图改变的过程中所经历的阶段。改变模型将改变的心理历程划分为六个阶段，即懵懂期、沉思期和准备期、行动期、维持期、复发期。每个改变阶段动机准备状态都有不同，因而需要不同的干预策略。

（2）社会生态系统理论：社会生态系统理论整合了一般系统理论和生态理论的观点，是社会工作的重要基础理论之一，也是社会工作“人与环境的双重焦点”学术传统的重要体现。该理论认为构成整个世界的所有的区域、社区、家庭和其他与人共处的个体都可以作为世界中相互依存的一部分。所有这些部分（或次系统）都为其他部分的生存提供了条件。这种各部分间的相互依存和互动是社会生态系统理论的基本观点。因为系统中任何一部分的变化都会影响到作为整体系统的其他部分，因此只有当发生在次系统内和次系统间的互动关系被理解时这个系统才会被理解。从该理论视角出发，不但可以理解和分析个体面对的境况和问题，而且能够协助设定合适的介入方法以获得有效的改变。

根据布朗芬布伦纳的生态系统模型，社会生态环境是一种嵌入式的结构安排，它的每一部分都与它所相邻的部分相互包容。每一种结构的定义如下：①微观系统（microsystem）：是指个体直接面对和接触的人或事物，这些人或事物与个体的互动最为频繁，构成其最主要的生活场域，因此影响也最大。例如，家庭、学校、同辈群体、工作场所等；②中观系统（mesosystem）：指案主积极参与的两个及两个以上的生活场域间的互动关系。例如，家庭和工作场所间的关系，或者家庭和同辈群体间的关系；③外观系统（exosystem）：它是指并不将案主作为一个积极的参与者而囊括在其中的一个或更多的背景，但是其中所发生的事件却会影响到案主生活在其中的生活场域。如父母的工作场所以及社会网络；④宏观系统（macrosystem）：是指微观系统、中观系统和外观系统所处的更大的文化环境和亚文化环境。

（3）成瘾行为的社会工作理论的建构：如果将上述两种理论观点进行整合，就能初步建构成瘾行为的社会工作理论，如表3-1所示。

表3-1 关于成瘾行为的社会工作理论

	懵懂期	沉思和准备期	行动期	维持期	复发期
干预对象	微观系统	个体及其微观系统	个体及其微观系统	微观系统 中观系统 外观系统 宏观系统	个体及其微观系统
干预目标	环境中的偶发事件、反馈和建议、同伴干预	激发改变的动机	行为和生活方式的改变	家庭、工作、社会支持网络、社会文化	应对行为和认知重组

从社会工作观点来看，针对成瘾行为的干预是从成瘾者没有任何改变动机的懵懂阶段开始的。在此阶段，懵懂者会抵制或拒绝任何改变的需要，因此干预的对象是个体所处的微观系统，干预的目标是在药物成瘾者头脑中播下对他们的药物滥用行为怀疑的种子。针对懵懂者的干预是社会工作理论区别于其他治疗模式的最大不同之处，其他治疗模式完全忽略懵懂阶段，他们的治疗是从成瘾者想改变时才开始的。

当药物成瘾者开始表现出哪怕是最轻微的矛盾心理时，沉思和准备阶段开始了。此时社会工作者干预的对象就必须从微观系统转移到使用者身上，干预的目标是促使案主在认知方面有所改变，而不是促使其行为发生改变。

行动阶段的干预对象会继续集中在案主个体身上，但也会开始拓展注意范围来考虑微观系统的干预，干预的目标是促使案主行为和生活方式发生改变。

维持阶段的干预对象是全面和系统的，包括个体层面的心理行为干预，家庭、工作和社会支持网络干预，以及社会政策和文化层面的干预。干预的目标是增强案主的自我效能、恢复和发展其社会功能等。

复发阶段的干预对象重新回到个体及其微观系统，干预的目标是如何应对和认知重组。不过，改变的各个阶段并不是简单的线性模型，也不是一个循环式运动过程，而是一个螺旋式上升的过程。在这个意义上，复发是戒毒过程中的必然规律，而不是意外事件，案主的每一次复发，事实上离其社会康复更近了一步。

基于以上分析，成瘾行为的社会工作理论不但为戒毒社会工作提供了理论依据——尤其考虑到戒毒康复人员的非自愿案主属性以及社区为本的照管环境，而且为戒毒康复人员的综合干预提供了实务指引。

二、戒毒社会工作方法

目前的戒毒社会工作方法基本上涵盖了社会工作的三大传统方法，即个案社会工作、小组社会工作和社区社会工作，以及项目化方法，并进一步呈现出多元化、综融化趋势。

（一）个案工作层面

个案社会工作，即戒毒社会工作者采用直接的、面对面的沟通与交流，通过运用自我、提供物质帮助及精神支持等手段，协助滥药者解决生活问题，保持操守，实现社区融合和社区康复。

戒毒个案工作方法大致包括了找案、案主分类、建立基本信任关系、建立专业关系、主客观资料收集、问题分析与诊断、制订服务计划、实施服务计划、结案与评估以及跟踪服务等诸多环节，其中有些环节与传统个案工作类似，另外一些环节则与传统个案工作有较大差别。

1. 找案　由于戒毒社会工作者大部分是在分散的社区里为案主提供专业服务，因此，它的实施程序的第一个环节不是传统个案工作中的“接案”，而是“找案”，即按照一定比例、根据公安机关提供的初步资料，主动到社区寻找“案主”，并为其提供必要的服务。

2. 案主分类　一般而言，社工会面临三类“案主”，即“人在户在”、“人户分离”与“大墙（监狱）内”。其中，“人在户在”的案主是社工的重点服务对象。

对于“人在户在”的案主，社工在实践中又做了一次“ABC分类”，即A类（偶有药物滥用行为者）、B类（一般药物成瘾者）与C类（严重药物成瘾者）。A类案主只是偶尔有药物滥用行为，还没有形成药物依赖，社工认为此类案主只要放在“社会面”上控制就可以了，因为他们没有什么大的危害，但是对于其中青少年药物滥用行为者值得特别关注；B类案主为一般药物成瘾者，即已形成药物依赖，存在“戒药”动机，属于“推一把就下去、拉一把就上来”的那种案主，这类服务对象是社工的“重点案主”；C类案主为严重药物成瘾者，对于这类被称为是“带着花岗岩脑袋去见上帝”的人，社工认为自己是无能为力的，他们应当是公安机关严厉打击的对象。按照常理，A、B、C三类对象所占的比例，应当是“两头小、中间大”，即“好的案主”（A类）与“差的案主”（C类）占“小头”，而“中间层的案主”（B类）占“大头”。但实际情况却是，“差的案主”（C类）的比例在不断增加，原因就在于药物滥用的复吸率太高了。

这样，经过两次分类，社工基本上可以确定B类案主为自己的重点服务对象，由此就进入了下一个程序。

3. 建立基本信任关系　在具体做B类（一般药物成瘾者或有戒药动机的药物成瘾者）案主的服务工作时，案主并不会主动寻求社工的帮助，相反，他们对社工存在较强的戒备和防范心理。在他们最初的印象里，社工是代表政府来“管”他们的，而不是像社工所声称的那样是来帮助他们的。这种情况，一方面与社工在找案阶段由治保主任或民警陪同不无关系，但更主要的因素恐怕还是社工与案主之间没有建立起基本的信任关系。因此，社工与案主之间建立基本的信任关系对于个案工作具有重要的“破题”意义。

至于如何与案主建立信任关系，社工在实务过程中“发明”了很多方法。如“走近案主三部曲”，先从外围搜集案主资料，然后以平等、尊重、接纳的态度接触案主，最后还要帮助案主办一些实事；“选准切入点”也是建立信任关系的重要步骤；对案主及其家人的称呼也很重要，称呼要亲切自然，这样可以拉近彼此的距离，等等。

4. 挖掘整合社区资源、协助案主解决实际问题　整合社区资源、协助案主解决实际问题既是与案主建立信任关系的途径之一，也是服务计划中一个相对独立的步骤。药物滥用人员因长期吸食毒品会给个人、家庭及社会造成多重危害，如失业、疾病、经济困难、家庭关系紧张、违法犯罪等。社工在与案主建立起基本信任关系之后，就要着手帮助案主解决一些迫在眉睫的实际问题，如就业问题、就医问题、低保问题、劳动技能培训、户口问题、子女入学问题、经济困难问题、家庭关系紧张、社会适应不良等问题。这些工作当然离社工“助人自助”的理念还有距离，过多地做这些工作还有“非专业化”的嫌疑。但上述“非专业化”的工作又是必要的，因为它是达到专业化的重要手段或途径，即所谓“以非专业化的手段推进专业化”。

5. 结案　传统个案工作的结案有几种情况，如完成预期的工作目标（以契约方式）、转介、案主个人原因等。就戒毒社会工作而言，以戒断毒瘾作为结案标准显然要求太高，以帮助案主解决一些实际问题作为标准显然又太低，而国内药物成瘾者尚不接受“契约服务”的方式，从而使结案缺少正规性。目前基本以三年尿检结果配合戒毒社工观察、最后由公安机关出具证明作为滥药者“摘帽”的依据，也基本上是戒毒社工结案的标准。

（二）小组社会工作层面

小组社会工作又称团体社会工作，是指社会工作者以一定规模（一般 7～12 人）的小组为工作对象，通过有目的的小组活动和组员间的互动，引导、帮助小组成员共同参与集体活动，获得相关经验，协调个人之间、人与环境之间的关系，促成行为改变，恢复与发展社会功能，最终实现开发个人潜能，使个人获得成长的社会工作方法。

按照小组的目标任务可分为：①教育小组：主要目标是帮助成员学习新的知识与技巧。通常由专家介绍知识和技巧，小组成员分享感受并获得相关知识与技能。例如家长教育小组，父母亲共同学习如何管教子女的行为；②成长小组：提供让成员了解、增加与改变他们对自己及他人的思想、感觉及行为的机会。主要目标是促进个人的正常发展，包括人际关系、价值观、问题解决、沟通以及思考和感觉方式等。体验小组是成长小组的典型例子，小组工作者为成员设计各种活动，其中大多是户外活动，涉及体力上的挑战、冒险以及成员合作，体验后通常都伴随讨论与分享，增进自我了解与了解他人；③支持小组：通常由有相同问题或经验的人组成。小组成员通过分享彼此的思想与感受，会发现其他组员与自己面临着同样的问题，有着同样的情感与想法，这种一致性使他（她）不再感到孤单，从而获得一种情感上的支持。常见类型包括：新近丧偶小组、父母离异儿童小组、单亲妇女自强小组、囚犯配偶小组等；④治疗小组：通常是指心理治疗小组。按其目标分三类：支持性治疗，人际关系成长以及内心成长。支持性治疗强调重建、增进或者维持组员的功能或解决问题的能力；人际关系成长的目标集中于促进组员重新审视、发展和改变自己的人际关系；内心成长的目标强调培养有助于成长和改变的洞察能力。心理治疗小组对工作者的专业能力要求最高，侧重于协助成员改变问题行为或生理、心理、社会创伤后的治疗。在心理治疗小组中，工作者被视为专家、权威人士，他们与成员一起诊断问题，制订治疗目标。

戒毒小组工作是以一组具有相似背景的滥药者为工作对象，在小组工作者带领下，通过团体情境或团体互动实现娱乐、教育与治疗的目标。在这方面，上海戒毒社会工作者有很多实践探索，具有代表性的小组有静安区的“同伴自助小组”、闸北区的“女子戒毒沙龙”、闵行区的“家庭联谊会”、嘉定区的“亲子平行治疗小组”等。现以静安“同伴自助小组”为例简要说明戒毒小组工作的实施程序。

静安“同伴自助小组”成立于 2005 年 7 月。同伴自助小组遵循“政府提供支持、社工帮助指导、戒毒人员自主运作、吸毒人员少量参与”的活动原则，小组组长由成功戒毒人员担任，负责召集组员、策划活动主题，社工担任小组辅导员，对小组活动进行指导和监督，另有帮教志愿者、同伴示范员等角色设置。

同伴自助小组的工作流程大致为：①小组成员的招募与筛选：根据自愿、平等、尊重、接纳原则，招募已成功戒治的康复人员、有戒治愿望且有信心的人员、有戒治愿望但信心不足的人员以及正在寻求支持的人员；②小组成员预估：预估建立在收集资料、面谈基础上，对小组成员的潜在问题、小组活动风险等进行综合分析。预估过程实际上也是与小组成员建立关系、激发动机的过程；③制订小组工作目标和工作计划：小组工作目标应注重激发案主的个人潜能，小组工作计划包括活动内容、活动次数、活动周期等；④小组活动初期阶段：通过现身说法、互动交流，为小组成员树立榜样，消除顾虑，为下一环节做好铺垫；⑤小组活动中期阶段：通过参观学习、因循诱导、传统教育、案例警示等渗透同伴教育的理念，巩固戒毒成果，让他们走进社会，认识社会，更好的工作学习；⑥小组活动后期阶段：运用友情互助、公益实践等方法，培养案主回报社会、关爱他人；⑦小组评估：包括是否完成小组工作目标、小组成员改变程度、小组带领者之间的协调配合情况、社会工作者的自我反思等。

静安区的“同伴自助小组”模式与严格意义上的小组工作可能还有一定距离，但实践证明这一模式在帮助滥药者戒毒方面发挥了独特作用，因此，静安“同伴自助小组”模式有一定的推广和借鉴价值。

（三）社区社会工作层面

社区社会工作是社会工作的一种基本方法，是以社区和社区居民为服务对象，通过发动和组织社区居民参与集体行动，确定社区的问题和需求，动员整合社区资源，争取外部协助，有计划、有步骤地解决和预防社会问题，调整和改善社会关系，减少社会冲突，培养自助、互助及自决的精神，增强社区的凝聚力，培养社区居民的民主参与意识和参与能力，发掘并培养社区领导人才以提高社区的社会福利水平，促进社区发展和进步的工作方法。

在戒毒社会工作实践中，个案社会工作方法、小组社会工作方法得到了充分运用，相对而言，社区工作方法或社区照管方法没有得到应有的重视和充分运用。而事实上，社区工作方法或社区照管方法对于帮助案主恢复社会功能具有基础性作用。“社区为本”的戒毒社会工作，就是社工根据不同社区的情况及案主群的不同需要，设计多层次的介入策略，通过整合社区内有关服务机构和团体及其他社区资源，以跨专业的合作方式去协助社区居民接纳案主，实现社区融合。

戒毒社区社会工作主要体现为社区照管策略和方法的运用。①在社区照顾策略方面：社会工作者在具体服务案主过程中，将正规的专业照顾与案主的非正式照顾相结合：一方面能够协调政府有关资源、运用个案、小组等社会工作专业方法为案主提供心理辅导、社会功能恢复等专业服务工作；另一方面，社会工作者也注意帮助案主构建非正式支持网络，特别是发挥家庭、邻居或附近居民的照管作用；②在社区照顾方法方面：社会工作者运用辅助、支持等技巧，帮助案主运用其资源和能力；运用协调、协商等技巧，减低案主运用资源的环境阻力；运用人际沟通、社区联络等技巧，帮助案主发掘并运用社区资源；最后，社会工作者也会通过下情上达、社区教育等技巧，维护和促进案主的权益；③社区照顾策略和方法的初步运用可产生良好的效果。一些案主在社工的帮助下实现了社会康复，也有一些案主由被动的接受服务转变为主动寻求社区的帮助，还有一些案主承诺为社工而改变等等。

（四）戒毒社会工作的项目化方法

所谓项目化方法，就是服务提供者（一般为民办非企业单位）与服务购买方（政府职能部门、基金会或企业）的关系是规范化、契约化的合同关系，而不是领导与被领导的行政关系。政府通过项目委托的方式与服务提供者进行合作，服务提供者则按照合同标的和服务方案，在专业督导的支持下，为药物滥用人员提供综合性社工服务。项目的评估通过自评或第三方评估的方式完成。项目化方法有利于政、社双方建立起平等的伙伴关系，而非上下级关系，这有利于政府职能转换和社会组织的健康发展。

由于每个项目都有一定项目周期，所以项目化方法容易造成公益服务的短期效应。一项好的公益服务如果得不到持续的财力支持往往面临被迫中断的命运。因此，服务提供方要从战略上考虑如何实现从项目制运作模式向公共产品制运作模式的转变，以及财源募集渠道的多元化，以实现组织的可持续发展。在这方面，国内外一些成功的社会企业的运营经验值得我们借鉴。

（杜新忠　褚宸舸　范志海）

第二篇　常见毒品相关和成瘾障碍

第四章 海洛因相关和成瘾障碍

第一节 概 述

一、来源及滥用简史

海洛因（heroin）的化学名为二乙酰吗啡，俗称白粉，是阿片系列毒品中最纯净的精制品，又称“4号”、“白面”、“小四”、“老海”、“四妹”等。海洛因被称为世界毒品之王，是联合国管制的一级毒品，也是我国目前吸食、监控、查禁的主要毒品之一。海洛因是以鸦片作为合成原料，利用鸦片中的吗啡生物碱作为合成起点，通过加入醋酸酐等衍生化试剂，对吗啡结构中的两个羟基进行乙酰化，进而形成二乙酰吗啡，即海洛因，这时的海洛因呈原体状态，即海洛因碱。为压模、运输、方便海洛因成瘾者进行静脉注射，有的地下海洛因合成工厂会对海洛因碱进行酸化，制备成海洛因盐。根据联合国规定的海洛因毒品的概念，“海洛因”仅指一般概念上的毒品种类，而非代表具体的化学成分，“海洛因”毒品按其化学成分一般分两大类，一种为药物原体，即海洛因碱（heroin base），另一种为海洛因盐，包括海洛因盐酸盐（heroin hydrochloride）、海洛因酒石酸盐（heroin tartrate）和海洛因柠檬酸盐（heroin citrate）。目前市场上非法流通的海洛因样品大部分为海洛因盐酸盐，还有少量海洛因碱，海洛因酒石酸盐和柠檬酸盐极少见。世界四大海洛因产地中，东南亚（金三角地区）、墨西哥和南美所合成的海洛因毒品几乎全部为海洛因盐酸盐，而西南亚地区（金新月地区）所合成的海洛因毒品既有海洛因盐酸盐也有海洛因碱。

海洛因是由吗啡和醋酸酐反应后合成的，属于半合成毒品。吗啡于1803年由德国化学家F·泽尔蒂纳（Serturner）首次从鸦片中分离并提取，当时他用分离得到的白色粉末在狗和自己身上进行实验，结果狗吃下去后很快昏昏睡去，用强刺激法也无法使其兴奋苏醒，他本人吞下这些粉末后也进入长时间睡眠。据此，他用希腊神话中的睡眠之神吗啡斯（Morphus）的名字将这些物质命名为“吗啡”，后来才演变“Morphine”，含义为“梦神”或“睡眠之神”。F·泽尔蒂纳的研究笔记发表于1805年，这个包括50多次试验的报告清楚地表明，他分解出了鸦片首要的活性成分，这些活性物质具有10倍于鸦片的效力，但这份报告并没有引起人们的关注，直到他于1817年在《自然科学年鉴》上再次发表长篇报告之后，这项发现的重要性才受到广泛注意，但这种新物质的使用进展比较缓慢。吗啡的规模化商业生产开始于1827年，是由创建了制药王国的默克公司制造的，而吗啡的巨大医学价值直到1831年才被认识到，法国政府为此授予F·泽尔蒂纳（Serturner）价值等同于诺贝尔奖的奖励。1874年英国伦敦圣玛利医院的医师C·R·莱特（C·R·Wright）在实验室中将无水吗啡与醋酸酐加热，首次提炼出镇痛效果更佳的半合成衍生物——二乙酰吗啡，当时C·R·莱特在狗身上的实验结果显示，使用海洛因后狗立即出现虚脱、恐惧、困乏、昏沉、流大量口水、欲吐，呼吸先加速然后减慢，心跳减弱而不正常等症状，C·R·莱特及时终止了该实验，并未继续研究该药物。后经伦敦奥文大学分析检测，认定此物具生物活性，可以镇痛、抑制呼吸与降低血压。

1897年，德国拜尔药厂的化学家菲力克斯·霍夫曼再次合成二乙酰吗啡，他本希望合成可待因——药效和成瘾性都较小的药物。heroin的名字由拜尔药厂注册，系德语借词，该词或源自德文heroisch一词，意指英雄，因为该物质服用后有使人飘飘然之感，认为自己是无所不能的英雄，故以此命名，主要用于镇痛。1898～1910年，海洛因被作为一种止咳处方药出售，因为实验过二乙酰吗啡的德国科学家认为海洛因在治疗支气管炎、慢性咳嗽、哮喘和肺结核等呼吸系统疾病方面具有极为显著的疗效。

由于对其成瘾性缺乏足够的认识，有人甚至还声称海洛因是吗啡和可待因的理想替代品，受这个不负责任的结论影响和鼓舞，拜耳药厂用十几种语言在世界范围内掀起了一场全球性的海洛因宣传活动，使全世界在短期内都知道了这种新的镇痛药。拜耳药厂曾以海洛因可以治疗吗啡上瘾做广告，后来发现该药在肝脏中会代谢成吗啡，令拜尔药厂颜面扫地。

1906年，美国医学会批准海洛因可在美国广泛使用，并建议用于治疗吗啡依赖，以缓解各种难以忍受的疼痛。由于医师毫无控制地使用和药店无限制地销售海洛因，造成了当时严重的滥用问题。面对日趋恶化的海洛因成瘾现象，人们终于认识到，海洛因对个人和社会的危害比其医疗价值要大得多。于是，1912年，在荷兰海牙召开的阿片（鸦片）问题国际会议上，与会代表一致赞成对阿片、吗啡和海洛因的贩运实行管制。随后，美国参众两院于1924年一致通过立法，禁止生产、进口和销售海洛因。

然而，噩梦并未就此结束，由于贩卖海洛因无与伦比的高额利润和走私方便，以及其效价高、用量少等特点，再加之现代通讯和运输的方便条件，使得海洛因的黑市交易和滥用成为当今世界的严重问题，在发达国家、发展中国家和不发达国家，海洛因对社会安定和经济发展都造成极大危害。

据联合国发布的海洛因毒品的分类标准，海洛因可分为四个号，1号海洛因为粗吗啡碱，2号海洛因为海洛因碱，3号、4号海洛因为海洛因盐酸盐。在我国的毒品黑市，分类与联合国有点类似，也有所不同，一般把海洛因分成Ⅰ、Ⅱ、Ⅲ、Ⅳ、Ⅴ五个等级，一般把原始阿片（鸦片）叫作Ⅰ号海洛因，呈黑色或褐色；把阿片制成吗啡这一过程中的产物叫作Ⅱ号海洛因，呈浅灰或深褐色；Ⅲ号海洛因是一种浅灰或灰色的粗制海洛因，其纯度（即指二乙酰吗啡含量）为40%，别名有“金丹”、“黄砒”、“黄皮”等；Ⅳ号是精制的、纯度为90%左右的海洛因；目前已有被称为Ⅴ号的海洛因，据称纯度高达99.9%。目前，市场上几乎听不到海洛因这个词，一般都称作“几号”或“白粉”。在美国，通常称为街头海洛因（street heroin），在我国的某些地区则称之为“零包”。毒品黑市是一个绝对的供方市场，为方便贩毒和隐蔽，通常用稍硬的纸张或锡箔纸等分包成“包”进行交易。包的大小因地区不同而有所差异，一般分为“大包”和“小包”。近年来，由于对毒品犯罪打击力度的加大，“包”的重量已明显减少。黑市海洛因的性状常见为白色粉末，有的为淡黄色、浅灰色或淡蓝色块状物。由于其掺杂物的种类繁多，其颜色和性状差异较大。

目前在我国被滥用的海洛因主要来自境外的“金三角”与“金新月”。据2012年相关检测报告，“金三角”地区是我国海洛因的最大来源地，占据我国海洛因的主要非法贩运市场。2012年“金三角”和“金新月”的海洛因缴获量分别占总缴获量91.3%和4.0%。据检测，“金三角”和“金新月”海洛因样品的平均纯度分别为56%和46%，平均纯度为55%，与我国香港同期缴获的海洛因纯度（54%）相近，纯度范围介于2%～92%之间，其中纯度小于30%的低纯度海洛因占13.1%，纯度在30%～70%的中等纯度海洛因占60.8%，纯度大于70%的高纯度海洛因占26.1%，大部分千克以上的样品纯度较高，另外还有0.96%的样品中无海洛因或只有痕量海洛因。在以上样品中，“金三角”海洛因平均纯度在上升，而“金新月”海洛因纯度则保持相对稳定，总体来说，“金新月”的海洛因纯度长期以来一直低于“金三角”。

我国查获的海洛因以盐酸盐为主，97.89%的样品是海洛因盐酸盐一水化合物，海洛因碱占0.1%，同时存在海洛因盐酸盐与海洛因碱的占0.96%。不同盐型的海洛因吸食方式不同，海洛因盐酸盐熔点较高，不适合烫吸，通常采用溶于水后注射或鼻吸。海洛因碱水溶性较差，但熔点较低，适合烫吸。我国贩卖的海洛因以海洛因盐酸盐为主，可推测我国的成瘾者主要采用注射或鼻吸的方式使用海洛因。

在海洛因中添加掺杂物形成复方毒品的情况普遍，掺杂物通常是市场上销售的合法药物或药物配剂，目的是产生多种药效和功能，迎合成瘾者的多种需求，当然主要还是降低成本、增加利润，这些掺假毒品也可能加剧对吸毒人群的危害。掺杂主要在境外完成，吡拉西坦、烟酰胺、咖啡因、右美沙芬是四种主要掺杂物。2012年在我国查获的海洛因样品中吡拉西坦的检出率为27.3%，平均含量34.0%；咖啡因检出率为29.5%，平均含量14.1%；烟酰胺检出率为3.3%，平均含量20.7%；右美沙芬检出率为1.9%，平均含量7.4%。其他掺杂物还有对乙酰氨基酚、非那西汀、茶碱、普鲁卡因、利多卡因、氨基比林、阿司匹林、芬美曲嗪和苯巴比妥。其中吡拉西坦和右美沙芬分别是“金三角”和“金新月”海洛因的特色掺杂物，吡拉西坦在“金三角”海洛因中的平均含量为34%，但极少有右美沙芬；右美沙芬在“金新月”海洛因样品中的平均含量为7%，但极少有吡拉西坦。

海洛因中吡拉西坦等四种掺杂物主要在“金三角”或“金新月”地区生产时或在贩运过程中添加，在国内也出现了购买吡拉西坦和咖啡因等掺入海洛因中的案例。吡拉西坦又称脑复康，为氨酪酸的同类物，具有激活、保护和修复脑细胞的作用，能改善脑缺氧、活化大脑细胞、提高大脑中ATP/ADP比值，促进氨基酸和磷脂的吸收、蛋白质合成以及葡萄糖的利用和能量的储存，促进脑代谢，可加速大脑半球间的信息传递速度，提高学习记忆及思维活动能力。我国国家毒品实验室对掺杂吡拉西坦的复方海洛因进行了相关研究，结果显示：①无论是否在海洛因中掺杂吡拉西坦，均可使吸毒人员在短时间内形成依赖，且依赖形成时间没有显著差异，但在海洛因中掺杂吡拉西坦后，精神依赖性略有降低；②与长期使用小剂量纯海洛因导致体重发生明显下降的情况不同，掺杂吡拉西坦的复方海洛因对体重的影响极小，说明掺杂吡拉西坦的复方海洛因对身体的直接损伤性明显减轻，躯体依赖性潜力也明显降低，身体戒断症状可得到一定缓解。与纯海洛因相比，掺杂吡拉西坦的复方海洛因保持了对免疫系统的明显损伤，而对神经、消化、泌尿等系统的损伤程度均明显减弱，但对人体各系统的总损伤程度仍较大。掺杂吡拉西坦的复方海洛因的以上特点，可降低吸毒人员长期滥用后的身体不适感，易误认为是“好海洛因”而加大滥用量。

右美沙芬为左吗啡喃的右旋异构体，具有非麻醉性中枢镇咳作用，同时它又是低亲和力性、非竞争性的N-甲基-D-天冬氨酸（NMDA）受体拮抗剂，近几年来被用于缓解急慢性疼痛、神经保护及相关疾病的治疗，添加右美沙芬同样可以增强海洛因的药效。而咖啡因既能产生兴奋作用，又能降低海洛因盐酸盐的熔点，提高海洛因盐酸盐的烫吸效率。

“金三角”海洛因多通过云南和广西入境，“金新月”海洛因主要从广西入境。云南缴获的“金三角”海洛因的平均纯度都比广西低11%以上，原因可能是从广西入境的样品只有少量掺杂咖啡因而完全不掺杂吡拉西坦。两地缴获的海洛因通常使用相同的加工原料和方法，来自同一地区（缅甸北部地区）的海洛因加工厂可能性极大，还可能存在相当数量同一海洛因加工厂的产品，在境外添加不同的特色掺杂物后分别从云南和广西入境。

二、我国的滥用现状

据全国吸毒人员动态管控系统的数据，截至2013年底我国登记在册的海洛因滥用人数（表4-1）为1 357 704人，占全库在册总数的54.9%，为我国滥用最为严重的毒品，而2007年底的海洛因在册人数为747 226人，占全库总数的78%，5年时间人数增加610 483万，占全库总数的比例减少23.1%。

表4-1　2002～2013年在册吸毒人数中海洛因吸食者的比例

年份	2002年	2003年	2004年	2005年	2007年	2008年	2009年	2010年	2011年	2012年	2013年
比例	87.6%	84.7%	81.1%	78.3%	78.0%	77.5%	73.2%	70.5%	65.9%	59.3%	54.9%

从2013年查获的新发现吸毒人数来看，查获新发现海洛因吸食人数为86 352人，占上半年新发现吸毒人数的23.6%，而2008年全年查获新发现海洛因吸食人数为93 068人，占全年新发现吸毒总数的57.0%，新发现海洛因吸食人数同比减少33.4%。

从2013年上半年查获的复吸人数来看，查获的复吸海洛因人数为75 355人，占上半年查获复吸数的54.4%，而2008年查获海洛因复吸数为85 092人，占全年查获复吸总数的81.9%，查获复吸的吸毒人员中海洛因减少27.5%。

以上数据表明，近几年来我国海洛因滥用的总体情况是海洛因滥用人数、新发现吸毒人员中海洛因成瘾者的比例、海洛因成瘾者的复吸比例都在减少。衡量海洛因滥用情况的一个比较可靠的数据是新发/复吸比例，2008年为1.09，而2013年上半年为0.46，显示我国的海洛因滥用情况正在快速好转。

三、理化性质

当前市场上非法流通的海洛因毒品有海洛因盐酸盐和海洛因碱两大种类，盐型检验对于海洛因的定性分析、定量分析都非常重要。在定性方面，如果统一用海洛因的概念来表示海洛因毒品的所有种类，必然会造成实际化学组成和报告结论上的矛盾，使海洛因毒品的定性严谨性受到严重挑战。在定量方面，海洛因盐酸盐分子中有一个盐酸分子和一个水分子，约占海洛因盐酸盐总分子量的14.8%左右，意味着海洛因毒品中不同的盐型将可能产生14.8%的定量误差。目前国外实验室均以实际化学组成给出鉴定结论。在我国由于法律定义比较模糊，在海洛因毒品的盐型问题上也一直没有细化区分，我国所有的毒品检验实验室在出具海洛因毒品检验报告时，均以我国刑法上规定的海洛因作为检验结论。随着我国司法制度的完善，有必要对这两种化学成分进行区分。

海洛因碱的分子式为 $C_{21}H_{23}NO_5$，分子量为369.4，熔点为173℃。海洛因盐酸盐的分子式为 $C_{21}H_{23}NO_5 \cdot HCl \cdot H_2O$，分子量为423.9，熔点为243～244℃，沸点为272～274℃。海洛因碱易溶于氯仿，可溶于丙酮，难溶于甲醇，微溶于乙醚，不溶于水。海洛因盐酸盐易溶于水、氯仿、甲醇、二氯甲烷，难溶于丙酮，不溶于乙醚。而海洛因酒石酸盐、柠檬酸盐和大部分无机氯化物不溶，均不溶于二氯甲烷和氯仿，但可溶于甲醇。氯离子实验可用于鉴别海洛因盐型，加入硝酸银溶液后，海洛因碱无变化，而海洛因的三种盐均会生成白色沉淀，不同的是，再加入硝酸溶液后，海洛因酒石酸盐和海洛因柠檬酸盐的沉淀溶解，而海洛因盐酸盐的沉淀则不溶。

由于海洛因碱不溶于水，熔点低于海洛因盐酸盐，而海洛因盐酸盐易溶于水，熔点高于海洛因碱，故海洛因碱大多用于烫吸，而海洛因盐酸盐大多用于注射、鼻吸。

四、药代动力学

海洛因是吗啡经乙酰氯和醋酸酐处理后吗啡3位的酚性羟基和6位的醇性羟基乙酰化生成的半合成衍生物。纯净的海洛因为白色、有苦味的粉末，可从肺、鼻黏膜、胃肠道、直肠、皮下、肌肉吸收。主要的滥用方式为锡箔纸烫吸、鼻吸、香烟燃吸、肌内注射和静脉注射。口吸或鼻吸海洛因起效较阿片快，效应较强，皮下和肌内注射吸收率较高，皮下注射30分钟后吸收60%，以静脉注射起效最快，但维持时间不长。各种滥用方式均可使海洛因迅速且较为完全地吸收入血，口服后肝首过效应明显，其生物利用度极低，故仅作肠外给药。海洛因脂溶性极强，是吗啡的2～3倍，海洛因入血后可以迅速通过血-脑屏障，在大脑中二乙酰吗啡代谢为6-单乙酰吗啡，后者代谢为吗啡，两者协同发挥药效。海洛因易透过胎盘屏障，由于胎儿体内缺乏分解吗啡的酶，故吗啡可在胎儿体内蓄积，引起胎儿呼吸抑制，如孕妇有药瘾，新生儿可出现戒断症状。

海洛因在血中代谢快，几乎检测不到原体，血中半衰期仅为3～9分钟，平均6分钟，经体内的血脂酶去乙酰化成6-单乙酰吗啡，6-单乙酰吗啡45分钟内代谢成吗啡和去甲吗啡，海洛因和6-单乙酰吗啡迅速从血液中消失，吗啡血药浓度缓慢上升，作用持续约4～

5小时。由于吗啡是海洛因的主要代谢产物，加上6-单乙酰吗啡的研究资料不多，故下面主要介绍吗啡的分布与代谢，以方便大家理解海洛因的作用特点：吗啡的血浆蛋白结合率为20%～30%，其余为游离型吗啡。清除半衰期为1.7～4.5小时，清除率为15～30ml/(min·kg)，但个体差异较大，表观分布容积平均1.84L/kg。血液中的吗啡分布全身，主要在肾、肝、肺和脾脏，仅少量通过血-脑屏障和胎盘，在肌肉和脑内浓度很低，但由于肌肉量大，故肌肉中的总含量并不低。吗啡的代谢主要在肝脏，肾脏和中枢神经系统也是代谢器官之一，中枢神经系统是吗啡发挥镇痛作用的主要部位，吗啡在脑中各分区及同一部位不同时间的分布均不同。除肝、肾、脑外，肺、小肠和皮肤组织也参与吗啡的代谢过程。60%～70%的吗啡在肝中与葡萄糖醛酸结合成3-葡萄糖醛酸吗啡和6-葡萄糖醛酸吗啡，3-葡萄糖醛酸吗啡的半衰期为2.4～6.7小时。6-葡萄糖醛酸吗啡具有比吗啡更强的镇痛活性，动物实验表明其镇痛活性为吗啡的45倍，6-葡萄糖醛酸吗啡的极性高，通过血-脑屏障的速度慢，在吗啡给药后几小时才在脑脊液中达到峰浓度，比其在血浆中的达峰时间明显推迟，并发现多剂量口服药后脑脊液中该代谢物的浓度明显高于单剂量口服药物。而3-葡萄糖醛酸吗啡在某些方面可对抗吗啡的镇痛作用，这可以解释吗啡在不同患者的不同作用。5%～10%去甲基成去甲吗啡，部分代谢为3-葡萄糖醛酸去甲吗啡、6-葡萄糖醛酸去甲吗啡。还有少量代谢为3，6-葡萄糖醛酸吗啡、3-硫酸酯吗啡。

吗啡及代谢产物在体内主要经肾随尿排泄，87%的吗啡72小时内代谢掉，结合代谢产物占55%～64%，其中3-葡萄糖醛酸吗啡和6-葡萄糖醛酸吗啡分别约占剂量的45%和10%，游离和结合的去甲吗啡（3-葡萄糖醛酸去甲吗啡+6-葡萄糖醛酸去甲吗啡）含量分别约占剂量的1%和4%，少量经胆汁（约10%）、汗液、唾液及粪便排泄，极少量从乳汁排出，并可通过胎盘进入胎儿体内。尿中可测到少量原形吗啡，口服给药后含量约2%，静脉给药后低于剂量的10%，原形吗啡经肾脏排泄后在肾小管可被重吸收，使药物作用时间延长。重吸收程度受尿液pH值影响，应用酸性药或碱性药，改变尿液的pH值，可改变肾小管对药物的重吸收。

五、作用机制

海洛因（heroin，二乙酰吗啡）是半合成的阿片受体纯激动剂，其镇痛效力是吗啡的4～6倍。海洛因可以但很少与脑内阿片受体结合，其药理作用主要来自活性代谢物6-单乙酰吗啡（6-MAM）和吗啡，通过与存在于脑、脊髓和周围组织（如肠道）中的多种阿片受体结合，主要激动μ受体、δ受体和κ受体，产生中枢性镇痛、镇静、呼吸抑制、缩瞳和抑制肠蠕动等作用。由于海洛因比吗啡有更高的脂溶性，极易通过血-脑屏障，可迅速进入脑组织，在中枢迅速解离为6-乙酰吗啡和吗啡，并在相应的作用部位形成局部高浓度，能产生强烈的欣快感，因而具有较强的成瘾性。有研究提示可能存在一种不同于μ_1和μ_2的新型μ受体。与这种新型μ受体结合的激动剂是吗啡结构环中的6位羟基被置换的吗啡类似物，如海洛因、6-乙酰吗啡、6-β-葡萄糖醛酸吗啡等都是新型μ受体激动剂，但吗啡本身却不能和这些新型μ受体发挥作用。将6-乙酰吗啡、6-β-葡萄糖醛酸吗啡、海洛因作用于μ受体基因敲除的小鼠，仍可产生抗伤害性反应，但吗啡却无效。这些激动剂也不是通过δ或κ受体产生抗伤害性作用，因为它们的抗伤害性作用不能被选择性δ或

κ 受体阻断剂所阻断。3-甲氧纳曲酮可拮抗海洛因和6-乙酰吗啡产生的抗伤害作用，而不影响吗啡产生的抗伤害作用。研究显示，内源性吗啡-1基因外显子1被破坏，海洛因仍可能产生抗伤害作用，而吗啡则不能产生抗伤害作用。以上研究证实了这种不同于 μ_1 和 μ_2 的新型 μ 受体的存在。这种新型 μ 受体的存在可能是海洛因的作用与吗啡不完全相同的一个重要原因，也可能与海洛因的成瘾性高于吗啡有关。

研究认为位于丘脑内侧、丘脑第三脑室-导水管周围灰质与脊髓罗氏胶质区的阿片受体与疼痛有关，位于杏仁核、纹状体、下丘脑边缘系统的阿片受体与情绪反应有关，位于蓝斑核的阿片受体与欣快感有关，位于孤束核的阿片受体与镇咳、降压及胃液分泌有关。

六、成瘾机制

海洛因成瘾的机制仍不完全清楚，假说也很多。目前，多数学者同意受体学说，倾向于用内源性阿片肽、阿片受体和受体后效应共同解释海洛因等阿片类物质成瘾及戒断症状出现的发生机制。阿片受体主要分布在大脑的尾状核、丘脑下部蓝斑核、边缘系统的海马回以及脊髓组织等部位，另外，在胃肠道和心脏组织中也有分布。正常情况下，人体内有恒定的内源性阿片样物质（内啡肽、脑啡肽、强啡肽）作用于阿片受体，并通过阿片受体、阿片肽系统调节体内诸如去甲肾上腺素、多巴胺、5-HT、乙酰胆碱、组胺、性腺、甲状腺、腺苷酸环化酶-环磷腺苷（Ac-cAMP）、钙离子通道及G蛋白等一系列神经体液免疫系统，使体内各系统正常运转，以维持机体的功能平衡。

海洛因成瘾者长期大量摄入外源性阿片类物质，可反馈性抑制内源性阿片样物质的合成，并且可能使阿片受体数量减少，阿片受体敏感性降低，从而使上述各系统的功能在外源性阿片类物质存在的前提下达到新的平衡，并在新的基础上调节体内神经体液免疫系统，维持机体的正常生理功能。当减少或停止使用外源性阿片类物质，由于机体内源性和外源性阿片样物质同时缺乏，可使阿片受体和阿片肽系统的调节发生紊乱，干扰机体神经体液免疫系统的功能，临床上会出现各种戒断症状。戒断症状的出现是海洛因成瘾的诊断标志之一。

七、内源性阿片肽与阿片受体

由于海洛因的中枢与外周作用以及成瘾、戒断主要与阿片受体、内源性阿片肽有关，因此有必要对阿片受体及内源性阿片肽的基础知识予以介绍。

（一）内源性阿片肽（EOP）

是一类存在于体内的具有阿片样作用的多肽物质，具有和吗啡相似的生物学效应，这种效应可以被纳洛酮逆转。内源性阿片肽的发现与惯例不同，是先发现受体，然后才发现天然配体即内源性阿片肽的。迄今从脑内和外周组织找到的内源性阿片肽已经超过40种，大致可分为四类：①脑啡肽：包括甲啡肽和亮啡肽；②内啡肽：即β-内啡肽（β-EP）；③强啡肽和新啡肽：强啡肽是目前已知的活力最强的EOP，生物活性是亮啡肽的700倍；④孤啡肽。

1. 分布　β-内啡肽（β-EP）的分布没有脑啡肽那样广，主要分布在垂体前叶、中叶以及下丘脑的弓状核细胞，在杏仁核、中隔也有较高分布，但不存在于海马、大脑皮质及纹状体等脑区。弓状核神经细胞发出的神经纤维可以伸展到下丘脑的其他部分、丘脑、前连合附近等。β-内啡肽（β-EP）和脑啡肽来自不同的前体。β-内啡肽（β-EP）是和促肾上腺皮质激素（ACTH）一起生成的，简称POMC。外周血中含有β-内啡肽，其水平与ACTH的水平是平行的，存在昼夜节律性变化，血浆ACTH浓度明显升高的疾病，β-EP水平也相应升高，血中β-EP主要来自脑垂体。脑脊液中亦存在β-EP，在脑垂体全切除或垂体功能低下者，脑脊液中的β-EP水平仍和垂体功能正常者相似，说明脑脊液中的β-EP主要来自下丘脑的弓状核而不是垂体。

脑啡肽在体内分布很广，存在于所有脑区，在肾上腺髓质、胃肠道及胰腺等也有分布。在中枢神经系统，以纹状体、下丘脑和缰核、苍白球、杏仁核、延髓、脊髓的含量最高，尤其是纹状体的苍白球、下丘脑的视前区有很多生成脑啡肽的神经细胞，这些神经细胞周围的神经纤维中含很高浓度的脑啡肽。浓度稍低的中央导水管旁灰质和脑干也有分泌脑啡肽的神经细胞。大脑皮质、小脑的广泛区域脑啡肽的含量较低。脊髓胶质、交感神经节细胞、胃肠道黏膜下的神经细胞以及肾上腺髓质细胞也可以合成脑啡肽。脑啡肽的生成与很多多肽激素相似，先合成一个大分子的前体分子，经蛋白酶的作用逐步成熟，生成有生物活性的脑啡肽。脑啡肽的生成特点是一分子的前体中常含有几分子的甲啡肽和亮啡肽。人血浆中甲啡肽水平与β-EP水平是不平行的，它不具备β-EP水平的变化特点。血液中的甲啡肽来源于肾上腺髓质、胃肠道、交感神经节及其他外周的自主神经元。慢性肾衰竭患者血中甲啡肽的水平较高，这种升高的临床意义不大清楚。在针灸镇痛或电针刺治疗海洛因成瘾患者时，发现患者脑室脑脊液中的甲啡肽浓度升高。

强啡肽在脑中的分布与脑啡肽相似，在纹状体、海马、垂体后叶和黑质中浓度最高，它们的生物合成方式尚无详细研究。

孤啡肽是一种新发现的内源性阿片肽，广泛分布于中枢和外周组织，在中枢主要分布在新皮质、杏仁复合体、终纹床核、外侧隔核及其背外侧、缰核、视前区、下丘脑弓状核及正中隆起、海马齿状回、中脑PAG及中缝核群、脑干的孤束核、三叉神经脊束核。其中以下丘脑含量最高，中脑背盖腹侧区（VTA）及黑质致密区含量次之，海马含量较低。孤啡肽也存在于脊髓背角表层和侧角。孤啡肽在外周主要分布于胃肠道纵行肌、环行肌以及肠肌神经丛，也广泛分布于食管、胃十二指肠、回肠及结肠，在脾、血管壁、卵巢和白细胞也有分布。

2. 生物学作用　内源性阿片肽分布广泛，在调节痛觉、内分泌、心血管、胃肠和免疫功能方面起着重要作用。大家可以在以下关于内源性阿片肽特别是β-EP的多种生物学作用的介绍中部分了解海洛因等外源性阿片类物质的作用。

（1）与痛觉的关系：在人的脑室中注入β-EP可镇痛。电刺激大脑产生内源性阿片肽（EOP）及EOP受体密集的部位如中央导水管旁灰质，也可镇痛，这种镇痛效应可部分被纳洛酮逆转。纳洛酮并不能改变痛阈，但对痛阈特别高的人或用安慰剂也可出现镇痛效果的人，纳洛酮可能降低痛阈。在针刺产生镇痛效果时，脑脊液中β-EP的浓度相应上升，纳洛酮可以妨碍这种镇痛效果的出现。

（2）对心血管的作用：主要是血压降低和心动过速。作用部位主要在脑干，使迷走神经张力增加，交感神经张力下降。在外周，通过对胆碱能神经及对来自内脏神经和肾上腺髓质的儿茶酚胺作用的调控发挥作用。在正常情况下，EOP 对心血管系统功能的调节不起重要作用。在休克状态下，EOP 对血压的调节可能有重要作用。在休克状态下，由于应激反应，β-EP 和 ACTH 同时升高，甲啡肽水平也升高。这些 EOP 可能是产生休克的因素之一。临床研究证明纳洛酮对心源性和内毒素性休克有疗效。

（3）对呼吸的作用：内源性阿片肽可能和支气管痉挛、呼吸暂停有关。

（4）对内分泌系统的影响：主要通过对下丘脑调节激素分泌的控制来影响垂体激素的分泌，进而影响肾上腺、甲状腺、性腺等腺体的功能。①给人注射 EOP，可使血清催乳素（PRL）水平明显上升，这种上升很容易被纳洛酮逆转。β-EP 的可能作用位置是在中央隆起的多巴胺神经末梢的突触前受体，β-EP 和这一受体的结合抑制了多巴胺的释放，使垂体 PRL 的分泌增加；②EOP 对生长素（GH）的影响和对 PRL 的影响相似。阿片肽可以使人或大鼠血清 GH 水平上升，这种上升很易被纳洛酮逆转。但纳洛酮并不能改变睡眠时出现的 GH 分泌峰，也不能影响血 GH 对胰岛素低血糖的反应。由于 PRL 和 GH 对 EOP 的反应易被纳洛酮逆转，因而认为这些反应与 μ 受体有关。EOP 引起 GH 升高的具体作用位置不太清楚，可能与 PRL 不同，估计作用于下丘脑。EOP 对生长抑素和生长素释放激素的调控可能有不同机制；③EOP 可使促性腺激素，尤其是黄体生成素（LH）明显下降。其作用位置也在下丘脑，干扰了下丘脑的促性腺激素释放激素（GnRH）的脉冲式分泌。由于纳洛酮在小剂量时就可使正常人血 LH 水平上升，所以认为和 μ 受体有关；④人工合成的长效脑啡肽类似物 DAMME，可以抑制 ACTH 以及相关肽 β-EP、β-LPH 的释放，而纳洛酮只有在大剂量的情况下（250g/kg 体重）才能使血中 ACTH 及皮质醇的浓度明显上升。因此，EOP 抑制 ACTH 的释放可能是通过对纳洛酮相对不敏感的 δ 受体。内源性阿片肽对 ACTH 存在一种张力性抑制，这种抑制存在于一天 24 小时的任何时候，但 EOP 和 ACTH 分泌昼夜节律无关；⑤研究证明，垂体后叶有浓度很高的强啡肽存在，而且和抗利尿激素（ADH）存在于同一个神经末梢中。于是，人们推测，强啡肽和 ADH 同时释放，然后强啡肽反过来作用于同一种神经末梢，来抑制 ADH 的进一步释放。这种作用不易被纳洛酮逆转，有关的受体为 κ 受体。EOP 对催产素的释放也可有抑制作用，可能受和催产素一起释放的甲啡肽的调节。

（5）与多种神经性疾病和精神性疾病的关系：①苍白球的多巴胺不足引起的帕金森病和因多巴胺过多引起的亨廷顿舞蹈症可能和 EOP 有关。给予阿片肽，可使前者加重，后者减轻，其原因是阿片肽抑制了多巴胺的释放。在亨廷顿病患者的苍白球和黑质，甲啡肽的浓度比正常人减少一半以上；②坏死性脑脊髓病（利氏综合征）的临床表现，包括呼吸暂停、昏迷等和急性吗啡中毒很像，给予纳洛酮可以使症状获得部分改善；③酒精中毒、巴比妥中毒引起的昏迷可能与 EOP 有关；④某种类型的精神分裂症可能与 EOP 释放过多有关，但很多结果自相矛盾，究竟 EOP 和精神分裂症是什么关系，在诊断和治疗上是否有潜在的意义，这些问题都需要进一步研究。

（二）阿片受体

内源性阿片肽的作用是通过和靶细胞膜上的阿片受体结合后产生的。阿片受体属 G 蛋白偶联受体，该类受体具有相同的基本结构：一个细胞外氨基端区域，7 个跨膜域以及一个细胞内羟基端尾区。阿片受体在人体内广泛存在，有着复杂的生物学效应，除了既往研究比较多的镇痛、耐受、成瘾机制以及对神经系统的影响和呼吸抑制的效应外，对心血管系统、免疫系统等也有着很重要的影响。阿片受体有多种亚型，主要包括 μ、κ 和 δ 受体，这 3 种受体称为“经典阿片受体”。另外还有“孤立阿片”受体，又称阿片样受体（ORL_1），以及其他新型、较少了解的 ε、λ、ι 和 ζ 受体。阿片受体激动剂包括外源性阿片生物碱和内源性阿片肽，可以与一种或一种以上的阿片受体结合。阿片受体拮抗剂纳洛酮对 μ 受体亲和力极高，小剂量纳洛酮可以逆转 μ 受体和阿片配基的作用，对 δ 和 κ 受体作用有限，要在很高浓度时纳洛酮才能抑制 κ 和 δ 受体和配基的结合。总之，阿片受体的分布部位涉及多方面功能区域，这些区域与疼痛的传入、整合及感受，精神情绪、呼吸循环调节及咳嗽反射、胃液分泌等有关。阿片受体与不同配体，及配体与不同受体的结合能力存在明显差异。不同部位的受体被相同激动剂激活可产生不同的生物效应。阿片受体与个体和种属生存有关的一些最基本反应如对伤害性刺激、应激、奖赏和主动性等反应密切关联。阿片受体对一些自主功能如呼吸、体温调节、胃肠运动及免疫亦有调节作用。

1. 阿片受体的种类

（1）经典阿片受体：μ、κ 和 δ 阿片受体在脑内分布广泛但不均匀。这些受体分布在痛觉传导区以及与情绪和行为有关的区域，集中分布在导水管周围灰质、内侧丘脑、杏仁核和脊髓胶质区。这些复杂的受体可以被不同的激动剂激活，产生不同的生物学效应。分布于脑干的 μ 受体被吗啡激活后，可产生镇痛和呼吸抑制等作用，而分布于大脑皮质的 κ 受体被激活只产生镇痛作用而不抑制呼吸。不同阿片受体在中枢神经系统的分布，以及对不同阿片配体的结合能力存在差异。阿片受体的内源性配体为脑啡肽、内啡肽和强啡肽，对阿片受体的亲和力不同，但三者均可与一种以上的阿片受体结合。其中脑啡肽对 δ 型受体有较强的选择性，被认为是其内源性配体。强啡肽对 κ 型受体选择性较强，是其内源性配体。μ 型受体的内源性配体为内啡肽（β-EP）或内源性吗啡。内啡肽在中枢神经系统与 μ 阿片受体呈镜像分布，对 μ 受体的结合力比对 δ 和 κ 受体的结合力高 100 倍。

（2）阿片受体样受体（ORL_1）：一种新型的阿片受体，和经典阿片受体（μ、δ、κ）有 50%的同源性，但在中枢神经系统的分布上有很大区别，与已知阿片肽或阿片受体的特异性激动剂亲和力均很低，故命名为阿片受体样受体（ORL_1 受体），其内源性配体为孤啡肽，又称其为“孤立阿片受体”、“孤啡肽受体”。

（3）其他阿片受体：除了 μ、δ、κ 和 ORL_1 受体外，推测还有几种其他阿片受体，如 ε、λ、ι 和 ζ 受体。ε 受体对 β-内啡肽具有特异性。目前对 ε、λ、ι 和 ζ 受体特性了解得很少。

（4）外周阿片受体：在中枢神经系统外也存在阿片受体，统称为外周阿片受体。外周阿片受体表达于外周神经，也表达于神经内分泌细胞（脑垂体、肾上腺）、免疫细胞、外胚层细胞、内皮细胞及角质化生成细胞。功能性阿片肽受体已经在多种外周组织、免疫细胞以及位于突触前的中枢和外周感觉神经末梢中发现。μ 阿片受体广泛分布在脊椎和脊髓神经通路上，μ、δ 和 κ 受体也表达于鼠的腹膜的外周神经末梢。

阿片 μ，δ，κ 受体在感觉神经元、背根神经节细胞和初级传入神经元均有分布。在感觉神经末梢触觉小体内的传入纤维和无髓鞘感觉神经末梢可找到阿片受体，但在交感节后神经元上无分布。外周阿片受体介导的镇痛作用对动物和人的炎性疼痛尤其显著。外周感觉神经的阿片受体受炎症的精密调控。位于炎性组织范围内的免疫细胞表达这些受体的内源性配体即内源性阿片肽，局部刺激以及释放剂能使内源性阿片肽释放引起局部镇痛，免疫系统受抑制可阻断这种作用。目前认为内源性阿片肽可由免疫细胞分泌，它们与感觉神经上的阿片受体结合，通过抑制这些神经的兴奋性和（或）炎症前神经肽的释放而产生镇痛作用。现有研究表明，细菌感染所致的局部疼痛可以阻止中性白细胞和单核细胞的流入，也可以减少了 T 细胞和 B 细胞迁移到淋巴结，表明疼痛可以抑制局部或全身的免疫反应。

在受伤组织局部给予小剂量经典阿片受体激动剂，并不能激动中枢神经系统的阿片受体，但可通过外周阿片受体介导而产生镇痛效果。当阿片受体激动剂结合一个具有高度极性亲水性的取代基后，可限制其进入中枢神经系统。洛哌丁胺是一种止泻药，对克隆的人 μ 阿片受体有高度亲和性和选择性，是 μ 受体激动剂。由于洛哌丁胺对于脂膜有高度亲和性，降低表面张力，在膜上积聚而不吸收，因此可作为外周 μ 受体激动剂。

阿片类药物全身应用常伴有副作用，如瘙痒、尿潴留、恶心呕吐、胃排空延迟以及便秘等，当镇痛作用消失后，副作用可能仍然存在。阿片类药物的副作用是作用于外周阿片受体引起的，如使用外周阿片受体拮抗剂，可特异性的减弱阿片类药物的外周副作用，而中枢镇痛作用保持不变。口服和皮下给予外周阿片受体拮抗剂甲基纳曲酮，可以减轻阿片相关的瘙痒及烦躁，迅速逆转吗啡引起的胃排空延迟。使用一种高选择性的外周 μ 型阿片受体拮抗剂阿维莫泮，可以缓解阿片类药物所致的厌食、恶心、腹胀、排便减少以及肠梗阻等症状。

2. 阿片受体激动的效应　阿片受体属 G 蛋白偶联受体（GPCR），激动后一般产生抑制作用。当激动剂与阿片受体结合后激活 Gi 蛋白，使 G 蛋白的 βγ 亚基与 α 亚基解离。βγ 亚基与 α 亚基分别介导了胞内多条信号通路的激活，如腺苷酸环化酶活性的抑制、G 蛋白偶联受体激酶（GRK）、PKC 和 MAPK 的激活等，关闭 N 型电压控制型钙通道（Ca 内流↓），开放钙依赖性内控型钾通道（K 外流↑），突触前膜递质（P 物质等）释放↓，导致突触超极化和神经元兴奋性下降，阻止痛觉冲动的传导，发挥镇痛作用。纳摩尔级的阿片类药物不产生抑制作用，可通过激活兴奋性 Gs 蛋白而产生兴奋作用，故合用极低剂量的拮抗剂可显著增强阿片类激动剂的镇痛作用。使用极低剂量长效拮抗剂纳洛酮或纳美芬可显著降低术后患者的吗啡用量及呕吐、瘙痒等副作用的发生率。

经典的 μ，δ 和 κ 阿片受体激动后产生的效应如表 4-2 所示。

表 4-2　阿片受体的配基及激动效应

受体	激动剂	拮抗剂	激动效应
μ	内啡肽	纳洛酮	脊髓以上水平镇痛（主要）、欣快
	吗啡	纳曲酮	呼吸抑制、止咳
	芬太尼、舒芬太尼		瞳孔缩小
	羟考酮		抑制胃肠蠕动、恶心、呕吐
	哌替啶		免疫抑制
			脊髓水平镇痛
			外周作用

续表

受体	激动剂	拮抗剂	激动效应
δ	脑啡肽 DPDPE DADLE	纳洛酮 IC1154，126	脊髓水平镇痛（主要） 脊髓以上水平镇痛（弱） 抗镇痛
κ	强啡肽 U50，488 喷他佐辛、地佐辛 布托啡诺	纳洛酮 MR2266	脊髓水平镇痛（主要） 脊髓以上水平镇痛（弱） 瞳孔缩小（弱） 呼吸抑制（弱） 焦虑、烦躁不安

（1）μ受体的分类、分布及作用：μ受体分为μ_1和μ_2受体，μ受体是吗啡等阿片类药物镇痛与成瘾的分子结构基础。阿片类药物的镇痛作用主要是激动μ_1受体，μ_2受体激动主要与不良反应相关。现有的阿片类药物对μ_1受体的选择性无明显差别，未来药物研究方向是寻找选择性作用于μ_1受体的药物。μ受体在中枢主要分布于丘脑、纹状体、蓝斑和孤束核。在中脑和纹状体中观察到高水平μ受体mRNA表达，脑皮质表达量很低。在基底神经节中的高水平表达暗示了该受体在运动控制中的作用。在丘脑中也观察到了高水平的μ受体mRNA，这很可能是μ受体激动剂调节脑中疼痛传导的分子结构基础。最近研究发现一些新型的μ受体。在吗啡6位有取代基的吗啡类似物，如6-β-葡萄糖醛酸吗啡、海洛因、6-乙酰吗啡等，都是新型μ受体的激动剂，但吗啡本身却不能和这些新型的μ受体结合。将6-β-葡萄糖醛酸吗啡、海洛因作用于μ受体基因敲除的小鼠，仍可产生抗伤害性反应，但吗啡却无效，说明6-β-葡萄糖醛酸吗啡、海洛因是通过选择表达μ受体基因产物发挥抗伤害作用的。此外，在μ受体基因敲除的小鼠中，仍有外显子2和外显子3的表达产物。这些都证实了新型μ受体的存在。μ受体主要介导镇痛、淡漠、欣快、瞳孔缩小、心率减慢、呼吸抑制、肠蠕动抑制、僵住症和成瘾性等，吗啡为其经典的激动剂，纳洛酮为其拮抗剂。μ受体兴奋可引起中枢效应、本能效应、内脏效应、内分泌和免疫效应。

1）中枢效应：正常情况下，γ-氨基丁酸（GABA）神经元强效抑制中脑腹侧被盖区的多巴胺神经元。GABA神经元表面有μ受体，激动μ受体，能抑制GABA神经，导致中脑腹侧被盖区的多巴胺神经元脱抑制性兴奋，增加中脑腹侧被盖区向伏隔核投射的多巴胺释放，激动多巴胺D_1受体，引起犒赏效应，表现为欣快。

激动脑桥内侧网状结构的μ受体，抑制快动眼睡眠，使做梦减少，可用于治疗先兆流产、恐惧性失眠。当阿片戒断时，μ受体功能不足，引起快动眼睡眠反跳性增加，表现为多梦。

激动前额皮质内侧部的μ受体，能抑制非锥体神经元的电压依赖Na^+内流，导致神经元去极化和兴奋困难，可以解释阿片引起轻度认知障碍的原因。

激动脊髓以上和脊髓μ受体，引起止痛效应。对持续性钝痛的疗效比间断性锐痛和内脏性疼痛好，适用于严重创伤、手术和烧伤引起的剧痛及癌症疼痛。当激动μ受体时，年长比年幼雄性大鼠对阿片的止痛效应敏感，尤其是阿片用量较低和疼痛较重时。因此，推测老年癌症患者应用阿片类药物的止痛效果可能比年轻人好。

激动 μ 受体能抑制蓝斑去甲肾上腺素（NE）神经元，从而抑制交感神经兴奋，表现为镇静、呼吸减慢、血压下降、肌无力、阳痿。当阿片中毒时表现为昏迷、呼吸深度抑制、肌肉松弛。阿片成瘾者用纳洛酮阻断 μ 受体，交感神经兴奋，表现为阿片戒断症状，如焦虑、失眠、呼吸加快、血压升高、躯体颤抖、男性自发射精、女性性兴奋；可乐定激动 NE 神经元突触前膜上的 α_2 受体，抑制儿茶酚胺（包括 NE 和多巴胺）释放，抑制交感神经兴奋，减轻恶心、呕吐、腹泻、痛性痉挛和出汗症状。

2）本能效应：激动 μ 受体抑制乙酰胆碱释放，导致胃蠕动减少，引起食欲减退；抑制蛋白合成，导致营养不良。激动 μ 受体能抑制促性腺激素释放激素分泌，提高催乳素水平，阻断雌激素引起的促性腺激素释放激素和黄体生成素分泌，所以能抑制性欲。

3）内脏效应：激动 μ 受体，抑制肠道 4-氨基吡啶和四乙胺（TEA）的 K^+ 通道，延长肠道的复极化，使肠蠕动减慢，用于治疗顽固性腹泻，也可引起便秘。

人类心脏上有 μ 受体，激动 μ 受体能刺激一氧化氮（NO）产生，减慢心率。相反，当阿片戒断时，NO 产生减少，心率加快。

激动 μ 受体，能延长呼吸，这可解释阿片过量时呼吸抑制。当阿片戒断时，μ 受体功能低下，呼吸加快。

4）内分泌和免疫效应：在缺乏胰岛素的糖尿病大鼠中，激动 μ 受体能降低血糖，可能是增加外周组织的糖利用所致。推测阿片戒断可恶化糖尿病，理论上讲，用美沙酮替代可避免这一问题，但尚待临床验证。

纳洛酮阻断 μ 受体，提高中性粒细胞聚集。阿片激动 μ 受体，推测能抑制中性粒细胞聚集。

（2）δ 受体的分类、分布及作用：δ 受体有两种亚型，即 δ_1 和 δ_2，人的 δ 受体 mRNA 主要分布于皮质、嗅球、海马、基底神经节、杏仁核和下丘脑。δ 受体对甲啡肽和亮啡肽的亲和力大于强啡肽，对纳洛酮的亲和力很低，能够介导埃托啡和 DPDPE 对腺苷酸环化酶的抑制作用，并且这种抑制可被纳洛酮阻断。δ 受体激动主要产生镇痛作用，但与 μ 受体激动后产生镇痛作用不同的是，μ 受体激动后患者感觉舒畅和愉悦，而 δ 受体激动后患者会出现躁动难受。其原因一是它潜藏在细胞内部，二是 δ 受体是柄“双刃剑”，既镇痛，又致痛，因为运载受体的囊泡内含有致痛物质。当它受到疼痛或致痛药物的刺激后，由细胞内部到细胞表面镇痛，在镇痛的同时，内部的致痛物质也随之而出。因此在激活 μ 受体进行镇痛的同时，可用药物阻断 δ 受体，这样既可减少阿片类镇痛药用量，又可提高镇痛效果，同时又减少阿片类镇痛药的副作用。

δ 受体的内源性配体是脑啡肽，脑啡肽选择性激动 δ 受体，引起五种效应。

1）神经系统：海洛因激活脊髓以上 δ_1 受体，6-单乙酰吗啡激活脊髓以上 δ_2 受体，在瑞士韦伯斯特小鼠实验中引起镇痛效应。故阿片除了激动 μ 受体外，还可通过激动 δ_1 和 δ_2 受体发挥镇痛效应。

2）内分泌系统：人类脑啡肽激动 δ 受体，抑制下丘脑生长素分泌，推测儿童长期用阿片类药物，可抑制生长发育，但目前缺乏相关临床证据。在大鼠平稳时期，δ 受体兴奋能升高大鼠催乳素水平，降低大鼠动情前期的黄体生成素水平，引起性欲减退。

3）循环系统：ARD-353是一种外周δ受体激动剂，能降低大鼠心肌梗死面积，吗啡激动μ受体，可减慢心率，对心肌梗死也有一定疗效。临床上，吗啡通过激动μ和δ受体，成为目前治疗急性心肌梗死的首选药物，但同时吗啡也激动κ受体，可引起心律失常，故使用时应谨慎。当心肌梗死患者戒断阿片时，宜用美沙酮替代。

4）呼吸系统：δ受体激动剂可强化舒芬太尼引起的呼吸抑制，阿片中毒时，激动μ、κ和δ受体，抑制呼吸。纳洛酮拮抗μ、κ和δ受体，可逆转这种抑制效应。

5）阿片耐受：当同时激动μ和δ受体时，促进阿片耐受；当激动μ受体但阻断δ受体时，衰减阿片耐受。

（3）κ受体的分类、分布及作用：κ受体至少有$κ_1$、$κ_2$和$κ_3$三个亚型，主要分布于下丘脑、伏核、黑质、三叉神经核腹侧区及孤束核。在大鼠脑部检测到大约5.8kb的κ受体mRNA，在心、脾、肺、肝、肾及骨骼肌未发现κ受体mRNA，κ受体的内源性配体是强啡肽。

1）中枢效应：中脑多巴胺神经元上有κ和δ受体，但其数量只有GABA神经元上μ受体的几分之一。κ受体激动剂JRK820可抑制中脑-边缘通路，促进伏隔核的多巴胺释放，故可抑制吗啡犒赏效应。由于吗啡激动中脑μ受体>激动κ受体，故总的还是引起犒赏效应。

激动κ受体，抑制中脑-边缘多巴胺通路，可引起心绪不良；当阿片戒断时，中脑-边缘多巴胺通路脱抑制兴奋，可诱发躁狂和精神分裂症。激活κ受体有抗癫痫效应，当戒断阿片时，κ受体功能不足，引起肌肉抽动。

2）外周效应：激动κ受体能抑制眼内房水的流动率，降低眼压，理论上能治疗青光眼，但临床上有待验证。当阿片戒断时，κ受体因敏感性下降导致功能不足，理论上能增加眼内压，恶化青光眼，临床上尚无阿片戒断恶化青光眼的报道，不过，用美沙酮治疗理应避免这类问题。

激动κ受体可引起心律失常，κ受体拮抗剂盐酸纳美芬可用于治疗急性缺血性脑梗死，推测激动κ受体可诱发急性缺血性脑梗死。

给去脑的猫静脉注射κ受体激动剂U-50488 13～310mg/kg可引起膈神经超级化，使其兴奋困难，抑制腹式呼吸，胸式呼吸代偿性增强，引起呼吸急促。

激动κ受体可抑制阿片戒断，当阿片戒断时，κ受体功能不足，可加重阿片戒断症状。

（4）孤啡肽受体的分类、分布及作用：利用已知的序列，人们发现了新的阿片受体——孤啡肽受体（ORL_1受体），孤啡肽被认为是ORL_1受体的内源性配体。从端脑到脊髓中均有孤啡肽受体分布，但以下丘脑及边缘系统含量最丰富。在外周的分布主要见于胃肠道、脾、白细胞。此外，血管平滑肌细胞、心房内皮细胞、卵巢、胎儿肾等也有较高分布。孤啡肽受体的广泛分布提示它可能参与多种生理功能的调节。尽管孤啡肽及其受体ORL_1分别与阿片类及其受体分子的一级结构相似，但孤啡肽的生物学功能与阿片类存在很大差别。

1）对运动系统的影响：孤啡肽可使小鼠自立活动与探究行为增强，孤啡肽可以促进大鼠水平运动和垂直运动，同时增加探索行为。纳洛酮不能抑制这种作用，而多巴胺受体阻断剂和安定可以抑制，说明孤啡肽可能是通过增加多巴胺的释放来促进运动的。

2）对免疫系统的影响：在人类免疫系统，ORL_1 mRNA 在 T、B 淋巴细胞及单核细胞均有表达，孤啡肽免疫阳性反应见于脾脏和白细胞。脑室内注射孤啡肽对未经创伤应激处理的正常大鼠 NK 细胞活性无明显影响，而较大剂量则对正常大鼠 NK 细胞活性产生明显抑制效应。孤啡肽可改善机体免疫功能低下，孤啡肽对免疫功能的调节是通过孤啡肽受体实现的。

3）对学习和记忆的影响：孤啡肽广泛分布于参与记忆形成的海马、杏仁核等。大剂量的孤啡肽可抑制海马神经元的突触后电位以及突触的可塑性如长时程增强，表明孤啡肽可通过抑制海马的突触传递而影响学习记忆。孤啡肽对学习与记忆具有双向调节作用，极低剂量孤啡肽可改善小鼠学习与记忆功能，高剂量具有损害作用。

4）对消化系统的影响：孤啡肽在下丘脑含量丰富，而下丘脑存在摄食中枢，因此孤啡肽对消化系统有一定影响。孤啡肽具有促进食欲作用，微量注入下丘脑腹侧正中核或伏隔核引起食欲增加。孤啡肽还能促进大肠平滑肌收缩。

5）对心血管系统的影响：孤啡肽通过中枢及外周途径降低动脉血压。孤啡肽的中枢作用可能是通过抑制延髓吻端外侧核与心血管活动有关的中枢而抑制支配心脏的交感神经，激活副交感神经实现的。其外周作用可能是通过提高一氧化氮合成酶活性，从而促进血管内皮舒张因子（一氧化氮）的产生增加，进而调节局部器官血流。孤啡肽的心血管作用可能与其对交感、副交感神经和下丘脑—垂体激素调节有关。

6）对泌尿系统的影响：清醒大鼠静脉注射孤啡肽后尿量大大增加，同时尿钠降低。脑室注射则产生利尿或抗利尿作用。内源性孤啡肽可能有中枢性调节水平衡作用，最终调节动脉压，有望成为一种有临床应用前景的利尿剂。

7）对听力系统的调节：缺失 ORL_1 受体的成年小鼠，长期噪音处理后，听力不能完全恢复。ORL_1 基因被敲除的小鼠对空间定位的注意力增强，提示孤啡肽或 ORL_1 对空间定位有调节作用。此外，ORL_1 基因敲除小鼠在适当的爆破损伤后不能充分恢复其听力，但在同样情况下正常小鼠却能充分恢复其听力，说明孤啡肽可能参与听力系统的调节。

第二节　临床表现

一、主要作用

（一）对中枢神经系统的作用

海洛因对中枢神经系统（CNS）的作用比较复杂，既有兴奋作用又有抑制作用，其镇痛、镇咳、镇静及呼吸抑制等属抑制作用；而恶心、呕吐、瞳孔缩小、欣快感等则属于兴奋作用。

1. 镇痛作用　海洛因的镇痛作用极强，其镇痛效能（等效作用）是吗啡的 4～6 倍，对各种原因引起的钝痛、锐痛、内脏痛皆有效。海洛因镇痛的特点是不仅意识仍然存在，而且所有感觉也都存在，且对用药者的运动和智力亦无影响。海洛因具有选择性镇痛的特点，对伴有情绪成分的疼痛效果尤为明显，对慢性、持续性钝痛的作用强于间歇性锐痛。

海洛因的镇痛作用机制与内源性阿片肽相似，主要发挥体内抗痛系统对疼痛的调节作用，提高痛觉阈值，从而减轻机体对疼痛的感受；海洛因还可阻断痛觉神经冲动的向心性传导，使痛感受与痛反应分离，从而减轻疼痛；海洛因除减轻疼痛外，还具有镇静催眠作用，同时其作用还涉及边缘系统，能消除因疼痛或其他原因引起的过度紧张、焦虑不安和烦躁、苦恼等情绪反应，对伴有恐惧和焦虑的疼痛效果显著，对精神紧张也有明显的缓解作用。在环境安静的条件下，治疗剂量用药时可产生睡眠，但睡眠较浅且易醒，大剂量使用海洛因后可出现深睡，过量中毒时可出现昏迷。

2. 欣快感　是指使用海洛因后机体的一种特殊的感受和体验。研究显示，海洛因等阿片类物质的致欣快作用与中枢多巴胺递质有关，中枢神经系统的阿片受体兴奋后，可引起多巴胺递质的释放增多。

关于欣快感是一种什么样的感受和体验，不同的人有不同的描述，差异较大，很难统一。在很大程度上，欣快感的差异多与用药者的个人经历、用药时的环境气氛和用药目的有关。总体而言，初用体验可分三类，大部分人并无所谓的快感，吸食后立即出现恶心、呕吐、头昏乏力、嗜睡，呕吐物多为胃内容物，但吸毒者说即使发生呕吐也不感到难受。随着反复多次吸毒，难受感会逐渐消退，而欣快感逐渐出现，且两者可以并存；少数人一开始就有欣快感而无不适感；也有少数人吸毒直至上瘾也从未出现过欣快感。

吸毒者的快感体验大致可分为以下三个连续过程：

（1）强烈快感期：是指使用海洛因后立刻出现的强烈快感，由下腹部向全身扩散。快感出现的同时，一般还伴有皮肤发红和瘙痒。据吸毒者供述：这种瘙痒不仅不难受，而且抓搔起来十分舒服。有的吸毒者把它描述为“上头”、“上冲”、“昏”、“晕”等感觉。有人认为此欣快感类似于性高潮，强烈快感期大约持续 1 分钟左右。

（2）松弛宁静期：强烈快感期过后继之而来的是似睡非睡的松弛状态。患者的紧张、焦虑、烦恼、恐惧等全部消失，而觉得温暖、宁静、舒适，并伴有愉快的幻想和幻想性幻觉。本期约持续 0.5～2 小时。部分吸毒者在此期又逐渐进入睡眠直至觉醒，或者戒断症状的再次出现。

（3）精神振作期：松弛宁静期过后，大部分吸毒者自我感觉良好，觉得精神饱满，工作似乎很有效率。此期约维持 2～4 小时。随着吸毒时间的增加，耐受性逐渐提高，戒断症状越来越重，吸毒者的快感也越来越小。

3. 镇静作用　海洛因用于镇痛的治疗量，无论对患者还是健康受试者，都可产生困倦、嗜睡、淡漠或精神恍惚，这是海洛因对脑干网状结构的轻度抑制引起的，同时由于疼痛的减轻和患者情绪的改善，均可促使患者很快入睡。海洛因的催眠作用近似于正常生理性睡眠，在环境安静的条件下，用药者可产生睡眠，但睡眠较浅且易醒，且常出现多梦。

4. 感知觉的改变　镇痛剂量的海洛因对机体的感知觉几乎不产生任何影响。大剂量使用海洛因后，机体的某些感知觉可出现较明显的改变。在滥用海洛因的早期和形成对海洛因成瘾后，一次大剂量静脉注射海洛因，可使机体本体感觉发生改变，出现四肢丧失感(感到四肢已不存在)；有的使用者静脉注射海洛因后，嗅觉可出现明显异常，表现为鼻腔内一过性的苹果香味。另外，海洛因可使机体外周组织释放组胺，用药后可使海洛因成瘾者皮肤出现一种极为舒服的痒感，常伴有悠闲自在的搔挠动作，有时在海洛因成瘾者身上可见到明显的挠痕。

5. 瞳孔缩小　海洛因可引起人的瞳孔收缩，其缩瞳作用是通过兴奋迷走神经引起的，此反应通过第三对脑神经——动眼神经的兴奋来进行调节，该神经起始于中脑背盖前核，海洛因与该处的阿片受体相结合而产生缩瞳作用。因此，此作用可被阿托品及其他抗胆碱药所阻断。同时，由于机体对此作用并不产生耐受性，所以针尖样瞳孔是海洛因等阿片类过量中毒的一个重要诊断标志。

6. 呼吸抑制　位于脑干的呼吸中枢对海洛因有高度的敏感性，很小剂量便可产生抑制作用。它能降低呼吸中枢对二氧化碳张力的反应性，还可直接抑制位于脑桥和延髓的呼吸调节中枢。海洛因对呼吸活动的所有参数均有影响，首先表现为呼吸频率减慢，小剂量（5mg/次）使呼吸减慢加深，中等剂量使呼吸减慢减弱，中毒剂量则使呼吸时有时无，呼吸频率可由每分钟 18 次降为 2～4 次，出现不规则潮式呼吸，最终因呼吸麻痹而死亡。海洛因对呼吸中枢的强烈抑制作用是海洛因过量致死的主要原因。

7. 镇咳作用　海洛因对咳嗽中枢有直接抑制作用，通过与孤束核阿片受体结合而阻断咳嗽反射。但它不利于痰液的咳出，故支气管哮喘的患者不适用，对于胸外伤、肺穿孔的患者只需几分钟便可生效。

8. 催吐作用　一般用量可兴奋第四脑室延脑背侧的催吐化学感受区，引起类似去水吗啡的作用，产生恶心、呕吐。海洛因的这一作用可为纳洛酮等阿片受体拮抗剂及氯丙嗪等多巴胺阻滞剂所对抗。

9. 摄食行为改变　海洛因可抑制人体摄食中枢，同时其强烈的欣快感和满足感往往又使食欲退居第二位。海洛因成瘾者在吸毒期间，饮食极不正常，对他们来说，海洛因是第一需要，其次才是吃饭。多数海洛因成瘾者每天只吃两顿饭，有的甚至只吃一顿，多在用过海洛因后有时间吃上一点。许多海洛因成瘾者在用足海洛因后便昏昏欲睡、“舒服至极”，没有海洛因时四处奔波、寻找毒品，出现戒断症状时则恶心呕吐、无法进食。吃饭在某种程度上对他们来说是一种负担。因此，海洛因对摄食行为的影响表现为食欲减少和饮食无规律，极易引起营养不良。

10. 对性功能的影响　在滥用海洛因的不同时期，海洛因对性功能的影响有所不同。

（1）在海洛因成瘾形成前：海洛因可使阴茎勃起时间和性交时间延长，有的甚至可出现不射精现象，其中有性交时间延长达数小时而不射精者，一般可延长性交 0.5 小时，有时为 2～3 小时。此阶段多伴有性快感减弱和性高潮丧失。

（2）在海洛因成瘾形成后：成瘾者的性欲望、性对象、每周性交次数和平均性交时间均明显减少，有的甚至可长期无性生活，有的即使有也是勉强而为之。

（3）脱毒完成后：性功能可在短期内迅速恢复，提示海洛因对男性性功能的影响主要是以功能性为主，而非器质性。海洛因对女性性功能和生殖功能的危害很大，四川省攀枝花市调查显示，女性海洛因成瘾者中，60％性欲减退，73％闭经。国外一组报道也显示，60％的女性海洛因成瘾者性欲减退，45％闭经，90％不孕，25％溢乳，30％乳房变小。

11. 对脑细胞的影响　海洛因急性中毒时主要表现为呼吸中枢受到深度抑制。由于机体严重缺氧，故对缺氧极为敏感的脑细胞所受到的影响和损害最大，表现为严重脑细胞水肿的病理改变。其机制与其他原因引起的脑组织缺氧相似，即严重缺氧时，脑细胞内 ATP 生成不足，Na^+/K^+泵运转失灵，进而使脑细胞内渗透压升高而出现脑细胞水肿。

海洛因慢性中毒对机体的病理性损害是多方面的，几乎涉及机体的各个系统。海洛因成瘾者组的尿液中过氧化脂质平均含量显著高于健康对照组，且尿液中过氧化脂质含量随尿液、血吗啡含量及滥用海洛因时间的增加而升高，并呈线性正相关，提示海洛因成瘾者体内的氧自由基反应和脂质过氧化反应呈现病理性增加，使体内活性氧和自由基增加，进而造成对机体细胞的损害，形成许多疾病的病理基础之一，如出现炎症、细胞膜受损、细胞破裂和死亡等。在这个损伤过程中，脑组织也会受到影响。另外，由于海洛因可抑制呼吸中枢，降低其对二氧化碳分压的敏感性，可使脑组织长期处于慢性缺氧状态，也将导致脑细胞出现慢性缺氧的病理改变。

（二）对心血管系统的作用

小剂量的海洛因对心血管系统不会造成明显影响，大剂量时对某些人可引起体位性低血压。较大剂量静脉注射甚至可使卧位者的血压下降，更大剂量时则可出现心动过缓。这主要是海洛因引起体内组胺的释放和抑制血管运动中枢所致。海洛因也可使体内 CO_2 滞留和脑血管扩张，而使颅内压升高。

长期滥用海洛因，常可引起心血管系统的并发症。这些并发症大多难于处理，有时甚至危及生命，如感染性心内膜炎、心律失常等。有报道显示，海洛因成瘾者中有 50%～55%的心电图异常表现为传导阻滞、期外收缩、窦性心动过缓，有 50%以上出现 T 波倒置。心功能测定提示心脏泵功能减退，心排血量减少，舒张压、平均动脉压和冠状动脉灌注压降低。有的可出现微循环功能障碍。血流动力学观察，有相当一部分人出现血液黏度增高。

另外，静脉使用海洛因，其不溶性杂质可作为血栓核而使血栓形成和增大，或直接栓塞于机体的某些部位，出现血管栓塞性病理改变和相应的临床表现。

（三）对消化系统的作用

1. 对口腔黏膜及牙齿的影响　海洛因的制作过程一般都较为粗糙，制作过程中的化学试剂难于除净，加上其中的掺杂物种类繁多，有的带有一定程度的腐蚀性，故通过烫吸方式吸食海洛因者，可造成口腔黏膜和牙齿的损害。常见的有口腔黏膜的溃烂、长期不愈合的溃疡和牙齿发黄、酥脆、片状脱落和缺损等。

2. 对消化道平滑肌的作用　海洛因能直接兴奋胃肠道平滑肌，提高其张力。第一，可使向下推动的胃肠道蠕动减弱，延缓胃内容物进入十二指肠，使胃的排空延长，饥饿感下降；第二，海洛因可使小肠、大肠的推进性节律收缩减弱，增加回盲瓣和肛门括约肌的张力，导致内容物在胃肠道的运行减慢和停留时间延长；第三，海洛因对排便中枢有较强的抑制作用，可使患者的便意减弱；第四，海洛因成瘾者的行为特征决定了其饮食不规律，进食量明显减少。以上四种因素共同作用的结果是产生严重的便秘。故海洛因成瘾者的便秘现象十分严重和普遍，有的甚至 1～2 周不排大便，干结的大便可硬如石子。严重的便秘是海洛因成瘾者最感苦恼的症状之一。口服和皮下给予外周阿片受体拮抗剂甲基纳曲酮，可以减轻阿片相关的瘙痒及烦躁，迅速逆转海洛因引起的胃排空延迟。使用一种高选择性的外周 μ 型阿片受体拮抗剂阿维莫泮，可以缓解海洛因所致的厌食、恶心、胀气、腹胀、排便减少以及肠梗阻等症状。

3. 对消化道分泌腺的作用　海洛因可抑制胃酸分泌，抑制胆汁和胰液分泌。长期使用海洛因可使消化液分泌明显减少，胃黏膜可呈现萎缩性改变，严重影响消化道对食物的消化和吸收，出现消化功能紊乱。另外，海洛因强大的镇痛作用可掩盖机体消化系统原发性疾病的主要症状，如胃十二指肠溃疡的疼痛、反酸等，使海洛因成瘾者察觉不到自己的疾病或误认为原有的疾病已经痊愈，因而放弃治疗。但事实上，在海洛因镇痛作用的掩盖下，这些疾病仍可能持续发展和加重，一旦停止使用海洛因或在脱毒治疗过程中，这些症状往往会伴随戒断症状明显表现出来，如临床上常可见到剧烈腹痛、呕吐咖啡样物等上消化道出血的表现等。

4. 对肝脏及其功能的影响　海洛因对肝脏的损伤包括过敏性反应、中毒性炎症改变和感染性炎症改变几个方面。前者主要由海洛因掺杂物引起，后者则多由静脉不洁用药所致。临床上常可见到海洛因成瘾者伴有黄疸，体检时可发现肝脏肿大，肝功能检查有GPT增高，但患者可无其他症状和肝区疼痛，可能与海洛因的强大镇痛作用有关。另外，在以静脉方式用药的海洛因成瘾者中，共用注射器和注射针头的现象十分普遍，极易造成肝炎病毒的相互感染。因此，这个群体中各型肝炎的发病率远远高于普通人群。

（四）对呼吸系统的作用

海洛因中含有大量的掺杂物，长期以“烫吸”方式吸食海洛因时，掺杂物可以沉积于气管、支气管、细支气管黏膜表面，产生局部刺激作用、炎性反应和慢性增生性改变，使呼吸道假复层纤毛柱状上皮细胞的功能受损，如纤毛倒伏、分泌物增多等，并在此基础上继发细菌等感染。另外，长期吸入海洛因烟雾还可影响肺泡表面活性细胞的功能，使肺泡表面张力发生改变，出现肺泡不张或萎陷。这些改变加上海洛因对咳嗽中枢的抑制作用，使得咳嗽反射、排痰等呼吸道自我清洁功能严重遭到破坏，故临床上常可见海洛因成瘾者伴有气管炎、支气管炎、支气管周围炎、支气管扩张、肺组织炎症等呼吸系统病变，特别是在停用海洛因后其相关症状变得尤为明显。

（五）对泌尿系统的作用

海洛因对泌尿系统本身并无多大的作用，其不良影响可能与掺杂物所致的过敏反应有关，也可能是免疫球蛋白异常所产生的后果。可能的发病机制有多种，如合并有细菌性心内膜炎者可能发生肾内弥漫性或局灶性栓塞；抗原抗体复合物沉积在肾内而产生肾小球肾炎；并发病毒性肝炎时，体内出现了病毒抗原抗体复合物，该复合物沉积于肾毛细血管基底膜，产生复合型肾小球肾炎。有些海洛因成瘾者缺乏细菌或病毒感染的证据，临床上表现为严重的蛋白尿，无肾病的其他症状，但肾衰竭出现较快，有人称之为海洛因肾，电子显微镜下可发现免疫复合物呈斑块状分布沉积于肾小球毛细血管基底膜。

长期吸食海洛因对肾脏的影响主要包括以下几个方面：①急性肾衰竭，少数海洛因成瘾者在注射海洛因后出现伴有肌球蛋白尿的急性肌病，临床上表现为肌肉触痛、水肿和极度的全身虚弱感，这些患者的血清球蛋白、尿肌球蛋白浓度高。这类患者中有60%会发生急性肾衰竭；②链球菌和葡萄球菌皮肤感染后的急性肾小球肾炎；③伴细菌性心内膜炎的“局灶性肾小球肾炎”；④坏死性脉管炎；⑤肾病综合征。

（六）对免疫系统的作用

免疫系统的基本功能包括免疫防御功能及免疫监视功能。当机体出现免疫缺陷时，感染性疾病和肿瘤的发病率便会上升。长期滥用海洛因者并发感染性疾病的机会远远高于正常人群。

1. 对非特异性免疫的影响　海洛因对多核白细胞数及其吞噬功能的影响不明显。但补体水平可有波动，其功能的改变还需要进一步证实。

2. 对特异性免疫的影响　长期注射海洛因者具有体液免疫功能的改变，表现为高球蛋白血症、IgM 明显升高，有的可同时伴有 IgG 升高，这是长期注入抗原性物质的结果。阿片类物质对人类可能是一种半抗原，与蛋白载体结合后便可具备抗原性，其相应的抗体主要是 IgG。此外，由于注射器、针头被污染，大量细菌或真菌进入机体内，可使机体产生大量抗体。停止注射海洛因或改为美沙酮维持治疗后，则水平有下降趋势。而 IgM 增高的原因可能是因为存在有潜伏性的感染病灶所致。

3. 对细胞免疫的影响　体外研究发现，海洛因成瘾者的淋巴细胞对三种非特异性抗原刺激物血凝素（PHA）、美洲商陆（PWM）、刀豆蛋白（Con-A）的淋巴细胞反应均受到抑制，说明细胞免疫功能受到了损害。但这种损害并非是永久性的，当停止注射海洛因或改为美沙酮维持治疗后，上述淋巴细胞转化反应可逐渐恢复正常。

总之，长期滥用海洛因可能导致免疫功能受损，使机体对疾病的抵抗能力下降，从而导致感染性疾病的发病率上升，如化脓性感染、肺炎和病毒性肝炎等。据报道，海洛因成瘾者中脑毛真菌病、肾曲菌病的发病率较高，海洛因成瘾人群中 HIV、HBV、HCV 感染率也明显增高。但海洛因是否直接影响人类的细胞免疫功能，目前还缺乏足够证据。

（七）对内分泌系统的作用

长期使用海洛因，神经内分泌系统及其功能将受到较大的影响，通常表现在以下几个方面：

1. 对丘脑-垂体-肾上腺皮质轴的影响　长期使用海洛因可引起海洛因成瘾者出现丘脑-垂体-肾上腺皮质轴功能的明显变化，使促肾上腺皮质激素和皮质醇 24 小时分泌时相发生改变，表现为上午下降而晚上升高。

2. 对丘脑-垂体-甲状腺轴的影响　长期使用海洛因可造成丘脑-垂体-甲状腺轴的功能改变，使促甲状腺素明显降低，T_3、T_4 增高。

3. 对丘脑-垂体-性腺轴的影响　长期使用海洛因后，男性丘脑-垂体-性腺轴的功能改变表现为睾酮分泌降低，临床表现为性欲减退、性功能减退或消失；女性则出现为黄体生成素、雌三醇、黄体酮均低于正常水平，尿促卵泡素高于正常生育女性，表现为月经紊乱或闭经。男女均可出现生育能力降低。

4. 对机体其他内分泌腺的影响　海洛因成瘾者的心钠素、内皮素、血栓素、6-酮前列素测定均可低于正常；血清胰岛素和高血糖素均高于正常人；胃肠道活性肠肽胃动素水平较正常人低。

（八）其他作用

海洛因可使胆道、支气管平滑肌及膀胱逼尿肌兴奋性增高，增加其紧张度，有时可致尿潴留，还可引起胆道 Oddi 括约肌痉挛，影响胆囊排空而引起胆绞痛，还可使哮喘加重，影响肺炎患者的痰液排出。因此，海洛因治疗胆肾绞痛时，必须与阿托品合用，以部分对抗胆道痉挛。此外，还可影响碳水化合物的代谢，产生一过性高血糖，这可能是由于促进了肝糖原的分解所致。

二、依赖性和耐受性

依赖性与耐受性是各类毒品的本质特征。依赖性又分生理依赖与心理依赖，生理依赖性是指当反复使用海洛因时，为适应海洛因的存在，机体会发生一系列适应性改变，表现为一种周期性或慢性中毒状态。在这种状态下，海洛因已成为机体正常运转的必要条件，必须继续使用该药方能维持机体的基本生理活动，否则就会产生一系列戒断症状，即发瘾。戒断综合征的发生标志着身体依赖性的形成。研究表明，用治疗剂量的海洛因一日4次，2～3天后便可用纳洛酮诱发戒断症状，对于已经脱毒的海洛因成瘾者，给予单次剂量40mg美沙酮，1周后还能用纳洛酮诱发出戒断症状，提示亚临床水平的身体依赖性仍然存在。身体依赖性往往在不知不觉中形成，当成瘾者某次未及时用药，出现戒断症状时，才知道自己已经成瘾。

心理依赖性又称精神依赖，是指人在多次用药后所产生的在心理上、精神上对海洛因的强烈心理渴求或强制性觅药倾向。海洛因的精神依赖性很强，是吗啡的4～5倍。这与它的药代动力学特性有关。海洛因通过两种方式引起心理渴求：一是用药后产生的强烈欣快感和松弛宁静感，这种感觉能满足成瘾者的心理需要，称为正性强化；二是停药后会产生难以忍受的戒断症状，这是成瘾者要尽量避免的，称为负性强化。这两种强化使人成瘾并难以自拔。身体依赖性消除后，精神依赖仍长久顽固存在，这往往是导致脱毒后重新用药的原因。尤其是回到原有的吸毒环境，重见昔日毒友、吸毒工具时，心理渴求会异常强烈，使脱毒者摆脱毒品的决心彻底瓦解。

耐受性是指由于反复使用海洛因后，其效应逐渐降低，必须增加剂量才能得到用药初期同等效应的一种现象。海洛因的耐受性增长很快，烫吸者初期每次只花50元就能得到欣快感，后期每日花上千元也找不到任何快感，更有每天使用5g而对血压、呼吸、脉搏无明显影响的病例报告。海洛因耐受性的产生与用药模式有关，医疗上有控制的间断用药，可在一定时间内保持治疗剂量的镇痛、镇静相等药效，而海洛因成瘾者为了追求快感无节制地不断加量，耐受性则会迅速产生。耐受性产生的机制是：①长期大量使用海洛因后，体内对海洛因的代谢速度会加快，组织内的浓度降低，效应也相应减弱；②脑内阿片受体长期被外源性阿片类物质抑制，数量减少，受体敏感性下降；③内源性阿片类物质（内啡肽、强啡肽、脑啡肽）产生减少。

海洛因的耐受性最早可在用药的2～3天内产生，一般多在15～30天内产生。海洛因的耐受性具有选择性的特点，在呼吸抑制、镇痛、镇静、呕吐、欣快等方面表现得很显著，而对缩瞳、致便秘作用则几乎不产生耐受性。因此，针尖样瞳孔就成为海洛因成瘾者的特征，便秘则成为长期困扰他们的并发症。

海洛因停止使用后，耐受性会迅速消失，这种现象可引起三个方面的问题：

（1）有些成瘾者用药剂量很高，快感也没有了，于是自愿接受脱毒治疗以消除耐受性，然后重新开始用药，以重获快感。

（2）当他们重新用药时，由于无知，常常沿用脱毒前的高剂量，易引起中毒和死亡。

（3）重新用药时，耐受性发生得更快，故每戒一次毒，耐受性就增长一步。

海洛因与其他阿片类麻醉药品之间有交叉耐受性，即海洛因成瘾者也可对阿片、吗啡、哌替啶、二氢埃托啡、美沙酮、丁丙诺啡等产生耐受性，反之亦然。

三、急性戒断症状及其产生机制

戒断综合征的产生是海洛因依赖的一个主要标志，它由一系列急性戒断症状组成。急性戒断症状是指海洛因等阿片类依赖者突然中断或减少使用所依赖的物质后所出现的一系列主观不适和客观体征。急性戒断症状的范围十分广泛，几乎可涉及机体的每一个系统。急性戒断症状的持续时间随干预方式和脱毒治疗方法的不同而长短不一，轻重程度也可因时间、地点和因人等的不同而差异较大，重者可难以忍受，轻者则可类似感冒。其轻重程度主要取决于每日使用剂量、药品纯度、用药次数、用药持续时间；其次，依赖者的健康状况、性格特征和戒断愿望的强烈程度也会影响戒断综合征的表现，但有封顶效应，即戒断症状的严重程度、持续时间不会因使用剂量、次数、时间的增长而无限制的严重或延长。急性戒断症状一般在停止使用海洛因 8～12 小时后开始出现，36～72 小时达峰，其中大部分症状在 7～10 天内逐渐减轻消失。一般来说，在没有机体其他并发症的情况下，急性戒断症状并不会危及生命。

急性戒断症状主要包括以下八大症状群，分述如下：

（一）疼痛症状群

按出现的频度依次有骨痛、四肢关节疼痛、腰胀痛、浑身肌肉酸痛、头痛和原发疾病的相关疼痛。疼痛症状几乎是每一个海洛因依赖者戒断过程中必不可少的症状之一，其产生的机制并不是机体出现疼痛的部位受到损伤或有病理性改变，而是在戒断过程中内源性阿片肽缺乏，机体抗痛系统的功能尚未恢复正常的结果。

疼痛症状出现的常见部位大多集中在机体的关节周围、骨膜等神经末梢分布比较丰富的区域。其轻重程度、出现和持续的时间因所用的脱毒药物和方法的不同而差异较大。一般在脱毒治疗的第 2 天开始出现，第 3～4 天较重，可呈持续性，之后逐渐缓解，随后多转为呈阵发性，有的可延续到第 7～8 天或更长。用美沙酮等同类药物替代递减治疗，疼痛症状可推迟数天或不再出现。用非阿片类药物治疗时，其出现时间与自然戒断相似。疼痛症状的出现意味着机体抗痛系统功能的恢复。一般来讲疼痛症状重者，持续的时间可相对较短；疼痛症状轻者，则有两种情况，一是出现在海洛因依赖程度较轻者，二是因为机体的抗痛系统功能恢复较慢，持续时间相对迁延。另外，年纪较大的患者其症状的严重程度可能较年轻者重，但持续的时间也可能较长。

还有一类症状如“骨头发痒”和“万虫噬骨”等，其产生的机制实际上与疼痛症状相似，也与机体抗痛系统的功能不足和感觉异常有关，但出现的频率比想象的要低。国内有些媒体夸张性的报道和宣传在这方面产生了许多误导作用，这些症状有时候甚至成了脱毒者求药的借口。

机体原有的或并发的其他疾患如外伤、劳损等，在脱毒治疗期间也可能表现出疼痛，有的可延续到脱毒完成后的相当一段时间。

疼痛症状群往往伴有强烈或明显的情绪反应，患者焦虑、烦躁、坐立不安、易激惹，有时甚至出现行为激越。

脱毒治疗期间出现的上述疼痛症状群是脱毒者最难忍受的戒断症状之一，也是医师最难处理的症状之一。常见的有：

1. 骨痛及关节痛　较典型的骨、关节疼痛发生在脱毒后的第 2 天和第 3 天，但通常在脱毒的 10 余小时后，多数人便可出现关节的酸胀不适感。疼痛部位多集中于较大的关节和靠近关节的部位，如膝关节及胫骨、肘关节及尺骨，部分人表现为手指关节疼痛。症状一般持续约 3 天左右，大多数人在脱毒的第 5 天后该症状可明显缓解或消除，仅留下一些关节酸软的感觉。在出现较典型骨、关节疼痛时，戒毒者往往表现为不断变换体位和关节的姿势，或反复捶打关节部位，以期获得缓解。大多数人同时还伴有明显的情绪反应，表现为焦虑、烦躁和坐立不安等。

2. 肌肉酸胀疼痛　多在脱毒治疗的第 1 天开始出现，可持续数日，其程度多以第 2～5 天为重，之后逐渐缓解。出现的部位以下肢肌肉多见，特别是小腿肌肉。有的患者可表现为全身肌肉的酸胀不适感。就其性质而言，多数脱毒者将其描述为类似于剧烈运动后出现的肌肉酸胀和疼痛，但不同的是，此时的脱毒者多难保持相对固定的姿势，喜欢用按摩和不断变换姿势来缓解。

3. 腰背疼痛　差不多与肌肉酸胀及疼痛同时出现，但持续的时间相对较长，少数人甚至可持续到脱毒治疗完成后的一段时间。

4. 浑身疼痛不适　是绝大多数脱毒者脱毒期间的主诉之一。严格地讲，这并非是典型的疼痛，而是一种很难用语言表达清楚的全身不适感。

5. 头痛　脱毒过程中并不多见，多表现为间断性或一过性，部分脱毒者可有头痛、头胀的主诉，少数则主诉为头痛欲裂。

6. 其他疼痛　躯体的其他原发疾病、陈旧的外伤等在此时可表现出相应的疼痛，如乙型肝炎患者此时可出现明显的肝区疼痛，尿道感染和性病患者可出现尿道烧灼样疼痛，骨折愈合后患者出现骨折部位的疼痛等。这类疼痛的定位相对较为局限，多出现在原发疾病的部位。

疼痛症状群是海洛因等阿片类物质依赖者脱毒期间常见和主要的症状之一。多数情况下并非是机体受到伤害性刺激时所产生的疼痛，而是机体抗痛系统由于内源性阿片肽缺乏和不足所致的痛觉过敏现象，是机体抗痛系统功能低下的表现。这类疼痛可随机体抗痛系统功能的逐渐恢复而逐渐缓解和消失。

（二）神经精神症状群

对海洛因的渴求感、情绪抑郁、焦虑、烦躁不安、坐卧不宁、睡眠障碍几乎是所有戒毒者脱毒期间均会出现的症状，其严重程度可因个体的不同而存在程度上的差异。

1. 渴求感　是指一种反复出现的、不可抑制地、强烈地、顽固地想要得到和使用毒品的渴求和冲动状态。渴求感存在于整个脱毒过程之中，是在脱毒完成后也长期存在的一种渴望使用海洛因的冲动。海洛因依赖者将其称之为“心瘾”、“想瘾”。渴求感在多数情况下并不是简单地靠意志就能够克服的，只要条件可能，它便如同机体的本能欲望一样，顽强地要求获得满足。这种冲动的有无，与脱毒治疗环境、脱毒治疗药物和方法并无明显关系，而是海洛因对中枢神经系统作用的结果。无论在何处、用何种方法脱毒，戒毒者对海洛因的渴求感始终是存在的。在脱毒治疗过程中，渴求感得到满足的直接结果是使戒断症状缓解或消除，而在脱毒过程完成后，其直接的结果则是快感的获得。因此，简单地将渴求视为“意志薄弱”、“戒毒决心不大”、“不想真心戒毒”是不够客观和全面的。海洛因依赖小鼠在脱毒期间和脱毒后的相当一段时间内所表现出的顽固性位置偏爱现象说明，渴求感是一种客观存在，并不是主观上想与不想的问题，主观因素只不过为渴求感增添了某种色彩而已。

2. 烦躁不安、焦虑　也是脱毒过程中常见的症状，多出现于脱毒治疗过程的头几天，常与其他戒断症状同时出现。其原因可能与海洛因等阿片类物质对情绪中枢激动作用的解除或减弱有关，也可能与躯体其他不适有关，有的还可以是渴求感的一种外在表现。若用同类药物替代递减，治疗的早期这类症状可明显减轻，但在治疗后期低剂量或接近停药时多数脱毒者仍会出现这类症状。

3. 静坐不能、静卧不能　以脱毒过程的早、中期为多见。表现为频繁改变体位和姿势，忽而站起，忽而坐下，四肢不断地改变位置，似乎找不到合适的地方放置。此时，常伴有烦躁不安等情绪反应。此症状在脱毒者入睡前表现得尤为明显，可严重影响脱毒者的睡眠。

4. 全身酸软无力、虚弱感、病感　可见于脱毒的全过程和脱毒完成后的一段时间内。这些症状可能与两方面的因素有关：一是戒断症状作为一种机体的应激反应，客观上消耗了体力，使机体出现酸软无力；二是脱毒期间没有了海洛因的作用，使脱毒者主观上感觉到虚弱和病感。若在脱毒过程中和脱毒后过多强调身体虚弱、需要休息、补养和调养等，则可导致这些症状的加重和持续时间的延长。

5. 自伤自残、伤人毁物　在自然脱毒过程中并不少见。有的脱毒者用烟蒂灼烫自己的皮肤，有的用锐器划破自己的血管，有的吞食铁钉、碎玻璃片，有的脱毒者则毁坏身边的物品或门窗等，极少数脱毒者可对周围人出现攻击行为，但不多见；有些脱毒者戏剧性地表现出想要自杀的行为，但真正自杀者不多。这些现象多在其他戒断症状较重和伴有强烈情绪反应时出现。严格地讲，这应该是脱毒者对诸多戒断症状所做出的反应，而不是典型的戒断症状。

6. 抽搐、癫痫样发作　单纯的海洛因依赖者在脱毒过程中可出现局部肌肉抽搐现象，多见于上肢和下肢肌群，较重者可伴有肢体的抽动。有癫痫病史的海洛因依赖者脱毒过程中可出现惊厥和典型的癫痫发作，来势凶猛，症状严重。曾有一例有癫痫史的女性海洛因依赖者，在脱毒过程中因出现癫痫大发作而咬掉自己的牙齿。另外，合并使用安定类药物，特别是长期合并使用的海洛因依赖者，在脱毒过程中易出现惊厥和癫痫样发作，应引起重视。

7. 错觉、幻觉　典型的错觉和幻觉在自然脱毒过程中较为少见，仅有少数脱毒者可出现一些与海洛因有关的错觉或幻觉，如将白色颗粒状物体当成海洛因，将管状物体当成注射器。另外，许多脱毒者可在梦中“见到”或“得到”海洛因。错觉、幻觉、谵妄在脱毒治疗过程中并不少见，这些症状的出现与多药滥用（安定类）及脱毒期间镇静催眠药使用不合理有关。多表现为意识模糊、定向障碍、自言自语、胡语、辗转反侧、动作增多、四处寻找藏匿的毒品，有时出现使用毒品的习惯性动作。

8. 情绪抑郁　多出现于脱毒治疗后期和脱毒完成后的一段时间内。当脱毒治疗接近完成以后，海洛因依赖者不得不在没有海洛因的情况下面对现实生活，未来的出路与前途等问题都不可避免地摆在脱毒者的面前，这一段时间的情绪抑郁多与对现实的适应不良有关。多为反应性抑郁，也有的会因此诱发内源性抑郁。

9. 嗜睡、昏睡和昏迷　极少数海洛因依赖者在自然脱毒过程中会出现嗜睡或者昏睡，出现昏迷极为罕见，多出现在伴有躯体并发症时，一旦出现，应引起高度重视。

（三）睡眠障碍

是海洛因依赖者脱毒过程中最常见的症状之一，几乎伴随脱毒的整个过程，部分患者甚至可达数月之久。对于脱毒者来说，睡眠障碍是脱毒过程中最难忍受的症状之一，往往导致患者出现焦虑不安、烦躁、情绪冲动和激越行为，有时甚至出现自伤自残和攻击行为。部分患者可因此而动摇戒毒的决心，或以此为借口与管理人员和医务人员发生冲突；有的可能因此离开或逃离医院和戒毒所。对于医护人员来讲，睡眠障碍也是一个令人头痛和左右为难的问题。

海洛因依赖者脱毒过程中的睡眠障碍表现较为复杂，加之戒毒者主诉的可信度大多存在问题，如情绪的烘托和戏剧性的夸大，有时往往真假难分、轻重难辨。现就其临床表现特点、分型叙述如下：

1. 入睡困难　入睡困难一般可见于以下两种情况：

（1）疲乏困倦但无法入睡：患者主观感觉十分困倦，昏昏沉沉，浑身酸软乏力，甚至连眼皮也无力睁开。客观上也可见患者睡意浓重，哈欠不断，但患者卧床后却见其辗转反侧、烦躁不安、无法入睡。此表现频繁出现于脱毒开始后的1周内，1周后可有部分缓解，但仍可迁延数周。其原因可能是在脱毒期间，机体一方面出现自主神经功能紊乱，特别是交感神经处于兴奋状态，机体代谢活动增强，体力消耗较大而出现疲乏；另一方面，停止使用海洛因后，海洛因对中枢神经系统的抑制作用被解除，大脑皮质兴奋，再加上其他戒断症状的出现，均可成为影响入睡的因素。

（2）没有睡意：在脱毒的后期，部分脱毒者可出现晚上兴奋、深夜不睡和不停地来回走动，脱毒者称之为“越到深夜越清醒”和“狂走症”。这些症状的出现，可能是脱毒晚期海洛因对中枢抑制解除后的反跳现象，有的则可能是睡眠时相颠倒。

2. 屡睡屡醒　在脱毒的早、中期，有的脱毒者由于受戒断症状的折磨显得疲乏无力，困倦难耐。此时有的脱毒者在环境安静的条件下可以入睡，但往往刚睡着后很快又因戒断症状的发作而醒转。醒来时脱毒者常伴有满身大汗，或是骨关节疼痛等其他戒断症状。这种屡睡屡醒症状有的可持续几天，脱毒者也常常因此而变得烦躁不安、情绪起伏不定，有的甚至出现行为激越。

3. 睡眠表浅与失眠感　几乎在整个脱毒治疗期间，脱毒者的睡眠都可处在较为表浅的状态，而且常伴有与海洛因有关的梦境。脱毒者将其描述为一种似睡非睡的状态，但多数脱毒者将其说成是“失眠”、“一夜没睡”、“几天几夜都没合眼”。临床上常常有这样的情况，同期脱毒的人和医师查房时均反映脱毒者一夜未醒，但次日脱毒者却主诉整夜未曾合眼。实际上，这并非是真正的失眠，而是脱毒者主观上的一种“失眠感”，是睡眠表浅、睡眠质量较差和对睡眠缺乏满足感的表现。

4. 睡眠时相颠倒　这是脱毒治疗后期较为常见的现象之一。在经过数天较重的戒断症状后，脱毒者往往已是筋疲力尽、疲惫不堪，多数人此时是可以睡得着的，由于脱毒者总是认为自己几天没有睡好，应该补一补，加上长期使用海洛因形成的早上不起、晚上不睡的睡眠习惯，故此时脱毒者常是白天睡得较多，晚上无睡意或是睡不着。许多脱毒者也常将此说成是“失眠”，这实际上是睡眠时相的颠倒。

5. 昏睡　在海洛因依赖的脱毒过程中偶尔可见。其睡眠程度较正常为深，但可唤醒，唤醒后可再次入睡。

（四）消化系统症状群

常见食欲下降、厌食、恶心、呕吐、腹胀、腹痛、腹泻等，多见于脱毒治疗的第1周内，采用非阿片类药物治疗时症状较重，采用阿片类药物替代递减时症状较轻，但在后期低剂量时和停药后仍可不同程度地出现。

在采用中草药戒毒时，呕吐、腹泻症状一般较重，出现时间也通常较自然脱毒时为重。中医认为，呕吐和腹泻有利于排毒，故绝大多数中草药戒毒药中均含有催吐和导泻的成分。在采用美沙酮等阿片类药物替代递减治疗时，腹泻症状出现较晚，多在低剂量或停药后出现。

1. 食欲减退　是整个脱毒过程中普遍存在的症状，有的脱毒者甚至数天不想或不能进食。一般在戒毒2～3天后脱毒者开始少量进食，约在4～5天后食欲明显增加。

2. 恶心、呕吐　在脱毒过程的早期较为多见，表现为反复地恶心、干呕和不断地呕吐。由于进食极少或不进食，呕吐物多为胃内容物或胆汁。有的脱毒者甚至一看到食物或是有进食动作时便可产生强烈的、抑制不住的呕吐。在脱毒过程的后期，随着胃肠道功能的恢复，恶心呕吐可减轻或消失。

3. 腹痛、腹泻　腹痛可见于脱毒过程的早期，多由于胃肠道平滑肌痉挛所致，多不伴有腹泻；在脱毒过程的后期，大多数脱毒者均会出现腹痛腹泻症状，民间俗称拉“烟痢”，每天数次到十数次不等，但通常持续不超过2天，2天后多可自然缓解。

4. 其他原发疾病的症状　海洛因依赖者在使用海洛因期间，其生活起居、进食等多无规律，往往容易罹患消化系统疾病，如胃炎、胃十二指肠溃疡、慢性肠炎等。使用海洛因时，由于海洛因强大的镇痛作用，这些疾病可被掩盖而无症状表现，或是没有引起注意。在脱毒过程中，由于海洛因抑制作用的解除，原有疾病的症状可再次出现，甚至恶化。

（五）自主神经系统症状群

常见流泪、流涕、鸡皮征、寒战、发热、出汗、寒热交替等。

1. 流泪、流涕　典型的流泪、流涕常伴有哈欠，一般在停止使用海洛因约6～8小时后出现，脱毒者双眼充满眼泪，眼泪、鼻涕可不停地往下流，伴哈欠时尤为明显，鼻涕多为清涕，尽管脱毒者不断擦鼻，但流涕仍可持续不断。

2. 鸡皮征　是海洛因依赖者较为典型的戒断症状之一，多见于上肢及躯干部位。呈阵发性，多伴有发冷或寒战。脱毒过程的早、中期较为多见，后期则可减少，但在脱毒完成后的相当一段时间内仍可出现。与海洛因有关的语言和使用海洛因的动作刺激，有时也可诱发出较为典型的鸡皮征发作。

3. 寒战、发热、寒热交替　这类症状与天气多无直接关系。发冷时脱毒者自觉冷入骨髓，可有寒战，加衣加被均无作用；发热时浑身烧灼难耐，需脱衣解扣以求缓解。发冷和发热往往交替出现，通常发冷的时候要多于发热。

4. 出汗　在脱毒过程中，无论是发冷还是发热时均可伴有出汗，发冷时脱毒者皮肤可有潮湿感，发热时可见满头大汗。另外，多数脱毒者在睡眠中可出现大汗淋漓、湿衣湿被等盗汗症状。随着脱毒过程的完成，出汗症状可逐渐减少。

（六）呼吸系统症状群

常见哈欠、喷嚏、气管发痒、胸闷、气短、呼吸加快、咳嗽、咳痰、胸痛等。

1. 哈欠、喷嚏　是脱毒过程中最有代表性的症状之一。常出现于停止使用海洛因约6～8小时后，但在整个脱毒过程均可出现。哈欠的特点为连续成串，多伴流泪、流涕，以早上醒后出现较多；喷嚏的特点是一口气连续数个，并伴有鼻涕眼泪。哈欠、喷嚏在脱毒完成后的相当一段时间内仍可出现。

2. 胸闷、气短　有相当一部分患者在脱毒的早、中期可主诉气不够用，感到胸闷气短和呼吸困难等。其原因可能是由于戒断状态下机体的代谢加强，耗氧量增加和海洛因对呼吸中枢的抑制解除后，呼吸中枢对血中二氧化碳分压的敏感性增加，使机体出现相对缺氧的结果。

3. 气管发痒　用锡箔纸烫吸海洛因者多见。表现为一种与呼吸有关的胸骨后不可名状的不适感，常伴有烦躁不安的情绪反应，是脱毒者难以忍受的症状之一。

4. 其他原发疾病的症状　海洛因依赖者由于长期通过呼吸道使用毒品和大量吸烟，可损伤呼吸道黏膜。在使用海洛因等阿片类物质时，由于其对咳嗽中枢和呼吸道腺体的抑制作用，故咳嗽咳痰症状不明显。在脱毒过程中随着海洛因抑制作用的解除，咳嗽、咳痰症状便可明显表现出来。因此，有的脱毒者可出现反复咳嗽和大量咳痰，部分患者可伴有明显胸痛。若脱毒者合并有诸如支气管扩张、肺炎等疾病时，还可见到咯脓痰和痰中带血等。

（七）泌尿生殖系统症状群

常见的有排尿困难、少尿、无尿、滑精等。

1. 少尿、无尿　在脱毒过程中，由于进食进水的明显减少，加上频繁呕吐、腹泻和大量出汗，可造成体液丢失和脱水状态，故脱毒者的尿量一般都有所减少，部分患者可出现明显的少尿，甚至无尿。

2. 排尿困难　脱毒过程的头几天，有少数脱毒者会出现膀胱逼尿肌无力，表现为排尿困难、排尿无力和排尿不畅。

3. 滑精　多数男性脱毒者在脱毒过程的早、中期均会出现滑精。多发生在睡眠当中，但常和与性有关的梦境无关，有的人当时并无知觉，醒来后才知道。滑精多在夜间出现，有时也可见于白天。滑精症状可频繁出现，有的脱毒者可连续数晚均出现滑精。具体来说，自然脱毒时多出现在戒断症状较重的第2～4天，有的可一天内出现数次；采用美沙酮等阿片类药物时，多出现于脱毒治疗的后期；采用中草药戒毒时，多见于治疗的第5～7天。

4. 其他原发疾病的症状　合并有尿路感染时，可出现尿频、尿急、尿痛等；伴有性病时可出现尿道口流脓、小便疼痛等症状。

（八）心血管系统症状群

常见的有心慌、心率加快、血压增高等症状。

1. 心慌、心率加快　心慌是脱毒过程中几乎不可避免的症状之一，也是脱毒者最难忍受的症状。心慌可见于两种情况：一种是伴有明显心率增快的心慌，心率减慢后此类心慌可明显缓解或消除；另一种是不伴有心率加快的心慌，这种“心慌”伴有明显的心神不定的情绪成分，有的脱毒者将其描述为一种“心痒猫抓”的感觉。前者是交感神经兴奋的表现，随着心率的下降可缓解；后者多与脱毒者的主观感觉有关，可能是一种感觉过敏，实际上是一种心烦意乱的感觉，心率减慢后也无明显缓解。

2. 血压增高　从理论上讲，脱毒过程中出现的戒断症状是机体的一种应激反应，表现为交感神经张力增高的诸多症状，故脱毒者的血压此时应该是呈增高的表现。但临床观察发现，大多数脱毒者的血压并无明显升高，有的反而出现下降。

四、急性中毒

海洛因滥用超过个体的耐受量时，极易产生急性过量中毒。过量中毒是海洛因成瘾者较为常见的死亡原因，占死亡率的50%以上，绝大部分是由于严重呼吸抑制而死亡。海洛因过量中毒以院外中毒多见，少数可在住院脱毒期间偷吸或注射海洛因所致。由于历史原因，各级综合性医院的医师缺乏相应的知识和经验，而院外海洛因过量中毒要求就近、就地进行抢救，若不能及时有效和妥善地进行救治，往往导致死亡。因此，熟悉和了解海洛因过量中毒的临床表现，及时、准确地诊断和积极有效地抢救，可减少不必要的会诊、转诊，提高抢救成功率。

（一）原因

海洛因过量中毒大多源于意外，与使用海洛因的方式、剂量有关。烫吸者主要从口（鼻）吸入，因其操作复杂、时间长，一次进入体内的数量、速度有限，且当烫吸过程中成瘾者不能耐受时会自行停止吸食，因而烫吸者发生过量中毒较为少见或中毒程度较轻。静脉注射海洛因一方面因操作简单，一次性进入体内的数量、速度具有随意性，一旦注射量超过个体耐受量或注入速度过快，可很快在体内达到中毒、致死浓度，立即出现中毒症状。另一方面，静脉注射可产生较烫吸更为强烈的欣快感，这正是成瘾者所追求的。这两点决定了静脉注射是海洛因过量中毒的最常见方式。

海洛因过量中毒的原因有：

1. 个体耐受性低　见于初次和初期使用海洛因的吸食者。由于长期海洛因吸食者的诱惑和劝说，产生了尝试海洛因的动机和行为，但由于对自身耐受性缺乏了解和缺乏用药经验，故初次使用海洛因时往往按长期海洛因吸食者的剂量使用，从而造成过量中毒。

2. 为追求欣快感，盲目提高海洛因使用剂量或改变用药途径。

3. 仅凭经验确定海洛因的用量，估计用量往往偏大。

4. 不同来源海洛因的纯度时有变化，吸毒者往往很难准确判断其纯度。

5. 个体在不同时期耐受性可有变动：脱毒治疗期间、脱毒治疗之后，体内对海洛因的耐受性可明显下降，此时若按脱毒前的用量使用海洛因，极易造成过量中毒，尤其是静脉注射者，80%～90%都可能造成过量中毒。

6. 滥用海洛因的同时大量酗酒或合用其他药物，如镇静催眠药（如用安定注射液作溶剂）、中枢抑制剂（如氯丙嗪、可乐定等），可使海洛因对中枢的抑制作用加强。

7. 戒毒过程中使用美沙酮等脱毒治疗时若同时滥用其他阿片类激动剂，两者协同作用可导致急性中毒。

（二）临床表现

典型的表现为中毒三联征：昏迷、呼吸抑制、瞳孔缩小（针尖样）。具体表现如下：

1. 中毒三联征　吸入过量的海洛因一般程度较轻，主要表现为：过度镇静、昏睡、呼吸减慢、瞳孔缩小、对光反射迟钝。静脉注射过量的海洛因中毒程度往往较重，表现为：意识障碍、昏迷、腱反射消失，个别严重者出现惊厥；呼吸抑制显著，呼吸频率可降低到3～4次/分钟，可有呼吸节律改变或出现周期性呼吸，严重者呼吸停止。其原因可能是呼吸中枢对二氧化碳分压（PCO_2）的敏感性下降所致，是中毒者早期死亡的主要原因。体检时可见口唇指端发绀，发绀的程度可提示中毒的深度和时间；瞳孔缩小，严重时可出现针尖样瞳孔，是海洛因过量的特征性症状，同时对光反射消失、双眼球固定。但过大剂量中毒者因缺氧或合用其他药物中毒时，可出现瞳孔散大，对光反射消失。

2. 血压降低、心率减慢、心律失常　过量中毒早期血压尚能维持正常，中毒严重时由于缺氧可使血压降低，在呼吸改善后可好转。若卧位时出现严重低血压还应考虑是否有血容量不足或合并使用了其他药物（如氯丙嗪、可乐定等）。心率常减慢，部分中毒者可出现心律失常。

3. 非心源性肺水肿　见于严重病例。可在中毒开始时出现，也可在中毒后24小时内发生。表现为口唇发绀、口吐白沫、咳粉红色泡沫样痰；双肺听诊可闻喘鸣音、中小水泡音等。目前原因尚不十分明了，可能与缺氧、酸中毒、血管损伤、组胺类物质释放有关。非心源性肺水肿易引起呼吸衰竭，是中毒死亡的主要原因之一。有的虽能维持呼吸，但也常死于休克和肺炎等并发症。

4. 其他表现　常见如下症状：体温过低，皮肤冰凉发黏；腹胀、肠鸣音减弱；少尿、尿潴留；多处陈旧性和新鲜注射针痕、静脉变硬；骨骼肌松弛、上腭松弛；舌后坠，可阻塞呼吸道。

第三节　诊　　断

一、诊断程序

（一）询问病史

准确详尽的病史是正确诊断和治疗的基础，然而准确的病史却不易获得，因为海洛因成瘾者往往不愿意让别人知道自己吸毒的真实情况，有的会夸大吸食海洛因的剂量，多见于自愿戒毒者，以求得更多的治疗药物；有的则千方百计缩小自己的剂量，多见于强制隔离戒毒人员，想尽量减轻惩罚。因此医师必须掌握一定的询问技巧与方法，病史的内容主要为海洛因滥用史，应包括首次吸毒的时间及年龄、首次吸毒的原因、吸毒方式、吸毒后的反应、合并滥用药物情况、吸毒剂量、有哪些戒断症状、末次使用毒品的剂量与时间、既往戒毒史、既往躯体疾病史等，具体内容可参考药物滥用调查表，但需要细化。

（二）体格检查

在对吸毒人员进行体格检查时，除常规体检外，应着重注意检查与海洛因滥用相关的体征，海洛因吸食者的常见体征有：面容晦暗、表情猥亵；鼻黏膜充血，甚至有鼻中隔溃疡；针尖样瞳孔多见于不久前大量使用海洛因者，瞳孔扩大多见于出现戒断症状者；皮肤可见密集的注射瘢痕或条索状瘢痕，可有沿静脉走向的皮肤色素沉着，常见于前臂、手背；注射部位的皮肤脓肿；手腕或大腿部位烟头烫伤或瘢痕；腕部及颈部有刀伤瘢痕；消瘦、营养不良；流泪、流涕、哈欠等戒断症状。

（三）实验室检查

包括血常规、肝功能、乙肝三系、心电图、脑电图、胸腹平片、梅毒血清学、支原体检查、衣原体检查、HIV检查，这里不作详细说明，可参见第八章。现就专科特异性检查做一介绍：

1. 尿液毒品检测　海洛因进入人体后快速代谢成单乙酰吗啡和吗啡，单乙酰吗啡再代谢为吗啡，故吸食海洛因后的检测主要是测定标本中的吗啡代谢产物，常用吗啡金标筛选试剂盒。

现就吗啡金标筛选试剂盒的原理、使用方法、注意事项做一介绍：

该试剂盒在测试区（T）的高分子膜上含有吗啡偶联物，在加样孔（S）含有抗吗啡胶体金抗体，在控制区（C）含有羊抗鼠抗体。

测试时，尿液滴入试剂盒（S）孔内，尿液在毛细效应下向上层析。如吗啡在尿液中浓度低于300ng/ml，抗吗啡胶体金抗体不能与尿液中吗啡全部结合，抗吗啡胶体金抗体在层析过程中会与固定在测试区（T）高分子膜上的吗啡偶联物结合，在测试区（T）会出现一条紫红色带，检测结果为阴性。如果吗啡在尿液中浓度高于300ng/ml，抗吗啡胶体金抗体与尿液中吗啡全部结合，在测试区（T）没有剩余的抗吗啡胶体金抗体与吗啡偶联物结合而不出现紫红色带，检测结果为阳性。无论吗啡是否存在于尿液中，一条紫红色带都会出现在质控区（C）。紫红色C线没有出现，表明试剂盒失效。紫红色C线是判定吗啡金标筛选试剂盒是否失效的标准。

该产品仅提供初步筛选结果，检测结果呈阳性时，应选用其他方法（如TLC/GC/HPLC或GC/MS等）进一步分析。

【尿液样本收集及保存】

（1）尿液收集在洁净的玻璃或塑料器皿中；尿液不加任何防腐剂。

（2）尿液如不能及时进行检验，2～8℃可保存72小时；－20℃以下可长期保存。

（3）尿液忌反复冻融；冷藏或冷冻的尿液在检测前要恢复至室温（18～30℃），混匀。

（4）尿液若混浊，需先离心，去除沉淀后再进行检测。

【操作方法】

（1）从铝箔袋内取出试剂盒平放于实验台上。

（2）用吸管吸取尿液，向试剂盒的加样孔（S）中滴加3滴（100μl）尿液。

（3）等待3～5分钟从观察孔中读取结果，10分钟后读取结果无效。

【结果判定】

阳性（＋）：仅质控区C出现紫红色带，而测试区T无紫红色带，表明尿液中吗啡浓度在阈值（300ng/ml）以上。

阴性（－）：质控区C及测试区T均出现紫红色带，不论颜色深浅，均表明尿液中吗啡浓度在阈值300ng/ml以下。

无效：质控区 C 未出现紫红色带，表明试剂盒失效。

【注意事项】

（1）试剂盒的检测结果是阳性，而当事人又不承认滥用了阿片类制剂，应询问当事人最近 1～2 天内使用过什么药物，分析这些药物对试剂盒检测结果是否产生干扰。如当事人在 48 小时内使用了含可待因或阿片成分的药物，吗啡金标筛选试剂盒的检测结果呈阳性是正常现象。

口服下列药物会使吗啡金标筛选试剂盒尿检结果呈阳性：新泰洛其、枇杷止咳露、联邦止咳露、甘草合剂、甘草片、氨芬待因片等。主要是因为新泰洛其、枇杷止咳露、联邦止咳露、氨芬待因片含有可待因成分；甘草合剂、甘草片含有阿片成分。

某些了解这些医药常识的吸毒人员可能会以此抵赖其滥用阿片制剂的事实。在这种情况下若想证明他（她）滥用了阿片制剂，可采用头发/尿液/血液进行定性分析。

（2）要注意尿样的采集时间，在实践中有这样一种情况，就是尿检对象在抓获前刚吸食阿片类毒品，且为第一次，或医护人员在发现偷吸行为后急于取尿分析，此时结果常为阴性，但这个阴性是假阴性。原因是毒品还没来得及经肾排泄入尿，故应在怀疑吸毒后至少 2 小时留尿结果才可靠，最好是在怀疑吸毒后 4 小时留尿。

（3）试剂盒都有标示灵敏度，如吗啡试剂盒一般厂家标示灵敏度是 300ng/ml。实际上厂家在这里省略了一个灵敏度范围，这个范围一般厂家控制在 25%，试剂盒较为科学的灵敏度标示应是（300±75）ng/ml。吗啡浓度在 225ng/ml 以下时，试剂盒检测结果呈阴性；吗啡浓度在 375ng/ml 以上时，检测结果呈阳性；吗啡浓度在 225～375ng/ml 范围内时，检测结果可能呈阳性，也可能呈阴性。任何一个品牌的试剂盒均是如此。

（4）用试剂盒进行尿液检验后，在测试区（T）没有出现一条明显的紫红色条带，却出现两条很细的红线，这两条很细的红线在术语上称为“鬼线”，是生产工艺及技术有欠缺造成的。如在检测中出现“鬼线”，最好再进行一次检验，如仍出现“鬼线”，应更换其他批次的产品或更换其他品牌的产品。

（5）试剂盒的加样量不是越多越好，应根据产品的试剂纸条宽度和工艺决定，一般说明书中都有较为准确的加样量。如 FENGE 毒品筛选试剂盒的加样量是 3 滴（大约 100μl）。加样量过多可能导致检测线扩散，影响结果的观察；也可能出现尿液从试剂盒边缘渗出的现象。加样量过少可能层析不完全，控制线（C 线）不出现。

（6）在现场或戒毒所发现可疑粉末，可以用吗啡金标筛选试剂盒进行检测，取少量粉末用洁净水溶解，将溶液滴入试剂盒加样孔（S）进行检测。阴性结果可以肯定不是麻醉毒品，阳性结果必须送实验室进行确证分析。

（7）吗啡金标筛选试剂盒可以对火锅中罂粟壳进行检测。将取来的火锅汤（底部）放入适当的器皿中，置于冰箱的冷冻层，经过一段时间，火锅汤上面的油脂凝结，弃掉上面的油脂。下层的汤经过离心、过滤得到清液，将清液直接滴入试剂盒加样孔中进行检测。

（8）有时采集到尿液样本后不能及时进行检测，或样本检测后要保留一段时间以备复查。可将样本冷藏保存，4℃环境可保存 4 天；－4℃以下环境可保存 15 天。

2. 头发/尿液中吗啡快速检测系统　该系统是一套集样品前处理和定性检测为一体的检测方法。尿液或头发经过适当的前处理，再进行薄层分析。方法是在尿液或头发样本中加入衍生化试剂，衍生化试剂与尿液或头发样本中的吗啡生成一种稳定的肉眼可见的橘黄色产物。对吗啡的检出阈值为200ng/ml（尿液）以上、2ng/mg（头发）以上。此方法可以得出吗啡检验的定性结论。这是因为人不管采用什么方式滥用麻醉毒品，毒品都会通过血液分布到全身，同时也分布到头发毛囊中。毛囊是头发生长的营养源，麻醉毒品随着其他物质一同从毛囊进入头发中。头发中没有生物活性酶，麻醉毒品一旦进入头发中就不再代谢、降解，从而稳定下来。发梢的毒品含量高于发根，因此根据头发的生长速度还可以分析人滥用麻醉毒品的历史。

3. 免疫色谱分析法 当海洛因成瘾者本人拒绝承认吸毒时，尿液海洛因检测分析作为诊断的客观依据之一，对诊断的确定有重要作用。常用的尿液毒品检测方法主要有免疫分析和色谱分析两大类：①免疫分析包括：放射免疫测定（RIA）；酶标免疫测定（EIA）；②色谱分析包括：薄层色谱法（TLC）；气相色谱法（GC）；高效液相色谱法（HPLC）；气质联用（GC-MS）。

免疫分析方法灵敏、快速和费用低廉，但分析所采用的抗体特异性低，容易产生交叉反应。确证实验的方法应该具有高灵敏性和高特异性。多数色谱分析可作确证分析，但仪器昂贵。而薄层色谱法（TLC）既可作筛选实验，偶尔也可作确证，灵敏性虽然不如免疫分析，但方法简便、快速实用、结果可靠且不需要特殊仪器，一般医疗机构均可进行，故被卫生部药政管理局推荐编入《阿片类成瘾常用戒毒疗法的指导原则》一书中。故本书仅介绍薄层色谱法进行尿液毒品检测，需深入一步了解其他方法的请参考其他书籍。

【薄层色谱法（TLC）的尿液毒品检测方法】

量取尿样5ml（如吗啡含量过底可适当增加取样量），加入浓盐酸0.5ml（取样量的1/10量），在高压消毒锅中（15psi）加热，水解半小时，过滤，加氢氧化钾-硼酸钠缓冲液（氢氧化钾114g溶于100ml水中，所组成的溶液和硼酸钠饱和水溶液1∶3的混合液）约2ml，pH至9，用15ml异丙醇（3∶1）混合溶媒提取1次。用力振摇1分钟，静置分层后，分出有机层。用5ml水洗涤1次，将有机层通过无水硫酸钠过滤，蒸去溶媒，加入甲醇0.2ml溶解，然后再进行薄层色谱分析。

（1）薄层色谱分析的设备：①吸附剂：0.2%甲基纤维素钠水溶液调制铺板；②点样量：供试液10μl、吗啡对照品甲醇溶液（1mg/ml）10μl；③展开剂：系统A：乙酸乙酯∶甲醇∶浓氨水＝85∶10∶5（v/v/v）；系统B：甲醇∶浓氨水＝95∶5（v/v）。展开后的薄层板在空气中放置，使氨蒸气挥发尽，或用热吹风机吹去板上遗留的氨蒸气；④显色剂：稀碘化钾试剂（dragendoff试剂）：取次硝酸铋0.85g，加冰醋酸10ml与水40ml溶解后即得。临用前取5ml，加碘化钾溶液（4g碘化钾溶于10ml水中）5ml，再加冰醋酸20ml用水稀释至100ml即得。显色前可在紫外灯下（254nm）观察暗斑。

（2）检验结果的判定：①根据样品中是否有同标准吗啡斑点相同Rf值的斑点来判定有无吗啡存在，并将样品显色点与定量点样的标准吗啡色点比较，可粗略估计尿样中吗啡的含量；②薄层展开后，样品斑点如在标准吗啡斑点相同位置处出现含糊不清的可疑色斑，则需采用制备薄层的办法，把样品的可疑色斑富集后，再进行薄层色谱分析，如此使结果更明确并可提高检出的可能性。

本方法对于尿液中同时存在其他戒毒药、镇痛药如美沙酮、丁丙诺啡、哌替啶、二氢埃托啡时不干扰吗啡的测定。

4. 纳洛酮促瘾试验　主要用于诊断患者是否为阿片类物质依赖、判断住院期间有无偷吸、判断有无复吸和出院时是否充分脱毒，也用于纳曲酮（NTX）维持的治疗前准备。纳洛酮促瘾试验可选择如下的方法进行：

（1）静脉促瘾法：①吸 0.4mg 纳洛酮于注射器中准备；②先由静脉注入 0.2mg，观察 30 秒钟，看是否出现戒断症状，如否，再注入余下的 0.2mg，以 CINA 量表观察戒断症状的出现与否，共需观察 3 次共 20 分钟。

（2）重新催促法：对于一些在不久前刚吸入大量海洛因的成瘾者，以上剂量与观察时间可能不够，需要重新催促，纳洛酮剂量为 0.4～0.8mg 视情况而定，注意应在上次注射纳洛酮后 30 分钟内进行，因为纳洛酮的半衰期为 1 小时左右，间隔时间过长起不到剂量叠加作用。观察时间可延长到 1 小时，观察方法如前。

（3）皮下注射促瘾法：对于一些静脉功能不好的对象，可以试用皮下注射，可直接经皮下注射 0.8mg 的纳洛酮，以 CINA 量表观察 45 分钟，如不能确认为阳性，应重新进行促瘾试验，方法为再次从皮下注射 1.6mg 的纳洛酮，以 CINA 量表观察 1 小时。

以上方法对已经出现明显戒断症状者、严重躯体疾病者禁用，最大剂量不超过 12mg。

当纳洛酮促瘾试验与吗啡尿检均为阳性时，诊断为阿片类依赖是没有问题的。但由于纳洛酮促瘾试验多用于吗啡尿检阳性而本人又坚决否认吸毒的对象，故需要注意以下两个问题：

一为纳洛酮促瘾试验阴性是假阴性。通常是由于受试者在接受促瘾试验前不久刚吸食了大量毒品，注射 0.4～0.8mg 纳洛酮不足以完全阻断阿片受体，因而出现假阴性结果，此时加大纳洛酮用量至 2.0～5.0mg 则能促发阳性反应。但要警惕出现严重戒断症状的一系列后果。

二为尿检结果为假阳性，原因在近期使用了含阿片的药物，故应详细的询问病史，以印证是否确实滥用了相关药物。

5. 血清学检查　海洛因成瘾者，可有淋巴细胞和多形核白细胞增多，血红蛋白增加，尿素氮增加；肝功能检查可有血清蛋白增加，其中球蛋白增加更多，转氨酶、胆红素、碱性磷酸酶也有增加，但并不具有特异性。

6. 海洛因的认定问题　海洛因是以二乙酰吗啡或盐酸二乙酰吗啡为主要成分的化学合成的精制阿片类毒品，单乙酰吗啡和单乙酰可待因是只有在化学合成海洛因过程中才会衍生的化学物质，属于同一类的精制阿片类毒品。海洛因在运输、储存过程中，因湿度、光照等因素的影响，会出现二乙酰吗啡自然降解为单乙酰吗啡的现象，即二乙酰吗啡含量呈下降趋势，单乙酰吗啡含量呈上升趋势，甚至出现只检出单乙酰吗啡成分而未检出二乙酰吗啡成分的检验结果。因此，不论是否检出二乙酰吗啡成分，只要检出单乙酰吗啡或单乙酰吗啡和单乙酰可待因的，根据化验部门出具的检验报告，均应当认定送验样品为海洛因。

海洛因进入吸毒者的体内后，很快由二乙酰吗啡转化为单乙酰吗啡，然后再代谢为吗啡。故在海洛因成瘾者或中毒者的尿液或其他检材检验中，只能检出少量单乙酰吗啡及吗啡成分，而无法检出二乙酰吗啡成分。因此，在尿液及其他检材中，只要检验出单乙酰吗啡，即证明涉嫌人员滥用了海洛因。

二、诊断标准

海洛因相关和成瘾障碍的诊断主要依据可靠的病史、临床症状与体征、尿液毒品检测和纳洛酮促瘾试验。在临床工作实践与研究工作中，推荐的诊断标准是DSM-Ⅴ。现结合DSM-Ⅴ将海洛因相关和成瘾障碍的诊断标准介绍如下：

（一）海洛因成瘾的诊断标准

海洛因的使用导致明显的临床损害或者不适，在12个月内至少出现以下至少两项症状：

1. 海洛因的使用量和使用时间经常超过预计。
2. 持续存在戒掉或控制海洛因的愿望，或曾有多次努力而失败的经历。
3. 耗费大量的时间用于获得、使用以及从海洛因的效应中恢复。
4. 使用海洛因的渴求，或强烈的欲望或者冲动。
5. 经常因使用海洛因而不能履行在工作、学校或者家庭中的职责。
6. 尽管因为使用海洛因导致或加重了持续的或反复出现的社会或人际关系问题，但仍继续使用海洛因。
7. 因为使用海洛因而放弃或减少了重要的社会、职业或娱乐活动。
8. 在对躯体有害的情况下仍经常使用海洛因。
9. 尽管了解持续或经常出现的躯体或心理问题是由使用海洛因引起的，但是仍然继续使用。
10. 耐受性：出现下列情况中的任意一种。

a. 需要增加海洛因的剂量才能达到过瘾或者希望达到的效应。

b. 继续使用同一剂量的海洛因产生的效应明显下降。

11. 戒断症状：出现下列任意一条。

a. 出现特征性的海洛因的戒断症状（参考戒断症状标准的A和B项）。

b. 海洛因（或类似物质）的使用可以减轻或避免出现戒断症状。

标注：

早期缓解：先前符合海洛因成瘾的诊断标准，且在至少3个月，不超过12个月内没有出现上述海洛因成瘾的诊断标准中的任何一条的（例外：可能会出现符合上述诊断标准A4的情况）。

持续缓解：先前符合海洛因成瘾的诊断标准，且在12个月或更长的时间内没有出现上述海洛因成瘾的诊断标准中的任何一条的（例外：可能会出现符合上述诊断标准A4的情况）。

维持治疗：维持治疗是一种特殊情况，适用于个体按照处方服用激动剂，如：美沙酮或者丁丙诺啡，但是不出现上述诊断标准中的任何一条的情况（不包括激动剂产生的耐受或戒断）。这一条目也适用于那些维持使用部分激动剂，激动剂/拮抗剂，或者完全拮抗剂如口服的纳曲酮或肌注的缓释纳曲酮的个体。

在受控制的环境下：这里特指个体处于无法获得海洛因的受限环境中。

标注目前的严重程度：

轻度：出现 2～3 个症状。

中度：出现 4～5 个症状。

重度：出现 6 个或更多的症状。

（二）海洛因中毒的诊断标准

A. 最近使用海洛因。

B. 临床可见明显的问题行为或心理改变（如：开始是欣快，随后出现淡漠、烦躁不安、精神运动性激越或迟滞，判断受损）。

C. 在使用海洛因的过程中或不久后出现瞳孔缩小（或因严重中毒导致缺氧时瞳孔扩大），同时出现一个（或更多）下列的症状或体征：

1. 嗜睡或昏迷。
2. 讲话含混不清。
3. 注意力或记忆力受损。

D. 上述症状和体征不能归因于其他躯体疾病，也不能用另外的精神障碍，包括其他的物质中毒来更好地解释。

（三）海洛因戒断的诊断标准

A. 出现下列中的任何一项：

1. 既往使用海洛因较严重或使用时间较长者停止使用（或减少剂量）所致。
2. 在使用一段时间的海洛因后使用阿片受体拮抗剂。

B. 在 A 种情况后的数分钟或数天内，出现下面 3 个（或更多）的症状：

1. 情绪焦虑。
2. 恶心或呕吐。
3. 肌肉疼痛。
4. 流泪或流涕。
5. 瞳孔扩大，立毛（鸡皮疙瘩）或出汗。
6. 腹泻。
7. 哈欠。
8. 发热。
9. 失眠。

C. B 项出现的症状和体征导致在社会、职业或其他领域的功能明显受损。

D. 上述症状和体征不能归因于其他躯体疾病，也不能用其他精神障碍来更好地解释，包括其他物质中毒或戒断。

（四）海洛因所致抑郁障碍的诊断标准

A. 在临床表现中突出而持续存在的并占主导地位的情绪问题是抑郁情绪和兴趣降低，快乐消失，活动减少。

B. 下面 1 和 2 的诊断依据来源于病史、躯体检查以及实验室检查：

1. 在海洛因的中毒、戒断期间或之后不久或停药以后，A标准中的症状充分发展。

2. A标准中所涉及的症状与海洛因有关。

C. 这种抑郁不能用非海洛因使用引发的抑郁解释，而且独立的抑郁障碍有以下的特点：

抑郁症状在海洛因使用之前发作，症状在急性中毒或严重戒断后很长时间（如1个月）持续存在，或者有其他的证据证明是独立的抑郁而不是海洛因使用所致的（如病史中没有海洛因使用史）。

D. 这种抑郁发生在非谵妄期间。

E. 这种抑郁导致个体的社会、职业或其他重要领域的功能明显受损。

注意：当A标准中的症状在临床表现中占主导地位并较严重时可以单独诊断不再做海洛因中毒或海洛因戒断的诊断。

标注：

在中毒期出现：符合海洛因中毒的诊断标准，而且症状在中毒期出现并发展。

在戒断期出现：符合海洛因戒断的诊断标准，而且症状在海洛因戒断期或戒断短时间内出现并发展。

（五）海洛因所致焦虑障碍的诊断标准

A. 在临床表现中惊恐发作或焦虑占主导地位。

B. 下面1和2的诊断依据来源于病史、躯体检查以及实验室检查：

1. 在海洛因的中毒、戒断期间或之后不久或停药以后，A标准中的症状充分发展。

2. A标准中所涉及的症状与海洛因有关。

C. 这种焦虑障碍不能用非海洛因使用引发的焦虑解释，而且独立的焦虑障碍有以下的特点：

焦虑症状在海洛因使用之前发作，症状在急性中毒或严重戒断后很长时间（如1个月）持续存在，或者有其他的证据证明是独立的焦虑而不是海洛因使用所致的（如病史中没有海洛因使用史）。

D. 这种焦虑发生在非谵妄期间。

E. 这种焦虑导致个体的社会、职业或其他重要领域的功能明显受损。

注意：当A标准中的症状在临床表现中占主导地位并较严重时可以单独诊断不再做海洛因中毒或海洛因戒断的诊断。

标注：

在中毒期出现：符合海洛因中毒的诊断标准，而且症状在中毒期出现并发展。

在戒断期出现：符合海洛因戒断的诊断标准，而且症状在海洛因戒断期或戒断短时间内出现并发展。

在药物使用后出现：症状在药物开始或调整的时候或变化的时候出现。

（六）海洛因所致睡眠障碍的诊断标准

A. 在临床出现突出而严重的睡眠问题。

B. 下面1和2的诊断依据来源于病史、躯体检查以及实验室检查：

1. A中的症状在海洛因的中毒时或中毒后不久以及在戒断之后或用药时出现及加重。

2. A 标准中所涉及的症状与海洛因有关。

C. 这种睡眠障碍不能用非海洛因使用引发的睡眠障碍解释，而且独立的睡眠障碍有以下的特点：

睡眠障碍在海洛因使用之前发作，症状在急性中毒或严重戒断后很长时间（如 1 个月）持续存在，或者有其他的证据证明是独立的睡眠障碍而不是海洛因使用所致的（如病史中没有海洛因使用史）。

D. 这种睡眠障碍发生在非谵妄期间。

E. 这种睡眠障碍导致个体的社会、职业或其他重要领域的功能明显受损。

注意：当 A 标准中的症状在临床表现中占主导地位并较严重时可以单独诊断不再做海洛因中毒或海洛因戒断的诊断。

特殊说明：

失眠类型：入睡困难或维持睡眠困难，睡眠中醒觉状态增多，或者不能再次入睡。

日间睡眠增多的类型：睡眠增多是主要的主诉或者在醒觉状态下感到疲倦，或醒觉时间少于往常，而睡眠时间延长。

白天睡眠增加的类型：主要特点是日间过度嗜睡或在醒觉状态下疲乏，睡眠时间较长。

深睡眠类型：在睡眠状态下出现异常的行为。

混合状态：海洛因所致睡眠障碍含有多种类型的睡眠方面的症状，但是没有相应占主导地位的症状。

标注：

在中毒期出现：符合海洛因中毒的诊断标准，而且症状在中毒期出现并发展。

在戒断期出现：符合海洛因戒断的诊断标准，而且症状在海洛因戒断期或戒断短时间内出现并发展。

（七）海洛因所致性功能障碍的诊断标准

A. 在临床表现中性功能障碍主导地位。

B. 下面 1 和 2 的诊断依据来源于病史、躯体检查以及实验室检查：

1. 在海洛因的中毒、戒断期间或之后不久或停药以后，A 标准中的症状充分发展。

2. A 标准中所涉及的症状与海洛因有关。

C. 不能用非海洛因使用引发的性功能障碍进行解释，而且独立的性功能障碍有以下的特点：

性功能障碍在海洛因使用之前发作，症状在急性中毒或严重戒断后很长时间（如 1 个月）持续存在，或者有其他的证据证明是独立的性功能障碍而不是海洛因使用所致的（如病史中没有海洛因使用史）。

D. 这种性功能障碍发生在非谵妄期间。

E. 这种性功能障碍导致个体的社会、职业或其他重要领域的功能明显受损。

注意：当 A 标准中的症状在临床表现中占主导地位并较严重时可以单独诊断，不再做海洛因中毒或海洛因戒断的诊断。

标注：

在中毒期出现：符合海洛因中毒的诊断标准，而且症状在中毒期出现并发展。

在戒断期出现：符合海洛因戒断的诊断标准，而且症状在海洛因戒断期或戒断短时间内出现并发展。

在药物使用后出现：症状在药物开始或调整的时候或变化的时候出现。

标注目前的严重程度：

轻度：性功能障碍占性活动的25%～50%的几率。

中度：性功能障碍占性活动的50%～75%的几率。

重度：性功能障碍占性活动的75%的几率或更高。

（八）海洛因所致谵妄的诊断标准

A. 注意（即指向、聚焦、维持和转移注意的能力减弱）和意识（对环境的定向减弱）障碍。

B. 该障碍在较短时间内发生（通常为数小时到数天），表现为与基线注意和意识相比的变化，以及在一天的病程中严重程度的波动。

C. 额外的认知障碍（例如，记忆力缺陷，定向不良，语言，视觉空间能力，或知觉）。

D. 诊断标准A和C中的障碍不能用其他先前存在的、已经确立的或正在进行的神经认知障碍来更好地解释，也不是出现在觉醒水平严重降低的背景下，如昏迷。

E. 病史、躯体检查或实验室发现的证据表明，该障碍是海洛因中毒或戒断（即由于滥用的毒品或药物）的直接结果。

海洛因中毒性谵妄：当诊断标准A和C中的症状在临床表现中占主导地位，且严重到足以需要引起临床关注时，应给予此诊断以替代海洛因中毒的诊断。

海洛因戒断性谵妄：当诊断标准A和C中的症状在临床表现中占主导地位，且严重到足以需要引起临床关注时，应给予此诊断以替代海洛因戒断的诊断。

三、诊断量表

（一）CINA量表

在临床工作中较为常用的是CINA量表（表4-3），据调查，量表总分在16分以上可判断为海洛因成瘾，应结合纳洛酮促瘾试验一起进行。

表4-3 CINA量表

姓名： 住院号： 床号：

	纳洛酮0.4mg注射后			
	基线	5分钟	12分钟	20分钟
1. 恶心、呕吐：问，你感到肚子不舒服吗 你呕吐过吗？——观察 0 不恶心、不呕吐 1 轻度恶心但无干呕或吐 2 间断的恶心伴干呕 3 持续恶心并伴持续干呕和/或吐				

续表

2. 鸡皮疙瘩：——观察
  0 无
  1 偶有但不可被触摸引发，不明显
  2 间断性地波浪式的出现，明显可由触摸引发
  3 胸部、上肢持续出现鸡皮疙瘩
3. 出汗：——观察
  0 无可察觉到的出汗
  1 只能感到有汗，手掌潮湿
  2 前额有明显的汗珠
  3 汗液浸透了胸部、面部
4. 烦躁不安：——观察
  0 活动正常
  1 稍多于正常的活动（可见下肢的上下活动，偶见体位改变）
  2 中度的烦躁不安，频繁改变体位
  3 大部分时间出现显著的运动或持续不断的翻滚
5. 震颤：上肢伸直，手指分开——观察
  0 无震颤
  1 不可眼见，但可感到指尖到指尖的震颤
  2 上肢伸直，有中度的颤抖
  3 即使上肢不伸开也有严重的震颤
6. 流泪：——观察
  0 无眼泪
  1 眼泪汪汪，眼角处有泪
  2 从眼到脸上有很多泪
7. 鼻充血：——观察
  0 无充血及抽鼻
  1 频繁地抽鼻
  2 持续抽鼻并有分泌物
8. 哈欠：——观察
  0 无哈欠
  1 频繁的哈欠
  2 频繁的不可控制的哈欠
9. 腹部变化：问，你下腹部痛吗
  0 无不适，肠鸣音正常
  1 阵发性的腹绞痛，肠鸣音活跃
  2 腹绞痛，腹泻，肠鸣音活跃
10. 体温变化：问，你感到冷或热吗
  0 无冷或热的感觉
  1 冷或热，手冷且潮湿
  2 不可控制的寒战
11. 肌肉痛：问，你感到肌肉痉挛了吗
  0 无肌肉痛，手、颈部肌肉软硬正常
  1 轻微的肌肉痛
  2 严重的肌肉痛，上肢、下肢、颈部肌肉持续收缩
12. 心率
13. 收缩压：（仰卧位）

项目总分：　　　　填表日期：　　年　　月　　日

（二）稽延性戒断症状评定量表

回答近一周的稽延性戒断症状，见表 4-4。严重程度分为 4 级：0-无症状；1-轻度，询问可知，症状轻微；2-中度，主动诉说，但能忍受；3-重度，不能忍受。总分 6～10 分为轻度稽延性戒断；11～18 分为中度稽延性戒断症状；18 分以上为重度稽延性戒断症状。

表 4-4　稽延性戒断症状评定量表

项　　目	结　　果
1. 感到心慌	□无□轻□中□重
2. 感到全身有说不出的难受	□无□轻□中□重
3. 感到手和脚怎么放都不舒服	□无□轻□中□重
4. 感到肌肉或关节酸痛	□无□轻□中□重
5. 感到烦躁不安	□无□轻□中□重
6. 早上醒得很早	□无□轻□中□重
7. 晚上睡觉很容易醒	□无□轻□中□重
8. 晚上入睡很困难	□无□轻□中□重
9. 食欲差	□无□轻□中□重
10. 全身无力	□无□轻□中□重

第四节　治　　疗

本节主要介绍海洛因依赖的脱毒治疗概况、稽延性戒断症状及治疗、海洛因中毒的抢救、防复吸药物维持治疗。具体关于脱毒药物的选择、用药方法、用药剂量可参见第九章，关于海洛因所致精神障碍的治疗、心理行为治疗、康复治疗、回归社会等措施与其他毒品依赖大致相同，可参见第十章。

一、脱毒治疗

在吸毒成瘾（药物依赖）的治疗领域，脱毒是指依赖性物质从依赖者体内逐渐消除的过程，通常该过程可伴有不同程度的精神或躯体戒断症状的出现。而脱毒治疗则是指应用各种脱毒治疗药物和（或）有关的医疗手段，对依赖者进行旨在减轻或消除戒断症状的治疗过程。脱毒治疗的目的主要是解决脱毒者躯体方面的问题，而不是，也不可能解决脱毒者心理、行为等方面的问题。因此，脱毒治疗的重点应该是放在怎样更好地缓解或消除戒断症状上，而不是简单地将其看成是戒毒治疗，包罗万象地去解决心理和行为等方面的诸多问题。

（一）自然脱毒过程的一般规律

自然脱毒是指在特定的环境和条件下，使海洛因依赖者中断海洛因等阿片类物质的摄入，同时不使用其他任何戒毒药物和治疗方法进行干预的脱毒过程。通常所说的“硬戒”、“干背”、“冷火鸡”等方法属于自然脱毒。了解自然脱毒的一般规律和特点，对于我们认识海洛因依赖的戒断症状、正确选择脱毒治疗方案和评估戒毒药物的疗效非常重要。

1. 自限性过程　从纯生物医学的角度来看，海洛因依赖的脱毒是一个自限性过程，即在不使用任何药物进行干预的情况下，若不出现其他严重的躯体并发症，绝大多数海洛因依赖者在脱离海洛因等阿片类物质后的10日内，在经历一个痛苦的急性戒断症状期后，机体的各项基本功能便可逐渐恢复正常或接近正常。

对吗啡依赖大鼠自然戒断的研究显示，停用吗啡后24小时内大鼠的戒断症状开始明显出现，并呈逐渐加重的趋势；在戒断的第48小时，戒断症状最为严重；在戒断72小时后，戒断症状每日都较前一天显著减轻，呈逐日递减的规律。有人在进行阿片类物质依赖脱毒治疗的药物评估时，曾设置过安慰剂对照组，以便能更好地了解所研究的药物对戒断症状的控制效果。研究显示，人类海洛因戒断症状的变化规律与动物实验的结果基本相似，表现为停用海洛因后的8小时左右开始出现戒断症状，后逐渐加重，24小时左右症状较为明显，48～72小时症状最重，随后即逐日减轻，在戒断的第10天左右绝大部分戒断症状基本消失，仅残留少数诸如哈欠、虚弱感、情绪不佳、睡眠障碍等症状。

事实上，在多数海洛因依赖者的戒毒史中，都不同程度地经历过自然戒断的过程。他们出于各种不同的原因，或者是怕家人知道，或者是怕旁人知道，或者是自认为自己毅力坚强等等，把自己置于一个找不到毒品的环境——吸毒者称之为“没有盼头，想毒品也没用”的地方，在“熬过”他们认为最难受的头3天后，多数戒断症状便已消除。此时，若再坚持数日，他们的饭量便开始增加，身体逐渐趋于正常，体重也明显增加。在脱毒后的1个月左右，多数戒毒者的体重可恢复到吸毒前的水平，有的甚至超出正常水平。

2. 症状相对较重　自然脱毒是机体依靠自身代偿机制的一个自然恢复过程，因此，其戒断症状的严重程度较使用药物治疗时程度要重得多。

3. 过程相对较短　自然脱毒的时间一般为10～15天，其中以头3天戒断症状表现最重。脱毒过程的长短，取决于机体阿片肽系统及其相关系统功能恢复的快慢。一般来讲，年纪较轻者戒断过程较年纪较大者为短；体质较强者较体质较弱者为短；戒断症状较重者较症状较轻者为短。

4. 患者顺应性较差，逆反及“补偿”心理较强　自然脱毒是一个伴有严重躯体戒断症状和强烈情绪活动的过程。在整个过程中，戒毒者的心理活动是十分复杂的。一是戒断症状重，患者一般极不愿意接受，一有机会便可能逃跑，除非脱毒者处在特定的环境和压力之下。二是脱毒过程中和脱毒后脱毒者的逆反心理强烈，表现为极度的不合作和“你不让我吸我偏要吸”的逆反心理和行为。因此，多数人离开脱毒场所后的第一件事就是寻找和使用海洛因。三是部分人脱毒完成后会产生一种“补偿”心理，认为自己经历了令人难于想象的痛苦，应该“吸上几口补偿补偿”。有的海洛因成瘾者将其比作“这就像一个饿了几天的人突然看到一桌丰盛的宴席，哪有不吃之理”。因此，有人曾提出过这样的观点，脱毒期间戒断症状越重，脱毒后重新使用海洛因的时间越早，复吸率越高。这与通常人们的有些看法是不一样的，有的人认为，让海洛因成瘾者经历一下痛苦的戒断症状，可让他们尝一尝“吸毒的苦头，看他们还敢不敢再吸毒?”这种看法只不过是没有使用过海洛因的正常人的看法，而不是海洛因成瘾者的看法。实际情况是，这些痛苦的戒断症状的出现不是因为吸毒造成的，而是因为没有海洛因造成的。

（二）脱毒治疗方法

海洛因依赖的戒断症状实际上是 μ 受体激动剂依赖的戒断症状。戒断症状个体之间差异极大，其症状的轻重取决于个体因素、毒品的种类、使用量和用药史。海洛因依赖者的急性戒断症状尽管有时候表现得令人“难以置信”，但一般说来是没有生命危险的，且大多可在1周以内基本消除。

戒断症状是一种客观存在，是任何一个吸毒者戒毒过程中必然要经历的，对多数吸毒者来说甚至会是反复经历的。安全、平稳、无痛苦的脱毒治疗可为将来进一步实施行为矫正、心理治疗奠定基础。海洛因依赖的脱毒治疗方法有自然脱毒法、物理脱毒法、药物脱毒法。

自然脱毒法是指不用任何药物或其他治疗手段，强制患者不吸毒，让戒断症状自行消失的一种方法。由于不用药，患者会出现明显的戒断症状，出现竖毛、起鸡皮疙瘩、寒战，故又名“冷火鸡”疗法。此法简单、时间短、节省开支，不足之处是患者比较痛苦，适用于身体素质较好、年轻的轻度依赖者。本法包括泰国的水桶排水法，印度的强迫行军疗法和我国的“捆绑”疗法。

物理脱毒法是指利用各种物理手段（包括针灸、戒毒仪）减轻患者戒断症状的一种方法。此法对部分急性戒断症状和部分稽延性戒断症状的控制具有一定的辅助治疗作用。常用的有韩氏戒毒治疗仪。

药物脱毒是指利用各种药物减轻戒断症状，逐渐消除依赖者对毒品躯体依赖性的一种方法，此法应用广泛，患者容易接受。药物脱毒法主要包括阿片受体激动剂替代疗法（如美沙酮、乙酰美沙酮、阿片、右丙氧芬）、阿片受体部分激动剂替代疗法（如丁丙诺啡、噻诺啡）、非阿片受体激动剂脱毒疗法（如可乐定、洛非西丁、东莨菪碱＋氯丙嗪、东莨菪碱＋异丙嗪）、阿片受体拮抗剂催瘾脱毒疗法（如可乐定-纳曲酮、巴比妥-纳洛酮、丁丙诺啡/纳曲酮/可乐定联合脱毒疗法）、中医药脱毒疗法（利用中药作用稳定，疗效持久，副作用小，毒性低的特点，达到脱毒、提高免疫力，促进神经递质恢复。如福康片、灵益胶囊、益安回生口服液、济泰片、扶正康冲剂、安君宁、康复欣、玄夏脱毒胶囊、十复生胶囊、香藤胶囊、参附脱毒胶囊）、中西医结合治疗（利用中药、西药各自不同的特点，根据不同治疗期间的临床症状，中西医药物联合使用）、梯度戒毒治疗。还有其他脱毒法：包括韩氏戒毒仪、快速脱毒、昏迷疗法、半昏迷疗法。以上疗法中以美沙酮替代递减疗法、丁丙诺啡替代递减疗法最为常用，下面对此进行介绍，具体的药品介绍可以参见第九章。

1. 美沙酮替代递减疗法　完整的美沙酮脱毒治疗包括治疗前准备、脱毒治疗两个阶段。治疗前、治疗期间应做好检查、督促、解释工作，这些工作包括：询问吸毒经历、治疗经历，做好医疗记录；详细的体格检查；完成常规实验室检查，包括尿液阿片类物质检查，血、尿、粪三大常规检查，肝功能、HIV检查，X线胸部透视，心电图、脑电图检查；为患者讲解脱毒治疗的必要性，启发患者对毒品危害的认识，强化戒毒决心；治疗期间配合心理辅导和健康教育；在脱毒治疗后期应及时与患者交流，做好对抗稽延性戒断症状及反跳的心理准备，并教给相应的治疗方法；美沙酮的配给应受严格管制，严格监督患者咽下美沙酮药液；定期检查患者的尿样，测试尿液是否含阿片类物质。

（1）用法与用量

1）初始剂量的确定：以药理学剂量换算，美沙酮1mg＝海洛因2mg＝吗啡4mg＝哌替啶20mg。一般重度海洛因依赖者（＞1.0g/d）为40～60mg，中度海洛因依赖者（0.5～1.0g/d）以10～30mg为宜，吸毒时间长、采用静脉注射者，可酌情加大剂量。

初始剂量应根据患者的吸毒情况和个体差异确定，但由于患者提供的信息往往不准确，故首次剂量宜小，以估计替代量减5～10mg为宜，首次用药后2～4小时，如戒断症状控制不彻底，可追加5～10mg。如首次剂量过大，患者可出现过度镇静、出汗、呼吸减慢，此时要确认患者的真实用量，并于第2天大幅减量，如10～20mg。

2）用药时机：首次用药以即将出现戒断症状前1小时口服为宜，也可在末次吸食海洛因4～8小时后口服。以每日给药2次较为合适，可避免因单次剂量过大引起较严重的不良反应，又可方便调整剂量。

3）递减原则：逐日递减、先快后慢、只减不加、停药坚决。

4）递减方法：从第3日开始递减，疗程15～20日，递减方案要个体化。初始剂量为15～20mg，可每日减2～3mg，减至10mg左右时，患者可出现失眠、焦虑、不安、骨关节酸痛、胃肠不适、全身难受等，此时应暂缓减药，可改为每1～3日递减1mg；初始剂量＞20mg时，每日递减20％，减至10mg左右时，改为每1～3日递减1mg；情况稳定的患者，可按每日5mg递减，减至10mg左右时，改为每1～3日递减1mg；如与丁丙诺啡联用，可在10mg左右时换药；如与戒毒中成药联用，也可在10mg左右换药，必要时可辅加曲马多、苯二氮䓬类。

（2）脱毒治疗时的注意事项

1）美沙酮口服明显起效时间为口服后2小时，达峰时间4小时，峰浓度持续约4小时左右。判断治疗剂量是否合适的时间为4小时后。如果需要第二次用药，第二次用药间隔应在4小时以上。美沙酮过量中毒判断时间在服药后第4～8小时之间较为合适。

2）要注意个体差异，美沙酮的代谢有三种情况，可分为正常代谢型、快代谢型、慢代谢型。大多数人为正常代谢型，一日一次服药即可。少数为快代谢型（峰/谷浓度比值大于2），日剂量分2次服用（每天给药2次）。还有少数为慢代谢型，这部分人需要隔1～3日服药一次。

3）注意大多数患者并不追求大剂量美沙酮，这是因为美沙酮的药理学特性决定了它没有期望的欣快感。另外还要帮助患者克服偏见、误解、习惯，比如“小毒代大毒”、“更难戒断”等。

（3）如何判断美沙酮的最适用量？

最适用量是指用药后没有出现美沙酮过量的症状与体征以及剂量不够的症状。美沙酮过量的症状与体征包括过度镇静（打瞌睡、昏昏欲睡），瞳孔缩小（针尖样），皮肤瘙痒/挠痒，血压过低，呼吸抑制（重度过量），精神压抑，面赤，痉挛，中度欣快/兴奋（暂时性）。而美沙酮剂量不够时的症状包括渴求感，焦虑，抑郁，烦躁不安，易激惹，乏力，失眠，寒热交替，客观体征包括瞳孔扩大，竖毛（鸡皮征），出汗，肌肉震颤，腹泻，呕吐，焦虑，发冷、发热，心动过速，血压增高。

美沙酮最适剂量的判断标准，包括：可理想控制戒断症状、可控制戒断症状24小时以上、可明显抑制对海洛因的渴求感、可明显减少或消除患者滥用镇静催眠药、没有欣快感或极弱、没有出现明显不良反应。

美沙酮最适剂量的判断方法包括两个方面：患者主诉、医师评定。患者主诉有：我的剂量压不住我的瘾、我半夜会发瘾醒来、我早上起来感到不舒服、我工作时老打瞌睡。医师评定包括：戒断症状评分为 0 分、渴求感评分小于 3 分、功能状态评估正常。

（4）美沙酮中毒的高危险因素：包括第一次用美沙酮，且患者的医疗和药物滥用情况不明；多药滥用者特别是合并镇静催眠药；耐受性不明；有美沙酮或其他药物过量史；有呼吸系统疾病肺心病、哮喘；有肝脏疾病，包括各型急慢性肝炎；正在使用肝药酶抑制剂西咪替丁、环丙沙星、甲硝唑、磺胺药、红霉素、奥美拉唑等。

2. 丁丙诺啡替代递减疗法　应用丁丙诺啡治疗海洛因依赖，只要使用剂量合适，就能达到与美沙酮等效的效果。目前我国应用丁丙诺啡替代递减疗法的特点有“四多四少”与“二个不到位”。“四多四少”即使用丁丙诺啡注射剂的多，使用舌下含片的少；联合用药或梯度用药的多，单独使用丁丙的少；认为效果不如美沙酮的多，与美沙酮等效的少；用于脱毒治疗的多，用于维持治疗的少。“二个不到位”即用药剂量不到位；给药时机不到位。

（1）用量：如果用药剂量不足可能会导致丁丙诺啡控制戒断症状效能不如美沙酮，还可能将尚存的戒断症状误认为是丁丙诺啡的拮抗作用所引发的“催促现象”。

药理剂量换算：0.3mg 丁丙诺啡注射剂＝0.4mg 丁丙诺啡含片＝10mg 吗啡片＝100mg 哌替啶注射剂；2～4mg 丁丙诺啡含片＝25～45mg 美沙酮口服液，6～8mg 丁丙诺啡含片与 60mg 美沙酮口服液相当。

一般认为舌下含化 8mg/d 足以控制严重的戒断症状，第 1 天推荐起始剂量 3～4mg，如 30 分钟后不能控制症状，可再追加 1～2mg，8 小时后再用 1 次，第 1 天最大剂量不超过 10mg，要尽快调整到合适的剂量，避免因剂量不够引起戒断症状。引入的速度过慢，会增加受试者的脱落率。然后根据戒断反应、渴求、副作用的严重程度和其他药物的使用情况，确定给药剂量。

也可参考以下初始剂量参考方案：轻度依赖（＜0.5g/d），1.5～3mg/d，分 3 次含化；中度依赖（＜0.5～1g/d），3～4.5mg/d，分 3 次含化；重度依赖（＞1g/d）4.5～6mg/d，分 3 次含化。

（2）用药时机：首次用药时机宜在出现轻微戒断症状时或末次用海洛因 4～8 小时后，如与美沙酮联合应用，应在停用美沙酮至少 24 小时后改用丁丙诺啡。

（3）用法：第 2 日戒断症状严重，剂量可递增。第 3 日起每日递减，递减剂量宜个体化，一般 7～14 日可以停药。可与美沙酮、洛啡西定联合应用，也可与戒毒中成药联合使用。

以下还将对几种不是十分常见的脱毒疗法进行介绍，请记住，以下介绍的方法只针对轻度海洛因依赖的患者，且没有躯体、精神疾病者。因为风险较高，非戒毒科、未经培训的医护人员不能照此使用，海洛因依赖的患者及家属更不能照此使用。以下方法仅仅作为脱毒治疗的思路供戒毒科的医护人员参考。

3. 可乐定/纳曲酮快速脱毒法　一个疗程共三天。第 1 天：口服可乐定 0.2～0.4mg，奥沙西泮 30～60mg；口服纳曲酮 12.5mg，每 4 小时口服可乐定 0.1～0.2mg（每天最多 1.2mg），根据需要每 6 小时口服奥沙西泮 15～30mg。患者留院观察。

第 2 天：口服可乐定 0.1～0.2mg（根据需要每 4 小时再给药，每天最多 1.2mg），奥沙西泮 15～30mg（根据需要每 6 小时再服药）。口服纳曲酮 25mg，2 小时后可以离开医院。

第 3 天：口服可乐宁定 0.1～0.2mg（根据需要每 4 小时再给药，每天总量按 0.2～0.4mg 减少），奥沙西泮 15～30mg（根据需要每 6 小时再服药）。口服纳曲酮 50mg，1 小时后可以离开医院。以后 2～3 天，可乐定按每 4 小时 0.1～0.2mg 口服；奥沙西泮每 6 小时 15～30mg。

辅助药物包括：非麻醉性镇痛药布洛芬、抗呕吐药奥丹西隆。继续每天口服纳曲酮 50mg。

4. 东莨菪碱/氯丙嗪联合脱毒法（1＋1 戒毒法）　华佗的麻沸散的有效成分为东莨菪碱，临床一般用的是它的氢溴酸盐，可用于麻醉镇痛、镇静、止咳、平喘，对晕动症有效。规格：每片 0.2mg，0.3mg（1ml），0.5mg（1ml）。其散瞳及抑制腺体的作用比阿托品弱，对平滑肌的松弛作用比阿托品强，对呼吸中枢有兴奋作用，但对大脑皮质有明显抑制作用，可清除情绪激动，还可扩张毛细血管、改善微循环，是古代蒙汗药的主要成分。极量一次 0.5mg，一日 1.5mg。

治疗前禁食 4～6 小时，禁水 2 小时，用药前排空膀胱。剂量以东莨菪碱（每次 0.02～0.05mg/kg），氯丙嗪（每次 0.5～1.0mg/kg），置 250ml 液体（10%GS）内静脉滴入，每日一次，必要时可追加 1/3～1/2 量。治疗期间若躁动明显，可辅助用药。疗程以 4～6 天为宜，4～6 天后改口服给药。麻醉期间进行麻醉常规管理，定时测量体温、血压、脉搏，保持呼吸道通畅等。本法可于 8～10 日内完成脱毒疗程，亦可待尿吗啡检测转阴后出院。

口服辅助用药有三分三胶囊（每次 1 片，每天 3 次）、纳曲酮片剂、可乐定（每次 0.2mg，每天 2 次）、甲硝唑等，疗程 8～15 天。

5. 麻醉辅助超速脱毒法　美国麻醉科教授 Gold 等在全身麻醉辅助下对 20 例海洛因依赖者进行快速脱毒，其脱毒成功率达 100%。国内也有人进行过这方面的尝试，但因为此法需要在特定的机构内进行，需要特殊护理及生命体征监测，有较高的危险性，不宜大范围推广。具体操作方法为：采用静脉使用纳洛酮联合纳曲酮口服催促戒断；用可乐定减轻戒断症状（可乐定 0.2～0.4mg）；用异丙酚麻醉，有时根据需要联合挥发性气体麻醉，或联合镇静药如咪唑安定（常用氟马西尼逆转）。常需支气管插管，可用奥丹西隆预防呕吐，奥曲肽预防腹泻，联合纳曲酮维持复吸预防。

6. 1＋1 快速脱毒方法　治疗前禁食 4～6 小时，禁水 2 小时，用药前排空膀胱。东莨菪碱剂量为 0.03～0.05mg/kg/次，静脉滴注。在滴入东莨菪碱前 5 分钟，口服纳曲酮 30～50mg。治疗期间躁动，可辅以氯丙嗪 50mg 缓慢静脉滴注。治疗期可每隔 1 小时注射纳洛酮 0.4～0.8mg，纳洛酮总量为 3.2～4mg。脱毒治疗时间（即麻醉治疗时间）为 6～8 小时。

7. 丁丙诺啡、纳曲酮、可乐定联合脱毒疗法　第 1～3 天：舌下含服丁丙诺啡，3mg/d；第 4 天：开始纳曲酮/可乐定（可乐定 0.2mg，q4h）治疗，纳曲酮开始剂量 25mg；第 5 天：纳曲酮 50mg。80%患者可以完成疗程。

（三）戒毒治疗的其他进展

1. 脑外科手术　2000 年 7 月，俄罗斯圣彼得堡脑科研究所率先采用手术戒毒，医师们通过切除人脑中跟成瘾行为有关的脑组织达到去除毒瘾的目的。医师通过这种方法共治疗了335名患者，之后手术戒毒成了美国、俄罗斯等发达国家竞相研究的热点课题。但后来由于受到“手术无效并有副作用”的控告，俄罗斯有关部门以该方法属实验性质，而且没有获得卫生部门的许可为由，停止了这种治疗方法。此后我国有20多家医院，遍及了广东、四川、陕西、湖南、江苏、上海、北京等地，进行了近500多例的手术戒毒，并在2004年上半年形成手术戒毒的高潮。也就在2004年，卫生部办公厅发布《关于手术戒毒有关问题的通知》，通知认为，脑科手术戒毒是一种正在进行临床研究探索的科学项目，目前临床研究尚未结束，该项手术的毁损位点、技术要点、适应证、安全性、有效性等方面还没有得出结论，该项手术不能作为临床服务项目向毒品成瘾者提供。于是，轰动一时的“手术戒毒”就此停止。

2. 免疫戒毒　吗啡是半抗原，不能刺激机体产生抗体，但可以采用化学偶联技术使其与蛋白质载体结合，并以此全抗原免疫动物，可诱导产生特异性抗体，抗体在血液中与海洛因结合，阻止其进入中枢神经系统。Akbarzadeha等将吗啡-6-琥珀酰-牛血清蛋白作为疫苗治疗海洛因依赖，并在动物实验中取得了较好的效果，他们认为可以用于预防复吸。Cosscia等研制了阿片受体抗独特型单克隆抗体，能特异性阻断吗啡与受体的结合。

美国斯克里普斯研究院（TSRI）开发出一种能对抗海洛因快感的特效疫苗，并在动物身上检验了疗效。该疫苗产生的专门抗体，能阻止海洛因及其代谢过程中形成的吗啡类化学物质到达脑部，阻止快感的产生。他们将动态海洛因疫苗和非动态（如只针对吗啡）疫苗进行了比较，发现注射动态海洛因疫苗的小鼠迅速产生了强健的多克隆抗体。经过几次加强免疫后，成瘾小鼠用一种杠杆装置“自行取药”摄取海洛因的概率大减，7只接受海洛因疫苗的小鼠只有3只还“自行取药”，而对照组小鼠都还有“自行取药”行为。

3. 河豚毒素脱毒　有研究表明河豚毒素虽有剧毒，但也是一种镇痛良药，可以缓解晚期癌症引起的剧烈疼痛，此外还有治疗顽固性哮喘等用途。近几年有报道称，对海洛因依赖的志愿者注射极微量的河豚毒素30分钟后，原有的各种戒断症状全部消失，连续注射5次即可恢复常态，且未见任何不良反应。但此方法尚需更多研究。

二、稽延性戒断症状及治疗

脱毒治疗后，无论是冷火鸡法，还是替代递减法，随着外源性阿片类物质的逐渐消除，内源性阿片肽的合成及阿片受体数量的增加在短期内是难以恢复到正常水平的，体内神经、体液免疫系统的功能仍会出现紊乱，在相当长的时期内机体仍可出现各种躯体、精神不适症状，即稽延性戒断症状（protracted abstinence syndrome）。也有人认为，稽延性戒断症状的出现是因为海洛因损害个体神经系统，对中枢受体部位及神经递质的代谢造成损害，从而出现所谓的间脑综合征。稽延性戒断症状除了生理方面的症状外，还有心理方面的表现，如易激惹、焦虑不安等。一般来说，在脱毒后的3～6个月内不少人仍会感到这样那样的不适或周身不自在，有时甚至较为严重。此时若加上其他诱发因素，极易造成复吸。

根据稽延性戒断症状的出现频率及顽固程度，现将主要症状分述如下：

（一）睡眠障碍

这是最为常见的稽延性戒断症状之一。表现为顽固性失眠，可通宵达旦，甚至几天几夜不能入睡，有的即使滥用强效镇静催眠药后也常常不能奏效。异常困倦时也只能打个盹，不久即又惊醒。有的复吸者说："我夜夜不能睡，烦躁不安，心慌心跳，真是生不如死，吃安眠药也不行。总在想，我只要吸一点点海洛因就可美美地睡一觉了，吸一点又不会即刻上瘾，但又不敢吸，矛盾得很。如此翻来覆去，更难入眠，最后终于又忍不住，还是找来吸了一口。这样虽然可以睡一觉，但醒来后却更麻烦，心瘾更大，入睡已不再可能，只有再吸几口白粉。这样便形成恶性循环，不久就又成瘾了。"另外，海洛因依赖者长期养成了晨昏颠倒、昼伏夜出的生活习惯，如早晨三四点才睡，白天十五六点才醒。他们生物钟混乱，睡眠时相颠倒，与正常人的生活规律完全相反。脱毒后很难立即按正常人的规律去生活，还是昼睡夜醒，加上对海洛因的渴求，睡眠障碍是难免的。

处理睡眠障碍办法，是逐渐调整自己的生活规律，使之逐步走向正轨。如早晨早起，白天不睡；创造良好的睡眠环境；不接触吸毒的朋友；离开原吸毒场所，丢弃吸毒用具；心平气和等。即以生物调节为主，必要时辅用镇静催眠药。多数人在10天半个月后，是可以恢复到正常睡眠状态的，至少可以极大地改善睡眠质量，使机体得到适当休息，补充精力。那种一味借助安眠药催眠，不断增加用量的做法是不可取的，有时虽可收到一时的功效，但过后可能加重失眠，容易形成新的依赖。为追求睡眠效果，静脉吸毒者很容易发展成静脉滥用镇静催眠药，最后成为海洛因和镇静催眠药混合依赖者。这种病例在近年来的临床工作中屡见不鲜，给下一步的脱毒治疗带来很大困难。所以，对镇静催眠药的使用必须有医师指导，不可长期大量使用，最好2～3种不同类的镇静催眠药轮流交替用。有人使用多塞平（75±25）mg/次口服，认为改善入睡困难和睡眠质量优于阿普唑仑3片/次，不良反应为口干、便秘、眩晕、头晕，但使用前应排除心血管疾病。

（二）全身乏力、四肢关节和肌肉疼痛

在脱毒后的早期阶段比较多见，多以全身乏力为主，表现为周身疲乏无力、不想活动、整天躺在床上，但仍觉不舒服，感到四肢酸困，脚手都好像不是自己的，怎么放都不自在。这些症状可持续相当长时间，可能与海洛因对神经系统的影响尚未完全消除有关；也可能与吸毒者食欲缺乏，营养不良，体质消瘦以及脱毒后精神萎靡不振，无精打采有关；或与因失眠大量使用镇静催眠药，因稽延性戒断症状使用可乐定等药有关。乏力一般不很严重，注意休息即可缓解，无须特殊处理，随时间推移可自行消除。积极主动的体育锻炼有助于早日缓解和消除。一些特殊行业如体力劳动者、动作演员、舞蹈演员等若得不到休息，过早工作，往往难以坚持，可能会偷吸少量海洛因以增强体力，从而导致戒毒失败。一些生意人和公关人员在未完全康复前就进行商业洽谈或交际，为以良好的精神面貌示人，促成生意成功，也可能会求助于海洛因来提神，进而复吸。对这些人应安排足够的时间康复，待身体恢复正常后再开始工作。

四肢酸痛较多的表现为四肢大关节和肌肉的酸胀、无力、疼痛，有的出现腰酸、腰痛，这些症状往往与原有的潜在性肌肉、关节损伤有关，以前在海洛因作用的掩盖下未曾感觉到的症状，脱毒后会因痛觉变得敏感而出现。这些症状一般不会太重，多为酸痛，疼痛发作持续的时间也不会很长。采用局部按摩，擦一些外伤用镇痛油膏一类的药物很有效果，可立即使之缓解。当然，对那些严重的肌肉劳损、韧带损伤、关节扭伤等需要专科处理的，以到专科门诊处理为妥。

（三）自主神经功能紊乱

阿片受体在大脑内主要分布于丘脑下部与边缘系统，两者对自主神经系统的功能有强有力的调节作用。在大量外源性海洛因作用下，阿片受体激动后的生理功能被放大，除正常的镇痛作用外，还会出现情感、知觉方面的改变，表现为欣快效应，甚至出现幻觉，同时还会扰乱下丘脑和边缘系统对自主神经系统的调节功能。在外源性阿片类物质存在的前提下，为维持正常生理作用，丘脑和边缘系统建立了新的平衡。而一旦外源性海洛因摄入中断，这种新平衡便被打破，但内源性阿片肽系统又不能马上恢复到原来的状态，从而使调节失控，出现情感和自主神经功能紊乱，表现为不安、易激惹、过度关注身体的不适感、情感脆弱、焦虑、抑郁及胃肠不适、忽冷忽热感、自汗、鸡皮征、心慌等。阿片肽系统功能的恢复常需很长时间，因此在急性脱毒期后，这些症状在相当长时间内会不同程度地存在，有的可达3～6个月，但其严重程度随着时间的延长将逐渐减轻。资料表明，在心脏及胃肠道等内脏组织中亦存在阿片受体，海洛因对心脏和胃肠道的作用主要呈抑制性。当海洛因依赖戒断时，海洛因对心脏与胃肠的抑制解除，心脏与胃肠功能相对亢进，出现相应症状，如心跳加快、心慌心悸、胃肠痉挛性疼痛等。这些症状的恢复也需相当长的时间，在临床上，使用普萘洛尔及阿托品等可使这些症状得到缓解。

自主神经功能紊乱所导致的稽延性戒断症状主要有：

1. 心慌、心动过速　人体长期接受海洛因等外源性阿片类物质的作用，抑制了机体内啡肽的合成与释放，亦可降低阿片受体的敏感性。突然中止外源性阿片类物质摄入时，会导致中脑蓝斑核去甲肾上腺素神经元的活动剧增，蓝斑核有神经纤维与边缘系统、丘脑下部及大脑皮质相联系，与情绪活动有密切的关系。在海洛因大量存在的前提下，蓝斑核去甲肾上腺素系统受抑制，戒断时由于内啡肽合成不足，暂时不能完全代偿海洛因的作用，从而使蓝斑核去甲肾上腺素系统不受抑制，去甲肾上腺素神经元功能亢进，抑制迷走神经而使心跳加快，加上海洛因对心脏阿片受体抑制作用的解除，也可使心脏的兴奋性增高。因此，在稽延期仍可存在有不同程度的心跳加快、心慌和心悸等症状。在临床工作中可见到有的患者心跳达120～150次/分钟，或呈阵发性心动过速。

以上症状使用普萘洛尔及可乐定会有较好的治疗效果。普萘洛尔为β-受体阻断剂，可抑制心肌β-受体而直接减慢心率、抑制心肌收缩与房室传导，使循环血流量减少，心肌氧耗量降低。普萘洛尔口服每日10～30mg，分3次服用，也可根据心率血压变化和心律及时调整用量。可乐定为中枢α_2-肾上腺素受体激动剂。中枢α_2-肾上腺素能神经元为抑制性神经元，而可乐定则主要作用于中脑的蓝斑核，通过抑制该区的去甲肾上腺素神经元的超量活动，使其活动性降低，解除迷走神经的抑制，从而减慢心率、降低血压，以及控制某些戒断症状。可乐定用量为每日0.03～0.8mg，分3～4次服用。其换代产品洛非西定副作用更小，用量需加大1倍，日用量可达2mg，疗效更好，有推广应用价值。

2. 寒战、忽冷忽热　在脱毒期过后的相当长一段时间内，机体可有阵发性的寒战、皮肤起鸡皮疙瘩和忽冷忽热感。这些症状的出现，可能与丘脑下部体温调节中枢有关。阿片受体激动后对中枢的作用主要表现为抑制，当海洛因戒断时，便失去了这种抑制，体温调节中枢的功能发生混乱，出现体温时高时低。有的脱毒者说："我经常感觉到一阵冷一阵热，冷多热少，那种冷并不是寒风刺激皮肤或气温过低、着衣太少所感觉到的体表之冷，而是从骨头缝里发出的刺骨的寒冷，哪怕盖上几床被子都不会暖和，有时伴有自汗或盗汗，甚至汗湿衣服；有时伴有头痛、发热感，量体温又往往不高，非常难受”。稽延期发热多为感觉上的“发热”，或为低热，体温并无明显升高，除非伴有感染性疾病。这种寒战及忽冷忽热感可存在很长时间，有的脱毒者诉说可持续 2～3 个月，这是造成脱毒者复吸的一个重要因素。

对这种寒战及忽冷忽热的处理，目前尚无特殊的治疗方法。用美沙酮或丁内诺啡等可收到良好的效果，甚至立竿见影，但过了其半衰期后，又会出现类似的感觉甚至有所加重，从而不断索药易形成新的依赖。在临床上比较常用的方法是口服可乐定或洛非西定，在实际应用中可乐定用量应偏小，洛非西定用量可稍大。也可使用某些中草药，近年有许多戒毒机构都在摸索自己的中草药配方，取得了一定的成绩。

3. 腹痛腹泻、胃肠不适　海洛因虽可兴奋迷走神经使胃肠收缩功能增强，但其提高胃肠道平滑肌及括约肌张力的作用更强，可完全抵消迷走神经兴奋对胃肠道的作用，使胃肠道蠕动减弱和减慢，导致肠道内水分过度吸收；同时，海洛因对中枢的抑制作用也可使机体对排便反射的刺激很不敏感；另外海洛因吸食者多有食欲缺乏，进食很少，常以水果等充饥，由此常常导致吸毒者出现严重的便秘，甚至十天半个月才有一次大便，且需借助开塞露等才能排出大便。海洛因还可使胆道 Oddi 括约肌收缩，引起胆道内压力上升而诱发胆绞痛。

脱毒后的稽延期，由于内源性阿片肽的产生不能满足机体需要，加上阿片受体数量减少，敏感性降低，胃肠平滑肌张力将降至正常，而胃肠蠕动增强增快，甚至活动过度，从而出现胃肠痉挛性疼痛。这种疼痛的程度一般不会太重，持续时间也长短不一，一般为隐痛或是钝痛，多一过性，发作结束后又如同正常人。意志薄弱者可能会过分夸张以博得家人的同情，成为复吸的借口。

一般情况下，只要脱毒者本身无器质性胃肠道病变，稽延期腹痛等症状多为功能性，其临床处理并无特别要求，一般使用阿托品、654-2 有较好疗效。稽延期腹泻多由胃肠功能紊乱所致，一般不重，或仅为大便溏稀，次数增多，有时表现为腹泻与便秘交替出现，常无须特殊处理，服用普通的止泻药如矽碳银可收到良好效果。

4. 性功能异常、月经紊乱　性功能异常多表现为性功能减退或增强。减退多因脱毒后情绪低落，对任何事情都毫无兴趣所致，而性功能增强多为脱毒期性功能亢进的延续，吸毒时海洛因对性功能有强烈的抑制作用，一旦解除这种抑制，性功能可代偿性亢进。无论减退或增强，均无需特殊处理，待以时日可自行恢复。吸毒时女性多出现月经紊乱，尤其是对吸毒时间长、吸毒量大、静脉吸毒者，可出现长时间停经或严重月经失调。脱毒后随着海洛因从体内消除，机体的康复，月经会再次出现并逐渐恢复正常。当然，恢复正常需一定时日，因此在康复期仍可表现为不规则月经，从周期到经量都不同以往，可以不予处理，也可行人工周期治疗。

其他症状还有焦虑、抑郁等，其治疗可参照精神科相关治疗，但治疗剂量及时间可适当减少与缩短。

三、海洛因过量中毒的诊断与抢救

（一）诊断

1. 吸毒史　向家属或其吸毒的朋友了解海洛因滥用者平时使用海洛因的方式、确切的使用量及最后一次的用量、使用方式，同时要了解当时或以前有无使用其他成瘾物质，以及既往的躯体疾病史。

2. 全面体检

（1）注意意识状态、呼吸抑制的深度、呼吸频率和节律的变化。

（2）有无新鲜注射针痕。

（3）有无针状瞳孔、对光反应情况。

（4）其他方面包括生命体征、心肺等情况。

3. 实验室检查

（1）一般检查：呼吸抑制者动脉血气分析结果呈低氧血症，常合并呼吸性或混合性酸中毒。

（2）毒物检测：应尽快进行血、尿吗啡定性检测。有条件可作血液吗啡浓度测定，吗啡中毒浓度为0.1～1.0mg/L，致死浓度＞4.0mg/L。若有可能，最好检测是否存在其他药品、毒品的混合中毒，便于制订更有效的抢救措施。

（二）抢救措施

1. 一般治疗

（1）清理、维持呼吸道通畅，积极有效供氧：首先应清理呼吸道，包括吸痰、清除口腔分泌物、异物，防止和处理舌后坠，以维持呼吸道通畅。对呼吸极慢、肺水肿和应用纳洛酮后呼吸改善不明显者和经鼻给氧、面罩正压给氧都不足以维持肺泡有效通气者，应及时进行气管插管或上呼吸机，以确保有效供氧。

（2）建立静脉通道，保证及时给药：要建立有效的静脉通道，一般要求双路给药，一路保证纳洛酮的及时应用及维持使用，另一路可以及时进行呼吸、循环衰竭的救治，酸化尿液并促进海洛因的排泄。补液以5%氯化钠注射液为宜，酸化尿液可用氯化铵。若中毒者静脉破坏严重，应同时行静脉切开术。

（3）注意生命体征变化，对症、支持治疗：要注意维持水、电解质和酸碱平衡、保持足够尿量，注意保暖，持续监护意识状态、生命体征、心肺功能。严重者应定期进行动脉血气和有关生化检查。低血压者可静滴生理盐水扩容，但应避免使用过量、速度过快，以防止出现肺水肿或使肺水肿加重。补液后血压仍低者，应加用增压药。心动过缓者，可用阿托品。出现非心源性肺水肿时，除正压给氧外，注意不宜使用洋地黄类强心药。颅内压升高者，应注意采取脱水和保护脑细胞。若经多次使用利尿剂，仍无尿、少尿时，应考虑急性肾衰竭的可能。

在病情平稳以后，还应随时注意生命体征和心肺功能的变化，时间以观察24小时为宜，以防止发生意外。

（4）对多药滥用如镇静催眠药和阿片类药混合中毒时，应注意意识状态和惊厥发作，并给以对症处理。

2. 拮抗剂的应用　凡在急诊中确诊为海洛因过量中毒且发现针状瞳孔和呼吸抑制时，应尽早、及时和足量给予阿片受体特异性拮抗剂，并应视情况反复使用和维持足够长的时间。

抢救海洛因过量中毒可选择的拮抗剂有：纳洛酮（naloxone）、烯丙吗啡（hacorphine）和烯丙左吗喃（levauorphan）。它们都具有阿片受体拮抗作用，后两者还具有一定程度的阿片受体激动作用，可加重酒精、巴比妥类及其他中枢神经抑制剂的呼吸抑制作用，当不能确认是否合用上述药物时，应用时要慎重，仅在无纳洛酮时应用。

纳洛酮是纯阿片受体拮抗剂，作用于阿片受体的μ、δ、σ、κ受体，主要与μ受体结合，可迅速有效地将吗啡从其受体部位置换出来，改善呼吸抑制与意识障碍。研究证明，μ受体激动与呼吸抑制直接有关，海洛因过量中毒的症状主要是μ受体激动的症状。因此，纳洛酮是海洛因过量中毒首选药物。

纳洛酮可静脉、气管内给药，用药后1～3分钟起效，5～10分钟达峰，半衰期为60～90分钟。肌注或皮下注射纳洛酮后5～10分钟起效，口服基本无效。纳洛酮一般无严重的毒副作用，即使较大剂量（75mg）时，机体也能耐受。临床经验表明，用纳洛酮抢救海洛因中毒并无固定的剂量范围，主要依据用药后的拮抗效果和个体中毒症状的缓解程度，并结合生命体征改善情况而确定。

对于无意识障碍的中毒者可行皮下、肌内或静脉注射，首次剂量0.4mg或按0.01mg/kg计算，必要时2～3分钟重复一次。对于有意识障碍，但无明显呼吸抑制者，可先用小剂量纳洛酮（0.4～0.8mg）静脉注射，以防止出现戒断反应。若无反应，可间隔2～3分钟重复静脉注射，直到意识恢复。对于意识障碍、呼吸抑制较重者，开始即可静脉注射纳洛酮2mg，若没有得到好转，再注射2～4mg，必要时重复，总量可达到或超出20mg。

在抢救和使用纳洛酮的过程中，应该注意以下几点：

（1）如经反复注射纳洛酮，总量超过20mg无效时，应考虑诊断是否正确，或患者在急性中毒的同时还并有缺氧、缺血性脑损伤，或合并其他药品、毒品中毒，如合并大量巴比妥中毒昏迷者对纳洛酮无效。

（2）对于同时滥用作用时间较长的阿片类药物（如美沙酮）或强效阿片类药品（如芬太尼）所致的过量中毒，须使用较大剂量的纳洛酮，并连续反复用药。为此，可采用静脉滴注维持，具体为4mg加在1000ml生理盐水中，12小时内用完，也可每2～3小时肌注纳洛酮0.4mg。

（3）持续观察时间应不短于24～48小时，因为纳洛酮拮抗作用的维持时间相对于海洛因或合并大量长效阿片类物质的作用时间短，应防止一旦有效拮抗作用消失时，再度出现呼吸抑制。

（4）抢救海洛因过量中毒可有10%～15%失败，原因多为在中毒的同时合并出现了非心源性肺水肿，这种肺水肿可出现在过量中毒开始，也可在中毒后24小时内发生。对出现肺水肿者，纳洛酮不能有效改善呼吸。对此，应注意临床分析和对症处理，可采用加压给氧，但不应用洋地黄、利尿剂或吗啡。产生肺水肿的原因不明，可能是由于窒息、缺氧及血管损伤所致，也可能续发于海洛因中的许多掺杂物，特别是奎宁之类的刺激所致。

（5）用纳洛酮时，可能诱发部分戒断症状，即过度拮抗（over shoot）。在患者意识恢复过程中，戒断症状可能逐渐出现，部分患者可出现谵妄、躁动，特别是在大剂量使用纳洛酮后表现更为明显。此时，一方面应加强护理，防止意外；另一方面可使用丁丙诺啡0.15～0.3mg，每天肌注2～3次。但应注意选择药品的种类、剂量、使用间隔时间，以防止出现再度中毒。待病情稳定，可再按脱毒治疗方案进行脱毒治疗。

（6）近年来许多救治海洛因过量中毒报道的经验显示，对过量中毒的病例均应至少观察24小时。因为，拮抗剂作用的维持时间较短，而呼吸抑制现象会在几小时后再度出现，尤其是在美沙酮过量中毒时更为常见。

（三）后续处理

1. 报告与报警

（1）在对吸毒过量的患者进行正确、及时、有效急诊处置的同时，需要及时报公安110指挥中心或监所业务指导部门，同时留取洗胃液、呕吐物、尿液、血液标本，以配合公安禁毒部门的调查取证以及毒物检测工作。

（2）通知院医务部、科主任、护士长，防止医疗纠纷的出现。

2. 家属谈话与沟通

（1）对过量中毒的患者进行急诊处置的同时，需要下发病危通知。

（2）对要求转院治疗的，应充分告知途中可能发生的意外与风险，并请家属签字为证。

（3）待患者的病情平稳以后，可以告知患者及家属到戒毒所进行戒毒治疗。

四、防复吸药物维持治疗

当前海洛因成瘾的防复吸药物维持治疗主要包括以下六个方面：美沙酮维持治疗（MMT）、复方丁丙诺啡/纳洛酮维持治疗、纳曲酮口服维持治疗、Vivitrol肌内注射维持治疗、纳曲酮缓释剂皮下植入、纳美芬缓释剂皮下植入。以上防复吸药物维持治疗又可称为药物维持治疗，目前世界各国开展的药物维持治疗大多集中于阿片类物质成瘾特别是海洛因成瘾的患者，防复吸药物维持治疗还是降低危害措施的一个主要组成部分。以上治疗方法有的已经基本成熟，如美沙酮维持治疗、纳曲酮口服维持治疗，有的并不成熟，没有得到国家的临床使用许可，比如纳曲酮缓释剂皮下植入、复方丁丙诺啡/纳洛酮维持治疗等，在此介绍的主要目的是为大家提供一点这方面的信息，仅供参考。

（一）美沙酮维持治疗

美沙酮治疗分为短期脱毒治疗和长期维持治疗（MMT），前者治疗时间多少于21天，但也有长达30～180天的，主要采取剂量递减的方式，以最终实现不使用阿片类药物为目的。长期维持治疗是指以相对稳定的剂量维持治疗3个月以上，直至患者具备停药条件。

MMT最先是作为降低危害的一个方法提出来的，效果也很明显。但从目前来看，这也可以成为防复吸的有效措施之一。为什么呢？这是因为随着MMT时间的延长，患者的生活、交友等会发生良性的改变，这个时候我们可以通过监控他们的尿液、生活模式、休闲活动、电话记录、朋友圈、工作情况来综合判定他们的恢复情况，如果达到标准，比如近三年未再偷吸、未主动与毒友来往、有健康的休闲活动等，这个时候再停用MMT，复吸的概率会比较低。

1. 概述　美沙酮维持治疗（methadone maintenance treatment，MMT）是指在较长时期或长期使用美沙酮来处理阿片类成瘾，以减少非法药物消耗、降低犯罪率、消除并发症、减少艾滋病及其他传染病的一种治疗措施。

美沙酮维持治疗源于意外。1963 年，正处在 60 年代社会变革的潮头，医师和公共卫生工作者从观察者和用药者数十年了解的情况发现，除少数人外，任何治疗方法对长期使用阿片（如海洛因、吗啡等）的成瘾者都无济于事。实际上，没有一种治疗方法可以坦诚地宣称它比不治疗要成功，从脑白质切除术、胰岛素休克到心理分析和终身监禁威胁，所有能够想到的方法都已尝试，但结果总是一样：70%～90%的慢性海洛因成瘾者会在短期内复吸。为此，很多有名望的陪审团成员参加了调查并得出结论：现在是重新审视近 50 年的禁令，并考虑允许医师给成瘾者开具他们所需的阿片类药物的时候了。

受此问题困扰最严重地区之一的纽约市卫生审议会（New York City Health Research Council）建议对麻醉品成瘾进行研究，拿出解决方案。1963 年 Rockfeller 研究所接受了这一课题，委托美国 Rockefeller 大学 Dole 博士和精神科医师 Nyswander 负责实施。作为一名从事多年药物依赖治疗的精神病学家，Nyswander 确认采用单纯传统的精神病学治疗方法无助于麻醉品成瘾者摆脱毒品，特别是对毒品的渴求问题。多年的实践经验和面对的具体问题使 Dole 和 Nyswander 决定采用药物替代方法，以控制麻醉品成瘾者对海洛因的渴求，同时他们将解决问题的目标定位于社会功能的康复而不是完全戒断（abstinence）上，这一定位实质上奠定了美沙酮维持治疗（MMT）的基础（这一方案后被称为 Dole Nyswander 方案，以下简称 Dole 方案）。采用药物替代维持方案出台的另一个时代背景是，这一时期精神病治疗学发生了深刻的变化。20 世纪 60 年代被称为“药理学的黄金时代”（golden age of pharmacology），大量抗精神病药（antipsychotics）的面世被认为给精神医学带来了很大的希望（great hope）。药物的使用在很大程度上替代了传统的精神外科（psychosurgery）治疗，大至精神分裂症等被认为是不治之症的严重精神疾病，小到焦虑、失眠等一般精神、神经功能障碍，通过药物治疗确可得到不同程度的恢复、缓解，使患者保持了正常的社会功能（而由此带来了一股用药热，滥用、误用各种精神药物之风在美国乃至西方社会也一发而不可收拾）。因此，可以认为这一时期精神病治疗学或医、药学领域科学技术的发展是促成美沙酮维持思想或 Dole 方案的一个间接因素。

Dole 博士和 Nyswander 医师开始在慢性海洛因成瘾者中采用从吗啡到甘油桂酸酯的每一种阿片类药物的试验，以便找到一种能够稳定维持的物质。然而，他们发现很难找。受试者大部分时间表现的不是过分安静，就是处于轻微的戒断状态，或昏昏沉沉度日，等待着下一次注射，或比较着所用药物的优点。两位博士非常不情愿地宣布这次试验失败，决定为这些成瘾者“戒毒”并让他们离开医院。为帮助受试者解除戒断症状，他们开始使用人工合成的麻醉品美沙酮。美沙酮是在二战期间由德国人合成的，战后用于治疗甘油桂酸酯的戒断症状。美沙酮具有便宜、口服吸收好、比吗啡等其他阿片类药品疗效长等优点。对研究者而言，用美沙酮的目的仅仅是结束此次的维持试验，对受试者表现人道的一种做法。鉴于这些受试者以往使用了很大剂量的毒品，为了稳定他们的“习惯”，研究者给他们使用了大剂量的美沙酮。

意料之外的事情发生了。在改用美沙酮后的几天，他们表现出了很不一样的行为。尽管几周以来他们要么在体验麻醉品带来的效果，要么在抱怨他们需要更多的麻醉品，但是突然他们的生活重心远离了毒品。有一位受试者让研究者给他提供材料，他要拾起忽视已久的绘画爱好，还有人提出是否有可能继续完成中断的学业。总而言之，这些最初进到医院里外表和行为都很相似的成瘾者，现在开始变得不一样了。他们开始表现出在那些追求街头毒品的日子里被逐渐淡忘的潜能。

在随后对120例接受治疗者进行的追踪观察显示，其中71%获得了稳定工作或进学校读书，与其他治疗方案比较具有突出的优越性。美国FDA和麻醉品与危险药品局联合于1970年批准美沙酮维持治疗的试验性治疗。FDA于1972年正式批准美沙酮用于麻醉品依赖的治疗，美沙酮的同类长效制剂乙酰美沙酮（levo alpha acetyl methadol，LAAM）已获FDA批准用于维持治疗。

随着基础医学和生物心理学研究的不断深入，药物成瘾是一种极易复发的慢性脑疾患的概念已被普遍接受。美沙酮维持治疗使得对于麻醉品依赖的治疗观念发生了根本的变化。正像大多数慢性疾病，如糖尿病、高血压等均需要药物维持治疗一样，在阿片类药物成瘾者中采用美沙酮维持治疗也逐渐被许多国家认同。然而对于药物成瘾所采用的一贯政策是必须停止用药而不能一味满足需求，所以，对于美沙酮维持治疗仍存有许多争议。美国是开展美沙酮维持治疗最普遍的国家，该国60万阿片类成瘾者中，约有11.5万人接受美沙酮维持治疗。西欧国家中，以丹麦、瑞士和荷兰开展得最为广泛，法国近年来接受美沙酮维持治疗的比例也在快速增长，芬兰、希腊和卢森堡仍未采用这种治疗。我国香港特别行政区也实行了美沙酮维持治疗。

2. 美沙酮维持治疗的目的　美沙酮维持治疗最初实施的目的是为了减少与毒品有关的犯罪。随着艾滋病、病毒性肝炎等在静脉成瘾者中患病率的激增，使得维持治疗又有了更广泛的意义——减少静脉注射毒品，减少经血液传播疾病的机会。由于美沙酮半衰期长，接受美沙酮维持治疗期间成瘾者不必每天为毒品而奔波，将每日必须出入的毒品交易地代之以可随时得到医疗和心理服务的医疗机构，使他们有机会得到心理治疗、行为治疗和家庭治疗。同时，由于服药期间可维持正常的生理功能，这样也就为从事正常生活（如上学和就业）和融入社会提供了条件，最终达到减少毒品危害和需求的目的。

3. 美沙酮的特点　美沙酮为长效阿片类药物，在第二次世界大战期间由德国科学家合成。最初作为镇痛药物使用，药理作用与吗啡类似。药物作用持续时间长、镇痛效力强和口服有效是其突出的特点。口服用药后90%经胃肠道吸收，2小时达血浆峰浓度，半衰期约24小时（15～55小时），达稳态血药浓度的时间为4～10小时。达到稳态血药浓度后，药物作用时间可达24～36小时。

作为替代药物，美沙酮最重要的特点是在使用充分剂量时可以减少或消除成瘾者对阿片类药物的渴求。同时美沙酮与同类药物具有交叉耐受性，可使随后使用的阿片类药物的作用降低或不能发挥作用。因此，在服用美沙酮期间可防止再使用海洛因。由于用药后没有欣快感，故不会出现因自身给药而达到中毒的程度。美沙酮具稳定的耐受性，一旦调整至合适的剂量，可以长期服用相同剂量，很多接受维持治疗者用药20年，仍始终使用相同剂量。

美沙酮的另一个特点是药物不良反应较少，即使服用较高剂量也不会影响个体的情绪和对于正常疼痛的感受，因而适用于维持治疗。

在药物相互作用方面，卡马西平、利福平和苯妥英钠可显著提高美沙酮的代谢速率，因而在合并用药时可能会诱发戒断症状。西咪替丁通过干扰肝脏 P_{450} 酶活性，可提高美沙酮的血药浓度。维持治疗期间，阿片受体拮抗剂或部分激动剂会诱发戒断症状。

美沙酮不会损害患者的正常功能。经对志愿者、用药者和没有使用过美沙酮的正常人群的对照研究，包括反应时间、驾车能力、智力和注意广度等项目在内的心理运动测验显示：接受美沙酮维持治疗和志愿服药者与正常人群间差异无显著性。

4. 国外的美沙酮维持治疗实施方案

（1）剂量：能否达到治疗目的，服药剂量是关键因素。目前认为，美沙酮使用剂量应在 60mg 以上，低于这个剂量只有少数人尿检可以保持阴性，且治疗保持率下降。高于此剂量，不仅维持率增高，而且滥用其他药物（如可卡因）和艾滋病感染率也减少。

治疗开始的剂量应为 20～30mg/d，为安全起见，最初使用剂量不应超过 40mg/d。

剂量调整分为三个阶段。第一阶段是根据缓解戒断症状的程度调整用药剂量，其间可在 5～24 小时增加 5～10mg。值得注意的是，由于美沙酮半衰期较长，如果漏服一次可能不会表现出严重的戒断症状。但当达到某一剂量后，戒断症状的缓解需要一段时间，而不应在短时间内一味地增加药物剂量。

第二阶段是根据渴求减轻的程度调整使用剂量，渴求的缓解程度可通过尿吗啡检测结合患者的主观感受进行判断。每 5～10 天增加 5～10mg/d，一般需达到 60～80mg/d 或更高剂量。

第三阶段是最终调整阶段，在确定了稳定剂量后，要根据患者对药物的耐受程度进行最后调整，有时需要降低剂量。最终的维持量以达到阻断渴求和尿吗啡检测保持阴性为目标。达到这一目标的剂量在个体间差别很大，介于 50～130mg/d，个别患者可能需要更高或更低的剂量，对此应由有经验的医师根据客观症状和患者主观感受以及治疗的效果(如尿吗啡检查结果)进行判定。血药浓度的测定是重要的参考依据，通常150～200ng/ml会有效地阻断渴求和防止出现戒断症状。

（2）维持治疗的持续时间：按照 WHO1990 年对于美沙酮治疗时间的规定，美沙酮维持治疗分为短期维持和长期维持，以 6 个月为界限，不足 6 个月为短期维持，超过者则为长期维持治疗。选择长期或短期维持治疗的依据是患者要求戒断的动机和要求改变滥用药物生活方式的迫切程度。对于静脉注射药物滥用特别是 HIV 携带者，以及家庭和社会支持系统不完善的成瘾者应选择长期维持治疗。曾有部分医师主张使用尽可能低的剂量和尽可能短的维持时间，但研究显示，即使是能够很好地接受美沙酮维持治疗的患者，停止治疗后 3 年内复吸率为 20%～50%，最终的复吸率为 70%～80%。一般而言，维持治疗的时间越长，获得心理治疗的机会和维持正常生活的时间以及脱离非法毒品交易的时间就越长，治疗效果越好。

何时停止维持治疗有赖于患者的主观愿望。停药的过程可遵循递减的原则，但速度应比较缓慢，一般每隔 5～10 天减少 10%。但无论对已经停止美沙酮维持治疗者，还是正在准备停止治疗者都要进行严密跟踪，一旦发现复吸的迹象，应立即恢复维持治疗。

（3）进入美沙酮维持治疗的条件：按照美国美沙酮维持治疗方案的要求，进入治疗者须确实已形成躯体依赖 1 年以上，但是对于孕妇，患有其他躯体疾病（如艾滋病）以及 18 岁以下的青少年或以前曾接受过美沙酮脱毒治疗者不受此期限限制。18 岁以下青少年须得到家长或合法监护人的同意，并且在进入维持治疗前，必须曾接受过至少两次正规的脱毒治疗。

对于只有短期依赖史，既往没有使用美沙酮脱毒治疗经历以及不愿意长期服用药物者，不宜进入维持治疗。

（4）治疗程序及治疗场所：治疗须保存完整的病例记录。病史内容除包括既往治疗史、家族史和个人史外，特别应记录滥用药物史及其对于精神活动的影响。对于初次接受治疗者要进行系统的躯体及精神检查。

在施行美沙酮维持治疗的机构中，毒品检测设备是必要的，有条件者应具备可同时进行多种药物检测的设备，以明确是否存在多药滥用问题。同时须具备精神科治疗条件，以便处理药物中毒和戒断症状，采用这些措施的目的是尽可能使患者保留在美沙酮维持治疗中，以防止复吸。

每次服药应在护士的监督下进行，以确保药物不被流失。

治疗期间需随机对尿液进行检查，以便监督患者执行维持治疗的情况。美国联邦政府规定尿液毒品监测至少每年 8 次，但大多数治疗机构检查的次数通常是每月 1 次，或每周 1 次。当发现尿检结果呈阳性时，应分析原因，在进一步调整美沙酮剂量的同时，要加强心理和社会辅导工作。

（5）不良反应的处理与中毒抢救：美沙酮引起的不良反应较轻，常见便秘、头晕、嗜睡、疲乏、低血压、恶心和呕吐。有些症状只在首次用药时出现，多次用药后症状就会消失，但针样瞳孔和便秘会始终存在。

危及生命的中毒症状是呼吸抑制。由于阿片类药物存在交叉耐受，所以海洛因成瘾者对美沙酮具有较高的耐受性，这也就是为什么发生中毒的病例大多是非成瘾者误服。当误服发生后应给予 50mg 活性炭，儿童 10～20mg，并观察 24 小时。昏迷者不适于催吐，以免引起窒息。对于非阿片类成瘾者，中毒致死量是 50mg，但一次误服剂量超过 30mg 就应立即洗胃。由于美沙酮具有抑制胃肠节律性蠕动作用，所以即使误服 4 小时后，洗胃仍然是治疗指征。成瘾者误服剂量超过其处方剂量的一倍时，就具备了洗胃的指征，但应根据意识清晰的程度进行判断。有些患者对美沙酮耐受性非常强，即使服用处方剂量的 4 倍，各项生理指标仍可维持正常。

抢救用药与治疗阿片类中毒相同。当出现昏迷和呼吸抑制时纳洛酮（naloxone）为首选用药，每 2～4 分钟静脉注射 1 次，直到意识清楚和呼吸恢复正常。与其他阿片类不同的是，美沙酮作用时间较长。因此，即使意识恢复后也应持续给药并观察 24～48 小时。

（6）美沙酮维持治疗的配套服务措施：美沙酮维持治疗的目的之一是使成瘾者有机会接受心理辅导和医疗咨询，以便促进康复，重归正常生活。因此，美沙酮维持治疗机构绝不是简单的发放药品的场所。美国政府要求无论在医院附设或社区美沙酮维持治疗诊所，都要具备可随时提供医疗和康复服务的条件，包括完整的医疗设施、能够提供药物咨询的人员、心理治疗和职业培训人员。

美沙酮维持治疗可划分为 3 个阶段。前 3 个月为第一阶段，此阶段正是对药物剂量进行调整的时期。治疗刚开始时，患者的求治愿望最为强烈，应立即跟进心理强化治疗，在使患者充分了解治疗目的和治疗全过程的基础上，开展心理、社会治疗，如认知行为治疗、心理动力治疗、集体心理治疗和家庭治疗以及自助式集体治疗，患者须每日接受一次治疗和检查。

第3～12个月为第二阶段，尽管在此阶段个别患者可能仍需对美沙酮的维持剂量进行调整，但工作的重点是解决共患疾病（如精神分裂症或抑郁症等）和多药滥用问题。对于传染性疾病患者（如艾滋病，肝炎等）需要与相关机构配合治疗。因为有了第一阶段的治疗基础，患者的社会功能、家庭关系已获得很大程度的改善，有些人已经开始寻找就业和入学机会。此时可允许表现较好的患者有条件地将周末的药物带回家服用。上述两个阶段都需要大量的社会工作者参与，以解决无家可归、复学和再就业问题。

12个月后为第三阶段，即进入稳定的治疗阶段，该阶段治疗工作量最小，患者大多已经就业或上学，药物剂量很少进行调整，也不需要强化的心理、行为治疗，患者可以每两周或更长时间到咨询人员那里复查一次。

5. 有关美沙酮维持治疗（MMT）的争论　对阿片类药物成瘾者的维持治疗早在第一次世界大战时就在美国尝试过，维持治疗的药物是吗啡，可是吗啡比当时已有的其他阿片类药物成瘾性更强，因此导致出现更多的成瘾者。从那时起，究竟应选择完全戒断还是长期维持用药以满足渴求的争论就一直没有间断过。尽管美沙酮和当年吗啡的药理作用有很大区别，且人们越来越认识到药物依赖是一种慢性、复发性脑病，但对于美沙酮维持治疗的看法仍褒贬不一。美国是最积极倡导美沙酮维持治疗的国家，但也存在着是否应该长期维持和是否使用充分剂量的争论。

（1）赞成美沙酮维持治疗（MMT）的人士认为，MMT有以下优点：与旨在完全达到戒断的治疗相比，患者对于MMT的顺应性较高；充分剂量的美沙酮可减少甚至消除渴求，因而可以降低非法药物的使用；减少复吸频度；减少静脉注射滥用毒品，减少经血液传播疾病（特别是艾滋病）的机会；降低非法药物交易，减少犯罪；给心理和行为等综合治疗提供机会，治疗期间可以上学、就业和维持正常的家庭关系，使成瘾者的社会功能得到改善，提高了社会生产力；对于难于达到完全戒断的顽固成瘾者（hardcore addicts），在治疗期间其生活方式有明显的改进，成为被社会能够接纳的一分子；健康状况得到改善，减少了医疗开支。

（2）反对意见集中在以下几个方面：MMT不是彻底断绝滥用药物的治疗方法；美沙酮维持治疗并非针对依赖的治疗，从某种意义上说是使吸毒变得不那么可怕，因而有可能助长吸毒恶习；美沙酮可能会流失成为毒品；如果阿片类成瘾需要维持治疗，那么其他药物成瘾，如酒、可卡因和安眠药成瘾，是否都需要维持治疗？

阿片类成瘾是一种慢性、高复发性脑病，减少滥用药物直至最终停止用药是一个非常缓慢的过程。科学技术发展到今天，对药物依赖的成因仍不十分明确，对于大多成瘾者而言，维持彻底不用药是非常困难的，因而尚不可能用单一的治疗方法予以解决，世界各国都根据本地区的具体情况采取了相应的应对措施。尽管国际上对于美沙酮维持治疗存在争论，但总的趋势是，接受美沙酮维持治疗的比例在逐年增加。

6. 我国实施美沙酮维持疗法的理由与目标　自2001年以来，中国已进入艾滋病发病和死亡高峰。而另一组数据显示，中国有41.3%的HIV感染者是由于静脉注射毒品而被感染的，而吸毒又与艾滋病传播的另一种重要传播途径卖淫嫖娼紧密联系。越来越多的专家认识到，如果不能有效控制中国的吸毒问题，或降低吸毒的危害，将造成艾滋病在中国大面积、快速流行，引发比毒品问题更严重的国家性灾难。

2003年7月国家卫生部、公安部和国家食品药品监督管理局联合向全国各省、区、市下发《海洛因成瘾者社区药物维持治疗试点工作暂行方案》。此后，在2003年12月底，中央成立的国家试点工作组批准了全国5省共8个试点机构开始进行工作试点。从2004年开始，用美沙酮维持治疗海洛因成瘾者的试点工作在全国展开，这意味着80年代中期以来就存在的禁毒方法之争出现转机：政府不再停留在口头的争议而尝试实践，以此检验美沙酮口服液代替海洛因对毒品成瘾者的维持治疗是否可行和有效。

MMT有助于实现以下社会期望目标：①降低因使用非法麻醉药品而导致的犯罪率、商业性性活动和吸毒者的反社会行为；②与吸毒者保持联系，及时为他们提供预防疾病的咨询和健康教育，以及医疗服务、心理干预和社会支持，改变吸毒者错误和危险的认知、行为（如停止吸毒、酗酒，停止和改变高危性行为和注射毒品行为），鼓励他们逐渐戒除毒品；③保持吸毒者的职业功能和家庭功能；④为吸毒者提供一种方便、合法、医学上安全有效的药物，以替代非法服用麻醉药品；⑤减少静脉吸毒和共用注射器的机会，预防经血液传播的各种疾病，如乙型肝炎、丙型肝炎及艾滋病等。

这些社会期望目标的实现，有助于降低毒品非法需求、社会稳定、减少犯罪和减少医学公共卫生问题，特别是吸毒者中HIV/AIDS流行传播问题。但是，实现“社会期望目标”的基本条件是要先达到美沙酮维持的药理学目标，美沙酮维持的药理学目标可概括为三个方面：①避免戒断症状的出现；②减轻对毒品的渴求；③预防重新滥用毒品（预防复吸）。

7. 我国美沙酮维持疗法的实施

（1）初始剂量的确定：需根据患者具体情况选择初始剂量，目的是减轻慢性稽延性戒断症状，减少或消除渴求，防止产生欣快感与镇静，一般重度吸毒者40mg/d，中、轻度吸毒者可用20mg/d或更小剂量。确定美沙酮维持剂量的一个基本原则是要避免使用社会奖赏或惩罚（social rewards or punishment），任何人维持剂量的确定都应根据该个体药物依赖状态、机体的代谢情况、体重和24小时内血药代谢水平变化，即一定要因人而异（包括考虑不同人种的体质差异），实现给药的个体化。

（2）用量用法：患者到维持治疗点在监督下服药，用药后需观察3～4小时，看是否可以抑制戒断症状，若剂量不足，应追加10mg左右，继续观察，然后根据戒断症状的表现程度调整剂量，以能控制戒断症状又不出现过度镇静和呼吸抑制为宜。多数成瘾者每日给（60±20)mg即可，少数可能高于80mg。最初3个月，每周至少6天服药，3个月后，表现好、守纪律、尿检阴性者，可隔日带药1次。两年后可每周两次到维持治疗点带3日药。

（3）如何减药、停药：待病情稳定、康复良好、家庭关系及社会适应良好，且患者愿意减量时，方可开始试行减药，减药速度要缓慢，一般每周减3%美沙酮，约4～6个月完全撤掉美沙酮。但完全撤掉美沙酮的成功率不高，约7.6%，许多人脱离不了美沙酮，只得终身维持用药。也有一种观点认为，在患者达到停药的标准，并愿意停药时，可以用其他戒毒药品对其进行脱毒治疗，比如中成药、非阿片类脱毒药。故MMT期限是一个复杂的问题。一般认为，治疗期限尽可能长或充分的长，只要患者可以从治疗中得益、只要他们愿留下来治疗、只要能防止复吸海洛因、只要治疗中无明显不良反应，就应该由医师尽可能长的用药。

（4）作用与疗效：98%的治疗者戒断症状有效控制，在一定程度上抑制了对毒品的渴求感，明显减少了觅药行为和静脉用药行为；76%的治疗者认为副作用较少、程度较轻，个体功能得到改善，家庭功能和父母责任感也得以改善；预期接受治疗者将明显减少海洛因和非法药物的滥用，在很大程度上减少犯罪，减少 HIV/AIDS 的感染率。

（二）复方丁丙诺啡/纳洛酮维持治疗

2002 年 10 月，FDA 批准将舌下服用的丁丙诺啡/纳洛酮（BUP/NX）合剂作为治疗阿片成瘾的药物，商标名为 Suboxone®（赛宝松），2003 年开始实施。2006 年被欧共体药物评审委员会（EMEA）批准。目前已经在 38 个国家和地区获得批准，包括欧洲，新西兰，中国香港特别行政区、马来西亚、印尼、新加坡等。28 个国家已经成熟推广应用，4 个国家在推广进行中。以下研究资料来源于美国卫生与人类服务部毒品滥用与精神卫生服务局物质滥用治疗中心的"丁丙诺啡/纳洛酮治疗手册"，仅供国内相关人员参考用，不是临床指南或标准。

1. 丁丙诺啡/纳洛酮的药理学

纳洛酮是一种阿片受体拮抗剂，可与阿片受体紧密结合，但完全不会激活受体。纳洛酮有时被急诊医疗人员用于治疗阿片受体完全激动剂造成的过量中毒。

丁丙诺啡是吗啡生物碱二甲基吗啡的衍生物，从 20 世纪 70 年代起就作为止痛药物被使用。丁丙诺啡是阿片受体的不完全激动剂，也就是说丁丙诺啡会与阿片受体紧密地结合在一起，但无法像海洛因或美沙酮等完全激动剂一样完全激活受体。在低剂量时，完全激动剂和不完全激动剂会产生同样的效果（事实上，在低剂量时，丁丙诺啡是比吗啡更有效的止痛剂）。但与完全激动剂不同的是，在高剂量时，即使继续增加剂量，不完全激动剂也会停止产生更大的阿片效力，这种现象被称为"天花板"效应。这种天花板效应意味着使用丁丙诺啡导致服药过量的风险比使用完全激动剂要低得多。

由于吞服丁丙诺啡会在第一轮肝代谢中代谢掉，所以其生物利用度很低。但舌下含服溶解的丁丙诺啡却具有充分的生物利用度。相反，无论是吞服还是舌下含服，纳洛酮的生物利用度都很低。因此，舌下含服的丁丙诺啡/纳洛酮合剂会产生显著的丁丙诺啡效果，而不会受到纳洛酮的影响。但是，一旦丁丙诺啡/纳洛酮合剂被捣碎和溶解后用作皮下或静脉注射，纳洛酮作为阿片受体拮抗剂的效果将会显现出来。阿片成瘾者如果这样滥用丁丙诺啡/纳洛酮合剂，就很有可能会出现强烈的阿片戒断症状。因此，丁丙诺啡/纳洛酮合剂中的纳洛酮能有效防止阿片成瘾者将该药物滥用为注射药物，并能降低该药物的市场价值。

由于丁丙诺啡的胃肠生物利用度很低，所以吞服的效果要比舌下含服轻微得多。吞服丁丙诺啡的生物利用度大约只有舌下含服丁丙诺啡的五分之一。丁丙诺啡的"天花板"阿片效应也提高了其在意外的或有意的服药过量中的安全性。特别值得一提的是，丁丙诺啡导致呼吸抑制的风险比美沙酮等阿片受体完全激动剂要低得多。患者的肝功能必须接受严密的监控，尤其是患有慢性病毒性肝炎的患者。

丁丙诺啡/纳洛酮最常见的副作用与阿片的副作用相似，如恶心、肌肉疼痛、便秘。但只要坚持治疗，几周内就能耐受大多数副作用。临床医师要对这些副作用提供适当的临床处理，可以对症治疗或适当调整丁丙诺啡/纳洛酮的剂量。过渡期可能会出现暂时的不适，临床医师要帮助患者做好心理准备，并向患者保证大部分副作用会自行消退。

只要不与其他药物混用，丁丙诺啡/纳洛酮的过量用药并不会出现致命的呼吸抑制。

但是，如果与其他药物或非法药物尤其是其他镇静类药物或酒精一起混用，丁丙诺啡的滥用会产生致命的过量后果。大多数与丁丙诺啡过量相关的死亡病例主要与单一注射丁丙诺啡有关。丁丙诺啡/纳洛酮合剂中包含的纳洛酮对阿片成瘾者有强大的震慑作用，使他们不敢将该药物滥用为注射药物。

对于疑似的服药过量体征（如嗜睡、一睡不醒），首先要保证患者的呼吸道畅通，监控呼吸、脉搏和血压。还要考虑其他药物、酒精或急性疾病等因素。

突发性阿片戒断反应的发生在两种情况下与丁丙诺啡/纳洛酮有关。第一种情况是丁丙诺啡/纳洛酮被蓄意捣碎后滥用作注射药物，这是最有可能在阿片成瘾者身上产生阿片戒断反应的原因，因为在注射情况下纳洛酮作为阿片受体拮抗剂的作用会占主导地位。应该向患者解释这种药物的特性。第二种情况是阿片成瘾者在体内阿片受体完全激动剂仍然起作用的情况下服用丁丙诺啡/纳洛酮引起的突发性戒断反应。与海洛因等阿片受体完全激动剂相比，丁丙诺啡能更紧密地与阿片受体结合在一起。因此，在与阿片受体完全激动剂并存的情况下，丁丙诺啡的作用会占主导地位。由于丁丙诺啡是一种不完全激动剂，无论其剂量或浓度是多少，只能制造次一级的阿片效力。患者在体内阿片受体完全激动剂仍然起作用的情况下服用丁丙诺啡，就会感受到阿片“效力”的降低，即戒断反应。这种突发性戒断反应通常只会在第一次服用丁丙诺啡后出现，而且比纳洛酮或吗啡酮等阿片受体拮抗剂引起的戒断反应要轻微。通过安抚、使用辅助药物（如服用布洛芬治疗肌肉抽筋，服用止吐剂和止泻剂）和缓慢导入丁丙诺啡/纳洛酮等策略，可以控制突发性戒断反应。

服用丁丙诺啡需要考虑肝脏转氨酶（ALT）升高这一问题。曾有过肝炎患者长期服用丁丙诺啡后出现转氨酶轻微升高的记录。患者在第一年每个季度都要接受胆红素和转氨酶检测。临床医师要监控这些实验室结果，评估肝脏炎症的波动或血清胆红素的升高。临床医师还要监控患者是否有急性肝炎的临床体征，如恶心、呕吐、腹部不适和黄疸。除丁丙诺啡/纳洛酮之外，还应考虑诱发肝炎的其他原因，包括酒精性肝炎、急性病毒性肝炎和其他药物。如果急性肝炎引起黄疸或患者的转氨酶值升高到基线水平的 10 倍以上时，应该停止服用丁丙诺啡/纳洛酮。

丁丙诺啡是一种妊娠慎用 C 级药物。美国食品和药品管理局（FDA）给出了 C 级处方药的定义：①动物生殖研究中出现对胎儿的不良反应；②没有开展充分的人体对照研究；③无论潜在风险如何，孕妇使用该药物的好处可以接受。纳洛酮对发育中的胎儿的风险尚未知。因为母亲和胎儿都会对母亲服用的阿片类物质产生依赖，服用纳洛酮可能会对两者都诱发戒断反应。丁丙诺啡会进入母乳中，故不能进行母乳喂养。

2. 治疗程序

（1）第 1 天的程序：治疗前应该出现了自发性戒断反应，目的是避免突发性戒断反应。第一次服用丁丙诺啡/纳洛酮之前应该感到轻度到中度的阿片戒断反应，临床医师可使用 COWS 量表进行评估，如果 COWS 的得分为 8 或更高，医师可以开始导入丁丙诺啡/纳洛酮的第一次剂量。患者在第一次舌下含服丁丙诺啡/纳洛酮之前可以喝点水湿润口腔，但当药片放置到口中后则不可以再喝水。临床医师要保证丁丙诺啡/纳洛酮药片被正确地放置到舌下，并指导患者不要咀嚼或吞咽，直至药片溶解。建议一次不要超过两片药片。观察患者直至药片溶解，在给药后应至少检查患者的舌下情况一次，以保证药片放置的位置正确。患者应接受至少一个小时的观察，然后再次测量 COWS。许多患者在第 1

天服用两片 4 mg 的丁丙诺啡/纳洛酮（即第 1 天的总剂量为 8mg）后阿片戒断症状都减轻了。不过，如果患者在服用 8mg 的丁丙诺啡/纳洛酮后仍然出现戒断症状的话，可再给予一剂或两剂药物。在第 1 天的治疗导入中，每位患者服用的丁丙诺啡/纳洛酮不能超过 16mg。

（2）第 2 天和第 3 天的程序：第 2 天再次测量 COWS。如果 COWS≥2 或报告头天晚上出现戒断症状（包括使用了阿片类物质或强烈想要使用的欲望），可以在第 1 天总剂量的基础上再增加 4mg 的丁丙诺啡/纳洛酮。1 小时后可以再给予 4mg。一些患者接受 8mg 或 12mg 的丁丙诺啡/纳洛酮就可以控制住戒断症状，而有的患者可能会要求更大剂量的丁丙诺啡/纳洛酮。从第 2 天开始，丁丙诺啡/纳洛酮的最大使用剂量可以达到 32mg。大部分患者在第 3 天的治疗导入中只需要单一剂量的丁丙诺啡/纳洛酮，也就是与第 2 天相同的剂量或在第 2 天总剂量的基础上再增加 4mg。跟所有药物疗法一样，丁丙诺啡/纳洛酮的目的是使用最小的有效剂量。丁丙诺啡/纳洛酮疗法的直接目标是减轻戒断症状，长期目标是降低对毒品的渴望，从而减少或停止使用非法的阿片类物质。如果患者对适应丁丙诺啡/纳洛酮有困难（例如出现持续的戒断症状，或强烈想要使用非法的阿片类物质），则增加剂量的速度可以加快。

临床医师应确认患者服药的方式正确，即含在舌下，而不是吞咽。临床医师要强调不可以使用其他诸如酒精、安眠药和苯二氮䓬等药物。提醒患者在他们了解丁丙诺啡/纳洛酮对自己的影响之前不要开车或骑摩托车。

（3）第 4 天到第 21 天的稳定服药阶段：从第 4 天起，患者将继续每天服用丁丙诺啡/纳洛酮的日剂量，直到第 21 天。如果需要，剂量可增加到每天最多 32mg，直到患者的副作用减到最弱或不再出现，并且患者对阿片制剂不再有无法控制的渴望。在前三个星期可能需要调整剂量。

几乎所有患者将用量稳定在日剂量 16～24mg 之间，有些情况下可能要求每天 32mg。在稳定服药阶段，丁丙诺啡/纳洛酮每天增加的剂量不能超过 2mg。在一些病例中，如果患者反映服药后有镇静或行动迟缓现象，丁丙诺啡/纳洛酮的日剂量可能要减少。一旦患者已连续 5 天服用稳定的剂量，并且适应效果很好，患者将开始改为每周 3 次服药。因为丁丙诺啡是不完全激动剂，最大效力比完全激动剂要低，因此剂量增加的过量风险会降到最低，通常患者有很好的耐受性。从每日服药可以直接转换成每周 3 次服药，可以从周一开始，遵循周一/三/五的计划表。

（4）巩固维持阶段：丁丙诺啡/纳洛酮剂量的调整主要依据对以下各方面的评估：戒断症状、对非法阿片制剂的渴望、继续使用非法阿片制剂、丁丙诺啡/纳洛酮的副作用。如果有对非法阿片制剂的渴望和使用现象，临床医师需考虑增加丁丙诺啡/纳洛酮的剂量。丁丙诺啡/纳洛酮也会产生阿片类副作用，如便秘或肌肉疼痛。轻度副作用可用其他治疗方法来治疗，如阿司匹林（肌肉疼痛）、大便软化剂和轻泻剂（便秘）或止泻剂（腹泻）。每 3 个月开展一次肝功能测试（转氨酶和胆红素），丁丙诺啡/纳洛酮药物治疗可能会有轻度的肝脏酶升高，需严密监测。临床医师需和患者讨论在服用丁丙诺啡/纳洛酮时继续使用酒精和吸毒的危害性。

（5）如何减药：由于个人剂量的不同，减药期的计划和剂量也不同。一般来说，剂量是每周慢慢减少，直到达到 0 剂量。大致的减药速度是每周总量比上一周减 25%，用 6

周时间全部减完。

（三）纳曲酮维持治疗

滥用毒品的欣快感-正性强化和停用毒品后严重的戒断反应-负性强化，两种强化的综合作用是毒品成瘾的主要原因。在脱毒期使用戒毒药是为了降低负性强化，但对正性强化并没有多大作用，如果用某种方法可以阻止正性强化的形成，对于彻底戒毒无疑有重要意义。临床经验证明，戒毒后坚持不复吸的时间越长，彻底戒毒的可能性就越大。基于以上理由，目前临床采用口服阿片受体拮抗剂维持治疗阿片类成瘾者，利用它们具有竞争性阻断阿片受体的特性，使已脱毒的戒毒者“偶吸”时不再产生欣快感，从而逐渐减少或消除患者对阿片类物质的渴求，巩固戒毒成果。

多年前，曾有人在临床上使用纯阿片受体拮抗剂纳洛酮和部分激动-拮抗剂环佐辛，以拮抗阿片类药物的作用并期望预防复吸。但纳洛酮拮抗作用时间短，需要剂量大，需不间断给药，患者痛苦，资金耗费大；环佐辛剂量小、效果强，有长效作用，但在刚用药时可引起类精神病反应，多数人不能接受。

纳曲酮是羟氢吗啡酮的衍生物，化学结构与纳洛酮相似。系阿片受体纯拮抗剂，蒂巴因的衍生物，为白色结晶样化合物，其盐酸盐易溶于水。纳曲酮于1956年由美国杜邦公司合成，1984年上市。国内有两个品种的即释片，包括国产的纳曲酮、纳克莱（意大利）。纳曲酮本身无任何内在生物活性，在体内与阿片受体亲和力强，可完全阻断外源性阿片类物质与阿片受体的结合，纳曲酮与阿片受体特别是与μ受体的亲和力为纳洛酮的3.6倍，与μ、δ、κ三种受体亲和力分别为1.08、6.6、8.5Nm，对μ受体的亲和力最大，约为后两者的6.8倍。长期给予阿片类物质和纳曲酮，可阻断阿片类物质产生躯体依赖。

临床资料表明，纳曲酮的阿片受体拮抗作用是纳洛酮的60倍，且具备两药的全部优点，既为纯阿片受体拮抗剂，又具有长效作用，且无类精神病反应，动物试验表明无毒性作用，经肝脏代谢，由尿排出，长期用药无蓄积作用。故可作为戒毒后的一项巩固治疗措施，实施于有决心配合和坚持治疗的已经充分脱毒的人员。

综合各方面资料，纳曲酮抗复吸的近期疗效良好，可明显提高操守率，用一天纳曲酮可得到一天的保护，但停用纳曲酮后的远期效果如何？是否能明显降低复吸率？由于数据资料收集的困难及资料的准确性较差，尚无统计学依据，但用纳曲酮维持治疗的时间一定要长，最少半年，长则2年，并需要同时配合其他辅助治疗措施，如行为矫正、心理治疗、家庭治疗等。

海洛因成瘾者戒毒后服用纳曲酮维持治疗有以下10个理由：可以口服，方便用药；起效快；作用时间较长，可维持24小时，临床研究表明，一次服用150～200mg纳曲酮，可以削弱或阻断海洛因的效果达72小时之久；相对安全；可完全阻断海洛因的效应；副反应轻微，拮抗作用不产生耐药性，长期使用无严重的副作用和毒性，多数人服药后全无感觉，少数人可暂时出现胃肠道不适、焦虑、失眠，如果突然服用大剂量，有可能引起情绪恶劣、悲伤及可逆性肝功能障碍；不成瘾；无耐受；无依赖；无戒断。而不服用纳曲酮的理由只有1个：不上头，就好像什么也没吃。

值得注意的是，纳曲酮不能消除脱毒后的稽延性戒断症状，如失眠、焦虑、疼痛、食欲缺乏等，应向服用者说明，不要误认为是纳曲酮的不良反应。同时应采取其他对症治疗措施加以克服，以免因这些稽延性戒断症状的困扰而复吸。服用纳曲酮时如试图用阿片类毒品，小剂量时不会有欣快感，大剂量时会出现严重的中毒症状，直至昏迷、死亡。服用纳曲酮期间忌饮烈性酒，以免加重肝损伤。

1. 纳曲酮预防复吸的效能　盐酸纳曲酮是阿片受体纯拮抗剂，对脑内阿片 μ 受体有很强的亲和力，实验表明在人单次口服 70～100mg 纳曲酮能够在 24～72 小时内阻断静注 25mg 海洛因在人体产生的作用，加大剂量可延长阻断时间。服用纳曲酮后，若重新滥用阿片类物质就可以阻断它们作用于阿片受体，不能发挥其药理作用，因而不产生欣快感。脱毒完成后给予纳曲酮维持治疗，可在阿片受体与毒品之间起到屏障作用，若在服药期间偶尔滥用海洛因，由于纳曲酮的作用，可在一定程度上阻止海洛因的正性强化，从而间接淡化心理渴求并起到降低复吸率的作用。

研究表明，服用纳曲酮后再吸海洛因无舒适体验或舒适体验减弱者共占 81.6%，纳曲酮阻断海洛因主观感受的作用明确；服用纳曲酮后，患者渴求强度低于治疗前，对比有显著差异；服药期间"偶吸"海洛因者从最初的 21.2%降至服药第 6 个月的 13.4%，对比存在显著差异。提示对完成脱毒治疗后的阿片成瘾者，通过纳曲酮维持治疗可以拮抗阿片类药物的作用，降低或阻断使用阿片类药物后的舒适感受，淡化对毒品的渴求感，使偶尔尝试吸毒的比例下降，从而减少复吸率。

国外的研究一向将纳曲酮服药保持率和保持时间作为判断纳曲酮预防复吸疗效的重要指标。综合国外所作的临床研究，服用纳曲酮 6 个月的保持率较传统脱毒后 6 个月操守率为高，约达 25%～50%不等，服用纳曲酮期间对海洛因的渴求强度减低，再次尝试毒品的次数减少。国内有研究表明，治疗第 1～6 个月各时点纳曲酮服药保持率及平均保持时间要高于本人既往脱毒后 1～6 个月的操守率及平均操守时间，自身对比具有显著差异；第 6 个月服用纳曲酮的保持率与本人既往脱毒后第 6 个月操守率对比具有显著性意义；服用纳曲酮后的平均保持时间、既往脱毒后平均操守时间与对照组相比，两组数据间差异具有显著意义，但不同药物剂量组间第 6 个月服用纳曲酮的保持率没有显著差异。

2. 病例选择　使用纳曲酮维持治疗仅适用于阿片类成瘾者，对非阿片类成瘾无效。病例选择要求戒毒者本人确实有强烈的戒毒愿望、曾多次戒毒均不能坚持长久或操守时间很短者。另外，最好有一份正当的职业，家属能密切配合。有正当职业利于合理安排时间，防止无所事事、东游西逛和容易接触到吸毒朋友而受不良影响。家属的配合对治疗效果影响很大，服用纳曲酮是一项长期的家庭计划，需定期复查取药，按时服药，不良反应的通报及经济保障均需家属的监督与配合，心理辅导及康复也离不开家属。病例选择不当将直接影响治疗结果。

3. 治疗方法　纳曲酮维持治疗分三个阶段进行，即准备阶段、诱导阶段、维持阶段。具体实施方法如下：

（1）准备阶段：应同时具备以下三个条件：①开始服药前 7～10 天内未使用过阿片类药物；②尿吗啡检测阴性；③纳洛酮激发试验阴性。如为阳性，则纳曲酮治疗应延缓，直到激发试验阴性后再进行。

纳洛酮激发试验包括静脉注射激发试验、皮下注射激发试验以及强化激发试验：①静脉注射激发试验：吸取 0.4mg 纳洛酮 1 支备用，先静脉注射 0.2mg，观察 30 秒钟，无明显戒断反应时再注入余下的 0.2mg，继续严密观察 20 分钟，注意是否出现戒断症状和体征，如流泪、流涕、哈欠、皮肤起鸡皮、心跳加快、辗转反侧、坐卧不安、腹痛剧烈等。

对康复时间长、体质恢复好、康复期间确实未偷吸过海洛因和使用阿片类戒毒药物者，也可一次性静脉注射纳洛酮 0.4mg，观察半小时；②皮下注射激发试验：直接皮下注射 0.8mg 纳洛酮，严密观察 45 分钟，也可分 2 次皮下注射，每次 0.4mg 纳洛酮，间隔半小时，第 2 次注射后观察 45 分钟，注意有无戒断症状出现。准备服用纳曲酮抗复吸者，经过脱毒和康复治疗，戒断症状大部分已消除，因此纳洛酮激发出的戒断症状多很轻微，似有似无，呈一过性。尤其是在皮下注射激发试验时，起效慢，消失快，有时甚至观察不出来，难以判断结果，此时应进行强化激发试验，以便再确认；③强化激发试验：在第 1 次注射纳洛酮后 1 小时，一次性静脉注射 1.6mg 纳洛酮，观察半小时，若戒断症状不明显，自我感觉良好，则为纳洛酮激发试验阴性，可以开始纳曲酮治疗。

（2）诱导阶段：诱导治疗时应缓慢增加用量，一般以小剂量开始，首次纳曲酮 5～10mg，观察 4～8 小时无明显戒断症状，可再给予 5～10mg。次日先给予纳曲酮 1 次量 10～15mg，4～8 小时后，若无明显不适出现，可再追加 10～15mg，戒断反应重或不适感明显者，则暂缓加量而维持前 1 天的用量。如此逐渐增加，5～7 天后达 25～50mg/d，1 次顿服，以此量予以维持治疗。

（3）维持阶段：①维持剂量与时间：在国人，每日服用 25～30mg 纳曲酮可以完全阻断阿片类物质的激动作用，个别增大到 50mg 也就足够，阻断作用可持续 24 小时。也有证据表明，在较低剂量组中，“偶吸”时感受到的欣快体验仍较明显，故推荐每日应服用较高剂量，即 40～50mg/d，但维持治疗的时间要足够长，疗程长短比剂量大小更重要。国内著名学者秦伯益院士提出半年维持疗法，应该是最短时间限度，对绝大多数脱毒者来说是合适的。在美国有报道维持治疗达 2 年之久者。从治疗效果看，长时间坚持服药的较短期服药者好，推荐维持治疗时间以半年至 2 年为宜；②服药模式：主要有 2 种服药模式：一是每日服药模式，即将每日有效量 1 次顿服。从经验看最好是早上服，使之在 1 天的工作和与外界的接触中得到保护，克服心理渴求，抵制再吸。而且每天用药，纳曲酮用量不大，血药浓度峰值不是很高，副作用也就相对较小。同时，每天定时服药，可养成习惯，不易漏服。二是每星期一、三、五服药模式，即每星期一、三分别予 2 日有效量 1 次顿服，星期五将 3 日有效量 1 次顿服。优点是可以减少服药次数，心理上更易接受，缺点是人们很难记住今天是星期几，有时隔 1 天服，有时隔 2 天服，极易造成漏服，而且服药间隔时间太长，阿片受体阻断作用由强变弱，对心理渴求的抑制作用也由大变小，潜伏着复吸的危险，且一次服药量太大，血药浓度过高，副作用也就相对较大。所以，多数专家、学者倾向每日服药。

不管采用何种服药模式，都应定期来门诊取药，家属监督服药。纳曲酮只能按计划分段配给，一般是 1 个月左右取药 1 次。取药前必须进行吗啡尿检，以鉴定近期内有否尝试过毒品，必要时需再行纳洛酮激发试验或由医务人员监督服用一定量纳曲酮观察 2 小时判断是否出现戒断反应，无异常时才能配给下一阶段的纳曲酮。维持期服药 1～2 个月后，根据心理渴求控制情况可逐渐减少纳曲酮使用量，直到半年后停药。维持期一般为半年，特殊的可延长到 9 个月或 2 年。即使疗程结束，还应该经常预备少量纳曲酮在身边，以便在容易复吸的场合或在心理渴求出现时服用 10～15mg 纳曲酮预防之，这对提高操守率不无好处。

4. 影响维持服药的因素　鉴于只有不间断服药才能发挥纳曲酮预防复吸的作用，因此服药的依从性是治疗成功与否的关键。由于本药自身没有阿片受体激动作用，服药后缺乏满足感，并且即使长期服药突然停用也不会导致撤药后不适，因此使患者接受和维持这项治疗需要社会、家庭和医疗单位的共同参与，需要建立完善的监督体系，以保证成瘾者持续接受治疗。良好的家庭支持系统对于维持纳曲酮治疗和预防复吸至关重要，如果配合心理治疗和行为矫正则可强化纳曲酮的预防复吸效能。

（1）家庭环境的影响：影响纳曲酮维持治疗的多元回归分析结果显示，由成瘾者与子女亲密程度、与父母亲密程度以及与服用纳曲酮监护人关系密切程度构成的家庭稳定性指数与服药时间呈正相关关系，说明家庭的参与对于纳曲酮维持治疗可以起到积极作用。纳曲酮维持治疗时间较长者多为家庭内部关系良好、服药监督人与成瘾者关系密切且能与服药者保持经常性联系的成瘾者。可见，对于家庭支持系统完善的患者，纳曲酮可以起到更好的预防复吸作用。

影响纳曲酮维持治疗的多元回归分析结果还提示，治疗过程中“偶吸”行为对维持治疗构成了不良影响。因此，在治疗中如能够强化家庭和社区监控，将有助于纳曲酮维持治疗。另外，多元回归分析及服药终止原因分析都显示，经济原因也是影响纳曲酮维持治疗的重要因素。因此，接受治疗者本人的经济状况和家庭经济状况较宽裕者，有利于纳曲酮的维持治疗。

（2）生活质量改善的影响：涉及生活质量改善的变量包括工作改善程度和婚姻改善程度等内容，生活质量的改善对纳曲酮防复吸治疗可起到积极的作用。研究发现，成瘾者脱毒成功后能否回归正常的社会生活，能否被社会所接纳都直接影响复吸率。同样，成瘾者的复吸率下降也为被社会所接受创造了条件，有利于维持治疗的进一步巩固。服用纳曲酮时间较长者，其家庭关系及工作质量都得到了改善，同时家庭关系及工作质量的改善也对纳曲酮维持治疗起到促进作用。

家庭环境和经过纳曲酮治疗后生活质量的变化提示，在纳曲酮治疗的同时给予积极的家庭参与和社会帮教，提供生活和就业技能的指导将会有助于增加纳曲酮维持治疗的保持率和保持时间，进而提高操守率。

有关终止纳曲酮维持治疗的原因调查发现，对预防复吸认识不足、不了解治疗的意义是导致停止服药的主要原因。为提高患者的依从性，应使患者充分了解治疗的意义，并积极配合治疗，这些将有助于提高纳曲酮服药的保持率。

（3）纳曲酮维持治疗与渴求的变化：目前还没有发现可控制阿片类成瘾渴求的有效药物。随着纳曲酮治疗维持时间的延长，“偶吸”比例逐渐减少，这在一定程度上也反映了纳曲酮对于阿片类药物的渴求程度的降低具有一定的作用，但这种作用是间接的。

近来国外有报道，纳曲酮治疗过程中给予抗抑郁药物（如氟西汀）比单纯使用纳曲酮治疗更有效，这是由于不少吸毒者在脱毒治疗完成后的一个较长时期内都或多或少的存在焦虑、抑郁等情绪问题。因此，在接受纳曲酮治疗的过程中，给予对症治疗，最大限度地改善焦虑和抑郁情绪，缓解稽延性戒断症状，会有利于患者较长时间接受纳曲酮治疗，从而降低复吸率。

5. 不良反应　纳曲酮不良反应较轻，主要是消化系统症状。据调查，用药后不良反应共计 36 项，发生率超过 50%者有睡眠障碍（93.7%）、无力（76.7%）、焦虑不安（71.9%）、头疼（69.8%）、食欲减退（69.8%）、骨骼肌肉疼痛（57.8%）和易激惹

(55.9%)，此外，还有性欲和性功能异常、脱发，这些是初期临床试验时未出现的症状。就不良反应对患者影响程度而言，睡眠障碍、消化系统症状和无力是服药者和治疗者所体会到的最主要的不良反应，但用药期间所观察到的不良反应与稽延性戒断症状多有重叠，因此将它们统称为用药期间不适反应可能更为准确。

在实验室检查方面，受试者服药后出现 GPT 异常者占 8.4%，发生率与国外研究结果相似，药物对肝脏功能有一定影响，但多呈一过性，当出现肝脏功能异常时，可给予保肝治疗；ECG 检查结果异常 0.9%，分别可见左室高电压、期前收缩、窦性心动过速、窦性心动过缓。上述结果提示长期服用纳曲酮具有较高的安全性。

6. 禁忌证　凡有下列情形之一者，禁忌使用纳曲酮：①接受麻醉性镇痛药治疗疾病的现症患者。纳曲酮可减弱甚至抵消麻醉性镇痛药的镇痛作用；②严重阿片类物质成瘾尚未完成脱毒治疗者，纳曲酮可诱发严重的戒断综合征，甚至危及生命；③任何曾对纳曲酮发生过敏反应的个体。当过敏反应重，有可能对机体造成严重伤害时，应禁用纳曲酮。反应轻微时，可考虑采用系统脱敏疗法，缓慢增加纳曲酮用量；④患有急性肝炎或肝衰竭的患者。大剂量纳曲酮对肝功能有一定影响。

（四）长效纳曲酮植入剂治疗

1. 概念与特点

(1) 概念：纳曲酮植入剂是一种缓控释复合给药体系。它是将纳曲酮药物以分子形式均匀分散在高分子聚乳酸（PLA）的释放介质中制成直径 5mm，长 7mm 的药粒，经皮手术植入或经针头导入皮下植入给药后，按要求缓慢、恒速释放纳曲酮，达到较长时间(3～12 个月）占据阿片受体的作用，拮抗阿片类药物所产生的欣快效应，逐步恢复神经突触和神经递质的正常分布，解除阿片类药物的精神依赖和对大脑的损害作用，最终戒除阿片类药物。

(2) 特点：①植入皮下后不存在吸收障碍，能很快到达体循环，并迅速占据阿片受体，同时由于每日 8mg 低剂量恒速释放，可避免对体内其他组织的副作用；②皮下植入后可迅速和组织融合，不能自行取出，具有强制给药的效应，相当于“药物强制性戒毒”，特别适于阿片类药物依赖的抗复吸治疗；③通常作用时间较长，避免了频繁服用纳曲酮片剂的缺点；④植入皮下后若发现有严重过敏反应或副作用可随时由植入机构取出药粒终止治疗。

(3) 有效拮抗阿片类药物的血药浓度：Gonzalez 等的实验显示，当血药浓度为 2ng/ml时，具备完全拮抗海洛因 25mg 的作用。Yoburn 等将纳曲酮皮下植入丸剂植入（纳曲酮含量 30mg）2 组大鼠体内，检测植入丸剂的药代动力学和药效学，Probit 分析显示，血浆纳曲酮浓度 2.1ng/ml 为拮抗吗啡镇痛的线性关系。Hulse 等认为纳曲酮有效血药浓度＞2ng/ml，拮抗 25mg 静脉注射海洛因可达 48～72 小时。Brewer 采用重压法制成的纳曲酮植入剂（含纳曲酮 1.0g），植入后体内的释放时间约为 6～10 周，纳曲酮和 6-β 纳曲醇的血药浓度分别在 2.8ng/ml 和 9.0ng/ml，足够对抗纯海洛因 500mg。

(4) 前期临床科研试用：2007 年国家禁毒委批准纳曲酮皮下植入疗法在湖北省进行科研试用。科研试用 1 周年后，湖北省禁毒委组织独立调研组对接受纳曲酮皮下植入疗法进行现场回访和跟踪。阿片类药物复吸判断标准为：①随访过程脱失者一律视为复吸；②吗啡、美沙酮与丁丙诺啡 3 种金标试剂盒现场验尿，任何一项阳性者判定为复吸。接受纳曲酮植入剂治疗时间为7～26个月。调研的结果显示，12个月操守率为68.4%，复吸（含随访脱失）率为31.6%。采用改进后的《海洛因渴求量表》评价渴求，接受纳曲酮皮下植入疗法的阿片类药物依赖患者，总分及各因子得分均显著低于治疗前得分，差异具有统计学意义（$P<0.001$）。2012年国家食品药品监督管理局批准纳曲酮植入剂进入临床试验阶段，药物临床试验批件（No. 2013L02581）。

2. 适应证、禁忌证、注意事项

（1）适应证：①阿片类成瘾者具有预防复发、积极配合纳曲酮植入治疗的主观愿望和意志；采用卫生部《阿片类药物依赖诊断治疗指导原则》推荐的非阿片类药物生理脱毒治疗后，尿吗啡、美沙酮与丁丙诺啡试验阴性，纳洛酮诱发试验阴性者；②阿片类成瘾者经强制隔离戒毒出所后，为巩固戒毒疗效，预防阿片类药物复吸，经尿吗啡、美沙酮、丁丙诺啡试验、纳洛酮诱发试验确认为阴性者；③阿片类成瘾者美沙酮维持治疗出现过敏、终日困倦乏力、低血压、心脏明显异常不能继续服用，或者不愿意再接受美沙酮维持治疗，具有彻底戒除阿片类药物主观愿望和意志，尿吗啡、美沙酮与丁丙诺啡试验阴性，纳洛酮诱发试验阴性者；④磷酸可待因止咳水、曲马多、地芬诺酯、右美沙芬成瘾者，经非阿片类药物脱毒治疗后反复复发，并有彻底戒除的主观愿望和意志，尿吗啡、美沙酮与丁丙诺啡试验阴性者。

（2）禁忌证：①尿吗啡试验、尿美沙酮试验、尿丁丙诺啡试验、纳洛酮诱发试验任何一项阳性者；②有心、肾、消化道等重要脏器及造血系统疾病史；白细胞总数低于$3.0\times10^9/L$者，出凝血4项检查异常者；③妊娠及哺乳期妇女，育龄期妇女妊娠试验阳性者；④对纳曲酮口服片过敏、纳洛酮皮下过敏试验阳性者、有严重的药物过敏史、或属过敏体质者；⑤严重的精神障碍和神经系统疾病者；⑥急性阿片类药物戒断、急性肝炎或肝（肾）衰竭者。

（3）注意事项：①接受纳曲酮植入剂植入术后，患者可能试吸阿片类药物，部分患者因不适或惩罚效应而作罢。少数患者可能不断增加滥用剂量，试图冲破纳曲酮的拮抗药效而中毒，甚至死亡。试吸的原因很多，一般是对纳曲酮植入剂药效的怀疑、心理渴求强烈、重度稽延性戒断症状、睡眠障碍，个别人还存在惯性问题等。②转向滥用其他精神活性物质，如苯丙胺类、氯胺酮、大麻等。③可出现全身不同部位的疼痛，可能是原有潜在疾病的疼痛症状再现的结果，应积极治疗原发病。④应同时积极治疗稽延性戒断症状，包括睡眠障碍、焦虑、抑郁、腹痛、腹泻、性功能障碍等。

3. 纳曲酮植入术前准备

（1）术前评估：考虑到阿片类成瘾患者在封闭管理期间或者在脱毒后，由于心理渴求的驱使，可能会“偷吸”，在植入纳曲酮植入剂后诱发戒断反应或其他不适反应，故推荐非阿片类药物生理脱毒后通过纳曲酮准备期和诱导期，以确保体内不存在阿片类药物。

1）准备期：①尿吗啡试验、尿美沙酮试验、尿丁丙诺啡试验必须全部为阴性；②以上尿检测阴性后，进行纳洛酮诱发试验。诱发试验后观察20分钟，如无戒断反应和不适症状即为诱发试验阴性。如果出现恶心、呕吐、流鼻涕、淌眼泪或打哈欠、瞳孔改变等戒断症状者为阳性反应。纳洛酮注射液血中的半衰期约60～90分钟，出现轻微戒断症状的患者一般不需特殊处理。

2）诱导期：尿检和纳洛酮静脉注射诱发试验为阴性后，开始口服盐酸纳曲酮片进行纳曲酮诱导期程序。开始口服盐酸纳曲酮片从小剂量试验性治疗，第一天口服5～15mg（1～3片）；第二天口服15～30mg（3～6片）。

尿吗啡试验、尿美沙酮试验、尿丁丙诺啡试验和盐酸纳洛酮激发试验为阴性，纳曲酮片诱导期无戒断反应或其他不适反应，可确定体内阿片类药物完全被清除，具备植入条件。

（2）了解过敏史：阿片类药物成瘾者进入封闭式病房后，接诊医师要详细询问病史，详细了解所用海洛因（俗称白粉）的性状、颜色，静脉注射后是否曾出现局部或全身皮疹、瘙痒等过敏反应等。了解对青霉素、四环素、巴比妥、苯妥英钠、磺胺类、水杨酸盐、保泰松、氨基比林、中草药物等是否有过敏现象；对一些特殊食物，如海鲜虾蟹类、鸡蛋，一些山珍，如山龟、蛇类、禽鸟类等有无过敏现象。

（3）纳曲酮类药物过敏试验

1）了解和观察有无纳曲酮类过敏：纳曲酮和纳洛酮的化学结构和免疫原性基本相同，通过了解和观察纳洛酮诱发试验、纳洛酮冲击脱毒治疗、纳曲酮片口服等就可以判断出患者是否对纳曲酮过敏。国内外纳洛酮类药物过敏的报道非常罕见，有偶发病例报告。为确保植入型纳曲酮缓释剂的安全使用，要求在植入前进行过敏试验。

2）纳洛酮类药物皮试方法与观察结果：①用1ml注射器取纳洛酮注射液0.25ml，内含纳洛酮0.1mg，用注射用水或生理盐水稀释至1ml，摇匀即成；②皮内注射点，常规75%酒精消毒前臂屈侧关节上6.6cm处皮肤，皮内注射上述纳洛酮类药物皮试溶液0.1ml，注射成一皮丘。观察等待20分钟后，如局部出现红肿，直径大于1cm或局部红晕或伴有小水疱者为阳性。对可疑阳性者，应在另一前臂用生理盐水作对照试验。阳性者禁忌进行植入纳曲酮缓释剂治疗。无论是第一次还是第二次植入纳曲酮缓释剂治疗必须进行过敏试验。

4.植入操作

（1）植入区选择：腹壁植入区皮肤必须无疾病，为健康状态。植入点有2个选择：①确定两条线，A线为脐部左或右外侧约3cm，和腹正中线平行的线段；B线为脐下3cm，和经过脐部的水平线平行的线段。A线与B线的交叉点即为推荐的纳曲酮植入切口点；②腹正中线脐下3cm，也可作为纳曲酮植入切口点。植入术穿刺套管针可沿脐下水平线平行向左或右侧方向穿刺，用一个切口可同时植入2支纳曲酮植入剂。

下腹壁植入区的优点：①纳曲酮药粒植入点不仅在下腹壁，而且在腹直肌的外侧。此处脂肪层较厚，血供不丰富，利于药粒长时间的缓慢吸收；②腹前下腹壁的皮肤薄而柔嫩，易切口和穿刺，且与皮下层为疏松连接，皮肤的延展性、弹性好，埋入药粒后，局部几乎无明显隆起现象；③纳曲酮药粒植入的区域，供血动脉主要是腹壁浅动脉和旋浅动脉，同名静脉与之伴行。其中以腹壁浅血管供血为主。该动、静脉由外下向内上斜向走行，变异少，只要分离器分离皮下组织的方向，由置入点向外下呈扇形分离，一般不会损伤该血管，安全性好；④纳曲酮药粒植入点于脐部水平线以下约3cm，在所系腰带之下，一般不会给患者带来生活中的不便。

（2）植入步骤：①巡回护士打开植入术器械包，开封纳曲酮植入剂包装，将药粒瓶放置在植入术器械包内；手持开启2%的利多卡因安瓿，手术者用10ml一次性注射器取出并抽吸适量生理盐水，稀释利多卡因至1%。在上述的下腹壁植入点皮肤上推注一个皮丘，而后穿针进至腹壁脂肪层间，不断推注利多卡因阻滞神经传导，使局部被麻醉而失痛；②在已经麻醉的下腹部皮肤上，用尖刀片割破植入点皮肤全层；③分离皮下组织，将植入术穿刺套管针缓慢插入皮下组织，继续分离皮下组织直至穿刺套管针全部在皮下组织内后，将针芯抽出；④将纳曲酮药粒装入穿刺套管内，用推入棒将药粒通过穿刺套管推入皮下，并边推，边退出穿刺套管，只将纳曲酮药粒留在皮下。

纳曲酮植入后皮肤切口缝合 1 针，敷以创可贴或敷料，操作结束。

（3）注意事项：①穿刺时若阻力较大，可用止血钳钝性分离皮下组织后再插入植入术穿刺套管针。如果解剖层次正确，一般无出血，且分离皮下组织时，无阻力。若插入组织过深，则出血较多；若过浅，分离时阻力较大。尤其当患者较为肥胖时，更应注意解剖层次；②操作过程中若遇到出血，不必惊慌，只要加压压迫 2～3 分钟即可；③所植入的纳曲酮药粒，最后 1 粒应距离植入切口 1.5cm 左右。

5. 术后管理

（1）术后处理：①植入术后 2 周内，手术区域不得湿水；②术后口服抗生素 5～7 天。③植入术后第 4 天伤口换药。④若切口有缝合，于术后第 7～10 天拆线。⑤植入纳曲酮后可有异物和刺激感觉，要求扎系腹带，松紧适度，以防止植入局部出现死腔、皮下出血等。扎系腹带还有助于组织快速包裹和粘连，使药粒和皮下组织融为一体。⑥局部理疗。可用红外线理疗器理疗局部或者植入术区腹带内放置热宝等理疗器材，增加局部血液循环，有助创面愈合。

（2）术后观察和检验项目：①术后 3 天内每日 3 次常规测体温、脉搏、呼吸和血压；②术后观察 24～48 小时有无过敏反应、排斥反应、局部瘙痒、红肿等；③术后 3 天换药，观察切口情况，包括有无感染、有无皮下出血等；④于术后第 1、5、12、24 小时各采集血样 1 次，以后每月采血一次，每次 5ml，抗凝并离心（1500g，10 分钟）后，－20℃保存，用于测定纳曲酮和 6-β-纳曲醇血药浓度，评价预期疗效；⑤每个月检测肝肾功能和血尿常规，观察肝肾功能有无异常变化。

6. 出院后管理

（1）防范试吸和偷吸：出院后，患者本人和家属要继续积极做好心理渴求、稽延性戒断综合征和其他身心疾病的治疗，注意防范患者试吸和偷吸。植入治疗后试吸和偷吸的发生率很高，约 60%～70%。试吸的原因包括心理渴求的病态驱使力、精神活性物质滥用的惯性和对纳曲酮植入剂疗效的怀疑。

（2）防范转向滥用其他精神活性物质：纳曲酮植入的患者出院后滥用阿片类药物不能带来欣快感，但由于阿片类药物已经成为大脑运行机制的一部分，虽经过短期治疗，但脑内的内源性阿片肽和神经突触还不能恢复正常状态，仍然有较强的心理渴求，常伴有心境或情绪低落、兴趣缺乏或乐趣丧失、焦虑、抑郁，甚至可能产生自杀意念，很容易被毒友引诱转向滥用其他精神活性物质，如苯丙胺类、氯胺酮、饮酒、大麻等，以增加欣快感，减弱抑郁和焦虑症状，应该予以特别关注。

7. 应急预案

（1）迟发性无菌性炎症

1）临床表现：植入后 2～8 周内出现局部搔痒，有时较为剧烈，植入术区域皮肤发红，可见皮疹，如果不加处理可持续数周。严重者可出现红肿、包块或囊肿形成，多发生在腹部脂肪较多的患者。切开后可见纳曲酮药粒沙粒化，有汁液样物流出。血常规检查，白细胞总数在正常范围，淋巴细胞可能增高。汁液样物检查，见白细胞浸润，液化组织以脂肪组织为主，汁液细菌培养无细菌生长。

2）治疗方法：改善微循环、促进局部软组织的新陈代谢，加速炎性物质的吸收。①局部理疗，红外线局部照射、微波局部治疗、电磁局部治疗、热敷治疗、热宝局部治疗等；②局部刺激减弱治疗，搔痒局部注射生理盐水（pH7.45）。如果伤口已开放，只用生理盐水冲洗即可，重点是创面局部；③引流和缝合，对于过大的囊肿必要时在低点处切开引流，生理盐水冲洗3天后深度缝合不留死腔；④药物治疗，无菌性炎症为非病原菌感染而致，不宜使用抗生素。对于局部反应强烈的患者必要时可口服地塞米松等激素类药物。

（2）过敏反应

1）临床表现：Ⅰ型过敏反应在过敏原进入体内后即刻发生，15～30分钟达到高峰，及时治疗2小时可恢复正常。表现为荨麻疹、血管神经性水肿，严重时即刻出现喉头水肿、呼吸困难，过敏性休克可危及生命。Ⅳ型过敏反应一般要经过数小时或1～2天或更长时间后才出现，此型由致敏淋巴细胞介导，表现为接触性皮炎、剥脱性皮炎。

2）治疗方法：仅仅是皮肤瘙痒、荨麻疹、血管神经性水肿等较轻微的反应，一般不需特殊处理，可自行缓解，不能缓解者使用抗过敏药。但极个别患者需要高度重视及时抢救，避免发生意外。对于重症过敏患者，应立即终止治疗，取出纳曲酮植入剂，做好抢救准备，如盐酸肾上腺素肌注，氢化可的松静滴，以及10%葡萄糖酸钙液与高渗葡萄糖液20ml缓慢静注，必要时使用中枢兴奋药，还须请急诊科协助急救处置。

（3）植入剂包裹

1）临床表现：纳曲酮植入剂尽管组织相容性很好，但仍是机体的异物，约5%～8%的患者纳曲酮植入3个月后局部仍可触摸到隐约的药粒，形成明确的异物包裹现象。

2）处理方法：①一般不需处理。由于包裹高分子材料分解和吸收速度减慢，随着时间的推移，将缓慢吸收，个别人吸收时间可长达数月；②如果患者感觉不美观、不方便，特别是一些女性患者为了结婚，不希望暴露隐私，要求处理者，可局部麻醉后，在植入局部注入多量生理盐水、插入探针、搅破皮下包裹、再反复注入生理盐水、红外线理疗促进吸收，即可很快消失。

（4）试吸过量：当长期滥用外源性阿片类药物时，机体为保持内外环境的平衡，可降低内源性阿片肽的分泌数量，减少阿片受体的分布密度及活性，逐渐形成阿片类药物依赖和耐受。纳曲酮植入治疗后使阿片类药物失去效应，但是，机体的内环境和阿片系统功能紊乱并不能立刻恢复。在心理渴求的驱使下、阿片类药物滥用的惯性和患者对纳曲酮植入剂疗效怀疑心理的作用下，60%～70%的患者常常发生试吸和偷吸的行为。要通过询问患者本人、家属或友人，了解患者滥用阿片类药物的种类和用量、滥用途径，还应了解滥用阿片类药物同时或前后，有无酗酒或使用其他精神活性物质的经历，如苯丙胺兴奋剂、镇静催眠药、大麻等。

1）临床表现：试吸剂量较大者，可出现轻度中毒症状，包括不安、焦虑、头痛头晕、恶心呕吐、全身乏力、胸部憋闷等，可伴有严重的腹泻、尿潴留等。静脉大剂量注射者，除上述临床所见外，常伴有严重的急性中毒症状和体征，如昏睡或昏迷、瞳孔极度缩小和呼吸抑制等，也可伴有惊厥、意识障碍，可诱发癫痫大发作，也可发展为震颤谵妄。

2）实验室检查：及时进行尿液或胃液中吗啡定性检查、美沙酮定性检查、丁丙诺啡定性检查、冰毒定性检查、氯胺酮定性检查、苯二氮䓬类定性检查等，将有助于治疗方案的制订。

3）治疗方法：轻度中毒一般不需特殊处理，嘱患者饮服温热15%～20%葡萄糖水1～2 L，中毒症状可以减轻或消失。可采用非阿片类药物生理脱毒治疗，清除阿片类药物和体内的有害物质，改善脑循环，保护大脑。对于伴抑郁、焦虑症状和心理渴求者，可使用普通处方药氟哌噻吨美利曲辛片、氟西汀、帕罗西汀、舍曲林等；伴有睡眠障碍者，可使用地西泮、艾司唑仑、唑吡坦等。

8. 终止纳曲酮植入治疗

（1）适应证

1）机械性损害：纳曲酮植入后局部皮下疏松组织出现的轻度炎症是皮下植入剂固体药粒或辅料对软组织的机械性刺激所引起，与纳曲酮药物的毒性作用无关，对于反应过重者应及时终止纳曲酮植入剂治疗。

2）局部刺激：纳曲酮植入体内后作为异物会对局部组织产生一定刺激，而人体会对纳曲酮植入剂进行包裹形成囊壁，绝大部分的患者显示纤维组织包裹轻微，植入部位没有出现红肿和溃疡，没有出现瘙痒现象，触摸植入局部组织没有可触及到的质地变化。但由于个体差异，纳曲酮植入后有2.3%的患者出现了无菌性炎症、特异性排异反应、纤维化包裹等现象，对于发生这些现象的患者要高度重视尽早处理。如治疗无效甚至症状有加重趋势，应终止纳曲酮植入治疗。

3）严重反应：严重的迟发性无菌性炎症反应、过敏反应或严重的排异反应，经治疗无效甚至症状有加重趋势者。

4）不愿意继续治疗者：①心理渴求严重，植入纳曲酮后不能改善症状，经治疗效果不明显者；本人已无信心，不愿意继续采用纳曲酮植入治疗者；②纳曲酮缓释剂植入后仍然大量试吸寻找欣快感者，为防止过度吸食或者过量静脉注射威胁生命者；③强烈要求改用美沙酮维持疗法者。

（2）终止治疗手续的办理

1）戒毒医疗机构方：发生严重的迟发性无菌性炎症反应、过敏反应或严重的排异反应时，为防止发生意外，戒毒医疗机构方提出建议，患者本人或家属同意并签订备忘录后，即可取出纳曲酮植入剂终止治疗。

2）患者方：不愿意继续纳曲酮植入治疗，要求终止者，主管医师必须和患者本人、家属友好协商达成的谅解，签署终止纳曲酮治疗知情协议书，如果是社会、社区资助接受治疗者，必须得到相关书面同意证明，方能办理和签署终止纳曲酮治疗知情协议书，而后方能取出纳曲酮植入剂终止治疗。

（五）Vivitrol

Vivitrol是每月肌内注射一次的纳曲酮缓释制剂，由美国研制生产。研究认为，Vivitrol治疗和安慰剂治疗比较，Vivitrol治疗的患者更加倾向于接受治疗和避免使用非法药物，36%的Vivitrol治疗患者能够不用药物接受整6个月的治疗，相比较而言，安慰剂组是23%。

2010年10月，FDA批准Vivitrol用来治疗和预防阿片类药物成瘾患者接受戒毒治疗后的复发。Vivitrol 应该只能由医师用随产品一起提供的特殊注射针头通过肌肉注射给予。

主要副反应：恶心、疲劳、头疼、头晕、呕吐、食欲下降、关节疼痛和肌肉痉挛。

严重副作用：注射部位反应（它可能是严重的并且可能需要外科干预），肝损害，过敏反应（例如荨麻疹），皮肤疹，面部肿胀，肺炎，情绪低落，自杀念头和自杀行为。

（六）我国的纳曲酮微球缓释制剂

由我国研制成功的纳曲酮缓释制剂将很快走上临床。据介绍，其拮抗吗啡作用的有效时间平均约达 30 天以上，随着给药剂量的增加，作用增强，有效时间延长。该微球制剂的血药浓度曲线与药效学曲线相似。猴肌注该微球制剂后，有效血药浓度持续 30 天以上。该微球制剂为零级动力学释放过程，日释放率 2.51%。该制剂局部刺激轻微，组织相溶性好，微球 8～12 周可完全降解并被组织吸收。

（七）纳美芬缓释剂

纳美芬是 μ、κ、δ 阿片受体拮抗剂，对 μ 受体有很强的亲和力，从 μ 受体解离较慢，1975 年合成，1995 年上市。与纳洛酮相比，纳美芬具有作用时间长（多次使用纳美芬后，其血浆清除半衰期长达 13.4 小时）、给药途径多、生物利用度高、不良反应小等特点。

Lauren 等制备了纳美芬可缓释 6 个月的皮下植入剂（或植入棒），将纳美芬与乙烯-醋酸乙烯酯（EVA）混合后，填入 2.8mm×27mm 的棒中，并用 EVA 包衣以控制释放，单根植入剂的含药量为（80.1±6.0）mg。目前国内有的戒毒所正在开展此项植入手术，但并没有得到我国食品药品监督管理局的正式批准。

（杜新忠　贾少微）

第五章　苯丙胺类兴奋剂相关和成瘾障碍

第一节　概　述

苯丙胺类兴奋剂（amphetaminetypestimulant，ATS）也称安非他明类兴奋剂，是一组具有类似化学结构的中枢神经系统兴奋剂，系肾上腺素类似物，包括苯丙胺（amphetamine）、甲基苯丙胺（methamphetamine，MA，俗称“冰毒”）、亚甲基二氧基甲基苯丙胺（MDMA，俗称“摇头丸”）及一些其他精神兴奋剂，比如卡西酮、土冰、浴盐、六角在内的若干种苯丙胺类药物、衍生物的总称。近年来，苯丙胺类中枢神经兴奋剂的滥用与成瘾不断增多，其增速已经大大超过海洛因吸食者的增速，在册总人数也即将超过海洛因在册吸食者，而新发现吸毒人员中冰毒与麻古（冰毒片）吸食者的增速及人数均已远超海洛因，这是在今后一个较长时期内我国面临的主要滥用毒品种类，需要重点予以介绍。在我国，主要是滥用其两类主要的衍生物、混合物——冰毒（MA）、麻古（冰毒片）。苯丙胺类兴奋剂滥用人数从2008年的129 315人增加到2013年6月的624 501人，人数增长4.8倍，在全库在册吸毒人员中的比例由2008年的11.4%上升到2013年6月的27.7%，比例增长2.4倍。就化学结构而言，这几种药都有苯丙胺的基本结构，就药理作用而言，冰毒、摇头丸的主要作用与苯丙胺类似，只是作用时间、强度、侧重点有所不同。本章将主要对苯丙胺、冰毒、摇头丸的药理特性、临床表现、毒性及不良反应、中毒的抢救分别进行介绍，但重点是苯丙胺，它是各类ATS滥用的基础，对其药理特性的研究也相对较为透彻，而且苯丙胺也是我国唯一一个被批准可以在临床使用的药品，冰毒、摇头丸是苯丙胺的衍生物，其主要药理作用、副作用与苯丙胺有较多相似的地方。

由于苯丙胺类兴奋剂的作用机制主要与多巴胺、5-羟色胺有关，故本章第三节将专门介绍这两种神经递质的合成、代谢以及这两种受体的分型、分布及具体作用，目的是让读者对苯丙胺类兴奋剂的作用有更深入的了解并指导临床治疗。

苯丙胺类兴奋剂是一个大类，品种很多，就国际层面而言，目前较为流行的品种还有浴盐、甲卡西酮、卡塔叶、“六角”及2C系列化合物，这些品种的滥用在我国也已经出现，但由于监测手段有限，故未能有效发现。制造这些物质的一些前体物质在我国也大量存在，也许下一个十年这些物质的滥用将会显著增多。这些品种的一些详细情况参见本书第一章第三节中的其他主要毒品简介之三、之六，本章未将其纳入。

一、种类与分类

苯丙胺类中枢神经兴奋剂包含了多种物质，包括苯丙胺、甲基苯丙胺、卡西酮、甲卡西酮和哌甲酯、苯甲吗啉、苯二甲吗啉，二乙胺苯丙酮、芬氟拉明及右旋芬氟拉明，亚甲基二氧基甲基苯丙胺（MDMA）、亚甲基二氧基苯丙胺（MDA）和亚甲基二氧基乙基苯丙胺（MDEA）、4-甲基甲卡西酮、2C-B等，还有一些混合制剂，比如麻古（即甲基苯丙胺片剂）以及阿得拉（Adderall）。

苯丙胺类兴奋剂均具有中枢神经系统兴奋、抑制食欲、致幻作用，但不同药物的作用各有侧重（表5-1）。根据苯丙胺类兴奋剂的化学结构及药理、毒理学特性，我国将其分为以下四类：

表5-1　常见苯丙胺类兴奋剂及其药理作用

中文名	英文名	别名	俗名	主要作用
苯丙胺	amphetamine	苯丙胺	提神丸 大力丸	中枢神经兴奋
右旋苯丙胺	dexamfetamine			中枢神经兴奋
左旋苯丙胺	levaamfetamine			中枢神经兴奋
甲基苯丙胺	methamphetamine	去氧麻黄碱	冰毒	中枢神经兴奋作用较苯丙胺强
卡西酮	cathinone			具有类似于苯丙胺的兴奋作用
哌甲酯	methylphenidate	利他林		中枢神经兴奋
二甲氧甲苯丙胺	2，5-dimethoxy-4-methyl-amphetamine，DOM			致幻作用
溴基二甲氧苯丙胺	4-bromo-2，5-dimethoxy-amphetamine，DOB			致幻作用，作用慢，恢复慢
三甲氧苯乙胺	mescaline	麦司卡林 仙人球毒碱	坏种	致幻作用
苯甲吗啉	phenmetrazine	芬美曲嗪		抑制食欲
苯双甲吗啉	phendimetrazine	苯甲曲嗪		抑制食欲
芬氟拉明 右旋芬氟拉明	fenfluramine dexfenfluramine	氟苯丙胺 右苯丙胺		抑制食欲
3,4-亚甲基二氧基甲基苯丙胺	3，4-methylene-dioxymethyl-amphetamine，MDMA，domex	替甲基苯丙胺 都麦克斯	摇头丸 迷魂药 狂欢丸，爱芝	兴奋及致幻作用
3,4-亚甲基二氧基乙基苯丙胺	3，4-methylene-dioxyethyl-amphetamine，MDEA	三乙氧苯乙胺		兴奋及致幻作用
3,4-亚甲基二氧基苯丙胺	3，4-methylene-dioxy-amphetamine，MDA	甲撑苯丙胺		兴奋及致幻作用

1. 兴奋型苯丙胺类　这类化合物以中枢神经系统兴奋作用为主。代表药有苯丙胺、甲基苯丙胺、卡西酮、甲卡西酮和哌甲酯等。

2. 致幻型苯丙胺类　这类化合物具有导致用药者产生幻觉的作用。代表药有4-甲基-2,5-二甲氧苯丙胺（DOM）、4-溴-2,5-二甲氧苯丙胺（DOB）、麦司卡林、4-溴-2,5-二甲氧苯乙胺（2C-B）等。

3. 抑制食欲型苯丙胺类　这类化合物具有抑制食欲作用，包括苯甲吗啉、苯二甲吗啉、二乙胺苯丙酮、芬氟拉明及右旋芬氟拉明等。

4. 混合型苯丙胺类　这类化合物兼具兴奋和致幻作用，包括亚甲基二氧基甲基苯丙胺（MDMA）、亚甲基二氧基苯丙胺（MDA）和亚甲基二氧基乙基苯丙胺（MDEA）、4-甲基甲卡西酮等。“摇头丸”多指MDMA，但目前国内黑市购买者多为苯丙胺类兴奋剂的混杂剂。

在国际层面，联合国毒品和犯罪问题办公室（UNODC）认为苯丙胺类兴奋剂可分为两个主要类别：苯丙胺组和摇头丸组。苯丙胺组主要为苯丙胺和甲基苯丙胺，摇头丸组主要为亚甲基二氧基甲基苯丙胺（MDMA）、亚甲基二氧基苯丙胺（MDA）、亚甲基二氧基乙基苯丙胺（MDEA）及其类似物。据联合国毒品和犯罪问题办公室估计，2011年苯丙胺组物质的年度流行率在0.7%，约3380万15～64岁人群在过去一年用过一次该类物质。关于摇头丸组，15～64岁人群的全球年度流行率估计在0.4%之间，即过去一年有约1940万15～64岁人群使用过一次该类物质。在UNODC的世界毒品报告中，摇头丸是独立统计的。

还有两种流行较广的苯丙胺类混合制剂，它们分别是甲基苯丙胺片（麻古）及阿得拉（Adderall），甲基苯丙胺片主要流行于我国，而阿得拉（Adderall）则在美国、英国等发达国家较为流行，现将这两种混合型苯丙胺类分别介绍如下：

“麻古”即甲基苯丙胺片、冰毒片，主要成分为甲基苯丙胺和咖啡因，俗称“唠嗑药”、“强奸药”。此名最早出自云南的边境地区，当地人把“麻古”叫作“疯药”。麻古这个名称的来历与其组成成分有关，“麻”即去氧麻黄碱（甲基苯丙胺、MA），“古”即咖啡因（caffeine），两者合剂的简称为MC，由于发音的差异，云南边境的一些吸毒者将这种“冰毒咖啡因片”称其为“麻古”，即MC。事实上，我国把麻古称为冰毒片并不合适，因为据我国对麻古的监测表明，麻古最常见的配比为19%的甲基苯丙胺和69%的咖啡因，咖啡因是主要成分，更接近于在我国陕晋地区流行较广的“面面儿”。在麻古中添加咖啡因，主要是增加香味、降低成本、增强甲基苯丙胺的作用，现在多用于床High。咖啡因一些详细情况请参见本书第一章第三节中的其他主要毒品简介之九。

“麻古”外观与摇头丸相似，据公安部对送检的“麻古”检验报告显示：该种毒品均为圆形、片剂、盐酸小檗碱药片大小，呈玫瑰红、浅橘红、深橘红、苹果绿，上面印有“R”、“WY”、“66”、“888”标记。此种毒品中咖啡因的作用机制主要是阻断腺嘌呤核苷受体，而腺嘌呤核苷与其受体结合后可以抑制DA神经元的活性，咖啡因阻止了腺嘌呤核苷与其受体结合以后，DA神经元去抑制，DA分泌增多。而甲基苯丙胺的作用原理主要是促进DA的释放，阻止重吸收。因此，两者可产生协同作用。咖啡因可与甲基苯丙胺混合吸食的另外一个原因是咖啡因的沸点（雾化点）为178℃，与甲基苯丙胺相近，方便烫吸。

阿得拉（Adderall）是一种中枢神经兴奋剂，用于治疗注意缺陷多动障碍（ADHD）和嗜睡症，也被用于难治性抑郁症、外源性肥胖、交替的睡眠周期紊乱，但现已不建议使用。Adderall 是四苯丙胺盐组合，包括苯丙胺天门冬氨酸一水化合物，消旋硫酸苯丙胺，右旋苯丙胺蔗糖盐和右旋硫酸苯丙胺，以上四种成分各占 1/4。剂量为 30mg/片，在美国被列为表Ⅱ管制。从 2002～2010 年之间，处方药阿得拉（Adderall）在 26～39 岁的美国妇女中的使用已增加了 750％，目的不是治疗儿童多动症，而是为了成为高效率的"超级妈妈"。另外，为快速提高学习成绩，进入更好的大学深造，越来越多的美国高中生开始滥用处方兴奋剂阿得拉（Adderall），有些学生到了大学依然无法戒除药物。这些青少年大多从朋友、经销商那里获取药片，有些学生还会在父母或医师面前谎称有多动症状以骗取处方药。美国《监测未来》指出，全美范围内，10 年级生和 12 年级生滥用阿得拉（Adderall）的比例目前相对稳定地保持在 10％左右。Adderall XR 缓释胶囊在美国一年的销售额达到 20 亿美元。

阿得拉（Adderall）可促进 DA、NE、5-HT 的释放，抑制单胺氧化酶（MAO），增加突触间隙 DA、NE、5-HT 含量。它有两个配方：IR（即刻释放）和 XR（缓释）。即刻释放制剂用于治疗注意缺陷多动障碍（ADHD）和嗜睡症，而缓释制剂只批准用于注意缺陷多动障碍（ADHD），是一种控制性处方药，即药剂师分发该药时需要特殊控制。禁用于结构性心血管异常患者。副作用包括失眠，头晕、头痛和紧张、易怒、焦虑，体重减轻，心率加快，脱发，儿童生长减慢，但不影响最终身高。减少食欲作用比哌甲酯或托莫西汀更常见。过量可导致癫痫发作、脑卒中、心脏病发作，甚至死亡。是 FDA 妊娠 C 类药，孕妇应避免服用，特别是在妊娠早期。

近期在网络上出现假阿得拉销售，仿冒品不含这 4 种活性成分，而含有曲马多和醋氨酚，用于治疗急性疼痛。据美国 FDA 介绍，假冒 Adderall 片剂为白色圆形药片，没有任何类型的标记，如字母或数字。它们可能采用泡罩包装，包装上可能存在拼写错误。梯瓦制药生产的正宗 Adderall 30mg 片剂为橙色/桃色圆形药片，一侧刻有 dp 浮雕，另一侧刻有"30"字样。正品的包装只有一种，即 100 片装药瓶。

二、简史及流行现状

（一）苯丙胺

苯丙胺（amphetamine）又名苯异丙胺、苯齐巨林、安非他明、安非他命、非那明。英文名称来自 alpha-methyl-phenethylamine 的简写 Amphetamine 的音译（翻译为：alph-碳的位置有甲基取代的苯乙胺）。这是一种具有多种兴奋作用的化学物质，系麻黄碱（ephedrine）的类似物。麻黄碱是一种叫麻黄的植物所含的主要生物碱，麻黄碱的主要作用是通过兴奋交感神经扩张哮喘患者的支气管。

苯丙胺在 1887 年由一位罗马尼亚化学家 Lazar Edeleanu 以麻黄碱为原料在德国柏林首次合成，苯丙胺被合成后的首要用途是取代麻黄碱用以治疗哮喘。1927 年明确其药理作用，苯丙胺被认为是有效的鼻道和支气管扩张剂，可作为雾化剂吸入，以解除鼻炎的鼻道堵塞症状。1928 年美国史克公司取得苯丙胺的专利，开始生产一种以苯丙胺为主要成分的雾化吸入器，商标名 Benzedrine，作为一种治疗因感冒引起的鼻塞的非处方药

(OTC)。成瘾者通常会把装有药物的小罐破开，把罐内含有药物的纸条倒出，然后卷成小球吞吃。这种小球，就被成瘾者称之为“Bennies”。

一些关于苯丙胺的早期研究显示，这种药物能够使麻醉的狗清醒过来，苯丙胺是一种不让瞌睡的狗躺下来的药物，这导致1935年关于苯丙胺对发作性睡病治疗效果的检验。与此同时，苯丙胺也被开始用于治疗抑郁症、肥胖症、疲劳综合征、嗜睡症、儿童注意缺陷障碍和中枢神经抑制剂中毒的抢救。但在1938年，两个使用苯丙胺治疗发作性睡病的患者发生了严重的偏执性妄想，而且这种妄想在其他患者身上得以有规律的重复出现，这种现象引起了有关专家的注意。

1937年，苯丙胺作为一种处方药变得很容易弄到，文献中出现的一篇报告建议苯丙胺用于减少功能亢进的孩子的活动。明尼苏达大学的一群心理学学生也于1937年开始试验各种药物，他们发现苯丙胺最适合于“临阵磨枪”，因为它能够使他们长时间地不睡觉。卡车司机也注意到了这种效果，他们在长途运输时用苯丙胺片来保持清醒。1939年，一篇报告提醒说，使用苯丙胺治疗的发作性睡病患者在服用此药后不再感到饥饿。这种食欲抑制效果后来成为苯丙胺的主要临床用途。

东西方苯丙胺的第一次流行滥用始于第二次世界大战。1939年，苯丙胺走上战场，被列为军用品，用于解除士兵疲劳和强化他们的行为，当时德国人、日本人和同盟军均分发苯丙胺给士兵以增强战斗力。关于德国使用兴奋剂来振奋其士兵精神状态的报道很多，1944年德国《空军外科通讯》刊登了一篇题为《苯丙胺警报》的报道说：“当睡眠的渴望威胁到一个军团的安全时，这种药物是当前可以弄到的各种延迟睡眠的药物中最令人满意的一种”。

在第二次世界大战期间，日本广泛使用苯丙胺来保证后方民众的生产和使战士保持充沛的精力。战后，为了削减大量库存，这些药物未经处方即被出售，那些医药公司为它们做广告说，此药可以“消除昏睡、焕发精神”。广泛的使用必然会伴随相当程度的过量使用和滥用，先是在1948年，接着是在1955年，日本开始实施对苯丙胺的严厉控制，相应的还有治疗和教育计划。尽管日本政府宣称在1960年已经“消除”了滥用苯丙胺的问题，但在70年代和80年代，苯丙胺仍在一些日本人中间流行使用。

1944年，在瑞典由于许多人使用口服苯丙胺，处方受到了严格控制，结果造成苯丙胺销售的显著下降和使用苯丙胺总人数的减少。但那些严重的积习难改者却不容忽视，并由此产生了苯丙胺黑市和类似于美国海洛因亚文化的苯丙胺亚文化。为了榨取昂贵的黑市苯丙胺的最大利润，一些瑞典人开始静脉注射。1968年，瑞典实质上禁止了任何针对苯丙胺的处方及相关的兴奋剂。

第二次世界大战之后，在美国，对苯丙胺的非医学用途只是略有担忧。1946年，在一本广受欢迎的全国性杂志上，一篇题为“On a Bender with Benzedrine”的文章将一个人不用医师处方即可获得苯丙胺的情况说得很清楚：“我买了一支吸入剂之后，霍尔弄开带孔的盖儿，拉出浸了药的纸，折叠成风琴状……像这样，霍尔拿过他刚才撕碎的看上去没有什么东西的纸屑，夹在拇指和示指之间，交替将这些纸片儿浸泡或挤榨进他的啤酒杯里”。每一个吸入剂含有250mg的苯丙胺，因此，如果一次性服用的话，可以得到相当大的剂量。以上报道说明当时的美国苯丙胺吸入剂的滥用还不是十分严重。

直到20世纪60年代，大多数对苯丙胺的非正当使用都是经由合法制造和合法购买的口服制剂。1963年，美国AMA药品委员会声明说："当前，对苯丙胺的强迫性滥用只是一个小问题。"然而恰恰就在此时，麻烦正在加利福尼亚酝酿着。

要精确地确定美国何时开始导致苯丙胺经静脉滥用是很困难的，但可以确定的是，它大约始于海洛因和可卡因的静脉注射（IDU）者中。在20世纪20年代和30年代，当IDU在毒品亚文化中扩散的时候，人们将海洛因和可卡因掺和起来注射的合成品称作快感丸（speed ball），这可能是由于注射之后很快出现可卡因的急促的欣快感，从而加速了"高潮"的到来。因此，在市井小贩中，可卡因又名快感（speed）。当第二次世界大战之后弄到苯丙胺变得如此容易时，这些富有冒险精神的人们发现，如果将苯丙胺与海洛因一起注射，他们就能得到类似于可卡因的效果。因此，渐渐地，出乎大多数美国人的意料，通过那种IDU使用海洛因的地下小药店，苯丙胺作为"快感"而广为人知。20世纪60年代以前，以很低的价格就可以相当容易地弄到苯丙胺，以致越来越多的IDU者使用它，要么是与海洛因掺和使用，要么是单独使用。尽管它是一种处方药物，但要搞到一个治疗抑郁症或肥胖的处方并不费力。

由于一些海洛因成瘾者在无法得到海洛因时只好单独注射苯丙胺，因此一些医师也感到苯丙胺可以用作海洛因的合法替代品从而成为一种治疗手段，有些医师甚至利用静脉输注苯丙胺为海洛因成瘾者进行戒毒治疗。在那时，苯丙胺被认为不会上瘾，因此医师在开处方时非常随意。到了20世纪60年代，苯丙胺和甲基苯丙胺的静脉滥用已成为美国社会的严重公共卫生问题，于是出现在市场上清除和在医院内限制使用苯丙胺的措施，其中包括根据1965年法律中"危险药物新定义"制定的联邦苯丙胺条例。从此非医疗目的使用的苯丙胺转入非法渠道，目前黑市上所供应的苯丙胺多为合法部门生产的口服制剂。

当苯丙胺的使用开始被视为一种滥用时，医师们越来越少地处方这种药物，直到1959年，美国FDA才禁止在吸入剂中使用苯丙胺，并在1965年限制了苯丙胺的处方用量，但非治疗使用依然泛滥。1971年，苯丙胺被列为美国联邦管制物质法的Ⅱ类管制物质。随后，不到10年，苯丙胺从广泛使用和接受的药物变成了较少使用的、受到严格限制的、与大众心目中滥用成性的"嬉皮士"相影随的毒品。苯丙胺的国际管制同样始于20世纪70年代。

在我国苯丙胺只用于治疗发作性睡病，与苯丙胺作用类似的哌甲酯也只用于治疗儿童注意缺陷障碍（ADHD），这两种药物均受到严格控制，被列入第一类精神药品进行管理。据2012年我国吸毒人员动态管控数据库的数据，我国其他苯丙胺类（主要是苯丙胺）滥用者仅占全库苯丙胺类兴奋剂滥用人群的1%，2013年查获的苯丙胺类吸毒人员中其他苯丙胺滥用者的比例同样为1%，滥用情况比较轻微。

就全球而言，滥用苯丙胺的人群并不占主要地位。在欧洲，吸毒者主要吸食苯丙胺，而北美洲的兴奋剂滥用者约有半数吸食苯丙胺，半数吸食甲基苯丙胺。东亚和东南亚吸食苯丙胺类物质的人主要吸食的是甲基苯丙胺，吸食苯丙胺的比例较低。就缉获量而言，2006年全球甲基苯丙胺缉获量首次超过了全球苯丙胺缉获量，后者所占比例减少了42%。但苯丙胺缉获的绝对数量却在上升，特别是在中东，该地区的苯丙胺类毒品大多以药丸形式提供，以"captagon"药丸进行营销，"captagon"药丸的主要成分即为苯丙胺。欧洲和美国2011年所报告的苯丙胺地下加工厂数目几乎相同（58比57），与2010年相比总数基本保持平稳。2010年欧洲苯丙胺缉获量呈下行趋势，达到2002年以来的最低水平

(5.4吨)。

(二) 甲基苯丙胺

甲基苯丙胺(methamphetamine，MA)俗称冰毒。纯品是一种白色透明的不规则结晶，外形与冰相似，故被称为冰毒，有胶囊、粉剂、小块等多种形式，可抽吸、鼻吸、口服或注射。

为了强调苯丙胺的升血压作用，1919年日本化学家A·Ogata首次合成了甲基苯丙胺，主要用于治疗哮喘和鼻炎。不幸的是，随后的应用发现甲基苯丙胺的中枢神经系统兴奋作用和依赖性比苯丙胺更强，给滥用者带来了更大的危害。第二次世界大战期间，日本军队曾给士兵服用冰毒以提高战斗力，冰毒于1940年在日本上市，1945年确定有大量的民众滥用成瘾，1951年日本对冰毒实行国内管制。第二次世界大战期间，德军在炎热的北非沙漠也曾用甲基苯丙胺作为兴奋剂以增强士兵持久作战的能力。1960年代甲基苯丙胺和苯丙胺的静脉滥用已经成为美国公共社会的严重问题，1970年出台的《控制原料法案》对苯丙胺的生产加以严格管理，导致右苯丙胺(dexedrine)和其他苯丙胺类药品的使用下降。虽然药用合成的苯丙胺使用下降了，但是甲基苯丙胺的使用却明显增加。1971年甲基苯丙胺被列为国际管制。到1980年代后期，甲基苯丙胺的滥用出现上升趋势，并且出现可以烟雾形式吸入的、外观似水晶体的甲基苯丙胺制剂——冰。据1987年美国进行的一项对2900份就诊患者尿液毒理学检测调查发现，10%的尿样中甲基苯丙胺或苯丙胺检测阳性。日本在1993年对933名因药物依赖而就诊者进行统计，42%为甲基苯丙胺依赖者。日本在1994年所进行的一项入户调查表明，0.8%的人曾使用过甲基苯丙胺。据美国报道，甲基苯丙胺滥用在同性恋和双性恋中较为普遍，通过性行为和共用注射针头使他们成为感染和传播艾滋病的高危人群。

在我国，甲基苯丙胺并非近年才出现。1951年，我国重庆市一家药厂生产抗疲劳素片，一些工人食用后感觉提神，随后在加班加点时服用。然而时间一长，均出现头晕眼花、神经衰弱等症状，影响健康、妨碍生产，后经化验得知“抗疲劳素”片的主要成分为甲基苯丙胺，卫生部当即责令停止生产，及时制止了该药的滥用。1962年，内蒙古、山西、河北等省、自治区的部分地方又出现一些群众吸食甲基苯丙胺成瘾的现象，他们将甲基苯丙胺放在锡纸上烫吸或直接用炭火点燃吸入其烟雾，当时周恩来总理亲自过问，由卫生部会同公安部、中监委派出工作组到山西太原查处，停止生产该药，并将擅自安排生产该药的厂长依法追究刑事责任，在当地省、自治区政府的号令下，限制了甲基苯丙胺的烫吸，从而使问题很快得到解决。

1990年代以来，我国重新出现了甲基苯丙胺的滥用且不断蔓延，甲基苯丙胺的地下加工厂不断出现，缉获量也在逐年增长。滥用人群主要是部分青年学生、运动员、演员，多为短期用药，以保持精神兴奋、精力充沛、提高效率，但随之出现疲乏及精神抑郁状态。调查显示，我国上海、北京、温州、广州等大城市、经济发达城市和沿海城市的滥用日趋严重。

据全国吸毒人员动态管控系统的数据，截至2013年底我国登记在册的苯丙胺类滥用人数为876 600人，占全库在册总数的35.4%，仅次于海洛因的滥用人数，而2007年底的苯丙胺类在册人数为93 745人，占全库总数的9.8%，5年时间人数增加782 855万，占全库总数的比例增加25.6%。据2013年的数据，我国苯丙胺类兴奋剂的滥用品种主要为甲基苯丙胺，占现有苯丙胺类兴奋剂滥用者的96.7%，摇头丸占2.4%，其他苯丙胺类（主要是苯丙胺）仅占1%。表5-2为我国2005～2013年在册吸毒人数中苯丙胺类吸食者的比例，从下表可以看出，近8年来我国的苯丙胺类兴奋剂吸食者在大幅增加。表5-3为我国2008～2013年全库合成毒品人数滥用变化情况，数据显示近年来我国合成毒品滥用人数的增加主要为冰毒吸食者的增加，而其他合成毒品如氯胺酮、摇头丸、其他苯丙胺类吸食者是在逐年下降的。

表5-2　2005～2013年在册吸毒人数中苯丙胺类吸食者的比例

年份	2005年	2007年	2008年	2009年	2010年	2011年	2012年	2013年
比例	6.7%	16.1%	19.1%	23.5%	28.0%	32.7%	38.0%	35.4%

表5-3　2008～2013年全库合成毒品人数滥用变化情况

年份	合成毒品人数	比例	冰毒	氯胺酮	摇头丸	其他苯丙胺	其他精神类
2008年	216 525	19.1%	47.0%	35.9%	11.1%	1.6%	4.3%
2009年	314 072	23.5%	57.7%	30.2%	7.5%	1.3%	3.4%
2010年	432 205	28.0%	66.3%	24.9%	5.0%	1.1%	2.7%
2011年	587 188	32.7%	70.2%	23.1%	3.7%	0.9%	2.2%
2012年	797 649	38.0%	74.8%	20.1%	2.6%	0.8%	1.7%
2013年	1 084 261	43.8%	78.1%	17.%	1.9%	0.8%	1.4%

从2013年上半年查获的新发现吸毒人数来看，查获新发现苯丙胺类吸食人数为99 969人，占上半年新发现吸毒人数的66.26%，其中甲基苯丙胺吸食者占99%。而2008年全年查获新发现苯丙胺类吸食人数为53 491人，占全年新发现吸毒总数的32.74%，新发现苯丙胺类吸食人数同比增加37%，可惜当年的甲基苯丙胺与摇头丸是合并统计的。表5-4为我国2010～2013年6月新增吸毒人员合成毒品滥用情况，从该表可以看出，近几年以来我国新发现的吸毒人员中冰毒占绝大多数，K粉、摇头丸呈下降趋势，从2012年起其他苯丙胺类开始轻微上升。新发现吸毒人员的吸食品种是预测今后一个时期毒情变化的一个较为敏感的指标，需要得到重视。

表5-4　2010～2013年6月新增吸毒人员合成毒品滥用情况

年份	新增人数	合成毒品滥用比例	冰毒	氯胺酮	摇头丸	其他苯丙胺	其他精神类
2010年	214 675	55.6%	83.9%	13.9%	0.15%	0.83%	1.2%
2011年	234 999	62.0%	80.3%	18.0%	0.10%	0.68%	0.9%
2012年	304 857	68.8%	86.6%	11.7%	0.10%	0.90%	0.7%
2013年6月	150 870	74.7%	87.7%	10.9%	0.07%	0.84%	0.46%

从2013年上半年查获的复吸人数来看，查获的复吸苯丙胺类人数为72 725人，占上半年查获复吸数的52.48%，且滥用的品种主要为甲基苯丙胺，约占99%，占绝对多数，

而2008年查获苯丙胺类复吸数为12 177人，占全年查获复吸总数的11.73%，同比增加40.75%。

以上数据表明，近几年来我国苯丙胺类兴奋剂滥用的总体情况是甲基苯丙胺滥用人数、新发现的吸毒人员中甲基苯丙胺滥用者的比例都在快速增长，甲基苯丙胺成瘾者的复吸比例增加最快。

衡量苯丙胺类兴奋剂滥用情况的一个比较可靠的数据是新发/复吸比例，2008年为4.39，而2013年上半年为1.37，显示我国的苯丙胺类兴奋剂滥用情况正在逐渐好转，但情况还是不容乐观。

据联合国缉毒署（UNDCP）提供的数据，苯丙胺类兴奋剂（主要是甲基苯丙胺、苯丙胺和“摇头丸”）是世界上第二个使用最广泛的药物类别。苯丙胺类兴奋剂的市场正在扩大：缉获量和消费量均在增加，新的市场正在发展。

除摇头丸外的苯丙胺类兴奋剂的滥用在全球较为普遍，并且在多数地区均有增加。苯丙胺类毒品滥用人数的增长速度已远远高于海洛因、可卡因等传统毒品。2011年，全球年满15～64岁的人群中，估计有0.7%的人也就是3380万人在以往一年使用了苯丙胺类兴奋剂，这一数字是20世纪80年代滥用此类毒品人数的14倍。苯丙胺类兴奋剂在北美洲和大洋洲的传统市场使用保持平稳，但在亚洲的发达经济体尤其是在东亚和东南亚的市场，使用有所增加。非洲也出现了一个新兴市场，这一估计已经为前体转移、缉获量和甲基苯丙胺的生产日益增多所证明，该地区苯丙胺类兴奋剂年度估计流行率高于全球平均水平。

在全球层面上，苯丙胺类兴奋剂的缉获量升至新高：2011年为123吨，比2010年上涨66%，是2005年以来的一倍。甲基苯丙胺是苯丙胺类兴奋剂行业的支柱，占2011年苯丙胺类兴奋剂全球缉获量的71%，结晶体甲基苯丙胺的缉获量增加到8.8吨，达到最近五年来的最高点，表明该物质的威胁已经迫在眉睫。2010年甲基苯丙胺缉获量比2008年的缉获量增加了一倍以上，部分原因是中美洲及东亚和东南亚的缉获量上升。2011年墨西哥所缉获的甲基苯丙胺数量最大，增加一倍多，在一年内从13吨增加到31吨，首次超过美国。甲基苯丙胺药丸是东亚和东南亚占主导地位的苯丙胺类兴奋剂，2011年缉获了1.23亿颗药丸，与2010年相比（1.34亿颗药丸）下降了9%。

近年来甲基苯丙胺等苯丙胺类兴奋剂的全球性滥用特别是在我国出现了一些新的特点：滥用地点已经从沿海城市蔓延至内地，并从城市蔓延到郊区、农村。滥用场所已从通宵舞会和夜总会等传统场所蔓延到大学校园和家庭聚会、网吧、宾馆等场所。滥用年龄已涉及各个年龄段，但滥用最多的仍然是青少年和青壮年，而且近年来在这些青年人中滥用人数迅速增加。其欣快作用可使人在未想到或不需要时产生性接触欲望，造成性乱行为，大大增加了HIV/AIDS和其他传染病传播的危险。

甲基苯丙胺的流行性滥用主要有以下原因：①甲基苯丙胺的化学合成简便，易于制造，且制造方法一经传播便易在各地出现地下加工场所；②甲基苯丙胺在全球各地的可获得性高，与可卡因相比价格低廉；③甲基苯丙胺一向以所谓软性毒品出现，可接受性强，被人误认为不如海洛因或可卡因那么剧毒，也不会贻害终身，便于境遇性滥用；④甲基苯丙胺作为兴奋性的精神活性物质，使用后在心理上使人感到信心十足、充满活力及体力暂时增强，同时又有厌食和减轻体重作用，易使人尤其是演艺人员、夜班工作者和长途汽车驾驶员接受；⑤甲基苯丙胺兴奋作用较持久，不像滥用可卡因那样出现忽起忽落的效果；⑥甲基苯丙胺的生物利用度高于可卡因；⑦甲基苯丙胺具备高挥发性、高亲脂性和受热稳定性，可由多种途径滥用，如吞服、注射、嗅或吸入；⑧存在促发甲基苯丙胺滥用流行的客观条件，如合法生产转化至非法渠道、现已存在着广泛滥用人群、滥用甲基苯丙胺知识与体验的传播、非经口成瘾者的日益增多；⑨非法制造甲基苯丙胺技术的扩散、地下工厂日益增多。

（三）摇头丸

摇头丸是指一类具有致幻和兴奋作用的苯丙胺样合成毒品，它不是指一种毒品，而是泛指“一类毒品”。摇头丸是一个集合名词，它包括3,4-亚甲基二氧基甲基苯丙胺（MDMA）、3,4-亚甲基二氧基苯丙胺（MDA）、3,4-亚甲基二氧基乙基苯丙胺（MDEA）三种类型的摇头丸，在我国主要为MDMA型摇头丸。

MDA于1910年由德国制药业巨头默克（Merck）公司首次合成，1912年又合成MDMA，并在1914年获得专利。MDMA原来是德国默克公司用于制造某种凝血药物时的化学中间产物，由于第一次世界大战的影响，摇头丸的奇妙作用并没有获得广泛关注，尽管默克公司取得了它的专利权，但却将其搁置起来，很快便忘在了脑后，关于MDMA的药理学研究一直到20世纪50年代才得到进一步开展。

摇头丸再次进入人们视线是在20世纪50年代，地点则从欧洲转到了美国。冷战时期，美国军方对大量迷幻药物进行了一系列试验，试图找出一种可以让人招供的麻醉药物。当时，摇头丸的代号是1475。不过，同LSD相比，摇头丸在这方面的作用逊色许多，因此也没有能够得到足够重视。60年代中期，MDA的流行滥用在美国出现，70年代MDA被列为管制药品。直到1976年，生物化学家亚历山大·舒尔金（Alexander Shulgin）才让摇头丸成了一种与文化密切相关的富有传奇性的药物。

在舒尔金的年轻时代，这位俄国移民的儿子就对迷幻药物的作用深感兴趣。后来，他为道氏化学公司（Dow Chemicals）发明出了一种大受市场欢迎的杀虫剂，被奖励可以研究任何他自己感兴趣的东西。从这时起，舒尔金开始合成并在自己身上试验各种致幻剂。在他合成并试验的179种物质中，第109种正是摇头丸。

舒尔金之所以后来被称为“摇头丸之父”，并不是因为他在研究和重新发现摇头丸上的贡献，而在于他对摇头丸的流行起到的推动作用。他将摇头丸介绍给自己的一些心理学家朋友，没过多久，这种能够让人兴奋的药物就在专业人士的圈子里静悄悄的流行起来。据统计，在1977年，约有4000名心理医师在自己的诊所中为患者开出摇头丸。不过，由于担心引起争论，这种做法都是在暗中进行的。Shulgin和Nichols在1978年首先报道MDMA对人类所产生的心理效应，激起了人们对这类化合物可能有助于心理治疗的兴趣。随后精神病学家的临床研究结果发现，MDMA能增强患者与医师之间沟通的能力，使患者对自己的问题有更深的洞察力，故在20世纪80年代曾一度作为辅助药物用于心理治疗。20世纪80年代中后期，MDMA作为致幻剂被美国青少年用于通宵舞会后才开始流行起来，这直接导致了它在1985年被美国政府宣布为非法，随后受到管制。

摇头丸悄然流传的局面并没有维持多久。波士顿集团（The Boston Group）旗下的一家制药公司察觉到了摇头丸潜在的巨大商机，开始大举推广并宣传这种药物。这家公司大批招募可口可乐零售商加入销售其生产的“XTC”牌摇头丸的队伍中，并在酒吧、舞厅、同性恋俱乐部等娱乐场所大力推销摇头丸。到20世纪80年代中期时，摇头丸已经成为最畅销的迷幻药物之一。

早在1977年，英国便宣布摇头丸为非法药物。1984年，英国21岁青年伊恩·拉库姆一次吞服18粒摇头丸而死亡，他是有记录的因服用摇头丸被夺去生命的第1位牺牲者。1985年，美国一位民主党参议员提议美国缉毒署取缔摇头丸，同年7月，美国缉毒署（DEA）将其列入管制药品法（CSA）表Ⅰ管制，其类似物MDEA于1986年被作为策划药管制，禁止医师开处方，不得将它用于医治任何疾病。1987年美国首次报道了5例与用MDMA有关的死亡事件，均为猝死。1988年，美国缉毒署宣布取缔MDMA，并声明在全世界范围内予以查禁。

据有关资料统计，1985年美国出现28起因吞服摇头丸而引起的紧急情况。1992年增至236起，1999年为2850起，并有9人不治身亡。1989年，英国在第一次大规模扫毒行动中共抄出32 000粒摇头丸，1999年全国抄出数为540万粒，2000年仅海关就截获910万粒。德国的摇头丸大部分来自东欧国家，汉堡一名男青年吞服摇头丸后出现精神失常，用快刀切腹自杀。

目前美国和西欧各国对本国非法MDMA现用率未能做出确切估计。Saunders认为英国有900万青年人用过MDMA。有资料表明在英国31%的16～25岁的人承认用过MDMA，大多数是在舞会中使用，其中67%的人声称他们的朋友也用过此药。两项全英格兰学校学生调查表明，4.25%的14岁和6.0%的15岁青少年承认用过MDMA。据英国报刊报道，在英国周末约有50万～100万青年使用此药。疯狂的舞会场景可能是使用MDMA爆炸性增长的主要原因。

我国于1994年第一次报道摇头丸滥用，随后报道不断增多，滥用地点大多在迪斯科舞厅、歌舞厅、俱乐部、酒吧等，滥用方式以啤酒送服占多数，约占60%，据被调查者称，啤酒送服“上劲”快，持续时间长。2002年以来，由于易被警方查获以及毒品亚文化的影响，摇头丸吸毒者人数正在逐年下降，面临被淘汰的边缘。据2012年的数据，我国苯丙胺类兴奋剂吸食人群中摇头丸仅占3.4%，近10年以来新发现的摇头丸吸食者增加不多，现在的摇头丸吸食者大多为以前登记在册的。

据2013年UNODC的资料，就全球而言，摇头丸的使用有所下降，但欧洲似乎有所上升。按照前后顺序排列，欧洲、北美和大洋洲仍然是摇头丸的使用流行率超过全球平均数的三个地区。2011年摇头丸的全球年度流行率（1940万人，也就是0.4%的人群）低于2009年。

欧洲“摇头丸”市场有复苏的迹象，“摇头丸”类药物的缉获量翻了一番多（从2009年的595kg增至2010年的1.3吨）。在美国，摇头丸的供应和使用也似乎不断增加，而大洋洲和东南亚“摇头丸”的缉获量也有所上升。

三、来源与掺杂物

数据显示，2012年我国缴获的甲基苯丙胺晶体平均纯度为88%（同期我国香港缴获的冰毒晶体平均纯度为97%），其中95.4%的样品仅含有右旋甲基苯丙胺，高危样品（右旋纯度高于80%的样品）占比超过90%，特点是纯度高、掺杂少、兴奋作用强、危害较大。7%样品中发现掺杂有少量海洛因，用以提高成瘾性，主要残留物为氯苯那敏、右美沙芬、苯海拉明、曲普利啶，其中以氯苯那敏为最多。在甲基苯丙胺晶体中，高达91%样品使用麻黄碱作为合成原料，至少55%的样品所使用的麻黄碱来源于含麻黄碱类感冒药、哮喘药等复方制剂，约30%的样品所使用的麻黄碱来源于麻黄草提取，6%的样品所使用的麻黄碱是由苯基-1-丙酮人工合成（苯基-1-丙酮已列为管制，可合成麻黄碱后再制造甲基苯丙胺，区别于苯基-2-丙酮直接制造甲基苯丙胺）。说明目前麻黄碱复方制剂流失用于制毒的情况仍很严峻，而随着对麻黄碱原料药、复方制剂等管制力度的不断加强，出现了利用列管化学品苯基-1-丙酮人工合成麻黄碱的苗头。以苯基-2-丙酮作为原料仅7%，是无法获取原料麻黄碱时的最佳替代选择。除通过非法渠道直接获取或通过苯乙酸合成得到苯基-2-丙酮外，已出现了利用未列管的市售商品如苯乙腈、苯乙酸酯类（可水解得到苯乙酸）、α-氰基苯丙酮等地下合成的案例。

以麻黄碱为原料的样品均以催化加氢法和碘-红磷法合成，其中催化加氢法占比逐年上升，所占比重已从45%上升至62%，已取代碘-红磷法成为最主要的方法，碘-红磷法则从55%下降至35%。合成过程中还需使用的化学配剂，前者主要包括二氯亚砜、氢气、钯或铂等，后者包括红磷、碘或氢碘酸等。

以苯基-2-丙酮为原料的样品全部以还原胺化法合成，并加入酒石酸等对外消旋体进行拆分，得到右旋和左旋的甲基苯丙胺后分开出售。合成过程中通常还需使用甲基胺、铝箔、汞盐等化学配剂。

西南境外来源的甲基苯丙胺晶体较少，平均纯度为94%，均为右旋甲基苯丙胺，原料全部为麻黄碱，64%源于复方制剂，其中至少65%源于境外市售复方制剂，合成方法全部为催化加氢法。东北境外来源甲基苯丙胺晶体的特点是以苯基-2-丙酮为原料，使用还原胺化法合成的，其原料苯基-2-丙酮可能通过非法渠道直接获取或通过苯乙酸（或苯乙酸酯类）合成而来。

在缴获的冰毒片剂（麻古）中，甲基苯丙胺含量的分布范围集中在17%～20%之间，咖啡因含量的分布范围集中在68%～75%之间，最常见的配比为19%的甲基苯丙胺和69%的咖啡因。西南地区冰毒片剂甲基苯丙胺含量普遍偏高，东部沿海地区相对较低，各地冰毒片剂中咖啡因的含量相对比较稳定。每片平均重量93mg，直径平均为6.2mm。89%的样品中掺杂有海洛因、乙酰可待因等阿片类物质，其中绝大部分从“金三角”地区入境。主要辅料为乙基香兰素、香兰素和麦芽酚，乙基香兰素是麻古香味的主要来源，95%的样品检出香料，主要为乙基香兰素，其次为香兰素与麦芽酚，78%检出异丙嗪，而检出苯海拉明、氯苯那敏和右美沙芬的比例不高，都在3%以下。有的样品中检出了新精神活性物质，分别是2C-E和三氟甲基苯基哌嗪，但该类样品数量较少，可能是由于缺少该类物质的分析检测方法，从而无法对缴获片剂准确定性所致。依片剂颜色及药片表面图案的不同，共发现冰毒片剂有58个种类，其中“WY-001”、“WY-003”和“WY-005”种类片剂是缴获量前三的片剂，分别占总缴获量的80%、8%、3%，“WY-001”种类片剂中甲基苯丙胺的合成原料为麻黄碱复方制剂（非国内生产），合成方法为催化加氢法，基本上都掺杂了阿片类物质（主要是海洛因），并都检出了异丙嗪。

我国国家毒品实验室对掺杂海洛因的复方冰毒片剂进行了相关研究，结果显示：①无论是否在冰毒片剂中掺杂海洛因，均能在短时间内形成明显的药物依赖，但掺杂了海洛因的复方冰毒片剂所造成的精神依赖性更大，并能有效提高“幸福愉悦感”，从而追求更大的滥用剂量。掺杂海洛因的复方冰毒片剂还可明显延长心理渴求维持时间。这可能是导致部分麻古吸食者吸食剂量从每日 2～3 片增至每日 10～20 片的主要原因；②无论是对人体直接的损伤，还是对神经、免疫、消化和泌尿等系统的损伤，掺杂海洛因后的复方冰毒片剂均明显增强。与普通冰毒片剂相比，掺杂海洛因的复方冰毒片剂能使体重下降更明显，戒断症状也更明显。对中枢神经系统造成的损伤范围更大、程度更重，对人体免疫力的破坏更明显，同时对消化、泌尿等其他系统造成的损伤程度维持不变。

我国内地摇头丸的监测资料不多，据报告有将高浓度摇头丸捏碎掺进鱼饲料、红薯粉和色素制作成低浓度摇头丸，也有报告称摇头丸还掺有一些咖啡因、氯胺酮、苯巴比妥。我国台湾地区有过一个关于摇头丸的检测报告，该报告使用 GC/MS 法与 SIM 法，结果发现，依片剂颜色及药片表面图案的不同，可分为 79 种，每片摇头丸中 MDMA 的含量大多在 100～150mg 之间，亦有含量高达 193mg 或少至 36mg 的片剂，相差达 157mg，差距 5 倍。含单一 MDMA 成分的摇头丸最多，占 64%，另外 36%的摇头丸片发现除 MDMA 成分外，另含有甲基苯丙胺、苯丙胺、MDEA、MDA、咖啡因、麻黄碱、安定、烟酰胺、氯唑沙宗等多种成分，有的片剂中检出 2～5 种成分，共 11 种组合。

四、理化性质

1. 苯丙胺　又名 1-苯基-2-氨基-丙烷，英文名：amphetamine、propamine、phenylaminoPropane、1-phenyl-2-aminopropane。商品名：Sedorin、Agoti。分子式为 $C_9H_{13}N$，分子量为 135.2。纯品为无色或淡黄色挥发性油状物，味酸苦带有轻微胺臭，能溶于乙醚、氯仿、乙醇，难溶于水，沸点为 200～203℃。其盐酸盐或硫酸盐为无色、无臭粉末，有苦味，沸点为 320～322℃，其水溶液的 pH 值为 5～6，微溶于乙醇，不溶于乙醚及氯仿。苯丙胺片为白色，味微苦，规格有 5mg、10mg 两种；苯丙胺注射液为无色的澄明液体。规格有 1ml∶5mg、1ml∶10mg 两种。

2. 甲基苯丙胺（冰毒）　又称去氧麻黄碱、N-甲基苯丙胺、1-苯基-2-（N-甲基）-氨基-丙烷，英文名：methylamphetamine、methamphetamine、methylpropamine、phenylmethylaminopropane。商品名：Ice、冰毒。分子式为 $C_{10}H_{15}N$，分子量为 149.2。可由麻黄碱经过简单的工艺合成而成，以麻黄碱为原料的都以催化加氢法和碘-红磷法合成，也可由苯基-2-丙酮、苯基-1-丙酮全合成，以苯基-2-丙酮为原料的都以还原胺化法合成。

甲基苯丙胺纯品为白色结晶或粉末，有特殊气味，味苦，能与乙醇、乙醚及氯仿混溶，难溶于水。甲基苯丙胺的沸点为 208～210℃，当甲基苯丙胺被加热到 400℃时，98%完全挥发，而在相同的温度下，硫酸苯丙胺只有 0.7%～1.5%挥发。

我国的冰毒依来源可分两类，一类为植物冰，以麻黄碱为原料制造，外观是无味透明的结晶体，放在锡纸上用火烤时锡纸上会出现水一样的液体直流，有一种淡淡的清香。烤后锡纸上没有任何杂质还和以前一样，这样的冰乃上品。另一类为化学冰，完全由易制毒化学品合成的，外观透明，有异味。有一种冰烤后有臊味，俗称臊冰，还有一种冰烤时会有一种塑料味，俗称塑料冰。化学冰烤后锡纸上有杂质，此乃一般冰。

3. 摇头丸　为苯丙胺类兴奋剂的衍生物，具有苯丙胺和 LSD 的综合效能，其兴奋作用比可卡因和苯丙胺低。主要有三种：一种是MDMA型摇头丸，另一种是MDA型摇头丸，还有一种MDEA型摇头丸。目前在地下毒品市场上最常见的是MDMA型摇头丸，MDA、MDEA型摇头丸很少。MDMA的分子式为$C_{11}H_{15}NO_2$，分子量为193.3。沸点为283℃。其游离体为无色油状液，一般不溶于水而溶于有机溶剂，溶于乙醇、乙醚和氯仿。外观多为圆形片剂（也发现有椭圆形、方形、菱形片剂或胶囊），上面刻印有各种图案、数字或字母（如：十字、钻石、双心、箭等），有白色、灰色、橘红色、橙黄色、黑色、黄色、粉色、蓝色、绿色等多种颜色，直径约8mm（多数），每片约重0.3～0.4g。MDMA的常规服用剂量为100～200mg。

摇头丸的别名很多，又称迷魂药、亲密药、XTC、亚当、雅皮士、拥抱药、快乐丸、狂喜、劲乐丸、忘我、疯药，有的按其外观称为白天使、蝴蝶等，是苯丙胺类策划药，在“策划药”这个概念提出以前，它的合成是合法的。目前市场上被当作摇头丸出售的还可能含有冰毒、麦角酰二乙胺（LSD）、微量苯海拉明甚至吗啡、海洛因等与苯丙胺类无关的物质，但在专业文献中，摇头丸这个术语专指MDMA、MDA、MDEA。

五、临床用途

苯丙胺最早用于治疗抑郁症，但由于疗效差已由三环类抗抑郁剂代替，目前在精神科临床上主要用于治疗儿童多动症。常用量一次5～10mg，中毒剂量为一次15～20mg，极量为一次口服20mg，每日最多不超过30mg。苯丙胺的中毒血药浓度0.5mg/L，>2mg/L可致死，成人致死量为20～25mg/kg，儿童致死量为5mg/kg。

用于治疗多动症的学龄儿童的剂量每天为10～20mg，早上1次或分早、中两次服，为了避免引起失眠，下午及晚上不宜服用。还可用于治疗发作性睡病、偏头痛，每次口服5～10mg，每天1～2次，最高剂量每次20mg。苯丙胺还可用于治疗肥胖，但其同类药物芬氟拉明更合适，后者的剂量每次100mg，每天1～2次。用于治疗儿童遗尿症时，苯丙胺能兴奋大脑皮质，使皮质的兴奋性增高，因而容易被尿意唤醒，剂量为睡前服5～10mg。苯丙胺肌肉注射的剂量为每次5～10mg。

苯丙胺能够拮抗神经阻滞剂、镇静催眠药、酒精等中枢神经抑制药。有时，与三环类抗抑郁剂合用于治疗抑郁症。有心、脑血管疾病、精神分裂症、甲状腺功能亢进、癫痫以及嗜铬细胞瘤者，禁忌应用苯丙胺、哌甲酯等药物。

甲基苯丙胺与摇头丸在我国目前无临床用途，仅供研究者使用。一般认为，甲基苯丙胺的常用量为5～10mg，致死量1.5mg/kg。摇头丸中MDA常用量为60～120mg，MDMA和MDEA则为100～200mg，致死量没有报告。

六、滥用方式与过程

苯丙胺类中枢神经兴奋剂（ATS）的滥用方式很多，包括口服、鼻吸、烫吸、注射或与酒精饮料掺和在一起饮用。早期的苯丙胺成瘾者将苯丙胺棉塞型吸入剂拆开后直接吞服或将其溶解在水里饮用，后来则开始口服苯丙胺制剂，再后来发展为鼻吸，具体过程一般是这样的：拧开一粒胶囊或压碎一粒片剂，把压细的粉末倒在卡片或玻璃上，排成齐齐整整的一条线，俯下身，按住一个鼻孔，然后，吸气。最后，为追求更快、更强的用药效果，有些成瘾者开始将片剂用水溶化后直接注入静脉。几乎所有静脉成瘾者都经历过从口服到注射的过程。

甲基苯丙胺、麻古可以像快克一样经熏燃后以烟雾的形式抽吸，甲基苯丙胺也可口服或注射。下面说说最为原始的遛冰是怎么遛的，遛冰是一道很精细的活，首先，要有一个酒精灯，一个瓶子，两根吸管，还要有一些结实的锡纸，这只是基本器具，当然，现在多已经用专门的冰壶来遛，冰壶大多用珐琅、玻璃等材料制作，很是美观好看，酒精灯也大多用喷枪来代替。然后，在瓶子上面打两个孔用来插吸管，一根剪短插入瓶中上部，是吸过滤后的冰用的，也是直接对嘴的。另外一根长的插入瓶中的水里用来过滤烤好的冰，外面的口里面套上一层锡纸，不要太薄不要太厚。太薄不稳定，太厚又容易影响吸食的效果。与瓶子接口处用咀嚼过的口香糖密封。普通条件下，瓶子一般用饮料瓶就好了，例如鲜橙多或者水晶葡萄的瓶子。做好瓶子，将锡纸裁减成一些大约 1.5cm 的宽度的纸条，长度在 20cm 左右最好。纸条裁好，用两张 100 元全新的纸币夹住纸条上下的擦拭，这样会让锡纸表面变得光滑服帖，方便冰在烤制的时候溶化产生的液体流动。擦拭完了，轻轻将纸条在火上走两遍，将表面的水汽烤干就好。做好之后就可以遛冰了，取适量冰放在锡纸条上，斜着在火上烤一下，烤时锡纸要来回走动，冰只要溶化了就好。吸的时候也要来回烤着，斜着走着吸，保证不要浪费，遛麻古时也如此。瓶子用鲜橙多或者水晶葡萄，其实也有原因的，因为其中的饮料在过滤时可以增添香味。

摇头丸多用啤酒或红酒送服，其中相当一部分与 K 粉合用，据称能增强“昏”的感觉。

苯丙胺类兴奋剂（ATS）的滥用过程可分两类。一类是不规律的间断使用，包括体验性滥用和偶然性滥用，这一类成瘾者出于某种目的只在特殊的环境或场合下使用 ATS，如青少年在迪吧、歌厅的境遇性滥用，学生为复习考试或卡车司机在长途运输中服用，以增强记忆、推迟或减少睡眠。第二类是典型的滥用行为，即规律性、习惯性或强制性滥用，包括小剂量维持型和大剂量周期型两种，这些成瘾者用药的目的纯粹为享乐，热衷于追求使用 ATS 后的舒适和“飘”的感受。

从偶尔滥用过渡到规律滥用、强制性滥用有时只需几日或几个星期。为不断获得用药后的欣快感，用药间隔时间会越来越短，滥用剂量也会很快增加。就苯丙胺而言，口服成瘾者的日剂量很少有超过 2g，然而静脉或抽吸方式成瘾者的使用剂量会迅速增加，成瘾者常连续不停地使用数日，期间会很少进食并始终保持不睡状态。这种滥用周期通常会因药品用尽或出现恐惧等不良体验而停止。停药后即进入 12～18 小时的深睡状态。一觉醒来会有极度的饥饿感、困倦和抑郁情绪并伴有继续用药的渴求。如果此时再次用药则疲乏感消失并进入新一轮滥用的循环。

对于冰毒和摇头丸而言，习惯性或强制性滥用并不少见，近年依赖个案的报道正在不断增多。

第二节　药　理　学

一、药代动力学

1. 苯丙胺　是苯异丙胺的消旋体，存在两个异构体，右旋苯丙胺的药理活性较高且作用较强，除药物剂量的差别外，左旋体与右旋体的药理作用相同。

苯丙胺和儿茶酚胺在化学结构上非常相似，具有拟交感作用，归属拟交感胺类，但它的苯环上无羟基，侧链是异丙胺，而不是乙胺，不易被单胺氧化酶（MAO）破坏，性质稳定。与苯丙胺在化学结构或作用上类似的拟交感药物还包括：二乙基苯丙酮、苯丁胺、氯苯丁胺、芬氟拉明、呋甲苯丙胺、甲苯丙胺、哌甲酯和苯甲吗啉等。当a侧链上的氮出现甲基时，则具有单胺氧化酶抑制作用，如反苯环丙胺、苯异丙等，临床上多用于治疗抑郁症。

苯丙胺无论是通过口服或注射途径用药，都会经与药物接触的黏膜或注射部位充分吸收，并在体内广泛分布，不同动物的代谢速度和代谢途径有很大差别。例如，鼠类苯丙胺的半衰期约1小时，而在狗体内的半衰期约4.5小时。豚鼠口服苯丙胺后约2/3经脱氨作用而排泄，而大鼠口服后则约2/3经羟化作用而排泄，在这两种动物体内皆有约10%～20%的苯丙胺以无变化形式排泄。人口服苯丙胺后，在胃肠道很快被吸收，约在30分钟内在体内广泛分布，故口服后半小时即可出现药物的作用；血浆白蛋白结合率为16%；有效血药浓度为1～2mg/L；成人的半衰期约7～11小时，儿童的半衰期约6～8小时。苯丙胺在体内的清除主要通过原型排泄和生物转化两种方式。苯丙胺与甲基苯丙胺服用后20分钟～3小时开始从尿排泄，24小时尿内排出60%～65%，其中约半数为无变化的原形药，另一半为经肝脏脱氨代谢后失活的脱氨代谢物，仅少数为羟化代谢物，90%的药量在3～4天内排泄完毕。尿pH值的变化对苯丙胺类药物的排泄有较大影响，尿液呈酸性时排泄加快，呈碱性时排泄明显减慢，碱性尿时24小时的排泄率为45%，其中2%为原型药；而酸性尿时24小时排泄率为78%，其中68%为原型药。尿液pH为5时苯丙胺的排泄速度为pH为8时的8倍。滥用苯丙胺期间常见的长期禁食后的酸中毒状态，实际上可促进药物从体内快速排泄，但同时也增加了成瘾者对药物的需求。苯丙胺清除的另一途径是生物转化，苯丙胺可代谢成去氨基代谢物（马尿酸和苯甲酸）和羟基化代谢物。目前对于大剂量给药时所特有的代谢的排泄方式尚不清楚。

2. 甲基苯丙胺　口服和静注甲基苯丙胺的平均血浆半衰期分别为11.1小时和12.2小时，是可卡因半衰期的10倍，甲基苯丙胺主要（约44%）以原型药被排泄，20%代谢为苯丙胺和4-羟基-甲基苯丙胺，4-羟基-甲基苯丙胺在人体血液中的半衰期为9～13小时不等，其余部分经肝脏脱氨代谢为失活的脱氨代谢物。甲基苯丙胺在尿中的排泄也随尿液pH的变化而有所变化，在酸性尿中未起变化的甲基苯丙胺原型药增加。

3. 摇头丸　不同种类的MDMA在效价、起效时间和持续时间方面存在差异。以MDA、MDMA和MDEA为例比较，MDA效价高于MDMA和MDEA。MDA的常规服用剂量为 60～120mg，MDMA 和 MDEA 则为 100～200mg。口服 MDA 的起效时间为 30～60 分钟，MDMA 和 MDEA 则在 30 分钟内起效。药效作用时间 MDA 约 8 小时，MDEA 约 3～4 小时，MDMA 的半衰期约 5 小时。MDMA 在肝脏由细胞色素 P_{450} 氧化酶代谢，经肾排泄。

二、药理作用机制

1. 苯丙胺　主要通过两种机制来影响神经递质的活动，一是作为伪神经递质促进突触前膜对多巴胺（DA）和去甲肾上腺素（NE）的释放，这是主要的途径；二是阻断突触前膜对多巴胺（DA）和去甲肾上腺素（NE）的重吸收。两种途径协同作用，使位于突触间隙的儿茶酚胺类堆积，对突触后膜产生强有力且持续时间较长的儿茶酚胺样作用，从而引发临床所见的行为改变和拟交感作用。上述作用可被氯丙嗪等 DA 神经阻滞剂所拮抗。此外，苯丙胺可被单胺氧化酶（MAO）降解，它不能够抑制 MAO 的活性。

苯丙胺在中枢为兴奋作用，在外周发挥拟交感作用。外周作用包括提高收缩压和舒张压，低剂量时由于心输出量增加而反射性地降低心率，高剂量可出现心动过速和心律失常。

实验和临床均证实，苯丙胺能够增强大脑皮质和皮质下脑结构的兴奋性，增强精神运动，并使个体的反应迅速，从而使活动增多，条件反射较易形成，动力增强，当中枢神经处于抑制状态时，这种精神激活作用更为明显。其中枢兴奋作用包括刺激延髓呼吸中枢使呼吸频率和呼吸深度增加，对脑干、间脑和皮质的兴奋作用可使肢体活动增加、睡眠减少和体温升高。充分大剂量可导致刻板动作，如摸索、耸肩和摆头，并可进一步发展为震颤、随意运动障碍、木僵，甚至惊厥发作。苯丙胺还会使脑氧代谢增加。此外，虽然苯丙胺本身并无镇痛活性，但它可以增加阿片类的镇痛效果。

苯丙胺对精神活动的影响包括其振奋精神和导致欣快。振奋作用可能与增强中脑网状结构的去甲肾上腺素能神经活动有关。用药后出现的欣快、焦虑和抑郁等情绪变化与其影响边缘系统的多巴胺功能有关。对皮质多巴胺神经元的影响可能是导致长期成瘾者判断力和自知力损害的结果。各类苯丙胺所诱导的欣快作用临床上很难区分。

苯丙胺引起食欲抑制的机制主要是通过促进下丘脑 NE 神经细胞及 DA 神经细胞的递质释放，对下丘脑侧部的摄食中枢产生抑制作用。因此，曾将其作为食欲抑制剂用于治疗肥胖症。各种苯丙胺类药物的兴奋作用与食欲抑制作用的强度是不同的，据此可以选择不同的药物应用于兴奋或减少食欲。右旋苯丙胺的中枢神经系统兴奋作用强度较左旋苯丙胺高四倍，而甲基苯丙胺比两者都强。哌甲酯的中枢兴奋作用更强，但厌食作用轻微；苯甲吗嗪、二乙丙酮的厌食作用强而中枢兴奋作用弱；芬氟拉明能够有效抑制食欲而无中枢兴奋作用。

2. 甲基苯丙胺（MA）　甲基苯丙胺的化学结构与苯丙胺相近，是一种中枢神经兴奋剂，基本药理作用与苯丙胺极为相似。近年来的研究证实，甲基苯丙胺主要作用于中枢多巴胺（DA）能神经末梢。第一，甲基苯丙胺能作为假性神经递质通过多巴胺转运蛋白（DAT）进入神经元和神经末梢，置换胞质和囊泡内的 DA，MA 与 DA 是经 DAT 交换形成的。MA 能扩散到质膜并翻转 DAT 功能，促使突触前 DA 的非囊泡性释放，胞质内的

DA大量外流到突触间隙，突触间隙DA浓度升高。第二，MA也可以抑制突触前膜多巴胺转运蛋白（DAT）回吸收DA，造成突触间隙的DA浓度相对增高，从而激活奖赏神经回路。Fleekenstein等采用单次或者多次腹腔注射高剂量MA进行观察，结果显示DAT转运突触间隙内DA摄入突触前胞质内的功能在1小时后开始下降，24小时后DAT功能发生改变，突触前胞质内的DA通过DAT外流到突触间隙。第三，甲基苯丙胺能影响$VMAT_2$的功能，阻止胞质合成的DA进入囊泡储存，并使囊泡内储存的DA释放到胞质，也有研究者认为甲基苯丙胺改变了DA神经末梢，使$VMAT_2$重新分配或使其数量减少。总体来说，MA的中枢兴奋作用比苯丙胺强，其原因与以下几个方面有关，其一，甲基苯丙胺不易被MAO降解，它可以抑制MAO的活性，据称与其结构中与胺相连的甲基有关。其二，可能与MA的中枢穿透能力（脂溶性）较强、半衰期较长有关。因此甲基苯丙胺的滥用和依赖性潜力要高于苯丙胺。

3. 摇头丸　与苯丙胺一样，MDMA均具有苯环结构，对中枢神经系统的作用也大致相似，能促使大脑神经细胞释放去甲肾上腺素（NE）和多巴胺（DA），并抑制NE、DA的再摄取。此外，MDMA对5-羟色胺（5-HT）递质系统具有明显作用。据动物实验研究，皮下注射MDMA3mg/kg使大鼠脑内细胞外DA浓度为正常组2.4倍，5-HT浓度为正常组9.1倍，达峰时间均为40分钟，半衰期分别为303分钟和48分钟。而皮下注射4-甲基甲卡西酮3mg/kg 40分钟，大鼠脑内细胞外DA达峰，浓度为正常组5.0倍，半衰期为25分钟，5-HT水平在注射20分钟达峰，浓度为正常组9.4倍，半衰期为26分钟。

在中枢作用方面，大多数服用者能体会到欣快，舒适感，出现易于控制的意识状态改变，精力体力增强，感知觉变得敏锐，与人交流的欲望增强，性欲望增强，部分服用者出现“迷幻”样感觉，与麦角酸二乙基酰胺（LSD）产生的幻觉作用相似。外周作用主要是由于促进NE释放而引起的拟交感作用，包括心率增快、血压升高、瞳孔扩大、震颤、心悸、大汗、流涎、磨牙和牙关紧闭。

三、甲基苯丙胺精神依赖的神经生化机制

在我国，苯丙胺类兴奋剂的滥用主要是甲基苯丙胺的滥用，因此本段将主要介绍甲基苯丙胺精神依赖的神经生化机制，其他几种苯丙胺类兴奋剂的依赖机制与其有相似之处，可以参考以下介绍。在本段的介绍中，某些资料会借用苯丙胺的研究数据来说明，这只是因为在国外关于苯丙胺的研究比较多，并不是相互混淆。

临床及动物实验都证明甲基苯丙胺长期滥用会产生严重的精神依赖性，可以在多种实验程序控制下，使大鼠、小鼠、恒河猴、狗等多种动物形成自身给药行为，已经有大量的实验证据表明其精神依赖与中枢多种递质系统有关，主要通过增加中脑-边缘系统的多巴胺起作用，长时间过度激动多巴胺受体，引起机体发生一系列的适应性变化。与此同时，其他神经递质如5-HT、谷氨酸、乙酰胆碱、组胺也参与其中，使甲基苯丙胺成瘾的机制非常复杂。

（一）与中枢单胺类神经系统的关系

1. 与中枢DA系统的关系　中脑-大脑皮质、中脑-边缘多巴胺系统（MLDS）的DA能通路参与精神及情绪活动。苯丙胺类兴奋剂自身给药行为的形成与中枢DA的关系是长

期以来人们研究的一个重点，目前已经积累了丰富的资料。

甲基苯丙胺主要作用于 NAc 的多巴胺（DA）能神经末梢，通过抑制多巴胺转运体（DAT）增加突触间隙的 DA 含量；另一方面，苯丙胺类药物亦可作为假性神经递质，通过 DAT 进入神经元和神经末梢，促使突触前 DA 加快释放，增加突触间隙 DA 的浓度，从而激活 NAc 的 DA 神经通路而产生依赖性。长期滥用以后，突触后的 DA 转运系统会发生持久的特征性“神经适应性”改变，如 DA 释放增加、对 DA 激动剂的电生理反应过度等，由于苯丙胺类药物取代细胞内和囊泡内的 DA 结合于单胺转运体，抑制 DA 的再摄取，最终导致神经元末梢 DA 的耗竭，而突触后受体的敏感性提高，当再次接触苯丙胺类药物，药物诱导的精神运动的敏感性提高，造成了所谓的药物依赖的敏感化。

甲基苯丙胺的强化（奖赏）效应主要由多巴胺受体介导。比较多巴胺 D_1 样受体阻断剂 SCH23390 和 D_2 样受体阻断剂依替必利，MA 自身给药改变对 D_1 样受体阻断更为敏感。在 MA 引起的觅药行为中，多巴胺 D_1 样受体阻断剂 SCH23390 能降低 MA 的觅药行为，而多巴胺 D_2 样受体阻断剂依替必利则无效，说明 MA 的觅药行为主要由 D_1 介导，这与文献报道的其他药物觅药行为介导的受体不同，说明不同药物的复吸依赖于不同亚型的多巴胺受体。

大鼠内侧前额皮质区（mPFC）部位注射多巴胺 D_1 受体拮抗剂 SCH23390，能剂量依赖性降低 MA 引起的运动增强，由于 SCH23390 能激动 5-HT_{2C}受体，进一步研究证实 SCH23390 降低 MA 引起的运动增强作用与其激动 5-HT_{2C}受体无关。因 5-HT_{2C}受体拮抗剂 RS102221 与 SCH23390 合用，SCH23390 作用仍存在，而 RS102221 单用不会对运动有影响，证明 mPFC 多巴胺 D_1 受体激活能显著增强 MA 引起的活动增强。

药物辨别试验主要反映药物的主观效应，选择性 DA 再摄取抑制药 GBR12909 剂量依赖性产生 MA 样反应，而 NE 再摄取抑制剂托莫西汀和 5-HT 再摄取抑制剂氟西汀不能替代 MA，在大部分猴身上 D_1 受体激动剂 SKF81297、SKF82958、D_2 受体激动剂 PHNO 能替代 MA。事先给予 D_1 受体阻断剂 SCH39166、D_2 受体阻断剂瑞莫必利或奈莫必利、低效能 D_1 受体激动剂 SKF77434、低效能 D_2 受体激动剂 SDZ208-911 或 SDZ208-912 等都能拮抗 MA 的辨别反应。总之，多项研究表明，多巴胺不同受体在甲基苯丙胺成瘾过程中所发挥的作用是不同的，多巴胺 D_1 受体和甲基苯丙胺诱导自身给药、位置偏爱及觅药行为密切相关，而 D_2 受体则和甲基苯丙胺介导的神经毒性有关。

在多巴胺受体亚型中，多巴胺 D_3 受体选择性地在中脑边缘奖赏通路中高度表达，实验证明多巴胺 D_3 受体参与了成瘾药物的强化作用。多巴胺受体基因敲除小鼠（D_3RKO）对苯丙胺有高度敏感性，实验发现 MA 2mg/kg 不能使野生型（WT）小鼠产生条件性位置偏爱（CPP）效应，但能使 D_3RKO 小鼠产生 CPP 效应；CPP 消退后再次给药激发均无复吸效应；5mg/kg 的 MA 能使 WT 和 D_3RKO 小鼠均产生 CPP 效应，消退后再次给药激发，WT 小鼠无复吸效应，而 D_3RKO 小鼠出现复吸效应。结果显示在 MA 诱导下 D_3RKO小鼠较野生型小鼠更易形成 CPP 效应，提示多巴胺 D_3 受体对甲基苯丙胺成瘾和复吸有抑制作用。

甲基苯丙胺对 DAT 有高亲和力，能够取代内源性多巴胺进入多巴胺能神经元，消耗囊泡内储存的多巴胺，并通过 DAT 逆向转运多巴胺，既能抑制多巴胺的重摄取，又能促进多巴胺释放。微透析实验显示 DAT 抑制剂 AM2517 在给予完全替代 MA 的剂量时，可使尾状核的多巴胺水平升至对照组的2.5倍。MA不仅可引起多巴胺递质的耗竭，且能引起DAT结构的修饰，形成高分子复合物。进一步研究发现，DAT复合物形成具有一定的部位选择性，DAT复合物与DAT活性呈负相关，多巴胺D_2受体介导了MA引起的DAT结构和功能的改变。另外，6-羟基多巴胺（损伤多巴胺神经元药物）纹状体给药也可促使多巴胺转运蛋白复合物的形成。另有报道，预先给予多巴胺D_2受体拮抗剂依替必利能延缓$VMAT_2$免疫反应性降低和神经胶质原纤维酸性蛋白质（GFAP）的增加。这些结果提示不仅D_2受体介导MA的作用，同时也可能需要体内的多种因子相互作用。

有报道儿茶酚胺合成酶抑制剂α-甲基酪氨酸可以减轻苯丙胺引起的人的欣快感，并且可以阻断甲基苯丙胺的强化效应，这就进一步证实，DA系统对自身给药行为的形成及维持起着重要作用。实验也证实DA受体拮抗剂左旋四氢巴马丁（1-tetrahydropalmatine，1-THP）能阻断大鼠对MA的辨别效应，表明MA辨别效应与DA受体激活有关。

总之，无论从宏观还是从微观，许多资料都证明，DA系统在自身给药行为的形成及维持中起着极其重要的作用，是甲基苯丙胺类兴奋剂强化效应的基础。

以上研究表明，甲基苯丙胺成瘾与脑内多巴胺水平密切相关，多巴胺水平过高或过低，都会引起药物渴求或者觅药行为。在药物成瘾治疗中，有奖赏作用的多巴胺完全激动剂大多本身具有成瘾性，多巴胺完全阻断剂则会导致一系列的情绪、运动的不良反应，两者均未能达到理想的治疗效果。寻找选择性多巴胺受体部分激动剂、长效低活性DAT抑制剂及受体外作用靶点是当前MA成瘾治疗研究的主要方向。随着对MA成瘾机制分子细胞水平的认识不断深入，MA成瘾治疗有望取得突破。

2. 与中枢NE系统的关系　大多数实验结果显示，中枢NE系统与兴奋剂自身给药行为联系较少。NE受体拮抗剂、激动剂都不影响兴奋剂的自身给药行为。

3. 与中枢5-HT系统的关系　中枢5-HT与焦虑有关，减弱中枢5-HT的功能可缓解焦虑症；反之，若提高中枢5-HT的功能可导致焦虑的产生。目前已有越来越多的学者将研究重点集中于5-HT，并发现5-HT可以影响兴奋剂的强化效应。

MA一方面通过5-HT的再摄取转运体独立机制促进5-HT内生和释放；另一方面，大量内生的5-HT可增加DA的合成与释放。Proudnikov等人向NAc内直接注射$5\text{-}HT_3$受体激动剂发现可提高该区DA的含量，$5\text{-}HT_3$受体拮抗剂则可抑制NAc区DA升高的电活动。

Lyness和Coworkers首先研究了5-HT对兴奋剂强化效应的影响，发现脑内给予5，7-dihydroxytryptamine（5,7-DHT）耗竭前脑的5-HT后，动物自身给药行为增强。Simon等用放射性毁损的方法破坏大鼠的两侧或内侧中缝核团后，发现促进了大鼠的自身给药行为的形成。用5,7-DHT毁损MFB，大鼠兴奋剂自身给药反应率及PR程序控制下的BP值都显著升高。由此有人提出中枢5-HT系统在兴奋剂的强化效应中起着负性调节作用。这种负性调节作用去除后，使兴奋剂的强化效应增强，其中MFB可能有很重要的作用，损毁它后，动物自身给药行为不再受5-HT受体激动剂的影响。而在DA系统中起重要作用的NAc似乎在5-HT的调节中不起重要作用，损毁其中的5-HT神经元不影响自身给药行为。

如果加强5-HT的这种负性调节作用，则兴奋剂的强化效应可能被减弱，表现为反应率及BP值的下降。这一推测得到一些实验的证实：加强中枢5-HT功能的药物或工具药，如 5-HT 的前体物质色氨酸，重摄取抑制剂氟氧苯丙胺等，都可以使兴奋剂自身给药的反应率下降而且有量效关系。给予色氨酸和氟氧苯丙胺后，BP 值与对照组相比也显著下降。

离体实验也证实了 5-HT 起负性调节作用的理论。Ritz 等用放射配基结合分析法研究了苯丙胺以及它们的类似物与单胺类神经元突触前膜的亲和力，发现在苯丙胺及其类似物中，强化效应越强，与 5-HT 神经元突触前膜亲和力越小。另外也有实验表明：在苯丙胺敏感大鼠中，中枢 5-HT 含量低于非敏感大鼠。但是用 5-HT 受体拮抗剂减弱其负性调节作用后，却发现动物的自身给药行为没有受到影响，产生这一现象的原因尚未阐明。

（二）与 γ-氨基丁酸的关系

γ-氨基丁酸（GABA）是一种抑制性氨基酸，可以抗焦虑、抗惊厥，对维持中枢神经系统的正常功能具有重要意义。它在脑内分布广（脑内约有 2%～4%的突触以 GABA 为递质），含量高（比单胺类递质高出 1000 倍以上）。Goesdese 等发现 GABA 受体激动剂苯二氮䓬可以影响苯丙胺的自身给药行为：在低剂量时，可以使一些大鼠的踏板反应率升高，随着剂量的增加，反应率逐渐下降，并且有量效关系。另一种 GABA 受体激动剂也有类似作用。实验表明，GABA 可能参与苯丙胺类兴奋剂自身给药行为的调节。

（三）与中枢乙酰胆碱系统的关系

在苯丙胺自身给药期间，给予乙酰胆碱（Ach）合成酶抑制剂，可以使自身给药反应率一过性增加，且有量效关系，但是在高剂量时苯丙胺自身给药行为受到抑制。另外有人发现阿托品可以增加苯丙胺的自身给药反应率。说明 Ach 系统与兴奋剂的强化效应有一定关联。

VTA 还接受来自中脑被盖背外侧核的胆碱能神经元投射，中脑被盖背外侧核的胆碱能神经元主要通过尼古丁受体抑制 MA 的自身给药行为。

（四）与谷氨酸神经系统的关系

VTA 的主要传入纤维有来自前额叶皮质、杏仁核和海马的谷氨酸能神经元投射，刺激 VTA 部位谷氨酸受体可诱发动物自发性探索行为并可增加伏核、前额叶皮质 DA 的释放。针对甲基苯丙胺的动物实验研究发现甲基苯丙胺同样能增加 VTA 部位谷氨酸能神经元的活性，从而诱发伏核、前额叶皮质 DA 释放增加。

多巴胺能神经元的谷氨酸突触传入作用可以调节多巴胺能神经元的活动状态，阻断腹侧被盖区的谷氨酸突触传入以降低多巴胺能神经元的活性可以抑制奖赏效应的生成。因此，谷氨酸递质水平的高低影响多巴胺神经功能的发挥。代谢型谷氨酸受体（mGluR）拮抗剂 α-甲基-4-羧基苯甘氨酸能显著抑制 MA 引起的纹状体多巴胺的增加，mGluR 激动剂能升高 DA 水平，$mGluR_5$ 拮抗药〔(2-甲基-1,3-噻唑 4-基)-乙炔基〕吡啶（MTEP）剂量依赖性地降低甲基丙苯胺自身给药的强化作用和防止环境和药物诱导的甲基苯丙胺觅药行为复燃。这些研究提示其他调节多巴胺受体的神经递质在 MA 的依赖过程中也可能有重要作用。

第三节　多巴胺、5-羟色胺及受体

如上所述，体内多种递质系统都可能参与了苯丙胺类中枢神经兴奋剂自身给药行为的调节，其中DA系统与奖赏系统密切相关，是滥用行为形成的关键因素。其他递质系统如5-HT、Ach、GABA等都可能参与调节，其中5-HT与具有致幻作用的苯丙胺类中枢神经兴奋剂关系更为密切，故本节将对这两种神经递质及受体进行详细介绍，以便大家更为深入的了解苯丙胺类兴奋剂的作用原理及毒理机制。

一、多巴胺及受体

多巴胺（DA）是神经系统中重要的儿茶酚胺类神经递质，含量至少占整个中枢神经系统儿茶酚胺含量的50%，纹状体内多巴胺的含量占全脑的70%。多巴胺是哺乳动物大脑中主要的儿茶酚胺类神经递质，它控制着运动、认知、情感、正性强化、摄食、内分泌调节等许多功能，与苯丙胺、冰毒、摇头丸的作用关系密切，需要重点加以介绍。

20世纪60年代，人们证实帕金森病是黑质致密区多巴胺能神经元变性所致，用多巴胺的前体左旋多巴可获得较好疗效。70年代，应用放射受体结合分析方法证实人体内存在多巴胺受体，某些化合物能与其结合而产生生理效应。进入80年代后，大量实验深入分析了DA受体的亚型及其与多种生理功能和疾病的关系。80年代末至90年代初，随着分子生物学技术的发展，DA受体的不同类型得以克隆，其结构也被阐明。

（一）多巴胺的神经化学

1. 合成　多巴胺的生物合成过程是去甲肾上腺素合成过程的一部分，多巴胺是去甲肾上腺素合成过程中的一个中间产物，两者的生物代谢过程存在一定的相似性。

多巴胺能神经元可摄取血液中的酪氨酸进入胞浆，仅有1%左右的脑内酪氨酸用于合成多巴胺或去甲肾上腺素。酪氨酸在胞浆内被酪氨酸羟化酶催化，形成多巴。多巴脱羧酶可以促进胞浆内的多巴脱羧基形成多巴胺，通过抑制酪氨酸羟化酶可以耗竭脑内的去甲肾上腺素和多巴胺。多巴胺的合成除受到酪氨酸羟化酶调节外，还受到其他因素的影响，当然最为重要的是多巴脱羧酶。许多药物均可抑制酪氨酸羟化酶或多巴脱羧酶，因而不同程度地减少多巴胺的合成。

2. 储存　约75%的多巴胺储存在囊泡内。多巴胺能神经末梢中含有储存单胺递质的特征性致密中心囊泡，即多巴胺囊泡，该囊泡不含有多巴胺β羟化酶，不能在囊泡中合成去甲肾上腺素，它具有储存大量多巴胺的能力，同时，多巴胺囊泡对去甲肾上腺素也有一定的摄取能力。

多巴胺囊泡可以摄取多巴胺，对多巴胺的摄取依赖于囊泡膜上跨膜的囊泡单胺转运体（$VMAT_s$），该转运体为12次跨膜的长肽链，氨基端和羧基端均面向胞浆。现已克隆出两类VMAT：$VMAT_1$含526个氨基酸残基，主要在肾上腺髓质和神经内分泌组织表达；$VMAT_2$含515个氨基酸残基，主要在脑内表达。$VMAT_2$的胞浆内部分有PKC和PKA的磷酸化位点，可发生磷酸化调节。$VMAT_2$位于DA神经元囊泡上，其生理作用为将细胞质合成的DA、NE和5-HT储存于囊泡中，并介导突触前膜囊泡内储存的DA释放到突触间隙。VMAT对多巴胺的摄取为主动转运，依赖于囊泡内外的H^+电化学梯度，每摄取1分子多巴胺的同时逆向转运2分子H^+。影响去甲肾上腺素囊泡摄取储存的药物也会不同程度地影响多巴胺的摄取储存，如多巴胺的囊泡储存亦可被利血平及四苯嗪所阻止，使得多巴胺在胞浆内被单胺氧化酶降解，从而耗竭神经元内的多巴胺。

3. 释放　多巴胺的释放形式是胞裂外排。神经冲动可刺激多巴胺的释放。实验表明，刺激黑质-纹状体束可引起多巴胺释放。如用利血平耗竭囊泡储存的多巴胺，则刺激黑质不再促使尾核内多巴胺的释放。由于尾核邻近侧脑室，它释放的多巴胺及其代谢产物3-甲氧基-4-羟基苯乙酸（高香草酸，HVA）可通过渗透而进入脑脊液。黑质（A_9）和腹侧被盖核（A_{10}）多巴胺能神经元轴突的囊泡含量比树突多。但一般认为，多巴胺主要是从神经元的树突释放。

多巴胺的释放受多种因素影响。在多巴胺能神经末梢上存在突触前自身受体，多为 D_2 受体，它们被释放至突触间隙的多巴胺激活后，可负反馈抑制多巴胺的释放，此效应快速而短暂，为多巴胺释放的短时性调节。这些自身受体除对递质释放的短时性调节之外，还可以直接调控酪氨酸羟化酶的活性。

多巴胺的释放还存在长时性调节。神经冲动的刺激能够增加酪氨酸羟化酶活性和多巴胺的合成，使得神经元多巴胺的浓度不易受神经元活动的影响，保持相对稳定。黑质多巴胺能神经元中酪氨酸羟化酶的活性远大于其在蓝斑去甲肾上腺素能神经元中的活性，因此酪氨酸羟化酶活性的调控对于多巴胺的含量影响更大。此外，神经末梢及效应器释放的前列腺素，可作用于多巴胺能神经元突触前膜的前列腺素受体，抑制多巴胺的释放，此过程缓慢而持久。

某些离子浓度的变化也会影响多巴胺的释放。例如，高 K^+ 或低 Na^+ 能使多巴胺释放增多（Na^+ 浓度变化对其他单胺类递质如 NE 和 5-HT 的释放无明显影响）。某些部位多巴胺的释放还受到其他递质的调节。纹状体中，有 1/3 的脑啡肽能中间神经元的末梢终止于多巴胺能神经末梢，对多巴胺的释放起突触前抑制作用。脑内 γ-氨基丁酸（GABA）也能抑制多巴胺的释放。苯丙胺可促进多巴胺释放（比其抑制 DA 重摄取的作用强），苯乙胺和利他林也有类似作用。

4. 失活　神经末梢释放的多巴胺作用于受体发挥作用后主要有 4 条去路：①约 1/3 被突触前膜重摄取；②被突触后膜摄取；③在突触间隙内被破坏；④逸漏入血。这几条去路中，除进入突触前膜的其中一部分可被多巴胺囊泡摄取投入再循环外，其余大都在酶的作用下分解代谢，并最终经肾脏排出体外。

（1）重摄取：多巴胺释放入突触间隙后，大部分被突触前膜重摄取，从而及时终止作用。释放到突触间隙中的多巴胺可以由突触前膜上的多巴胺转运体（DAT）重摄取回胞浆，胞浆中的多巴胺可被多巴胺囊泡摄取，对胞浆中多巴胺的摄取依赖于囊泡膜上跨膜的囊泡单胺转运体（$VMAT_s$），VMAT 对多巴胺的摄取为主动转运，依赖于囊泡内外的 H^+ 电化学梯度，每摄取 1 分子多巴胺的同时逆向转运 2 分子 H^+。人的多巴胺转运体（DAT）为 620 个氨基酸组成，含 12 次跨膜结构域，其氨基端与羧基端都朝向胞浆，细胞外部分有 2 至 4 个糖基化位点，胞内则有数个丝氨酸/苏氨酸磷酸化位点。DAT 是位于突触前膜上的一种跨膜蛋白，属于 Na^+/Cl^- 依赖性转运体家族成员，其生理作用为将突触间隙内 DA 重新摄入突触前胞质内，从而终止 DA 生理效应。DAT 缺失小鼠表现出复杂的补偿适应，为适应突触间隙较高浓度的多巴胺，其合成酶及受体的表达都有相应的变化。

多巴胺转运体（DAT）对多巴胺的膜摄取作用为主动转运，每转运 1 分子多巴胺，同时协同转运 1 分子 Cl^- 和 2 分子 Na^+。可卡因和苯丙胺既可被去甲肾上腺素转运体摄入，也可被多巴胺转运体（DAT）摄入，从而阻断多巴胺的重摄取。多巴胺转运体与可卡因的结合位点不同于其与多巴胺的结合位点，因此针对可卡因结合位点开发的药物，可以在不影响多巴胺重摄取的同时治疗可卡因成瘾。

（2）酶解失活：多巴胺的最终失活需通过酶的降解代谢，神经系统中多巴胺的降解代谢酶为单胺氧化酶（MAO）和儿茶酚胺氧位甲基转移酶（COMT）。多巴胺降解代谢的过程主要包括两方面：①氨基修饰：多巴胺可通过 MAO 氧化脱氨基变成醛基，醛基进一步氧化变成酸或还原变成醇；②儿茶酚胺侧链修饰：一是通过 COMT 氧位甲基化；二是氧位与硫酸或醛基葡萄糖醛酸结合形成复合物。

一般认为，中枢 COMT 位于细胞外，催化儿茶酚胺的氧位甲基化。单胺氧化酶有两种亚型 MAO-A 与 MAO-B，多巴胺更易被 MAO-B 降解。由于脑内 MAO 位于线粒体外膜，只对神经末梢胞浆内的多巴胺去氨基化，因此阻止多巴胺的摄取可促使多巴胺去氨基产物如 3,4-双羟苯乙酸（DOPAC）的含量显著下降。重摄取回到神经末梢的多巴胺经去氨基化后形成 DOPAC，该化合物可进一步被 COMT 氧位甲基化修饰，最终生成高香草酸（HVA）。释放到突触间隙的多巴胺如未被重摄取回神经元，可首先被 COMT 降解，形成 3-methoxytyramine。脑内多巴胺的去氨基化产物 DOPAC 的含量多于氧位甲基化的产物 3-methoxytyramine。

多巴胺的酶解失活具有以下特点：在中枢，多巴胺的代谢产物以 HVA 为主，在外周，多巴胺的代谢产物主要是 3,4-双羟苯乙酸（DOPAC）为主，HVA 很少。在神经元内，多巴胺先与胞浆内线粒体膜上的 MAO 相遇，被氧化脱氨生成 DOPAC，然后被 COMT 催化，在 3-氧位甲基化而生成 HVA；在非神经组织，多巴胺一般先经 COMT 作用，再经 MAO 催化脱氨。通常情况下，在中枢神经系统中多巴胺能神经元内存在的主要是 DOPAC，神经元外则主要是 HVA。因而，DOPAC 的含量变化可作为多巴胺能神经元活动的生化指标。

（二）多巴胺神经元的分布与纤维投射

到目前为止，已知脑内有 10 个多巴胺细胞群，继去甲肾上腺素的 A_1～A_7 细胞群之后，被命名为 A_8～A_{17}，其中 A_8～A_{10} 细胞群分布于中脑，A_{11}～A_{14} 细胞群在丘脑，A_{15}、A_{16} 位于端脑，A_{17} 在视网膜内。A_8～A_{10} 细胞群集中了约 70% 的 DA 能神经元。具体分布如下：A_8 位于红核后方的网状结构内，内侧丘系外侧部的背侧；A_9 位于中脑大脑脚的背内侧黑质复合体，大部分位于致密部，少部分位于网状部；A_{10} 位于脚间核的背侧和腹侧被盖区，最吻端至内侧缰核、髓纹和缰连合内；A_{11} 位于下丘脑乳头丘脑束的内侧，沿第三脑室的外方，后屈束的内侧背部向尾侧入中脑；A_{12} 位于下丘脑弓状核外侧大细胞部，可分为 A_{12d} 和 A_{12V} 两个亚核；A_{13} 位于下丘脑背内侧核的背侧，乳头丘脑束的腹内侧；A_{14} 位于下丘脑室周灰质内，在室周不同位置分成两亚核，A_{14d} 位于室旁核和背内侧核之间；A_{14I} 位于下丘脑腹内侧核的内侧；A_{15} 细胞群起始和 A_{14} 相同，它向下丘脑后部延伸形成细胞柱，分成两个亚核群。A_{15d} 其吻端位于终纹床核的腹侧部，尾端位于前连合下方。A_{15V} 前端始于视交叉前部，尾端伸至下丘脑的 A_{12} 的外侧；A_{16} 最吻端的细胞群，过去称为 A_{15} 群，主要位于嗅球的突触小球层，在外丛状层内也有散在的细胞；A_{17} 视网膜内近内核层的无长突细胞或丛状间细胞，有少量多巴胺能细胞分布在节细胞层、内丛状层中。

人脑中多巴胺能神经元总数约 40 万，主要位于黑质致密带（A_9）、腹侧被盖区

(A_{10})、弓状核(A_{12})。多巴胺能神经元广泛投射到端脑、间脑、脑干和脊髓。脑中合成多巴胺的脑区及其纤维投射组成四条通路：①黑质纹状体束；②中脑边缘系统束；③中脑皮质束；④结节漏斗束。黑质致密带(A_9)区域的胞体发出神经纤维主要投射到纹状体的尾核和壳核，形成黑质纹状体束，主要与运动功能的控制有关，可促进随意运动的发起，黑质多巴胺神经元的退变是发生帕金森病的主要原因；中脑皮质束起自中脑腹侧被盖区(A_{10})，支配前额叶皮质的广大区域，这一通路涉及学习和记忆；中脑边缘束起自中脑腹侧被盖区(A_{10})，支配腹侧纹状体（伏隔核）、嗅结节（OT）和部分边缘系统，该通路与动机行为有关；结节漏斗束起自下丘脑弓状核(A_{12})，投射到下丘脑正中隆起，释放多巴胺到下丘脑垂体门脉系统的毛细血管丛周围，再被转运到垂体前叶，作用于催乳素细胞抑制催乳素的释放。此外，中脑多巴胺能神经元还可下行投射到脑干和脊髓，形成下丘脊髓束。尽管多巴胺能神经元分散在整个中枢神经系统，包括视网膜、嗅球和下丘脑，但与去甲肾上腺素能神经元相似，多巴胺能神经元也具有弥散性调节系统的特征。

（三）多巴胺受体的分型、分布及作用

多巴胺通过其相应的膜受体发挥作用，目前已分离出五种多巴胺受体，分别是 D_1(D_{1A})、D_2、D_3、D_4 和 D_5(D_{1B})，根据它们的生物化学和药理学性质，可分为 D_1 类和 D_2 类受体。D_1 类受体包括 D_1 和 D_5 受体（在大鼠也称 D_{1A} 和 D_{1B} 受体）。D_2 类受体包括 D_2，D_3 和 D_4 受体。

已知的多巴胺受体均为 G 蛋白偶联受体，为 7 次跨膜的多肽链，氨基端在细胞外，羧基端在细胞内。D_1 类受体与 Gs 蛋白偶联，激活腺苷酸环化酶（AC），而 D_2 类受体与 Gi 蛋白偶联，抑制腺苷酸环化酶。

在大鼠中枢神经系统中，多巴胺受体的数量依次为 $D_1 > D_2 > D_3 > D_5 > D_4$。$D_1$ 和 D_2 受体在纹状体、伏隔核、嗅结节都有密集分布，但纹状体中 D_1 受体为 D_2 受体的 4 倍。纹状体的 GABA 能神经元、脑啡肽能神经元和胆碱能神经元接受黑质多巴胺能神经元的投射，D_1 受体多数分布在 GABA 能神经元，而 D_2 受体分布在其余两种神经元。D_5 受体在脑内的分布较局限，主要见于海马、丘脑束旁核及外侧乳头体。D_3 受体主要分布在中脑边缘多巴胺能神经元支配的结构中，以伏隔核中含量最多。D_4 受体主要分布于额叶皮质，杏仁，中脑和延髓，纹状体含量较少。

D_1 类受体兴奋后，Gs 被激活，催化 ATP 形成 cAMP，激活 cAMP 依赖性蛋白激酶（PKA），催化蛋白质磷酸化，进而改变细胞膜对离子的通透性、调节递质合成酶的活力或导致其他效应。磷酸二酯酶和蛋白磷酸酶Ⅰ则可分别使 cAMP 分解和已经磷酸化的蛋白质去磷酸，从而终止多巴胺的效应。

D_2 类受体激活后，通过与 Gi/o 偶联，抑制苷酸环化酶的活性，减少 cAMP 生成，并可激活 K^+ 通道（如 G 蛋白偶联的内向整流 K^+ 通道），使 K^+ 外流，K^+ 电导增加，引起细胞膜超极化，并限制电压依赖的 Ca^{2+} 内流。D_2 受体激活还可以直接抑制电压门控 Ca^{2+} 通道。D_3 受体可能偶联 Gi 或 Go，在体外不同细胞表达的 D_3 受体有不同的信号传导系统。D_4 受体作用的信使系统尚不清楚。

多巴胺受体在突触的前后膜都有表达。突触前多巴胺主要是 D_2 受体与 D_3 受体，主要介导对神经元电活动、多巴胺合成和释放的负反馈调节。位于神经末梢的 D_2 受体激活后可以抑制突触前多巴胺的释放，其机制可能是通过 Gi/o 蛋白使突触前膜钙离子通道关闭，减少钙离子内流，从而抑制递质释放。黑质和中脑腹侧被盖区（VTA）多巴胺能神经元的突触前 D_2 受体激活，还可以减少多巴胺的合成，推测可能由于Gi蛋白介导使突触前cAMP浓度降低，PKA对酪氨酸羟化酶磷酸化减少，造成酶活性降低以致多巴胺的合成减少。位于胞体、树突的多巴胺自身受体激动则能够抑制神经元放电。在伏隔核和VTA，D_3 受体也可以作为自身受体负反馈调节多巴胺的合成和释放，抑制多巴胺能神经元的电活动。多巴胺自身受体对多巴胺或多巴胺受体激动剂的敏感性比突触后受体大6～10倍，因此，低剂量激动剂优先激动自身受体，增大剂量时可同时激动突触后受体。内源性多巴胺可以激活自身受体到何种程度尚不清楚，但多巴胺激动剂可以抑制神经元放电，多巴胺拮抗剂则可以加强多巴胺神经元的放电，提示自身受体的激活可能具有神经毒性。D_2 受体也可以在突触前作为异源受体，调节其他递质（如GABA、谷氨酸、乙酰胆碱）的释放，D_2 受体激动剂LY141865和RU24926分别抑制由 K^+ 或电刺激引起的乙酰胆碱释放；在下丘脑，多巴胺可抑制自发的或 K^+ 引起的β-内啡肽释放；在新纹状体，D_2 受体激动剂RU24926和LY141865可增强胆囊收缩素（CCK）的释放。

突触后多巴胺受体主要介导对行为、运动和精神活动的调节。在突触后，D_1 和 D_2 受体参与运动的调节，垂体 D_2 受体激动抑制催乳素释放，延髓呕吐中枢化学感受器的 D_2 受体兴奋可以致呕吐。精神分裂症患者 D_1 功能减退，而 D_2 功能亢进，所以 D_2 受体是抗精神病药物的作用靶受体，多巴胺受体拮抗剂在精神分裂症的治疗中有一定作用。D_3 受体激活抑制运动，减少可卡因和VTA自我刺激的奖赏效应，非典型的抗精神病药物氯氮平与 D_3 受体亲和力很高，由于 D_3 受体较少分布在基底节，所以氯氮平兴奋 D_3 受体后引起锥体外系的副反应低，有望成为治疗药物成瘾或精神病的靶受体。D_4 受体也与精神活动有关，尤其在精神分裂症发病中起重要作用。D_5 受体在丘脑束旁核有明显表达，而束旁核的主要作用就是调制疼痛信号，因此该受体可能参与丘脑对疼痛信号的处理。

尽管 D_1 和 D_2 受体在生化活动的机制中具有显著差异，在不同的部位发挥各自的作用，甚至相反的作用，但在整体效应中却表现出协同作用。因此，在某一功能活动中，同时激活 D_1 和 D_2 家族受体可能产生协同效应。正如肢体的伸肌和屈肌那样，就单独而言，各自的功能相反，但从整体来说它们共同作用的结果却使肌体屈伸自如。

二、5-羟色胺及受体

5-羟色胺（5-HT）的发现可以追溯到1868年，当时在血液凝固后的血清中发现了一种可以引起血管收缩的因子，命名为血清素，后来确定其结构为5-HT。1948年Rapport等人从血清和肌肉中发现了一种吲哚胺，可以令血管收缩，并证明与先前发现的血清素相同，由吲哚和乙胺两部分组成。后来Twarog和Page在哺乳动物的大脑中也发现了5-HT，并证实这种复合胺起着神经递质的作用。从此，有关5-HT及其受体的研究逐步展开。

（一）5-羟色胺的神经化学

1. 合成　5-HT的生物合成以色氨酸（TP）为底物，首先在色氨酸羟化酶（TPH）作用下生成5-羟色氨酸（5-HTP），然后由5-HTP脱羧酶（5-HTPDC）脱羧基而生成5-HT。色氨酸是一种人体的必需氨基酸，只能从食物蛋白中摄取，经肝脏分解获得。只有

1%～2%的 TP 经 TPH 转化为 5-HTP，用于 5-HT 的合成。血中 TP 转运入脑，首先必须经过血-脑屏障进入脑内，然后由神经胶质细胞摄取，转运进入 5-HT 神经元内，血浆中的 TP 有游离（占总量的 10%～20%）与结合（与血浆蛋白结合，占总量的 80%～90%）两种形式，前者易通过载体的主动转运机制而进入脑内。某些药物（如吲哚美辛等）能与 TP 竞争血浆蛋白的结合部位，使一部分的结合型 TP 转化为游离型。由于这一转运系统是中性氨基酸所共用的载体，具有竞争性拮抗现象。因此，血中 TP 与血浆中性氨基酸的比例关系可影响 TP 的入脑速度。进入脑内的 TP，还需要通过神经胶质细胞膜的主动转运机制才能进入 5-HT 神经元，成为合成 5-HT 的前体。

色氨酸羟化酶（TPH）在 5-羟色胺能神经元的胞体内合成，经轴突运输至轴突末梢，贮存于 5-羟色胺能神经末梢的胞浆内，使 TP 转化成 5-HTP。正常情况下脑内的 TP 浓度不能使 TPH 饱和，在大鼠脑内，TP 的浓度增高 5～7 倍，才能使 TPH 酶接近饱和。因此，静脉或者腹腔大量注射 TP，可使脑内 5-HT 含量提高。

脑内的 5-HTP 脱羧酶（5-HTPDC）含量多、活力高。TP 一旦羟化成 5-HTP 后，即被 5-HTPDC 迅速脱羧而成 5-HT。因此，脑内的 5-HTP 的量极少，几乎不能测出。

以上两种酶比较，5-HTPDC 的数量多，特异性差，在脑内普遍存在。而 TPH 特异性高，只存在于 5-羟色胺能神经元中，而且含量少，活性也较低。因此，TPH 是合成 5-HT过程中的限速因子。

5-HT 的合成具有反馈式的自我调节。当脑内 5-HT 的更新率增加对 5-HT 的需求量增大时，5-HT 合成便加速。反之，当脑内 5-HT 含量增加时，5-HT 的合成减慢。此外，5-HT 的合成还可受神经冲动等因素的影响。神经冲动的到来可以增加 TPH 的活性而加速 5-HT 的合成。总之，5-HT 的合成在一定范围内受神经冲动和终产物 5-HT 浓度的调节。这两种因素又相互联系。当神经冲动到来时，由于递质释放，使脑内 5-HT 含量降低，导致 TPH 活力增强，5-HT 合成增加。反之，则导致 5-HT 合成减少。

2. 储存　5-HT 储存于 5-羟色胺能神经末梢囊泡内，它的合成酶存在于胞浆中，5-HT在胞浆中合成，很快被囊泡摄取和储存。囊泡不参与合成过程。囊泡内有一种特异的 5-HT 结合蛋白（SBP)，在囊泡内高 K^+浓度条件下，5-HT 与 SBP 紧密结合成 5-HT/SBP 复合物的形式储存。外周 5-HT 储存于血小板，分为结合型、游离型。结合型与血小板内 SBP 结合，储存血小板内，无活性。游离型具有生物活性，在外周起着局部激素的作用。血小板也有摄取和储存 5-HT 的能力。

3. 释放　5-HT 的释放形式是胞裂外排。胞裂外排时，5-HT/SBP 复合物与高 Na^+的细胞外液接触，5-HT 与 SBP 复合物迅速解离，从而发挥递质作用。电刺激猫的中缝正中核和中缝头核及其下行通路，均可使 5-HT 的胞裂外排，使其释放增加。

4. 失活　5-HT 在突触间隙的消除过程包括重摄取和酶解失活两种方式。释放入突触间隙的 5-HT 与受体结合，又迅速解离，其中大部分被突触前膜重摄取。5-HT 的重摄取与突触间隙的浓度有关，当 5-HT 低浓度时有一部分被 5-羟色胺能神经末梢所摄取，这是生理情况下高亲和力摄取，被摄取的 5-HT 大部分进入囊泡储存，一部分被降解代谢。当突触间隙 5-HT 高浓度时其他神经末梢也能摄取，这是低亲和力的、非特异性的摄取，被摄取的 5-HT 少部分在胞浆内被降解。与 DA、NE、GABA 一样，5-HT 的摄取也是通过突触前膜上的 5-HT 转运体（SERT）实现的，5-HT 转运体属 Na^+/Cl^- 依赖型转运体，

5-HT被5-HT转运体摄入胞浆后，再经囊泡单胺类转运体摄取进入囊泡内储存。

突触间隙的5-HT大部分经过重摄取以终止其生理作用，另一部分则被线粒体表面的单胺氧化酶（MAO）所作用，进行降解代谢。降解代谢的步骤是5-HT首先在MAO的作用下氧化脱氨生成5-羟吲哚乙醛（5-hydroxyindole aldehyde），然后经醛脱氢酶的快速氧化生成5-羟吲哚乙酸（5-HIAA），这是中枢神经系统5-HT最主要的代谢方式，而且MAO在5-HT代谢中所起的作用，较其在NE代谢中的作用更为重要，在中枢神经系统，MAO是5-HT的主要降解酶。单胺氧化酶可以存在于胞内线粒体表面，也可以存在于突触后膜。释放至突触间隙的5-HT，有一部分被存在于突触后膜的MAO破坏。

在脑内，还有两种酶作用于5-HT，使其代谢失活。一种是羟基吲哚氧位甲基移位酶（HIOMT），5-HT在HIOMT与MAO的作用下生成5-甲氧基吲哚乙酸（5-MIAA）。脑内，HIOMT活性较弱，含量很微。另一种是芳香烃胺氮位甲基移位酶（AANMT），5-HT在AANMT的作用下生成N-甲基-5-HT。AANMT在神经末梢附近含量较高，但不含于突触体内，可能分布于突触体的周围，它的活性变化会对受体附近的5-HT浓度发生一定影响，进而影响突触的传递功能。总之，HIOMT与AANMT在脑内5-HT代谢中不起主要作用，只占极小比重，但在某些病理情况下具有一定作用。

（二）5-羟色胺神经元的分布与纤维投射

据估计人类大脑中有数十万计的5-羟色胺能神经元，这些5-羟色胺能神经元胞体主要集中于中脑、脑桥和延髓的中缝核群以及低位脑干网质区。5-HT神经纤维在中枢神经系统（CNS）的走向，分为上行和下行两部分，其通路基本上和去甲肾上腺素能纤维相似。

上行纤维：主要由中缝背核B_7和中央上核B_6接受来自下丘脑、第三脑室周灰质、中脑中央灰质以及中脑网状结构的纤维。此两核发出大量上行纤维束，经腹侧被盖，沿途发出分支终于黑质、脚间核、腹侧被盖区，部分纤维经缰核脚间束至缰核、丘脑内侧束、束旁核和中缝核群，还有大量纤维加入内侧前脑束（MEB），沿途终于下丘脑外侧区、乳头体，此束至下丘脑前端即分散成大小不等的纤维束，分别向前投射，终止于视前核、隔核、嗅结节和额叶皮质；向外经脚襻-杏仁核腹侧通路至斜角带、前梨状区、杏仁核和内嗅皮质前部；其他纤维分布到尾状核和壳核的前部；另有一纤维束向背侧上升进入扣带束，并随扣带纤维分布至额、顶、枕叶的新皮质，最后抵达海马，此通路与睡眠、觉醒有关。

中缝背核与中央上核还发出纤维到背侧被盖核和蓝斑。中缝大核与中缝背核发出背侧上行纤维分别终于中脑中央灰质和下丘脑后区。

下行纤维：中缝隐核、中缝苍白核与中缝大核接受来自大脑皮质和脊髓的纤维，有的是经网状结构中继后的传入纤维，它们发出的纤维大部分下降至脊髓的侧索，其末梢分布于脊髓前角、侧角和后角；另一部分中缝大核的纤维直接至下橄榄核。此下行纤维进入小脑，终止于小脑皮质与小脑中央核群。中缝脑桥核与小脑间有丰富的往返纤维联系，它与锥体外系的运动调节有关。

（三）5-羟色胺受体的分型、分布及作用

1997年国际药理学会根据受体结构、信号转导及动力学特征将哺乳动物5-HT受体（5-HTR）分为7个家族，即$5\text{-}HT_{1\text{-}7}R$，14个亚型，人类只有13个亚型（$5\text{-}HT_{5b}$在人类尚未检出)，目前全部受体均已被克隆。根据受体信号转导通路不同，5-HT 受体又可划分有两大类：一类是配体门控离子通道超家族，只有 5-HT_3R 是离子通道型受体，目前至少发现存在两种 5-HT_3R 亚型即 5-HT_{3A}，5-HT_{3B}。另一类是 G 蛋白偶联受体超家族，除 5-HT_3R 外，其余 5-HT 受体均属 G 蛋白偶联受体。现分别予以介绍：

1. 5-HT_1 受体　有 5 种亚型，分别是 5-HT_{1A}、5-HT_{1B}、5-HT_{1D}、5-HT_{1E}、5-HT_{1F}。

(1) 5-HT_{1A}受体的分布：在中枢神经系统，以海马、侧间脑、杏仁核与脑皮质边缘区和中缝背核最多，丘脑下部、锥体外系、内嗅皮质和脊髓也有分布。其主要功能：5-HT_{1A}受体属于胞体树突自身受体，5-HT 细胞体上的 5-HT_{1A} 自身受体对 5-HT 能神经元有抑制作用，给予选择性 5-HT_{1A}激动剂后，可以减少中缝核神经元的激活及其末梢 5-HT 的释放。5-HT_{1A}在突触前作为自身受体激活时，与 Gi 蛋白偶联，抑制腺苷酸环化酶，增加 K^+ 电导，降低高阈值的 Ca^{2+} 内流，膜超极化，抑制 5-HT 能神经元的缓慢而有规律的放电活动。突触后也存在 5-HT_{1A}受体，参与的功能包括介导中枢降压机制；调节行为活动，5-HT_{1A}受体兴奋，引起大鼠缓慢摇头，前足踏步、颤抖；增加食欲；调节体温，使动物体温降低；调节情绪，5-HT_{1A}受体激动剂丁螺环酮有抗焦虑作用，对抑郁症也有效；在丘脑下部-垂体神经内分泌调节中促进催乳素、促生长激素释放激素/生长激素、促肾上腺皮质释放激素/ACTH 释放。

(2) 5-HT_{1B}受体：研究发现 5-HT_{1B}与人体内的 5-HT_{1D}受体类似。目前人们已经把 5-HT_{1B}受体和 5-HT_{1D}受体视为同一受体所表现出的种属差异。有人认为，MDMA 产生的活动力增高是由 5-HT_{1B}受体介导，因为大量释放的 5-HT 作用于突触后 5-HT 受体，因而介导了行为学作用。然而，单纯的 5-HT 系统对运动功能的表达并不充分，还必须有完整的 DA 系统的参与才能充分表达。脑内 5-HT 能和 DA 能系统密切联系，5-HT 一些亚型 (5-HT_{1B}、5-HT_{2A}和 5-HT_{1C}) 的受体对脑内 DA 功能有控制作用，并在 MDMA 的行为学效应中起作用。有关定位和损伤研究证明，5-HT_{1B}受体位于从纹状体和伏隔核投射到黑质和中伏隔核 DA 通路，直接或间接兴奋 5-HT_{1B}受体可抑制分布于黑质和腹侧背盖区的 DA 神经元上的 GABA 神经末梢释放 GABA，从而增加 DA 的释放。研究还表明，低剂量的 MDMA 通过释放 5-HT，优先激活 $5\text{-HT}_{1B/1D}$受体而起作用（因为 5-HT 与 $5\text{-HT}_{1B/1D}$受体的亲和力比与 5-HT_{2A}受体亲和力高）。

(3) 5-HT_{1D}受体：5-HT_{1D}受体在基底核、皮质以及下丘脑的密度很高。5-HT_{1D}受体，与 5-HT_{1B}受体的序列有 63%的同源性，而在 7 个跨膜区中有 77%的序列同源性。

5-HT_{1D}受体活化的效应可能是舒马曲坦治疗偏头痛的作用机制。虽然有很大具有相对选择性的 $5\text{-HT}_{1B/1D}$受体激动剂已被发现，但是目前还没有选择性的单纯 5-HT_{1D}受体的激动剂。有人推测此受体与焦虑、抑郁以及很多神经精神方面的疾病有关，但这还需要进一步的证实。

(4) 5-HT_{1E}受体：5-HT_{1E}受体首先在人类身上发现。人脑受体结合研究报道，这些受体存在于杏仁体的尾核以及低位壳核、苍白球和额叶皮质。人的 5-HT_{1E}受体由三个研究小组分别独立克隆，这些受体独特之处在于它与大部分 5-羟色胺能药物的亲和力很低。目前这些受体的生理与药理特征尚在研究之中。

(5) 5-HT_{1F}受体：5-HT_{1F}受体是新近鉴定出的一种亚型，其 cDNA 所编码的受体蛋白由 366 个氨基酸残基（人和大鼠）或 377 个氨基酸残基（小鼠）组成，但对其分布和功能了解尚少。有证据证明 $5\text{-}HT_{1F}$受体可能与偏头痛的病理机制有关。

2. $5\text{-}HT_2$ 受体　有 3 种亚型：$5\text{-}HT_{2A}$、$5\text{-}HT_{2B}$、$5\text{-}HT_{2C}$。所有这些受体都是 G 蛋白偶联受体，三种受体在结构、药理学、信号转导机制等方面类似。$5\text{-}HT_{2A}$受体原命名 $5\text{-}HT_2$ 受体，$5\text{-}HT_{2B}$受体原命名为 $5\text{-}HT_{2F}$受体或 SRL 受体。在人肺部动脉内皮细胞内，受体 $5\text{-}HT_{2B}$引起的 Ca^{2+} 的释放不依赖于磷脂酰肌醇水解。

(1) $5\text{-}HT_{2A}$受体：$5\text{-}HT_{2A}$受体既存在于外周，又存在于中枢。外周的受体分布在血管、支气管、尿道平滑肌组织和血小板中，它们的功能是收缩血管和支气管以及聚合血小板。中枢神经系统中，分布于非 5-羟色胺神经元的突触后膜，主要位于新皮质、屏状核、嗅觉核团以及基底神经节，作用是抑制中央前额叶的神经元激活，抑制神经递质释放（包括谷氨酸、多巴胺、乙酰胆碱以及去甲肾上腺素）并且调节慢波睡眠和内分泌反应。刺激啮齿动物的 $5\text{-}HT_{2A}$受体可引起甩头，同时还介导致幻剂（如麦角酰二乙胺，LSD）的作用。研究表明，高剂量的 MDMA 通过释放的 5-HT 激活 $5\text{-}HT_{2A}$受体，或 MDMA 自身与 $5\text{-}HT_{2A}$受体结合而起作用。5-HT 能系统和 DA 能系统的协同作用，导致了 MDMA 独特的行为学效应。

$5\text{-}HT_{2A}$与很多神经精神疾病比如抑郁症、焦虑症、精神分裂症、偏头痛、睡眠障碍等有关。

(2) $5\text{-}HT_{2B}$受体：这些受体在外周存在于胃底部、肝脏、肾脏、肌肉和肠内。尽管该受体可引起大鼠胃底部收缩，但有关该受体的其他功能还有待证实。已发现 $5\text{-}HT_{2B}$受体的 mRNA 转录子分散存在于脑部。通过研究啮齿动物发现刺激 $5\text{-}HT_{2B}$受体会引起中度的焦虑，减少理毛行为。同时它们还与急性偏头痛有关。

(3) $5\text{-}HT_{2C}$受体：$5\text{-}HT_{2C}$受体最初发现于脉络丛，在黑质、苍白球、大脑皮质和嗅球中有少量分布。它们也存在于非 5-HT 神经元的突触后膜，推测可能与脑脊液和转铁蛋白的生成有关。此外，它的功能与运动减少、厌食以及偏头痛的发生有关。

3. $5\text{-}HT_3$ 受体　$5\text{-}HT_3$ 受体最初被确定存在于外围神经系统中，随后又发现它也存在于中枢神经系统中，特别是在极后区、内嗅区皮质、额叶皮质和海马。$5\text{-}HT_3$ 受体是 5-HT 受体家族中唯一的非选择性钾/钠离子通道受体，可以调节快速的突触传导。

$5\text{-}HT_3$ 受体拮抗剂可用来对抗化疗所引起的恶心、呕吐现象。通过对动物的研究表明 $5\text{-}HT_3$ 受体拮抗剂可提高记忆力，同时作为一种非典型的精神安定剂还具有抗焦虑作用。到目前为止，$5\text{-}HT_3$ 受体拮抗剂的上述功能的作用机制还不是很明确，只知道 $5\text{-}HT_3$ 受体可调节多巴胺和乙酰胆碱的释放，还可能与 GABA 的释放有关。

4. $5\text{-}HT_4$ 受体　最初有关 $5\text{-}HT_4$ 受体的描述是：其存在于小鼠的小丘神经元和豚鼠的大脑，与腺苷酸环化酶相偶联，具有特殊的药理学作用。事实上，它们不受经典的 $5\text{-}HT_1$、$5\text{-}HT_2$ 或者 $5\text{-}HT_3$ 受体拮抗剂的抑制。$5\text{-}HT_4$ 受体在大鼠脑中多巴胺功能相关的区域含量较高。主要集中在纹状体、基底神经节、伏核等，它们分布在 GABA 能或胆碱能中间神经元和 GABA 能黑质投射区。Bockaert 指出 $5\text{-}HT_4$ 受体参与突触重塑和记忆处理工程。该受体在边缘系统的分布说明它与情绪和奖赏反应有关。该受体还存在于基底神经节和黑质中，说明它们对视觉也有作用。

目前还没有生理学与行为学的资料确定 $5\text{-}HT_4$ 受体的配体在神经精神疾病的治疗作用。然而，对 $5\text{-}HT_4$ 受体的初步了解提示其可能成为这些疾病的治疗药物的作用靶点。

5. 5-HT_5 受体　有两种 5-HT_5 受体被克隆出来（5-HT_{5A}，5-HT_{5B}），它们的氨基酸序列与其他的 5-HT 受体没有任何联系，但是它们的药理学特征与 5-HT_{1D}受体很相似。编码该受体的 mRNA 分布在大鼠的脑皮质、海马、缰核、嗅球、小脑中。初步研究表明这两种受体皆不与 G 蛋白偶联，从而推测它们可能与离子通道相连。5-HT_5 受体的功能与 5-HT_{1D}受体相似，包括行为控制、进食、焦虑和抑郁，该受体对大脑的发育也起到一定作用。

目前对该受体了解最少，还没有发现天然有功能的 5-HT_5 受体，而是通过脑组织来源的 cDNA 文库克隆得到 5-HT_{5A}和 5-HT_{5B}受体。所以国际药理学联合会（IUPHAR）受体命名委员会建议其名称以小写（5-ht_5）。

6. 5-HT_6 受体　大鼠脑中的 5-HT_6 受体只分布在中枢神经系统中，主要是在纹状体、边缘和皮质区，且与腺苷酸环化酶相连。该受体与精神疾病有关，一些抗精神病药（如氯氮平等）和抗抑郁药（氯米帕明等）与其亲和力很高，均起拮抗作用。5-HT_6 受体选择性配体很少，许多该受体的功能的根据都来自于对其反义寡核苷酸的研究。

7. 5-HT_7 受体　有两类新的 5-HT 受体被归类为 5-HT_7 受体，它们之间非常相似，均与腺苷酸环化酶偶联，其跨膜区与其他大多数 5-HT 受体同源性不到 55%。而第二种 5-HT_7 受体与其他 5-HT 受体的同源性为 50%。有人推测这些受体可能与情绪，学习，神经内分泌以及自主神经的活动有关。和 5-HT_6 受体一样 5-HT_7 受体与抗抑郁药和抗精神病药有很高的亲和力。5-HT_7 受体还与其他被认为对 5-HT 受体相对选择性的药物［如 5-HT_{2A}受体拮抗剂 rianserin，5-HT_{1A}受体激动剂 8-OH-DPAT 和 5-HT_{2A}和多巴胺受体拮抗剂螺哌隆（spiperone）］有很高的亲和力，这造成了 5-HT 受体神经药理学如此复杂，此外，和 5-HT_{1A}以及其他 5-HT 受体一样，5-HT_7 受体对糖皮质激素利用度的改变非常敏感，糖皮质激素利用度可能是与糖皮质激素变化有关的一个重要因素，而应激状态和抑郁症时经常观察到糖皮质激素的变化。

5-HT 受体与很多疾病密切相关，尤其是精神方面疾病，如抑郁症、焦虑症，强迫症、惊恐障碍等，还涉及偏头痛和饮食方面的疾病。目前治疗这些疾病的方法很多是通过调节 5-HT 来完成的，开发出更多的选择性配体可提高现有治疗方法的有效性，并减少其副作用。5-HT 受体研究的趋势是通过分子药物而不是化学药物来改变受体，通过有选择性的破坏编码基因，从而去除 5-HT 受体信号传导系统中的某一成分，这一方法在本研究领域中已经越来越流行。

第四节　临床表现

一、苯　丙　胺

临床口服常用量一次为 2～10mg，极量为一次口服 20mg，每日最多不超过 30mg。一般认为，初次成瘾者每次口服 10～30mg 苯丙胺后可体验到欣快感或焦虑情绪，同时表现为自信心和自我意识增强、警觉性增高、精力旺盛且注意力集中、饥饿感和疲劳感减轻等，由于过分自信会出现判断力损害；行为表现为活动增多、话多、易激惹、坐立不安，成瘾者常来回走动并不时活动身体，并可出现性冲动和性兴奋期延长；同时可出现头痛、心慌、疲倦、血压增高，反射性心率减慢；轻微的瞳孔扩大，睡眠减少且快动眼相比例降低。

药物剂量继续增加时，会出现焦虑加重、情感表现愚蠢且不协调；思维联想松散、逻辑性差，出现偏执观念或妄想；语速增快，言语含混不清或持续言语；行为表现为刻板动作和自发动作，还可出现咬牙、共济失调；部分成瘾者出现头痛、恶心、呕吐和身体不适。

静脉注射苯丙胺后，成瘾者可立即感受到似触电样极度兴奋或快速振奋感。由于药物从肺到脑的间隔时间比从肘部静脉到脑的时间短，所以通过熏燃吸入的“冰”所得到的快感更为迅速和强烈。由于苯丙胺的半衰期较长，因此个体对药物的感受可持续数小时，相比之下可卡因只持续30～90分钟。反复使用可出现药物蓄积。

苯丙胺致欣快作用的耐受性发展很快，为追求强烈的快感，成瘾者可发展到每隔2～3小时注射1次，剂量可逐渐加大到每次100～300mg，与此同时中毒症状也越发严重，表现为瞳孔扩大、大汗、口渴、厌食、血压增高、脉搏增快、心房和心室的异位节律增多，出现阵发性心动过速、室性期前收缩。用药初始阶段时心输出量增加，随后由于外周阻力增加使输出量减少；同时会出现血糖升高，血液凝集速度加快；还会出现因口干而引起固体食物吞咽困难。由于外周血管收缩使得皮肤冰冷。骨骼肌张力增加，肌腱反射亢进，有不自主的磨牙动作，并可见手部静止时的细微震颤或手足舞蹈样动作。支气管平滑肌松弛，哮喘症状得以缓解。由于对膀胱和胃肠道交感神经的阻断作用，可出现尿潴留和便秘。一次大剂量中毒可导致惊厥、昏迷和心律失常致死。

苯丙胺类兴奋剂成瘾者中的多药滥用现象很常见，为避免用药后的不适，一些成瘾者常常合并滥用镇静类药物（如巴比妥类），或同时酗酒或滥用海洛因。

二、甲基苯丙胺

甲基苯丙胺、可卡因和各种各样的苯丙胺类策划药所诱导的欣快作用在临床上是很难区分的。不同的使用途径使甲基苯丙胺产生作用的时间不同，烫吸和静注作用最快，5～10秒即产生一阵激动或突然燃烧的感觉，被描述为极乐境界，而口服产生作用在15～20分钟。

甲基苯丙胺急性中毒可分为轻、中、重三个阶段，其中轻度中毒是吸毒者所追求的，中度中毒是导致公安机关或媒体介入的主要原因，而重度中毒是导致吸毒者被送入综合性医院急诊科抢救或死亡的主要原因。下面先介绍甲基苯丙胺急性滥用中毒后的各类症状，然后再把这些症状进行分级。

（一）对大脑的作用

1. 兴奋大脑皮质、中脑边缘系统　成瘾者自感精神振奋、精力旺盛，疲劳感消失。同时有睡眠减少且快动眼相比例降低，这主要与中枢NE浓度的增加有关，不易耐受，可缩短巴比妥类、酒精的催眠时间，用于治疗发作性睡病以及镇静催眠药中毒、酒精中毒的抢救。

冰毒吸食者自我感觉良好，思维敏捷，自信心增加，觉得自己了不起、伟大、有本事。一位参加SAT考试前服药的高中生说："感觉就像在做一件得心应手的事，我相信我能正确地解答问题"。有一个遛冰者这样说："在我遛冰的时候，心情是很好的，至少是很踏实的。白冰也好，黄冰也罢，都能让你心情愉悦，好的冰遛起来味道很舒服，虽然会口臭，但纯度高的植物冰真的能够让人无比的喜悦"。

冰毒吸食后多数人可出现言语增加，故遛冰在某些地区又称为话痨、开会、聊嗨，这既是对遛冰后症状的描述，也为了相互间交流的隐秘与方便，甚至成为吸食冰毒的主要体验之一。冰毒吸食后的欣快体验明显，特别是注射冰毒者可出现似触电样极度兴奋作用，有人称之为飘。可产生亲近感和界限性自我意识降低，增强社会交往与情感沟通，减少心理防御，故曾经用于心理治疗以及抑郁的治疗。

并不是每个吸食者都会出现以上症状，有的可出现焦虑、易激惹、坐立不安，有位母亲为了考试而服用甲基苯丙胺，效果却不理想，她说："它让我感到更加紧张不安，比以前要紧张10倍"。

使用适当剂量的甲基苯丙胺可改善心智。60年代大量研究证实，短期小剂量使用MA可增强大鼠某些学习记忆能力，与正常对照组相比，大鼠在主动回避行为测试的学习阶段，学会躲避电击的失败次数明显减少，在记忆阶段失败次数也显著低于正常对照组。以上研究表明大鼠在使用MA后学习得更快、表现得更出色，因此冰毒曾经被称为聪明丸。研究表明，冰毒增强工作学习的能力与成瘾者中枢神经的觉醒水平有关，低水平觉醒时可改善绩效，觉醒极点时降低绩效。总体来说，如果剂量合适，对人而言，一些简单的工作能够被提高到正常水平之上，但复杂或困难的工作则会被破坏。因此就有学生为提高学习成绩而使用，美国学生为提高成绩而服用苯丙胺类兴奋剂目前正在成为一个越来越普遍的问题。但还没有可靠数据表明，到底有多少高中生在为了准备考试而服用兴奋剂。据医师和就读于全美国15所以成绩优异而著称的中学的学生估测，这么做的学生约占学生总数的15%～40%。

吸食冰毒后吸食者的注意力会变得更加集中，美国国家健康协会在20世纪70年代后期进行的研究发现，低剂量的兴奋剂可以提高所有人的注意力和灵敏度，不仅仅是针对注意力缺乏的人。苯丙胺类兴奋剂可以让他们聚精会神，整晚开夜车做功课之后，还能在考试的时候保持清醒。有个美国学生说："用了这个以后，我的注意力会像激光一样精准"。但如果剂量掌握不当，注意力集中的对象就会不受自己控制，美国德克萨斯州一名17岁的高年级学生说："结果我把注意力集中到了铅笔和桌子上"。

冰毒吸食以后他的警觉性会增高，可能感觉到每个人都反对他，周围人的一举一动都与他有关，有一群人或警察在追赶他，他会有动物、警察、汽车、人群等幻觉，当然这些事实上都是不存在的。这就是吸毒者声称的"可怕的东西"，在精神错乱期间，这个人是危险的。剂量过大可出现幻觉、妄想。如果这个人原来就有精神分裂症的病史，它会使疾病复发或者加重原来的症状。

吸食冰毒还可产生性冲动，使性意向增加，并在性活动中使性兴奋期延长，国内冰毒吸食者称之为床嗨，这是他们追求的主要目标之一，性欲亢进的原因是冰毒可促进ACTH、GH、性激素的释放，这是我国相当多的男性遛冰者吸食冰毒的初衷。一位冰毒吸食者说："一旦吸食了冰，那么……你能连续几小时做爱。我们发现它有助于性欲"。在伦敦，与性交易有关的亚文化群体里，苯丙胺、冰毒的消费量很大，特别是在俱乐部里的同性恋群体中。

2. 兴奋间脑、黑质纹状体　主要表现为肢体活动增加，来回走动。充分大剂量（中度中毒）可导致刻板动作或（和）刻板言语，如不停地摸索、揪发、掏耳、耸肩、剪指甲、摆头、擦脸、剥玉米、摆扑克牌。患者持久而机械地重复一种单调的动作，但并不具有任何意义者称为刻板动作。如果患者同样机械地重复说某一简单的语句或发出单调的语音，则称为刻板言语。这些症状均见于精神分裂症紧张型，也可见于冰毒类兴奋剂中、重度中毒。一位吸食冰毒后的吸毒者自诉："不停地揪发、挖耳屎、摆扑克牌。即使知道毫无意义也持续数小时从事相同的行为。"据报道我国台湾省曾有一个妈妈趁婴儿睡觉时吸食冰毒，中毒后不断用毛巾擦婴儿的脸，以至于婴儿的脸都被擦破。进一步加大用量可出现震颤、随意运动障碍、木僵、惊厥（重度中毒）。

3. 刺激延髓呼吸中枢　使呼吸频率加快和呼吸深度增加，主要与活动增多导致体内 CO_2 的产生增多有关。

4. 抑制下丘脑侧部摄食中枢　1939 年，一篇文献提醒，使用苯丙胺治疗发作性睡病的患者在服用此药后不再感到饥饿，这种食欲抑制效果后来成为苯丙胺的主要临床用途，主要用于减肥，冰毒也有同样的效果。减肥的原理：一是摄入减少（食欲抑制）；二是消耗增多（活动增多、不想睡觉）。苯丙胺类兴奋剂的食欲抑制作用强度是不相同的，依次分别为芬氟拉明；苯甲曲嗪、二乙丙酮；右旋苯丙胺、MA、哌甲酯。长期使用冰毒可致消耗性疾病，该作用易产生耐受，长期吸食者食欲受影响较少。抑制摄食中枢的原理是冰毒可兴奋交感神经，交感神经兴奋能直接作用于肝细胞，促进肝糖原分解，从而使血糖升高。但在整体内，交感神经的升血糖效应主要还是通过肾上腺素分泌增加来实现的。血糖升高产生饱感。

5. 抑制视前区—下丘脑体温调节中枢　加上活动增多、代谢亢进，可使体温升高，严重者可出现恶性高热。其原理是由于骨骼肌过度使用、强直收缩，产热急剧增加，加上体温调节中枢受抑制，皮肤血管收缩，导致躯体散热功能减退，体温迅速升高。随之可出现组织缺氧，肌细胞大量破坏，出现代谢性酸中毒；体内 CO_2 浓度升高，出现呼吸性酸中毒；上述变化又可引起心血管功能的改变，出现心律失常；代谢毒性产物破坏了小血管内皮细胞，可发生弥散性血管内凝血（DIC）。如机体长时间处于上述状态之中，则可因多系统器官功能衰竭而死亡。实验室检查可有高碳酸血症、高血钾、血清磷酸肌酸激酶（CPK）增高、肌红蛋白尿等。

（二）对心血管系统、肌肉的作用

在外周，甲基苯丙胺可直接激动肾上腺素受体（作为伪神经递质），也可通过促进肾上腺素能神经末梢释放去甲肾上腺素而间接激动肾上腺素受体，对 α 和 β 受体均有激动作用。以下作用大多与此有关。

（1）对心血管系统的作用：低剂量时心肌收缩力增强，心输出量增加，心率下降。高剂量可出现心动过速和心律失常。可扩张冠脉、脑、骨骼肌血管，收缩肾、脾等腹腔内脏和皮肤、黏膜血管（鼻黏膜），出现皮肤冰冷，脸部潮红，易中暑。升高收缩压和舒张压，脉压差增大，升压作用缓慢而持久。本作用易产生耐受性。

（2）对平滑肌的影响：冰毒可使支气管和胃肠道平滑肌张力下降，扩张支气管并导致便秘。使膀胱壁平滑肌松弛，三角肌和括约肌的张力增加，排尿次数减少，足够量产生尿潴留，可用于儿童遗尿症。使虹膜辐射肌收缩，瞳孔扩大，此症状与海洛因吸食者相反。

（3）骨骼肌：可促进箭毒所抑制的神经肌肉间的传导，使肌张力增加，肌腱反射亢进，故运动员、士兵常用。剂量过大可出现不自主磨牙动作，牙关紧闭。手部静止时出现细微震颤或手足舞蹈样动作。严重者可出现横纹肌溶解，处理不当将导致急性肾衰竭，可致死。

（三）其他作用

主要与交感神经兴奋有关，可诱发出汗；有口干、固体食物吞咽困难，口干是因为冰毒可兴奋交感神经，使口腔黏膜血管收缩，使唾液腺分泌黏稠的唾液。由于不纯的中间产物会腐蚀牙齿，故冰毒吸食者大都有严重蛀牙。

以上症状依严重程度可分为轻度、中度、重度中毒。大致区分如下，注意这只是大致区分，个体素质不同，症状表现也会有较大的不同，有的中度中毒的症状会出现在轻度中毒的患者中，轻、中度中毒处理不当也可能会导致中毒程度加深。

1. 轻度中毒　出现中枢神经兴奋与外周交感神经轻度兴奋的症状。中枢神经兴奋症状：欣快感、清醒或易唤醒、情绪提高、自信心增强、性欲亢进、警觉（过敏）、注意力集中、焦虑、思维活跃但难以深入，活动增加，言语增加，疲劳感下降、呼吸加快、食欲降低（饱感）。外周交感神经兴奋症状：血压升高、心动过速或心律失常、出汗、支气管扩张、口干、腱反射亢进、瞳孔扩大。

2. 中度中毒　以丰富的精神症状为主要特征：丰富的幻听（约30%），幻视（约5%）；敏感、多疑，逐渐出现被害妄想（90%左右），被监视体验（70%左右），被跟踪体验（50%左右），嫉妒妄想（85%左右）等，在妄想支配下可伴随冲动、自伤或伤人等暴力行为（约70%）；思维联想松弛、逻辑性变差；言语含混不清或持续言语，刻板动作、自发动作。外周交感神经兴奋症状与轻度中毒类似。

3. 重度中毒　以外周交感神经过度兴奋症状为主，症状表现如下：体温过高、高血压危象、谵妄、呼吸困难、心律失常、恶性高热、中暑、昏迷、癫痫持续状态、急性心肌缺血、横纹肌溶解，甚至出现急性肝炎、肝衰竭、颅内出血，重者可致死。

（1）原因：重度中毒大多为使用不当所致，主要原因有以下几个方面。①个体耐受性低：初次吸毒时往往按长期冰毒吸食者的剂量使用或一开始就注射；②耐受性发生改变：复吸少量即可死亡（再燃、心脏超敏感）；③多药滥用：滥用冰毒的同时大量酗酒或合用其他药物，如K粉；④活动过量：遛冰者长时间跳舞，加上场所内的温度高、没有补充水分，恶性高热等；⑤个体存在用药的禁忌证：比如心功能不全、心血管疾病、严重高血压或伴脑出血；⑥体内藏毒破裂：例如胃、肛门、阴道、腹腔、乳房内藏毒破裂后大量吸收。

（2）死因：重度中毒者极易死亡，死因包括以下三个方面。①造成死亡者多由于心律失常、高热、脑出血或者惊厥治疗不及时，严重者可死于DIC、多脏器衰竭或呼吸窘迫综合征（ARDS）；②猝死，尤其是合并酒精或其他药物使用，或有潜伏心脏病，其他疾病时，最容易发生。但是有些猝死的个案却是完全健康，且没有合并其他药物的使用者；③自杀、意外事故，主要是因为幻觉、妄想的影响。

三、摇　头　丸

在我国流行的摇头丸品种主要为MDMA，故本段主要介绍的就是MDMA型摇头丸。MDMA在化学结构上与苯丙胺和麦司卡林有部分类似，在功能上既有苯丙胺的兴奋作用，又有麦司卡林的致幻作用，但它的兴奋作用比可卡因或苯丙胺要低。那种脱离现实的妄想和视幻觉又没有LSD或麦司卡林那么强烈，而得意洋洋、自鸣得意的感觉却比它们都强，但实质上它们的作用是十分相似的，有人称其为驯化了的致幻剂。MDMA成瘾者主要利用其致幻作用而不是兴奋作用。

MDMA的起效时间、作用时间、服药后主观感受因人而异。MDMA服用后大约2小时达到高峰，并可持续6小时以上，起效时间短、作用时间长的成瘾者大都是用啤酒送服的。最初的感受有头晕、口干、出汗、舒适，有的出现恶心、呕吐。在作用高峰期的感受为：心情愉快、思维敏捷、有灵感、精力充沛、健谈，有些人可感受到人与人之间亲密感增加，对音乐和节拍的感觉增强。行为上表现为随强烈节奏感的音乐不住地摆动头部并扭动四肢，摆动头部的动作可随意愿得到控制，部分成瘾者称在没有音乐时，即使听到汽车拐弯示意灯的滴答声音也会情不自禁地随着这种节奏摇头。可有不自主的磨牙动作，部分用药者出现性需求增加。

很多成瘾者认为服用MDMA可产生正性效应，包括：减少小事件的发生，改变知觉和心境，增加交谈能力、理解他人情感的能力，认识和精神上的改变包括欣快、感知改变和幻觉，并有一种超常和认真严谨的体验。

服用MDMA后可导致心率加快和血压升高，这种现象可持续几个小时。如果成瘾者在短时间内大量服用MDMA，且与其他物质如酒精配伍使用，同时又在闷热和拥挤的环境中狂舞，这些因素会增加MDMA中毒的危险，造成成瘾者脱水、高热和原有疾病的发作，甚至出现心、肾衰竭。此外，MDMA还可损害脑5-HT神经元，导致成瘾者长期的记忆和认知功能缺损。MDMA中毒多发生在一些通宵舞会上。

MDMA急性中毒时会出现相似的症状，如精神状态改变、坐立不安、高热、腱反射亢进和肌阵挛，即Steynbach所述的5-HT过高引起的一种毒性状态。然而药物的剂量与症状的严重程度和临床表现无明显相关性，如在致死病例中，血中MDMA的浓度可相差数倍甚至数十倍，有时血中MDMA浓度不高的患者可死亡，而有时血中浓度很高的患者，仅经对症支持治疗即可幸存。另有研究者发现，既往用药次数与成瘾者的结局似乎关系不大，因为对初用者的尸检也发现有胰腺炎、肝炎和横纹肌溶解等解剖学变化。MDMA急性中毒与高热、脱水、体力过度消耗有关，但多饮水又可能引发一系列诸如水中毒、低钠血症等问题，这些与潜在的致死作用有关。

MDMA对肝脏的毒性表现为微泡样脂肪变性、局灶性肝坏死及广泛性肝坏死。也有MDMA引起再生障碍性贫血、皮质下脑梗死的报道。虽然对啮齿动物的试验表明，这些药物对一系列免疫学指标有中度影响，但未见有关这类药物对人类免疫系统影响的报道。

由于缺乏随访资料，急性中毒后对躯体各系统的长期和潜在影响尚无法得出。

不同剂量摇头丸中毒的症状可以概括为：

1. 轻、中度中毒　MDMA滥用的剂量往往从50～150mg开始，在这个范围内如用量偏高，成瘾者可产生悬念、烦躁，但成瘾者可察觉到这种心态与用药有关，随后不久便可趋于平静。一次使用 MDMA 达 250～300mg 时易出现情绪变化，由愉悦转为沮丧乏味或沉闷抑郁。这些现象为时短暂。

2. 重度中毒　由过量滥用至 300～400mg 引起。开始时出现焦虑不安和激动，继而产生高血压危象，还可表现为感觉异常、眼球震颤、共济失调、高热惊厥，严重者出现肾衰竭、弥散性血管内溶血、横纹肌溶解，可致死。

第五节　不良反应、药物相互作用、长期滥用的后果

一、苯　丙　胺

在我国，苯丙胺是一种允许在临床使用的药品。因此，对它的研究有一些比较确定的资料，据我国药典与其他的相关资料，现将其不良反应、药物相互作用、长期滥用的后果分述如下：

1. 不良反应　常见烦躁不安、失眠、易激动、乏力、头痛、震颤、出汗、心悸、口干、上腹不适、恶心、食欲缺乏等，有时出现射精、排尿困难、一过性血压升高，停药即可消失，少见胸痛、过敏性皮疹、共济失调。心血管系统可发生心动过速、心律失常及血压升高（苯丙胺可逆转胍乙啶类药物的降血压作用）。急性给药可加强酪胺及去甲肾上腺素的加压作用，连续给药可导致对酪胺的加压反应减低，有的可发生肺高压症。禁用于高血压、动脉硬化、冠心病及甲状腺功能亢进患者。

精神方面，此药可致有焦躁、幻觉、企图自杀、妄想或使精神分裂症患者的症状加重。注射大剂量苯丙胺后，可出现一过性的失语及偏瘫，可见有连续几小时的刻板行为，可出现手足徐动症样症状，如奇怪的面部及舌的运动、臂及小腿抽动伴有刻板动作。严重中毒者可出现谵妄、惊厥、昏迷。

苯丙胺可致血小板聚集并从血小板释放出 5-HT，也有导致白血病的报告。

2. 药物相互作用　苯丙胺可与很多药物发生相互作用，现简述如下，主要目的是让大家对甲基苯丙胺与其他药物的相互作用有所启发。

苯丙胺与单胺氧化酶抑制剂（MAOI）合用时，由于 MAOI 可降低生物性升血压胺（例如 NE）、外源性升血压胺（例如含酪胺的食物）和化学结构与升血压物质相似的药物（例如苯丙胺）的分解代谢，结果可发生急性高血压，表现为高血压脑病或颅内出血，甚至造成死亡。急性高血压偶可出现急性肺水肿。因此，这一类药物与 MAOI 相互换用时，至少应相隔 14 天。

苯丙胺与碱化尿液的药物如碳酸酐酶抑制药和碳酸氢钠等制酸药同用，苯丙胺的排泄可减慢，以致效应更加显著。吸入全麻药如氟烷、环丙烷等能促使苯丙胺对心肌的作用增加，和其他肾上腺素受体激动药一样，可导致室性心律失常。苯丙胺能使血糖升高，糖尿病患者使用胰岛素及其他降糖药物剂量需予调整。抗高血压药以及利尿性抗高血压药，与苯丙胺并用，降压作用可失效。与 β 肾上腺素受体阻断药并用，升压明显，且常出现严重

的心动过缓，甚至伴发房室传导阻滞。

苯丙胺与任何中枢性兴奋药，如咖啡因、氯苯达诺、多沙普仑、哌甲酯，或抗震颤麻痹药，如金刚烷胺合用，效应彼此相加，可出现激动、易怒、失眠、甚至惊厥。与洋地黄合用，可导致心律失常。抗精神病药氟哌啶醇、吩噻嗪类药、噻吨类药、洛沙平等都有α肾上腺素受体阻断作用，与苯丙胺并用时效应减弱，同时本类药的中枢兴奋作用也减弱。与左旋多巴合用，心律失常增多。锂盐能拮抗苯丙胺的中枢兴奋作用。

苯丙胺应停用14天后才能将甲泛葡胺注入蛛网膜下腔作脊髓造影，否则可致惊厥。苯丙胺能延长苯巴比妥和苯妥因等自胃肠道吸收，勿同用。与甲状腺素并用，两者皆增效，在冠心病患者，甲状腺素所致冠状动脉供血不足，可由于苯丙胺的使用而加重。

3. 长期滥用的后果　长期滥用苯丙胺最严重的问题是对本药的依赖性以及导致严重的精神障碍，停用后有的可出现较强的抑郁状态。简述如下：

（1）苯丙胺精神病：典型的症状有幻觉、偏执观念和妄想，同时伴有注意力和记忆损害，这种由苯丙胺滥用引起的持续时间较长的中毒性精神障碍称为苯丙胺精神病。成瘾者在欣快感过后常代之以突发的情绪变化；从开始的多疑、敏感发展为偏执观念或被害妄想，并伴有相应的情感反应，在妄想支配下患者可采取冲动、伤人、毁物、自杀或杀人行为；感知障碍使成瘾者常常处于混乱和恐怖之中，周围人的活动和光线被歪曲或夸大，身影被看成真人，成瘾者看到自己身上布满划痕并感觉到皮肤表面和皮下有虫蚁爬行，幻听内容常常是有关成瘾者的侮辱性言语，说话的人可能是一个或多个熟悉或生疏的声音。

该病的基本特点是援引观念、被害妄想或夸大妄想，并在意识清晰的状态下出现幻听或幻视，症状表现与偏执型精神分裂症相似，也正是由于两者症状的相似性才引出有关精神分裂症生化模式的学说。具有苯丙胺样作用的药物（如二乙胺苯丙酮或哌甲酯）大都可引起苯丙胺精神病。中毒性精神病可在长期用药中逐渐出现，也可在一次静脉注射后发生。一般多在用药后36～48小时出现，当药物被注射滥用时更易发生。上述症状在停止滥用后的数星期内可自行恢复，恢复期间幻觉最先消失。

（2）神经系统损害：动物实验显示，长期高剂量反复使用苯丙胺，特别是甲基苯丙胺，可引起实验动物黑质多巴胺神经末梢损毁和中枢神经系统广泛区域的5-HT神经末梢的破坏。这种破坏的机制可能是由于大剂量苯丙胺引起的多巴胺堆积，并在缺乏相应的转化酶时，破坏神经末梢，导致永久性尾状核多巴胺耗竭。还有报道发现，长期滥用苯丙胺在中枢神经系统特别是肾上腺素能神经聚集的部位可出现微血管损伤、出血以及染色体溶解，故长期成瘾者常会出现腱反射增高、运动困难和步态不稳。

（3）消耗性疾病：因为厌食和慢性消耗，长期成瘾者体重明显下降，这是长期成瘾者的一个明显标志，静脉成瘾者上述症状的严重程度更高。由于营养不良所导致的溃疡病、多发性脓肿及指甲容易破碎等在长期成瘾者极为常见。由于滥用时常见的磨牙动作，在长期成瘾者常可见到口腔黏膜的磨伤和溃疡。

由于甲基苯丙胺与摇头丸并不是临床许可使用的药品，故下面的叙述中不涉及药物不良反应与药物相互作用，大家可以参考苯丙胺的以上描述。下面只介绍长期滥用甲基苯丙胺与摇头丸的后果及可能的原因。

二、甲基苯丙胺

长期滥用甲基苯丙胺最主要的后果是成瘾，这点将在后面有专门述及。大量关于甲基苯丙胺的长期研究表明，长期滥用甲基苯丙胺（MA）导致的脑损伤包括认知和运动中枢等多种神经细胞，损害程度严重，成瘾者出现认知功能如判断力、注意力、记忆力的损害，且这种损伤基本上是永久性的。MA 长期滥用还可导致心、肾功能紊乱；易激惹，出现暴力行为；营养不良，体重下降；长期失眠，类精神分裂症样表现；对疾病抵抗能力低，肝脏损伤；帕金森综合征，脑卒中，早死等。现就甲基苯丙胺致 DA 神经元毒性的机制及长期滥用的后果分述如下：

（一）甲基苯丙胺致 DA 能神经元毒性的机制

1. 通过谷氨酸介导的兴奋性毒性　Fleckenstein 等研究证实，MA 可通过促使 DA 的异常释放而增加细胞外谷氨酸浓度。谷氨酸是一种兴奋性氨基酸，可以激活 NMDA 受体，导致神经元高度兴奋，引起神经毒性。NMDA 受体的激活，可引起缓慢持续的 Ca^{2+} 内流，增加细胞内 Ca^{2+} 水平。细胞内 Ca^{2+} 水平的增高反过来又促进谷氨酸的释放，进一步激活 NMDA 受体，使得细胞内 Ca^{2+} 水平持续升高，破坏细胞内 Ca^{2+} 稳态。NMDA 受体拮抗剂 MK801，能减轻 MA 的神经毒性，抑制谷氨酸的释放。Fleckenstein 等还证实，MA 对多巴胺能神经毒性与 NO 和过氧亚硝酸酯的产生密切相关：①MA 给药的大鼠，其纹状体过氧亚硝酸酯和 3-硝基酪氨酸的浓度升高；②NOS 抑制剂能减轻 MA 对 DA 能神经毒性，而对高热没有影响；③中枢 NOS 基因敲除小鼠能够减轻 MA 对多巴胺能神经毒性。此外，代谢性谷氨酸受体（$mGlu_5$）与 NMDA 受体一样，也是兴奋性氨基酸受体，它的活化同样可以引起多巴胺能神经的毒性。

2. 胶质细胞活化、氧化应激和细胞因子的形成　MA 在中枢神经系统能产生大量的氧化产物，形成的途径：①神经元胞浆内 DA 自身氧化，活性氧和活性氮形成；②MA 促使纹状体内谷氨酸的释放，谷氨酸受体活化，线粒体功能障碍，NO 产物形成；③D_1 受体激活，NO 合酶表达增加，提高 NO 和其他反应产物的形成；④胶质细胞活化产生氧自由基、TNF-α 和 IL-β 等产物；⑤MA 直接抑制线粒体的功能，促使氧化产物的形成。对给予抗氧化剂/自由基的清除剂和超氧化物歧化酶转基因小鼠进行氧化产物量测定的研究表明，氧化产物的形成是 MA 对 DA 能神经产生持续毒性的重要因素，TNF-α 和 IL-β 等细胞因子在 MA 导致 DA 能神经毒性中可能起重要作用。

3. 其他机制　线粒体是进行三羧酸循环和产生 ATP 的场所，ATP 是维持细胞生理功能必不可缺的能量。MA 属于阳离子脂溶性分子，很容易进入线粒体，且潴留在线粒体中。正电荷在线粒体嵴的增多最终导致电子传递链（ETC）电化学梯度的消失。ETC 电化学梯度可以影响 ATP 酶的活性和线粒体膜的完整性。给予三羧酸循环的底物能稀释 MA 导致的多巴胺能神经毒性，三羧酸循环抑制剂（丙二酸）能加剧 MA 导致的多巴胺能神经毒性。上述研究表明，线粒体功能异常是 MA 产生神经毒性的重要机制之一。

有研究证实，MA 的神经毒性是 MA 引起高热的结果，高热影响神经递质的释放、神经细胞的 pH 值、三羧酸循环和氧的消耗等方面，这些都可能是 MA 神经毒性的结果。但在使用阻止高热发生的药物，如 DA 合成抑制剂（α-甲基-p-酪氨酸），D_1 受体拮抗剂

(SCH23390)和 D_2 受体拮抗剂(依替必利)同样可以观察到 MA 对多巴胺能神经毒性。有研究证实,MA 诱发神经细胞凋亡是 MA 对多巴胺能神经毒性作用的机制之一,跟线粒体功能紊乱诱发 caspases 级联反应和凋亡基因有关。MA 也可以介导线粒体 Cyt C 释放到胞浆,并结合凋亡蛋白酶激活 caspases 介导的线粒体凋亡途径。

总之,MA 的急性、亚急性、慢性中毒的研究主要是进行动物实验,目前也开始利用基因工程学技术,但多为基础性研究。众多研究结果表明:多途径、多机制参与了 MA 对多巴胺能神经的毒性作用。随着研究的深入,从分子生物学和基因工程角度入手,更加系统的阐明这些机制的相互关系,可为防治 MA 滥用造成的中枢神经系统损伤提供依据,并为相关戒毒研究提供理论基础。

(二)甲基苯丙胺成瘾致脑区结构与功能改变的研究

Vollm 等人通过给志愿者静脉直接注射小剂量甲基苯丙胺来研究 MA 成瘾机制,发现 MA 可致眶额皮质中部、扣带回皮质前端、腹侧纹状体三个脑区出现激活。此外,受试者静脉给药后的兴奋程度与某些激活区存在相关性,其中扣带回皮质前端及腹侧纹状体的激活和精神兴奋存在一定程度的相关,而眶额皮质中部的激活则相对独立。有关 MA 的研究发现,长期 MA 滥用可致额叶中部灰质体积的下降,特别是眶额部及额叶前中部下降更为明显。

Sung 等人发现 MA 成瘾者前额叶白质的神经生化代谢物 N-乙酰天门冬氨酸(NAA)浓度和 MA 累积剂量呈负相关,而前额叶灰质 NAA 浓度和 MA 戒断时间呈正相关。Salo 等人进一步研究发现短时间(6 个月以内)戒断的 MA 患者前扣带回 NAA 浓度低于长期戒断者(1 年以上)和正常人,而后两者间没有明显差异,认为这很可能和前扣带回神经功能有关,而这些异常是否与 MA 戒断后复吸存在联系有待进一步研究。

Alicata 等人对 30 例 MA 成瘾者额叶白质和基底节区进行研究发现,成瘾者右侧额叶白质各向异性系数减小,推断长期滥用 MA 可致该区神经轴突的损伤,而且第一次用药年龄较早、日平均用药剂量较大的成瘾者会导致左侧尾状核和壳核髓鞘损伤。

传统神经生物学对 MA 成瘾机制的探索在药物治疗 MA 成瘾上取得一定成效,但与成瘾有关的神经递质和脑区之间相互作用和联系的研究则相对缺乏。随着功能神经影像学的发展,未来有关药物成瘾机制的研究可能侧重于综合运用神经生物学的研究方法与功能影像学方法。此外,利用功能影像技术对 MA 成瘾者脑结构的分析有助于发现脑灰、白质和神经纤维结构异常的脑区,分析该异常脑区在毒品成瘾中所起到的作用以及该脑区与正常脑结构的功能关系,可进一步确定外科手术切除或毁损的范围,从而达到精确切除病灶及治疗 MA 成瘾的目的。

(三)甲基苯丙胺长期滥用的后果

1. 类帕金森病样症状　相当多的甲基苯丙胺长期成瘾者都会出现这些症状,表现为类似帕金森综合征的双上肢细微震颤,多出现在无意识状态下,可用意识控制,但不持久。有的患者出现不自主咬牙,呈发作性,一天之内可以出现多次,在停止用药后出现较多。有的患者出现头颈部不自主摆动,发作频率、强度与咬牙相似。

以上症状的出现与甲基苯丙胺对纹状体的损害有关。动物实验表明,甲基苯丙胺滥用会损害多巴胺神经元,但当停止使用甲基苯丙胺 18 个月后,多巴胺功能基本恢复。人脑成像研究发现,长期滥用甲基苯丙胺者,在停药后至少 3 年时间里,含有多巴胺的脑细胞的神经末梢仍持续受到损害，与帕金森病引起的损害相似，只是没有那么广泛，临床表现为行动缓慢、颤抖、姿势不稳和特殊的步态。其中枢损伤机制主要有三个方面：①多巴胺的氧化损伤机制；②线粒体功能紊乱；③谷氨酸的兴奋性毒性，主要与囊泡膜谷氨酸转运体1（$VGLUT_1$）和质膜型谷氨酸转运体1（GLT_1）有关，研究表明，MA给药组大鼠刻板行为明显增加，尼氏小体显著减少，纹状体 GLT_1 和 $VGLUT_1$ 的表达增加分别为23.1%和66.1%，头孢曲松对此有效。这种损伤到年老以后，可能会发展成帕金森病。纹状体DA神经细胞的损伤会引起严重的运动疾病，包括迟发性运动障碍、亨廷顿病和舞蹈病。

2. 记忆力、认知功能和做决定能力的损伤　现有证据已经发现，长期使用甲基苯丙胺可以损害人的记忆力、认知功能和做决定能力，表现为工作记忆或即时记忆能力下降，注意力不集中或集中不持久；表达能力下降，患者自觉不能清晰、有条理的诉说某事，他人的感觉是此人说话无条理、反反复复、说不清楚，即赘述；还有的患者主诉自己做决定的能力下降，不能做出决定或不能很快做出决定。

在细胞培养研究中，已证实甲基苯丙胺处理的大鼠脑细胞，可引起细胞凋亡方式的细胞死亡，如DNA裂成碎片和细胞体崩解。在缺乏促进或抑制程序性细胞死亡的特异基因的遗传工程的小鼠研究中，也证明至少部分甲基苯丙胺引起的神经损伤是由激活调控细胞凋亡的分子机制引起的。甲基苯丙胺在动物引起广泛的细胞凋亡与其引起DNA裂成碎片和纹状体、海马和额叶皮质神经细胞体的丧失有关。研究进一步表明，甲基苯丙胺的毒性比以前认识的要大得多，它不仅破坏多巴胺神经细胞，而且还在其他脑通路中杀伤产生其他神经递质的传导神经细胞。

对20例甲基苯丙胺成瘾者的研究显示，9个CalCAP测验均一致显示甲基苯丙胺成瘾者反应时间较慢，在要求工作记忆、即时记忆和思想集中等方面尤其如此。对甲基苯丙胺长期成瘾者进行的脑成像研究也支持滥用甲基苯丙胺可导致大脑细胞死亡的结论。研究已经证实，海马和额叶皮质细胞的损伤、丧失将导致记忆力、认知功能和做决定能力的损伤。

3. 生活懒散，上进心、责任感下降，社会性退缩　有许多长期滥用甲基苯丙胺的患者及家属反映，长期滥用甲基苯丙胺后患者的个性有明显改变，表现为不思进取，生活懒散，不想从事社会工作，对于社交也持逃避态度，对于家人的健康、子女的学业也不关心，不喜欢干家务，喜欢一个人待在家中什么也不干，就看电视，个人的仪表也不再注重，个人的兴趣、爱好越来越少。出现以上症状的部分原因是冰毒长期滥用对前额叶皮质的损伤，部分原因是长期吸毒以后心理行为的改变。

4. 其他　长期成瘾者大多会出现精神病性症状，包括妄想、幻觉，表现为猜疑，怀疑伴侣不忠诚，有的怀疑他人的说话、行为与他有关，警觉性提高，以嫉妒妄想最常见。有的出现攻击或暴力行为，易激惹，焦虑和心境障碍。在躯体方面，长期成瘾者大多伴有高血压、心动过速、脑卒中，有的出现皮肤损伤，表现为全身多部位密集的小红疹，可能系皮肤痤疮，据称为不纯之冰毒含有的少量六氯二英之故。有的出现消耗性疾病，表现为体重减轻、营养不良。多数人会出现严重的牙齿问题、口腔溃疡，也与不纯的中间产物有关。有的则会因各种原因导致死亡。

三、摇　头　丸

MDMA与其他苯丙胺类物质一样具有苯环结构，类似兴奋剂苯丙胺和致幻剂苯乙胺，长期使用可导致5-HT长期和很可能是不可逆的耗竭。动物研究发现：MDMA可选择性损害脑5-HT神经元，能使动物局部脑区5-HT和5-HIAA出现持续下降；5-HT合成酶-色胺酸羟化酶活性随用药剂量的增加而下降；细胞膜5-HT转运蛋白缺失；海马和额叶皮质是对MDMA所致5-HT耗竭最敏感的部位。Fisher发现，动物给予4天的MDMA后，其所导致的5-HT神经毒性可持续1年以上。在人体，应用CMc5652作为5-HT转运蛋白配体后进行正电子发射断层扫描（PET），发现MDMA成瘾者5-HT配体结合较对照组明显下降，且与既往MDMA使用量呈正相关，在狒狒中亦有类似发现。某些脑影像学证据显示MDMA对海马及部分基底核有选择性损害，形态学上可引起5-HT神经末梢损害，而对DA系统影响程度很小。另外，MDMA成瘾者血清催乳素和可的松分泌反应明显下降亦间接证明其对5-HT系统的影响。已有某些研究试图探讨长期服用MDMA后体内的神经化学变化。Mdann等研究了58例患者，经两周清洗期，结果发现MDMA成瘾者的脑脊液中5-HT的主要代谢产物水平下降，而DA的主要代谢产物高香草酸（HVA）和NE的主要代谢产物3-甲氧基-4-羟基苯乙二醇（MHPG）与对照组无差异，但Peyontka等（1990）未能发现5-HIAA的这种变化，差异的原因可能与滥用程度、药物种类、精神状况和食物等因素的干扰有关。

应用一系列不同的试验方法研究表明：MDMA、MDA、MDEA能使神经元出现形态改变，5-HT免疫反应神经轴突数目有特征性减少，尽管许多研究者未发现MDMA会影响5-HT神经细胞体，而Simantov等应用人5-HT细胞链作研究发现MDMA通过诱导DNA分裂而在细胞产生凋亡反应。

不同的研究者分别应用不同种类的动物、剂量、给药方式和给药频率试图去澄清MDMA潜在的神经毒性。然而，用动物试验研究结果推测人类滥用情况有很大争议，原因是，动物试验每公斤体重所摄入的药物量往往是人类MDMA成瘾者药物摄入量的数倍甚至数十倍。当然，也有研究者认为啮齿动物的代谢率亦明显高于人类。尽管人类作为娱乐用药的剂量远不及动物试验所用的剂量大，但这类药物对人类的神经毒性是确定的。

动物试验中发现，环境温度是增加神经毒性的重要因素，而体温亦是一重要因素，用药物阻断5-HT能防止MDMA所致的高热，而娱乐性使用MDMA后的疯狂运动是增加神经、心血管毒性的重要因素之一。MDMA的神经毒性是否具有累积性，报道不多，Ricuarte等根据动物试验研究认为：这些药物所导致的5-HT神经元死亡在早期并不表现出临床症状，直到后期，当5-HT神经元死亡达到一定比例才表现出临床症状。正如帕金森病，需要80%以上的DA神经元受损才表现出症状。当然，这一观点尚需证实。

MDMA能导致成瘾者认知损伤，特别是在言语记忆方面。动物实验表明MDMA对认知的影响与实验动物的种类、药物的剂量有关。给鼠持续高剂量的MDMA后，在一系列空间记忆测验中未发现明显缺陷，而非人类的灵长类动物则易于引起认知功能的减退。Bolla发现成瘾者有视觉记忆缺损，且这种缺损与脑脊液中5-羟吲哚乙酸（5-HIAA）浓度的降低呈正相关。急性给予低剂量的MDMA，可使动物出现对时间估计，学习和动机方面的缺陷，而对短期的注意和记忆无影响。最近的动物实验表明，即使是短期使用2～3倍的平均黑市剂量也可引起长期和很可能是不可逆的对脑5-HT系统的损伤。在大白鼠实验中，MDMA能大量破坏5-HT神经元。一般认为，神经毒性作用不是MDMA本身引起的，而是MDMA体内代谢物的作用所致。

研究发现，在学习和记忆试验中MDMA成瘾者得分远不及未成瘾者高，且滥用剂量越大，这种作用就越明显，造成的后果可能会长期存在。有人将处于发育阶段的鼠胚胎（此时与人类出生前3个月脑发育阶段相当）暴露于MDMA，发现小鼠出现学习缺陷，学习新鲜事物的速度受到影响，这种现象一直持续到成年期，且缺陷的严重程度与滥用剂量呈正相关。

对一批成年灵长类动物所做的研究结果提示，MDMA可造成脑长时程损伤。研究人员发现暴露于MDMA可使释放5-HT的脑细胞受到损伤，在灵长类这种损伤持续至少7年。动物研究还发现，MDMA可造成脑部范围广泛的病理损害，并持续相当长的时间，目前尚不知这种损伤是否可逆。研究人员还发现在最少已有两周未用MDMA的成瘾者中出现语言和视觉记忆障碍，这种障碍与滥用剂量有关，即滥用剂量愈大，损伤愈严重。英国和德国的研究人员发现MDMA成瘾者，甚至是已经至少6个月未再用药的个体在做某些记忆学习试验时其成绩与未用者比较相距甚远。研究还发现MDMA滥用也与某些心理问题如焦虑、抑郁有关，不管是单次还是长期使用，MDMA可引起一系列的精神症状，包括病程长短不一的偏执样精神病、持续的焦虑、抑郁或惊恐障碍。Cohen认为，MDMA对5-HT系统的影响可能触发5-HT神经递质的异常而成为各种精神病理异常（尤其是抑郁）的原因。

在记忆试验中，MDMA现用者表现不及未用者，平均已有2年未用MDMA的曾用者记忆表现最差，曾用者这种表现的原因尚难确定。研究人员认为其中一个原因是这些人用药后产生特别严重的不良反应，因而停止用药。但研究人员认为在生物标记物（血色氨酸水平）、功能缺陷（记忆测验表现不佳）以及这些人在停药前用药总量和用药期限之间存在着明显关联。

英国研究人员观察了MDMA滥用对机体利用色氨酸的影响，后者是可阻断5-HT作用的一种氨基酸，研究人员发现现用者和曾用者血中色氨酸水平高出从未成瘾者，其水平与滥用的剂量呈正相关，之后研究人员让参加者饮用含大量色氨酸以及全部其他必需的氨基酸酒，5小时后发现曾成瘾者血中此种氨基酸水平远远高出未用者和现用者，提示MDMA可破坏脑利用色氨酸合成5-HT。

最近的研究表明，MDMA还会损伤肝细胞。另外，MDMA的毒性几乎比其他致幻剂都强，即使是中等剂量的MDMA也会产生严重的体温升高、心血管功能障碍、黄疸及惊厥。可能的机制包括：①部分患者（5%～9%）缺乏细胞色素P_{450}酶，影响药物的氧化降解；②免疫调节机制；③药物的直接毒性作用（量效关系）；④药物所致的高热加重肝损害。

也有大量服用MDMA后死亡的报告，在猴的实验中，静注20μg/kg，有一半的实验动物死亡。早在20世纪50年代，美国部队进行了一项评估AMPH同类物的致死率的研究，但其结果在20年后才被Haydman等报道出来。其中MDA的毒性最大。对狗和猴子，静脉注射的半数致死量（LD_{50}）是6～7mg/kg；鼠类：往颅内注射MDA的LD_{50}为

27mg/kg，MDMA 为 49mg/kg。Simpson 等比较了 MDA 和副甲氧基苯丙胺（PMA）对鼠类的 LD_{50}，发现往静脉或脑室注射，两者的 LD_{50} 大致相当，口服时则 MDA 的 LD_{50} 较低。Davis 等的研究支持上述结果，他们还指出，MDMA 的 LD_{50} 仅 10 倍于其有效剂量，而 LSD 的 LD_{50} 则是 100 倍于其有效剂量。非人类的灵长类动物似乎较啮齿类动物更为敏感，但尚无致死率的研究。由于 MDMA、MDA 等的血液浓度和致死剂量缺乏明确的关系，要在人类确立一个可比较的 LD_{50} 则很困难。

摇头丸滥用也会对免疫系统产生不良影响。一项持续 5 年的研究表明，MDMA 对免疫系统产生抑制作用，它抑制中性粒细胞的吞噬作用，抑制促炎因子 TNF-A、IL-1B 的产生，促进免疫抑制因子 IL-18 的生成。另外，MDMA 还使外周血中白细胞数目，特别是 CD4 细胞下降，使有丝分裂原刺激出现的 T 细胞增殖减少，减缓 T 细胞的分化速度。MDMA 并不直接作用于免疫细胞，而是通过影响调节免疫的细胞因子来发挥作用。对 12 位喜欢在娱乐时服用摇头丸的男性的临床研究表明，短时间地使用 MDMA 可以降低 T 细胞水平，减小白细胞对有丝分裂原刺激的反应，产生与糖皮质激素类似的作用；MDMA 使细胞因子 TGF-B、IL-10 水平升高，IL-2 水平下降。预先服用 5-HT 抑制剂帕罗西汀可以减小 MDMA 的作用效果。实验结果提示，MDMA 对免疫系统的作用机制与其通过调节 5-HT 释放进而影响神经内分泌系统有关。MDMA 促使人体内 IL-10 水平升高，IL-10 抑制 IL-2 的产生，从而抑制了内源性 C 干扰素的产生，抑制 B 细胞的活化，减少抗体的产生。联合使用 MDMA 和大麻可以引起 IL-2 降低，TGF-β_1 升高，淋巴细胞总数、CD4 细胞、NK 细胞数下降，引起细胞免疫功能紊乱，成瘾者发生一般性感染的概率增加，使用 MDMA 所致持续兴奋的应激通常会造成免疫功能的抑制，甚至功能障碍。

第六节　耐受性和依赖性

一、苯　丙　胺

苯丙胺及其衍生物都会形成耐受性。耐受性主要表现在对于欣快感、厌食、体温升高、升血压作用和促进去甲肾上腺素（NE）释放的作用上。多次用药后欣快感和厌食维持的时间及强度都会明显下降，提高剂量只能暂时增强这些作用，但很快再度降低。

苯丙胺的心血管系统、神经系统和胃肠道作用也可形成耐受。比如静脉注射超过 1000mg 苯丙胺对于已成瘾者只会引起偶尔的躯体不适感，而对于初次用药者 100mg 即可因心律失常致死。目前认为耐受产生的原因并非仅仅由于代谢的增加，也有发生在细胞水平的耐受。可能是由于长期用药后导致突触前递质的耗竭，当兴奋传导到突触时再没有足够的递质释放到突触间隙并作用到突触后膜，这种神经递质的缺陷导致对依靠这些递质发挥作用的那些功能的耐受，突触前多巴胺释放不足也引起欣快感下降和肢体活动减少。

接受苯丙胺治疗的嗜睡症和儿童注意障碍的患者，长期用药后服用原有剂量仍然有效，这一点说明苯丙胺的振奋作用和抗睡眠作用不易形成耐受。

与耐受性相反，苯丙胺的有些药理作用的敏感性会随用药时间延长而有所增加，比如中毒性精神病会在用药后几星期或数月后才出现，但当再次滥用后精神障碍的阈值会明显降低，时间明显缩短。

苯丙胺与类似的拟交感神经药物间存在交叉耐受，如苯丙胺的抑制食欲作用与可卡因存在交叉耐受。

动物实验证明，苯丙胺可以在多种实验程序的控制下，使大鼠、小鼠、恒河猴、狗等多种动物形成自身给药行为。目前认为中枢多巴胺系统是形成心理依赖的关键因素，其他递质系统如5-HT、Ach、GABA等都可能参与调节。

尽管对兴奋剂是否形成躯体依赖仍有争论，但戒断症状在即使少量短期使用后也会出现，其表现与中毒症状相反：抑郁情绪、行动缓慢、动作仔细、刻板动作、疲乏无力、嗜睡或多梦、饥饿感和再次使用兴奋剂的渴求。有学者认为这些症状并非由于形成了躯体依赖所致，而是由于滥用期间经长期消耗后而出现的伴随症状。

虽然戒断症状本身不会有生命危险，但停药后出现的严重抑郁情绪会导致自杀行为，并且这种抑郁情绪会持续数周或更长。

戒断反应的机制可能是由于突触前神经递质耗竭使得突触后膜受体上的受点代偿性增加，以补偿递质的减少，从而导致突触后膜的超敏状态。这种突触后膜超敏状态是长期用药后戒断时情绪变化和刻板动作的基础。突触后膜的去神经超敏现象可能发生在尾状核，类似于对抗精神病药物所引起的迟发性运动障碍的解释。迟发性运动障碍是由于长期突触后膜多巴胺受体阻断所引起。

戒断症状需要长时间才能恢复，这一过程可能为数周、数月，甚至数年。情绪不稳定、记忆缺失和混乱、感知觉障碍和偏执观念等可能会持续数年甚至终生。

二、甲基苯丙胺

快速耐受现象常发生在甲基苯丙胺依赖者身上，长期依赖者能耐受较高剂量而只出现较少症状。有报道首次使用1.5mg/kg剂量的甲基苯丙胺可导致死亡，而长期成瘾者却能耐受每天5000～15 000mg的甲基苯丙胺。耐受机制仅用药代动力学的变化来解释是缺乏根据的，估计其耐受机制与苯丙胺类似，既有代谢的增加，也有细胞水平的耐受。

冰毒依赖后的戒断症状可分三期：前驱期、典型戒断期、戒断后期。现将各期的主要症状分述如下：

1. 前驱期（停药24小时以内）　烦躁不安、易怒、脾气不好；焦虑、紧张、敏感；行为没有规律、思维不集中；渴求，常导致反复用药。在前驱期还会出现一些躯体症状：出汗、口干、恶心、心慌、手脚颤抖、头痛。此期可反复出现。

2. 典型戒断期（停药24～72小时）　非常想睡觉，可与失眠同时出现；疲乏、精力不足；无法体会喜悦、感到身体不适或不开心、重度抑郁。本期在长时间睡眠后停止。不宜采用治疗或其他干预措施。

3. 戒断后期（停药72～96小时以后）　主要特点是醒来后强烈的饥饿感，持续存在的烦躁不安、激越、抑郁、焦虑、失眠。此期患者的渴求明显，常导致复吸，也可能使用酒精、安眠药、阿片类来帮助睡眠。

以上戒断症状有以下特点：通常出现与使用药物的作用相反或超敏的症状。戒断反应的严重性、持续时间、发生频率和主观感受与吸毒时间的长短、频率、依赖程度的高低、心理状态（恐惧、期待、周围环境）以及同时存在的生理和心理疾病都有关系。戒断症状可以持续数周至数月。症状以心理和情绪状态的变化为主，躯体症状不明显，不会有致命的危险。

三、摇　头　丸

慢性给予逐渐增量的MDMA，动物在同样的测验中会出现行为耐受性。动物慢性给药6～18个月后，再给予一挑战剂量的MDMA，这种行为耐受性仍可表现出来。根据一系列的动物试验资料，这类药物对人类至少有中度的滥用潜力。早在20世纪80年代中期一项对大学生的研究表明，偶尔短期使用MDMA，其耐受性增加不大，如重复使用则耐受性明显增加。目前MDMA的大量使用及长期依赖者越来越多，有关其危害的报道亦越来越多，表明此类药物的滥用潜力比我们原来预想的要大得多，其耐受机制尚不清楚。

摇头丸依赖的主要戒断症状：疲倦（42.86%）、失眠（19.05%）、心烦（9.52%）、颈部酸痛（4.76%）、进食量增加、食欲减退、渴求、胸闷和头晕。

第七节　诊　　断

诊断需结合滥用史、体格检查和实验室检查进行综合判断，必要时需经尿液或血液的特异性检测试验进行诊断。

一、病史采集

1. 用药史　包括苯丙胺类兴奋剂中毒史、戒断症状，开始使用的目的、方式、频度、使用量、使用期限以及使用苯丙胺类兴奋剂的心理效应，最后一次使用剂量、方式及时间等。

2. 躯体及精神疾病史　是否有颅脑外伤史、结核、肝炎史，有无HIV感染及性病史；有无精神分裂症、情感性精神病、焦虑症等病史；还应进行躯体和精神状况检查，观察有无中毒及戒断症状，必要时可进行心理或神经心理测验。

3. 治疗史　包括既往治疗史（自愿或强制）、治疗方法及用药史、患者的合作程度、治疗期限、患者对治疗的态度及评价、治疗结果等。

4. 多药滥用史　苯丙胺类兴奋剂成瘾者常常合并滥用其他成瘾药物，如阿片类、镇静催眠药、酒等，应注意询问。

5. 家庭情况、个人史　包括家庭成员的成瘾物质使用情况、影响患者使用成瘾物质的家庭因素，患者的学业、职业情况、性格特征、同伴关系、经济及法律问题等。

二、特异实验室检测

（一）筛选法

一般使用体外检测试剂盒进行测定。滥用冰毒后可在1～72小时内的尿液中检测出来；滥用摇头丸后可在1～72小时内的尿液中检测出来（使用MDMA金标筛选试剂盒）。

1. 甲基苯丙胺（M-AMP）　金标筛选试剂盒可以快速检测人是否在72小时内滥用甲基苯丙胺（冰毒）；是否在24小时内滥用MDMA（摇头丸主要成分之一，学名3,4-亚甲基二氧基甲基苯丙胺）。对甲基苯丙胺的检测阈值为1000ng/ml、对MDMA的检测阈值为5000ng/ml。

2. 苯丙胺（AMP）　金标筛选试剂盒可以快速检测人是否在72小时内滥用苯丙胺；是否在24小时内滥用MDA（摇头丸主要成分之一，学名3,4-亚甲基二氧基苯丙胺），对苯丙胺的检测阈值为1000ng/ml、对MDA的检测阈值为7000ng/ml。

3. MDMA（摇头丸）　金标筛选试剂盒可以快速检测人是否在72小时内滥用MDMA（摇头丸主要成分之一，学名3,4-亚甲基二氧基甲基苯丙胺），检测MDMA的阈值为500ng/ml。甲基苯丙胺、苯丙胺在浓度100μg/ml以下时对检测结果不产生干扰。检测结果呈阳性时，可以认为被检测人滥用了MDMA（摇头丸），不用考虑甲基苯丙胺、苯丙胺和麻黄碱的干扰。

【结果判定】

阳性（+）：仅质控区C出现紫红色带，而测试区T无紫红色带，表明尿液中相关毒品浓度在阈值以上。

阴性（－）：质控区C及测试区T均出现紫红色带，不论颜色深浅，均表明尿液中相关毒品浓度在阈值以下。

无效：质控区C未出现紫红色带，表明试剂盒失效。

（二）确证法

根据检测需要可选用气相色谱法（GC），气质联用（GC-MS）和高效液相色谱法（HPLC）等。

苯丙胺类物质可在体内代谢成多种物质，也可以原型从尿液中排出，MA、AP在酸性尿液中比在碱性尿液中要多，可以作为滥用的凭证。但是服用一些药物如N-甲基安替比林甲基苯丙胺也会在尿液中检出MA。用TLC法检测苯丙胺类物质，以快黑K为显色剂定性有较高的灵敏度。HPLC方法、GC法中使用融硅毛细管柱和火焰离子检测器测定苯丙胺类物质，无须将样品做衍生化处理。用GC法还可以分离鉴定苯丙胺类物质的光学物。苯丙胺类物质经衍生化处理以后，用GC-MS检测，检测限接近纳克级，对尿液和毛发样品中苯丙胺类物质及其代谢产物都可以进行检测。

三、影像学检查

苯丙胺类兴奋剂成瘾者可出现脑白质和脑灰质的损害，有条件者可进行头颅CT、MRI等检查。伴有心脏、肝功能损害者，应进行心脏与肝脏的影像学检查，B超、CT等影像学检查可有心律失常、肝大等改变。

四、心 理 评 估

（1）成瘾行为与心理渴求的评定：可应用成瘾严重程度指数量表（ASI）及视觉类比

量表（VAS）评定成瘾及心理依赖其严重程度。

（2）精神症状评估：可使用症状自评量表（SCL-90）、焦虑自评量表（SAS）、抑郁自评量表（SDS）、汉米尔顿焦虑量表（HAMA）、汉密尔顿抑郁量表（HAMD）和简明精神病量表（BPRS）等量表对精神症状的严重程度进行评估。

（3）人格特征评估：可应用多种测验以多角度、多维度评估患者的人格特征。常用量表包括：明尼苏达多相人格测验（MMPI）、艾森克人格问卷（EPQ）以及卡特尔16项人格因素量表（16PF）。

（4）认知功能评估：可选用韦氏记忆测验（WMS）和韦氏智力测验（WAIS）、威斯康星卡片分类测验（WCST）和连线测验等方法对记忆力、智力以及分析判断能力进行评估。

另外，滥用苯丙胺类兴奋剂后性冲动较为强烈，易引发不当性行为，增加性传播疾病的机会，也应常规进行性传播性疾病，如梅毒血清学检测以及HIV抗体检测等。

五、诊断标准

苯丙胺类兴奋剂相关和成瘾障碍的诊断主要依据可靠的病史、临床症状与体征、尿液毒品检测。在临床工作实践与研究工作中，推荐的诊断标准是DSM-Ⅴ。现结合DSM-Ⅴ将苯丙胺类兴奋剂相关和成瘾障碍的诊断标准介绍如下：

（一）苯丙胺类兴奋剂成瘾的诊断标准

A. 苯丙胺类兴奋剂的使用导致明显的临床损害或不适，在12个月内至少出现以下至少两项症状：

1. 使用苯丙胺类兴奋剂经常超过预计剂量或时间。

2. 持续存在的停止或控制苯丙胺类兴奋剂使用的愿望，或曾有多次努力而失败的经历。

3. 耗费大量的时间用于获得、使用以及从苯丙胺类兴奋剂的效应中恢复。

4. 使用苯丙胺类兴奋剂的渴求，或强烈的欲望或者冲动。

5. 经常因使用苯丙胺类兴奋剂不能履行在工作、学校或者家庭中的职责。

6. 尽管因为使用苯丙胺类兴奋剂，经常出现或加重社会或人际关系问题，但仍然继续使用。

7. 因为使用苯丙胺类兴奋剂而放弃或减少重要的社会、职业或娱乐行为。

8. 在对躯体有害的情况下仍然经常使用苯丙胺类兴奋剂。

9. 尽管了解经常出现的躯体或心理问题是由使用苯丙胺类兴奋剂引起的，但仍然继续使用。

10. 耐受性：出现下列情况中的任意一种

a. 需要增加苯丙胺类兴奋剂的剂量才能达到过瘾或者希望达到的效果。

b. 继续使用同一剂量的苯丙胺类兴奋剂产生的效应明显下降。

注意：此标准不适用于在医疗需要的情况下使用含苯丙胺类兴奋剂药物，例如治疗注意缺陷/多动症或发作性睡病的药物。

11. 戒断症状：出现下列任意一条

a. 出现特征性的苯丙胺类兴奋剂戒断症状（参考苯丙胺类兴奋剂戒断症状诊断标准的A和B项）

b. 苯丙胺类兴奋剂（或类似苯丙胺类兴奋剂）的使用可以减轻或避免出现戒断症状。

注意：此标准不适用于在医疗需要的情况下使用含苯丙胺类兴奋剂的药物，例如治疗注意缺陷/多动症或发作性嗜睡的药物。

标注：

早期缓解：先前符合所有的苯丙胺类兴奋剂使用所致障碍的诊断标准，且在至少3个月，不超过12个月内没有出现上述诊断标准中的任何一条的（例外：可能会出现符合上述诊断标准A4的情况）

持续缓解：先前符合所有的苯丙胺类兴奋剂使用所致障碍的诊断标准，且在12个月或更长的时间内没有出现上述诊断标准中的任何一条的（例外：可能会出现符合诊断标准A4的情况）。

在受控制的环境下：这里指的是个体处于无法获得苯丙胺类兴奋剂的受限环境中。

标注目前的严重程度：

轻度成瘾：出现2～3个症状。

中度成瘾：出现4～5个症状。

重度成瘾：出现6个以上的症状。

（二）苯丙胺类兴奋剂中毒的诊断标准

A. 最近使用苯丙胺类兴奋剂。

B. 临床出现明显的问题行为或心理改变（如：欣快或情感迟钝；变得好交际；过度警觉；人际关系敏感；焦虑，紧张，或易怒；刻板行为；判断受损）。

C. 在使用苯丙胺类兴奋剂后短期内或使用过程中出现2个（或更多）症状或体征：

1. 心动过速或心动过缓。
2. 瞳孔扩大。
3. 血压升高或降低。
4. 出汗或寒战。
5. 恶心或呕吐。
6. 明显体重减轻。
7. 精神运动性激越或迟滞。
8. 肌无力，呼吸抑制，胸痛，或心律失常。
9. 意识模糊，抽搐，运动困难，肌张力障碍，或昏迷。

D. 上述症状和体征不能归因于其他躯体疾病，也不能用另外的精神障碍包括其他的物质中毒来更好地解释。

（三）苯丙胺类兴奋剂戒断的诊断标准

A. 既往使用苯丙胺类兴奋剂较严重或使用时间较长者停止使用（或减少剂量）所致。

B. 在A种情况后的数小时到数天内出现烦躁不安，同时出现下面3个（或更多）症状：

1. 疲乏。
2. 生动的不愉快的梦境。

3. 失眠或睡眠过多。

4. 食欲增加。

5. 精神运动性迟滞或激越。

C. B项出现的症状和体征导致在社会、职业或其他领域的功能明显受损。

D. 上述症状和体征不能归因于其他的躯体疾病，也不能用其他的精神障碍来更好地解释，包括其他物质的中毒或戒断。

（四）未特定的苯丙胺类兴奋剂导致的障碍

符合苯丙胺类兴奋剂所致障碍的临床症状和体征特点，而且这些症状和体征导致社会、职业和其他领域的功能受损，但是不符合明确的苯丙胺类兴奋剂相关和成瘾障碍的诊断标准或任何其他苯丙胺类兴奋剂相关和成瘾障碍诊断标准。

（五）苯丙胺类兴奋剂所致精神病性障碍的诊断标准

A. 出现下面的任何一个症状：

1. 妄想。

2. 幻觉。

B. 下面1和2的诊断依据来源于病史、躯体检查以及实验室检查：

1. 在苯丙胺类兴奋剂的中毒、戒断期间或之后不久出现或停药以后A标准中的症状充分发展。

2. A标准中所涉及的症状与苯丙胺类兴奋剂有关。

C. 这种精神症状不能用非苯丙胺类兴奋剂使用引发的精神病性障碍解释，而且非苯丙胺类兴奋剂引发精神病性障碍有以下的特点：

精神病性症状在苯丙胺类兴奋剂使用之前出现，症状在急性中毒或严重戒断后很长时间（如1个月）持续存在，或者有其他的证据证明该精神病性症状不是苯丙胺类兴奋剂使用引起的（如病史中没有苯丙胺类兴奋剂使用史）。

D. 这种症状发生在非谵妄期间。

E. 这种症状对于个体的社会、职业或其他重要领域的角色功能造成损害。

注意：当A标准中的症状在临床表现中占主导地位并较严重时可以单独诊断，不再做苯丙胺类兴奋剂中毒或苯丙胺类兴奋剂戒断的诊断。

标注：

在中毒期出现：符合苯丙胺类兴奋剂中毒的诊断标准，而且症状在中毒期出现并发展。

在戒断期出现：符合苯丙胺类兴奋剂戒断的诊断标准，而且症状在苯丙胺类兴奋剂戒断期或戒断短时间内出现并发展。

严重程度评估：根据主要精神症状的量化评估确定症状的严重度，症状包括：妄想、幻觉、精神运动性障碍以及阴性症状。每一个症状的严重程度均以过去7天内的最严重的时候进行评定，评定方法为0分（无症状）到4分（症状非常严重）五个级别进行评定。

注意：对于苯丙胺类兴奋剂所致的精神病性障碍即使没有严重程度的评估也可以诊断。

（六）苯丙胺类兴奋剂所致的双相及相关障碍的诊断标准

A. 一种突出的持续性的心境障碍，主要临床表现为高涨、扩张或心境易激惹，伴有或不伴有抑郁心境，或对所有或几乎所有活动的兴趣或愉悦感明显减少。

B. 来自病史、躯体检查或实验室的证据显示存在下列 2 种情况：

1. 诊断标准 A 的症状是在苯丙胺类兴奋剂中毒的过程中或不久后，或苯丙胺类兴奋剂戒断接触某种药物之后出现。

2. 苯丙胺类兴奋剂能够产生诊断标准 A 的症状。

C. 这种心境障碍不能用非苯丙胺类兴奋剂所致的双相及相关障碍来更好地解释。

独立的双相及相关障碍的证据包括如下：症状的发作是在开始使用苯丙胺类兴奋剂之前；在急性戒断或重度中毒结束之后，症状仍持续相当长的时间（例如，约 1 个月）；或有其他证据表明存在一种独立的、非苯丙胺类兴奋剂所致的双相及相关障碍（例如，有反复出现的与非苯丙胺类兴奋剂相关的发作的病史）。

D. 这种障碍并非仅仅出现于谵妄时。

E. 这种障碍引起有临床意义的痛苦，或导致社交、职业或其他重要功能方面的损害。

标注：

在中毒期出现：如果苯丙胺类兴奋剂中毒和在中毒过程中产生的症状都符合诊断标准。

在戒断期出现：如果苯丙胺类兴奋剂戒断和在戒断过程中或不久后产生的症状都符合诊断标准。

（七）苯丙胺类兴奋剂所致抑郁障碍的诊断标准

A. 在临床表现中突出而持续存在的并占主导地位的情绪问题是抑郁情绪和兴趣降低，快乐消失，活动减少。

B. 下面 1 和 2 的诊断依据来源于病史、躯体检查以及实验室检查：

1. 在苯丙胺类兴奋剂的中毒、戒断期间或之后不久或停药以后，A 标准中的症状充分发展。

2. A 标准中所涉及的症状与苯丙胺类兴奋剂有关。

C. 这种抑郁不能用非苯丙胺类兴奋剂使用引发的抑郁解释，而且独立的抑郁障碍有以下的特点：

抑郁症状在苯丙胺类兴奋剂使用之前发作，症状在急性中毒或严重戒断后很长时间（如 1 个月）持续存在，或者有其他的证据证明是独立的抑郁而不是苯丙胺类兴奋剂使用所致的（如病史中没有苯丙胺类兴奋剂使用史）。

D. 这种抑郁发生在非谵妄期间。

E. 这种抑郁导致个体的社会、职业或其他重要领域的功能明显受损。

注意：当 A 标准中的症状在临床表现中占主导地位并较严重时可以单独诊断，不再做苯丙胺类兴奋剂中毒或苯丙胺类兴奋剂戒断的诊断。

标注：

在中毒期出现：符合苯丙胺类兴奋剂中毒的诊断标准，而且症状在中毒期出现并发展。

在戒断期出现：符合苯丙胺类兴奋剂戒断的诊断标准，而且症状在苯丙胺类兴奋剂戒断期或戒断短时间内出现并发展。

（八）苯丙胺类兴奋剂所致焦虑障碍的诊断标准

A. 在临床表现中惊恐发作或焦虑占主导地位。

B. 下面1和2的诊断依据来源于病史、躯体检查以及实验室检查：

1. 在苯丙胺类兴奋剂的中毒、戒断期间或之后不久或停药以后，A标准中的症状充分发展。

2. A标准中所涉及的症状与苯丙胺类兴奋剂有关。

C. 这种焦虑障碍不能用非苯丙胺类兴奋剂使用引发的焦虑解释，而且独立的焦虑障碍有以下的特点：

焦虑症状在苯丙胺类兴奋剂使用之前发作，症状在急性中毒或严重戒断后很长时间（如1个月）持续存在，或者有其他的证据证明是独立的焦虑而不是苯丙胺类兴奋剂使用所致的（如病史中没有苯丙胺类兴奋剂使用史）。

D. 这种焦虑发生在非谵妄期间。

E. 这种焦虑导致个体的社会、职业或其他重要领域的功能明显受损。

注意：当A标准中的症状在临床表现中占主导地位并较严重时可以单独诊断不再做苯丙胺类兴奋剂中毒或苯丙胺类兴奋剂戒断的诊断。

标注：

在中毒期出现：符合苯丙胺类兴奋剂中毒的诊断标准，而且症状在中毒期出现并发展。

在戒断期出现：符合苯丙胺类兴奋剂戒断的诊断标准，而且症状在苯丙胺类兴奋剂戒断期或戒断短时间内出现并发展。

在药物使用后出现：症状在药物开始或调整的时候或变化的时候出现。

（九）苯丙胺类兴奋剂所致强迫和相关障碍的诊断标准

A. 在临床表现中占主导地位的症状是强迫思维、强迫行为、皮肤搔抓、拔毛及其他聚焦于躯体的重复性行为或其他症状。

B. 下面1和2的诊断依据来源于病史、躯体检查以及实验室检查：

1. 在苯丙胺类兴奋剂的中毒、戒断期间或之后不久或停药以后，A标准中的症状充分发展。

2. 标准A中所涉及的症状与苯丙胺类兴奋剂有关。

C. 这些强迫症状不能用非苯丙胺类兴奋剂使用引发的强迫及相关障碍解释，而且独立的强迫障碍有以下的特点：

强迫症状在苯丙胺类兴奋剂使用之前发作，症状在急性中毒或严重戒断后很长时间（如1个月）持续存在，或者有其他的证据证明是独立的强迫而不是苯丙胺类兴奋剂使用所致的（如病史中没有苯丙胺类兴奋剂使用史）。

D. 这种强迫发生在非谵妄期间。

E. 这种强迫导致个体的社会、职业或其他重要领域的功能明显受损。

说明：如果A标准中的症状在临床表现中占主导地位且严重程度充分，则可以在苯丙胺类兴奋剂中毒或苯丙胺类兴奋剂戒断的基础上合并诊断苯丙胺类兴奋剂所致强迫相关障碍。

标注：

在中毒期出现：符合苯丙胺类兴奋剂中毒的诊断标准，而且症状在中毒期出现并发展。

在戒断期出现：符合苯丙胺类兴奋剂戒断的诊断标准，而且症状在苯丙胺类兴奋剂戒断期或戒断后出现并发展。

在药物使用后出现：症状在药物开始或调整的时候或变化的时候出现。

（十）苯丙胺类兴奋剂所致睡眠障碍的诊断标准

A. 在临床出现突出而严重的睡眠问题。

B. 下面 1 和 2 的诊断依据来源于病史、躯体检查以及实验室检查：

1. A 中的症状在苯丙胺类兴奋剂的中毒时或中毒后不久以及在戒断之后或用药时出现及加重。

2. A 标准中所涉及的症状与苯丙胺类兴奋剂有关。

C. 这种睡眠障碍不能用非苯丙胺类兴奋剂使用引发的睡眠障碍解释，而且独立的睡眠障碍有以下的特点：

睡眠障碍在苯丙胺类兴奋剂使用之前发作，症状在急性中毒或严重戒断后很长时间（如 1 个月）持续存在，或者有其他的证据证明是独立的睡眠障碍而不是苯丙胺类兴奋剂使用所致的（如病史中没有苯丙胺类兴奋剂使用史）。

D. 这种睡眠障碍发生在非谵妄期间。

E. 这种睡眠障碍导致个体的社会、职业或其他重要领域的功能明显受损。

注意：当 A 标准中的症状在临床表现中占主导地位并较严重时可以单独诊断不再做苯丙胺类兴奋剂中毒或苯丙胺类兴奋剂戒断的诊断。

特殊说明：

失眠类型：入睡困难或维持睡眠困难，睡眠中醒觉状态增多，或者不能再次入睡。

日间睡眠增多的类型：睡眠增多是主要的主诉或者在醒觉状态下感到疲倦，或醒觉时间少于往常，而睡眠时间延长。

白天睡眠增加的类型：主要特点是：日间过度嗜睡或在醒觉状态下疲乏，睡眠时间较长。

深睡眠类型：在睡眠状态下出现异常的行为。

混合状态：苯丙胺类兴奋剂所致睡眠障碍含有多种类型的睡眠方面的症状，但是没有相应占主导地位的症状。

标注：

在中毒期出现：符合苯丙胺类兴奋剂中毒的诊断标准，而且症状在中毒期出现并发展。

在戒断期出现：符合苯丙胺类兴奋剂戒断的诊断标准，而且症状在苯丙胺类兴奋剂戒断期或戒断短时间内出现并发展。

（十一）苯丙胺类兴奋剂所致性功能障碍的诊断标准

A. 在临床表现中性功能障碍主导地位。

B. 下面 1 和 2 的诊断依据来源于病史、躯体检查以及实验室检查：

1. 在苯丙胺类兴奋剂的中毒、戒断期间或之后不久或停药以后，A 标准中的症状充分发展。

2. A 标准中所涉及的症状与苯丙胺类兴奋剂有关。

C. 不能用非苯丙胺类兴奋剂使用引发的性功能障碍进行解释，而且独立的性功能障碍有以下的特点：

性功能障碍在苯丙胺类兴奋剂使用之前发作，症状在急性中毒或严重戒断后很长时间（如 1 个月）持续存在，或者有其他的证据证明是独立的性功能障碍而不是苯丙胺类兴奋剂使用所致的（如病史中没有苯丙胺类兴奋剂使用史）。

D. 这种性功能障碍发生在非谵妄期间。

E. 这种性功能障碍导致个体的社会、职业或其他重要领域的功能明显受损。

注意：当 A 标准中的症状在临床表现中占主导地位并较严重时可以单独诊断不再做苯丙胺类兴奋剂中毒或苯丙胺类兴奋剂戒断的诊断。

标注：

在中毒期出现：符合苯丙胺类兴奋剂中毒的诊断标准，而且症状在中毒期出现并发展。

在戒断期出现：符合苯丙胺类兴奋剂戒断的诊断标准，而且症状在苯丙胺类兴奋剂戒断期或戒断短时间内出现并发展。

在药物使用后出现：症状在药物开始或调整的时候或变化的时候出现。

标注目前的严重程度：

轻度：性功能障碍占性活动的 25%～50%的几率。

中度：性功能障碍占性活动的 50%～75%的几率。

重度：性功能障碍占性活动的 75%的几率或更高。

（十二）苯丙胺类兴奋剂中毒性谵妄的诊断标准

A. 注意（即指向、聚焦、维持和转移注意的能力减弱）和意识（对环境的定向减弱）障碍。

B. 该障碍在较短时间内发生（通常为数小时到数天），表现为与基线注意和意识相比的变化，以及在一天的病程中严重程度的波动。

C. 额外的认知障碍（例如，记忆力缺陷，定向不良，语言，视觉空间能力，或知觉）。

D. 诊断标准 A 和 C 中的障碍不能用其他先前存在的、已经确立的或正在进行的神经认知障碍来更好地解释，也不是出现在觉醒水平严重降低的背景下，如昏迷。

E. 病史、躯体检查或实验室发现的证据表明，该障碍是苯丙胺类兴奋剂中毒的直接结果。

注意：当诊断标准 A 和 C 中的症状在临床表现中占主导地位，且严重到足以引起临床关注时，应给予苯丙胺类兴奋剂中毒性谵妄的诊断以替代苯丙胺类兴奋剂中毒的诊断。

六、鉴别诊断

1. 精神分裂症　苯丙胺类兴奋剂所致精神病性障碍应与精神分裂症鉴别。苯丙胺类兴奋剂滥用史，幻觉、妄想、易激惹等精神病性症状的出现与苯丙胺类兴奋剂使用在时间上密切相关，苯丙胺类兴奋剂实验室检测阳性结果等有助鉴别。此外，苯丙胺类兴奋剂所致精神病性障碍一般病程较短，症状缓解较快，对抗精神病药物的耐受性较低。

2. 心境障碍　苯丙胺类兴奋剂滥用者可出现情感高涨、话多、易激惹、兴奋、冲动等类躁狂状态，戒断后可出现情绪低落、愁眉苦脸、精神不振、唉声叹气、对事物不感兴趣、少语、动作迟缓等抑郁状态，故应与心境障碍鉴别。苯丙胺类兴奋剂滥用史、苯丙胺类兴奋剂滥用与心境改变密切相关、苯丙胺类兴奋剂实验室检测结果阳性等有助于鉴别。

3. 焦虑症　苯丙胺类兴奋剂滥用者可伴有紧张不安、担心、提心吊胆、心烦意乱、坐立不安等焦虑状态的表现，应与焦虑症鉴别。根据苯丙胺类兴奋剂滥用史等可资鉴别。

4. 其他药物所致精神障碍　苯丙胺类兴奋剂所致精神障碍者常有多药物滥用的情形，常同时滥用其他药物或无规律交替使用。鉴别时应注意了解具体滥用药物与精神症状的关系和药物的实验室检测结果等。

5. 其他药物急性中毒　苯丙胺类兴奋剂急性中毒常需与其他药物急性中毒鉴别，鉴别主要依据其他药物过量使用史，中毒的临床表现，药物实验室检测结果等。

第八节　治　　疗

一、治疗目标

理想的治疗结果是彻底戒除苯丙胺类兴奋剂的成瘾，但如能减少使用剂量和频度以及将高危的使用方式（如静脉使用）改为低危（如口服）的使用方式也会减少滥用所带来的危害。另外，防止复吸（发）、促进成瘾者社会功能恢复仍是治疗的重要目标。

二、治疗方案

各类苯丙胺类兴奋剂使用和成瘾障碍的治疗方案大致相同，主要包括以下几个方面：①药物治疗：包括急性中毒（轻、中、重度）、慢性中毒、戒断症状、防复吸药物、并发症、合并症的治疗，是下一步治疗的基础，主要由医学工作者完成；②心理、行为治疗：包括动机晤谈、认知行为治疗、高危（触发）因素的识别与应对策略、渴求应对策略、预防从偶吸（失足）演变为复吸成瘾、情绪管理、拒绝为使用毒品提供便利、降低危害、建立康复支持系统、复发管理、平衡生活的技术。主要由心理及精神卫生工作者、社会工作者、干警完成；③夫妻治疗、伴侣干预、家庭治疗、技能培训等：主要由社会工作者、家庭及其他相关部门及人员完成。需要指出的是，苯丙胺类兴奋剂成瘾者与阿片类成瘾者在成瘾后的行为、治疗等方面存在诸多不同，因此不宜将其与阿片类成瘾者置于同一病区进行管理。

现将有特征性的治疗简要介绍如下，复杂的、具有共性的治疗请阅读本书第十章。

（一）躯体症状的治疗

目前尚没有可以推荐的针对躯体戒断症状的替代药物，一般来说，如能保证足够睡眠和营养，加强支持治疗，大部分患者戒断几日后症状可逐渐消失。一些成瘾者在停药后出现的呵欠、疼痛等症状与毒品的掺杂物有关，对症治疗即可。其他的治疗措施包括：

1. 排毒　包括补液，酸化尿液，多喝水等。

2. 恢复脑神经细胞的功能　对于中枢神经细胞的损伤，可用以下治疗：石杉碱钾 2～4 片/次，一日 2 次，0.05mg/片；吡拉西坦 2～4 片/次，一日 3 次；脑活素胶囊 2 粒/次，一日 3 次，1 至 2 个月为一疗程；单唾液酸四己糖神经节苷脂钠注射液，每日 20～40mg，一次或分次肌注或缓慢静脉滴注，2～3 周一个疗程。

3. 心血管症状的处理　一些抗高血压的药物和β-受体阻断剂对甲基苯丙胺、摇头丸引起的心血管症状有良好的治疗作用。酚妥拉明或硝普钠对苯丙胺类药物诱导的高血压危象有效。氟哌啶醇的直接镇静作用也有利于血压稳定。

（二）精神症状的治疗

对于强制隔离戒毒所来说，一般来说较少有相应的精神科处置能力，故凡是怀疑为苯丙胺类兴奋剂（ATS）所致精神障碍的个体，均需强制送到当地精神卫生机构进行检查、评估，并依据评估结果进行分别处理、对待。对于已具有严重精神症状的个体，应送当地精神卫生机构治疗处理。一般的治疗措施包括：

1. 将患者置于安静的环境，减少环境刺激，给予充分安慰、支持，减轻因幻觉、妄想所导致的紧张不安和行为紊乱。

2. 出现幻觉、妄想症状者　部分患者在戒断过程中可能出现幻觉、妄想，建议使用抗精神病药物，如氟哌啶醇，口服 2～10mg/d，待幻觉、妄想消失后应逐渐停止使用。兴奋躁动明显者亦可用氟哌啶醇 5～10mg 肌肉注射。应注意，苯丙胺类兴奋剂成瘾者可能有多巴胺受体敏感性改变，使用抗精神病药物更易出现锥体外系反应，必要时应使用抗胆碱类药物，如氢溴酸东莨菪碱 0.3～0.5mg，肌内注射，或苯海索（安坦）2mg/次，2～3 次/天。在幻觉、妄想消失后抗精神病药物应逐渐停止使用。

如果以上治疗效果不明显，可以使用以下药物：利培酮片 1～4mg/d；奥氮平 5～20mg/d；氯丙嗪 25～200mg/d；五氟利多 10～30mg/周；喹硫平 0.1～0.4mg/d。

3. 冲动易激惹者　可用情绪稳定剂卡马西平 1～2 片/次，一日 3 次；碳酸锂 1 片，一日 3 次；丙戊酸钠 1～2 片，一日 2 次。

4. 对于抑郁、无力、渴求等症状严重者　可使用三环类抗抑郁药（TCAs），如氯米帕明（氯丙咪嗪）50～100mg/d，应注意要从小剂量开始，逐渐增加剂量或选择性 5-HT 再摄取抑制剂（SSRIs），如氟西汀 20mg/d，上午口服；度洛西丁 30～60mg/d，每日一次；舍曲林 50～100mg/次，每日一次。

5. 焦虑明显者　建议使用苯二氮䓬类药物，如阿普唑仑 0.4mg，2～3 次/天；也可用丁螺环酮 5～10mg/次，2～3 次/日；对于有睡眠障碍的，可用氯硝西泮 1～2mg，每夜一次，也可用多塞平 25～75mg，每夜一次。注意不能长期使用，以防止此类药物滥用。

以上精神症状治愈率一般在 95%以上，极少数患者幻听存留较长时间。据统计大部分患者复吸毒品后以上精神症状再现，约有 5%～10%的患者没有复吸的情况下精神症状复发，他们可能具有更高的精神病发病潜质。

（三）心理行为治疗

目前世界各国普遍采用的心理行为治疗方法、技术包括：动机强化治疗、认知行为治疗、减少伤害技术、应对和社会技能训练、家庭婚姻治疗、个体戒毒咨询、团体戒毒辅导、预防复发训练、社会网络治疗、12步疗法、冥想技术（超脱、正念）、社区强化法、功能分析、减低危害技术、平衡的生活方式、情绪管理等。

以上疗法的选择与戒毒的五阶段改变模型有关，这个模型认为，几乎绝大多数吸毒成瘾者从吸毒到康复需要经过5个阶段，即懵懂阶段、沉思准备阶段、行动阶段、巩固阶段、终止阶段。每一个吸毒者在完全康复以前都处于以上五个阶段当中，作为治疗者，我们首要的任务是对他们进行有效的评估，判断他们目前正处于哪一个阶段，然后选择相应的心理行为治疗方法。其次，治疗者要注意，戒断的过程不是平坦顺利或是直线形的，他们不会非常顺利地从一个阶段走向下一个阶段，患者会随着所处情境的改变而在几个阶段中前进或者后退，反复多次。患者可能会重新遇到前几个阶段中的问题，也可能处理到康复后期阶段的问题。例如，某位患者在一个重要的时期做到了饮食有度、起居有节，为康复打下了良好的基础，并且开始努力改善人际关系，建立起更多令人满意的关系，这时可能会暂时出现强烈的渴求。治疗者还应了解并不是每个患者都会经历以上几个阶段，有的只经历其中几个阶段，有的会在某一、二个阶段反复徘徊或固定在某一个阶段，在更高的阶段出现倒退是十分正常的。第三，本模型所列出的阶段是一个大体的指导方针，用来帮助患者了解在康复过程中应该去期待怎样的改变。第四，某位患者在某一个特定阶段中所花的时间是有个体差异的，并且有赖于他所处的特定环境、改变的动机、社会支持以及改变的能力。第五，以上介绍过的治疗方法与技术在各个不同的阶段可以视情况反复使用，比如功能分析、减低危害技术、平衡的生活方式、情绪管理等。

在强制隔离戒毒所，最重要的工作是如何来区分每个学员所处的阶段，但这很难，因为他们一般来说是不会与你很好配合的。所以，如何取得他们的信任是最为重要的，信任的前提一是相信你愿意帮助他，二是你有能力帮助他。

关于如何治疗并不是本章要重点介绍的，在本书第十章将会专门介绍。

（四）防复吸药物治疗

与海洛因成瘾有较多的防复吸药物可以选择不同，苯丙胺类兴奋剂成瘾的防复吸药物治疗并不成熟，虽然世界各国都在不停的探讨中。下面介绍的是一些国外机构进行过的研究。

有治疗前景的药物包括莫达非尼、安非他酮、利他灵、布托品、氨己烯酸、纳曲酮、甲基苯丙胺单克隆抗体（NIDA）。分别介绍如下：

莫达非尼是法国科学家于20世纪90年代中期研发出的中枢神经兴奋药，可减少GABA生成，可以提高伏隔核谷氨酸的基线水平，可以阻断兴奋剂成瘾者的欣快感。还可以促进神经细胞的解毒功能和能量代谢活动。其特点是对睡眠剥夺人群，睡眠剥夺会造成人的警觉能力和作业能力的下降，服用莫达非尼能有效改善这种状况。具有一定的神经保护作用，其神经保护作用还分别在纹状体机械损伤模型和缺血损伤模型中得到证实。曾有人试用于苯丙胺类成瘾的维持治疗，在我国为第一类精神药物。用法用量：每日早、中口服50～100mg，每4～5天增加50mg，直至最适剂量（每日200～400mg）。

安非他酮为NE、5-HT、DA再摄取的弱抑制剂，对MAO没有抑制作用。用于治疗抑郁症、戒烟。本药抗抑郁作用机制与其抑制NE和（或）DA的再摄取作用有关。用药开始第1～3天为一次150mg（75mg/片），每日1次，连续使用3天，随后第4～7天改为一次150mg，每日2次。两次用药间隔时间大于8小时，第8天开始为一次150mg，每日 1 次或 2 次。疗程 7～12 周或更长。连续服药 1 周安非他酮的血药浓度才能达到稳态，所以应该在患者仍然吸毒时就开始给药。在服药的第二周设定一个目标戒毒日（通常是服药第 8 天）。若治疗 7 周后仍不见效则停止使用，停药时无须逐渐减量。

布普品又名丁氨苯丙胺，系单环胺酮化合物，轻度兴奋中枢作用，可降低苯丙胺的主观效应。布普品可抑制 DA 的再摄取，减少 NE 能数量，产生 NE 能受体下调而起作用。具有抗抑郁作用，无抗胆碱能作用、心血管毒性和镇静作用。适用于治疗抑郁症或老年人伴有躯体疾病的患者。该药目前并未广泛应用于临床，据专家称该药不会引起转躁。12 周的安慰剂对照试验表明：在使用毒品上无显著性差异，在轻度成瘾者上有显著性差异。跟踪试验有明显进展，苯丙胺类尿检阴性率明显增加。用药方法：150～450mg/d，分 2 次服，75mg/片，不宜睡前服药。

在挪威有过一项为期 20 周的试验，用哌甲酯、阿立哌唑、安慰剂治疗 53 例苯丙胺静脉注射成瘾者。结果显示，哌甲酯（利他灵）的效果显著好于安慰剂，阿立哌唑疗效不如安慰剂。

还有研究表明，阿片受体拮抗剂纳曲酮对于苯丙胺类兴奋剂成瘾者的维持治疗取得了较好的成果，但目前还不清楚有效的原理，需要进一步研究与探讨。

三、冰毒重度中毒的抢救

冰毒等苯丙胺类兴奋剂重度中毒在临床上并不少见，处置不及时、处置不当将造成中毒者死亡，故有必要加以介绍。冰毒重度中毒目前并无特异性拮抗剂，抢救措施包括控制兴奋与惊厥、降温、降压、控制心律失常、补充能量和防止受伤等。在抢救的同时还要注意做好后续的相关工作，现分别予以介绍：

（一）抢救措施

1. 将患者置于安静的环境，减少环境刺激　此时应转移至适当场地，找人陪伴给予心理支持。出现烦躁、激动与心动过速时，应加强护理，防止冲动，及时给予地西泮 5～10mg 或氯硝西泮 1～2mg 或阿普唑仑 0.4～0.8mg 吞服或缓慢滴注普萘洛尔 0.5～1.0mg（每分钟不超过 1mg），最高用量不超过 6mg。

2. 监护　包括严密监测生命体征，心电监护，保持呼吸道通畅、循环稳定，注意维持水电解质、酸碱平衡，必要时低流量输氧。

3. 洗胃、灌肠、导泻　鼓励多饮水，如服药时间不超过 4 小时，可行洗胃催吐。插胃管用温水加活性炭 50～80g 洗胃，每次约 250ml，洗出大量混浊、无明显刺激性气味的液体，洗至胃液变清后止。如为肛内藏毒破裂，可全结肠灌肠或口服芒硝 50g 导泻。

4. 促进已吸收冰毒的排泄　利尿和尿液酸化有利于药物的排出，可静脉注射呋塞米 20mg 利尿或布美他尼静注，每次 0.5～1mg。口服氯化铵 0.6g，每 3～4 小时一次。或维生素 C 每天 8g 静滴，使尿液 pH 值在 6.6 以下。如果患者有高热、大汗、代谢性酸中毒，对怀疑有骨骼肌溶解的患者，则不宜酸化尿液。对于有上述情况的患者可输注生理盐水加速排泄。

5. 降低体温　注意环境温度，可用冷水或酒精擦浴降温，但应防止寒战；当体温降到 38℃左右就可停止降温，以免发生医源性体温过低；也可使用肌松剂。如果出现恶性高热，尽早静脉注射丹曲洛林。立即开始降温，可使用冰块、冰帽，或在冰槽内置碎冰块将患者放在冰槽内。中心降温，可静脉快速滴注冰盐水，胃内冰盐水灌洗，甚至可采用体外循环降温。注意有必要加上解暑治疗。

6. 惊厥　缓慢静脉注射苯二氮䓬类，如地西泮 10～20mg 或氯硝西泮 1～2mg，必要时 15 分钟重复一次。注意静注地西泮能导致喉痉挛或呼吸抑制，因而需气管插管。

7. 高血压　由于β受体阻滞剂可导致α肾上腺素能的翻转作用而使血压增高、增强心脏毒性。因此对于出现高血压危象者宜使用α、β受体阻滞剂拉贝洛尔或α受体阻滞剂如酚苄明和酚妥拉明，也可以直接使用血管扩张药如硝普钠。严重高血压可导致颅内出血，如舒张压超过 120mmHg，应予紧急处理，可使用酚妥拉明 2～5mg，静脉缓慢注射。

8. 兴奋激越、行为紊乱　对于极度兴奋的患者在选用镇静催眠药物时应谨慎从事，在使用中枢抑制药时需要小心，因为理论上使用该药后可增加抗精神病药所致的恶性症状群的危险。巴比妥类会加重谵妄，且会加重兴奋后抑制；抗精神病药如氟哌啶醇、氯丙嗪虽然可以控制谵妄和自伤行为，但因各种苯丙胺类化合物与氟哌啶醇皆可降低癫痫阈值，有时会导致惊厥发作。因此控制兴奋多主张静脉给予地西泮或苯妥英钠。可使用多巴胺受体阻滞剂，如氟哌啶醇 2.5～10mg 肌内注射。亦可用苯二氮䓬类，如地西泮 10～20mg 静脉注射。

9. 谵妄　应注意进行系统检查，排除其他原因，如中枢神经系统感染、颅内出血、服用其他成瘾药物或酒精滥用等。可用氟哌啶醇或地西泮控制兴奋激越、幻觉、妄想，剂量不宜太大，以免加重意识障碍。

10. 维护循环功能稳定　有心肌缺血和心肌梗死的患者可使用钙通道阻滞剂硝苯地平片 10～20mg，一日 3 次，或用硝酸甘油缓解冠脉痉挛，改善心肌缺血。有室性快速型心律失常的患者可用利多卡因、胺碘酮。

11. 出现肺水肿或颅内出血时，需要对症处理，处理肺水肿时禁用氨茶碱。对于极重的病例可采用腹膜透析、血液透析或血液灌流，以加速排泄。

12. 静脉输能量合剂，加西咪替丁 0.8g/d 制酸，予以支持对症治疗。

（二）后续处理

1. 在对吸毒过量的患者进行正确、及时、有效急诊处置的同时，需要及时报 110 或监所业务指导部门，同时留取洗胃液、呕吐物、尿液、血液标本，以配合公安禁毒部门的调查取证以及毒物检测工作。

2. 通知院医务部、科主任、护士长，防止医疗纠纷的出现。

3. 对过量吸毒的患者进行急诊处置的同时，需要下发病危通知。

4. 对于要求转院治疗的，应充分告知途中可能发生的意外与风险，并请家属签字为证。

5. 待患者的病情平稳以后，可以告知患者及家属到戒毒所进行戒毒治疗。

附：部分苯丙胺类兴奋剂名称

根据联合国 1971 年制定的“精神药品公约”，部分目前已无医用价值或医用价值极有限的苯丙胺类兴奋剂有：

（一）目前已无医用价值的苯丙胺类兴奋剂

1. 卡西酮（cathinone）
2. 甲基卡西酮（methcathinone，ephedrine）
3. 4-甲基氨苯唑啉（4-methylamiorex）
4. 亚甲基二氧基苯丙胺（Methylene dioxyamphetamine，MDA）
5. N-乙基-亚甲基二氧基苯丙胺（N-Ethyl-enamfetamine，MDE）
6. 亚甲基二氧基甲基苯丙胺（methylenedioxymethamphetamine，MDMA）

（二）目前仍有医用价值的苯丙胺类兴奋剂

1. 苯丙胺（amphetamine）精神兴奋剂，食欲抑制剂
2. 甲基苯丙胺（methamphetamine，去氧麻黄碱）精神兴奋剂
3. 芬乙茶碱（fenetylline）精神兴奋剂
4. 哌甲酯（methylphenidate）精神兴奋剂
5. 苯甲吗啉（phenmetrazine）食欲抑制剂
6. 去甲麻黄碱（cathine）精神兴奋剂
7. 二乙胺苯丙酮，安非拉酮（diethylpropion，amfepramone）食欲抑制剂
8. 苄甲苯丙胺（benzfetamine）食欲抑制剂
9. 芬坎拉明（fencamfamin）精神兴奋剂
10. 芬普雷司（fenproporex）食欲抑制剂
11. 马吲哚（mazindol）食欲抑制剂，抗抑郁剂
12. 美芬雷司（mefenorex）食欲抑制剂
13. 双苯斯酮胺（mesocarb）精神兴奋剂
14. 匹莫林（pemoline）精神兴奋剂
15. 苯甲曲嗪（phendimetrazine）精神兴奋剂，食欲抑制
16. 苯丁胺（phentermine）食欲抑制剂
17. 环已丙甲胺（propylhexedrine）交感神经兴奋剂，食欲抑制剂
18. 吡咯戊酮（pyrovalerone）精神中枢兴奋剂
19. 苯丙胺苄氰（amfetaminil）精神兴奋剂
20. 氯苄雷司（clobenzorex）食欲抑制剂
21. 芬氟拉明（fenfluramine）食欲抑制剂
22. 呋芬雷司（furfenorex）食欲抑制剂
23. 丙乙君（propylhexdrine）食欲抑制剂，交感神经兴奋剂
24. 塞利吉林（selegiline，司来吉兰 deprenyl）抗抑郁剂，抗帕金森病药

（杜新忠）

第六章 氯胺酮相关和成瘾障碍

第一节 概 述

氯胺酮又称 ketamine、凯塔敏、开他敏、克他命、茄、维他命 K、克他乐、失身药、迷奸药，商品名为 Ketalar，CI-581，俗称 K 粉，是精神分裂症动物模型最为常用的工具药，五氯酚类药物，肌肉、静脉注射麻醉剂，是苯环己哌啶（N-1-phenycyclohexy-piperidine，PCP）衍生物，属 N-甲基-D-天门冬氨酸（N-methyl-D-aspartate，NMDA）受体拮抗剂，也是唯一通过美国 FDA 认证的 NMDA 受体拮抗剂。在医师的手里，它是安全的、快速起效的、新的非巴比妥类静脉麻醉药，在我国被列为第一类精神药品。在街头，这种白色粉末是一种迷幻药，能够导致十分奇异的迷幻效果，会有“魂不附体”的感觉。据 UNODC 的资料，氯胺酮在我国、香港特别行政区、台湾地区以及美国、欧盟的几乎一半国家属于管制药物，氯胺酮为国家管制而非国际管制的毒品。

目前临床上多用于小儿外科手术的基础麻醉，也可单独用于一些小手术，或诊断检查、全麻诱导、复合全麻以及需反复操作的强镇痛（如烧伤换药）等临床麻醉和兽用麻醉。氯胺酮可产生类精神分裂症样症状，在成人较突出和常见，儿童反应相对较轻。

一、来源与理化特性

日常所见的氯胺酮产品为盐酸氯胺酮，分子式为 $C_{13}H_{16}ClNO \cdot HCl$，分子量为 274.19。在常温常压之下呈白色结晶粉末，有轻微特殊气味。熔点为 266℃，沸点为 363℃，不可燃，不能雾化吸入。pH 值 4.0～5.5，易溶于水，微溶于乙醇，水溶液呈酸性。属 NMDA 受体拮抗剂，非巴比妥类静脉全麻药，妊娠 B 类。同属 NMDA 拮抗剂的还有 PCP、MK801、右美沙芬（DM）和乙醇等。将氯胺酮加入其他辅料制成片剂或粉剂，就成为 K 粉。可口服、肌内注射和静脉注射。

二、流行简史

氯胺酮是 1995 年后才开始在国内流行的合成毒品，它的作用机制与成瘾性与另一种在国外广泛流行的毒品——苯环己哌啶（PCP）类似。所以在开始介绍氯胺酮的滥用与依赖之前，有必要先对PCP滥用的历史做一介绍。只有这样，大家才可能会对氯胺酮的滥用与流行有一个比较清楚的认识。

50年代，为寻找一种有效的静脉麻醉剂，Parke、Davis和同伴们选择PCP对动物与人进行了试验。猴子试验表明，PCP是一种有效的止痛剂，但不会使肌肉放松、也不会催眠，在试验中，猴子表现出一种注意力分散的感觉，在对它进行手术时，它东张西望，似乎对手术满不在乎。1958年发表的第一篇关于使用PCP（商标为Sernyl、Peace Pill）作为64例外科手术麻醉剂的报告，报告认为PCP有很好的止痛效果，对血液循环和呼吸系统没有不良影响，也没有产生不规则心跳，10mg的剂量在2～3分钟内就会使人体丧失痛觉，手术结束后患者对整个过程失去记忆，不记得别人对他讲的话，也没有痛感。而已有的麻醉剂由于对中枢神经的抑制作用，对呼吸系统和血液循环系统都会产生影响，这种有注意力分散作用的麻醉剂看起来要更安全一些。但这种药对心理的作用在当时却没能预测到，在用药过程中，一些患者显得过度兴奋，不得不使用另一种麻醉剂。有些患者在药效过后表现得非常狂躁，几乎无法控制。在这篇及以后发表的报告中都有指出，许多服用这种药的人在人体知觉和幻觉等方面发生变化，甚至有15%的患者曾经在服药后的4天内一直保持精神错乱状态，在这期间的主要特征为空想、人性丧失、烦躁、沮丧、极端焦虑。

精神病学家Luby博士很快得知这种新的致幻剂，然后就开始在正常人和精神分裂症患者身上对其进行研究。两种研究都表明在身体感觉方面产生了变化，一位参加试验的正常人说："我的胳膊感觉就像末端悬着一个球的十几千米长的杆子"。另一位说："我变得非常小，不再是一个人，而是一间异常巨大的实验室里的一块什么东西"。很多报告都描述了一种浮动、飞翔、头晕、身体交替地收缩和膨胀等感觉。所有病例都表现出一定的思维混乱。一些人造出一些新词，不停地嘟囔毫不相干的词语，一遍又一遍地重复某个词或词语。而且所有的人变得更加易睡觉、缺乏感情。有时患者好像睡着了一样，但若问他一个直接的问题，他就会马上又反应过来。比如问："你能听见我吧？"一般会回答："不"。大部分人表现得或者愤怒或者不合作。许多参加试验的正常人说他们就像喝醉了酒一样。所有的人都减弱了疼痛、触觉和位置感，都有眼球震颤现象，走路快而不稳。Luby和同事们感到PCP与LSD、麦斯卡林不同，没有强烈的视幻觉，更多的是身体感觉的变化。混乱的思维、多疑和不合作使得服用PCP后比服用LSD后更像是精神分裂症患者。

自1960年以后，PCP就被认为是给猴子等动物用的良好的麻醉剂，对人的身体是安全的，而心理作用是危险的，是与LSD、麦司卡林不同的，严重影响身体知觉的致幻剂。Parke、Davis在1965年停止了将其作为人体用药的研究，1967年授权另一家公司将其作为一种动物用麻醉剂来生产销售。在实验室和动物园经常把它用在灵长类动物身上。另外，由于PCP显效速度快、持续时间长，还被做成麻醉弹来麻醉离群的野生动物或动物园里的凶猛动物。PCP经常被称为镇定枪，人们就误认为它是一种镇静剂。

1967年末，海特·阿什伯瑞医院的工作人员得到了当时流行的被称为安宁丸的药品，经分析表明它就是PCP，它的成分和危害在1967年12月被公之于众。第二个报道说，这种药刚开始流行就又消失了。1968年在纽约曾经存在过，当时被称为"肥猪"，其他时间被称做"trank"。20世纪到70年代初，在街头人们把PCP恰当地称为"垃圾"药，PCP

有时被喷洒在牛至、欧芹、紫花苜蓿上，充当大麻卖给不懂的年轻人。这样它就变成了“天使一样可爱的粉末”。由于PCP的制备很便宜，一般的化学爱好者就能够自己完成，所以人们可以很便宜的得到它。后来由于其快速强烈的药效，“天使粉末”就凭借自身的优势成为非常诱人的东西。用PCP制备的香烟中有时含有大麻，有时含有别的植物，这种烟被称为“杀人烟”或“Sherman”(因为它的攻击会像Sherman坦克一样猛烈)。到了20世纪70年代末，一些地区使用PCP成为吸毒者住院急诊治疗的最主要的原因。在一些地方的大街上，每逢星期六的晚上，人们都可以看到年轻的吸毒者像“梦游”一样慢悠悠地迈着大步。

尽管PCP有不可预料的后果，对人的行为、动作都会产生影响，但还是有一些人重度成瘾。一位吸毒者说：“吸食这些粉末以后我立刻就感受到它的作用……一切烦恼都不见了，我感觉有点醉，在公寓里走起路来有点困难，周围的东西不是离我特别近就是离我特别远，我无法确定实际的距离……我喜欢远离烦人的事物的感觉，在大部分时间里我都像是游离在身体以外。感觉妙极了。吸食之前我还在担心几门考试就要临近而我都没有准备好……这些烦恼都被这些粉末带走了……我感觉很平静。这种感觉太好了……真希望能一直这样”。

吸毒者一般并不会仔细描述他们的感觉，在PCP起作用的时候，他们一般不怎么说话，而作用过去以后，大部分经历他们都想不起来了。

在猴子身上也研究过吸食PCP成瘾的现象，它们会逐渐习惯对它们的静脉注射，这与LSD及其他迷幻剂不同，在这些药物上一般都没有产生主动吸食或依赖的作用。

由于有报道声称一些人吸食PCP后会行为粗暴，就带来这样一个问题，PCP是否会直接产生暴力，还是说暴力是由药品滥用导致的多疑和麻醉作用带来的。大多数吸食者没有暴力的感觉，而且由于身体的感觉很不平衡，他们不能想象去“挑起一战斗”。然而试图逮捕PCP吸食者的警察却感到很难将他们制服，因为一般的警械都是通过在罪犯反抗时使其疼痛难忍而发挥作用的，由于PCP的麻醉作用，这些警械就不那么有效了。所以在逮捕PCP服用者时就需要更多的警察才能将他们制服，也许有人要问这与逮捕一名感觉不到疼痛的发疯的醉汉有什么区别。

PCP服用者感觉不到疼痛导致很多吓人的传言，比如咬他们自己或者砍断自己的手指。早期有关LSD的报道说服用者由于直盯着太阳看而导致失明，这些说法得不到证实，或许就没有发生过。这种反复重复的故事也许陷入了“警察故事”的模式，但每一个警察都相信，服用了PCP的人是那么的残暴，被击中28枪才最终倒地，而且似乎每个人都确信这件事，但又没有人能确切告诉你是在什么时间、什么地点发生的？也许有人并不相信这种传说，但的确有类似的事情发生，一位没有武器赤身裸体的35岁的生化学家在企图越过实验室路标时，被近距离枪击6次，这件事发生于1977年PCP最流行的时候。开枪的是洛杉矶的一位警官，验尸报告称死者的血液中确实含有类似PCP的毒品的迹象。

以上是致幻剂PCP在美国滥用流行的一些情况，对于理解目前国内流行的氯胺酮滥用与成瘾有一定的意义。尽管PCP从来没有作为人用的麻醉剂出售，但与之同类的另一种化学药品氯胺酮，却被当作麻醉剂出售。氯胺酮的麻醉作用更强，而长时间的反应较轻，1994年出版的《外科医师工作手册》对氯胺酮作了如下描述：

“12%的患者会有异常反应。心理学上的表现程度大不相同，令人愉快的睡眠一样的状态、活泼的想象、幻觉，直到出现狂躁情绪。有些病例会伴随精神错乱、兴奋和患者回忆起来感觉不愉快的无理性行为。持续时间一般不超过几个小时，但也有个别情况在长达24小时的时间内会出现反复”。

下面说说氯胺酮的情况：氯胺酮是新的非巴比妥类静脉麻醉药，在我国属第一类精神药品，用于手术后镇痛和急、慢性病理性疼痛的治疗，无论是全身用药还是椎管内应用都显示出其良好的镇痛效果，局部应用的镇痛作用亦引起人们的兴趣。氯胺酮镇痛作用强，呼吸循环抑制轻，对循环系统甚至有轻度兴奋作用，而且阈下剂量镇痛作用仍然显著。多年来，不少学者对氯胺酮的镇痛作用机制进行了广泛而深入的研究，并取得了很大的进展。氯胺酮由韦恩州立大学（Wayne State University）克雷格教授研发，最初用途是动物麻醉剂。1962年交由派克-戴维斯（Parke-Davis）药厂（目前为辉瑞的子公司）开发，作为较安全的麻醉药，以取代当年副作用大的苯环己哌啶（PCP，天使尘）。1965年，Dimino首次将氯胺酮应用于临床麻醉。越战时期作为麻醉药被广泛应用于野战创伤外科手术。同年，此药首次被人消闲应用。1971年，美国旧金山和洛杉矶首次报告了氯胺酮成瘾病例。70年代中期，粉剂、片剂氯胺酮陆续出现在街头毒品黑市中。1999年以来，氯胺酮流入日本、泰国、我国香港特别行政区和内地。在1987～2000年期间，欧美有12人的死亡与氯胺酮有关，其中7宗在美国，5宗在欧洲，当中只有3宗涉及单独滥用氯胺酮。自2000年起，欧盟开始监测氯胺酮滥用问题。按照规定，氯胺酮在欧盟几乎一半的国家属于管制药物。2005年和2006年，瑞典和英国分别将氯胺酮列为麻醉药物。为什么氯胺酮没有被从麻醉剂当中取消呢？因为WHO所做的一项综述指出，由于没有合适的替代品，氯胺酮的国际性管制将给发展中国家的麻醉剂使用及世界上偏远地区的兽用药使用带来问题。

有人曾经把氯胺酮叫作强奸药，用少量的剂量在30秒钟就可以导致人昏迷。有些案件发生以后受害者等她清醒过来以后，她已经记不得在她身上发生了什么事情，无法对其进行指控，这对社会治安危害很大。氯胺酮还可产生类PCP样的效用，但持续时间较PCP短，氯胺酮的欣快效应类似于可卡因、大麻和酒精，氯胺酮产生滥用的基础是分离性幻觉。

近年来，随着兴奋剂（包括可卡因、甲基苯丙胺、MDMA等）、γ-羟基丁酸（GHB）和氯胺酮等与特殊的社交和性环境相关的“舞会药”在欧美国家的流行，娱乐性使用氯胺酮的问题日益严重，其滥用有愈演愈烈之势。氯胺酮滥用主要是在一些通宵跳舞的娱乐场所，如迪厅、酒吧、歌舞厅、卡拉OK厅、狂欢舞会中，光顾这些场所的主要是一些青少年亚文化群体，多为无业人员和个体经营者、娱乐场所从业人员，以初中和高中文化程度者居多，滥用年限大多较短，首次获得毒品多为朋友提供和从娱乐场所获取。1999年以来，氯胺酮已经流入日本、泰国、中国香港特别行政区、中国台湾地区和我国内地。

三、吸食方式

氯胺酮的吸食方法有鼻吸、静脉注射、肌内注射和肛塞，最主要的吸食方式是鼻吸。吸食前需要做一些准备工作，这些准备工作俗称“碾K”及“刮K/介K”。“碾K”是吸食者利用硬质卡片将氯胺酮碾为细粉状的过程。“刮K/介K”是将氯胺酮布置成一排或几排，然后利用截短了的饮管或折成管状的钞票，一头放进鼻子深处，一头对准呈一直线的“K粉”，用力从头到尾将一直线的“K粉”吸光，又称打K、拉K、唆K。有的吸毒者将氯胺酮粉末置于手背或卡片上，直接对准鼻孔吸气吸收，也有的只用一只外卖的汤匙盛起K粉来吸，还有的把氯胺酮混杂于烟草中，称为“抽K烟”。

鼻吸容易造成呼吸系统损害，导致鼻炎、气管炎、肺炎、哮喘等呼吸系统疾病。吸食者为了方便，也可将针剂、粉剂氯胺酮放入饮料中饮用，有的掺酒服用。在我们国内，有的氯胺酮吸食者把氯胺酮与摇头丸、冰毒、海洛因、大麻等毒品合并使用，据说这种方式可使几种毒品“协同”作用，产生更强的效应或改变效应的性质。

四、氯胺酮管制的历史沿革

为保证氯胺酮的合法医疗、科研需求，防止流入非法渠道，国家食品药品监督管理局出台了一系列规范氯胺酮管理的政策文件，这些文件包括：

1.“关于氯胺酮管理问题的通知”（国药监安［2001］235号）国家食品药品监督管理局于2001年发布，其中规定氯胺酮原料药按第二类精神药品管理，批准上市的氯胺酮制剂（注射液和冻干粉针剂）按处方药管理，在医疗机构凭医师处方使用，零售药店不得经营氯胺酮制剂，此文件自发布之日起执行。

2.“关于氯胺酮管理问题的补充通知“（国药监安［2003］56号）国家食品药品监督管理局于2003年发布，规定氯胺酮游离碱及其可能存在的盐均按第二类精神药品管理。

3.“关于加强氯胺酮制剂管理工作的通知”（国食药监安［2003］272号）国家食品药品监督管理局于2003年发布，针对当时氯胺酮的滥用问题，文件规定氯胺酮（包括其可能存在的盐）制剂按第二类精神药品管理，氯胺酮制剂的生产、经营、使用严格按照《精神药品管理办法》的有关规定执行，不具备第二类精神药品批发资格的药品批发企业不得经营氯胺酮制剂，文件再次强调了药品零售企业不得经营氯胺酮制剂，此文件自2003年11月1日起执行。

4.“关于进一步加强对氯胺酮管理的通知”（国食药监安［2004］325号）国家食品药品监督管理局2004年7月发布，规定将氯胺酮（包括其可能存在的盐及制剂）列为第一类精神药品管理，纳入到麻醉药品经营渠道经营。从2004年7月15日起，医疗机构凭《麻醉药品、第一类精神药品购用印鉴卡》从麻醉药品经营企业购买氯胺酮制剂。

从上述一系列文件规定可以看出，我国对氯胺酮制剂的管理可分为若干阶段。

第一阶段：2001年5月～2003年10月，在此阶段氯胺酮制剂按处方药管理，在医疗机构凭医师处方使用，零售药店不得经营。

第二阶段：2003年11月～2004年7月，氯胺酮制剂按第二类精神药品管理，不具备第二类精神药品批发资格的药品批发企业不得经营，药品零售企业亦不得经营氯胺酮制剂。

现阶段：2004年7月之后，氯胺酮（包括及可能存在的盐及制剂）列入第一类精神药品管理，从2004年7月15日起，氯胺酮制剂生产企业必须将氯胺酮制剂销售给一级麻醉药品经营企业，纳入麻醉药品经营渠道，医疗机构凭《麻醉药品、第一类精神药品购用印鉴卡》从麻醉药品经营企业购买氯胺酮制剂。

在国际上，氯胺酮被列为受国家管制但不受国际管制的其他毒品，同为此类的毒品还有：包括γ-丁内酯、卡塔叶、哌嗪类（如苄基哌嗪）、曲马多。我国台湾地区的《毒品危害防制条例》把氯胺酮列为第三级毒品予以管制，而美国的《联邦管制物质法》把氯胺酮列入表Ⅲ管制。我国香港特别行政区、英国、加拿大都已把氯胺酮列为管制药品。

2003年，我国台湾地区的高雄医科大学药学院曾接受台湾“卫生署”委托，进行列管药品指标研究，分为成瘾性、滥用性及社会危害性等三项指标，再各自分为三到四个细项，邀请10位公共卫生、精神、犯罪学领域的学者专家，为各类毒品重新给予评分。评估结果发现，各级毒品中，只有被列为三级的K粉，比序提升到二级，且指标评分低于苯丙胺，却高于大麻。台湾法务部先后6次提案给“毒品审议委员会”，要求将氯胺酮从三级毒品提升为二级毒品，但“毒品审议委员会”认为氯胺酮成瘾性相对较低，一旦定为二级，吸食者将面临40～60天勒戒，会造成监狱爆满，导致学业或工作中断，影响学生受教权，且会和社会脱节，被标签化，故维持原案。

五、滥用现状

氯胺酮滥用有近40年历史，20世纪90年代以来，氯胺酮作为一种合成毒品在世界一些国家流行，并蔓延至亚洲地区。氯胺酮滥用可导致多种临床问题，如急性中毒、成瘾、引起精神症状及各种躯体并发症等，具有致幻、躯体戒断症状轻等特点。氯胺酮滥用不仅严重损害滥用者身心健康、导致艾滋病等传染病蔓延，还引发各种家庭问题，影响社会安定，已成为我国药物滥用的主要问题之一。

在我国，吸食K粉者以青少年为主，有明显的低龄化趋势，诱因常为好奇、受同伴影响和引诱、寻求快感和刺激等；男性居多，女性增长趋势明显；未婚及婚姻不稳定者居多；低文化程度者居多，学历高者增长较快；无业、职业不稳定者居多；有向各职业群体、不同社会阶层蔓延的趋势。滥用场所常在酒吧、舞厅、迪厅、KTV和夜总会等娱乐场所，以群体性聚集吸食为主。

滥用的制剂有粉剂、片剂和溶液，最常滥用的是粉剂。大多数用鼻吸和口服方式，少数通过香烟、静脉注射、肌注等方式用药。

滥用剂量常为每次0.1～1g。滥用频率一般每周2～3次，严重成瘾者每日吸食，甚至一日数次。氯胺酮滥用者常有多药物滥用情形，常有滥用过其他精神活性物质的经历，如甲基苯丙胺（冰毒和麻古）、亚甲二氧基甲基苯丙胺（摇头丸）、海洛因（白粉）等。

据全国吸毒人员动态管控系统的数据，截至2012年底我国登记在册的氯胺酮滥用人数为160 424人，占全库在册总数的7.7%，仅次于海洛因与冰毒的滥用人数，而2007年底的氯胺酮在册人数为60 336人，占全库总数的6.3%，5年时间人数增加10万，占全库总数的比例增加1.3%。

从2013年上半年查获的数据来看，查获新发现氯胺酮吸食人数为12 272人，占上半年新发现吸食人数的8.1%，而2008年全年查获新发现氯胺酮吸食人数为21 995人，占全年新发现吸毒总数的13.5%，新发现氯胺酮吸食人数同比减少5.3%。

从2013年上半年查获的复吸人数来看，查获的复吸氯胺酮人数为7435人，占上半年查获复吸数的4.7%，而2008年查获氯胺酮复吸数为2391人，占全年查获复吸总数的2.3%，同比增加2.4%。

以上数据表明，近几年来我国氯胺酮滥用的总体情况是氯胺酮滥用人数在缓慢增加，但新发现的氯胺酮滥用比例在逐年减少，而复吸者的氯胺酮滥用比例却在缓慢增加，且增加幅度要大于在册人数的增加比例。还有数据表明，氯胺酮滥用者在全库合成毒品滥用者中的比例在逐年下降，其空缺由冰毒的上升补上。

衡量氯胺酮滥用情况的一个比较可靠的数据是新发/复吸比例，2008年为9.2，而2013年上半年为1.65，显示我国的氯胺酮滥用情况正在逐渐好转，但情况还是不容乐观。

据2011年的数据，全库氯胺酮滥用者的年龄在35岁以下的占86.4%，而同期冰毒滥用者的年龄在35岁以下的占75.0%，显示氯胺酮滥用者比较年轻。

我国香港特别行政区是氯胺酮滥用比例最高的地区之一，据统计，香港的氯胺酮滥用者在歌舞厅、酒吧吸食的占72.3%，在家中吸食的占13.9%，在学校或工作地点吸食的占3.2%，吸食的地方不固定的占10.6%，与朋友一起吸食的占90.4%，独自吸食的占5.3%，与异性朋友一起吸食的占4.3%。

表6-1～表6-3是我国香港特别行政区从2007年开始统计的每年查获的吸毒人员中氯胺酮吸食者所占的比例，从数据可以发现，香港的氯胺酮滥用情况正在逐年下降，其缺口也由冰毒的上升来填补，其中下降最明显的是首次被查获的吸毒人员中滥用氯胺酮的比例，这是反映今后几年一个国家或地区毒品滥用情况的风向标，而曾经被查获的吸毒人员滥用氯胺酮的比例则反映了该类毒品复吸率的高低。

表6-1 2007～2013年香港首次查获的吸毒人员滥用氯胺酮的比例

年份	2007年	2008年	2009年	2010年	2011年	2012年	2013年一季度
比例	64.4%	68.5%	68.6%	64.5%	56.0%	50.7%	44.9%

表6-2 2007～2013年香港曾经查获的吸毒人员滥用氯胺酮的比例

年份	2007年	2008年	2009年	2010年	2011年	2012年	2013年一季度
比例	14.8%	20.2%	23.6%	24.2%	22.2%	21.8%	21.3%

表6-3 2007～2013年香港查获的全部吸毒人员滥用氯胺酮的比例

年份	2007年	2008年	2009年	2010年	2011年	2012年	2013年一季度
比例	30.1%	35.9%	37.9%	36.5%	31.6%	29.3%	25.1%

其他的国家有关氯胺酮使用的流行病学数据很少。据近期英国的一项中学调查显示，氯胺酮终生流行率低于0.5%。一项在歌舞厅和高危人群的调查显示，氯胺酮的终生使用率捷克为7%，匈牙利为21%。

第二节　药　理　学

一、药代动力学

氯胺酮的首关效应明显，口服生物利用度仅为16.5%，口服效果差、浪费，故滥用者以口服方式滥用的比较少。其脂溶性比硫喷妥钠高，故注射给药起效迅速，静脉注射后脑内浓度为血药浓度的6.5倍，静注后1分钟或肌注后5分钟血药浓度达峰值，并迅速分布到脑及其他血流丰富的组织。很少与血浆蛋白结合，其药动学符合二室开放模型，分布半衰期（$t_{1/2}\alpha$）约为7～11分钟，清除半衰期（$t_{1/2}\beta$）约为1～2.5小时，总身体清除率为17ml/(kg·min)。本药在体内分布容积广，静脉注射后首先进入脑组织，表现为麻醉特性，恢复过程是通过重新分布到外周组织如肝、肺和脂肪内。主要经肝细胞色素酶P_{450}代谢，70%～90%在肝内经N-脱甲基主要形成去甲氯胺酮（代谢产物Ⅰ，其麻醉作为氯胺酮的1/5～1/3），再经脱甲基与羟化作用后变为环己酮氧化物，称脱氢去甲氯胺酮（代谢产物Ⅱ）。代谢产物Ⅱ的作用仅为氯胺酮的1%，经尿排出，尿中未分解的氯胺酮小于4%。去甲氯胺酮和脱氢去甲氯胺酮的代谢半衰期一般在3～5小时。有人认为这些中间产物可能是引起不良反应的根源，是造成术后恢复期幻觉、梦境等反应的原因之一。其他代谢旁路包括环己酮环的羟基化及葡萄糖醛酸的结合作用。氯胺酮可透过胎盘，进入胎儿，胎儿血浆和脑组织内的浓度，可等于甚至高于孕妇体内血药浓度。排泄呈指数函数曲线，α相持续约45分钟，绝大部分经肾脏排出体外，仅有2.5%以原形随尿排出。

成人静脉注射1～2mg/kg，15秒钟出现知觉分离，30～60秒钟进入全麻状态，可维持5～15分钟，苏醒期为0.5～1小时。肌内注射6～10mg/kg，3～8分钟达到麻醉，可持续12～25分钟，相比静脉给药苏醒要慢。视手术过程可间断给药维持麻醉，亦可配成溶液连续输入或点滴。动物实验表明，静脉注射氯胺酮2.2mg/kg后，血药浓度在30秒时达30 000ng/ml，10分钟后降至1000ng/ml。

二、药理作用及机制

氯胺酮有左旋、右旋、消旋三种，其中右旋体治疗指数高，不良反应少。临床所用的氯胺酮是右旋氯胺酮和左旋氯胺酮两种对应的消旋体。为NMDA受体非竞争性的拮抗剂，在受体处于活化状态下结合于门控性通道的苯环己哌啶（PCP）位点，阻滞兴奋性神经递质的传递而发挥全麻作用。主要应用于小儿麻醉、表浅小手术、烧伤换药等。

主要药理作用是抑制大脑联络径路和阻断丘脑向新皮质的投射，兴奋边缘系统，对脑干网状结构影响轻微或略有兴奋，药物浓度升高后则抑制整个中枢。静脉注射氯胺酮1～2mg/kg或肌注6～10mg/kg，分别于30～60秒钟及3～8分钟意识消失，患者进入麻醉后，丘脑与新皮质之间通路阻断，但丘脑和边缘系统的活动并未减低，表现为浅睡，对环境变化没有反应，痛觉明显减退，近事遗忘，出现睁眼凝视，神志似乎清醒而模糊，事后也回忆不起疼痛，不仅无肌松作用，反可使肌张力增加，有时有无目的肢体活动。氯胺酮这种对中枢兼有兴奋和抑制作用的麻醉曾被叫作“分离麻醉”。其实，分离现象并非氯胺酮所特有，硫喷妥钠、羟丁酸钠、恩氟烷也可有程度不同的分离现象，不少学者建议废弃“分离麻醉”一词。由于氯胺酮不但无肌肉松弛作用，反而会出现由于肌张力增加造成肌肉强直或木僵状态，故亦称为木僵样麻醉。此外，氯胺酮引起的躁动可能与其兴奋脊髓有关。氯胺酮的麻醉作用主要是抑制兴奋性神经递质（乙酰胆碱、L-谷氨酸）及N-甲基-D-天门冬酸受体（NMDA受体）的结果。

氯胺酮对中枢神经系统的作用具有选择性。已证实氯胺酮对丘脑侧核及延髓内侧网状结构有选择性抑制作用，能够抑制背角细胞Ⅰ层和Ⅴ层的自发放电，对脊髓轴索传导具有阻滞作用，小剂量氯胺酮对A类神经纤维介导的背角神经元活性无效，但可以抑制C类神经纤维对背角神经元的激活。在新皮质和丘脑区可引起高同步δ波，在海马区产生唤醒波。氯胺酮麻醉后导致的噩梦可能是抑制下丘脑和内侧膝状核，引起听觉和视觉错乱所致。

氯胺酮有很强的镇痛作用，亚麻醉剂量的氯胺酮也能产生明显的镇痛作用。其镇痛作用主要是由于对丘脑内侧核的选择性抑制，阻滞脊髓网状结构束的上行传导，但脊髓丘脑束的传导并未完全停止，故表现为情感淡漠，对躯体的刺激不能定位，但对内脏疼痛改善有限。近年来发现氯胺酮的镇痛作用可被纳洛酮部分对抗，可与吗啡、内啡肽竞争阿片受体，并与吗啡之间存在交叉耐受性，因而认为氯胺酮的镇痛作用与内源性阿片肽-阿片受体系统有关。临床也发现小剂量氯胺酮和阿片类药物联用可增强吗啡类药物的镇痛效应，减少吗啡类药的用量，对下肢血栓性脉管炎及带状疱疹的疼痛，吗啡类药物往往效果不甚理想，而氯胺酮对这类疼痛仍然有良好的镇痛效果，说明氯胺酮的镇痛作用还有其他机制的参与。

氯胺酮还具有预镇痛作用。NMDA受体可能与疼痛的记忆有关，这种记忆能使中枢神经系统（CNS）对疼痛处于高敏状态，并刺激神经系统产生新的疼痛，称为疼痛的多级放大。氯胺酮不仅能阻止CNS敏感性的产生，而且能消除已建立的CNS高敏状态，减少术后镇痛需求，称为超前镇痛或预镇痛。上腹部肿瘤手术患者于麻醉前硬膜外注入2mg吗啡和60mg氯胺酮，显示有明显的超前镇痛作用。小剂量（0.25～0.5mg/kg）氯胺酮即有显著预镇痛效果（术后吗啡用量减少40%～60%），维持较长时间（大于6小时），且无显著副作用。

氯胺酮具有神经保护作用。在脑缺血/缺氧引起的病理生理反应中，兴奋性氨基酸大量释放、NMDA激活、钙离子大量内流是促使脑细胞结构破坏、神经元死亡的一个重要环节。拮抗NMDA受体已被视为神经保护措施。动物实验发现，早期静注或连续静注大剂量氯胺酮能有效减少脑缺血后的神经损伤，但给予小剂量或缺氧后才给药则无效。Shapira等用鼠大脑创伤模型研究，在创伤后2小时腹腔注射氯胺酮180mg/kg仍能减少脑梗死区域及神经元损伤。还有研究者发现，S（＋）型氯胺酮的脑保护效果更佳，用S（＋）型氯胺酮后神经元的存活率显著增加，轴突生长活跃，与神经再生相关的蛋白表达增加。

氯胺酮对颅内压及脑血流也会产生一定影响。长期以来，有颅内压增高倾向的患者一直被视为氯胺酮的禁忌证，但现在有了一些改变。剂量大于1mg/kg的消旋氯胺酮可增高颅内压，特别是对有颅内压增高的患者，增高的原因可能是脑血管的自身调节受损和呼吸抑制引起的高碳酸血症。若维持 PCO_2 正常，氯胺酮用量 0.5～5mg/kg 不增加颅内压。氯胺酮在麻醉状态下一般并不影响人体的颅内压和脑血流量，有时甚至可降低实验动物颅内压和脑血流量。有研究者把氯胺酮、异丙酚复合用于 ICU 脑外伤患者，8 例脑外伤患者首先建立颅内压监测系统，输注异丙酚 3mg/kg，经中心静脉分别注射氯胺酮 1.5、3、5mg/kg，结果表明这 3 种剂量用药均可降低颅内压，而脑灌注压、颈内静脉氧饱和度、大脑中动脉血流量以及平均动脉压并无明显改变。脑电图监测显示，氯胺酮明显抑制大脑皮质活动，甚至可引起暴发性抑制，进而可能使脑代谢耗氧下降。氯胺酮不直接影响脑血管自身调节，但可引起脑血流增加，其机制涉及高 PCO_2、脑局部代谢等因素。

氯胺酮有解痉止喘作用。氯胺酮对呼吸影响轻微，麻醉剂量时呼吸频率和通气量仅略有下降，剂量过大或静注过速则可出现呼吸抑制，甚至呼吸停止。与麻醉性镇痛药合用，呼吸抑制作用增强。氯胺酮由于其拟交感活性及拮抗组胺、抗胆碱能作用而呈现气道松弛效应，已被成功用于治疗哮喘持续状态。其他研究表明，相同剂量异丙酚、氯胺酮明显缓解卵蛋白引起的气道痉挛，且两者无差别；相同剂量异丙酚、氯胺酮明显降低大鼠肺系数、肺湿、干重量比值和肺含水量；静注异丙酚、氯胺酮明显减低肺组织伊文蓝的渗出。用药时唾液和支气管分泌物增加，故麻醉前用药以阿托品为宜。

氯胺酮对离体心肌呈抑制作用，但在整体情况下，由于兴奋交感中枢、抑制神经末梢和神经外组织对儿茶酚胺的摄取、压力感受脱敏等而掩盖了对心肌的直接作用，表现为心血管系统兴奋，心率加快，血压升高，肺动脉压及心排血量增加。但在低血容量、心脏病、重症败血症等患者血压反而可下降。由于肺血管阻力增大、肺动脉压增高，故氯胺酮对心力储备差、尤其是肺动脉高压者不利。

氯胺酮可使眼内压轻度升高，偶有一过性失明，一般 30 分钟左右可自行恢复，其机制可能与视网膜对外侧膝状体、视辐射皮质视觉区的影响有关。可出现眼球震颤，可能是由于眼外肌张力不平衡所致。麻醉时眼泪增多，术前用抗胆碱药可避免或减少发生。对早孕子宫，可增加其张力和收缩强度，可能引起早产、流产。对足月妊娠子宫则需较大剂量，但在剖宫产时，应用本药，因血压升高可致出血量较多。另外，氯胺酮还可使儿茶酚胺增高、血糖上升、内分泌亢进。过去认为氯胺酮对肝、肾无不良影响，近年发现大剂量使用时可使肝功能改变，应予注意。

氯胺酮具有抗炎及抗感染性休克作用。氯胺酮可阻止内质网中 Ca^{2+} 的释放及受体介导的 Ca^{2+} 的内流，降低细胞内 Ca^{2+} 浓度，明显提高细胞内 cAMP 含量，进而抑制细胞产生过多的前炎性细胞因子。由于氯胺酮存在酚结构而具有清除氧自由基的作用，且由于氯胺酮特有的心血管系统兴奋作用及明显的抗炎作用，越来越多的人将其应用于脓毒血症及感染性休克等危重患者的手术麻醉中。在麻醉诱导过程中加入 0.25mg/kg 的氯胺酮可使患者术后 IL-6 的水平明显下降，从而改善预后。氯胺酮可以抑制内毒素诱导的肿瘤坏死因子、IL-6、IL-8 的生成。抑制内毒素刺激引起的炎性单核细胞肿瘤坏死因子基因转录。在内毒素休克模型中，氯胺酮抑制了内毒素引起的肿瘤坏死因子增加和动脉压的下降、代谢性酸中毒、低血糖及氧分压下降，降低了小鼠的死亡率。

氯胺酮也会对免疫及应激产生影响。使用氯胺酮可使患者术中肾上腺素、去甲肾上腺素、促肾上腺皮质激素和皮质醇水平增高。说明氯胺酮未能抑制内分泌应激反应。氯胺酮麻醉可抑制人体的免疫功能，抑制中性粒细胞的活性。也有不少关于氯胺酮抑制中性粒细胞表面黏附分子表达、降低中性粒细胞趋化性和抑制中性粒细胞内 iNOS 表达的报道。关于氯胺酮影响中性粒细胞效应作用的确切机制仍不清楚，但以目前的研究看来可能与以下因素有关：抑制中性粒细胞表面整合素、选择分子的表达；抑制内 iNOS 活性；抑制跨越内皮细胞的迁移；抑制内游离钙浓度的增高。目前有许多报道证实氯胺酮能抑制促炎性因子，如 TNF、IL-6 的表达。

氯胺酮还可以治疗阿片依赖。阿片类药物依赖的机制较复杂，有许多不同的观点，但多数人认为吗啡可抑制脑干蓝斑核去甲肾上腺素的释放，吗啡戒断后蓝斑核脱抑制，引起 NE 神经元活跃，NE 释放增加。侧脑室注射谷氨酸的非竞争性 NMDA 受体拮抗剂氯胺酮以及 MK-801 能明显抑制吗啡戒断症状。在伏核内注入 0.4～10μg 的氯胺酮即可显著抑制戒断症状，伏核的有效剂量（平均 4μg）仅为全身用量（16.4mg/kg）的 0.1%，说明伏核可能是氯胺酮抑制戒断症状的主要作用部位。氯胺酮、MK-801 缓解大鼠吗啡戒断症状的可能机制是：氯胺酮与 NMDA 受体的苯环哌啶位点非竞争性结合，减弱了 NMDA 受体的药理学活性，抑制了 NMDA 受体兴奋，从而抑制了 NMDA-NO-cGMP 信号通路，缓解大鼠吗啡戒断症状。但应注意的是 MK-801、氯胺酮虽然可减轻戒断症状，但本身可引起某种程度的共济失调。因此，需特别强调非竞争性 NMDA 受体拮抗剂的剂量问题，应选用合适剂量以区分其对阿片戒断症状的抑制效应和导致运动失调的副作用。

氯胺酮的药理作用机制十分复杂，涉及 N-甲基-D-天门冬氨酸（NMDA）受体、阿片受体、单胺类受体、乙酰胆碱受体和电压门控通道等，现分别予以介绍：

（一）对 NMDA 受体的作用

氯胺酮系 NMDA 受体拮抗剂，具有强化效应，动物实验可产生自身给药和辨别效应。氯胺酮镇痛作用是其拮抗 N-甲基-D-门冬氨酸（NMDA）受体的结果。NMDA 受体广泛存在于中枢和外周神经系统，该受体是谷氨酸受体的一个亚型，是一种既受电压门控也受配体门控的双重门控通道，NMDA 受体可介导动物 wind up 现象和人的中枢敏感化，同时在外周伤害性信息传递中具有重要的作用。

NMDA 受体可被 Mg^{2+} 呈电压依赖式地阻断，细胞膜去极化时，Mg^{2+} 阻断作用解除，引起细胞膜进一步去极化产生一种慢的兴奋性突触后电位（EPSP）。NMDA 受体兴奋后除引起 Na^{+}、K^{+} 通透性增加外，还使 Ca^{2+} 通透性增加，导致 Ca^{2+} 大量进入细胞内，进而激活细胞内 Ca^{2+} 依赖性蛋白激酶引起一系列生化过程。

氯胺酮为非竞争性 NMDA 受体拮抗剂，通过与 NMDA 受体的苯环己哌啶位点结合，非竞争性抑制谷氨酸对该受体的激活，且对 NMDA 的阻滞有时间和刺激频率的依赖性。通过对 NMDA 受体通道的研究，发现氯胺酮可通过结合于通道孔内的某一位点使开放的通道发生阻滞，而且氯胺酮可通过降低 NMDA 通道的开放频率及开放时间，使通道的开放概率降低。目前认为氯胺酮拮抗 NMDA 受体的作用可能包括两个方面：氯胺酮与开放的通道结合后降低平均开放时间；通过变构效应减少通道开放的频率。

许多研究表明在临床无论是氯胺酮全身应用还是椎管内应用的镇痛作用都与拮抗 NMDA 受体有关。1972 年 Massopust 发现氯胺酮对猕猴丘脑侧核有选择性抑制作用，它只阻断与痛觉有关的情绪传入信号。氯胺酮对延髓内侧网状结构有高度选择性抑制，其中的一些核团是传递伤害性信号的转换站。静脉与蛛网膜下腔分别对犬经脊髓记录的皮质诱发电位的影响不同，静脉注射氯胺酮 10mg/kg 时对皮质诱发电位几乎无影响。而蛛网膜下腔注射 lmg/kg 即有显著作用，皮质诱发电位波幅减小，潜伏期延长，表现与局麻药作用相似。宋学军等记录了局部应用氯胺酮的神经干的复合动作电位，发现氯胺酮能可逆神经冲动在外周有髓纤维和无髓纤维上的传导，其作用并非通过突触的受体而是通过 Na^+ 和 K^+ 通道。NMDA 受体激动剂谷氨酸可以增强小鼠十二指肠平滑肌的自主收缩功能。但谷氨酸的这种作用既不受氯胺酮的影响，也不能改变氯胺酮对十二指肠平滑肌的自主收缩的抑制作用，表明氯胺酮的抑制作用没有通过谷氨酸类受体。

氯胺酮用于镇痛治疗的主要副作用——精神作用也与 NMDA 受体有关，临床上出现精神作用与镇痛作用短暂分离的一个可能的解释是：NMDA 受体短暂抑制后长时间的中枢疼痛通路去敏化。

（二）对阿片受体的作用

亚麻醉剂量的氯胺酮具有镇痛作用，当同时注射纳洛酮后，氯胺酮的镇痛作用减弱。放射性配体实验发现氯胺酮镇痛是通过阿片受体介导的，但是阿片受体各亚型与氯胺酮的相互作用很复杂，Hama 等报道氯胺酮可作用于中枢神经系统的 μ、σ、κ 等阿片受体，是 μ 受体的拮抗剂和 κ 受体的激动剂。研究证实在大鼠导水管灰质区域存在 μ 受体而没有 κ 受体，当微量注入纳洛酮后可以拮抗吗啡的镇痛作用而对氯胺酮的镇痛作用则无效，提示氯胺酮和某些阿片类激动-拮抗剂一样，对阿片类毒品依赖可能有治疗作用。阿片受体广泛存在于周围神经系统，激动外周阿片受体可以减弱伤害性感受传入末端的兴奋性和抑制兴奋性神经肽（如 P 物质）的释放。氯胺酮外周镇痛作用与阿片受体有密切关系，在细胞和分子水平探讨 NMDA 受体与阿片受体的相互作用，发现 NGl08 细胞可以同时表达 NMDA 受体和 δ 受体。在细胞培养液中加入 NMDA 可以减弱 DOR 激动剂 DPDPE 对细胞内第二信使 cAMP 的抑制，这种作用呈剂量依赖性，而 DPDPE 的 EC50 增加了 100 倍，在细胞培养液中加入氯胺酮即能逆转 NMDA 作用。而且，加入氯胺酮培养的 NGl08 细胞对 DPDPE 诱导的 DOR 不敏感性大大减弱。另外，蛋白激酶 C（PKC）抑制剂也能有效阻滞 NMDA 的作用。说明在细胞内水平 NMDA 受体信号转导系统与阿片受体信号转导系统有直接作用，进而影响蛋白磷酸化，使细胞内信息通路发生改变。另有研究表明，对阿片耐受已经形成的小鼠脑薄片中，细胞内 Ca^{2+} 浓度升高，应用氯胺酮后，细胞内 Ca^{2+} 浓度明显下降，Ca^{2+} 是细胞内第二信使，它与钙调蛋白（CaM）结合后，CaM 构象发生变化，从而使依赖 CaM 的一些酶类如 PKC 等发生改变（激活或失活），而 NMDA 受体通道开放后主要引起 Ca^{2+} 内流。以上研究提示 NMDA 受体在阿片耐受形成中起着重要作用，其拮抗剂氯胺酮对阿片的耐受和依赖有减弱和逆转作用，动物实验和临床研究也支持这一结论。但是氯胺酮在脊髓水平的镇痛作用不能被纳洛酮所拮抗，可能是阿片受体各亚型的分布或氯胺酮镇痛机制存在中枢和外周差异，其他试验也证实氯胺酮镇痛效应除阿片受体参与外，还有其他机制。

氯胺酮的致幻作用，也可用阿片受体来解释，κ 受体激动剂能引起相应的效果。

（三）对胆碱能受体的作用

氯胺酮对胆碱能受体亦有作用，对 N 型胆碱能受体通道的研究发现，随着氯胺酮剂量增加通道电流呈双指数形式衰减，峰电波也呈剂量依赖方式可逆性减弱。在亚临床浓度（0.25g/kg）氯胺酮时也可见通道电流阻滞，提示氯胺酮不仅对开放状态而且对关闭状态 N 型乙酰胆碱受体通道产生作用。氯胺酮也可作用于 M_1 受体，影响毒蕈碱受体信号系统，临床上氯胺酮麻醉后可以产生抗胆碱样症状如谵妄、支气管扩张和拟交感症状，说明氯胺酮具有拮抗 M_1 受体的作用，推测氯胺酮应是 M_1 受体拮抗剂。有研究报告胆碱酯酶抑制剂可以逆转氯胺酮麻醉，在卵母细胞上表达的 M_1 克隆受体对氯胺酮的抑制作用特别敏感，并且临床相关剂量的氯胺酮可拮抗 M_1 受体进而影响其细胞内信号转导。由于中枢胆碱能系统参与镇痛的机制尚不完全清楚，因而难以判断这种作用对氯胺酮镇痛有何意义。

有实验证明，氯胺酮可明显抑制小鼠离体小肠的自主收缩幅度，这种抑制作用可分别被阿托品和氨茶碱加强，而且氯胺酮还能拮抗 ACh 对小鼠十二指肠平滑肌自主收缩活动的增强作用。上述结果表明氯胺酮可能影响乙酰胆碱与 M 型受体的结合或者作用于受体后途径，升高细胞内 cGMP 或（和）cAMP 的浓度，从而对小肠平滑肌的收缩活动产生抑制作用。

（四）对单胺能受体的作用

单胺能受体（包括去甲肾上腺素能、多巴胺能、5-羟色胺能）属 G-蛋白偶联受体家族，受体上有氯胺酮的结合位点，氯胺酮与其结合，对单胺类神经递质如多巴胺、去甲肾上腺素和 5-羟色胺等重吸收有抑制作用。

氯胺酮能够明显抑制小鼠小肠的自主收缩活动，这种抑制作用提示，临床用药或吸食 K 粉所致的消化道的抑制症状或不良反应，可能在较大程度上与氯胺酮对消化道的直接作用有关。实验结果说明，氯胺酮对肠段的抑制作用可能和肠道内的 α 受体和 β 受体无直接关系。

NMDA 受体兴奋可促进前列腺素释放，氯胺酮可阻断这种作用。另有试验证实，氯胺酮抗伤害作用与其拮抗电压依赖性 L 型钙通道有关，氯胺酮对腺苷释放也有影响。

（五）对 NO/cGMP 信号转导系统的作用

NO/cGMP 信号转导系统广泛存在于神经细胞和非神经细胞，在中枢神经系统中，NO/cGMP 系统具有重要的信息传递作用，有证据表明氯胺酮麻醉作用机制与 NO/cGMP 系统有密切关系，氯胺酮麻醉对 NO/cGMP 信号转导系统的影响主要包括 NMDA 受体、NOS 和 cGMP。氯胺酮能有效阻滞由 NMDA 和 AMPA 激动所致的 NO 和 cGMP 含量的增加。许多研究表明氯胺酮对 cGMP 形成的抑制，可能只与 NMDA 和 AMPA 受体有关，而不是通过抑制 NOS 和 SGC 的活性而起作用。有人通过脑离体灌流研究认为氯胺酮可以抑制大鼠脑组织 NOS 活性，减少脑组织 NO 生成，也降低脑组织 cGMP 含量。但 Galley 等发现氯胺酮对大鼠脑 NOS 活性没有影响。Wu 等采用微透析技术在体研究了氯胺酮对大鼠海马和纹状体 NO 浓度的影响，发现氯胺酮剂量依赖性地升高该区 NO 浓度，不同的作者得出了不同的，甚至是相反的结果，其具体原因有待进一步探讨。氯胺酮对中枢神经系统 cGMP 浓度的影响也有争论。有许多研究认为氯胺酮是通过抑制 NMDA 受体或 NMDA 受体介导的 NOS 活性，来减少 cGMP 生成而发挥作用，但也有研究发现氯胺酮对 cGMP 影响不是完全通过 NMDA 受体和 NOS 起作用。Galley 等研究发现氯胺酮能增加离体大鼠脑干、海马和脊髓 cGMP 含量。有人用培养的神经细胞研究发现，氯胺酮对内源性或刺激所致的 cGMP 水平没有影响。有实验发现氯胺酮不能抑制海人藻酸所引起的 cGMP 水平升高。

总之，有关氯胺酮对 NO/cGMP 信号转导系统的影响研究结果尚不一致，要阐明两者之间的复杂关系，需要进一步研究。

综上所述，在受体水平，氯胺酮可通过作用于 NMDA 受体、阿片受体、胆碱能受体、NO/cGMP 信号转导系统，抑制单胺类神经递质的再摄取等机制发挥作用。

第三节　临床表现

一、急性中毒

通常在鼻吸氯胺酮 5～10 分钟后、口服 15～20 分钟后、静脉注射 30 秒钟后产生快感，可维持 1.5～3 小时。其欣快感、梦幻作用是导致滥用的基本因素，能缓减压力和焦虑。对氯胺酮的欣快感很少或没有清楚的描述，主要原因可能与想不起来有关。其欣快感可能与大麻、酒精相似，表现为愉快的空想，烦恼消失、平静，有的出现兴奋、话多、自我评价过高，与酒醉相似。其梦幻作用因成瘾者个体精神状况和滥用场景而异，既有正性的，也有负性的，负性作用较正性作用多。无论是患者，还是健康受试者，在服用氯胺酮后都会出现漂浮感，刺激感，梦境样体验，不真实感，神秘感，去人格化，人体形象改变。有的出现自体感知障碍，表现为身体某些部位的收缩、膨胀、浮动等。空间感知障碍，表现为与其他物体间的距离、周围物体的大小出现过大过小或变形。有些梦境或幻觉是愉悦性的，有些则是不愉快的痛苦梦境。有的出现精神症状，表现为焦虑、紧张、惊恐、烦躁不安、濒死感、多疑、混乱的思维、不合作、幻觉、不愉快、讲话含糊。有的患者出现理解判断力障碍，可导致冲动，如自伤与伤害他人等行为。严重者出现意识障碍，表现为意识清晰度降低、定向障碍、行为紊乱、错觉、幻觉、妄想等谵妄样症状，也可出现昏迷。有人认为其精神反应与个性有关，此观点在用氯胺酮麻醉手术后苏醒期的反应中得到部分印证：平时性格开朗、为人处事随和、生活经历平顺、意志坚强的患者，氯胺酮麻醉苏醒期的反应多数属“平稳型”或“兴奋型”；平时性格孤僻、为人处事激进、生活经历坎坷、意志薄弱、对手术存在强烈焦虑恐惧心理的患者，氯胺酮麻醉苏醒期的反应多属于“躁动型”。“平稳型”的患者在氯胺酮麻醉苏醒期多数较平稳，安静，熟睡状态，但呼之能应，能与人合作。“兴奋型”的患者在氯胺酮麻醉苏醒期多数呈兴奋、欣快、话多、舒适、犹如美梦一般的状态，问话应答自如，无肢体乱动现象，能与人合作。“躁动型”患者在氯胺酮麻醉苏醒期多数处于谵妄、狂躁、肢体乱动或僵直状态，表情痛苦、愤怒或恐惧状、不能与人合作。

躯体症状包括：中枢神经系统表现为眼球震颤、肌肉僵硬强直、构音困难、共济失调、对疼痛刺激反应降低等。心血管系统表现为心悸、气急、大汗淋漓、血压增加等。消化系统表现为恶心、呕吐、腹胀、胃扩张，其原因与唾液和胃液分泌旺盛，吞进大量的气体和液体有关。严重者可出现高热、惊厥发作、颅内出血、呼吸循环抑制，甚至死亡。

氯胺酮的效应与吸食剂量、吸食频率、吸食时间关系密切，使用剂量愈大、效应愈显著。鼻吸剂量在 150～250mg 时，出现闭眼时动态彩色图像、睁眼时能回到现实中，心率加快、血压升高；当剂量在 250～600mg 时，则睁眼也有动态彩色图像，脱离现实、自我评价过高、感知觉障碍、思维贫乏；当剂量在600～4500mg时，产生分离性幻觉、自身解体、梦境体验、痛觉消失、言语不清；当剂量在4500mg以上时，会产生谵妄、濒死感、非中枢性呼吸抑制以致死亡。有的在停药1年后还能出现用药时的幻觉，这种人有更高的精神病潜质。

二、毒副作用

氯胺酮的不良反应具有剂量相关性，使用剂量愈大，毒副作用愈显著。可概括为以下几个方面，一是精神、神经系统反应，表现为鲜明的噩梦、幻觉、错觉、呓语、分离状态，意识模糊、不理智的行为、尖叫、兴奋、烦躁不安、注意力、记忆力受损、易激惹等。这些毒副作用可发生于给药后，亦可发生于术后恢复期。发生于恢复期的噩梦，往往使患者产生不愉快的感觉。以上症状多见于青壮年，可予苯二氮䓬类药物缓解。以上行为、心理症状的恢复需一定时间，24小时内需避免精密操作的工作。有时，这些不愉快的精神反应在几天或几周后仍可再现。最近研究发现，氯胺酮对发育中的神经元具有神经毒性，可引起学习和记忆障碍及行为异常。回顾性研究发现3岁之前小儿接受过较长时间氯胺酮麻醉的手术，或因手术需要曾多次用过氯胺酮，在学龄期表现为学习与记忆障碍及行为异常，这些异常表现可能与氯胺酮的潜在神经毒性有关。研究者应用分子生物学技术从基因、蛋白质水平观察到，常用氯胺酮可诱导发育中的神经元呈现tau蛋白磷酸化及神经元毒性。氯胺酮可能通过tau蛋白Ser404位点过度磷酸化，以及tau蛋白过度磷酸化导致微管结构破坏和损伤轴突运输，最终导致神经细胞死亡而产生对新生小鼠的神经毒性。结果提示氯胺酮可能是影响儿童学习能力的一个危险因素。二是可增加主动脉压、心率和心脏指数，这种作用与交感神经兴奋和外周儿茶酚胺再摄取受到抑制有关，静脉注射后85％以上的患者有血压升高及心率增加，但也可出现不寻常的低血压、心动过缓、心律不齐。心功能不全、心血管疾病、严重高血压或伴脑出血患者服用氯胺酮是危险的。

另外，给药速度过快或用药量较大时可抑制呼吸，表现为呼吸减慢、窒息、喉痉挛等。用药后肌张力增高，肌肉异常收缩偶见，极少有癫痫样发作。可刺激呕吐中枢，诱发恶心、呕吐。也可出现复视、眼球震颤、恶心、呕吐、流泪、多涎、眼压及脑脊液压增高，青光眼患者忌用。注射部位疼痛及皮肤痒疹时有发生，有的成瘾者背部和后颈会长出痒的毒疮，俗称“茄疮”。

三、长期作用

反复多次给药，可出现快速耐药性，需要量逐渐加大。长期使用氯胺酮的效应类似于其他致幻剂如PCP，停药后可出现戒断症状。有研究表明，氯胺酮可造成记忆缺失、认知功能损害、精神障碍以及躯体功能损害，严重程度取决于氯胺酮用量和个体素质。

氯胺酮有一定的依赖性潜力，调查显示，首次服用氯胺酮平均12.7个月后成瘾。有78.9％符合DSM-Ⅳ依赖综合征的诊断标准。76.1％的研究对象曾出现耐受性增高，停用或减少使用后可产生一系列戒断症状。最常见的戒断症状是在停药后48～72小时内出现疲劳、打哈欠（46％）；易怒（38％）；愤怒，心怀敌意或作出攻击性行为（36％）；失眠

(32%)；抑郁（32%）。其他还有流涕、全身不适、心理渴求、焦虑、皮肤蚁走感、疼痛、心悸，一般约持续4～7天。

精神障碍主要表现为类精神分裂症样症状，在临床上与精神分裂症非常相似。主要表现为幻觉、妄想、易激惹、行为紊乱等症状。幻觉以生动、鲜明的视幻觉、听幻觉为主；妄想多为关系妄想、被害妄想，也可有夸大妄想等；行为紊乱主要表现为冲动、攻击和自伤行为等。少数患者可出现淡漠、退缩和意志减退等症状。患者亦可有感知综合障碍，如感到自己的躯体四肢变形，感到别人巨大而自己变得非常矮小等。氯胺酮所致精神病性症状一般在末次使用4～6周后消失，也可能持续长达6周以上。反复使用可导致精神病性症状复发与迁延。

认知功能损害主要表现为学习能力下降，执行任务困难，注意力不集中，记忆力下降等。氯胺酮具有神经毒性，慢性使用者的认知功能损害持续时间可长达数周、数月，甚至更长，较难逆转。英国的一项研究表明，氯胺酮依赖组的双侧额叶区（左额上回和右额中回）灰质体积下降（$P<0.05$，纠正后，cluster 水平）；氯胺酮使用的时间（月）与双侧额叶灰质体积呈负相关，而估计的氯胺酮使用总量只和左额上回的灰质体积呈负相关。国内的研究表明，氯胺酮成瘾者有前额叶脑白质、脑灰质的损害，其结构损害与精神分裂症患者的脑结构损害极为相似。动物实验表明，氯胺酮等NMDA受体拮抗剂对神经细胞具有广泛的损害作用，给鼠投以氯胺酮后可使鼠脑神经细胞产生渐进性坏死，引起成年大鼠扣带回和胼胝体后压部皮质神经元损害。其认知功能损害类似于致幻剂LSD、PCP，表现为处事能力受损，在安排工作上有困难。记忆缺失，言语记忆逐渐受到损害，甚至会造成老年痴呆症。

常见的躯体功能损害主要表现为泌尿系统损害和鼻部并发症。氯胺酮相关性泌尿系统损害是一种以下尿路症状为主要临床表现的全尿路炎性损害，反复滥用会破坏膀胱黏膜，与“间质性膀胱炎”患者类似，可导致膀胱缩小，机制不明。临床主要症状为排尿困难、尿频、尿急、尿痛、血尿、夜尿增多以及急迫性尿失禁等，可伴有憋尿时耻骨上膀胱区疼痛感。同时，尿常规可发现白细胞和红细胞，尿细菌和抗酸杆菌培养阴性。可伴不同程度的肾功能损害。尿动力学检测提示膀胱顺应性差，不稳定膀胱，功能性膀胱容量减少或膀胱挛缩。严重的患者排尿间隔时间最短的仅约3分钟，夜尿频率最高能达约25次，影响正常生活，故称“拉K一时，尿布一世”。我国香港特别行政区研究了66名长期吸食氯胺酮的青少年，平均年龄为18岁，多数人首次吸毒年龄为13～14岁，更有人从10岁起开始吸毒。研究人员根据吸食氯胺酮次数，将参与者以每星期吸食3次、4次及5次以上分组，发现他们的膀胱平均容量分别为203.2ml、199.6ml及189.5ml，而正常膀胱容量约400～500ml。另外一项香港特别行政区的调查表明，长期吸食氯胺酮的人员，51%已出现肾积液，另有7%的肾组织坏死，有8%的“血清肌酐”指数高，肾功能损害多。

鼻部并发症主要因鼻吸氯胺酮粉末所致，其他原因包括鼻吸管导致的机械性损伤或氯胺酮粉末中含有的其他物质粉末引起损伤，或挖鼻等。可并发慢性鼻炎、鼻中隔穿孔和鼻出血等鼻部疾病。①慢性鼻炎：主要临床表现为鼻塞、多涕，鼻分泌物多为黏液性。可伴有头痛，鼻根部不适、胀痛，闭塞性鼻音等症状。局部检查可见鼻黏膜充血，下鼻甲肿胀等；②鼻中隔穿孔：表现为鼻腔干燥、鼻塞、鼻内异物感和鼻出血等症状。前部小穿孔，呼吸时可产生吹哨音，检查可见鼻中隔贯穿性穿孔；③鼻出血：可为单侧或双侧出血。出血量多少不一，多为轻度出血，表现为鼻涕带血或倒吸血涕，重者可大量出血。

四、医疗价值

氯胺酮单独使用时，仅适用于不需肌肉松弛的小手术和诊断性检查，小儿麻醉（氯胺酮可产生类精神分裂症样症状，这种作用在成人较突出和常见，而儿童对此反应相对较轻、主诉较少，因此目前临床上多用于小儿外科手术的基础麻醉，亦可单独使用），全麻诱导，尤其是低血压患者的诱导，亦用于烧伤患者更换敷料、清创、植皮或切痂。更多的是与其他药物配伍组成复合麻醉。由于氯胺酮和去甲氯胺酮均有一定镇痛作用，故口服氯胺酮尽管生物利用度低，仍可作为小儿麻醉前用药。近年来发现在椎管内注射氯胺酮用于手术后止痛和顽固性疼痛有效，且安全，无阿片类药物呼吸抑制等副作用，值得进一步研究。另有报道氯胺酮可解除诱导麻醉中出现的支气管哮喘和用于阿片类成瘾的脱毒。

氯胺酮的局部刺激性小，毒性很低，半数致死量为临床用量的 5～10 倍。与氟烷、N_2O、地西泮等合用时，作用时间延长，也可降低氟烷的 MAC，可能与配伍用药抑制了肝脏转化氯胺酮的能力有关。

慎用于急慢性酒精中毒、心功能代偿欠佳、眼球破裂、眼压过高、脑脊液压过高、精神异常及甲状腺功能亢进危象发作者。禁用于高血压、动脉硬化、肺动脉高压、低血容量、颅内压增高、青光眼、有脑血管意外史和癫痫者。咽喉部及颈部手术复合麻醉应合用安定药或肌松药，饱食患者以先行局部麻醉清醒插管为安全。

用法用量：通常经静脉给药作为麻醉诱导，成人 1～2mg/kg，缓慢注入（>60 秒）。按 10～30μg/(kg·min) 的速度连续静脉滴注或经输液泵输入用于麻醉维持。轻度肌肉强直或痉挛一般可自行消退，重症时可辅加地西泮（5～10mg）。作为一般止痛时，成人单次静脉注射剂量为 0.2～0.75mg/kg，然后可按 0.005～0.02mg/(kg·min) 持续静脉点滴，也可肌内注射 2～4mg/kg 后再静脉持续点滴。基础麻醉时，小儿肌内注射剂量是4～6mg/kg。使用中应注意个体差异对药效的影响。一次最大限用量，静脉注射为 4.5mg/kg，肌内注射量 13mg/kg。氯胺酮麻醉前应使用阿托品或其他合适的抗胆碱类药物及苯二氮䓬类药物。

第四节　诊断与治疗

一、诊断程序

（一）病史询问

1. 药物使用史　应尽可能获得氯胺酮使用情况，如使用时间、频度、使用剂量、使用感受等，也要了解其他成瘾物质（包括酒精）滥用情况，以及既往药物滥用治疗情况等。出现以下征兆要高度怀疑吸食 K 粉：鼻孔有白色粉末、黑眼圈、流鼻水或尿频，伴有走路不稳，似酒醉样但没有酒味。

2. 躯体问题　包括鼻腔黏膜损伤、鼻中隔穿孔，泌尿系统症状等，也要询问躯体疾病情况，如肝炎史、颅脑外伤史、躯体损伤史、结核史、肺部感染史和性病史等。

3. 其他精神障碍　滥用氯胺酮可以导致各种精神症状，如幻觉、妄想、谵妄、焦虑和抑郁等。滥用也可以加重原来的精神疾病。要了解精神症状最早出现的时间，确定是否和滥用氯胺酮有关。

（二）诊断要点

1. 急性中毒　在氯胺酮使用过程中或使用后不久发生，症状表现与使用剂量、使用者的耐受性等有关，具有自限性。临床表现多种多样，如精神症状、呼吸系统、循环系统与神经系统症状和体征等。

急性中毒时常出现谵妄状态，患者意识模糊、定向障碍，表现为不理解环境，无法进行深入交谈等，症状消失后患者往往不能回忆当时状况。患者同时还有明显的错觉、幻觉、妄想等精神症状，以及冲动、攻击、自伤等行为紊乱症状。临床上，氯胺酮为脂溶性，即使尿中、血液中不能检出氯胺酮，仍可能有急性中毒症状。

2. 依赖综合征　特征为强迫性觅药行为、渴求等行为失控症状，躯体上表现耐受性增加、戒断症状。与阿片类相比，戒断症状往往不严重，如果患者不合作，给诊断带来困难。耐受性增加表现为在长期使用后，成瘾者常需要增加使用剂量和频度才能取得所追求的效果。戒断症状通常在停药后 12～48 小时后可出现烦躁不安、焦虑、抑郁、精神差、疲乏无力、皮肤蚁走感、失眠、心悸、手震颤等戒断症状。戒断症状的高峰期和持续时间视氯胺酮滥用情况而不同。强迫性觅药行为表现为成瘾者有不同程度的心理渴求，控制不了氯胺酮使用频度、剂量，明知有害而仍然滥用。

3. 精神病性障碍　以幻觉、妄想、行为紊乱为主要临床表现。与精神分裂症相比，与氯胺酮滥用有关的幻觉、妄想生动鲜明，患者往往有明显的情绪反应。发生过幻觉、妄想的氯胺酮成瘾者在症状消失后，非常小剂量再次使用也可诱发幻觉、妄想。

4. 认知功能损害　较常见，往往不被注意，主要表现为记忆力、理解力下降，注意力不集中，新知识学习困难，抽象思维较差等。慢性使用者持续时间较长，较难逆转。

5. 氯胺酮相关泌尿系统损伤　患者有明确的氯胺酮滥用史，临床表现以尿频、尿急、尿痛、血尿等下尿路症状为主，影像学检查发现膀胱挛缩，容量变小，膀胱壁不均匀增厚时，应考虑本病。

（三）辅助检查与评估

1. 氯胺酮检测

（1）氯胺酮检测试剂盒（胶体金法）：是一种定性检测方法，以尿液作为样本，可快速检测氯胺酮。在服用 2～4 小时后即可被检出，一般在末次吸食氯胺酮后 48～72 小时内仍可被检出。应尽可能尽快进行尿液检测。

（2）气相色谱-质谱联用法（GC-MS）：GC-MS 是一种确认分析方法，对尿液标本中的氯胺酮和去甲氯胺酮检出限分别可达 3ng/ml、75ng/ml。

（3）高效液相色谱法（HPLC）：也是一种定量检测法，以血液、尿液为样本，血、尿液中氯胺酮和去甲氯胺酮的检出限是 6ng/ml、4ng/ml。

2. 影像学检查　氯胺酮成瘾者可出现脑白质和脑灰质的损害，有条件者可进行头颅 CT、MRI 等检查。伴有泌尿系统损害者，应进行肾脏和膀胱的影像学检查，B 超、CT

等影像学检查可有双肾积水、输尿管扩张、膀胱挛缩等改变。膀胱镜检提示不同程度膀胱急性炎症。

3. 心理评估

(1) 成瘾行为与心理渴求的评定：可应用成瘾严重程度指数量表（ASI）及视觉类比量表（VAS）评定成瘾及心理依赖其严重程度。

(2) 精神症状评估：可使用症状自评量表（SCL-90）、焦虑自评量表（SAS）、抑郁自评量表（SDS）、汉米尔顿焦虑量表（HAMA）、汉密尔顿抑郁量表（HAMD）和简明精神病量表（BPRS）等量表对精神症状的严重程度进行评估。

(3) 人格特征评估：可应用多种测验以多角度、多维度评估患者的人格特征。常用量表包括：明尼苏达多相人格测验（MMPI）、艾森克人格问卷（EPQ）以及卡特尔16项人格因素量表（16PF）。

(4) 认知功能评估：可选用韦氏记忆测验（WMS）和韦氏智力测验（WAIS）、威斯康星卡片分类测验（WCST）和连线测验等方法对记忆力、智力以及分析判断能力进行评估。

另外，滥用氯胺酮后性冲动较为强烈，易引发不当性行为，增加性传播疾病的机会，也应常规进行性传播性疾病，如梅毒血清学检测以及HIV抗体检测等。

(四) 鉴别诊断

1. 精神分裂症　氯胺酮所致精神病性障碍应与精神分裂症鉴别。氯胺酮滥用史，幻觉、妄想、情感淡漠等精神病性症状的出现与氯胺酮的使用在时间上密切相关，氯胺酮实验室检测阳性结果等有助鉴别。此外，氯胺酮所致精神病性障碍一般病程较短，症状缓解较快。

2. 心境障碍　氯胺酮滥用者可出现情感高涨、话多、易激惹、兴奋、冲动等类躁狂状态，亦可出现情绪低落、愁眉苦脸、精神不振、唉声叹气、对事物不感兴趣、少语、动作迟缓等抑郁状态，故应与心境障碍鉴别。氯胺酮滥用史、氯胺酮滥用与心境改变密切相关、氯胺酮实验室检测结果阳性等有助于鉴别。

3. 焦虑症　氯胺酮滥用者可伴有紧张不安、担心、提心吊胆、心烦意乱、坐立不安等焦虑状态的表现，应与焦虑症鉴别。根据氯胺酮滥用史等可资鉴别。

4. 其他药物所致精神障碍　氯胺酮所致精神障碍者常有多药物滥用的情形，常同时滥用其他药物或无规律交替使用。鉴别时应注意了解具体滥用药物与精神症状的关系和药物的实验室检测结果等。

5. 其他药物急性中毒　氯胺酮急性中毒常需与其他药物急性中毒鉴别，鉴别主要依据其他药物的过量使用史，中毒临床表现，药物实验室检测结果等。

6. 其他泌尿系统损害　氯胺酮相关泌尿系统损害应注意与尿路感染、肾结核、膀胱结核和淋病等疾病的鉴别。必要时请相关专业会诊。

二、诊断标准

氯胺酮相关和成瘾障碍的诊断主要依据可靠的病史、临床症状与体征、尿液毒品检测。在临床工作实践与研究工作中，最常用的诊断标准是DSM-Ⅴ。现结合DSM-Ⅴ将氯胺酮相关和成瘾障碍的诊断标准予以介绍。

（一）氯胺酮成瘾的诊断标准

A. 在12个月内由于问题使用氯胺酮，导致有显著临床意义的损害或痛苦，出现至少以下两项：

1. 氯胺酮的使用量和时间经常超过预期。

2. 持续存在戒掉或控制使用氯胺酮的愿望，或曾有多次努力而失败的经历。

3. 耗费大量时间获取、使用氯胺酮，或者从它的影响中恢复过来。

4. 使用氯胺酮的渴求，或强烈的欲望或冲动。

5. 反复使用氯胺酮导致不能履行在工作，学校或家庭中的职责（例如，与氯胺酮使用相关的反复缺勤或工作表现不佳；与氯胺酮使用相关的旷课，停课，或被学校开除，忽视子女或家务）。

6. 尽管已经导致或加重持续的或反复出现的社会或人际关系问题，但仍继续使用氯胺酮。

7. 因为使用氯胺酮而放弃或减少了重要的社会、职业或休闲活动。

8. 在对躯体有害的情况下反复使用氯胺酮。

9. 尽管了解使用氯胺酮会导致或加重现有的躯体或心理问题，但仍继续使用。

10. 耐受性，表现为以下任意一项：

a. 需要明显增加剂量以达到过瘾或预期效应。

b. 继续使用相同剂量的氯胺酮，效果明显降低。

11. 戒断，表现为以下任意一项：

a. 典型的氯胺酮戒断综合征（指氯胺酮戒断标准A和B）。

b. 使用氯胺酮（或类似的物质）可以缓解或避免戒断症状。

标注目前的严重程度：

轻度成瘾：出现2～3个症状。

中度成瘾：出现4～5个症状。

重度成瘾：出现6个或更多症状。

（二）氯胺酮中毒的诊断标准

A. 最近使用氯胺酮。

B. 使用氯胺酮时或刚刚使用之后出现临床上明显的异常行为改变（如：好斗，攻击性强，冲动，不可预测性，精神运动性激越，判断力受损）。

C. 在1小时内出现两个（或更多）下列症状或体征：

1. 垂直或水平性眼球震颤。

2. 高血压或心动过速。

3. 麻木或痛觉减弱。

4. 共济失调。

5. 构音障碍。

6. 肌肉强直。

7. 惊厥或昏迷。

8. 听觉过敏。

D. 这些症状或体征不归因于其他躯体疾病，且不能以其他精神障碍，包括其他物质中毒更好地解释。

（三）氯胺酮戒断的诊断标准

A. 既往使用氯胺酮较严重或使用时间较长者停止使用（或减少剂量）所致。

B. 在A种情况下，出现下面3个（或更多）的症状，持续时间从几分钟到几天：

1. 烦躁不安、焦虑、抑郁、精神差。
2. 疲乏无力。
3. 肌肉疼痛。
4. 流泪或流涕。
5. 皮肤蚁走感。
6. 手震颤。
7. 哈欠。
8. 心悸。
9. 失眠。

C. B项出现的症状和体征导致个体在社会、职业或其他重要领域的功能明显受损。

D. 上述症状和体征不能归因于其他躯体疾病，也不能用其他精神障碍，包括其他物质的中毒或戒断来更好地解释。

（四）氯胺酮所致持久知觉障碍的诊断标准

A. 停止使用氯胺酮后，出现致幻剂中毒时的一个或多个知觉症状（如几何图形视幻觉，周围视野的假性运动性幻觉，色彩闪光，移动物体残影，正余像，物体周围光晕，视物显大和显小）。

B. A标准中的症状导致明显的不适或社交、职业或其他重要方面功能的缺损。

C. 该症状不能归因于其他躯体疾病（例如，大脑结构性病变和颅内感染，视觉性癫痫），或其他精神障碍（如谵妄，重度神经认知障碍，精神分裂症）。

（五）氯胺酮所致精神病性障碍的诊断标准

A. 出现下面的任何一个症状：

1. 妄想。
2. 幻觉。

B. 下面1和2的诊断依据来源于病史、躯体检查以及实验室检查：

1. 在氯胺酮的中毒、戒断期间或之后不久出现或停药以后A标准中的症状充分发展。
2. A标准中所涉及的症状与氯胺酮有关。

C. 这种精神症状不能用非氯胺酮使用引发的精神病性障碍解释，而且非氯胺酮引发精神病性障碍有以下的特点：

精神病性症状在氯胺酮使用之前出现，症状在急性中毒或戒断后很长时间（如1个月）持续存在，或者有其他的证据证明该精神病性症状不是氯胺酮使用引起的（如病史中没有氯胺酮使用史）。

D. 这种症状发生在非谵妄期间。

E. 这种症状导致个体的社会、职业或其他重要领域的功能明显受损。

严重程度评估：根据主要精神症状的量化评估确定症状的严重度，症状包括：妄想、幻觉、精神运动性障碍以及阴性症状。每一个症状的严重程度均以过去7天内的最严重的时候进行评定，评定方法为0分（无症状）到4分（症状非常严重）五个级别进行评定。

注意：对于氯胺酮所致的精神病性障碍即使没有严重程度的评估也可以诊断。

（六）氯胺酮所致的双相及相关障碍的诊断标准

A. 一种突出的持续性的心境障碍，主要临床表现为高涨、扩张或心境易激惹，伴有或不伴有抑郁心境，或对所有或几乎所有活动的兴趣或愉悦感明显减少。

B. 来自病史、躯体检查或实验室的证据显示存在下列2种情况：

1. 诊断标准A的症状是在氯胺酮中毒的过程中或不久后，或氯胺酮戒断接触某种药物之后出现。

2. 氯胺酮能够产生诊断标准A的症状。

C. 这种心境障碍不能用非氯胺酮所致的双相及相关障碍来更好地解释。

独立的双相及相关障碍的证据包括如下：症状的发作是在开始使用氯胺酮之前；在急性戒断或重度中毒结束之后，症状仍持续相当长的时间（例如，约1个月）；或有其他证据表明存在一种独立的、非氯胺酮所致的双相及相关障碍（例如，有反复出现的与非氯胺酮相关的发作的病史）。

D. 这种障碍并非仅仅出现于谵妄时。

E. 这种障碍引起有临床意义的痛苦，或导致社交、职业或其他重要功能方面的损害。

标注：

在中毒期出现：如果氯胺酮中毒和在中毒过程中产生的症状都符合诊断标准。

在戒断期出现：如果氯胺酮戒断和在戒断过程中或不久后产生的症状都符合诊断标准。

（七）氯胺酮所致抑郁障碍的诊断标准

A. 在临床表现中突出而持续存在的并占主导地位的情绪问题是抑郁情绪和兴趣降低，快乐消失，活动减少。

B. 下面1和2的诊断依据来源于病史、躯体检查以及实验室检查：

1. 在氯胺酮的中毒、戒断期间或之后不久或停药以后，A标准中的症状充分发展。

2. A标准中所涉及的症状与氯胺酮有关。

C. 这种抑郁不能用非氯胺酮使用引发的抑郁解释，而且独立的抑郁障碍有以下的特点：

抑郁症状在氯胺酮使用之前发作，症状在急性中毒或严重戒断后很长时间（如1个月）持续存在，或者有其他的证据证明是独立的抑郁而不是氯胺酮使用所致的（如病史中没有氯胺酮使用史）。

D. 这种抑郁发生在非谵妄期间。

E. 这种抑郁导致个体的社会、职业或其他重要领域的功能明显受损。

（八）氯胺酮所致焦虑障碍的诊断标准

A. 在临床表现中惊恐发作或焦虑占主导地位。

B. 下面1和2的诊断依据来源于病史、躯体检查以及实验室检查：

1. 在氯胺酮的中毒、戒断期间或之后不久或停药以后，A标准中的症状充分发展。

2. A标准中所涉及的症状与氯胺酮有关。

C. 这种焦虑障碍不能用非氯胺酮使用引发的焦虑解释，而且独立的焦虑障碍有以下的特点：

焦虑症状在氯胺酮使用之前发作，症状在急性中毒或戒断后很长时间（如 1 个月）持续存在，或者有其他的证据证明是独立的焦虑而不是氯胺酮使用所致的（如病史中没有氯胺酮使用史）。

D. 这种焦虑发生在非谵妄期间。

E. 这种焦虑导致个体的社会、职业或其他重要领域的功能明显受损。

（九）氯胺酮所致强迫和相关障碍的诊断标准

A. 在临床表现中占主导地位的症状是强迫思维、强迫行为、皮肤搔抓、拔毛及其他聚焦于躯体的重复性行为或其他症状。

B. 下面 1 和 2 的诊断依据来源于病史、躯体检查以及实验室检查：

1. 在氯胺酮的中毒、戒断期间或之后不久或停药以后，A 标准中的症状充分发展。

2. 标准 A 中所涉及的症状与氯胺酮有关。

C. 这些强迫症状不能用非氯胺酮使用引发的强迫及相关障碍解释，而且独立的强迫障碍有以下的特点：

强迫症状在氯胺酮使用之前发作，症状在急性中毒或严重戒断后很长时间（如 1 个月）持续存在，或者有其他的证据证明是独立的强迫而不是氯胺酮使用所致的（如病史中没有氯胺酮使用史）。

D. 这种强迫发生在非谵妄期间。

E. 这种强迫导致个体的社会、职业或其他重要领域的功能明显受损。

（十）氯胺酮所致睡眠障碍的诊断标准

A. 在临床出现突出而严重的睡眠问题。

B. 下面 1 和 2 的诊断依据来源于病史、躯体检查以及实验室检查：

1. A 中的症状在氯胺酮的中毒时或中毒后不久以及在戒断之后或用药时出现及加重。

2. A 标准中所涉及的症状与氯胺酮有关。

C. 这些问题不能用非氯胺酮使用引发的睡眠障碍解释，而且独立的睡眠障碍有以下的特点：

睡眠障碍在氯胺酮使用之前发作，症状在急性中毒或严重戒断后很长时间（如 1 个月）持续存在，或者有其他的证据证明是独立的睡眠障碍而不是氯胺酮使用所致的（如病史中没有氯胺酮使用史）。

D. 这种睡眠障碍发生在非谵妄期间。

E. 这种睡眠障碍导致个体的社会、职业或其他重要领域的功能明显受损。

特殊说明：

失眠类型：入睡困难或维持睡眠困难，睡眠中醒觉状态增多，或者不能再次入睡。

日间睡眠增多的类型：睡眠增多是主要的主诉或者在醒觉状态下感到疲倦，或醒觉时间少于往常，而睡眠时间延长。

白天睡眠增加的类型：主要特点是：日间过度嗜睡或在醒觉状态下疲乏，睡眠时间较长。

深睡眠类型：在睡眠状态下出现异常的行为。

混合状态：氯胺酮所致睡眠障碍含有多种类型的睡眠方面的症状，但是没有相应占主导地位的症状。

（十一）氯胺酮所致性功能障碍的诊断标准

A. 在临床表现中性功能障碍主导地位。

B. 下面1和2的诊断依据来源于病史、躯体检查以及实验室检查：

1. 在氯胺酮的中毒、戒断期间或之后不久或停药以后，A标准中的症状充分发展。

2. A标准中所涉及的症状与氯胺酮有关。

C. 不能用非氯胺酮使用引发的性功能障碍进行解释，而且独立的性功能障碍有以下的特点：

性功能障碍在氯胺酮使用之前发作，症状在急性中毒或严重戒断后很长时间（如1个月）持续存在，或者有其他的证据证明是独立的性功能障碍而不是氯胺酮使用所致的（如病史中没有氯胺酮使用史）。

D. 这种性功能障碍发生在非谵妄期间。

E. 这种性功能障碍导致个体的社会、职业或其他重要领域的功能明显受损。

标注目前的严重程度：

轻度：性功能障碍占性活动的25%～50%的几率。

中度：性功能障碍占性活动的50%～75%的几率。

重度：性功能障碍占性活动的75%的几率或更高。

（十二）氯胺酮中毒性谵妄的诊断标准

A. 注意（即指向、聚焦、维持和转移注意的能力减弱）和意识（对环境的定向减弱）障碍。

B. 该障碍在较短时间内发生（通常为数小时到数天），表现为与基线注意和意识相比的变化，以及在一天的病程中严重程度的波动。

C. 额外的认知障碍（例如，记忆力缺陷，定向不良，语言，视觉空间能力，或知觉）。

D. 诊断标准A和C中的障碍不能用其他先前存在的、已经确立的或正在进行的神经认知障碍来更好地解释，也不是出现在觉醒水平严重降低的背景下，如昏迷。

E. 病史、躯体检查或实验室发现的证据表明，该障碍是氯胺酮中毒的直接结果。

注意：当诊断标准A和C中的症状在临床表现中占主导地位，且严重到足以引起临床关注时，应给予氯胺酮中毒性谵妄的诊断以替代氯胺酮中毒的诊断。

三、治　疗

很多氯胺酮吸食者会自己停用，但若多次试图停用而又未能成功的话，就需要寻求专业帮助。氯胺酮成瘾者的治疗遵循预防为主、个体化、综合治疗的原则。对于急性中毒病情危重者主要采取内科治疗，及时抢救生命。氯胺酮滥用应早期发现与早期干预，主要采用心理行为干预措施防止发展到成瘾。对氯胺酮成瘾的治疗应遵循慢性复发性脑病的治疗原则，是一个长期康复的过程，需要进行躯体戒断治疗，然后采取药物、心理、社会综合治疗，促进躯体、心理、社会的全面康复，重建健康的生活方式，预防复发，保持操守。

氯胺酮所致精神病性障碍，以精神科治疗为主，必要时应住院治疗。

氯胺酮成瘾者与阿片类物质成瘾者在临床表现、个性行为特征、治疗和预后等方法存在诸多差异，不宜将两类患者置于同一病房治疗，以免相互影响。具有共性的治疗请参考本书第十章。

（一）急性中毒的治疗

对氯胺酮中毒无特异性的解毒剂，处理原则与措施同其他药物中毒相同。如出现呼吸心搏骤停，应遵循C-A-B（胸外按压、开放气道、人工呼吸）抢救原则（C：A的比例为30：2，注意按压频率大于100次/分，胸骨下陷幅度至少5cm，两次按压的中断时间最好不超过5秒，最长不超过10秒，人工呼吸8～10次/分）给予必要的呼吸、循环支持，并及时转送到有条件的医院进行抢救。如患者出现急性谵妄状态，必要时予以保护性约束，保护患者的安全，使用保护性约束措施要慎重，由于痛感下降，要严防受伤以及出现横纹肌溶解致急性肾衰竭。兴奋躁动者可予氟哌啶醇肌内注射2.5～10mg/次，必要时可以重复；每日2～3次，总剂量不宜超过20mg；特别要注意躯体及生命体征情况。过量中毒呼吸抑制时，应使用辅助呼吸，不宜用呼吸兴奋剂。由于氯胺酮滥用多为多药滥用，单一用药者很少，故应考虑其合用的不同毒品进行综合处理。

（二）戒断症状的治疗

对氯胺酮戒断症状治疗主要是对症治疗，如镇静催眠类药物，抗焦虑药和抗抑郁药等，同时辅以支持疗法，补充水、电解质，加强营养等。对于戒断症状中的疼痛等症状可以加用现有的用于阿片类戒断的中成药进行对症处理。

目前尚无减轻氯胺酮心理渴求的药物，亦无特异的抗复吸治疗药物。治疗上以心理社会干预措施为主。伴有其他心理障碍的可试用选择性5-羟色胺再摄取抑制剂（SSRIs）、曲唑酮等药物治疗。

（三）所致精神障碍的治疗

1．精神病性症状治疗　出现幻觉、妄想等精神病性症状时，推荐使用非典型抗精神病药物，如利培酮（1～6mg/d）、奥氮平（5～15mg/d）、喹硫平（100～600mg/d）、阿立哌唑（5～20mg/d）、齐拉西酮（5～15mg/d）等口服，也可用氟哌啶醇2～10mg/d口服，增加剂量应缓慢。精神病性症状消失后可逐渐减少药物剂量，视情况予以维持治疗。

2．抑郁、焦虑症状的治疗　抑郁症状可使用SSRIs等新型抗抑郁药物，可选用盐酸氟西汀（20～40mg/d）、盐酸帕罗西丁（20～40mg/d）、舍曲林（50～150mg/d）、氟伏沙明（50～200mg/d）、西酞普兰（20～40mg/d）、艾司西酞普兰（10～20mg/d）。还可使用文拉法辛（75～200mg/d），米氮平（30～45mg/d）或三环类抗抑郁药物等。

急性焦虑症状可使用苯二氮䓬类药物，但应注意防止此类药物滥用，或使用曲唑酮（50～100mg/d），如焦虑症状持续存在也可选用丁螺环酮（15～30mg/d）、坦度螺酮（20～60mg/d）或SSRIs等非苯二氮䓬类药物治疗。

（四）并发症的治疗

1．泌尿系统损害　目前氯胺酮相关性泌尿系统损害无确切有效的治疗方法，以下药物治疗对缓解症状有一定效果。①抗生素：尿常规检查有白细胞者，可使用抗生素，如头孢克肟100mg，2次/日，氧氟沙星0.2g，2次/日，莫西沙星400mg，1次/日等；②肾上腺素能受体阻滞剂：如坦索罗辛0.2mg，1次/日，甲磺酸多沙唑嗪1～4mg，1次/日；

③胆碱能受体阻滞剂：如酒石酸托特罗定 2mg，2 次/日。疗程应视症状缓解情况，一般可持续用药 2～4 周。必要时请相关科室会诊，协助处理。

2. 鼻部并发症治疗

（1）慢性鼻炎：戒断鼻吸氯胺酮是治疗的关键。局部治疗包括鼻内用糖皮质激素、减充血剂滴鼻，以及生理盐水鼻腔冲洗等。

（2）鼻中隔穿孔：保守治疗可每日用盐水冲洗鼻腔，用 10%硝酸银烧灼穿孔边缘的肉芽组织，并涂以 2%黄降汞等，直至穿孔愈合。无效者可行鼻中隔穿孔修补术。

（3）鼻出血：少量出血无休克者，应取坐位或半卧位。需明确出血部位并及时止血。多数是鼻中隔前下部出血，一般出血量少，可嘱患者用手指捏紧两侧鼻翼 10～15 分钟，可用 0.1%肾上腺素棉片置入鼻腔止血。出血量较多时，可用填塞法止血。一旦出血量大，难以止住，有可能出现休克者，应及时转专科处理。

（五）心理行为治疗

与其他药物滥用相似，氯胺酮成瘾是生物、心理、社会因素相互作用的结果，成瘾后会出现心理行为与家庭、社会影响等一系列不良后果，复吸也与诸多心理、社会因素有关。因此心理行为治疗是氯胺酮成瘾治疗的一个重要内容。心理行为治疗的主要目标包括强化患者治疗动机、改变氯胺酮滥用相关错误认知、帮助其识别及应对复吸高危因素、提高生活技能、提高对氯胺酮的抵抗能力、预防复吸、建立健康生活方式、保持长期操守、适应社会生活等。主要心理行为治疗方法包括：

1. 动机强化治疗　帮助氯胺酮成瘾者认识到自己的问题，制订治疗计划并改变自己的氯胺酮滥用行为，有助于帮助氯胺酮成瘾者开始及坚持治疗，提高治疗的依从性与成功率。

2. 认知治疗　帮助氯胺酮成瘾者改变滥用药物的错误认知，帮助其正确认识治疗过程中所面临的各种问题，如心理渴求、偶吸、外在压力和社会歧视等，认识氯胺酮滥用的短期与长期不良后果，强化操守状态，预防复吸。

3. 预防复吸　帮助氯胺酮成瘾者识别复吸相关高危环境，学习应对高危情境的各种技巧，提高自我应对复吸高危情景的能力，学习建立替代氯胺酮成瘾的全新生活方式，达到预防复吸、保持长期操守的目标。

4. 行为治疗　通过运用奖励和惩罚等各种行为治疗技术，建立强化目标行为，强化患者保持操守及其他健康行为，帮助减少使用氯胺酮，促进保持戒断与康复。

5. 集体治疗　以小组为单位进行心理行为治疗，通过小组成员间互动与交流，共同认识与解决患者面临的共同问题，小组成员间的正性同伴压力可帮助建立与保持戒断及其他健康行为方式。个体可在与小组成员交往中观察、体验、学习、认识和改善与他人的关系，培养良好的社会适应能力，有助于预防复吸、促进康复。

6. 家庭治疗　通过改善氯胺酮成瘾者的交流方式，改善与家庭成员间的关系，促进家庭成员间的感情交流，争取家庭支持，有助于患者康复与预防复吸。

附：氯胺酮〔典〕〔基〕Ketamine

【性状】

常用其盐酸盐，为白色结晶粉末；无臭。在水中易溶，在热乙醇中溶解，在乙醚中或苯中不溶。熔点为259～263℃。水溶液呈酸性（pH4.0～5.5），微溶于乙醇。

【药理及应用】

为一种新的非巴比妥类静脉麻醉剂，先阻断大脑联络径路和丘脑向新皮质的投射，故意识还部分存在，痛觉消失则明显而完全；随血药浓度升高而抑制整个中枢神经系统。作用快速但短暂，能选择地抑制大脑及丘脑，静注后约30秒钟（肌注后约3～4分钟）即产生麻醉，但自主神经反射并不受抑制。麻醉作用持续约5～10分钟（肌注者约12～25分钟）。一般并不抑制呼吸，但可能发生短暂的呼吸频率减缓和潮气量降低，尤以静注较快时容易发生。注入后可引起一定程度的血压上升和脉率加快，并可能引起喉痉挛。临床上主要适应为：①各种小手术或诊断操作时，可单独使用本药进行麻醉。对于需要肌肉松弛的手术，应加用肌肉松弛剂；对于内脏牵引较重的手术，应配合其他药物以减少牵引反应；②作为其他全身麻醉的诱导剂使用；③辅助麻醉性能较弱的麻醉剂进行麻醉，或与其他全身或局部麻醉复合使用。

【用法】

1. 成人常用量　全麻诱导，静注1～2mg/kg，注射应较慢（60秒以上）。全麻维持，1次静注0.5～1mg/kg。

2. 小儿基础麻醉，肌内注射，1次4～8mg/kg。

3. 极量　静脉注射每分钟4mg/kg；肌内注射，1次13mg/kg。

【注意】

1. 高血压并有脑出血病史者，高血压患者收缩压高于160mmHg或舒张压高于100mmHg者，青光眼以及严重心功能代偿不全者忌用。

2. 本药过量时可产生呼吸抑制，此时应施行辅助（或人工）呼吸，不宜使用呼吸兴奋剂。

3. 对咽喉或支气管的手术或操作，不应单用本药，必须加用肌肉松弛剂。

4. 麻醉恢复期中少数患者出现恶心或呕吐，个别患者可呈现幻梦、错觉甚至幻觉，有时伴有谵妄、躁动现象，为减少此种不良反应，需避免外界刺激（包括语言等），必要时静注少量短效巴比妥（但注意巴比妥与本药不可使用同一注射器）。

5. 极量　静脉注射每分钟4mg/kg，肌内注射每次13mg/kg。半数致死量为临床用量（静脉注射，1～2mg/kg）的5～10倍。大量使用会引起呼吸抑制致死。

【制剂】

注射液：10mg/ml，0.1g/2ml。

【贮存】

应贮存于冷暗处，避光与热。溶液有沉淀、变色时禁用。

（杜新忠）

第七章　大麻相关和成瘾障碍

大麻与海洛因、可卡因并称为国际三大传统毒品，其中大麻因价格低廉、吸食方便，毒性相对较小，成为世界上使用最广泛的非法精神活性物质。就我国而言，大麻使用者人数排第四，2013年登记在册的大麻使用总人数比2008年增加一倍，人数增长的比例要大于登记在册总人数的增长比例。大麻使用者在册总人数的增长速度要大于海洛因，小于冰毒与氯胺酮。在新发现的在册吸毒人员中，大麻使用者的增长幅度要大于氯胺酮与海洛因，仅次于新发现冰毒使用者的增长幅度。我国的大麻使用者虽然95%以上集中在新疆维吾尔自治区，但其他地区的大麻使用者也在快速增长之中。

历史经验表明，各类主要毒品的流行周期大约是30年，起步10年，流行高峰持续10年左右，然后是慢慢回落10年，被另一类新毒品替代。就我国而言，20世纪80年代至90年代是海洛因滥用起步阶段，90年代至20世纪末为海洛因的流行高峰时期，而21世纪前10年为衰退期。判断以上各个阶段的主要标志是各年新发现吸毒人员吸毒种类的比例。据此，氯胺酮滥用在我国从未达到以上标准，故它不会成为我国某一阶段滥用的主要毒品。但大麻可能是个例外，它有广泛的种植、较低的价格、较高的滥用潜力。因此，有必要对大麻及大麻相关和成瘾障碍进行详细介绍，以应对我国即将到来的大麻使用者人数的快速增长。

20世纪80年代以来，虽然大麻一直处于国际管制之中，但国际社会从未对大麻的种植和消费进行过全面研究。近几年来，世界范围内室内生产的高级精育无籽大麻变得药效更强，其市场份额在一些地区也在增长，使大麻的种植和消费更加本地化，也使大麻使用者在国际一级的受治人口比例上升。

国际法将大麻视为其他非法药物，一系列国际药物管制条约的签字国都赞同将大麻视为非法药物。但在实践中，相对于其他药物问题，多数国家都不太重视执行与大麻有关的法律，尽管有很多这样的条约或协定，但许多国家以各种理由、各种方式放松了对大麻的管制，导致处理大麻问题的国际努力半途而废。近几年以来，大麻合法化运动在许多国家进行，哥本哈根、摩洛哥、危地马拉、加拿大、荷兰、美国华盛顿州、乌拉圭等国都在探索其可行性，有的国家已经允许医学使用大麻的合法化。其中乌拉圭国会参议院于2013年12月10日通过了大麻合法化法案，使乌拉圭成为全球第一个允许种植、销售与吸食大麻的国家。此前在乌拉圭使用大麻是合法的，但种植和销售大麻违法。新法实施后，任何年满18岁的乌拉圭居民只需要在政府数据库中注册，每月都可以从有执照的药剂师处购买最多40g大麻。此外，乌拉圭人每年最多将可以在家中种植6棵大麻，还可以成立有

15 到 45 名成员的吸大麻俱乐部，俱乐部每年最多可以种植 99 棵大麻。

据估计，全世界非法供应的海洛因有 95%来自一个国家（阿富汗）生产的鸦片，全世界几乎所有的可卡因都产自三个国家（玻利维亚、哥伦比亚和秘鲁），但大麻不同，事实上在世界上每个国家都有大麻种植。大麻可在室内外生长，通常是使用者自己少量种植的。没有参与其他犯罪活动的人常常私下买卖或免费共享大麻。因此，大麻的生产、贩运和消费量很难估计。

本章将主要介绍大麻滥用的简史、植物特点与产地、大麻类毒品的种类、流行现状、药理作用、临床表现、中毒及长期滥用的后果、诊断标准以及治疗。

第一节　概　　述

一、简史及流行现状

大麻原产于亚洲中部，最早于 6000 多年前在我国有大量种植，大麻是被人类最早认识并加以利用的植物之一，最初用于遮羞御寒、造纸搓绳，但这不是本章介绍的重点。大麻这种物质，拥有不同的故事。同某个人提到大麻，他会马上想到吸食大麻者一副昏沉恍惚的模样；对另一个人来说，大麻可能代表放松，是现代疯狂生活的松弛剂；对第三个人而言，大麻则是遭受化疗恶心副作用所苦的癌症病患的救星，或是解救慢性疼痛的希望。本节主要介绍大麻的医疗使用、在宗教中的使用、娱乐性使用以及大麻滥用的现状。

大麻的医疗使用较早，在公元前 2700 多年前的《黄帝内经》记载了神农氏时代对大麻的认识，书中提到大麻能使人感觉愉快，可“解除罪孽”，书中也提到大麻的医疗作用，可用于“妇女体虚、痛风、风湿、疟疾、脚气、便秘”。我国 2000 多年前的药学专著《神农本草经》也曾记载大麻的中毒反应，“麻蕡多食，人见鬼，狂走，久服通神明”，以上记载说明大麻内含有精神活性物质。有人认为，中国人奔丧时披“麻”带孝的习俗就是起源于吸食大麻会使人产生幻觉，人们因而相信此物有灵，能通鬼神，后来的丧服、寿衣多用大麻纤维制作可能与此有关。公元 2 世纪《三国志·魏书》记载了华佗剖腹剑割时用麻沸散来进行麻醉，据考证麻沸散中含有大麻。《本草纲目》中亦有大麻入药的记载，是目前世上已知的最全面论述大麻药用的著作。中医认为，大麻全草可入药，有利尿、镇静、麻醉等作用，大麻种仁可润燥、滑肠、通淋、活血，能够治疗肠燥便秘、痢疾、消渴以及月经失调等症状。

在国外，也有类似的记载。早在公元前 2000 年至公元前 1400 年间的印度古籍《阿达婆吠陀》中就有关于大麻药的记载，古印度的大麻药是用野生或栽种大麻雄株与雌株的干燥的叶、籽、茎制成，通常会调上糖、黑胡椒、水或牛奶。印度被称为最早崇尚使用大麻的文明，古印度曾用口服大麻来治疗疟疾或风湿，民间用它来消除烦躁与疲劳，战士们饮大麻药来壮胆，苦修僧借它来安神。大麻也是廉价而普遍的春药或催情药，自远古时代起，人们通常吸食大麻或将它添加到糖果蜜饯中增强性欲，新婚夫妇也用它增进情欲，甚至在母马交配前也可用大麻喂食。药用大麻是在公元 6 世纪中叶从印度传入伊朗的，据说是一位印度朝圣者带去的。阿拉伯人从希腊医学和植物学中认识了大麻，也在跟伊朗与印度的交易中学会使用大麻。15 世纪的伊拉克大麻被用来治疗癫痫，17、18 世纪欧洲的各种草药方中大麻的使用颇为常见，1839 年大麻被列入西方年鉴，疗效包括止痛与抗惊厥，直至 1890 年英国医师还普遍以大麻作为治疗老年人失眠问题的处方，并明确表示即使长期使用亦不会造成副作用。

现代医学研究认为，大麻可用作癌症患者化疗时的抗恶心药，也可用于减低青光眼患者的眼压。1997 年由耶鲁大学出版社出版的 *Marijuana：the forbidden medicine* 详述大麻对于 12 种普遍疾病的疗效证据以及其他 20 种较少见疾病的医疗使用，认为大麻对于癌症化疗的副作用、青光眼、癫痫、艾滋病、偏头痛、关节炎、多发性硬化症、月经痛及抑郁症等多种病症具有显著疗效。1998 年国际权威医学期刊《刺胳针》亦曾不顾保守势力的反对刊出关于大麻研究的正反意见，并指出医学界应本着良知及对真理的追求，藉由公议的提出，公平地让社会大众了解大麻使用的益害。1999 年美国科学院医学研究中心的评估报告则明确表示大麻的活性药用成分能够有效治疗癌症及艾滋病患者的疼痛、呕吐、厌食等症状，其超越一般合成药物的有效性及安全性更值得重视。

大麻的使用也与宗教活动有关，公元前 7 世纪，人们用大麻来制造宗教仪式上的迷幻气氛。中世纪时，印度寺院用大麻祭酒或者做仪式上用的琼浆，以追求宗教的狂热。印度婆罗门教之圣典 *Veda* 称大麻烟为“幸福源泉，引人欢欣”之物。研究印度神话的人类学学者曾指出，几乎所有的印度僧侣都有使用大麻的习惯。文献记载显示，神学院的学生认为吸大麻比念经更具有宗教上的意义与价值。在印度，几个世纪来大麻一直被游荡的圣人们所使用。在使用大麻方面更有名的是牙买加的拉斯特法理教（Rastafari）。古代犹太人、早期基督徒、早期穆斯林苏菲派都使用过大麻。有一个武士宗教派别“Hashshashin”，其名字来自大麻脂（hashish）。一个从古代罗马尼亚境内墓地发掘出来的宗教用炭炉内有烧焦的大麻种子。古代的色雷斯人同样知道大麻，色雷斯人的巫师通过燃烧大麻的花来达到灵魂出窍状态。2003 年 3 月在吐鲁番发掘的一位 2500 年前的萨满教巫师的墓室中发现一个精致的皮编草篓，内有大麻籽及发芽的绿色小枝条，这些绿色植物是迄今为止世界上保存最为古老且完好的大麻标本，科研人员还在这些大麻籽中提取出了大麻酚。

关于人类娱乐性使用大麻的最早描述是希罗多德在公元前 5 世纪后半期撰写的《历史》中的一段对西徐亚人在燃烧大麻籽的浓烟中“快活的叫嚣，……他们以此取代普通的沐浴，却从不洗澡”的描写。大麻对精神的刺激作用在许多社会受到重视，尤以印度为最，据考证，大麻的普遍使用开始于古印度，并在印度的莫卧尔王朝（1526—1857 年）达到顶峰。当时印度在次大陆上处处种植大麻，也到处盛行使用各种不同的大麻配方药剂。17 世纪 70 年代，托马斯·鲍利（1649—1713 年），一位英国海上商人，同其他英国海员一道，沿着孟加拉海岸经商。看到当地人喝着一种叫邦大麻的饮料后兴高采烈，他们决定品尝一下。邦大麻是将晾干的大麻籽和叶磨碎，用水调和而成。他们中的八九个人每人都在集市上买了近半升邦大麻，大约花了 6 便士。尽管水手们平常在享乐上并不高雅，但鲍利的同事们也担心在大庭广众之下出丑，悄悄地布置了他们的活动。也许，在清教徒时代，他们不愿意让人们看到他们过度快乐。他们雇用了当地的一个僧人，保护和监控他们的尝试。每个船员都喝下邦大麻之后，僧人走出去，关上所有的门窗，以便“我们谁都不会跑到街上，或任何人进来看到我们的滑稽样而嘲笑我们”。鲍利写道，大多数人喝了邦大麻之后都很快乐，虽然他们丧失了尊严："它很快对我们产生了作用，但却是令人愉快的作用，除了三个人之外。我想除了不适应外，他们害怕邦大麻有害。一个人坐在地板上哭了一个下午，另一个怕得要死，一头扎进一个大摩塔旺罐里，一动不动地待了4个小时，还有一个人对着走廊里的柱子又吵又打，打得他的指关节皮肉模糊。四五个人躺在地毯上（房间里铺着地毯）用最漂亮的字眼互相吹捧，人人都幻想自己是皇帝。我本人和另一个人在3个小时里一直大汗淋漓"。在这期间，他们的保护人在外面变得异常兴奋，直呼我们为陛下，称我们为勇士，幻想他自己正在阿格拉神殿的门前，用兴都斯坦语歌唱。鲍利知道，邦大麻可以抽，可以很快使人麻醉，还可以嚼，但是最快乐的还是喝。"它随喝的人的想法或幻想起作用。如果一个人喝邦大麻的时候心情正快乐，他会一直如此，而且捧腹大笑，对着所有的东西大笑。可是，如果喝邦大麻的时候，处于恐慌或伤感状态，他会十分悲伤，似乎精神十分痛苦"。鲍利的记载显然是英国人撰写的有关娱乐性使用大麻最早的第一手记载，这是关于大麻的精神刺激作用的早期最完整的描述。

阿拉伯商人于公元14世纪把大麻一路传播到非洲，吸食大麻的风气早在欧洲人未接触之前就盛行于非洲南部的科伊科伊族、桑族等民族之间。与此同时，墨西哥的印第安人学会了吸食大麻，特别是在男性欢聚的场合中使用频繁，吸食人群大致限于农民、渔民、城乡的工匠及粗劳力等社会底层。

大麻在欧洲的传播与19世纪拿破仑远征埃及有关，在战争中法国军人开始吸食大麻并在战后将吸食大麻的习惯带回法国，随后一些政府官员及曾到近东旅游的人也开始吸食大麻。一直到19世纪30～40年代，大麻在欧洲的吸食已相当普遍，其中包括一些著名作家，如小仲马、波德莱尔、戈蒂埃。其中波德莱尔对自己吸食大麻的体验进行了记载，他区分出了口服大麻后中毒的三个阶段：

"开始时，一种荒谬而不可抗拒的兴奋征服了你。即便是最普通的话语、最简单的意思也似乎都包含着一种新奇的含义。这种感觉你似乎无法忍受，但又抗拒不了。魔鬼彻底征服了你……

有时你会发现，一位平时根本不善言辞的人可以不假思索地妙语连珠，即便是能言善辩的人，有时也理解不了其中的含义。几分钟之后，言语之间的联系就不那么紧密了。思维的跳跃是如此之大，恐怕只有同样吸食大麻的人才能够领会。

然后你的视觉变得异常的敏锐，眼睛可以看到一切，耳朵可以听到最轻微的声音，哪怕周围一片噪音。

这时会发生模棱两可、最无法解释的意识变化。声音都变得带有色彩，而颜色之中又包含着音乐……如果你在坐着抽烟，你就会觉得正坐在自己的烟斗里，而且是烟斗在抽你，而不是你在抽烟斗，你把自己夹在蓝色的烟雾中吐出来。

这种幻觉似乎永远不会结束，你要花很大气力才能定下神来看一下钟表，却发现所谓的永恒只不过持续了1分钟。

第三个阶段……我们无法用语言来描述。达到了东方人所说的完全愉快的状态。一切都变得风平浪静，平静中感觉到无上的幸福。所有的哲学难题都不存在了，神学界一直争论的、无数思想家苦思冥想得不到结果的问题，一下子全都明白了。所有的冲突都消除了，人比上帝还要强大"。

尽管有以上报告，但在20世纪以前，人们对大麻的兴趣并不是非常浓厚，使用的人并不广泛，直到大麻传入美国导致滥用并流行以后，世界范围内的大麻流行才得以真正开始。美国的大麻滥用在20世纪初墨西哥革命出现移民潮之后开始逐渐增加，1900年以后的30年中，有超过100万名墨西哥劳工进入美国西南部，吸大麻烟的习俗也跟着他们进入美国本土。到了30年代中期，美国路易斯安那州各地都看得到兜售大麻的人。当时正在进行的香烟革命教会美国人用肺来吸入瘾品，顺便带动了大麻烟的流行。当时美国人服食大麻和传统印度大麻的服食情况不同：它更限于满足快感需求，并不当作药用茶或民间药剂。60年代，西方的嬉皮士前往印度朝圣寻找启迪，展开著名的“大麻之旅”时，他们重新发现了印度的“charas”，即手工擦搓的大麻脂，“嬉皮士”们在全球漫游，将这种知识带到各国并带回本国。透过嬉皮士运动的中介，大麻烟从一个低等阶层的瘾品脱胎而成为中产阶级与上流社会的瘾品，引起年轻人一窝蜂地效尤，在高中及大学生中因而蔚为风潮，数以百万计的穿喇叭裤的学生点起大麻烟来抽，大麻烟成为反对政府、社会、家长等叛逆行为的多重价值的象征。据估计，到1979年为止，约有5500万美国人吸食过某种形态的大麻，其中2/3是18岁至20岁的年轻人，70年代美国12～17岁的青少年人群中60%曾有过吸大麻的问题，大麻成为美国最常被滥用的毒品。类似的现象很快蔓延到全世界，不论在哪个国家，年轻的大麻吸食者进而吸食其他毒品的可能性都远远高于不吸大麻的人。在经历80年代和90年代初的衰落之后（1992年，十二年级学生中的年使用率低至约22%），90年代中期大麻重新在美国盛行开来，而且看似达到了一个稳定的水平，在90年代晚期和新千年的早期，十二年级学生中的终生使用率达到了35%。这意味着在美国，有些终身吸食大麻的人使用这种药物的时间已超过40年，而且每年仍有大量年轻人首次尝试吸食大麻。据美国物质滥用及精神健康服务管理局2010年的药物滥用及健康全美调查，大麻是当前美国最常被滥用的毒品，其一生、上一年、上一月曾吸食的比例分别为12岁及以上人口的40.1%、10.4%、6.0%。

大麻也是欧洲目前最常消费的毒品。欧洲15～64岁年龄段人群中，约有7800万人一生中吸食过大麻，即1/5的人吸食过大麻。欧洲青少年吸食大麻比例稳中有降，其原因之一在于吸烟者减少，大麻多与烟草同时使用，与2003年和2007年在23个欧盟国家开展的两次学校调查结果相比，2011年10月吸烟人数比例由33%降至28%，吸食大麻人数比例由9%降至7%。其他原因还包括生活方式、时尚的转变，转而使用其他毒品以及对待大麻态度的转变等。但青少年大麻成瘾仍是欧洲关注的重点问题：2011年10月吸食大麻的青少年有900万人，青少年仍是吸食大麻最易成瘾的人群。2010年欧洲大麻查获总量约为700吨，其中大麻脂600吨、大麻草100吨。过去10年中，欧洲大麻政策更倾向于打击贩毒而非吸毒。

据UNODC的数据，2010年全球非法药物使用者中大麻的年度流行率为世界成人人口（15～64岁）的2.6%～5.0%，人数为1.19亿～2.25亿。而UNODC于1989年发布的报告显示，当年全球非法药物使用者中大麻的年度吸食人数为2969.8万，20年中大麻滥用的年度流行人数增长5.8倍。在这20年中，全球药物滥用人数从4566.7万增加到2.3亿，增长5倍。以上数据显示大麻使用者的增长速度要略快于全部药物滥用人数的增长。UNODC的数据还显示，与以往估计相比，大麻使用者的普遍率略有增加，达1.806亿人，占年满15～64岁人口的3.9%。大多数国家都表示，大麻是其国内使用最广泛的非法物质。大洋洲最为流行使用大麻，其次是北美洲和非洲。大麻在亚洲不太流行，但由于人口众多，亚洲仍然拥有全世界约三分之一的大麻使用者。在过去十年里，大麻的使用比可卡因和鸦片的使用增长得更快。在流行的品种方面，在世界某些地区，最流行的是大麻药草，而在其他地区，人们更喜爱大麻脂。

我国的大麻滥用开始于解放前，新疆天山以南大麻产地的部分人群以大麻制作麻烟抽吸。近年来，沿海地区与部分发达内地城市中也开始出现抽吸大麻烟，且大多与吸食海洛因、K粉交替使用，在一些演艺界人群中已经发生过多例大麻滥用。总体来说，大麻在我国滥用的比例并不高，为第四位滥用比例的毒品，我国大麻滥用的特点是新疆维吾尔自治区的滥用人员比较多，基本上是海洛因与大麻各占一半的比例，其他种类的毒品比如苯丙胺类兴奋剂的滥用还比较少。据全国吸毒人员动态管控系统的数据，截至2012年底我国登记在册的大麻滥用人数为20 855人，占全库在册总数的1.09%，而2008年底大麻在册人数为10 342人，占全库总数的0.91%，5年时间人数增加10 513人，人数增加了一倍，占全库总数的比例增加了0.18%。据最近几年的统计，在我国每年新发现的在册吸毒人员中，大麻使用者的增长幅度要大于氯胺酮与海洛因，仅次于新发现冰毒使用者的增长幅度。

二、植物特点与产地

大麻（cannabis sativa），俗称火麻、胡麻、牡麻、汉麻、苴麻、线麻、白麻等，属双子叶植物纲蔷薇目大麻科大麻属一年生草本植物。大麻是有多种用途的高价值作物，除可萃取毒品以外，还可制成食用油、可食用的大麻籽、饮料、大麻纤维。大麻籽含油30%～35%，油味醇香，可用于制造肥皂、油漆、染料、干性油等，精炼后可以食用，也可作为食品、天然保健品、药品和化妆品的原料。古人曾将大麻籽作为粮食，《黄帝内经》中有“五谷为养。麻、麦、菽、黍、豆，以配肝、心、脾、肺、肾”的记载，《吕氏春秋》称“麻、麦、菽、黍、豆”为五谷，白居易《七月一日诗》有“饥闻麻粥香，渴觉雪汤美”的诗句，可知唐代还在食用大麻籽，明代《救荒本草》将大麻的嫩叶作为救荒食物，在西藏也有将大麻籽掺入糌粑食用的。大麻的茎、秆可制成纤维，大麻纤维可制作麻绳、麻袋、渔网以及平民百姓的衣服原料，比如古代中国人日常穿的麻布衣衫，乃至于逝者殡葬时的寿衣以及奔丧的后辈所必须穿着的丧服，1972年从长沙马王堆汉初墓葬中出土了大量的丝麻织品，共有完整的衣物和整幅锦绮以及衣衾残片等200多件，其中麻布就有灰色细麻布、白色细麻布和粗麻布三种，在西班牙加泰罗胡佑克出土的公元前8000年的大麻衣服碎片是现存年代最长的考古文物。以大麻纤维供造纸之用在传统中国也是一种相当普遍的情形，纸的质量好、成本低、污染小。大麻纤维燃烧时没有臭味，灰烬为白色，也是制造高级卷烟纸的上等原料。大麻油饼是营养价值很高的精饲料，又是肥效很高的有机肥料。大麻茎、叶、花的酒精浸出物在医药上可用作镇静催眠药，它的磷酸制剂又能作为贫血、神经衰弱以及其他疾病患者的滋补剂。

大麻植物非常坚韧，具有很强的适应性，在各种气候区，从海平面到海拔3000m以上的高度都可以栽种。不过，大麻只有在特定条件下才能完全长成，从而具备实际用途。大麻植物的最佳生长温度为14～27℃，也能短期忍受冷冻，能在贫瘠的土壤类型中生长，如沙地，但更喜欢肥沃的富氮土壤。大麻有一个绰号叫作“营地追随者”，它可在人类留下的垃圾堆和肥料堆中繁茂生长。大麻植物是一种“优质饲料”，能从土壤中吸收大量营养（尤其是氮），在开花之前和开花期间都大量被用作饲料。大麻喜欢尽可能地受到阳光直射。由于拥有强壮的主根，在第一个六周过后，大麻几乎不需要水就能生长，但只有在经常保持湿润的条件下才会开花，干旱天气似乎有利于生产大麻脂并减少产生真菌的风险。大麻植物需要排水性好的土壤，否则根部会腐烂，在黏土上长势不佳，可在微碱性土壤中生长，但最好是 pH 值在 6～7 之间的中性土壤。野生大麻分布很广，这种植物的产量与人类给予的照料和支持有关。如果有意栽培，大麻可在世界上大多数居民区生长。

大麻为深耕作物，直根系，侧根多，主根入土达 1m 以上，侧根多分布在土地表面以下 20～40cm 之内。大麻株高 1～3m，生长迅速，大麻茎鞘及中部呈方形、基部圆形，皮粗糙有沟纹，掌状复叶、小叶 5～11 片、披针形、边缘有锯齿。大麻植物一般为“雌雄异株”，即每个植株要么是雌株，要么是雄株（雌雄同株大麻为培育品种，在同一株大麻上既有雌花又有雄花，花的结构与雌雄异株的基本相同，但花序的位置有所不同），雄株多比雌株高，雄株通过风媒向雌株授粉，雌株称为籽麻，雄株称为花麻。大麻植物可不断开花，花单性，大麻雄花为圆锥花序，雌花为穗状花序，也可在感到白昼变短，秋季来临时开花，这一点可使后来发芽的大麻加速完成其生长周期。不同的大麻品种需要不同的光周期才能开花：在其原始环境即温带气候下生长的大麻往往在生长季节的后期开花，而在严寒气候下，大麻必须在极短的时间内繁殖，12 个小时的暗期即足以引起大多数大麻品种开花。所有这些不同寻常的特性（易变性、适应性、雌雄异体性、风媒授粉性以及与光周期相关的繁殖性）都能影响非法大麻种植。大麻的果实为坚硬瘦果，表面光滑，卵圆形，微扁，顶端尖，外壳的颜色有灰色、褐色、黑色或有网状花纹，内有 1 粒种子。果实平均长 2～8mm，小径 3～5mm，大径 3～6mm，通常野生大麻的果实较小。

大麻在一个季节内即可完成其生长周期，并在繁殖后死亡。如果在北半球气候条件下室外种植，在 3～5 月播种，9～11 月大麻开花，生长周期约为 6 个月，只能种植一季。在赤道附近地区，同一块土地每年可种植两季大麻，有些热带品种每年能生长最多四季。为药物用途而收割后的大麻通常会被完全销毁，任何情况下大麻在收割季节后一般都会迅速死亡。

依据野生大麻的生育特点，可把其一生划分为苗期、营养生长期、开花期。苗期是指从出苗到苗高 30～40cm，地上部分生长缓慢，根系发育较快；营养生长期是指从株高 40cm 左右至开花，茎秆伸长迅速，是形成纤维的关键时期；开花期是指雄株从开花到花谢，雌株从开花到种子成熟。雄性植株的茎和叶中不含 Δ^9-四氢大麻酚（THC）、大麻二酚（CBD）或含量很少，雌性植株中两者含量则相对较高，因此，雌性植株具有一定的滥用潜力和药用价值。雄性植株的纤维质量明显高于雌性，因此大麻雄性植株的培育具有更安全的经济价值。大麻雌雄植株在幼苗时期难以区分，只有当植株开花后才能辨认，雌雄大麻在医药、工农业生产、禁种铲除等方面都不尽相同，早期识别雌雄植株大麻有一定的应用价值。现已可利用分子遗传学的方法来确定未成熟大麻的性别。

大麻植物的遗传多样性和个体植株倾向于仅体现一种性别的事实使其非常适于选择性育种，以提高所期望的品质。雌株未经受精即可产生最优质药物，如果种植者想要企及高端市场，就必须根据这一情况进行培育，这是推动大麻室内种植的因素之一，为的是避免发生意外授粉。室内环境能使培育者控制光循环，大麻植物会受到蒙蔽，认为季节已转变，因而加速自身的成熟，培育者可利用这一点来决定大麻何时开花以及花期的长短。

依据室内种植大麻的特点，同样可把其一生划分为苗期、营养生长期、开花期。苗期包括播种和发芽或者插条生根，此期需要持续光照，不能中断，大麻在光合作用不受干扰时长势最佳，最好使用金属卤化灯泡，通常用较廉价的光源荧光灯泡替代。此期可以密植，每平方米约 36 株。种子发芽或插条存活通常需要两到三周。营养生长期是大麻植物生长到足以顺利开花的尺寸和成熟度。在此期也需不间断光照。此期需要更多空间，每平方米约 9 株。较长的营养生长期能提高单株产量，但植物会长得相当粗壮，空间可能会成为一个问题。开花期需要操控光周期，不能把开花期植株与幼苗和处于营养生长阶段的植株放在同一光照区。最好使用高压钠光，它可以提供足够的光辐射。开花期需延续一段时间，一般约为一个半月到三个月。室内栽培大麻每平方米栽培空间的产量是室外栽培的 15～30 倍。

大麻植物在世界各地广为分布，虽然世界上几乎每个国家均生产大麻，但其种植大体上局限于本地区，并且经常也是提供给当地市场的。大麻缉获和销毁数据也表明，虽然大麻药草（大麻草）生产日益普遍，但是大麻种植和生产通常具有本土化和小规模性质。美洲、亚洲、欧洲和非洲都有野生和栽培的大麻，但由于品种、土地、气候及海拔等因素的影响，各地的大麻在外形、用途和有效成分含量等方面都有所不同。

美洲的大麻种植面积最大，产量也最高，年产大麻叶大概为 20 000 吨，但它的四氢大麻酚（THC）含量较低，仅 0.5%～1%左右，美洲国家中哥伦比亚的大麻产量位居世界第一，年产大麻叶 8000 吨，几乎全部销往美国，约占美国大麻消费总量的 60%。墨西哥的大麻产量仅次于哥伦比亚，居世界第二位，年产大麻叶 6000 吨，每年向美国市场销售 1500 吨左右，占美国大麻市场的 10%。美国不仅是大麻的进口国，自身也盛产大麻，在加利福尼亚和夏威夷等地年产大麻叶 1500 吨左右，约占其消费总量的 10%。目前美国的大麻种植面积在增加，整个美洲的大麻种植似乎也在增加。此外，牙买加、危地马拉、巴西、巴拉圭等国也生产大麻，其中牙买加的大麻产量居世界第三位。

亚洲的大麻种植面积及产量仅次于美洲，而且亚洲大麻的 THC 含量很高，可达 5%左右。因此，亚洲生产的大麻主要用于提炼大麻脂，然后再销往欧美。亚洲种植大麻的历史悠久，其中泰国、印度、巴基斯坦、阿富汗、尼泊尔、黎巴嫩、孟加拉国、斯里兰卡、菲律宾等国非法种植大麻的现象十分严重，而且在这些国家的山地中还生长着大量的野生大麻。

欧洲大麻产地主要集中在独联体和东欧各国。欧洲大麻市场的主导地位可能从大麻脂转向大麻药草，据大多数欧洲联盟成员国报告，大麻药草种植日益增加，表现为大麻药草缉获量有所增加，而大麻树脂（哈希什）的缉获量有所下降。在阿富汗和摩洛哥等主要生产国，大麻树脂的生产似乎趋于平稳或甚至有所下降。在欧洲，在气候条件有利的国家，大麻普遍在室外种植。在气候条件不太有利的国家，例如比利时和荷兰，室内种植的数目较多。由于在国家间和气候区之间的差异很大，难以汇集有关种植和根除的准确情况。根据种植方法（室内或室外）和环境因素的不同，种植密度区别很大。近年来独联体国家非法种植大麻的情况相当严重，特别是远东伏尔加河流域及北高加索等地非法种植的大麻和野生大麻的覆盖面积很大，仅哈萨克的丘亚谷地就有 13 万公顷。

非洲也盛产大麻，加纳、尼日利亚、赞比亚、肯尼亚、南非等国均大面积非法种植大麻，这些国家生产的大麻叶一般不再提炼，一部分在非洲本地销售，另一部分销往欧洲。许多非洲国家报告缉获了大麻药草，尼日利亚据称是该地区缉获数量最大的国家。非洲的缉获数据表明，大麻药草是该区域大麻的主要形式，但北非除外，在那里大麻脂占主导地位。

我国大麻常年种植面积约为30万公顷，在最高年份的1983年达90万公顷，主要分布在安徽、山东、河南、云南、新疆等地。云南自然条件多样，大麻种类齐全，主要栽培品种有黄红麻、苎麻、大麻、亚麻、剑麻、龙兰麻等，种植面积5.48万亩，产量2173吨，大麻栽培面积尚少。

三、种　类

大麻分为纤维型大麻和毒品型大麻两种。主要的分类依据有：①根据大麻植物顶部干燥花蕊中THC的含量分类，若含量超过3%，则为毒品型大麻；②根据Fetterman等定义的phenotypic指数（THC+CBN/CBD）分类，若该指数大于1，则为毒品型大麻；若该指数小1，则为纤维型大麻；③根据THC/CBD和CBN/CBD的比值分类，若这两个比值中至少有一个大于1，则为毒品型大麻，若两个比值均小于1，则为纤维型大麻。作为毒品的大麻主要是指矮小、多分枝的印度大麻，本章主要介绍毒品型大麻。

毒品型大麻有多种栽培方式，包括：①野生和半栽培。有些大麻是从野外采集的，可以不费多少力气就快速播种并进而收割；②传统野外栽培。许多做法都属于这一类别，这一分类包括所有专职耕种大麻或至少季节性耕种大麻的情况；③现代室外栽培。无论在何处实施，均指一种利用最新专门知识在野外种植大麻的活动，包括在不属于种植者的土地上种植；④现代室内栽培。包括借助土壤和溶液栽培，是高科技大麻生产的顶峰。

大麻类毒品分为三种：①大麻植物干品：由大麻植株或植株的一部分比如花朵晾干后压制而成，俗称大麻烟，THC含量约0.5%～5%左右，又称大麻药草、草本大麻；②大麻树脂：用大麻的果实和花顶部分经压搓后渗出的树脂制成，又叫大麻脂，THC的含量约2%～10%，在西方通常被称为哈希什（hashish），在印度则被称为“charas”；③大麻油：从大麻植物或是大麻籽、大麻树脂中提纯出来的液态大麻物质，THC的含量约10%～60%。

北美和世界大多数地区最为流行的是大麻药草或草本大麻，欧洲和传统生产大麻脂的少数地区则流行大麻脂。大多数销售区域都有这三类产品中的不同等级和品系的药物。市场上大麻效力和产品的多样性堪比烟草或酒类的产品和品牌。美国有“schwag”、“商用”级大麻、高级大麻产品，在法国、新西兰和英国，效力强劲的大麻通常被称为“skunk”。在大麻药草方面，主要的产品差异体现在高级精育无籽大麻和较为寻常的产品之间。精育无籽大麻是完全由未受精的雌株花朵合成的产品，与其他类型的大麻药草相比，其药效更强，又被称为“大麻芽蕾”，目前有将室内生产的大麻视为精育无籽大麻的趋势。

任何生产大麻的地方都能生产大麻脂。历史上有两种方法采集大麻脂：手工擦搓法和筛滤法。使用手工擦搓法时，采集者用手拂过活株上开花的顶部，以采集黏性树脂。树脂会黏着在皮肤上，必须用力将其剥离，然后将其搓成小球，多个小球搓合在一起并压模成型后即可出售。手工擦搓的大麻脂可能是第一种大麻消费方式，它是一种相当低效和劳动密集型的药物采集办法，手工擦搓法目前主要集中在印度和尼泊尔。

筛滤法要求首先使大麻植物干燥，树脂和毛状体变成易脆的粉末，可通过敲击大麻植株，用筛子把这些粉末取下。传统做法是把织物作为筛网蒙在盆罐上做成采集工具。轻轻敲击大麻植株能得到最纯的大麻脂，但用力稍大能收集得更多（包括大量相对惰性的植物体）。所收集的粉末状树脂要么用文火加热，要么通过手工或机械压挤使其具有延展性。等级较低的大麻脂中可能掺杂了多种油类以及惰性或活性填充剂。

与大麻药草一样，根据来源国不同，大麻脂也有各种等级，第一遍筛滤产生的大麻脂含树脂量最多，杂质最少，因此等级最高。生产 10g 顶级大麻脂（如摩洛哥生产的 zero-zero）需 1kg 左右的大麻植物体（即提取比例为 1%或 100：1），有些特极大麻品种的提取比例甚至更低。质量较差的大麻脂可按每千克大麻植物体中最高提取 50g 或更多大麻脂的比例生产。荷兰人生产的大麻脂（nederhasj）的药效远远强于传统方法生产的大麻脂，制造“nederhasj”时通常使用的是精育无籽大麻植物。近年来出现的第三种大麻脂（jelly hash）是“nederhasj”与大麻油的合成物，十分柔韧，四氢大麻酚含量极高，可降低溶解性杂质风险的新工艺使大麻油有可能卷土重来。目前还开发了其他大麻酚浓缩液，便于医用大麻患者消费。

大麻脂要比大麻药草流行，其原因一是大麻脂的体积比大麻药草小得多，没有大麻药草那样强烈的气味，而且延展性极佳，易于运输，可在远离产地的不同国家的消费市场上得以流行。原因之二是经筛滤的大麻脂也比草本大麻耐储存，虽然大麻脂的外表层在暴露于光线和空气中时会丧失药效，但其内部却能在相当长时间内保持效力，可以保证在干旱地区的干旱期间也能供应大麻脂。

四、大麻类毒品的获得

大麻植物能在许多地方生长，与其他药物相比，其“数量价值比”较低。大麻多在各国国内生产，在各大洲之间的流动正在下降。大麻是唯一一种单个地点就能包含整个市场链（从生产到消费）的毒品。与其他毒品不同，许多国家的大麻价格一直很低。在发展中国家，有时靠大麻达到“兴奋”状态的代价比喝啤酒醉倒的代价还低。在南非，满满一火柴盒的大麻芽蕾仅值 50 美分，比酒吧的一瓶啤酒还便宜。在新加坡，劳工阶层把大麻作为酒精的廉价替代品。大麻价格在生产大麻的各个穷国最低，在发达国家最高，尤其是在执法力度较大的发达国家（如日本、瑞典和美国）。美国的大麻价格一直相对稳定，小买家购买大麻的价格一直在每克 10 美元到 20 美元之间。

大麻类毒品通常是共同吸食的，一根大麻烟会在人们手中传来传去。法国偶尔使用大麻的人（在调查当年使用 1～9 次）中有 82%从来没有独自吸食过，定期使用者（每月使用 10～19 次）中有 20%的人从未单独吸食，只有 20%的人称自己“经常”独自吸食。在新西兰 96%的使用者至少在某些时候与他人分享大麻烟，只有 4%的使用者会单独吸食。美国 57%的使用者称自己最近使用的大麻是免费获得的，或者他们分享了其他人的大麻。在新西兰，84%的使用者吸食的大麻至少有一部分是免费的，20%的使用者吸食大麻的“大部分”是免费的，1%的吸食者则全免费。

大麻类毒品通常是共同吸食的一个原因是，许多人生产大麻是为了个人使用或者满足其社交圈子的需要。新西兰的使用者中有10%的人至少种植一部分大麻自用。澳大利亚的定期使用者有三分之二的人种一些大麻植物自用，接近一半的被调查者所使用的大麻全部和大部分是自己种植的。小规模的大麻种植者通常会在自己的社交圈子内部出售没有用完或发完的产品。在美国声称自己在过去一年里买过大麻的人中间，78%的人表示是从“朋友”那里购得的，爱尔兰的使用者中仅有1%从陌生人那里购买大麻。

五、吸食方式

大多数大麻草都是被吸食的，但还有许多其他方法，每一种使用大麻的文化似乎都创造了多种自己的吸食方法。最流行的方法是使用特制的卷烟纸或其他材料（如便条纸或当地植物的叶片）卷制一种大麻烟。在爱尔兰，在上个月曾使用大麻（大麻药草或大麻脂）的被调查者中有98%的人表示吸食大麻烟是其消费大麻的方式之一。在欧洲、亚洲部分地区、北非、澳大利亚和新西兰，大麻草一般是与烟草混合吸食的。其他流行的大麻吸食方法包括：①烟管，包括特制烟管和烟斗，通常有一片箔筛，用烟管吸食（7%）是第二种最流行的方式；②水烟筒，水烟袋，“hubble bubbles”或水烟枪，烟在通过水斗时被冷却；③抽出雪茄烟中的烟草，填入大麻；④蒸发器，是用于加热大麻的现代机器，但不会烧毁大麻，可向塑料袋中释放四氢大麻酚供吸食；⑤临时代用设备，包括挖空的苹果、啤酒罐制成的水烟枪等；⑥更为奇异的方法，如印度和牙买加使用的形如牛角的大陶管和其他方法。

大麻（特别是大麻脂）也可以食用。食用与吸食大麻的主观效应不同，大麻在被食用时其药效发作较为缓慢，延续时间较长。要达到同样的效果，蒸发方式需要2倍剂量的大麻，而食用方式则需要4倍剂量。有多种吸食或蒸发大麻脂的方法，包括在两块热刀片之间填入少量大麻脂然后嗅食产生的烟雾。使用前大麻脂通常被添加在烟草等介质中。

吸食大麻油的方法主要是用扎洞法，事先在卷烟上用针扎许多洞，然后将纸浸在大麻油中，卷在烟外，外面再卷上2～3层烟纸，以免大麻油失掉。以大麻油为原料做成的大麻衍生物可供注射使用，但这种溶液的作用特别危险，毒性特别强烈。

大麻通常是与烟草混合吸食的，大麻烟中的大麻含量取决于烟中是否含有烟草、使用的是单层还是多层卷烟纸以及大麻的效力，一支大麻烟中含有1/7～1/3g的大麻。荷兰的预先卷好的带滤嘴的大麻烟含有约0.1g高药效大麻，0.9g烟草，而街边出售的每支大麻烟平均含有0.16g大麻。美国的大麻烟中几乎不使用烟草，墨西哥的大麻烟单支的大麻含量估计值从0.4g、0.5g、0.8～1g及1g以上不等，但使用的产品通常等级不高。

对于大多数使用者，不应将一根大麻烟视为一个消费单位，因为大麻烟往往是共享的，对于偶尔吸大麻的人，仅需少量的大麻，即2～3mg的THC就可产生短暂的愉快效应。大多数使用者都不会定期消费大麻，他们很难在单次聚会上独自吸食一整支大麻烟，一支大麻烟通常可供五六个人过瘾。通常重度吸大麻的人，每天需消耗大麻烟5支以上。

大麻通常与其他药物先后使用或同时使用。酒类通常与大麻同时使用，大麻也被用来缓解使用摇头丸后出现的“掉落”感。南非消费甲喹酮的主要方式是“白管”，即将甲喹酮、烟草和低等级大麻混合使用。在美国，虽然混有苯环利定的大麻烟的使用规模不大，但却反复出现。快克、海洛因和冰毒能与大麻混合吸食，但这不是这些药物的有效滥用方法。

六、使用模式

大麻使用者并不会以同样的频率吸食大麻，在统计到的1.19亿～2.25亿大麻使用者中，有些人可能使用过1～2次，有些人则每天都使用。据估计，尝试过大麻的人中有10%在生命中的某段时期会发展到每天都使用大麻，20%～30%的人会每周使用大麻，还有很大比例的人不会这么频繁地使用大麻。

药物滥用的人口学调查主要有4个指标，即一生曾用率（终生使用率）、前一年曾用率、前一月曾用率、每日使用率。调查通常将前一月使用者的人数作为重点。许多国家的调查数据都表明每年使用者中约有50%为前一个月中用过大麻的人，而每年使用者群体中有10%～20%的人为“每日使用或几乎每日使用大麻的使用者”，其平均值、中间值和众数为14%，也就是说大麻的每年使用者中有14%每天都使用大麻，比预计的数字要高。如果这一数字能适用于全球总人口，表明约有2408万人每天或几乎每天使用大麻，其他17 200万人的使用频率则较低。这一数字非常重要，因为只有在“每天或几乎每天使用大麻”这一层次上才会产生耐药性。

和所有药物一样，大麻的使用剂量与体重、个人的身体代谢和耐药性等因素密切相关。在偶然使用者中，吸食的体验可能会增加使用者对药物效应的敏感性，这可能是因为吸入技巧得到改善。长期使用者在几天内就会产生耐药性，又会同样迅速地消失。只有每日使用或几乎每日使用大麻的人才会产生耐药性，但在剂量方面可能存在极大的差异，因此这两个群体之间的使用量也相差悬殊。如果采取吸食法，一支大麻烟中的四氢大麻酚有15%～50%能够被吸收，有经验的使用者吸收的四氢大麻酚大约能够两倍于偶尔使用者。

人工合成的四氢大麻酚（屈大麻酚）的医学建议剂量是最初每日口服5mg，分两剂服用，每次2.5mg。每日最大用量为20mg，大多数患者表示对每天分三或四次服用5mg的剂量有反应。口服没有吸食有效，如果吸食四氢大麻酚，剂量还会更少，大多数人吸食2～3mg或每千克体重0.03～0.1mg的四氢大麻酚足以产生所期望的效果。对接受化疗的患者，如果使用大麻是为了刺激食欲，那么大麻吸食者所期望的大麻对中枢神经系统的影响会被视为是不必要的副作用，这种影响在此类患者中出现的比率为3%～10%。

一支质量上乘的普通大麻烟中所含大麻足以满足2～10人的需求，不能将一支大麻烟作为“一剂”的单位。偶然使用者在单次聚会上消费一整支大麻烟是很少见的，与偶然饮酒者消费一整瓶白酒一样少见。质量较好的大麻实际上更像白酒：只要几口就能产生兴奋感。

人们相互传递一支大麻烟，共享大麻的原因之一就是普通的消费单位达不到平均剂量，偶然使用者的使用量不高。新西兰的调查显示，每年使用者平均抽吸6/10支大麻烟，这一平均值中还包括20%的被划归为“重度上瘾”类（在过去的一个月内使用10次或10次以上）的每年使用者。新西兰还调查了大麻烟的共享问题，被调查者中仅有4%的人在“典型”消费期间独自吸食大麻，而14%的人与另一人共享，29%的人与另两人共享，24%的人与另外三人共享，17%的人与另外四人共享，6%的人与另外五人共享，3%的人与另外六人共享，还有2%的人与另外七人共享。45%的人从不购买自己消费的大麻，26%的人所消费的大麻至少有一部分是免费的，与美国和爱尔兰提供的数据相符。

新西兰的调查显示，被调查的每年使用者中有95%的人表示从未在工作场所使用大麻，“就业”可能是阻碍吸食的主要因素。阿姆斯特丹的调查发现，工作时不抽大麻烟是一项得到最为普遍遵守的涉及大麻消费的“规则”，在所调查的有经验的使用者样本中有27%的人遵守这一规则；20%的人白天不抽大麻，15%的人上午不抽大麻。法国有24%的“重度”（每月使用20次或20次以上）上瘾者“有时”或“从不”在上午或下午消费大麻。

第二节　药　理　学

大麻中的化合物共约400多种，通常所称的大麻是其中60多种大麻酚性成分的通用名称。大麻中的主要精神活性物质是四氢大麻酚（tetrahydrocannabinol），简称THC，又称Δ^9-四氢大麻酚（Δ^9-THC）、屈大麻酚（Dronabinol，化学合成药品，是四氢大麻酚纯（一）-反式异构体的国际非专利药品名称，该异构体也是主要存在于大麻中的四氢大麻酚异构体），与植物中的其他多数具有药理活性的次级代谢物类似，大麻中的四氢大麻酚被认为是植物（对于草食性动物）的自我防御机制，同时，四氢大麻酚在UV-B段（280～315纳米）的强吸收，可能对植物具保护作用，可使其免受紫外线的伤害。另外还有大麻二酚（CBD）和大麻酚（CBN），据报道CBD可能是THC的前体，而CBN可能是THC的分解物。因此，检测大麻中的活性成分，多以CBD、THC和CBN的含量为依据。THC最早由以色列希伯来大学耶路撒冷分校的拉斐尔·梅丘兰姆于1964年发现并分离纯化，1967年人工合成的THC问世。THC在一般的大麻植物中含量约0.1%～10%。大麻中的THC含量以雌花为最高，且因生育期和气候不同而异，在新鲜的或正在生长的大麻植株中，THC主要是以四氢大麻酚羧酸的形式存在，四氢大麻酚羧酸由香叶基焦磷酸与2,4-二羟基-6-戊基苯甲酸酶促缩合产生的大麻萜酚酸在THC酸合成酶催化下环化而得。加热时，四氢大麻酚羧酸发生脱羧，得到THC。因此，大麻植株及其提取物在干燥、陈化、加热或焚烧成烟后，大麻酸可转化为THC。成熟大麻植物的花冠和苞片含THC浓度最高，植株的上部叶、下部叶、细茎、粗茎、根、种子的THC含量依次递减。下面主要介绍大麻的主要成分THC、CBN、CBD的理化性质、THC的药代动力学、作用机制、药理作用。

一、理化性质

四氢大麻酚有多种同分异构体，起主要生理活性的异构体为（一）-Δ^9-反式-四氢大麻酚，简称THC，英文名为（一）-Δ^9-trans-tetrahydrocannabinol，IUPAC命名为(一)-(6aR,10aR)-6,6,9-三甲基-3-戊基-6a,7,8,10a-四氢-6H-苯并［c］色烯-1-酚,(一)-(6aR,10aR)-6,6,9-trimethyl-3-pentyl-6a,7,8,10a-tetrahydro-6H-benzo[c]chromen-1-ol。THC为多种异构体的混合物，纯品THC在低温下为玻璃状固体，温度升高时其黏度逐渐增加，呈油状液体，沸点为155～157℃，遇酸极易异构化，是一种芳香类萜，在水中几乎不溶，易溶于氯仿、石油醚、乙酸乙酯、苯、甲醇等有机溶剂，也溶于乙醇和己烷。

大麻酚的英文名为cannabinol，简称CBN，大麻酚为白色针状结晶（石油醚），熔点为66～67℃，在水中几乎不溶，溶于氯仿、甲醇、乙醇及碱性溶液。

大麻二酚的英文名为cannabidiol，简称CBD，大麻二酚为苍黄色树脂或结晶，熔点为76～77℃，几乎不溶于水，溶于氯仿、甲醇、苯、乙醚、石油醚和乙醇中（0.066g能溶于5ml的95%乙醇中）。

以上三种成分性质均不够稳定，结构中的双键和游离酚羟基极易被氧化，受热、光照均加速反应，THC尤其明显。从某种意义上说，THC的理化性质决定了大麻毒品的生化特性。

二、药代动力学

大麻可通过口服、鼻吸、口吸或静脉THC等途径摄入，以吸烟方式（抽吸）经肺吸入最为常见，约10%～35%的THC通过肺部吸收进入体内，吸入量的多少与抽吸的速度、抽吸的总时间、吸入的程度、吸入后屏气时间的长短及“大麻烟”的品种有关，平均吸入量为18%。大麻抽吸后起效极快，数秒钟即有感觉，最慢者数分钟出现效应。10～30分钟血药浓度达到高峰，1小时后血药浓度开始下降。精神及行为效应一般在一次抽吸大麻后持续2～4小时。抽吸大麻烟也存在“被动吸入”的情形，长期处于抽吸大麻烟的环境中，被动吸入者可有一定程度的中毒表现。曾有记录测得被动吸入者血中THC浓度为1～7μg/L，尿中四氢大麻酸（THC-COOH）浓度可达39μg/L。

除抽吸外，也可将大麻加入食物或饮料中，通过口服滥用，口服的吸收量仅相当于抽吸的1/3左右，约为6%～20%。口服起效较慢，短者30分钟起效，长者需2小时，其影响因素主要为食物的种类、构成以及食物中THC的含量，2～3小时药效达到高峰，作用维持4～6小时。口服大麻制剂后，Δ^9-四氢大麻酚即被胃酸转化为与原药药理作用基本相同的11-羟-Δ^9-四氢大麻酚。口服的效应与抽吸相似，但程度较轻，持续时间也长。

由于THC难溶于水，所以静脉注射者极少，此方式几乎只用于研究，静脉注射THC者，其血药浓度分布曲线与抽吸者近似。

THC极易溶于脂类，故易于通过细胞膜、血-脑屏障、胎盘屏障，各组织摄取THC的量主要受血流量的限制，肺及肾脏分布最早、最多。进入血液后的THC绝大部分与脂蛋白、白蛋白结合，血浆蛋白结合率为95%～99%，其中60%以上与脂蛋白结合，其余部分与血浆白蛋白结合，1%～3%呈游离状态。结合型THC与少量游离型THC经血液循环广泛分布于脑、脊髓、肝、胆、心、肺、脾、肾、肾上腺、胰、淋巴结、脂肪组织、子宫、胎儿、眼、头发等器官组织和血、尿、淋巴液、唾液、胆汁、汗液、乳汁、羊水、粪便等体液和排泄物中。THC的脂溶性较强，可在脂肪、脑和脊髓等组织器官中大量蓄积，长期吸食大麻时也可在头发中蓄积，故头发检测是判定是否吸食大麻的有效方法，吸食大麻者血、尿和胆汁中四氢大麻酸（THC-COOH）的含量较高。

肝脏是大麻活性成分的主要代谢器官，THC在肝微粒体酶（CYP_2C_9、CYP_2C_{19}和CYP_3A_4）的催化下发生羟基化和羧化，先生成活性代谢产物11-羟-Δ^9-四氢大麻酚和8-羟-Δ^9-四氢大麻酚，然后进一步代谢为非活性的四氢大麻酸（THC-COOH）和极少量的8,11-二羟-Δ^9-四氢大麻酚，这些代谢产物很快与葡萄糖醛酸结合生成酯并排出体外，其中 THC-COOH 是 THC 在体内的主要代谢产物。

结合型与非结合型 THC 及代谢产物主要从肠道和肾脏排泄，也可从胆道、乳腺、唾液腺、汗腺和呼吸道等处排泄。粪便、尿、胆汁中 THC 及其代谢物含量较高，其次为乳汁、唾液、汗液等。给药途径、次数与给药期长短、耐受性等因素对 THC 及其代谢物的排泄速度有影响。无论给药途径如何，5 天内从体内排出的 THC 代谢物总量均可达到 80%～90%。排出的主要代谢物为 11-羟-Δ^9-四氢大麻酚和四氢大麻酸（THC-COOH）。从尿中排出的酸性代谢物至少有 18 种，含量最高的是四氢大麻酸（THC-COOH）的葡萄糖醛酸结合物，占尿中总酸性代谢物的 20%。在粪便中排出含量最高的是非结合型的代谢物 11-羟-Δ^9-四氢大麻酚。

THC 的半衰期为 1.6～59 小时，口服屈大麻酚为 25～36 小时。在长期成瘾者与正常人之间明显不同，长期成瘾者的半衰期可短于 28 小时，而正常人为 56 小时。排泄途径无明显差异，以粪便排泄为主，约 33%～65%，尿中排泄约 15%～30%。

三、作用机制

大麻通过作用于脑内的特异性受体-大麻酚受体（CB）产生各种效应，大麻酚受体属 G 蛋白偶联受体，分 CB_1、CB_2 两个亚型。基因克隆研究发现这两种受体有 44%的氨基酸序列同源。人类与大鼠的 CB_1 受体氨基酸序列有 97.3%同源，分子量大约为 52 800 左右。CB_1 受体主要位于脑、脊髓与外周神经系统中，脑内 CB_1 受体主要分布于基底神经节（黑质、苍白球、外侧纹状体）、海马 CA 锥体细胞层、小脑和大脑皮质，密度最高的是基底神经节和小脑的分子层，与运动功能的改变有关；中等密度分布的是海马和皮质的分子层，与 THC 破坏人的短时记忆有关。CB_2 受体主要分布于脑与脊髓以外的组织，如脾脏边缘区、免疫细胞、扁桃体等，这种分布可能与大麻的免疫抑制作用有关。大麻酚受体还存在于纹状体腹内侧和伏隔核等奖赏区域，与 DA 神经元有关。在脑干、下丘脑、胼胝体和深部小脑核检测到的大麻酚受体浓度很低，这些区域调控心血管系统和呼吸系统功能，所以大麻的致死毒性很小。也有研究发现，大脑中控制食欲的下视丘有许多大麻酚受体覆盖，这些受体的兴奋在使人体产生食欲方面起了很大的作用。

CB_1 受体和 CB_2 受体在组织分布上的差异性不是绝对的，只是表达量不同而已。用高灵敏度的 PCR 技术发现，脑组织中高表达的 CB_1 受体在肾上腺、心脏、肺、前列腺、子宫、卵巢、睾丸、骨髓、胸腺、脾脏和扁桃体等外周组织中均有微量表达。几种主要免疫细胞 CB_1 mRNA 表达的丰度依次为：B 细胞＞NK 细胞＞中性粒细胞＞$CD8^+$ T 细胞＞单核细胞＞$CD4^+$ T 细胞。CB_2 mRNA 在脾和扁桃体中的表达量最高，是 CB_1 的 10～100 倍，在培养的小鼠小脑细胞和大鼠小胶质细胞中也有少量表达。

1992 年以色列的 Raphael 研究室首次从猪脑中提取出一种内源性大麻酚样物质 N-花生四烯酸氨基乙醇（anandamine），随后又从大鼠脑中分离出了 2-花生四烯酸甘油（2-AG），两者具有与 THC 极为相似的三维结构，从而提出内源性大麻酚样物质的理论，进一步又论证了体内与之结合的大麻受体的存在，并认为大麻所引起的许多生理和药理现象都与大麻受体相关。研究表明，内源性大麻酚样物质（2-AG、anandamide）可产生类似于 THC 的药物效应，在痛感受、认知和运动协调性方面都有作用。但 anandamide 的作用强度低于 THC，作用持续时间也比 THC 短。据推测人脑中也有类似的物质。anandamide 在脑中都有选择性和有效性的合成通路，其合成通路是由Ⅰ型代谢性谷氨酸（mGlu）受体和 Ca^{2+} 激活而启动的。内源性大麻酚样物质可能是由突触后神经元上的胞体和树突释放。当突触后神经元兴奋时，mGlu 受体兴奋，细胞膜去极化，Ca^{2+} 内流，两者作用于细胞膜上的脂质前体，激活磷脂酶 C，产生甘油二酯，然后被甘油二酯脂肪酶裂解，产生 2-AG；如果两者作用于细胞膜上的磷脂，则激活酰基转移酶裂解为 N-花生四烯酸磷脂酰乙醇胺，再被磷酸二酯酶裂解，产生 anandamide。2-AG 与 anandamide 释放到突触间隙后作用于突触前膜上的相应受体产生作用，而释放到突触间隙中的多余内源性大麻酚样物质被其他神经元或胶质细胞上特殊转运蛋白重摄取而清除。已证明这种转运蛋白的拮抗剂 AM404 可显著增加血液中 anandamide 的水平。在海马的脑片上，AM404 也可明显增加 anandamide 的含量。同时释放到突触间隙中的 anandamide 还可被脂肪酸氨基水解酶（FAAH）水解失活。FAAH 敲除的小鼠，脑内 anandamine 水平显著提高，提示 FAAH 的水平有助于调节内源性大麻样物质的含量。研究表明单酰基甘油酯酶（MAGL）在 2-AG 水解过程中起主要作用，两种新发现的水解酶 $ABHD_6$ 和 $ABHD_{12}$ 也参与了这一过程，水解 2-AG 的三种酶 MAGL、$ABHD_6$ 和 $ABHD_{12}$ 在细胞内的分布方式不同，它们可能分别在神经系统的不同细胞或细胞内不同位置起作用。

内源性大麻酚样物质可调节 GABA、谷氨酸的释放。已证明在海马，CB_1 受体与 GABA 位于同一突触前神经元中而直接抑制 GABA 的释放。CB_1 受体激动剂 WIN552122 可减少突触前 GABA 的释放，进而改善海马内由 GABA 释放增加所引起的记忆功能缺陷，提示海马部位的内源性大麻样物质主要是调节 GABA 的释放。纹状体-黑质内 GABA 能神经元上 CB_1 受体的激活也可抑制 GABA 的释放与重摄取。在大鼠纹状体脑片中，WIN552122 抑制皮质-纹状体的谷氨酸能突触传递，而 CB_1 受体拮抗剂 SR141716 使这种作用消失。同时应用膜片钳技术证实 CB_1 受体的激活还可以抑制纹状体内的谷氨酸释放，表明内源性大麻酚样物质可以调节纹状体的功能，进而提示作用于 CB_1 受体的药物可以作为一种潜在的药物治疗基底神经节疾病如 Parkinson disease、Huntington disease。在海马部位 SR141716 也能阻断 mGlu 受体的激活而减少内源性大麻样物质的产生。在 CB_1 受体基因敲除小鼠，mGlu 受体激活后不能引起脑内 GABA 释放，表明内源性大麻酚样物质是通过 CB_1 受体而调节 GABA 和谷氨酸的释放。

大麻酚拮抗剂 SR141716A 对 CB_1 受体有高度亲和力，可对抗 THC 产生的腺苷酸环化酶抑制和胃平滑肌收缩作用，有效对抗 THC 的行为效应、药物辨别效应和对记忆的破坏作用。

四、药理作用

大麻是一种独特的精神活性物质，难以归类到现有的任何一种精神药物中，我国《麻醉药品品种目录》规定大麻与大麻酯为麻醉药品，《精神药品品种目录》则规定六氢大麻酚、四氢大麻酚（包括其同分异构体及其立体化学变体）为第一类精神药品，在国际上大麻又被归类为致幻剂。这是因为大麻的作用与剂量相关，且大麻中活性成分较多，在不同种类的大麻类毒品中含量各不相同，药理作用有差异。总之，大麻既有兴奋作用，又有抑制作用，还有致幻作用，作用特点与使用剂量、品种、产地及个体敏感性有关。

大麻产生的大多数精神效应要归因于 Δ^9-四氢大麻酚，但其中的大麻二酚（CBD）可改变四氢大麻酚的主观效应，强化镇静效果，大麻二酚还有松弛肌肉和抗精神病特性。不同品种的大麻中含有不同比例的 THC 与 CBD，在南非的一些品种中根本没有发现大麻二酚，而在大多数用于生产大麻脂的大麻植株中，大麻二酚的含量很高，这些大麻品种也许可以部分解释不同的栽培品种为什么会有不同的主观效应。新鲜植株中找不到大麻酚（CBN），它是四氢大麻酚的降解产物，四氢大麻酚与大麻酚之间的比例是大麻样品老化程度的一个指标。

（一）神经系统

1. 镇痛作用　大麻控制急性、慢性疼痛有效，口服 THC 的镇痛强度与可待因相当，但在有效的剂量范围内有明显的副作用；大麻酚对实验动物鞘内给药的镇痛作用非常有效；大麻酚鞘内给药和系统给药能加强吗啡的镇痛作用。但不幸的是大麻酚产生镇痛的剂量也引起诸如镇静、体温下降、木僵等行为效应。

大麻酚镇痛作用机制不明，近期研究证明 Δ^9-THC、anandamide、CB_1 受体激动剂 CP-55490 都能明显提高动物的痛阈，并且这种镇痛作用可被 CB_1 受体拮抗剂 Sk41716A 拮抗。电刺激大鼠中脑导水管灰质（PAG）引起的镇痛作用可被 SR141716A 阻断，皮下注射甲醛溶液引起的疼痛可引起 PAG 细胞外大麻酚样物质水平的提高，鞘内注射 SR141716A 也可增加疼痛敏感性，提示大麻酚引起的镇痛作用是通过 CB_1 受体介导的，即 CB_1 受体激活后可减轻疼痛，抑制则增强疼痛敏感性。基于上述观点，有学者提出利用 CB_1 受体基因敲除的模型来模拟一种超敏疼痛的状态。然而，尽管对大麻酚镇痛已进行了大量研究，但是在吸食大麻的临床研究中却产生了不同的结果：有的学者提出大麻酚可作为癌症疼痛和术后剧痛的有效镇痛剂，而有的学者却发现大麻酚对于疼痛不仅无任何作用甚至还增强了疼痛的敏感性。这种矛盾现象的机制还不清楚，有人认为可能与不同人群对于大麻的敏感性和情绪有关。

由于阿片类药物和大麻酚有几种相似的病理学效应，如镇痛作用、躯体和精神依赖性等，近些年来对于两者之间的功能联系进行了研究，以探讨两者联合应用是否对急、慢性疼痛治疗具有意义。脑室和鞘内注射小剂量 Δ^9-THC 或 CP-55490 可增强吗啡在大鼠热辐射刺激实验中产生甩尾反应的潜伏期和镇痛能力，同时这种作用可被 CB_1 受体拮抗剂 SR141716A、阿片受体拮抗剂纳洛酮所阻断，表明大麻增强吗啡镇痛作用可能是通过 CB_1 受体或者是通过激活阿片受体而引起的。Ledent 等人在 CB_1 受体基因敲除小鼠模型上发现，吗啡在热板实验中的镇痛作用和长期应用吗啡引起的药物依赖性与野生型小鼠有明显不同。总之，大麻酚引起的镇痛作用是直接激活 CB_1 受体或者是通过其他一些机制激活 CB_1 受体而起作用的，因此具有极大的临床潜在应用价值。

2. 抗呕吐作用　THC 常频繁用于治疗因化疗引起的恶心和呕吐。研究证明，THC 对中度呕吐的化疗患者的抗呕吐作用超过安慰剂；研究指出 THC 与止吐药甲哌氯丙嗪有同等疗效；THC 的一些类似物庚苯吡酮、左旋萘硫酚、nabitan 可减轻化疗不可避免的恶心和呕吐。

美国 FDA 已批准将 THC 以非专有名称屈大麻酚（dronabinol）和商品名 Marinol 上市。临床试验也对口服屈大麻酚和吸大麻的效应进行了比较，发现大约 35%的患者喜欢口服屈大麻酚，20%的患者喜欢吸大麻，其他的患者则拒绝用抗呕吐药；吸大麻烟的抗呕吐效应评价结果显示，25%的患者因不满意而退出试验，24%的患者非常有效，35%的患者中度有效，16%无效；几乎所有的患者都报告有镇静、口干、头晕的不良反应。

3. 抗惊厥作用　20 世纪 40 年代，5 个智力低下的儿童用常规抗惊厥剂无法控制惊厥，而用大麻后有明显改善，由此激发了对大麻抗惊厥作用的研究兴趣。动物实验显示，THC 有引发惊厥和抗惊厥双重作用，但尚未证明它在临床使用有效。

4. 促进食欲作用　吸大麻最突出的作用之一是促进食欲，调查发现吸大麻与食量增加呈正相关。美国在 20 世纪 90 年代初批准了 THC 的医疗使用。来自临床试验的结果表明，THC 能改善食欲，轻度增加热量摄入和体重。由此，有学者认为 THC 可用于治疗与艾滋病有关的食欲下降和体重减低，并认为即使长期用 THC 治疗与厌食相关的体重下降的艾滋病患者也是安全的。

由于大麻有促进食欲的作用，故现在有人开始研究大麻受体抑制剂，试图通过抑制大麻受体用于减肥。在理论上也许可以这么认为，若抽大麻能使人感到饥饿，那么能阻断大麻引发饥饿感效应的合成物 rimonabant，也许就是一种强效减肥药，但目前关于 rimonabant 的研究并不多。

近年来有人对吸食大麻导致的饥饿感进行了研究。在此之前，医师们认为大麻是以一种没有规律的方式影响大脑（像酒精影响大脑一样），而饥饿感则是无规律性效果之一。研究人员在 20 世纪 80 年代末发现，大脑中控制人体最基本功能（如运动、记忆、感知和饥饿感）的部分——下视丘，为许多受体覆盖，而这些受体充当了大麻分子的载体。当大麻的化学成分进入受体时，大脑就获得一个信息：人体需要食物。受体会生成自己的类似大麻的成分，称作大麻化学物。医师现已知道，这种成分在使我们产生食欲方面起了很大的作用。

根据上述发现，研究人员找到一种被称为大麻受体抑制剂的人工合成物，这种抑制剂能关闭受体，防止大麻化学物附着受体而发送“我要吃”的讯息。

美国国家酒精中毒与酗酒研究院的神经生物学家乔治·昆诺斯 2001 年领导了一项针对大麻化学物和饮食习惯的动物研究，他说：“我们曾用一种基因培养的老鼠做实验，这种老鼠体内没有 CB_1 受体。我们发现，正如预计的那样，饮食只被简单控制的一般动物，要比体内没有大麻受体的动物吃得多。这非常有力地证明了，这种（除去大麻受体的）系统能部分减少食物摄入的增加。”昆诺斯的研究随后表明，对用“大麻受体抑制剂”抑制其受体功能的老鼠进行实验，产生的效果同本身没有大麻受体的老鼠的实验结果一样：两者的进食欲望都会下降。

（二）心血管系统

吸大麻烟和注射 THC 者最明显的心血管效应是心动过速，心率平均每分钟增加 20%～50%，最高可达 140～150 次/分钟。使用大麻后几分钟到 15 分钟就可出现上述效应，可持续 3 小时。预先服用普萘洛尔可防止大麻引起的心动过速。

对 THC 效应产生耐受的年轻健康使用者，心血管功能的变化没有临床意义，一般只是心脏的轻度应激。对于原有心血管疾病如冠心病的个体而言，抽吸大麻可起到诱发或加重的作用，并可因感觉迟钝而影响其及时用药、及时就诊。

吸食大麻还可使眼结膜血管扩张、结膜充血，出现典型的“红眼睛”症状。大麻、

THC及其合成的类似物还可降低青光眼患者的眼压，临床上可被用于治疗青光眼，但当前没有资料证实大麻或THC控制青光眼比其他药物更有效。血压的变化与体位有关，坐或卧床时血压升高，站立时血压下降。

（三）呼吸系统

抽吸大麻对支气管尤其是大气管的扩张作用很明显，作用可持续约1小时。一次小量（大麻烟1支以下）抽吸可刺激肺通气，而剂量更大时，却产生相反的作用，通气量明显下降。但静注THC对支气管、肺通气的影响不明显。

长期大量吸大麻烟，呼吸道功能受到损害，可引起慢性支气管炎，出现咳嗽、多痰、喘息等症状，并使原有的肺部疾病加重。长期滥用大麻烟，可损害气道内的上皮细胞及肺泡巨噬细胞功能。

长期使用大麻对健康的危害是暴露于大麻烟的部位易发生癌变。研究表明，THC能改变细胞的代谢及DNA合成，并有诱变作用，所以大麻是潜在的致突变物。其他研究也表明，吸大麻者呼吸道、肺组织的病理学异常较为严重，且常为肺癌的先兆。肺和上呼吸道是暴露大麻烟最多的部位，发生癌变的概率最高。

（四）免疫系统

动物实验表明，大麻或THC几乎可损害免疫功能的每一个方面，可以抑制动物的细胞免疫及体液免疫，降低抵抗细菌和病毒传染的能力；还有资料证实，大麻烟的非大麻酚成分可损伤肺泡的巨噬细胞功能——人体肺防御系统的第一道防线；也有研究测量了长期吸大麻者的T淋巴细胞、B淋巴细胞或巨噬细胞的数量和功能以及免疫球蛋白水平，结果均显示正常。到目前为止尚无吸用大麻易使人发生免疫功能障碍的结论性证据，而且以上数据也不能排除长期大量吸大麻烟者免疫功能受到小的损害的可能性。

实践表明，吸大麻者感染细菌和病毒的可能性大于非吸烟人群，呼吸道疾病的发生率也高于非吸大麻烟者。

（五）对生殖系统及后代的影响

动物实验表明，长期高剂量给予THC可破坏雌性动物的生殖功能，减低睾丸甾酮的分泌，减少精子生成，使精子的活动力、生存力下降；阻碍孕激素的分泌，破坏雌性动物的排卵周期。抽大麻可能会增加宫外孕的风险，《自然医学》的研究报告描述了小鼠的CB_1受体如何调控肌肉收缩，而使胚胎在输卵管中移动。研究人员发现在缺乏CB_1受体基因的怀孕小鼠中，胚胎无法通过输卵管进入子宫体，同样的状况也发生于受体被刺激的正常小鼠。目前还不知道在人类的情况中，CB_1受体被刺激是不是也会导致宫外孕。这项研究结果建议育龄妇女应避免长期使用大麻作为止痛或娱乐用途。

研究发现，怀孕期间使用大麻会导致新生儿体重下降，可能是与吸烟导致胎儿缺氧的机制相同。世界卫生组织认为，几乎没有证据支持有关吸食大麻会导致染色体或遗传异常或者出生缺陷的观点。

如果母亲在妊娠期间吸食大麻，其后代会出现轻微但意义重大的认知损伤。产前使用大麻与儿童在6岁和10岁时出现过度亢奋、易冲动以及注意力不集中等症状的情况增加有关。此外，产前使用大麻还会对学习产生重大影响，影响10岁儿童的学习能力和记忆力，孩子在阅读、阅读理解和拼写方面会有不足，教师对孩子的表现整体评价较低。另外有研究发现，孕妇在怀孕期间暴露于大麻酚会影响新生儿发育，导致新生儿认知能力损害，增加新生儿患抑郁和焦虑的风险。

如果母亲在妊娠之前或妊娠期间使用大麻，其后代罹患严重非淋巴细胞白血病的可能性要高出 11 倍，在妊娠期间吸食大麻的母亲所生出的孩子罹患横纹肌肉瘤和星细胞瘤的风险上升。

如果妊娠母亲定期使用大麻（每周使用 3 天或 3 天以上），婴儿出现独立的单纯性心脏隔膜缺陷的风险会增加。对年龄在 13～16 岁之间的跟踪研究指出，尚未出生就受到大麻影响的人在涉及视觉记忆、分析和综合能力的工作中表现较差。

有一项研究认为青少年女性接触大麻或致后代对鸦片类药物成瘾。来自美国康明斯兽医院的研究者研究发现，如果母亲在其青少年时候长期使用大麻，则其以后所生的小孩存在更高风险的药物滥用。研究者研究了长期暴露于大麻中的青年雌性小鼠的继代影响，研究者用大麻酚受体激动剂 WIN-55，212-2 对小鼠进行注射（一种和四氢大麻酚具有相同功效的药物），持续暴露 3 天，经过简单的处理之后，小鼠在其成熟之前都不再进行任何处理，研究者使用正常雌性小鼠的雄性后代小鼠作为研究对照，相比对照组，研究者们发现在青年期暴露于 WIN-55，212-2 的小鼠后代更易于选择含有吗啡的盒子，结果揭示这些小鼠更偏向于选择阿片类药物。该研究揭示了母体药物的使用，至少在怀孕之前使用可以影响后代的发育。

（六）抑制肿瘤生长

科学家已经在老鼠身上证明，大麻中含有的一种活性物质可以对脑瘤有所改善。西班牙 Complutense 大学的科学家准确地演示了这一生化过程，大麻提取物是通过阻断肿瘤血管生成所需的一种关键化学物质来实现疗效的。而且该研究小组首次通过人体实验证明，在患有最具威胁性的多形性胶质细胞瘤的患者身上，大麻提取物阻止了该化学物质的形成。该研究小组在 30 只老鼠身上测试了 Δ^9-四氢大麻酚（THC）的效果，发现这种大麻提取物抑制了好几种基因的表达，而这几种基因与一种名为脉管内皮生长因子（VEGF）的化学物的生成有关，VEGF 对于血管生成来说非常关键。大麻提取物显著降低了老鼠体内 VEGF 的活性，在两个人类脑瘤患者身上也显示了同样的效果。西班牙学者的研究表明，这种药是通过提高一种名为神经酰胺的脂肪分子的活性来实现这一效果的。研究者说："我们发现老鼠脑部的肿瘤变小了，还有一点苍白。"肿瘤的苍白表明其血供应缺乏，该药物在人类患者身上也有同样效果，不过"效果还是很初步的"。

虽然目前此项研究还只是处于初级阶段，但是研究者认为这是一个好的开始："大麻提取物阻止了血管生成，而一个肿瘤如果不能实现血管生成，它就不会再生长。要是我们一方面阻止其血管生成，另一方面想办法杀死肿瘤细胞，我们就能找到治疗癌症的一种新方法。"

英国研究肿瘤的医学专家 Richard Sullivan 认为，这一研究为以肿瘤血供应为攻击目标的抗癌药物提供了一种重要的新的前驱化合物。他强调，由于目前其他科学家已经在研制一些 VEGF 抑制剂，故对大麻提取物应进行更详细、深入的研究。

（七）致死毒性

迄今在世界医学文献中没有发现由于使用大麻导致中毒致死的病例。

动物研究表明，THC 的半数致死量大大超过常用的药物和其他的滥用药物。人们发现，种系发生越高，致死剂量也随之增加，人类吸大麻烟很难达到致死剂量。这是大麻有别于其他滥用药物的地方。

以上事实使人将大麻误认为是一种安全的、无不良反应的药物。事实上，滥用大麻最大的问题是破坏正常的生产、生活，导致使用者社会功能、责任心、进取心、爱心的衰退，而不是中毒死亡。

第三节　临床表现

一、一般作用

（一）对情绪的影响

大麻对情绪的影响最为多见，多为一种幸福感或欣快伴随着困意，自觉内心宁静、精神松弛。有些人表现为诙谐、对人友好、发笑，其发笑多表现为一种傻笑，人笑他也笑。如果在社交聚会上使用大麻，使用者能发出有感染力的笑声，而且变得十分健谈，为了消遣而吸食大麻的人给出的使用大麻的主要理由是“为了获得快乐”。其情绪可随着思维活动的变化而不断变化，意志活动可控制情绪，有人称当他想要高兴，那么以往高兴的事会不断涌现，情绪随之兴奋，而当他想要悲伤，则悲伤的事也将不断闪过，随之情绪跌入低谷，可以表现为不停地哭泣。有的自我感觉过分良好，认为自己有深刻的思想、敏锐的洞察力，有若轻度醉酒。

也有人会体会到一些情感上的不良反应，其表现各异，主要有焦虑、烦躁、惊慌、抑郁，严重者可达惊恐程度，吸食者有大祸临头或濒死感，有的吸食者会在大冬天穿着衣服淋冷水，边冲边喊“我要死了，我要死了”，不停哭泣，直到不“高”、“嗨”、“High”为止。有的吸食后可产生一过性抑郁状态，表现为悲观绝望，重者有自杀企图，需严密观察。部分使用者表现冷漠，对周围环境很少关心。若使用者本来就有焦虑、抑郁倾向，则吸食大麻后上述症状往往加重。这些反应与剂量有关，在初尝大麻的新手、焦虑者以及心理脆弱的人中间更为常见。调查发现，焦虑感和恐慌感是使用大麻时最普遍出现的负面效应，被调查的使用者中有22%的人有过这种经历。

（二）对感知觉的影响

大麻可造成感知觉明显改变。主要表现为各种感觉体验的增强、感知综合障碍，部分吸食者会出现幻觉。具体表现为对于颜色的感觉生动，触觉、味觉、嗅觉灵敏，以听觉变化最为突出，自觉对音乐的鉴赏力增强，有的可听见波浪状的音乐，自称到耳边会突然停止，此即所谓的共感体验，即兴奋可从一个感官扩散到另一感官，如可看到音乐，可听到形象。有的出现空间感知障碍，感到周围事物之间的距离发生了改变，可感到从10楼到1楼如履平地，可一跨而过，因此常会造成意外伤亡。较多的人会出现时间感知综合障碍，感到时间过得特别缓慢，1分钟如1年那么长，由于自觉时间缓慢，故当事者可觉得性交时性高潮的时间延长。有的出现自身感知综合障碍，感到自己整个人好像飘浮在空中，好像自身已经消失了、不存在了，有的则觉得自己的脸、手等可发生各种变化，像猪、像牛，但患者多知道这是药物的作用所致。还有的人出现视物变形症，有人称他有时看见跳舞的人都会变形，脸可很长，眼睛很小，像米粒大，鼻子扭曲，手和脚也会发生变化，很粗或很细，十分难看，十分可笑，因此常有傻笑。部分吸食者还会出现片断幻觉，有吸食者反映他可以看见自己的灵魂与人在跳舞。

（三）对认知活动的影响

吸食大麻或 THC 可影响人的思维活动。有的出现思维联想的加速，觉得几天、几周或几年的事可似一个个片断忽闪而过。有的自觉失去了联想能力。还有的会出现偏执观念。对于是否会出现“大麻精神病”，目前还有争议，世界卫生组织认为需要更多研究证据才能确定是否存在这种失常情况。最近的结论认为，即使真的存在“大麻精神病”，其数量也一定非常少，极高剂量的大麻能引起短暂的精神错乱，但这种情况极为少见。

大麻对认知和精神运动能力的短期影响多年来一直得到认可，这种影响与酒精以及苯二氮䓬类的影响类似，包括反应缓慢、运动失调、短期记忆受损、难以集中注意力以及解决问题较慢。这些影响与剂量有关，但相对较少的剂量（5～10mg 的四氢大麻酚）也能导致出现这些症状，即使是有经验的使用者也不例外。

对注意力、记忆力和执行功能测试表明，长期使用大麻的一组在测试中的表现明显差于短期组和对照组。各项性能指标相互间通常有着显著的联系，使用大麻的年头越多，表现就越差。调查显示，随着每周吸食的大麻烟数量增多，在记忆、执行功能、精神运动速度以及手指灵活性的测试中的表现会下降，重度上瘾组的表现明显低于轻度上瘾组。

（四）对运动与操作能力的影响

大麻可引起运动技能受损，尤其是精细的运动技能，如驾车、操作仪器，并破坏各种熟练活动的能力。25%的被调查者报告吸食大麻以后，自己的驾驶能力减弱，反射和反应时间减慢，注意力也受到影响，对运动能力、操作能力的损害是导致意外伤害、车祸的主要因素。

研究表明，大剂量大麻使用者可出现大范围的认知和运动功能损伤，并呈剂量依赖关系。由于吸食大麻后使用者的时间反应和信息处理减慢，运动协调性和运动技能、短时记忆、注意力、信号察觉能力和跟踪行为能力受损，故对那些技巧性要求较高的运动能力，如驾驶汽车、操作机器更易受到影响。

大麻的代谢方式使该领域的研究变得更为复杂。四氢大麻酚可溶于脂肪，能迅速从血液中渗出进入大脑和其他器官，在被缓慢排泄出体外之前，四氢大麻酚与其代谢物能长期滞留在人体器官中。在尿液中发现大麻代谢物只能证明测试对象近期曾使用大麻，并不能说明他在接受测试时处于兴奋状态。与酒精不同的是即使血检也并不一定是检测兴奋程度的可靠方法，尤其是如果血检仅检测代谢物而不检测四氢大麻酚的话。通过直接测量血液中的四氢大麻酚含量来确定近期是否使用大麻的调查显示，四氢大麻酚检测呈阳性的司机，尤其是血液中四氢大麻酚含量较高的司机，造成交通事故的可能性约为没有使用大麻的司机的 3～7 倍。对四氢大麻酚数量已知的检测对象的驾驶情况进行的实验室研究一再发现大麻中毒与糟糕驾驶之间存在联系。使用剂量的不同，四氢大麻酚损害人的认知、精神运动功能和实际驾驶能力的程度也不同。当剂量达到 300μg/kg 之后，精神运动功能和实际驾驶能力受损程度相当于导致血液酒精浓度达到每 1/10 公升 0.05g 的酒精剂量所造成的损害程度，而这一酒精剂量是大多数欧洲国家规定的关于对驾驶有影响的法定限量。与需要清醒控制的更复杂的驾驶工作相比，高度自动化行为如道路跟踪控制，受四氢大麻酚的影响更大。

大麻对运动技能的影响持续时间很长，通常为数小时，长者甚至可达数天，且使用者对这种损害大多并不察觉。因此，大麻使用者交通事故的危险性增加，但其发生事故的原因与酒精中毒者有所不同。饮酒的人，中枢兴奋，驾驶汽车速度快，自控能力差，而吸大麻的人驾驶汽车速度慢，反应迟钝。一般认为，大麻对操作能力的危害要比酒精大，因为前者并无醉酒时的征象，且持续时间长，易被忽视。

（五）对记忆力的影响

研究表明，大麻对记忆的损害不仅明显而且复杂。影响最重的是短时记忆，而对远时记忆的影响较轻。字词辨认试验显示，吸食大麻者回忆的正确率比对照组低，让两组同时阅读一段文章，然后让他们复述内容，吸食大麻者比对照组复述得差。

（六）对性活动的影响

一般认为，大麻可增强性功能与性快感。研究表明，当大麻剂量较低时，性幻想和有关性的念头增多，当大麻的剂量较大时，各种行为包括性行为的频度均增加。有的使用者认为吸食大麻以后性交十分舒服，可控制自己的性高潮时间，且快感体验强烈。同时，由于吸食大麻后自觉时间缓慢，使用者自觉性高潮的时间也相对延长。

（七）对意识的影响

吸食大麻导致意识状态改变的最早记载见于2000多年前的药学专著《神农本草经》，“麻贲多食，人见鬼，狂走，久服通神明”。在临床上，我们也常会见到相似的主诉，有的使用者会见到自己的灵魂在外面游荡，其形象较为模糊、色彩较为暗淡，有的使用者则表现为害怕失去自己的心神、害怕失去自己的灵魂，有的有灵魂出窍的体验，有的觉得自己的精神和灵魂都已离开了自己的身体。此即为人格解体，是自我存在意识、统一性意识丧失的一种临床表现。

此外，大麻花粉系过敏源，可引起过敏性鼻炎、支气管哮喘和过敏性肺炎，其叶和花可引起皮炎。

二、急性中毒

主要表现为精神、行为方面的症状，有三组综合征：

（一）中毒性谵妄

又称急性脑综合征，为过量滥用大麻的严重不良反应，其特征类似于高热性谵妄，多发生在一次大量使用时，表现为意识不清、定向力受损，有不安、躁动、惊恐，同时伴发错觉、幻觉及思维障碍，有的可有冲动伤人行为。此症呈自限性，停用大麻类药物后可逐渐自行好转，多数人在发病后4～6小时开始睡眠，醒来后症状基本消失。

（二）急性惊恐发作

多见于一些初期吸食大麻的人，当过量吸食时，可产生严重的焦虑，重者达惊恐程度，患者可产生大祸临头或濒死感。有的使用者在惊恐发生的同时伴随偏执观念，感到自己受到了监视，对人产生敌对态度。

（三）急性抑郁反应

有些使用者在大量滥用后可产生一过性的抑郁状态，表现为悲观绝望，重者有自杀企图，需严密观察。

三、长期作用

关于大麻滥用的长期影响，人们提出过几项假说。在早期，有几种假说试图描述大麻对使用者的精神状态造成的负面影响。

（一）动机缺乏综合征

长期摄入大麻及其制品，由于脑功能受损，可导致动机缺乏综合征。此综合征最早由West（1970）描述，多见于青少年，是由于长期滥用大麻制品，导致THC在中枢神经系统蓄积中毒产生的行为毒性反应。常表现为萎靡不振，精神迟钝，情感淡漠，无欲望无目的，缺乏进取心和向上精神，社会责任感下降，对外界事物缺乏兴趣与追求。此外，注意力、记忆力、计算和判断力都有不同程度的减退，可影响工作与学习。即使停止吸食，也需数月乃至数年才能康复。由于缺乏坚实的证据基础，仍然不能确定这种诊断是否可靠，世界卫生组织也不能证实存在这种综合征。

（二）长期吸食大麻与精神分裂症

一项新研究表明，容易罹患精神分裂症等精神疾病的少年如果吸食大麻，会增加其发病的概率。这项研究为人们用新方法去教育青少年大麻具有潜在危险性提供了线索。

吸食大麻与精神错乱常常彼此伴随，然而人们一直不清楚究竟是何原因造成这种现象。一些证据表明，吸食大麻会导致精神病，而另一些证据表明，易患精神病的人更容易染上毒瘾。为了弄清这个问题，一个研究小组在荷兰Maastricht大学JimvanOs的领导下，对健康的以及出现某些症状（如妄想狂）因而可能极易罹患严重精神疾病的2400名14～24岁的德国青少年进行了4年追踪。在研究的开始，13%的参加者表示，他们已经吸食大麻至少5次，四年之后，约有17%的参加者已经出现至少一种精神病性症状。精神病性症状包括产生幻觉、错觉、妄想。其他的精神症状包括前后说辞不一、困惑的想法和奇怪的行为，其中最常见的是精神分裂症。研究发现，吸大麻的人比那些没有吸大麻的人，更容易产生精神病性症状，吸的大麻越多，出现至少一种以上的精神病性症状的机会越高，即使排除其他影响因素，像喝酒和嗑药之后，这样的风险依然存在。研究人员表示，对于那些容易罹患精神病的吸食者来说，大麻的影响效果更为强烈，家庭成员中有精神病性症状的人，罹患精神病的可能性较高。一项英国的研究认为青春期经常吸食大麻与未来生活上罹患精神分裂症的风险增加50倍有关。大麻还与其他形式的精神疾病有关，随着使用的大麻增多，抑郁和焦虑症状的严重程度会上升。以上这些都是吸食大麻与精神病有关的研究，但是直到目前为止，没有人知道到底哪一个是因，哪一个是果。

四、耐受性和依赖性

（一）耐受性

短期或间断使用大麻，一般不易产生耐受性，即用量的增加不明显。但长期大量使用者，可观察到对大麻的主观效应和心血管效应产生耐受性。有人在志愿者身上用THC进行研究，让志愿者服用THC每4小时1次，最高日用量为210mg，初期可见到受试者情绪上的变化，心动过速，皮肤温度下降及精神运动性操作不良等，但连续使用数日后，上述变化减轻或不再出现。大麻耐受性的产生主要是由于个体中枢神经系统对药物的药代动力学起了适应性变化所致，大麻的耐受性是相对的，与剂量有关，也有一定限度。

（二）依赖性

根据美国用药和保健问题全国调查，终生使用大麻的人中有27%仅使用过一次或两次大麻，还有54%使用大麻不到10次或更少。一项关于毒品依赖风险的比较审查发现，在终身使用大麻的人之中，约有9%会在某些阶段产生大麻成瘾，在尝试大麻并且产生依赖的9%的人中，据估计有80%不会寻求治疗。世界卫生组织的研究指出，每天使用大麻的人中约有一半会产生依赖性。世界卫生组织还指出，相对于使用人口的规模，要求治疗的使用者人数并不多，这表明即使不进行治疗，仍然有很高的好转率。

大麻有较强的精神依赖性，吸食大麻对情绪与感知觉的影响是其成瘾的主要因素。大麻的躯体依赖性远不如阿片类、巴比妥类、酒精那么严重。躯体依赖多见于长期、大量使用者身上，突然停止吸食大麻将出现戒断症状，其表现类似于烟草依赖的戒断症状。常见症状为激越、愤怒或侵略性、食欲减退或体重下降、应激性、神经质或焦虑、烦躁以及睡眠困难，包括出现怪异的梦境。较为少见的症状包括打寒战、情绪消沉、胃痛、颤抖和出汗。以上症状通常在第1天和第3天之间开始出现，在第2天和第6天之间达到峰值，大多数症状会持续4～14天。这些症状的严重程度和持续时间似乎与烟草戒断综合征接近。

用Δ^9-四氢大麻酚对动物进行突然戒断研究，中止Δ^9-四氢大麻酚给药的动物会出现行为改变，包括增加梳理、运动活性、攻击性和对电休克的易感性。用专一性大麻酚拮抗剂SR141716A催促慢性注射或灌注Δ^9-四氢大麻酚大鼠的戒断试验中，观察到动物的戒断症状有头颤动、面部颤抖、卷舌、咬、咀嚼、湿狗样颤抖、眼睑下垂、舔和拱背等。

第四节　诊断与治疗

一、诊断标准

由于大麻不易产生耐受性，加上使用者多为间断使用，故通常不会出现特征性的戒断症状，同时因为多为间断用药，一般极少出现明显的副作用，故对大麻成瘾的认定有一定难度。目前在我国已有专门的大麻（THC）金标筛选试剂盒，它可以快速检测人是否在96小时内滥用大麻制品（包括大麻叶、大麻树脂、大麻油等）。大麻制品中的有效成分是四氢大麻酚（THC），它在人体内代谢成9-羧基-四氢大麻酸。大麻筛选试剂盒可以检测尿液中的9-羧基-四氢大麻酸，检测阈值为50ng/ml，该尿检盒的使用方法与吗啡金标尿检盒相同。可用其协助诊断、监督治疗及判断疗效。

大麻相关和成瘾障碍的诊断主要依据可靠的病史、临床症状与体征、尿液毒品检测。在临床工作实践与研究工作中，最常用的诊断标准是DSM-Ⅴ。现结合DSM-Ⅴ将大麻相关和成瘾障碍的诊断标准予以介绍。

（一）大麻成瘾的诊断标准

A. 在12个月内由于问题使用大麻导致有临床意义的损害或痛苦，出现以下两项及以上症状：

1. 大麻的使用量和使用时间经常超过预计。
2. 长期以来有戒掉或控制使用大麻的愿望，或曾有多次努力而失败的经历。
3. 耗费大量时间获取、使用大麻，或者从效应中恢复过来。
4. 使用大麻的渴求，或强烈欲望或冲动。
5. 经常因使用大麻导致不能履行在工作、学校或家庭中的职责。
6. 尽管因为使用大麻导致或加重了持续或反复出现的社会或人际关系问题，但仍继续使用。
7. 因为使用大麻而放弃或减少了重要的社会、职业或休闲活动。
8. 在对躯体有害的情况下反复使用大麻。
9. 尽管已经认识到使用大麻会导致或加重持续的或反复发生的躯体或心理问题，但仍继续使用大麻。
10. 耐受性，表现为以下任意一项：

a. 需要明显增加大麻剂量以达到过瘾或预期的效应。

b. 继续使用相同剂量的大麻，效应明显降低。

11. 戒断，表现为以下任意一项：

a. 典型的大麻戒断综合征（指大麻戒断标准A和B）。

b. 使用大麻（或类似的物质）以缓解或避免戒断症状。

标注：

早期缓解：曾经完全满足上述大麻使用障碍标准，目前不满足任何大麻使用障碍标准至少3个月，但不足12个月及以上（可能满足标准A4“渴求，或使用大麻的强烈欲望或冲动”）。

持久缓解：曾经完全满足上述大麻使用障碍标准，目前不满足任何大麻使用障碍标准12个月或更长的时间（可能满足标准A4“渴求，或使用大麻的强烈欲望或冲动”）。

标注当前的严重程度：

轻度成瘾：出现2～3个症状。

中度成瘾：出现4～5个症状。

重度成瘾：出现6个或更多症状。

（二）大麻中毒的诊断标准

A. 最近使用大麻。

B. 使用大麻时或刚刚使用大麻之后，出现有临床意义的问题行为或心理改变（例如，运动协调损害，欣快，焦虑，时间放慢的感觉，判断缺损，社会退缩）。

C. 使用大麻后两小时内出现两个（或以上）以下症状或体征：

1. 结膜充血。
2. 增加食欲。
3. 口干。
4. 心动过速。

D. 症状或体征不能归因于其他躯体疾病，也不能用其他精神障碍，包括其他物质中毒更好地解释。

（三）大麻戒断的诊断标准

A. 长期大量（即至少几个月内通常每天或几乎每天使用）使用大麻后停用。

B. 满足标准A后一周内出现下列3个（或以上）症状和体征：

1. 易激惹，愤怒或攻击行为。

2. 紧张或焦虑。

3. 睡眠障碍（例如，失眠，不安的梦）。

4. 食欲降低或体重下降。

5. 坐立不安。

6. 情绪低落。

7. 至少有下列一个导致明显不适的躯体症状：腹痛，颤抖/震颤，出汗，发热，寒战，或头痛。

C. 标准B中的症状或体征导致有临床意义的痛苦或社会、职业或其他重要领域的损害。

D. 症状或体征不能归因于其他躯体疾病，也不能由其他精神障碍，包括其他物质中毒或戒断更好的解释。

（四）大麻所致精神病性障碍的诊断标准

A. 出现下面的任何一个症状：

1. 妄想。

2. 幻觉。

B. 下面1和2的诊断依据来源于病史、躯体检查以及实验室检查：

1. 在大麻的中毒、戒断期间或之后不久出现或停药以后A标准中的症状充分发展。

2. A标准中所涉及的症状与大麻有关。

C. 这种精神症状不能用非大麻使用引发的精神病性障碍解释，而且非大麻引发精神病性障碍有以下的特点：

精神病性症状在大麻使用之前出现，症状在急性中毒或戒断后很长时间（如1个月）持续存在，或者有其他的证据证明该精神病性症状不是大麻使用引起的（如病史中没有大麻使用史）。

D. 这种症状发生在非谵妄期间。

E. 这种症状导致个体的社会、职业或其他重要领域的功能明显受损。

严重程度的评估：

根据主要精神症状的量化评估确定症状的严重度，症状包括：妄想、幻觉、精神运动性障碍以及阴性症状。每一个症状的严重程度均以过去7天内的最严重的时候进行评定，评定方法为0分（无症状）到4分（症状非常严重）五个级别进行评定。

注意：对于大麻所致的精神病性障碍即使没有严重程度的评估也可以诊断。

（五）大麻所致焦虑障碍的诊断标准

A. 在临床表现中惊恐发作或焦虑占主导地位。

B. 下面1和2的诊断依据来源于病史、躯体检查以及实验室检查：

1. 在大麻的中毒、戒断期间或之后不久或停药以后，A 标准中的症状充分发展。

2. A 标准中所涉及的症状与大麻有关。

C. 这种焦虑障碍不能用非大麻使用引发的焦虑解释，而且独立的焦虑障碍有以下的特点：

焦虑症状在大麻使用之前发作，症状在急性中毒或戒断后很长时间（如 1 个月）持续存在，或者有其他的证据证明是独立的焦虑而不是大麻使用所致的（如病史中没有大麻使用史）。

D. 这种焦虑发生在非谵妄期间。

E. 这种焦虑导致个体的社会、职业或其他重要领域的功能明显受损。

（六）大麻所致睡眠障碍的诊断标准

A. 在临床出现突出而严重的睡眠问题。

B. 下面 1 和 2 的诊断依据来源于病史、躯体检查以及实验室检查：

1. A 中的症状在大麻中毒时或中毒后不久以及在戒断之后或用药时出现及加重。

2. A 标准中所涉及的症状与大麻有关。

C. 这种睡眠障碍不能用非大麻使用引发的睡眠障碍解释，而且独立的睡眠障碍有以下的特点：

睡眠障碍在大麻使用之前发作，症状在急性中毒或严重戒断后很长时间（如 1 个月）持续存在，或者有其他的证据证明是独立的睡眠障碍而不是大麻使用所致的（如病史中没有大麻使用史）。

D. 这种睡眠障碍发生在非谵妄期间。

E. 这种睡眠障碍导致个体的社会、职业或其他重要领域的功能明显受损。

特殊说明：

失眠类型：入睡困难或维持睡眠困难，睡眠中醒觉状态增多，或者不能再次入睡。

日间睡眠增多的类型：睡眠增多是主要的主诉或者在醒觉状态下感到疲倦，或醒觉时间少于往常，而睡眠时间延长。

白天睡眠增加的类型：主要特点是日间过度嗜睡或在醒觉状态下疲乏，睡眠时间较长。

深睡眠类型：在睡眠状态下出现异常的行为。

混合状态：大麻所致睡眠障碍含有多种类型的睡眠方面的症状，但是没有相应占主导地位的症状。

（七）大麻中毒性谵妄的诊断标准

A. 注意（即指向、聚焦、维持和转移注意的能力减弱）和意识（对环境的定向减弱）障碍。

B. 该障碍在较短时间内发生（通常为数小时到数天），表现为与基线注意和意识相比的变化，以及在一天的病程中严重程度的波动。

C. 额外的认知障碍（例如，记忆力缺陷，定向不良，语言，视觉空间能力，或知觉）。

D. 诊断标准 A 和 C 中的障碍不能用其他先前存在的、已经确立的或正在进行的神经认知障碍来更好地解释，也不是出现在觉醒水平严重降低的背景下，如昏迷。

E. 病史、躯体检查或实验室发现的证据表明，该障碍是大麻中毒的直接结果。

注意：当诊断标准 A 和 C 中的症状在临床表现中占主导地位，且严重到足以引起临床关注时，应给予大麻中毒性谵妄的诊断以替代大麻中毒的诊断。

以上这些大麻所致障碍的症状严重到需要给予独立的医学干预时才做出相应诊断，而不是诊断为大麻中毒或大麻戒断。

二、治　　疗

大麻在西方国家是滥用最广的毒品，发生率仅次于酒精滥用。总体而言，大麻滥用虽可引起一系统的心理、行为效应，但引起严重心理、行为后果的则较为少见。对于短暂出现的精神障碍如中毒性谵妄、惊恐发作，一般会逐渐消除，不需住院专门处理，但要注意进行严密的观察，以防意外，必要时可予以精神药物对症治疗。对持续存在的偏执性精神障碍者则应住院治疗，注意与内源性精神病的区别并予以抗精神病药物系统治疗。

对于大麻成瘾戒断后出现的一系列症状，目前多以对症治疗为主。大麻成瘾的心理行为治疗方法与其他几类毒品成瘾的心理行为治疗是共同的，这一部分将在本书的第十章予以详细讨论。

附：名词解释

（一）闪回

又称回闪症状，是大麻使用者在停止滥用期间出现的一种精神症状，表现为在与以往吸食大麻相似的情境中，重现以前在用药时的各种心理体验。主要有时间感知的改变，觉得时间过得很慢，也可以在滥用其他药物（如致幻剂）时出现原先用大麻时的体验，这是一种条件性再现的记忆。这种症状一般并不严重，只是一种淡化的感觉，持续时间也不长，通常只是几分钟。但有的使用者在回闪症状出现时，会引起惊恐发作，觉得自己的脑子坏了，人要变疯了，对于此类患者，应进行解释安慰，说明它并不是一种严重的问题，只要今后不再吸食大麻，此症状会逐渐消失。

（二）本草纲目关于大麻的记载

本草纲目→谷部→大麻

【释名】

火麻、黄麻、汉麻。雄者牡麻，雌者名苴麻、苎麻。花名麻麻勃。麻勃即大麻的花。

【气味】

大麻勃：辛、温、无毒。麻：辛、平、有毒。大麻叶：辛、有毒。

【主治】

麻勃（大麻的花）

1. 记忆力衰退用初秋收取的麻勃 1 升、卜参 2 两，共研为末，蒸透。每天临睡前服一小撮。

2. 瘰疬初起用初秋收取的麻花、中夏收取的艾叶各等分，灸患处。

3. 刀伤病麻木用麻勃 1 两、蒲黄 2 两，共研为末。每服一小匙，酒送下。白天服 3

次，夜间服1次。

4. 风病麻木用麻花4两、草乌1两，共研为末，加炼蜜调成膏。每服3分，开水送下。

麻子（麻子连壳的总称，大麻的果实）

1. 大便秘、小便数用麻子仁2升，芍药半斤，厚朴1斤，大黄、枳实各1斤，杏仁1升，一起熬研，加炼蜜和成丸子，如梧子大。每服十丸浆水帝下。每天服3次。此方名麻仁丸。

2. 月经不通（或两、3个月，或半年1次）用麻子仁2升、桃仁2两，研匀，熟酒1升浸泡一夜，每天服药1升。

3. 消渴（日饮数斗，小便赤涩）用秋麻子仁1升，加水3升，煮开3～4次。饮汁。

4. 血痢不止用麻子仁汁煮绿豆空心吃，极效。

5. 刀伤瘀血腹中用大麻仁3升、葱白14枚，捣烂，加水九升煮成1升半，一次服完，血出即愈。不尽时可再次服药。水九升煮成1升半，一次服完，血出即愈。不尽时可再次服药。

6. 发落不生用麻仁汁煮粥常吃。

7. 小儿头疮用麻仁5升，研细，水绞取汁，蜜调搽疮上。大麻油：熬黑敷头上，治发落不生。

大麻叶

1. 下蛔虫用大麻叶捣汁服5天。

2. 疟疾用大麻叶炒香，之后研为末，临发病前用茶或酒送服适量。大麻的茎或茎皮：治破血，通小便，跌打损伤。大麻根：带下崩中，热淋下血，跌打淤血。沤麻汁：消渴、淤血。

（杜新忠）

第三篇　诊断、治疗与康复

第八章　毒品相关和成瘾障碍的诊断

当前在我国得到应用与重视的与吸毒成瘾相关的分类与诊断标准有三个，即 CCMD-3、ICD-10、DSM-Ⅴ，其中 CCMD-3 为中国精神障碍分类与诊断标准第 3 版，ICD-10 为国际疾病和相关健康问题统计分类与诊断标准第 10 版，DSM-Ⅴ是最新的美国精神障碍诊断和统计手册（第 5 版），2013 年 5 月出版。

自 DSM-Ⅳ于 1994 年出版以来，脑成像技术和其他科学技术的进步为人们对于成瘾的生物学过程提供了一个更深入的了解，关于海洛因、可卡因和其他毒品如何激活大脑奖赏环路及不良后果如何产生有了更多的证据，使得 DSM-Ⅴ对 DSM-Ⅳ中“物质相关障碍”（细分为“物质使用障碍”和“物质所致障碍”）的分类与诊断标准进行了修订，DSM-Ⅴ把 DSM-Ⅳ中“物质相关障碍”更改为“物质相关和成瘾障碍”（同样细分为“物质使用障碍”和“物质所致障碍”），DSM-Ⅴ取消了 DSM-Ⅳ中“物质使用障碍”下面的物质滥用和物质依赖两个亚型，并新增三个亚型，分为轻度障碍、中度障碍和重度障碍。从而解决了学术界长期以来对于滥用/依赖的区别的争论。

DSM-Ⅴ还新增烟草相关和成瘾障碍，新增大麻戒断、咖啡因戒断，新增非物质相关和成瘾障碍，如赌博障碍，因为赌博可以激活大脑的奖赏系统，赌博障碍的症状在一定程度上类似于物质使用障碍。预计 ICD-11 将与 DSM-Ⅴ保持同步，而我国的 CCMD-4 也建议有相关的修改。

DSM-Ⅴ关于物质使用障碍的诊断标准有两个重大变化：一是“经常性的法律问题”用于药物滥用的诊断标准被删除，并添加一个新的标准，即渴求或使用物质的强烈愿望或冲动。二是物质使用障碍的诊断数量标准有了改变：符合 2～3 条标准诊断诊断为轻度障碍，符合 4～5 条标准诊断为中度障碍，符合 6 条或更多标准诊断为重度障碍。

DSM-Ⅴ关于导致物质相关和成瘾障碍的物质包括十种不同类别：即酒精，咖啡因，大麻，致幻剂，吸入剂，阿片类药物，镇静剂、催眠剂或抗焦虑药，兴奋剂（包括苯丙胺类物质，可卡因和其他兴奋剂），烟草和其他或未知的物质。其中烟草是新增的类别。

由于 DSM-Ⅴ的影响力与科学性，本书将结合 DSM-Ⅴ提出适合于我国临床诊断与执法的分类及诊断标准。首先，基于我国国情与法律等相关规定，本书将采用毒品使用障碍这个分类，其亚型相应的分为轻度成瘾、中度成瘾、重度成瘾。使用“毒品”一词而不使用“物质”或“精神活性物质”这两个词，是因为本书主要涉及我国法律规定的、在我国被滥用最多的四种主要毒品，即“海洛因、冰毒、氯胺酮、大麻”，符合我国国情。不使用“依赖”、“障碍”而使用“成瘾”这个词，是因为“依赖”一词历来被用来形容身体依赖性，身体依赖性可见于海洛因、酒精长期使用后的停止，也可见于某些精神科药物、作用于中枢神经系统的药物长期使用后的停止，如抗抑郁药、β-受体阻滞剂。而“障碍”这个词则不太符合我国的法律界与民众的使用习惯，必须考虑到法律界的使用习惯是因为在我国吸毒成瘾是有两部专门的法律来规范的，即《禁毒法》、《戒毒条例》。而“成瘾”是指不顾负面影响的强迫性的觅药行为，成瘾一词符合我国人民日常的使用习惯与含义，也与我国的现行法律相呼应。本章诊断涉及的精神活性物质的品种是我国现行法律规定范围内的毒品，主要包括海洛因等阿片类、甲基苯丙胺等中枢神经兴奋剂、大麻类、致幻剂（主要包括氯胺酮、PCP、摇头丸等）。相应的诊断可以是这样的，比如海洛因重度成瘾、氯胺酮中度成瘾。其次，本书也会采用毒品所致障碍这个分类，其亚型包括中毒，戒断，毒品所致精神障碍（包括毒品所致精神病性障碍、毒品所致双相及相关障碍、毒品所致抑郁障碍、毒品所致焦虑障碍、毒品所致强迫及相关障碍、毒品所致睡眠障碍、毒品所致性功能障碍、毒品所致谵妄、毒品所致神经认知功能障碍）。相应的诊断可以是这样的，比如甲基苯丙胺中毒、海洛因戒断、氯胺酮所致焦虑障碍。注意，本诊断与毒品使用障碍的诊断是独立的，可以分别做出。最后，其他诊断术语包括早期缓解、持续缓解、维持治疗（如美沙酮维持）以及可控环境（如监狱、强制隔离戒毒所、医院等）等。

本章将主要介绍毒品相关和成瘾障碍的诊断程序，DSM-Ⅴ、ICD-10、CCMD-3 关于毒品相关和成瘾障碍的诊断标准与诊出原则以及常用的量表与治疗用工作表。

第一节　毒品相关和成瘾障碍的诊断与评估

毒品相关和成瘾障碍包括毒品使用障碍与毒品所致障碍，两个诊断可以分别做出，也可以合并做出。在诊断以前，治疗者需要对患者进行询问与评估，询问与评估的内容包括使用模式、使用效果、毒品对其他精神疾病的潜在影响、当前戒除的可能性以及对于继续使用和戒除的态度和信念等。

一、询问病史

诊断评估最基本的依据是准确详尽的病史，治疗者需要有基本的会谈技术和病史采集要点，在体格检查时要特别注意那些直接或间接与吸毒有关的体征，如静脉注射者皮肤上的注射瘢痕，戒断时出现大汗和鸡皮疙瘩等躯体戒断症状。当病史可靠时，依据毒品相关和成瘾障碍的诊断标准（如 DSM-Ⅴ）作出诊断并不困难，当然也可使用 CCMD-3、ICD-10 进行诊断。

（一）基本要求

由于毒品相关和成瘾障碍是一组与社会、行为、心理相关的比较特殊的障碍，更由于相当部分的毒品相关和成瘾障碍者有违法犯罪的经历，因此，采集病史时除了要注意问全、问细以外，还要特别注意询问的方式、方法，做到以下几点：

1. 接纳与理解　这是作为门诊或住院的戒毒治疗者首先要做到的一点，治疗者在接诊时一定要消除对吸毒者的厌恶与轻蔑，理解吸毒者的痛苦与烦恼，从情感上接纳他们。

吸毒成瘾者大都十分敏感，即使治疗者的一个细微的表情或动作都会影响他们对治疗者的信任程度，进而影响到治疗的依从性。我们的原则是接纳患者不接纳毒品，理解患者但不无原则地迁就他们，应告诉吸毒者提供真实病史的重要性。

2. 专门接诊　鉴于成瘾患者的特殊性，应设置专门的接诊室，每次接诊一个患者，接诊室应该安静，不应有外人。其他患者可以在候诊室等待，候诊室可以放置一些与戒毒治疗、吸毒危害相关的宣传资料。治疗者的问话应简单明了，尽量使用吸毒者熟悉的语言，比如“你扎过毒吗?”、“最近用过 K 粉吗?”、“近 1 个月每天烫吸几分?”、“你遛过冰吗?”等等。

3. 保密原则　这是由吸毒者的身份所决定的。在接诊开始，治疗者即应声明保密原则，在临床实践中治疗者将会经常遇到这样的问题，尤其是在强制隔离戒毒所开办的自愿戒毒部更是如此。另外，医护人员要注意不应把吸毒者的情况作为闲谈的资料，也不应告诉无关人员，这是基本的医疗道德准则。

4. 使用中性语言　治疗者在问诊过程中，要注意使用中性语言与语气，治疗者的责任是治病救人，不要去作出道德评判。否则很难取得患者的信任，所获病史的可靠性也将大打折扣。

5. 认真倾听　这是询问病史的一个基本原则，不管是门诊还是电话咨询，谈话自始至终认真倾听患者叙述是成功的关键，要注意不要轻易打断患者的主诉，只有你认真听，患者才会觉得你想帮助他、也愿意帮助他，才会愿意如实陈述病史。

（二）询问的内容

1. 毒品使用模式　应问清楚首次吸毒的时间与年龄；首次吸毒的原因；当前（即过去几个月内）和过去的毒品使用模式（各类毒品的使用剂量、频率）和方法（比如静脉注射、肌内注射、鼻腔吸入、口服），尤以近 3 个月的情况更为重要；吸毒后的反应，包括初次吸毒后的体验，如吸毒后的快感、有无呕吐以及饮食与睡眠情况；吸毒最多的时期及原因；如何获得毒品、所用的花费、毒品使用的人际和社会背景；合并滥用药物情况，如有应问清为何药以及滥用的剂量、方式、体验以及原因（是否混合了其他毒品以“增进”效果）；耐受性产生情况与程度，是否曾逐步增加剂量以维持快感或防止戒断症状出现；吸毒过程中剂量、方式的改变情况及原因；戒断症状的出现时间、具体表现与严重程度；末次使用毒品的剂量和时间，以便确定治疗时机、剂量和方法；如果患者注射药物，治疗者可以询问他或她是否曾与其他毒品使用者共用注射器、棉球或清洗剂，因为共用以上任何一种器具都会增加感染或传播艾滋病毒的机会；最后还要判断病史的可靠性。

2. 吸毒成瘾的症状　治疗者应确定患者的毒品使用模式与诊断标准之间有何种相关，是否有过耐受或生理戒断、有无使用毒品的强迫观念、行为或社会心理损害的症状。

治疗者询问患者由毒品使用或相关行为导致或恶化的问题。这些问题可能出现在任何一个功能领域：躯体或生理、心理或情绪、工作或学校、家庭、人际关系、娱乐、法律、经济。在最初的询问阶段，患者通常会忽视或弱化毒品使用对自己和他人的不良影响。

3. 心理学或精神病理学的问题　包括患者是否最近经历过严重的精神病理学问题或心理学问题，比如抑郁、躁狂、焦虑、恐惧、强迫观念或行为、神经性头痛、自杀念头、杀人念头、自残行为（比如割伤、烧伤自己）、暴力攻击行为、强迫进食、赌博或性问题、饮酒或吸烟等。治疗者询问患者是否有过因过去的创伤经历而所致的烦恼不安的体验，比如是否作为近亲结婚、性虐待或暴力事件的受害者。是否旁观过非正常事件，比如战斗、可怕的灾难。如果症状或问题存在，治疗者可以询问患者它们出现的时间以及对患者的影响程度，以判断其主观痛苦感。治疗者询问患者毒品使用是如何引发症状的，他或她如何看待对毒品使用问题的治疗。是否有精神病家族史，是否接受过任何非毒品使用问题的治疗（比如精神科住院治疗、日间医疗、社区居民治疗、门诊治疗、药物治疗）。在既往治疗的实践中，患者觉得什么是有效的，什么是无效的。

4. 既往病史和性经历　包括既往的传染病史、重大躯体疾病史、外伤与手术史、最近使用的其他药物、药物过敏史或副作用，应特别注意询问吸毒后的患病情况，如肺结核、支气管炎、支气管哮喘、肝炎、颅脑外伤史、亚急性细菌性心内膜炎史、溃疡脓肿史、性病史、艾滋病史，特别是有无冶游史与性病情况。男性吸毒者还应询问有无阳痿、早泄，女性患者应询问有无性欲缺乏以及月经是否规律，每次的量、色、气味是否正常，应注意询问末次月经情况。治疗者还需要询问患者的性倾向是什么？有没有性问题的历史或高风险行为？静脉毒品使用、无防护性交或与多位伴侣性交等可能增加患者 HIV 阳性的机会。

5. 社会心理史　治疗者询问患者与家人（父母和同胞兄妹、配偶、孩子）以及朋友的关系。治疗者也询问患者的工作、经济和法律等情况，如是否胜任、失业的原因，以及爱好和副业以及宗教倾向等。治疗者还需要了解患者吸毒前的个性、人格及吸毒后的改变情况；每天的生活模式，如睡眠、进食、上班等情况；有无不良嗜好；受教育程度；是否已婚以及婚姻质量，目前婚姻状况，有否离婚及原因；既往学习成绩、学习习惯、受教育史。

6. 治疗的动机　治疗者询问患者为什么寻求帮助以及患者在他或她的毒品使用方面想要改变什么。动机可能是外在的（比如，法律原因、老板、家人或其他重要的人），也可能是内在的，或者是两者都有。最初，患者通常因为某些外在压力而寻求帮助。

7. 既往戒毒治疗史和自助计划的运用　治疗者收集患者曾经参与的毒品成瘾治疗的信息（比如戒瘾诊所、住院或门诊的康复方案、日间医疗或集中门诊方案），包括戒毒次数、戒毒方式、用过哪几种戒毒药物、用药后戒断症状的控制情况、戒毒地点、戒毒中曾出现过哪些副反应与并发症、复吸的原因等。自助计划包括治疗团体、中途康复站、门诊或治疗后咨询、嗜酒者互戒协会、麻醉剂互戒协会、可卡因互戒协会、理性康复、自我管理和康复治疗（SMART）等自助团体、戒酒协会或其他自助方案。患者对于既往治疗效果的感觉是什么，患者觉得什么是有效的，什么是无效的。治疗者也询问患者过去或正在进行的治疗（例如美沙酮、环丙甲羟二羟吗啡酮、溴麦角环肽、戒酒硫）的药物治疗情况。

8. 不借助帮助而尝试戒除的历史及策略　治疗者询问患者过去在没有帮助的情况下戒除毒品使用的尝试。许多患者没有借助专业、医疗或自助团队的帮助，而是靠自己戒除了烟草、酒精和药品使用。如果患者真的可以不需要帮助而达到戒除，那么他运用的认知、行为或其他的策略是什么？

9. 应对技能　治疗者询问患者对待问题、压力和烦躁感觉的模式。患者是将他或她的困难归咎于他人，还是自己承担责任？患者是否使用酒精或其他药品应对悲痛？患者一般运用哪种认知策略（比如自我反省、挑战和改变信仰或思想、积极的自我对话）？患者经常使用什么行为策略（比如逃避、充分检验新的行为、检测特殊的行为或举动）？患者运用了什么人际关系的策略（比如寻求社会支持、与知己分享问题和感受、在自助会上讨论问题）？患者运用了什么精神策略（如祈祷、冥想、参加常规宗教活动）？

10. 社会支持系统　治疗者询问患者是否有支持性的家庭或朋友？他或她是否有一个或多个知己？当前的人际关系令人满意吗？患者是否能给予和接受重要的人的支持或处理人际冲突？患者是否与主动滥用酒精或药品的同伴或朋友有联系？患者周围是否有可能对酒精和药品的使用施加压力的人？

11. 精力和复原力（恢复能力）　询问患者对于自己和复原力的看法。他或她如何描述自己积极的品质和与工作、人际、学习、副业或其他生活领域相关的精力或能力？患者是否能迅速恢复精力，并且能够从逆境和挫折中恢复过来？

12. 家庭情况　吸毒者的家庭常有这样或那样的问题，家庭环境对吸毒行为的产生、维持、复吸有极其重要的作用，故应注意仔细询问有没有明显的家族病史？吸毒者的成长经历、家庭关系、教育方式、家庭成员吸毒情况以及家庭经济情况，如经济来源、收入情况，家庭中有无药物、酒精成瘾者。

（三）完善患者病史情况的其他措施

为准确获得患者的资料，治疗者还可以运用知情人访谈法、纸笔测验、体格检查、尿检、实验室检查或查阅既往治疗的记录。具体方法的使用取决于治疗者的喜好、患者寻求治疗的原因和治疗者工作的系统。当患者被认为无法提供准确信息的时候，追加来源的信息尤其有用，比如实验室检查和家属访谈法。

1. 知情人访谈　这种方法有时是有用且必要的，可以从对患者及其问题熟悉的人当中收集患者成瘾的信息。家庭成员、重要他人和专家（比如管教民警、戒毒所医师）可能提供关于患者的重要信息。当患者为了一个外在的原因而寻求帮助时，知情人访谈通常较为有效。治疗者可以从家人、重要他人、既往咨询师或治疗者以及其他与患者有关的人那里得到和共享信息（比如刑事审判、社会服务、卫生保健专家等）。

2. 纸笔测验　成瘾严重性指数量表（ASI）、药物滥用筛选测试或毒品滥用简单筛选工具这类简短的问卷调查可以用于补充临床访谈得到的数据。药物滥用筛选问卷这类更全面的调查问卷可以用于收集更为详尽的信息，以区分问题出现的先后次序，并确定患者的治疗需要。成瘾严重性指数量表（ASI）有 7 天和 30 天版本，可以被用于评估不同治疗阶段的患者。问卷也有助于评估治疗准备状态、感染艾滋病的风险、对毒品的渴求和自助团体的参与程度。虽然这类问卷和其他问卷通常用于治疗研究的临床试验，但他们对治疗者也同样有帮助。评估期间最适于使用这些问卷，因为治疗者可以用它们给患者提供反馈。当患者开始接受治疗和处在治疗中的不同时间阶段时，都可以使用与毒品相关的问卷（比如，30 天或 90 天）。

3. 戒断量表　临床管理量表可用于评估酒精戒断（戒断评估临床研究工具；CIWA-Ar）或阿片戒断（阿片戒断评估；OWA）。CIWA-Ar 或 OWA 的得分有助于医师和护士了解如何调整治疗剂量，以减轻毒品成瘾者的戒断症状。

4. 既往治疗记录　以前的治疗记录或其他重要来源的记录（比如社区戒毒小组、自愿戒毒所、家庭）可以提供患者的补充信息。

二、体格检查

治疗者在为可疑吸毒成瘾者检查身体时，除常规体检外（营养状况、体重、脱水征、中毒或戒断症状、生命体征），应注意那些直接或间接与吸毒成瘾有关的体征：

1. 身体的消瘦与营养不良　常见于长期吸食各类毒品，特别是海洛因、苯丙胺、麻古、摇头丸成瘾者。此项要与病史相结合，注意询问原来的体重及与吸毒的关系。

2. 皮肤　注射痕迹、瘢痕（沿静脉走行，一般在四肢，也可见于颈部、乳房、腹股沟、阴茎等处），皮肤的各种感染、竖毛等；注射部位皮肤脓肿或感染后留下的色素沉着。两前臂、腕背或大腿部位烟头烫伤或瘢痕，多为发瘾时吸毒者用烟头烫伤皮肤所致；腕部或颈部的刀伤割痕，多见于女性吸毒者，而四肢及胸背的文身则多见于男性吸毒者；大汗、流涕、哈欠、皮肤鸡皮疙瘩常见于海洛因等阿片类成瘾者。

3. 鼻　注意有无流鼻涕、鼻腔溃疡、脓鼻涕，严重的鼻腔感染提示通过鼻内用药。鼻黏膜充血、鼻中隔溃疡，常见于可卡因与氯胺酮吸食者。

4. 眼睛　注意瞳孔大小、有无流泪等。瞳孔缩小甚至针尖样大小，多见于不久前曾大量使用海洛因者，戒断反应发生时多可见瞳孔扩大，致幻剂中毒者的瞳孔常扩大。

5. 口及咽喉　反复的口腔感染、溃疡提示有艾滋病感染的可能。

6. 肺部　注意有无肺结核以及其他肺部感染的体征。

7. 心脏　要特别注意有无心脏杂音，排除亚急性细菌性心内膜炎。

8. 腹部　注意肝脏情况，有无肝大以及软硬程度；注意肠鸣音的变化、有无腹部肿块及肿块的性质。

9. 神经系统　注意腱反射、周围神经情况及有无肢体麻木等。

三、精神检查

患者常有心理与人格方面的问题，在吸毒人群中幻觉、妄想、抑郁与焦虑症状也很常见，这些都是作为戒毒治疗者应该重点了解的。同时，吸毒前的精神疾病或心理障碍可导致吸毒行为的发生，吸毒后由于毒品的影响也可以导致某些精神疾病，有的精神疾病可与吸毒行为同时发生。因此，需注意详细检查患者的精神状况，特别需要检查的是患者的意识状态，有无幻觉与错觉，记忆力与注意力有无改变，有无思维障碍，如赘述、妄想等。必要时应做MMPI、16-PF等心理、行为量表的测查。戒毒医学是精神医学的一部分，精神医学的检查方法同样适合于戒毒患者。

精神检查是指检查者通过与患者的交谈和直接观察来全面了解患者精神活动各个方面情况的检查方法。交谈注重的是患者自身的所见所闻所感，直接观察注重的是医师的所见所闻所感，两种检查方法通常交织在一起、密不可分、同等重要，但对处于不同疾病状态的患者当有所侧重。

（一）合作患者的精神检查

1. 一般情况　包括以下5个方面的内容：

（1）意识状态：包括意识清晰度如何，有否意识障碍及其意识障碍的性质与程度等。

（2）定向力：包括时间、地点、人物定向。

（3）仪态：包括患者的年龄和外貌是否相符，衣着情况，入院形式。

（4）接触情况：包括接触主动性，合作程度，对周围环境态度。

（5）注意力：包括注意力是否集中，主动注意、被动注意的情况；有无注意增强，注意涣散，注意转移等。

2. 认知活动　包括以下5个方面的内容：

（1）感知障碍：包括：①错觉；②幻觉；③感知综合障碍。需要关注错觉，幻觉，感知综合障碍的种类、性质、强度、出现时间、持续时间、频度、对社会功能的影响及与其他精神症状的关系等。例如对所出现的听幻觉要分辨系真性或假性，言语性或非言语性幻听，幻听的具体内容，清晰程度，出现时间，持续时间，出现频率，出现时的情感状态、意识状态，对社会功能的影响，有无妄想性加工，与其他症状如妄想的关系，对社会功能的影响以及患者对幻听的自知力等。

（2）思维障碍：包括：①思维形式障碍：需观察语量、语速，言语流畅性、连贯性，应答是否切题，有无思维松弛散漫、思维破裂，思维不连贯，思维中断，思维插入，思维贫乏，病理性赘述，思维奔逸、思维迟缓等。②思维内容障碍：妄想的种类、性质、出现时间、持续时间、频度、对社会功能的影响和与其他精神症状的关系等。对妄想要分析系原发性或继发性妄想，妄想的具体内容，妄想牢固程度、系统性、荒谬性与泛化倾向，妄想出现时患者的情感状态、意识状态，对社会功能的影响，与其他症状的关系，对社会功能的影响和对妄想的自知力等。同时，还应了解是否也存在超价观念与强迫观念。③思维逻辑障碍：注意逻辑障碍的种类、性质、强度、出现时间、持续时间、频度、对社会功能的影响、与其他精神症状的关系等。精神检查中主要注意有无逻辑倒错性思维，病理象征性思维，语词新作，诡辩症及其他病理性思维逻辑障碍等。

（3）记忆力：应检查即刻记忆、近事记忆与远事记忆，遗忘等。如有记忆减退，应进一步详查属于哪一类记忆损害及其程度、发展状态，是否存在器质性病变等。

（4）智能：应根据患者文化程度检查一般常识、专业知识、计算力、理解力、分析综合以及抽象概括能力等。若怀疑有智能损害，应作进一步的智力测验。

（5）自知力：需要判断自知力的完整性以及对诊断和治疗的态度。一般应检查以下内容：①患者是否意识到自己目前的这些变化；②是否承认这些表现是异常的、病态的；③是否愿意接受医师、家人等对他（她）目前的处理方式；④是否接受并积极配合治疗。

3. 情感活动　情感活动检查是精神检查的难点，主要依靠观察患者的外在表现（如表情、言谈的语气语调和内容、行为举止的姿势变化等）结合患者整个精神活动其他方面的信息来了解其内心体验。应注意患者情感障碍的种类、性质、强度、出现时间、持续时间、对社会功能的影响、与其他精神症状的关系等。还需要注意患者的情感稳定性、对周围人或事物的态度变化和感染力等。

4. 意志行为　主要了解患者有无本能活动（食欲、性欲和自我防卫能力）的亢进或减退，意志活动减退或病理性意志增强；是否存在精神运动性兴奋、抑制，冲动，怪异的动作或行为。应注意其行为障碍的种类、性质、强度、出现时间、持续时间、出现频度、对社会功能的影响及与其他精神症状的关系等。还要注意意志活动的指向性、自觉性、坚定性、果断性等方面的障碍。

（二）对处于兴奋、木僵和敌对等状态的不合作患者的精神检查

对兴奋躁动及木僵等不合作患者的检查常有困难，应及时观察病情变化和耐心细致地观察患者的表情，情感反应和言行。特别注意在不同时间和不同环境的变化。检查时具体应注意：

1. 意识状态　一般可从患者的自发言语、面部表情、生活自理情况及行为等方面进行判断。特别对兴奋躁动的患者，要注意其精神运动性兴奋状态，通过多方面细致观察、分析有无意识障碍，并可通过患者的自发言语、生活起居以及对医护人员接触时的反应，分析判断有无定向力障碍。

2. 姿势　检查患者姿势是否自然，有无怪异姿势，姿势是否较久不变或多动不停。还要检查肢体被动活动时的肌张力和反应。

3. 言语　注意兴奋患者言语的连贯性及其内容、吐词清晰程度、音调高低、能否用手或表情示意。缄默不语患者有无用文字表达能力，有无失语症。

4. 面部表情与情感反应　观察患者面部表情变化与环境的协调性，如接触工作人员及家属的情感反应差异，对问话的情感反应。患者独处时，有无精神恍惚等表现。

5. 动作与行为　患者的活动量，有无蜡样屈曲、刻板动作、持续动作、模仿动作等异常动作；执行要求是否存在违拗，被动服从等情况；有无自伤自杀，冲动攻击行为。

6. 日常生活　饮食、睡眠、大小便自理情况。女患者料理经期卫生情况。拒食患者对鼻饲、输液的反应。

四、实验室检查

由于毒品成瘾者往往隐瞒自己吸毒的真实情况，在临床工作中对于怀疑阿片类成瘾者应借助纳洛酮促瘾试验、体液毒品分析检测等技术作为成瘾诊断的客观依据。毒品检测通常采用患者尿液，应用放射免疫分析、薄层色谱分析等提供快速的初步筛选结果。若需进一步确认，需选用其他方法，如毛细管电泳（CE）、气相色谱法（GC）、高效液相色谱法（HPLC）、气相色谱-质谱联用分析法（GC-MS）进行确证试验。此外，还可采用其他生物制品如血液、头发等进行检测分析。

由于吸毒人群中性病的患病率很高，大家还需要了解艾滋病、淋病、非淋球菌性尿道炎、梅毒的金标法检测以及病原学、血清学、免疫学检测，这部分内容请大家参看相关的书籍。

（一）尿检

尿检可在早期诊断评估中使用，也可在整个治疗过程中定期、根据需要或者随机使用。这种筛选有助于确定毒品的近期使用、监控患者的治疗进程和保持戒除的进展，并提供一个戒除的外在控制，许多患者及家属都认可它的作用。定期的尿检在监控被强制治疗患者是否使用毒品上尤其有效。举例来说，运动员、律师、公交车司机、社区戒毒的患者和其他强制治疗者经常被要求提交尿样作为监控戒除的措施之一。这些筛选方式实际上保护了被指责不当使用毒品的当事人。

目前最常使用的毒品检测方法是用金标筛选试剂盒初步筛选，此法可以筛选吗啡、大麻、苯丙胺、甲基苯丙胺、摇头丸、可卡因、K 粉、大麻等毒品及其代谢产物，其敏感性、特异性各有不同。

【主要品种】

1. 吗啡（MOR）金标筛选试剂盒　可以快速检测人是否在48小时内吸食、注射海洛因、鸦片等麻醉毒品。对吗啡的检测阈值为300ng/ml。

2. 甲基苯丙胺（M-AMP）金标筛选试剂盒　可以快速检测人是否在72小时内滥用甲基苯丙胺（冰毒）；是否在24小时内滥用MDMA（摇头丸主要成分之一，学名3,4-亚甲二氧基甲基苯丙胺）。对甲基苯丙胺的检测阈值为1000ng/ml、对MDMA的检测阈值为5000ng/ml。

3. 苯丙胺（AMP）金标筛选试剂盒　可以快速检测人是否在72小时内滥用苯丙胺；是否在24小时内滥用MDA（摇头丸主要成分之一，学名3,4-亚甲二氧基苯丙胺），对苯丙胺的检测阈值为1000ng/ml、对MDA的检测阈值为7000ng/ml。

4. MDMA（摇头丸）金标筛选试剂盒　可以快速检测人是否在72小时内滥用MDMA，检测MDMA的阈值为500ng/ml。甲基苯丙胺、苯丙胺在浓度100μg/ml以下时对检测结果不产生干扰。检测结果呈阳性时，可以认为被检测人滥用了MDMA（摇头丸），不用考虑甲基苯丙胺、苯丙胺和麻黄碱的干扰。

5. 大麻（THC）金标筛选试剂盒　可以快速检测人是否在96小时内滥用大麻制品（包括大麻叶、大麻树脂、大麻油等）。大麻制品中的有效成分是四氢大麻酚（THC），它在人体内代谢成9-羧基-四氢大麻酸。大麻筛选试剂盒可以检测尿液中的9-羧基-四氢大麻酸，检测阈值为50ng/ml。

6. 可卡因（COC）金标筛选试剂盒　可以快速检测人是否在48小时内吸食、注射可卡因。可卡因进入人体后代谢成苯甲酰爱冈宁。可卡因筛选试剂盒可以检测尿液中的苯甲酰爱冈宁，检测阈值为300ng/ml。

7. 二合一（甲基苯丙胺、苯丙胺）金标筛选试剂卡　把甲基苯丙胺、苯丙胺二个单一筛选试剂条镶嵌于一张检测卡上，这样在一次检测中就可获得人是否滥用上述两种兴奋剂的单个或多个信息。检测阈值与各单一筛选试剂盒相同。

8. 三合一（吗啡、甲基苯丙胺、苯丙胺）金标筛选试剂卡　把吗啡、甲基苯丙胺、苯丙胺三个单一筛选试剂条镶嵌于一张检测卡上，这样在一次检测中就可获得人是否滥用上述三种麻醉毒品或兴奋剂的单个或多个信息。检测阈值与各单一筛选试剂盒相同。

9. 五合一（吗啡、甲基苯丙胺、苯丙胺、大麻、可卡因）金标筛选试剂卡　把吗啡、甲基苯丙胺、苯丙胺、大麻、可卡因五个单一筛选试剂条镶嵌于一张检测卡上，这样在一次检测中就可获得人是否滥用上述五种麻醉毒品或兴奋剂的单个或多个信息。检测阈值与各单一筛选试剂盒相同。

【检测原理】

该试剂盒在测试区（T）的高分子膜上含有相关毒品偶联物；在加样孔（S）含有抗相关毒品胶体金抗体；在控制区（C）含有羊抗鼠抗体。

测试时，尿液滴入试剂盒（S）孔内，尿液在毛细效应下向上层析。如相关毒品在尿液中浓度低于规定浓度（吗啡为300ng/ml），抗相关毒品胶体金抗体不能与尿液中相关毒品全部结合，抗相关毒品胶体金抗体在层析过程中会与固定在测试区（T）高分子膜上的相关毒品偶联物结合，在测试区（T）会出现一条紫红色带，检测结果为阴性。如果相关毒品在尿液中浓度高于规定浓度，抗相关毒品胶体金抗体与尿液中相关毒品全部结合，在测试区（T）没有剩余的抗相关毒品胶体金抗体与相关毒品偶联物结合而不出现紫红色带，检测结果为阳性。无论相关毒品是否存在于尿液中，一条紫红色带都会出现在质控区（C）。紫红色C线没有出现，表明试剂盒失效。紫红色C线是判定相关毒品金标筛选试剂盒是否失效的标准。

该产品仅提供初步筛选结果，检测结果呈阳性时，应选用其他方法（如TLC/GC/HPLC或GC-MS等）进一步分析。

【尿液样本收集及保存】

1. 尿液收集在洁净的玻璃或塑料器皿中，不加任何防腐剂。

2. 监督排尿，采集现场不能有食盐、清洁剂或漂白剂等化学物质，以免加入尿样中破坏尿样中的毒品，同时也要防止尿样中加水以及尿样被调换。

3. 注意收集尿样的时间性，由于吸毒后尿中出现毒品至少在2小时以后，最好在怀疑被检者吸毒后的4小时收集尿样。

4. 留取尿样应由专门人员收集，收集尿样后应加盖并加标签，注明患者的姓名、性别、年龄、编码以及收集者的姓名、时间。

5. 尿液如不能及时进行检验，2～8℃可保存72小时；−20℃以下可长期保存。

6. 尿液忌反复冻融；冷藏或冷冻的尿液在检测前要恢复至室温（18～30℃），混匀。

7. 尿液若混浊，需先离心，去除沉淀后再进行检测。

【操作方法】

1. 从铝箔袋内取出试剂盒平放于实验台上。

2. 用吸管吸取尿液，向试剂盒的加样孔（S）中滴加3滴（100μl）尿液。

3. 等待3～5分钟，从观察孔中读取结果，10分钟后读取结果无效。

【结果判定】

阳性（+）：仅质控区C出现紫红色带，而测试区T无紫红色带，表明尿液中相关毒品浓度在阈值以上。

阴性（−）：质控区C及测试区T均出现紫红色带，不论颜色深浅，均表明尿液中相关毒品浓度在阈值以下。

无效：质控区C未出现紫红色带，表明试剂盒失效。

（二）实验室检查

实验室检查可用于帮助筛选毒品使用所致的问题。吸毒成瘾者常会有生理损伤，比如肝脏和脑细胞的损伤。其他的检测可以测量与毒品相关的非特异性改变，而不是测量器官损伤。HIV检测、肝炎抗原和抗体检测或其他的检测（如妊娠试验、结核菌素试验、胸部X光片）可根据患者的具体情况使用。

1. 血常规　吸毒者可有淋巴细胞增高，合并感染时白细胞总数与中性粒细胞数增高。

2. 肝功能　吸毒者的谷丙转氨酶（ALT）、谷草转氨酶（AST）、碱性磷酸酶一般可高于正常值，多为毒品及掺杂物对肝细胞造成了损害，或合并乙、丙、丁、戊型肝炎病毒感染所致。

3. 心电图　由于毒品及其掺杂物的影响，吸毒者多有心律失常，常见窦性心动过速、房性期前收缩、室性期前收缩、房室传导阻滞。

4. X线　长期吸毒者由于营养不良、卫生不佳、吸烟等原因，易患慢性支气管炎、肺气肿、肺结核；同时，吸毒者被抓获后为逃避打击常吞服各种异物，因此应常规摄胸腹X线平片检查。

（三）生物样品中的毒品检测

生物样品中的毒品检测主要包括样品前处理和毒品检测两部分。样品前处理可分为液液提取（LLE）、固相提取（SPE）、固相微量提取（SPME）、超临界流体提取（SFE）和免疫亲和提取（AME）等；而毒品检测则常用气相色谱法（GC）、气相色谱/质谱联用分析法（GC-MS）、高效液相色谱法（HPLC）和放射免疫分析（RIA）等作为检测手段，分别介绍如下：

1. 样品前处理

（1）液-液相提取（LLE）：LLE是毒品实验室最传统的提取分离法，操作简便，重复性好，适用于各种毒品的提取，但LLE存在着几方面的缺点。一是用乙醚、氯仿等非极性有机溶剂萃取生物样品或其他复杂用品中微量毒品时，一些内源性组分，如蛋白质、脂肪、组胺类等将被萃入有机相，干扰样品中微量毒品的检测；二是容易乳化，延长了提取周期，并容易造成目标提取物的损失；三是所用有机溶剂的毒性较大，直接损害鉴定人员的身体健康。因此，LLE的使用正在逐渐减少。

（2）固相提取（SPE）：SPE是指利用溶剂与固定相之间对萃取化合物的选择性分配系数不同，将分析目的化合物从检材混合物中分离出来的新型提取技术。具有选择性强，溶液剂用量小，不乳化，可进行批处理的优点。可用于大体积样品的微量药物的净化。近年来，国外有人采用具有疏水官能团和交换官能团的混合型SPE柱进行自动提取，配合GC-NPD检测，可用于全血中几十种滥用药物的筛选检测。

（3）固相微量提取（SPME）：SPME是在SPE的基础上结合顶空分析建立起来的一种无溶剂的萃取技术，可以使提取、进样、浓缩一次完成。它是一种近年来新兴的样品前处理技术，具有快速、简便、干扰少、无溶液剂污染等优点。用该法提取苯丙胺、亚甲二氧基乙基苯丙胺（MDEA）、3，4-亚甲二氧基甲基苯丙胺（MDMA）、苯环利啶、美沙酮及丙氧酚的效果都很好。

（4）超临界流体提取（SFE）：超临界流体色谱是用超临界流体（常用CO_2）作为流动相的一种新型色谱，超临界流体在临界点附近随压力和温度的改变，其黏度和密度发生变化，使其溶解能力变化，因而超临界流体可用于多种化合物的提取。特别是对组织样品中毒物的提取净化，具有良好的应用前景。平衡快、分析时间短、分离效率好，并具有正相色谱的一些特性，对手性化合物的分离效果良好。

与固相提取法相比，SFE技术具有快速、无毒、适用范围广的优点，和液相色谱配合使用，增加了一种新的分析手段，扩大了样品分析范围。

（5）免疫亲和提取（AME）：AME技术具有高选择性、高回收率、操作简便、从稀溶液中富集被检药物等优点，但由于相应的固化抗体尚没有商品化，AME在常规的滥用药物分析中还没有广泛运用。

2. 毒品检测方法

（1）化学检验法：毒品鉴定中常用颜色反应进行筛选和预实验。特定的毒品与不同的化学试剂反应时会产生不同的颜色变化、沉淀物或结晶。观察反应结果，以判断是否可能存在某种毒品。因为产生同一种颜色或沉淀的化学物质很多，反应可能出现假阳性，化学检验法通常只是用于毒品的筛选和预实验，一般阴性结果比较有意义，而阳性结果须用其他分析方法确证。

（2）免疫分析法（IA）：免疫分析法是目前国际上通用的一种毒品筛选方法，近年来发展很快，具有分析操作相对简单，时间短及要以大批量检测等特点。其原理是利用抗原抗体反应来检测标本中的微量物质，基于抗原抗体反应的特异性和敏感性，任何物质只要获得相应的特异性抗体，即可用 IA 法测定。

IA 法虽具有灵敏度高的特点，但受所用生物制剂的影响，可能会有假阳性出现。其中最主要的影响因素是所用抗体与抗原类似物的交叉性及药物本身与药物在体内的代谢物结构上的部分等同性，免疫分析的检测结果实际上是药物本身与其代谢物/结构类似物的综合检测结果。IA 法还包括：放射免疫分析（RIA）、酶增强免疫分析（EMIT）、荧光偏振免疫分析（FPIA）、金标免疫层析分析（GICA）等。该法在目前的禁毒工作中得到了广泛应用。

（3）光谱分析法（SA）：利用物质的光谱进行定性、定量和结构分析的方法称为光谱分析法。这种方法通常在确定未知物的结构时运用得较多，但在毒品的筛选上却并不多用，通常仅在对已知毒品进行含量测定时才会采用。

（4）薄层色谱分析法（TLC）：薄层色谱分析法是最为简便、有效的定性分析手段之一。将可疑毒品或者提取净化的检材在 TLC 板上点样，并以标准品作为对照，展开、显色后，测定被检物的 Rf 值并与标准品 Rf 值对比，即可达到定性分析的目的。

薄层色谱的优点是操作简单、薄层板一次使用，不怕污染。定性鉴别时可以选用多种不同的显色剂，有利于鉴别。同时可点多个样品，节省分析时间。但用作定量时，由于影响因素多，准确性不如其他色谱法。

（5）毛细管电泳（CE）：CE 分离效率高、样品量少，而且不像 HPLC 怕样品中杂质污染。在对复杂样品分析，如体内药物分析，样品量受到一定限制时，有其一定的优点。其分离原理、分离模式以及在毒品检测中的应用将在下一段详细介绍。

（6）色谱分析法：色谱方法包括 GC、HPLCT 和 GC-MS 等方法。由于该法具有分离、分析的功能，具有较高的专属性和灵敏度，并能同时分离、分析结构相似的药物和代谢物等优点，近年来发展迅速。

1）气相色谱法（GC）：GC 适用于检测易挥发的药物，通常采用衍生化的方法。该法具有分离效果好、灵敏度高、特异性强、分析速度快等特点，绝大部分毒品，包括阿片类、ATS（苯丙胺类兴奋剂，包括苯丙胺、甲基苯丙胺、MDMA 等）、可卡因类、大麻类毒品，以及常见的致幻剂和各种精神药物，基本都可以通过该法进行检测，个别极性大的毒品，通过衍生化处理也能进行 GC 分析。目前最常采用的检测器为氢焰离子化检测器（FID）和氮磷检测器（NPD）。

FID 具有灵敏度高、响应快、线性范围宽等优点，这种检测器是专属型检测器，一般只能测定含碳有机物，检测时样品易被破坏是其缺点。NPD 对含氮化合物具有高选择性和高灵敏度，因此在对 ATS 的检测中使用得相当普遍。

2）高效液相色谱法（HPLC）：HPLC 的原理是以极性或非极性填料为固定相，选择非极性或极性溶剂为流动相，对药物进行分离鉴定。可对热不稳定、不易挥发、具有大分子量的各种毒品进行分离检测，目前常用的检测器有紫外检测器、二极管阵列检测器、荧光检测器等。

3）气相色谱-质谱联用分析法（GC-MS）：GC-MS是把GC的高分离能力和MS的高鉴别能力结合起来的一种有用的现代化分析工具，使用GC-MS或HPLC-MS进行毒物和药物的鉴定已经成为国际上公认的标准方法。如今的GC-MS或HPLC-MS仪都配有庞大的数据库，无须标准样品对比就可进行快速定性。因此，GC-MS或HPLC-MS适用于绝大多数毒品的鉴定。

GC-MS的发展较成熟，但不宜分析强极性、高沸点、难汽化和较大分子量的毒品。这时，就可以先用HPLC-MS进行分析。

（7）快速广谱药物检测系统（REMEDi HS）：REMEDi HS是一种新颖的广谱药物检测系统，所有仪器操作与分析均由电脑软件控制，它是液相色谱技术与紫外全光谱检测技术的有机结合，将电脑检测的数据与谱库中所存储的药物紫外光谱、相对滞留时间（RRT）等资料进行二维数据对比，确定检测结果。

REMEDi HS检测的药物以碱性和中性为主，它无法检测酸性和无紫外吸收的药物。在毒物检测中，REMEDi HS可同时检出阿片类（海洛因、吗啡、可待因等）、ATS（苯丙胺、甲基苯丙胺、MDMA等）、可卡因等毒品和部分致幻剂及其代谢物。其检测样品取样容易，1ml尿液即可，样品不需特殊处理，离心后即可进样。

（8）其他方法：在毒品的检测分析中，一些较新的联用技术也正在逐步使用，如液相色谱-质谱联用技术（LC-MS）接口部分已取得重大进展，由粒子束、热喷雾发展到最近的电喷雾接口，联用技术日趋成熟，性能已大大改进，这种技术能给出分析物的质谱图，提供分析物的结构信息，对鉴别非常有利。另外，液相色谱-双质变联用（LC-MS-MS）则能将一级质谱中飞出的离子，碰撞打碎成碎片离子，由二级质谱选择测定，增加了分离能力，并能提供更多的结构信息，检测灵敏度也大大提高。

（四）毛细管电泳及其在滥用物质检测中的应用

毛细管电泳（CE）是20世纪80年代出现的一种灵敏度高、应用范围广的分离技术。CE的原理是基于Tiselius的电泳理论，但在此基础上加快了分离速度，扩宽了分离物的范围，节省了试剂和分离液。随着这一技术的推广应用，CE已成为违禁药品检测中的热点。现简单介绍CE的特点、分离原理和分离模式，并就常见生物样品中滥用物质及其代谢产物的CE分离方法做一介绍。

1. 与高效液相色谱法（HPLC）相对应，毛细管电泳也称为HPCE，它具有以下一些优点。

（1）分离适用范围广：从无机离子到DNA片段，都可用于分离，尤其多用于分离生物多聚体如肽类、蛋白质、核苷酸、金属离子、无机离子及药物。

（2）多种分离模式：在同一硬件条件下提供毛细管区带电泳（CZE）、胶束电动力学毛细管色谱（MEKC）、毛细管色谱（CEC）、毛细管等电聚焦（CIEF）、毛细管凝胶电泳（CGE）、毛细管等速电泳（CITP）等多种分离模式，可根据样品的不同理化特性，选择合适的分离模式。

（3）经济：与HPLC相比，CE的样品用量只需几纳升，缓冲液只需几毫升，仅为HPLC的几百分之一。而且CE有很大的选择性，可以根据分子的性质（如大小、电荷数、疏水性等）对极广泛的对象进行有效分离。为达到相似的目的，HPLC 则要消耗许多价格昂贵的柱子和溶剂。

（4）分离效能高：通常理论塔板数＞10 万，灵敏度高［(10～18) mol/L～ (10～20) mol/L ］，快速（分离大多不超过 30 分钟）。

（5）可与其他检测系统如质谱分析法（MS）联用。

2. 分离原理　CE 的硬件大致分为进样系统、分离系统和检测系统，样品和缓冲液由进样系统注入，分离在毛细管中进行，在毛细管内完成迁移后在远端的检测窗口出峰。常用的两种进样方式为流体动力学进样和电压进样，区别在于前者进样无特异性，而后者根据样品的电荷、离子移动性和离子浓度进行选择性进样。毛细管可提供不同长度和内径的规格，根据不同的分离目的还可选择使用硅胶涂层毛细管、多聚物涂层毛细管、未涂层毛细管或充入凝胶。常用的检测器有紫外线检测器（UVD)、激光发射荧光检测器（LIF)、电化学检测器等。UVD 应用最普遍，灵敏度、精密度及线性范围均较好，但只能用于对紫外线有吸收的组分的检测。LIF 的灵敏度更高，但 CE 现能提供的荧光波长有限。

3. 常用分离模式

（1）毛细管区带电泳（CZE)：CZE 也称为毛细管自由溶液区带电泳，是毛细管中最基本也是应用最广的一种操作模式。溶液中的被检测物在电场的作用下，根据不同的荷/质比发生迁移，带电荷数与电解液黏度呈负相关，总结为以下关系：

$\gamma=\mu eE$。γ：迁移速度，μe：电泳迁移率，E：电场；

$\mu e=q/6\pi\eta r$。q：离子电荷数，η：溶液黏度，r：离子半径。

在 CZE 模式中，影响分离的最主要因素是缓冲液的成分和 pH 值。一种理想的缓冲液应该是电导率低（为了在高电压下不产生高电流）且对分离的干扰最小，常见的有磷酸、硼酸、枸橼酸、磷酸/硼酸缓冲液。CE 应用最广泛的是蛋白质和肽类的分离，但由于会在毛细管表面产生 ζ-电势，造成区带扩展或分离失败，所以分离设定的 pH 应高于被检物等电点 1～2 个单位，或者增加缓冲液的离子强度。近年来发展了涂层毛细管（即改性柱)，Andrews 报道用市场上的聚丙烯酰胺涂柱和聚乙烯醇涂柱成功地进行了 1000 多次 CZE 分离。

（2）胶束电动力学毛细管色谱（MEKC)：CE 中，液体相对于带电管壁移动会产生电渗现象，正离子的运动方向和电渗一致，最先流出，中性离子随电渗而行，负离子运动方向与电渗相反。因此，如果渗流速度的绝对值大于所有负离子泳流速度绝对值，则此混合物中的所有组分将朝一个方向迁移。在 CZE 中，中性物质在电渗的影响下具有同一迁移速度，不能获得分离。MEKC 作为有利的补充在 1985 年由 Terabe 提出。

在 MEKC 中，通常是将离子型表面活性剂加入缓冲液中，如果浓度足够大，则表面活性剂的单体结合在一起形成“胶束”。MEKC 系统中，胶束相类似于色谱中的固定相，缓冲液的电渗流相当于色谱的移动相。溶质在这两相之间分配，由其在胶束中的不同保留能力而产生不同保留值，常用于 MEKC 的表面活性剂有十二烷基硫酸钠（SDS)、胆盐、亲水链季铵盐。

在操作过程中另一重要因素是通过在缓冲液中添加有机溶剂来改变胶束的结构，以增加整个峰容量并提高分离效率。常用的添加剂有甲醇、异丙醇和乙腈。

（3）毛细管等电聚焦（CIF）和毛细管等速电泳（CITP)：众所周知，在电场作用下带电粒子将在电解质中作定向迁移，而对于类似蛋白质的两性电解质分子，其电荷状况视介质的pH而异，当介质的pH与蛋白质的等电点一致时，迁移就停止进行。CIF就是将一种两性电解质的混合物作为载体注入毛细管中产生pH梯度，施加电压后，混合物中各组分就分别停留在自身等电点对应的位置上，从而形成分离。

CITP采用两种不同的缓冲液系统，一种是前导电解质充满整个毛细管，另一种是尾随电解质，置于一端的电泳槽中，前者的滴度高于任何样品组分，后者则低于任何样品组分，被分离的组分按其不同的滴度夹在中间，以同一速度移动，实现分离。

4. 常见滥用物质的检测

(1) 阿片类：阿片类药物是最常见的滥用药物。起初人们采用放射免疫法测定，但必须对阳性结果进行进一步的特异性检测，以分离出违禁与非违禁药品。对违禁药品的定量分析，常用气相色谱-质谱（GC-MS）联用分析法。CE出现后以其快速、准确、微量和同时定量定性分析的特点引起了更多的关注。

Wernly等在1991年首先报道了CE测定尿液中的海洛因、吗啡、6-单乙酰吗啡（MAM）和美沙酮，之后他们又证明海洛因、吗啡和吗啡-3-葡糖糖醛酸在尿液中的主要代谢产物能用CZE分离。最近Taylor等报道了CZE用于尿样含福尔咳定、MAM、吗啡、海洛因、可待因和二氢可待因等阿片类药物的定量分析，他们选用烯丙左啡诺（levallorphan）（DM Wood，UK出产）作为内标，用来校正进样方法本身带来的不精确，缓冲液用pH=6100mmol/L的磷酸氢二钠，毛细管用50μm×65cm的未涂层柱。12分钟内可获得完全分离，检测限在4～9ng/ml，电泳迁移时间的相对标准偏差（RSD）在1.1%或以下，邻近峰之间的分解>2，塔板数在20万以上，峰面积比的日内和日间重复性由RSD反映，在1%～4%之间，从使用者尿液中检出福尔咳定和二氢可待因的效果强于HPLC。文中还比较了电压进样和流体动力学进样两种方法，发现运用痕量富集的电压进样比流体动力学进样显示出更好的重复一致性。

Lans等报道了美沙酮和其原始代谢产物具有立体选择性，并用β环糊精作固定相分离了它们在尿液中的异构体。

(2) 可卡因、大麻：在Tagliaro研究组的报道中，CZE用于吗啡和可卡因的检测，缓冲液用pH=9.2，50mmol/L硼酸溶液。头发样品（大约10mg）在0.25mol/L，45℃的盐酸溶液中孵育一晚，将混合物用液-液相萃取（LLE）后，在200nm的吸收光波长下同时分离可卡因和吗啡，或者分别用两种被检物的最大吸收光波长（可卡因：238nm；吗啡：214nm）以增强选择性。丁卡因和烯丙吗啡分别作为可卡因和吗啡的内标。两种被检物及内标都获得了很好的分离。分离效率高（理论塔板数为35万），重复性好（迁移时间日内RSD<1%，日间RSD<3%），定量分析准确度高（日内RSD在3%～5%范围中）。但由于进样量小（几微升），CE的浓度敏感性不高，头发的检测限在0.2ng/ml以下。同一篇文献中提到用MEKC分析头发样品，缓冲液用100mmol/L SDS+25mmol/L硼酸+20%甲醇，灵敏度比CZE稍差，而选择性稍高。

对于大麻的检测，有报道对尿样水解液进行固-液相萃取后，可用MEKC分离Δ^9-四氢大麻酚（Δ^9-THC）在尿液中的主要代谢产物，分离缓冲液用pH=9.1，75mmol/ml的磷酸-硼酸缓冲液，灵敏度达10ng/ml。

(3) 镇静催眠药：Boone等报道分别用CZE、MEKC分离了25种巴比妥盐，缓冲液

CZE 用 pH＝8.4，90mmol/L 的硼酸溶液，MEKC 用 pH＝7.5，20mmol/L 磷酸溶液＋50mmol/L SDS，结果显示日内重复性差异 CZE＜0.6%，MEKC＜0.5%，与气相、液相色谱相比具有更大的分离效果。

Schafroth 等报道了苯二氮䓬类药物也可用 CE 分析，他用 MEKC 方法从尿液混合物中分离了 8 种常见的苯二氮䓬类药物：氟硝西泮、地西泮、美哒唑仑、氯硝西泮、溴梦拉(bromazepam)、替马西泮、奥沙西泮和氯羟西泮，缓冲液是 75mmol/L SDS＋pH＝9.3 的硼酸-磷酸溶液及少量的有机改性剂〔羟丙酸-β-内酯，甲醇和（或）氰化甲烷〕。作者还报道样品经酶水解和 SPE 试剂盒处理后，CE 显示出的灵敏度高于现在的放免测定方法，使 CE 成为放免测定有利的补充工具。

Tomita 等用 MEKC 同时分离尿液中硝西泮及其主要的两种代谢产物（7-氨基代谢产物和 7-乙酰氨基代谢产物），与尿液空白对照相比，得到三种被检物的分离峰型，分离限在 100～200ng/ml，相关性较好的达到 10μg/ml，峰面积日间 RSD 2.0%～7.7%，日内 RSD 1.7%～8.0%；迁移时间日间 RSD 1.0%～1.8%，日内 RSD 0.2%～1.7%。

（4）苯丙胺类兴奋剂（ATS）：对 ATS 的检测应用较广的同样是先用放免测定筛选出阳性，再用 GC-MS 联用分析法分离。现发展的技术有 HPLC、HPTLC 和 CE。

Varesio 等报道了将苯丙胺（Amp）、甲基苯丙胺（M-Amp）、3,4-亚甲二氧基苯丙胺(MDA)、3,4-亚甲二氧基甲基苯丙胺（MDMA）和 3,4-亚甲二氧基乙基苯丙胺（MDE）同时分析情况。方法为在尿样中加入 20mmol/L 的 2-羟基-羟丙酸-β-环糊精和 pH＝2.5，200mmol/L 的磷酸缓冲液，吸收光波长 200nm，LLE 或 SPE 萃取方法都可以（后者的提取物更为洁净）。所有检测物与其对映体都在 25 分钟内获得了很好的基线分离，迁移时间 RSD 0.3%～0.4%，峰面积 RSD 4.3%～9.1%（有内标），灵敏度在 0.5μg/ml 以上（但大多数严格的权威人士认为这点可疑）。

Giulia 等报道用 MEKC 成功地分离了包括赛洛西宾（psilocybin，一种致幻剂）、苯丙胺、苯二氮䓬类、大麻在内的 18 种禁用药。MEKC 出峰大约是 HPLC 的 2 倍，但灵敏度小于 HPLC。

（5）麦角酰二乙胺（LSD）、苯环利定（PCP）：LSD 在生物样品中的定量分离难度非常大，因为它在其中的有效剂量微乎其微，放免测定法由于会和其他分子产生交叉反应而缺乏可信性，现多用 HPLC、LC-MS 和 CE-MS。Cai 等报道用 HPLC-CE 检测肝微粒体中的 LSD 及其代谢产物，并同时讨论了 LSD 和类似物的片段分离。

CE 运用于 PCP 分离可通过提高电压，产生电渗流而使分子带电，根据电荷数和分子大小分离。Chen 等建立了包括 PCP 在内的多种兴奋剂的定量定性分离，药物经放免标记，用 CE 的 LIF 检测器检测，分离只需不到 5 分钟，灵敏度达到 1ng/ml。

无论对经过预处理的违禁药品还是生物样品中的滥用物质及其代谢产物，CE 都是一种新的检测工具，这门技术融合了电泳和色谱技术，仪器设备简单，样品和试剂损耗小，能提供多种检测模式。目前出现的 CE-MS 联用方法是司法检测领域的重要补充，现已在市场上推广。

总之，虽然 CE 在滥用物质检测中的应用尚处于探索阶段，但其分离优势会使 CE 在这一领域中发挥独特的作用。

以上介绍了毒品检测的各种样品前处理技术与多种检测分离方法。根据不同生物样本

（血、尿、毛发等）中的具体情况，应当采用不同的提取方法，并选择合适的检测确认方法。随着仪器设备的不断改善、分析技术的不断提高，对毒品的检测方法也在逐步的完善当中。

第二节 诊断标准

在临床工作实践与研究工作中，最常用的诊断标准是 DSM-Ⅴ、CCMD-3、ICD-10。现将 DSM-Ⅴ、CCMD-3、ICD-10 关于精神活性物质所致精神障碍的诊断标准与诊出原则介绍如下，其中 DSM-Ⅴ由北京安定医院的盛利霞主任翻译：

一、DSM-Ⅴ美国精神障碍诊断和统计手册(第5版)：物质相关和成瘾障碍

物质相关和成瘾障碍包括 10 种物质：酒精；咖啡因；大麻；致幻剂（有不同类别的中枢神经药物，包括苯环己哌啶或具有相似作用的芳香环己胺和其他的致幻剂）；吸入剂；阿片样物质；镇静剂；催眠药；抗焦虑药；兴奋剂（苯丙胺类物质，可卡因和其他的兴奋剂）；烟草；和其他（或未知）物质。这 10 种物质尽管种类不同，但是共同之处就是过量服用药物都直接激活大脑奖赏系统，而奖赏系统和行为及记忆的强化有关，被激活后可以影响正常的行为。所滥用的药物直接激活奖赏通路，而不是通过适应性行为来激活。虽然每一种药物产生奖赏的药理机制不同，但是这些药物通常都是通过激活奖赏系统并产生愉悦的感觉，就是平常所称的“欣快”。而且，自我控制能力低的人，可能与大脑抑制机制损伤有关，所以易于成为物质使用者，因此也说明，对某些人来说，物质使用障碍的形成有潜在的行为模式特点。

物质相关和成瘾障碍分为两种类型：物质使用障碍和物质所致障碍。物质所致障碍分为：中毒，戒断，和其他物质或药物所致精神障碍（包括：精神病性障碍，双相及相关障碍，抑郁障碍，焦虑障碍，强迫及相关障碍，睡眠障碍，性功能障碍，谵妄，认知功能障碍）。

本篇从物质使用障碍、物质中毒、戒断和其他物质或药物所致精神障碍进行讨论。考虑到涉及的 10 种物质的特性，本篇通过物质的种类来描述，具体可见表 8-1。

（一）物质使用障碍

物质使用障碍主要体现在认知、行为以及尽管躯体出现显著的物质使用相关问题，但是个体仍持续使用的特点。正如表 8-1 所见，物质使用障碍的诊断都可以应用于这篇中的除了咖啡因外的 10 种物质。不同种类的物质所表现出的症状是不一样的，并不是所有的症状都会出现（例如戒断症状并不见于苯环己哌啶使用障碍、其他的致幻剂使用障碍或吸入剂使用障碍）。

物质使用障碍的一个重要特点是大脑环路的潜在变化，这种变化除了脱毒期外持续存在，尤其是严重障碍者。这些大脑变化的行为反应表现为，当个体暴露于相关物质刺激的时候出现反复复发和强烈的渴求。这种特点决定了患者长期的治疗是有益处的。

总之，物质使用障碍的诊断基于病理性的使用相关物质。为便于理解，诊断标准 A

可以归纳总结为控制障碍、社交障碍、危险性使用和药理学标准几方面。

物质使用控制障碍是第一组诊断标准（标准1～4）。个体可能较使用初期的剂量增大或使用时间延长（标准1）。个体一直想停止使用或规律使用，多次尝试但都不成功（标准2）。个体可能花费大量的时间获得、使用这些物质或者从它的效应中恢复（标准3）。实际上，一些严重的物质使用障碍的病例，个体的日常活动都是围绕着物质使用。渴求（标准4）表现在可能随时会出现的强烈的物质需求或渴望，这在之前该物质获得或使用的地方更容易出现。现有研究表明渴求和特定的条件有关，并和大脑奖赏结构的激活有关。有人质疑渴求，问是否有这样一段时间，成瘾者如此强烈地需要服用这些物质以至于他们不能思考其他任何事情。现在渴求作为加强监测治疗效果的指标，因为它可能是即将复吸的信号。

社交障碍是第二组诊断标准（标准5～7）。反复的物质使用可能导致不能履行工作、学校、家庭中的职责（标准5）。个体可能会继续使用这些物质，尽管这些物质可能会导致或加速持续的或反复的社交问题或人际关系问题（标准6）。由于物质使用，重要的社交、职业或娱乐活动可能放弃或减少（标准7），个人可能中断家庭活动或爱好以便应用这些物质。

危险使用这些物质是第三组诊断标准（标准8～9）。可能在身体损伤的情况下反复使用成瘾物质（标准8）。尽管知道使用这些物质很可能导致或加重持续或反复的躯体或精神问题，但是个体仍可能继续使用这些药物（标准9）。这组标准评估的关键不是评估出现的问题，而是尽管知道物质使用导致很多问题但是个体仍不能从中得到教训。

药理学的标准是最后一组（标准10～11）。耐受性（标准10）是指为了达到想要的效果需要显著增加使用物质的剂量或者服用通常的剂量效应显著降低。耐受的程度随着个体及成瘾物质的种类不同而有很大差异，并且可能涉及大量中枢神经系统效应。例如，根据成瘾物质的种类不同，呼吸抑制的耐受性，镇静的耐受性，及共济运动的耐受性可能以不同的速率进展。仅仅根据病史可能很难确定耐受性的程度，实验室检查也是必不可少的（例如，物质血药浓度高而几乎没有中毒症状，这表明可能产生了耐受）。耐受性一定要和个体对于初次使用药物时，对药物效应敏感性的个体差异相鉴别。例如，一些第一次喝酒的人喝三四杯酒没有任何酒精中毒的症状，然而，其他有相同体重和饮酒史的人喝同样的剂量说话会含糊不清和共济失调。

戒断症状（标准11）是一组在长期大量服用某种物质，个体血液或组织中物质浓度持续处在较高的水平，突然下降时出现的一组症状。个体往往为预防戒断症状的出现而持续使用这种物质。戒断症状随着成瘾物质的种类不同而不同，本篇介绍了各种物质戒断症状的诊断标准。严重的躯体戒断症状常见于酒精、阿片类物质、镇静剂、催眠药和抗焦虑药。兴奋剂（苯丙胺类和可卡因类）和烟草及大麻的戒断症状较轻。苯环已哌啶、其他致幻剂及吸入剂没有躯体戒断症状，因此，戒断症状的诊断标准中涉及的物质不包含这些。物质使用障碍的诊断可以不需要戒断症状和耐受性。但是，对于大部分可致成瘾的物质来说，病史中是否有戒断症状与评估临床的严重程度有关（例如，更早的出现物质使用障碍症状，使用物质的量更高，物质相关和成瘾障碍的问题更多）。

在个体接受适当的处方药物（例如，阿片样物质类似物，镇静剂，兴奋剂）治疗期间出现的耐受和戒断症状时，不能诊断物质使用障碍。已知个体在接受药物治疗期间出现的正常的、预料之中的药理学的耐受和戒断症状，此时诊断“成瘾”是错误的，甚至仅依靠耐受和戒断症状来诊断也是不对的。如果这些症状是治疗所导致的（例如，当按处方服用药物时，耐受和戒断是药物治疗的一部分）也是不应该根据这些症状就做出诊断。但是，如果处方药物不合理使用，且当有一些强迫觅药行为时，物质使用障碍是可以诊断的。

（二）物质所致障碍

物质所致障碍的总体范畴包括中毒、戒断反应、其他物质或药物所致精神障碍（例如，物质所致精神病性障碍，物质所致抑郁障碍）。

【物质中毒和戒断反应】

物质中毒的诊断标准在具体物质部分内介绍。必备特征是因为最近摄入物质而出现可逆的并与该物质相关症状（标准 A）。临床显著的和中毒有关的问题行为或心理学变化（例如，敌对，情绪不稳定，自知力受损），可归因于使用物质短时间内，其作用于中枢神经系统所产生的效应（标准 B）。这些症状不能用其他躯体状况或其他精神障碍很好地解释（标准 D）。物质中毒常见于物质使用障碍者，但也会发生在没有物质使用障碍的人中。这个诊断不适用于烟草。

中毒最常见的变化涉及认知功能紊乱，觉醒，注意，思维，判断，精神运动性行为，和人与人之间交往的行为。和长期或慢性中毒相比，短期或急性中毒可能有不同的症状和体征。例如，中等剂量的可卡因可能最初出现爱交际，但如果这个剂量反复经常使用许多天或多周可能出现社会功能退缩。

从感觉上而言，所谓“中毒”要比这里所讲的物质中毒所涵盖的范围更广。许多物质可能产生身体或心理的变化，这不一定是病态的。例如，由于物质使用出现心动过速的个体，有身体上的反应，但如果这是唯一的症状而没有其他的异常行为，就不能诊断中毒。而且，有时中毒症状仍然存在，但在体内已经不能测到该物质。这可能是因为持续的中枢神经系统效应恢复的时间要比物质消除需要的时间长。中毒的长期效应一定要与戒断症状（即物质在血液或组织中的浓度下降引起的症状）区别开来。

戒断的诊断标准在相关物质的部分进行介绍。必备特征是物质相关的异常行为改变，同时存在躯体或认知症状，这是由于长期大量使用物质的停止或减少导致的（标准 A）。物质相关戒断症状引起临床上显著的应激状态或社交、职业或其他重要功能的损害（标准 C）。这些症状不能用其他躯体疾病或其他的精神障碍来更好地解释（标准 D）。戒断通常，但不是经常，和物质使用障碍相关，大部分处于戒断期的个体存在强烈的重新使用这些物质减少不适症状的渴求。

【物质或药物所致精神障碍】

物质或药物所致精神障碍是潜在的且较严重的，通常是短暂的，但有时持续存在中枢神经系统综合征，这是在物质使用、治疗、或几种物质/药物同时作用的情况下产生的。它们和物质使用障碍不同，物质使用障碍是一组认知、行为和躯体症状，尽管出现了显著的物质相关问题仍然长期使用这种物质。物质或药物所致精神障碍可能由引起物质使用障碍的 10 类物质或由在医学治疗中使用的大量的其他药物所致。每一种物质所致的精神障碍在相关障碍章节中描述（例如，抑郁障碍，神经认知功能障碍），因此，这里只做简短的描述。所有的物质或药物所致障碍都有共同的特征。识别这些共同的特征对于诊断这些障碍是很重要的。这些特征描述如下：

A. 此障碍代表相关精神障碍的显著临床症状。

B. 来自病史、体格检查、实验室检查的证据符合以下两条：

1. 障碍在物质中毒、戒断或服药一个月以内出现，且

2. 相关的物质或药物能够产生这种精神障碍。

C. 这种障碍不能由非物质/药物所致精神障碍（即，这种障碍不是物质或药物引起的）来解释。非物质/药物所致精神障碍的证据可能包括：

1. 精神障碍发生在严重中毒、戒断或使用药物之前；或

2. 在严重戒断或中毒或服药停止后精神症状持续相当长一段时间（例如，至少一个月）。此诊断标准不适用于物质所致神经认知功能障碍或致幻剂所致持续感知觉障碍，它们在急性中毒或戒断反应停止之后仍然存在。

D. 这种障碍只出现在非谵妄期间。

E. 这种障碍引起临床显著的症状或个体的社交、职业或其他重要领域的功能明显受损。

（三）大麻相关和成瘾障碍

【大麻使用障碍的诊断标准】

A. 在12个月内由于问题使用大麻导致有临床意义的损害或不适，出现以下两项及以上：

1. 大麻的使用量和时间经常超过预期。

2. 长期以来有戒掉或控制使用大麻的愿望，或曾有多次努力而失败的经历。

3. 耗费大量时间获取、使用大麻，或者从效应中恢复过来。

4. 渴求，或使用大麻的强烈欲望或冲动。

5. 经常使用大麻导致不能履行工作，学校或家庭中的职责。

6. 尽管已经导致或加重了持续或反复出现的社会或人际关系问题，但仍继续使用大麻。

7. 因为使用大麻而放弃或减少了重要的社会、职业或休闲活动。

8. 不顾躯体危险反复使用大麻。

9. 尽管已经认识到使用大麻会导致或加重持续的或反复发生的躯体或心理问题，但仍继续使用大麻。

10. 耐受性，表现为以下任意一项：

a. 需要明显增加剂量以达到中毒或预期的药物效应。

b. 继续使用相同剂量的大麻，效应明显降低。

11. 戒断，表现为以下任意一项：

a. 典型的大麻戒断综合征（指大麻戒断标准A和B）。

b. 使用大麻（或类似的物质）以缓解或避免戒断症状。

说明：

早期缓解：曾经完全满足上述大麻使用障碍标准，目前不满足任何大麻使用障碍标准至少3个月，但不足12个月及以上（可能满足标准A4“渴求，或使用大麻的强烈欲望或冲动”）。

持久缓解：曾经完全满足上述大麻使用障碍标准，目前不满足任何大麻使用障碍标准

12 个月（可能满足标准 A4“渴求，或使用大麻的强烈欲望或冲动”）。

如果指定：

在受控环境中：这里特指个体处于大麻获取受限的环境中。

根据目前的严重性编码：用于 ICD-10-CM 编码：如果出现了大麻中毒，大麻戒断，或其他大麻所致精神障碍，不要使用下面大麻使用障碍编码。替换为，在大麻所致障碍代码的第四个字符标明伴发于大麻使用障碍（见大麻中毒，大麻戒断，或特定大麻所致精神障碍的编码）。例如，如果大麻所致焦虑障碍和大麻使用障碍伴发，只给出大麻所致焦虑障碍代码，以第四个字符标明大麻使用障碍的轻度，中度或重度：F12.180 即为轻度大麻使用障碍伴大麻所致焦虑障碍或 F12.280 即中或重度大麻使用障碍伴大麻所致焦虑障碍。

当前的严重性程度说明：

305.20（F12.10）轻度：出现 2～3 个症状。

304.30（F12.20）中度：出现 4～5 个症状。

304.30（F12.20）重度：出现 6 个或更多症状。

【大麻中毒的诊断标准】

A. 最近使用大麻。

B. 使用大麻时或刚刚使用大麻之后，出现有临床意义的行为问题或心理改变（例如，运动协调损害，欣快，焦虑，时间放慢的感觉，判断缺损，社会退缩）。

C. 使用大麻后两小时内出现两个（或以上）以下症状或体征：

1. 结膜充血。

2. 增加食欲。

3. 口干。

4. 心动过速。

D. 症状或体征不能归因于其他躯体疾病，也不能用其他的精神障碍，包括其他物质的中毒来更好地解释。

说明：

伴有知觉障碍：具有完整现实检验能力的幻觉或发生于非谵妄状态下的听、视或触觉错觉。

编码注：ICD-9-CM 代码为 292.89。ICD-10-CM 代码取决于是否伴发于大麻使用障碍以及是否有知觉障碍。

大麻中毒，不伴知觉障碍：如果伴发于轻度大麻使用障碍，其 ICD-10-CM 代码为 F12.129，如果伴发于中度或重度大麻使用障碍，其 ICD-10-CM 代码为 F12.229。如果未合并大麻使用障碍，其 ICD-10-CM 代码为 F12.929。

大麻中毒，伴有知觉障碍：如果伴发于轻度大麻使用障碍，其 ICD-10-CM 代码为 F12.122，如果伴发于中度或重度大麻使用障碍，其 ICD-10-CM 代码为 F12.222。如果未合并大麻使用障碍，其 ICD-10-CM 代码为 F12.922。

【大麻戒断 292.0（F12.228）的诊断标准】

A. 长期大量（即至少几个月内通常每天或几乎每天使用）使用大麻后停用。

B. 满足标准 A 后一周内出现下列 3 个（或以上）症状和体征：

1. 易激惹，愤怒或攻击行为。

2. 紧张或焦虑。

3. 睡眠障碍（例如，失眠，不安的梦）。

4. 食欲降低或体重下降。

5. 坐立不安。

6. 情绪低落。

7. 至少有下列一个导致明显不适的躯体症状：腹痛，颤抖/震颤，出汗，发热，寒战，或头痛。

C. 标准B中的症状或体征导致有临床意义的痛苦或个体的社会、职业或其他重要领域的功能明显损害。

D. 症状或体征不能归因于其他躯体疾病，也不能由其他的精神障碍，包括其他物质的中毒或戒断来更好地解释。

编码注：大麻戒断的ICD-9-CM代码为292.0，ICD-10-CM代码为F12.288。注意，ICD-10-CM代码表示伴发于中度或重度大麻使用障碍，这反映了大麻戒断只能发生在中度或重度大麻使用障碍者中。不允许将轻度大麻使用障碍与大麻戒断共同编码。

【其他大麻所致障碍】

其他大麻所致障碍因与其他疾病有重叠而在本手册的其他章节中描述（见物质/药物所致精神障碍的相关章节）：大麻所致精神病性障碍（“精神分裂症谱系和其他精神病性障碍”）；大麻所致焦虑障碍（“焦虑性障碍”）和大麻所致睡眠障碍（“睡眠-觉醒障碍”）。大麻中毒性谵妄，请参阅“神经认知障碍”章节中谵妄的诊断标准。当这些大麻所致障碍的症状严重到需要给予独立的医学干预时才做出相应诊断，而不是诊断为大麻中毒或大麻戒断。

【未特指的大麻相关障碍292.9（F12.99）】

这一分类适用于出现大麻相关障碍的典型症状，并导致有临床意义的痛苦或社会、职业功能缺损，或其他重要领域功能障碍，但不能完全满足任何确定的大麻相关障碍或任何其他物质相关和成瘾性疾病的诊断标准。

（四）致幻剂相关和成瘾障碍

【苯环己哌啶使用障碍的诊断标准】

A. 在12个月内由于问题使用苯环己哌啶（或药理机制类似物），导致有临床意义的损害或不适，出现至少以下两项：

1. 苯环己哌啶的使用量和时间经常超过预期。

2. 持续存在戒掉或控制使用苯环己哌啶的愿望，或曾有多次努力而失败的经历。

3. 耗费大量时间获取、使用苯环己哌啶，或者从它的影响中恢复过来。

4. 使用苯环己哌啶的渴求、强烈的欲望或冲动。

5. 反复使用苯环己哌啶导致不能履行工作，学校或家庭中的职责（例如，与苯环己哌啶使用相关的反复缺勤或工作表现不佳；苯环己哌啶使用相关的旷课，停课，或被学校开除，忽视子女或家务）。

6. 尽管已经导致或加重持续的或反复出现的社会或人际关系问题，但仍继续使用苯环己哌啶。

7. 因为使用苯环己哌啶而放弃或减少了重要的社会、职业或休闲活动。

8. 不顾躯体危险反复使用苯环己哌啶。

9. 尽管已知使用苯环己哌啶会导致或加重现有的躯体或心理问题，但仍继续使用。

10. 耐受性，表现为以下任意一项：

a. 需要明显增加剂量以达到中毒或预期效应。

b. 继续使用相同剂量的苯环己哌啶，效果明显降低。

注意：苯环己哌啶的戒断症状与体征尚未明确，因此这一标准在此不适用。（动物中有关于苯环己哌啶戒断的报道，但尚缺乏人类的相关资料）。

说明：

早期缓解：曾经完全满足上述苯环己哌啶使用障碍标准，目前不满足任何苯环己哌啶使用障碍标准至少 3 个月，但不足 12 个月及以上（可能满足标准 A4："渴求，或使用苯环己哌啶的强烈欲望或冲动"）。

持久缓解：曾经完全满足上述苯环己哌啶使用障碍标准，目前不满足任何苯环己哌啶使用障碍标准 12 个月及以上（可能满足标准 A4："渴求，或使用苯环己哌啶的强烈欲望或冲动"）。

受控环境：这里特指个体处于苯环己哌啶获取受限的环境中。

根据目前的严重性编码：用于 ICD-10-CM 编码：如果苯环己哌啶中毒或其他苯环己哌啶所致精神障碍也存在，不要为苯环己哌啶使用障碍使用下面的代码。相应的，在苯环己哌啶所致障碍代码的第四位编码标明伴发于苯环己哌啶使用障碍（见编码为苯环己哌啶中毒，或特定苯环己哌啶所致精神障碍）。例如，如果伴发苯环己哌啶所致精神病性障碍，只给出苯环己哌啶所致精神病性障碍代码，以第四位编码表示苯环己哌啶使用障碍的轻、中或重度：F16.159 即为并发苯环己哌啶所致精神病性障碍的轻度苯环己哌啶使用障碍，F16.259 即伴发苯环己哌啶所致精神病性障碍的中、重度苯环己哌啶使用障碍。

当前的严重性的说明：

305.90（F16.10）轻度：出现 2～3 个症状。

304.60（F16.20）中度：出现 4～5 个症状。

304.60（F16.20）重度：出现 6 个或更多症状。

【其他致幻剂使用障碍的诊断标准】

A. 在 12 个月内由于问题使用致幻剂（非苯环己哌啶），导致有临床意义的损害或不适，出现至少以下两项：

1. 致幻剂的使用量和时间经常超过预期。

2. 持续存在戒掉或控制使用致幻剂的愿望，或曾有多次努力而失败的经历。

3. 耗费大量时间获取、使用致幻剂，或者从它的影响中恢复过来。

4. 使用致幻剂的渴求、强烈的欲望或冲动。

5. 反复使用致幻剂导致不能履行工作，学校或家庭中的职责（例如，与致幻剂使用相关的反复缺勤或工作表现不佳；致幻剂使用相关的旷课，停学，或被开除，忽视子女或家务）。

6. 尽管已经导致或加重持续的或反复出现的社会或人际关系问题（如因中毒与配偶争吵或发生肢体冲突），但仍持续使用致幻剂。

7. 因为使用致幻剂而放弃或减少了重要的社会、职业或休闲活动。

8. 不顾躯体危险（例如，在致幻影响下驾驶汽车或操作机器）反复使用致幻剂。

9. 尽管知晓使用致幻剂会导致或加重现有的躯体或心理问题，但仍继续使用。

10. 耐受性，表现为以下任意一项：

a. 需要明显增加剂量以达到中毒或预期效应。

b. 继续使用相同剂量的致幻剂，效果明显降低。

注意：致幻剂的戒断症状和体征尚未明确，因此这一标准在此不适用。

说明：

早期缓解：曾经完全满足上述致幻剂使用障碍标准，目前不满足任何致幻剂使用障碍标准至少 3 个月，但不足 12 个月（可能满足标准 A4：“渴求，或使用致幻剂的强烈欲望或冲动”）。

持久缓解：曾经完全满足上述致幻剂使用障碍标准，目前不满足任何致幻剂使用障碍标准 12 个月（可能满足标准 A4：“渴求，或使用致幻剂的强烈欲望或冲动”）。

受控环境：这里特指个体处于致幻剂获取受限的环境中。

根据目前的严重性编码：用于 ICD-10-CM 编码：如果致幻剂中毒或其他致幻剂所致精神障碍也存在，不作出致幻剂使用障碍的诊断。相应的，在致幻剂所致障碍代码的第四位标明伴发于致幻剂使用障碍（见编码为致幻剂中毒，或特定致幻剂所致精神障碍）。例如，如果伴发致幻剂所致精神病性障碍，只给出致幻剂所致精神病性障碍代码，以第四位编码表示致幻剂使用障碍的轻、中或重度：F16.159 即为并发致幻剂所致精神病性障碍的轻度致幻剂使用障碍，F16.259 即并发致幻剂所致精神病性障碍的中、重度致幻剂使用障碍。

当前的严重性的说明：

305.30（F16.10）轻度：出现 2～3 个症状。

304.50（F16.20）中度：出现 4～5 个症状。

304.50（F16.20）重度：出现 6 个或更多症状。

【苯环己哌啶中毒的诊断标准】

A. 最近使用苯环己哌啶（或其药理学类似物）。

B. 使用苯环己哌啶时或刚刚使用之后出现临床上明显的异常行为改变（如，好斗，攻击性强，冲动，不可预测性，精神运动性激越，判断力受损）。

C. 在 1 小时内出现两个（或更多）下列症状或体征：

注意：当药物通过抽吸、“鼻吸”或静脉注射使用，发病可能特别快。

1. 垂直或水平性眼球震颤。
2. 高血压或心动过速。
3. 麻木或痛觉减弱。
4. 共济失调。
5. 构音障碍。
6. 肌肉强直。
7. 惊厥或昏迷。
8. 听觉过敏。

D. 症状或体征不归因于其他躯体疾病，且不能以其他精神障碍，包括其他的物质中毒来更好地解释。

编码注：ICD-9-CM代码为292.89。ICD-10-CM代码取决于是否合并苯环己哌啶使用障碍。如果伴发轻度苯环己哌啶使用障碍ICD-10-CM代码为F16.129，如果伴发中度或重度苯环己哌啶使用障碍ICD-10-CM代码为F16.229。如果没有合并苯环己哌啶使用障碍，那么ICD-10-CM代码为F16.929。

注：除“苯环己哌啶中毒的功能影响”外，参见苯环己哌啶使用障碍的相应部分。

【其他致幻剂中毒的诊断标准】

A. 最近使用致幻剂（苯环己哌啶除外）。

B. 使用致幻剂时或刚刚使用之后出现临床上明显的异常行为或心理改变（如，明显的焦虑或抑郁，牵连观念，担心失去理智，偏执症状，判断力受损）。

C. 感知的变化发生于完全清醒和警觉（例如，知觉增强，人格解体，现实感丧失，错觉，幻觉，共感体验）状态下，出现于使用致幻剂时或刚刚使用之后。

D. 使用致幻剂时或刚刚使用之后出现两个（或更多）下列体征：

1. 瞳孔散大。
2. 心动过速。
3. 出汗。
4. 心悸。
5. 视物模糊。
6. 震颤。
7. 共济失调。

E. 这些症状并非由于一般躯体疾病所致，也不可能归因于其他精神障碍，包括其他物质中毒。

编码注：ICD-9-CM代码为292.89。ICD-10-CM代码取决于是否伴发致幻剂使用障碍。如果伴发轻度致幻剂使用障碍ICD-10-CM代码为F16.129，如果合并中度或重度的致幻剂使用障碍ICD-10-CM代码为F16.229。如果未合并致幻剂使用障碍ICD-10-CM代码为F16.929。

注意：相关诊断支持信息及与文化相关的诊断问题，请参阅其他致幻剂使用障碍的相应章节。

【致幻剂所致持久知觉障碍292.89（F16.983）的诊断标准】

A. 停止使用致幻剂后，出现致幻剂中毒时的一个或多个知觉症状（如几何图形视幻觉，周围视野的假性运动性幻觉，色彩闪光，移动物体残影，正余像，物体周围光晕，视物显大和显小）。

B. A标准中的症状导致个体的明显不适或社交、职业或其他重要领域的功能明显受损。

C. 该症状不能归因于其他躯体疾病（例如，大脑结构性病变和颅内感染，视觉性癫痫），或其他精神障碍（如谵妄，重度神经认知障碍，精神分裂症）。

【其他苯环己哌啶所致障碍】

其他苯环己哌啶所致障碍因与其他疾病有重叠而在本手册的其他章节中描述（见物质/药物所致精神障碍这些章节中）：苯环己哌啶所致精神病性障碍（“精神分裂症谱系和

其他精神病性障碍”)；苯环己哌啶所致双相障碍（“双相及相关障碍”)；苯环己哌啶所致抑郁障碍（“抑郁障碍”）苯环己哌啶所致焦虑障碍（“焦虑障碍”)。苯环己哌啶所致中毒性谵妄，请参阅“神经认知障碍”章节中谵妄的诊断标准。当这些苯环己哌啶所致障碍的症状严重到需要给予独立的临床关注时才做出相应诊断，而不是诊断为苯环己哌啶中毒。

【其他致幻剂所致障碍】

下述其他致幻剂所致障碍因与其他疾病有重叠而在本手册的其他章节中描述（见物质/药物所致精神障碍这些章节中)：其他致幻剂所致精神病性障碍（“精神分裂症谱系和其他精神病性障碍”)；其他致幻剂所致双相障碍（“双相及相关障碍”)；其他致幻剂所致抑郁障碍（“抑郁障碍”)；其他致幻剂所致焦虑障碍（“焦虑障碍”)。其他致幻剂所致中毒性谵妄，请参阅“神经认知障碍”章节中谵妄的诊断标准。当其他致幻剂所致障碍的症状严重到需要给予独立的临床关注时才做出相应诊断，而不是诊断为其他致幻剂中毒。

【未特指的苯环己哌啶相关障碍 292.9（16.99)】

这一分类适用于出现苯环己哌啶相关障碍的典型症状，并导致明显痛苦或社会、职业功能缺损，或其他重要领域功能障碍，但不能完全满足任何明确的苯环己哌啶相关障碍或任何其他物质相关和成瘾性疾病诊断标准。

【未特指的致幻剂相关障碍 292.9（16.99)】

这一分类适用于出现致幻剂相关障碍的典型症状，并导致明显痛苦或社会、职业功能缺损，或其他重要领域功能障碍，但不能完全满足任何明确的致幻剂相关障碍或任何其他物质相关和成瘾性疾病诊断标准。

（五）阿片类物质相关和成瘾障碍

【阿片使用障碍的诊断标准】

A. 一种由阿片问题使用导致的明显的临床损害或者不适，在12个月内至少出现以下至少两项：

1. 阿片使用量和时间经常超过预期。
2. 持续存在戒掉或控制阿片的愿望，或曾有多次努力而失败的经历。
3. 耗费大量的时间用于获得、使用以及从阿片的效应中恢复。
4. 使用阿片的渴求、强烈的欲望或者冲动。
5. 经常因使用阿片而不能履行在工作、学校或者家庭中的责任。
6. 尽管已经导致或加重持续的或反复出现的社会或人际关系问题，但仍继续使用阿片。
7. 因为使用阿片而放弃或减少了社会、职业或娱乐行为。
8. 在存在躯体损伤的情况下仍经常使用阿片。
9. 尽管了解持续或经常出现的躯体或心理问题是由使用阿片引起的，但是仍然持续使用。
10. 耐受性：出现下列情况中的任意一种。

a. 需要增加阿片的剂量才能达到中毒或者希望达到的状态。

b. 持续使用同一剂量的阿片产生的效应明显下降。

注意：此标准不适用于在医疗监控下单一使用阿片的情况。

11. 戒断症状：出现下列任意一条。

a. 出现特征性的阿片的戒断症状（参考戒断症状标准的 A 和 B 项）。

b. 阿片（或类似物质）的使用可以减轻或避免出现戒断症状。

注意：此标准不适用于在医疗监控下单一使用阿片的情况。

说明：

早期缓解：早期符合所有的阿片使用所致障碍的诊断标准，但是在至少 3 个月，但是不到 12 个月内没有出现上述诊断标准中的一条的（例外：可能会出现上面 A4 标准的情况）。

持续缓解：早期符合所有的阿片使用所致障碍的诊断标准，在 12 个月或更长的时间没有出现上述诊断标准中的一条的（例外：可能会出现上面 A4 标准的情况）。

说明：

关于维持治疗：维持治疗是一种特殊情况，个体按照处方服用激动剂，如：美沙酮或者丁丙诺啡，但是不出现诊断标准中的任意一条（例如：激动剂产生的耐受或者戒断症状）。这一条目也包括那些维持使用部分激动剂，激动/拮抗剂，或者完全拮抗剂如口服的纳曲酮或缓释的纳曲酮。

可控环境：这里特指个体处于无法获得阿片类物质的环境。

编码基于最近出现的严重症状：注意 ICD-10 编码：如果阿片中毒、阿片戒断状态或者其他阿片导致的精神障碍同时出现时，不使用阿片使用障碍的编码。反而，共患阿片所致障碍者在第 4 位编码中是明确阿片使用障碍（关注阿片中毒、阿片戒断状态或者阿片导致的精神障碍的编码），如：共患阿片所致抑郁障碍的编码的第 4 位的根据阿片使用障碍的严重程度编码，F11.14 为阿片所致障碍共患轻度的阿片使用障碍，如为中度或重度使用障碍，编码为 F11.24。

严重程度的编码：

305.50（F11.10）轻度：出现 2～3 个症状。

304.00（F11.20）中度：出现 4～5 个症状。

304.00（F11.20）重度：出现 6 个或更多的症状。

【阿片类物质中毒 292.0（F11.23）的诊断标准】

A. 最近使用一种阿片类物质。

B. 临床可见明显的行为问题和心理学的变化（如：初期是欣快，随机出现冷漠，烦躁不安，精神运动的不稳定）。

C. 瞳孔缩小（或因严重过量的缺氧导致的瞳孔扩大），同时在阿片使用的短时间之后或使用过程中出现一个（或更多）下列的症状或体征：

1. 嗜睡或昏迷。
2. 讲话含混不清。
3. 注意力或记忆力受损。

D. 上述症状和体征不能归因于其他躯体疾病，也不能用其他的精神障碍包括其他的物质中毒来更好地解释。

说明：

合并感知觉障碍：在戒断性谵妄状态应该注意产生的幻觉，如对现实体验的完整性，幻听，幻视或者幻触。

编码：

ICD-9CM 编码是 292.89。ICD-10-CM 编码依赖于是否共患有阿片使用障碍而且是否有感知觉障碍。

对于阿片中毒没有感知觉障碍的：如果共患有轻度的阿片使用障碍的 ICD-10-CM 的编码是 F11.129，如果出现中度或重度阿片使用障碍的 ICD-10-CM 的编码是 F11.229，如果不共患阿片使用障碍的，ICD-10-CM 的编码是 F11.929。

对于阿片中毒合并感知觉障碍的：如果共患有轻度的阿片使用障碍的 ICD-10-CM 的编码是 F11.122，如果出现中度或重度阿片使用障碍的 ICD-10-CM 的编码是 F11.222，如果不共患阿片使用障碍的，ICD-10-CM 的编码是 F11.922。

【阿片类物质戒断的诊断标准】

A. 出现下列中的任何一项：

1. 既往使用严重或使用时间较长者停止使用（或减少剂量所致）。

2. 在使用一段时间的阿片后使用阿片拮抗剂。

B. 在 A 种情况下，出现下面 3 个（或更多）的症状，持续时间从几分钟到几天：

1. 情绪焦虑。

2. 恶心或呕吐。

3. 肌肉疼痛。

4. 流泪或流涕。

5. 瞳孔扩大，立毛（鸡皮疙瘩），出汗。

6. 腹泻。

7. 哈欠。

8. 发热。

9. 失眠。

C. B 项出现的症状和体征导致个体的社会、职业或其他重要领域的功能明显受损。

D. 上述症状和体征不能归因于其他躯体疾病，也不能用其他精神障碍，包括其他物质的中毒或戒断来更好地解释。

编码：ICD-9-CM 的编码是 292.0。阿片戒断状态在 ICD-10-CM 中的编码是 F11.23。注意 ICD-10-CM 的编码揭示所伴随的是中度或重度的阿片使用障碍，也反映出阿片戒断状态只出现在中度或重度阿片使用障碍，轻度的阿片使用障碍的戒断是不能编码的。

【未特定的阿片导致的障碍 292.99（F11.99）】

分类适用于符合阿片所致障碍的临床症状和体征特点，而且这些症状和体征导致社会、职业和其他领域的功能受损，但是不符合明确的阿片相关障碍的诊断标准或任何其他物质相关和成瘾性疾病诊断标准。

（六）兴奋剂相关和成瘾障碍

【兴奋剂使用障碍的诊断标准】

A. 安非他命类物质，可卡因或其他兴奋剂的使用导致明显的临床损害或不适，在 12 个月内至少出现以下两项：

1. 使用兴奋剂经常超过预计剂量或时间。

2. 持续存在使用的欲望，曾经尝试停止或控制兴奋剂使用，均不能成功。

3. 耗费大量的时间用于获得、使用以及从兴奋剂的效应中恢复。

4. 使用兴奋剂的渴求、强烈的欲望或者冲动。

5. 经常因使用兴奋剂不能履行在工作、学校或者家庭中的责任。

6. 尽管因为使用兴奋剂，经常出现或加重社会或人际关系问题，但仍然持续使用。

7. 因为使用兴奋剂而放弃或减少社会、职业或娱乐行为。

8. 在存在躯体损害的情况下仍然经常使用兴奋剂。

9. 尽管了解经常出现的躯体或心理问题是由使用兴奋剂引起的，但仍然持续使用。

10. 耐受性：出现下列情况中的任意一种。

a. 需要增加兴奋剂的剂量才能达到中毒或者希望达到的状态。

b. 持续使用同一剂量的兴奋剂产生的效应明显的下降。

注意：此标准不适用于在医疗需要的情况下使用含兴奋剂药物，例如治疗注意缺陷/多动症或发作性嗜睡的药物。

11. 戒断症状：出现下列任意一条。

a. 出现特征性的兴奋剂戒断症状（参考兴奋剂戒断症状诊断标准的 A 和 B 项）

b. 兴奋剂（或类似物质）的使用可以减轻或避免出现戒断症状。

注意：此标准不适用于在医疗需要的情况下使用含兴奋剂的药物，例如治疗注意缺陷/多动症或发作性嗜睡的药物。

说明：

早期缓解：早期符合所有的兴奋剂使用所致障碍的诊断标准，但是在至少 3 个月，不到 12 个月内没有出现上述诊断标准中的一条的（例外：可能会出现上面第 4 条标准的情况）。

持续缓解：早期符合所有的兴奋剂使用所致障碍的诊断标准，在 12 个月或更长的时间没有出现上述诊断标准中的一条的（例外：可能会出现上面第 4 条标准的情况）。

可控环境：这里指的是个体处于无法获得兴奋剂的环境。

编码：基于最近出现症状的严重程度，注意 ICD-10 编码：如果安非他命中毒、安非他命戒断状态或者其他安非他命导致的精神障碍同时出现时不使用安非他命使用障碍的编码。反而，共患安非他命所致障碍在第 4 位的编码是明确安非他命使用障碍的（关注安非他命中毒、安非他命戒断状态或者安非他命导致精神障碍的编码），例如，安非他命类物质或其他兴奋剂导致的抑郁障碍和安非他命类物质或其他兴奋剂使用障碍共患，单独给出安非他命类物质或其他兴奋剂导致的抑郁障碍的编码，第 4 位编码明确表示安非他命使用障碍的轻、中、重度程度。F15.14 为轻度的安非他命类物质或其他兴奋剂使用障碍伴有安非他命类物质或其他兴奋剂导致的抑郁障碍，F15.24 为中度或重度安非他命类物质或其他兴奋剂使用障碍伴有安非他命类物质或其他兴奋剂导致的抑郁障碍。同样，如果可卡因导致的抑郁障碍共患可卡因使用障碍，尽管有可卡因导致抑郁障碍的编码，同样根据伴随可卡因使用障碍程度明确编码：F14.14 为轻度的可卡因使用障碍伴有可卡因所致抑郁障碍，F14.24 为中度或重度的可卡因使用障碍伴有可卡因所致抑郁障碍。

严重程度的编码：

轻度：出现 2～3 个症状

305.70（F15.10）安非他命类物质

305.60（F14.10）可卡因

305.70（F15.10）其他或非特指的兴奋剂

中度：出现4～5个症状

304.40（F15.20）安非他命类物质

304.20（F14.20）可卡因

304.40（F15.20）其他或非特指的兴奋剂

重度：出现6个以上的症状

304.40（F15.20）安非他命类物质

304.20（F14.20）可卡因

304.40（F15.20）其他或非特指的兴奋剂

【兴奋剂中毒的诊断标准】

A. 最近使用安非他命类物质，可卡因或其他兴奋剂。

B. 临床出现明显的行为问题或心理的变化（如：欣快或情感迟钝；变得好交际；过度警觉；人际关系敏感；焦虑，紧张，或易怒；行为刻板；判断力下降）。

C. 在使用兴奋剂后短期内或使用过程中出现2个（或更多）症状或体征：

1. 心动过速或心动过缓。
2. 瞳孔扩大。
3. 血压升高或降低。
4. 出汗或寒战。
5. 恶心或呕吐。
6. 明显体重减轻。
7. 精神运动性激越或阻滞。
8. 肌无力，呼吸抑制，胸痛，或心律失常。
9. 意识错乱，癫痫发作，运动困难，肌力障碍，或昏迷。

D. 上述症状和体征不能归因于其他躯体疾病，也不能用另外的精神障碍，包括其他的成瘾物质中毒来更好地解释。

说明：

合并感知觉障碍：在出现幻觉包括现实体验的完整性，幻听，幻视或者幻触时应注意。

编码：ICD-9CM编码是292.89。ICD-10-CM编码依赖于兴奋剂是否是安非他命，可卡因或其他兴奋剂；是否共患有安非他命，可卡因或其他兴奋剂使用障碍或是否有感知觉障碍。

对于安非他命，可卡因或其他兴奋剂中毒没有感知觉障碍的：如果共患有轻度的安非他命，或其他兴奋剂使用障碍的ICD-10-CM的编码是F15.129；如果出现中度或重度安非他命或其他兴奋剂使用障碍的，ICD-10-CM的编码是F15.229；如果不共患安非他命或其他兴奋剂使用障碍的，ICD-10-CM的编码是F15.929。同样如果共患有轻度可卡因使用障碍的ICD-10-CM的编码是F14.129；如果出现中度或重度可卡因使用障碍的，ICD-10-CM的编码是F14.229；如果不共患可卡因使用障碍的，ICD-10-CM的编码是F14.929。

对于安非他命或其他兴奋剂中毒合并感知觉障碍的：如果共患有轻度的安非他命或其

他兴奋剂使用障碍的ICD-10-CM的编码是F15.122，如果出现中度或重度安非他命或其他兴奋剂使用障碍的ICD-10-CM的编码是F15.222，如果不共患安非他命或其他兴奋剂使用障碍的，ICD-10-CM的编码是F15.922。同样如果共患有轻度可卡因使用障碍的ICD-10-CM的编码是F14.122；如果出现中度或重度可卡因使用障碍的，ICD-10-CM的编码是F14.222；如果不共患可卡因使用障碍的，ICD-10-CM的编码是F14.922。

【兴奋剂戒断的诊断标准】

A. 既往使用安非他命类物质，可卡因，其他兴奋剂较严重或使用时间较长者停止使用（或减少剂量）所致。

B. 情绪焦虑和在A种情况下几小时到数天内出现下面3个（或更多）生理性变化：

1. 疲劳。

2. 生动的不愉快的梦境。

3. 失眠或睡眠过多。

4. 食欲增加。

5. 精神运动性迟滞或激越。

C. B项出现的症状和体征导致在社会、职业或其他重要领域的功能明显受损。

D. 上述症状和体征不能归因于其他的躯体疾病，也不能用其他的精神障碍来解释，包括中毒或其他物质的戒断状态。

编码：ICD-9-CM的编码是292.0。ICD-10-CM编码依赖于兴奋剂是否是安非他命，可卡因或其他兴奋剂。ICD-10-CM中关于安非他命或其他兴奋剂戒断的编码是F15.23。ICD-10-CM中关于可卡因戒断的编码是F14.23。注意ICD-10-CM的编码指出所伴随的安非他命，可卡因，其他兴奋剂中度或重度的阿片使用障碍，也反映出安非他命，可卡因，其他兴奋剂戒断状态只出现在中度或重度安非他命，可卡因，其他兴奋剂使用障碍，轻度的安非他命，可卡因，其他兴奋剂使用障碍的戒断是不能编码的。

【未特定的兴奋剂导致的障碍】

分类符合兴奋剂所致障碍的临床症状和体征特点，而且这些症状和体征导致社会、职业和其他领域的功能受损，但是不符合明确的兴奋剂相关和成瘾障碍的诊断标准或任何其他物质相关和成瘾性疾病诊断标准。

编码：ICD-9-CM的编码是292.9。ICD-10-CM则依赖于兴奋剂是否是安非他命，可卡因或其他兴奋剂。ICD-10-CM对于未特定的安非他命或其他兴奋剂所致障碍的编码是F15.99，ICD-10-CM对于未特定的可卡因所致障碍的编码是F14.99。

（七）物质/药物所致障碍的分类与诊断标准

【物质/药物所致精神病性障碍的诊断标准】

A. 出现下面的任何一个症状：

1. 妄想。

2. 幻觉。

B. 下面1和2的诊断依据来源于病史、躯体检查以及实验室检查：

1. 在成瘾物质的中毒、戒断期间或之后不久出现或停药以后A标准中的症状充分发展。

2. A标准中所涉及的症状与成瘾物质/药物有关。

C. 这种精神症状不能用非物质/药物使用引发的精神病性障碍解释，而且非物质/药物引发精神病性障碍有以下的特点：

精神病性症状在物质/药物使用之前出现，症状在急性中毒或严重戒断后很长时间（如 1 个月）持续存在，或者有其他的证据证明该精神病性症状不是物质/药物使用引起的（如病史中没有物质/药物使用史）。

D. 这种症状发生在非谵妄期间。

E. 这种症状损害了个体的社会、职业或其他重要领域的角色功能。

注意：当 A 标准中的症状在临床表现中占主导地位并较严重时可以单独诊断，不再做物质中毒或物质戒断的诊断。

编码：ICD-9-CM 和 ICD-10-CM 对于物质/药物使用所致精神障碍在下面详细说明。应注意的是：ICD-10-CM 的编码依赖于是否共患物质使用障碍或者同类的物质使用。如果是轻度的物质使用障碍同时患有物质使用所致精神障碍，第四位编码是“1”，而且临床应该记录先是轻度物质使用障碍，然后是物质所致精神障碍（如：轻度可卡因使用障碍合并可卡因所致精神障碍）。如果是中度或重度的物质使用障碍合并物质所致精神障碍，第四位编码是“2”，临床根据物质使用障碍的严重程度记录为中度物质使用障碍或重度物质使用障碍。如果不合并有物质使用障碍的（如：一次大量使用后出现的），第四位的编码是“9”，临床仅记录物质所致精神障碍。

表 8-1　不同种类物质/药物所致精神障碍编码

ICD-9-CM		ICD-10-CM		
		合并轻度使用障碍	合并中度或重度使用障碍	不合并使用障碍
酒精	291.9	F10.159	F10.259	F10.959
大麻	292.9	F12.159	F12.259	F12.959
苯环己哌啶	292.9	F16.159	F16.259	F16.959
其他致幻剂	292.9	F16.159	F16.259	F16.959
吸入剂	292.9	F18.159	F18.259	F18.959
镇静催眠药，抗焦虑药	292.9	F13.159	F13.259	F13.959
安非他命（或其他兴奋剂）	292.9	F15.159	F15.259	F15.959
可卡因	292.9	F14.159	F14.259	F14.959
其他（或不知）物质	292.9	F19.159	F19.259	F19.959

说明：

在中毒期出现：符合物质中毒的诊断标准，而且症状在中毒期出现并发展。

在戒断期出现：符合物质戒断的诊断标准，而且症状在物质戒断期或戒断短时间内出现并发展。

严重程度说明：根据主要精神症状的量化评估确定症状的严重度，症状包括：妄想、幻觉、精神运动性障碍以及阴性症状。每一个症状的严重程度均以过去 7 天内的最严重的时候进行评定，评定方法为 0 分（无症状）到 4 分（症状非常严重）五个级别进行评定。

注意：对于药物/物质所致的精神病性障碍即使没有严重程度的评估也可以诊断。

【物质/药物所致的双相及相关障碍的诊断标准】

A. 一种突出的持续性的心境障碍，主要临床表现为高涨、扩张或心境易激惹，伴有或不伴有抑郁心境，或对所有或几乎所有活动的兴趣或愉悦感明显减少。

B. 来自病史、躯体检查或实验室的证据显示存在下列 2 种情况：

1. 诊断标准 A 的症状是在物质中毒的过程中或不久后，或物质戒断接触某种药物之后出现。

2. 所涉及的物质/药物能够产生诊断标准 A 的症状。

C. 这种心境障碍不能用一种非物质/药物所致的双相及相关障碍来更好地解释。

独立的双相及相关障碍的证据包括如下：症状的发作是在开始使用物质/药物之前；在急性戒断或重度中毒结束之后，症状仍持续相当长的时间（例如，约 1 个月）；或有其他证据表明存在一种独立的、非物质/药物所致的双相及相关障碍（例如，有反复出现的与非物质/药物相关的发作的病史）。

D. 这种障碍并非仅仅出现于谵妄时。

E. 这种障碍引起有临床意义的痛苦，或导致社交、职业或其他重要功能方面的损害。

标注：

在中毒期出现：如果物质中毒和在中毒过程中产生的症状都符合诊断标准。

在戒断期出现：如果物质戒断和在戒断过程中或不久后产生的症状都符合诊断标准。

【物质/药物所致抑郁障碍的诊断标准】

A. 在临床表现中突出而持续存在的并占主导地位的情绪问题是抑郁情绪和兴趣降低，快乐消失，活动减少。

B. 下面 1 和 2 的诊断依据来源于病史、躯体检查以及实验室检查：

1. 在成瘾物质的中毒、戒断期间或之后不久或停药以后，A 标准中的症状充分发展。

2. A 标准中所涉及的症状与成瘾物质/药物有关。

C. 这种抑郁不能用非物质/药物使用引发的抑郁解释，而且独立的抑郁障碍有以下的特点：

抑郁症状在成瘾物质/药物使用之前发作，症状在急性中毒或严重戒断后很长时间（如 1 个月）持续存在，或者有其他的证据证明是独立的抑郁而不是物质/药物使用所致的（如病史中没有物质/药物使用史）。

D. 这种情绪问题发生在非谵妄期间。

E. 这种情绪问题损害了个体的社会、职业或其他重要领域的角色功能。

注意：当 A 标准中的症状在临床表现中占主导地位并较严重时可以单独诊断不再做物质中毒或物质戒断的诊断。

编码：ICD-9-CM 和 ICD-10-CM 对于物质/药物使用所致抑郁障碍在下面详细说明（表 8-2）。应注意的是：ICD-10-CM 的编码依赖于是否存在物质使用障碍或者同类的物质使用。如果是轻度的物质使用障碍同时患有物质使用所致抑郁障碍，第四位编码是“1”，而且临床应该记录先是轻度物质使用障碍，然后是物质所致抑郁障碍（如：轻度可卡因使用障碍合并可卡因所致抑郁障碍）。如果是中度或重度的物质使用障碍合并物质所致抑郁障碍，第四位编码是“2”，临床根据物质使用障碍的严重性记录为中度物质使用障碍或重度物质使用障碍。如果不合并有物质使用障碍的（如：一次大量使用后出现的），第四位的编码是“9”，临床仅记录物质所致抑郁障碍。

表 8-2　不同种类物质/药物所致抑郁障碍编码

ICD-9-CM		ICD-10-CM		
		合并轻度使用障碍	合并中度或重度使用障碍	不合并使用障碍
酒精	291.89	F10.14	F10.24	F10.94
苯环己哌啶	292.84	F16.14	F16.24	F16.94
其他致幻剂	292.84	F16.14	F16.24	F16.94
吸入剂	292.84	F18.14	F18.24	F18.94
阿片	292.84	F11.14	F11.24	F11.94
镇静催眠药，抗焦虑药	292.84	F13.14	F13.24	F13.94
安非他命（或其他兴奋剂）	292.84	F15.14	F15.24	F15.94
可卡因	292.84	F14.14	F14.24	F14.94
其他（或不知）物质	292.84	F19.14	F19.24	F19.94

说明：

在中毒期出现：符合物质中毒的诊断标准，而且症状在中毒期出现并发展。

在戒断期出现：符合物质戒断的诊断标准，而且症状在物质戒断期或戒断短时间内出现并发展。

【物质/药物所致焦虑障碍的诊断标准】

A. 在临床表现中惊恐发作或焦虑占主导地位。

B. 下面 1 和 2 的诊断依据来源于病史、躯体检查以及实验室检查：

1. 在成瘾物质的中毒、戒断期间或之后不久或停药以后，A 标准中的症状充分发展。

2. A 标准中所涉及的症状与成瘾物质/药物有关。

C. 这种焦虑障碍不能用非物质/药物使用引发的焦虑解释，而且独立的焦虑障碍有以下特点：

焦虑症状在物质/药物使用之前发作，症状在急性中毒或严重戒断后很长时间（如 1 个月）持续存在，或者有其他的证据证明是独立的焦虑而不是物质/药物使用所致的（如病史中没有物质/药物使用史）。

D. 这种焦虑发生在非谵妄期间。

E. 这种焦虑损害了个体的社会、职业或其他重要领域的角色功能。

注意：当 A 标准中的症状在临床表现中占主导地位并较严重时可以单独诊断不再做物质中毒或物质戒断的诊断。

编码：ICD-9-CM 和 ICD-10-CM 对于物质/药物使用所致焦虑障碍在下面详细说明（表 8-3）。应注意的是：ICD-10-CM 的编码依赖于是否存在物质使用障碍或者同类的物质使用。如果是轻度的物质使用障碍同时患有物质使用所致焦虑障碍，第四位编码是“1”，而且临床应该记录先是轻度物质使用障碍，然后是物质所致焦虑障碍（如：轻度可卡因使用障碍合并可卡因所致焦虑障碍）。如果是中度或重度的物质使用障碍合并物质所致焦虑障碍，第四位编码是“2”，临床根据物质使用障碍的严重程度记录为中度物质使用障碍或重度物质使用障碍。如果不合并有物质使用障碍的（如：一次大量使用后出现的），第四位的编码是“9”，临床仅记录物质所致焦虑障碍。

表 8-3　不同种类物质/药物所致焦虑障碍编码

	ICD-9-CM	ICD-10-CM		
		合并轻度使用障碍	合并中度或重度使用障碍	不合并使用障碍
酒精	291.89	F10.180	F10.280	F10.980
咖啡因	292.89	F15.180	F15.280	F15.980
大麻	292.89	F12.180	F12.280	F12.980
苯环己哌啶	292.89	F16.180	F16.280	F16.980
其他致幻剂	292.89	F16.180	F16.280	F16.980
吸入剂	292.89	F18.180	F18.280	F18.980
阿片	292.89	F11.180	F11.280	F11.980
镇静催眠药，抗焦虑药	292.89	F13.180	F13.280	F13.980
安非他命（或其他兴奋剂）	292.89	F15.180	F15.280	F15.980
可卡因	292.89	F14.180	F14.280	F14.980
其他（或不知）物质	292.89	F19.180	F19.280	F19.980

说明：表中物质相关或成瘾障碍的诊断和物质类别有关。

在中毒期出现：符合物质中毒的诊断标准，而且症状在中毒期出现并发展。

在戒断期出现：符合物质戒断的诊断标准，而且症状在物质戒断期或戒断短时间内出现并发展。

在药物使用后出现：症状在药物开始或调整的时候或变化的时候出现。

【物质/药物所致强迫和相关障碍的诊断标准】

A. 在临床表现中占主导地位的症状是强迫思维、强迫行为、皮肤搔抓、拔毛及其他聚焦于躯体的重复性行为或其他症状。

B. 下面 1 和 2 的诊断依据来源于病史、躯体检查以及实验室检查：

1. 在成瘾物质的中毒、戒断期间或之后不久或停药以后，A 标准中的症状充分发展。

2. 标准 A 中所涉及的症状与成瘾物质/药物有关。

C. 这些强迫症状不能用非物质/药物使用引发的强迫及相关障碍解释，而且独立的强迫障碍有以下的特点：

强迫症状在物质/药物使用之前发作，症状在急性中毒或严重戒断后很长时间（如 1 个月）持续存在，或者有其他的证据证明是独立的强迫障碍而不是物质/药物使用所致的（如病史中没有物质/药物使用史）。

D. 这种强迫发生在非谵妄期间。

E. 这种强迫损害了个体的社会、职业或其他重要领域的角色功能。

说明：如果 A 标准中的症状在临床表现中占主导地位且严重程度充分则可以在这段物质中毒或物质戒断的基础上合并诊断物质/药物所致强迫相关障碍。

编码：ICD-9-CM 和 ICD-10-CM 对于物质/药物使用所致强迫相关障碍在下面详细说明（表 8-4）。应注意的是：ICD-10-CM 的编码依赖于是否存在物质使用障碍或者同类的物质使用。如果是轻度的物质使用障碍同时患有物质使用所致强迫相关障碍，第四位编码是“1”，而且临床应该记录先是轻度物质使用障碍，然后是物质所致强迫相关障碍（如：轻度可卡因使用障碍合并可卡因所致强迫相关障碍）。如果是中度或重度的物质使用障碍合并物质所致强迫相关障碍，第四位编码是“2”，临床根据物质使用障碍的严重程度记录为中度物质使用障碍或重度物质使用障碍。如果不合并有物质使用障碍的（如：一次大量使用后出现的），第四位的编码是“9”，临床仅记录物质所致强迫相关障碍。

表 8-4　不同种类物质/药物所致强迫和相关障碍编码

	ICD-9-CM	ICD-10-CM		
		合并轻度使用障碍	合并中度或重度使用障碍	不合并使用障碍
安非他命（或其他兴奋剂）	292.89	F15.188	F15.288	F15.988
可卡因	292.89	F14.188	F14.288	F14.988
其他（或不知）物质	292.89	F19.188	F19.288	F19.988

说明：

在中毒期出现：符合物质中毒的诊断标准，而且症状在中毒期出现并发展。

在戒断期出现：符合物质戒断的诊断标准，而且症状在物质戒断期或戒断后出现并发展。

在药物使用后出现：症状在药物开始或调整的时候或变化的时候出现。

【物质/药物所致睡眠障碍的诊断标准】

A. 在临床出现突出而严重的睡眠问题。

B. 下面 1 和 2 的诊断依据来源于病史、躯体检查以及实验室检查：

1. A 中的症状在成瘾物质的中毒时或中毒后不久以及在戒断之后或用药时出现及加重。

2. A 标准中所涉及的症状与成瘾物质/药物有关。

C. 这些问题不能用非物质/药物使用引发的睡眠障碍解释，而且独立的睡眠障碍有以下的特点：

睡眠障碍在物质/药物使用之前发作，症状在急性中毒或严重戒断后很长时间（如 1 个月）持续存在，或者有其他的证据证明是独立的睡眠障碍而不是物质/药物使用所致的（如病史中没有物质/药物使用史）。

D. 这种问题发生在非谵妄期间。

E. 这种问题损害了个体的社会、职业或其他重要领域的角色功能。

注意：当 A 标准中的症状在临床表现中占主导地位并较严重时可以单独诊断不再做物质中毒或物质戒断的诊断。

编码：ICD-9-CM 和 ICD-10-CM 对于物质/药物使用所致睡眠障碍在下面详细说明（表 8-5）。应注意的是：ICD-10-CM 的编码依赖于是否存在物质使用障碍或者同类的物质使用。如果是轻度的物质使用障碍同时患有物质使用所致睡眠障碍，第四位编码是“1”，而且临床应该记录先是轻度物质使用障碍，然后是物质所致睡眠障碍（如：轻度可卡因使用障碍合并可卡因所致睡眠障碍）。如果是中度或重度的物质使用障碍合并物质所致焦虑障碍，第四位编码是“2”，临床根据物质使用障碍的严重程度记录为中度物质使用障碍或重度物质使用障碍。如果不合并有物质使用障碍的（如：一次大量使用后出现的），第四位的编码是“9”，临床仅记录物质所致睡眠障碍。编码中烟草所致睡眠障碍其特指中度或重度的烟草使用，轻度烟草使用障碍和非烟草使用合并烟草使用睡眠障碍是不存在的。

表 8-5　不同种类物质/药物所致睡眠障碍编码

ICD-9-CM		ICD-10-CM		
		合并轻度使用障碍	合并中度或重度使用障碍	不合并使用障碍
酒精	291.82	F10.182	F10.282	F10.982
咖啡因	292.85	F15.182	F15.282	F15.982
大麻	292.85	F12.188	F12.288	F12.988
阿片	292.85	F11.182	F11.282	F11.982
镇静催眠药，抗焦虑药	292.85	F13.182	F13.282	F13.982
安非他命（或其他兴奋剂）	292.85	F15.182	F15.282	F15.982
可卡因	292.85	F14.182	F14.282	F14.982
烟草	292.85	NA	F17.208	NA
其他（或不知）物质	292.89	F19.182	F19.282	F19.982

特殊说明：

失眠类型：入睡困难或维持睡眠困难，睡眠中醒觉状态增多，或者不能再次入睡。

日间睡眠增多的类型：睡眠增多是主要的主诉或者在醒觉状态下感到疲倦，或醒觉时间少于往常，而睡眠时间延长。

白天睡眠增加的类型：主要特点是：日间过度嗜睡或在醒觉状态下疲乏，睡眠时间较长。

深睡眠类型：在睡眠状态下出现异常的行为。

混合状态：物质/药物所致睡眠障碍含有多种类型的睡眠方面的症状，但是没有相应占主导地位的症状。

说明：表中物质相关或成瘾障碍的诊断和物质类别有关。

在中毒期出现：符合物质中毒的诊断标准，而且症状在中毒期出现并发展。

在戒断期出现：符合物质戒断的诊断标准，而且症状在物质戒断期或戒断短时间内出现并发展。

【物质/药物所致性功能障碍的诊断标准】

A. 在临床表现中性功能障碍主导地位。

B. 下面 1 和 2 的诊断依据来源于病史、躯体检查以及实验室检查：

1. 在成瘾物质的中毒、戒断期间或之后不久或停药以后，A 标准中的症状充分发展。

2. A 标准中所涉及的症状与成瘾物质/药物有关。

C. 不能用非物质/药物使用引发的性功能障碍进行解释，而且独立的性功能障碍有以下的特点：

性功能障碍在物质/药物使用之前发作，症状在急性中毒或严重戒断后很长时间（如 1 个月）持续存在，或者有其他的证据证明是独立的性功能障碍而不是物质/药物使用所致的（如病史中没有物质/药物使用史）。

D. 这种问题发生在非谵妄期间。

E. 这种问题损害了个体的社会、职业或其他重要领域的角色功能。

注意：当A标准中的症状在临床表现中占主导地位并较严重时可以单独诊断，不再做物质中毒或物质戒断的诊断。

编码：ICD-9-CM和ICD-10-CM对于物质/药物使用所致性功能障碍在下面详细说明(表8-6)。应注意的是：ICD-10-CM的编码依赖于是否存在物质使用障碍或者同类的物质使用。如果是轻度的物质使用障碍同时患有物质使用所致性功能障碍，第四位编码是"1"，而且临床应该记录先是轻度物质使用障碍，然后是物质所致性功能障碍（如：轻度可卡因使用障碍合并可卡因所致性功能障碍）。如果是中度或重度的物质使用障碍合并物

表8-6　不同种类物质/药物所致性功能障碍编码

ICD-9-CM		ICD-10-CM		
		合并轻度使用障碍	合并中度或重度使用障碍	不合并使用障碍
酒精	291.89	F10.181	F10.281	F10.981
阿片	292.89	F11.181	F11.281	F11.981
镇静催眠药，抗焦虑药	292.89	F13.183	F13.281	F13.981
安非他命（或其他兴奋剂）	292.89	F15.185	F15.281	F15.981
可卡因	292.89	F14.181	F14.281	F14.981
其他（或不知）物质	292.89	F19.181	F19.281	F19.981

质所致性功能障碍，第四位编码是"2"，临床根据物质使用障碍的严重程度记录为中度或重度物质使用障碍。如果不合并有物质使用障碍的（如：一次大量使用后出现的），第四位的编码是"9"，临床仅记录物质所致性功能障碍。

说明：

在中毒期出现：符合物质中毒的诊断标准，而且症状在中毒期出现并发展。

在戒断期出现：符合物质戒断的诊断标准，而且症状在物质戒断期或戒断短时间内出现并发展。

在药物使用后出现：症状在药物开始或调整的时候或变化的时候出现。

严重程度：

轻度：性功能障碍占性活动的25%～50%的几率。

中度：性功能障碍占性活动的50%～75%的几率。

重度：性功能障碍占性活动的75%的几率或更高。

【物质/药物所致重度或轻度神经认知障碍的诊断标准】

A. 符合重度或轻度神经认知障碍的诊断标准。

B. 认知功能损伤在非谵妄期间出现而且持续存在的时间长于中毒和急性戒断期。

C. 神经认知功能的损害和物质或药物的持续使用时间和使用程度有关。

D. 神经认知功能下降的过程和物质/药物使用或操守的时间是密切相关的（如，个体保持一段时间的操守，神经认知功能可以得到改善或恢复）。

E. 神经认知功能障碍不能归因于其他的躯体疾病，也不能用其他的精神障碍很好的

解释。

编码：ICD-9-CM 和 ICD-10-CM 对于物质/药物使用所致神经认知障碍在下面详细说明(表 8-7)。应注意的是：ICD-10-CM 的编码依赖于是否存在物质使用障碍或者同类的物质使用。如果是轻度的物质使用障碍同时患有物质所致神经认知障碍，第四位编码是“1”，而且临床应该记录先是轻度物质使用障碍，然后是物质所致神经认知障碍（如：轻度吸入剂使用障碍合并吸入剂所致重度或轻度神经认知障碍）。如果是中度或重度的物质使用障碍合并物质所致神经认知障碍，第四位编码是“2”，临床根据物质使用障碍的严重程度记录为中度或重度物质使用障碍。如果不合并有物质使用障碍的（如：一次大量使用后出现的），第四位的编码是“9”，临床仅记录物质所致神经认知障碍。对于一些种类的药物（如：酒精。镇静安眠药、抗焦虑药），轻度使用障碍或没有物质使用障碍，合并物质所致神经认知障碍是没有编码的，也是不能诊断的。行为的紊乱不能编码但是应该详细记录的。

表 8-7　不同种类物质/药物所致神经认知障碍编码

ICD-9-CM		ICD-10-CM		
		合并轻度使用障碍	合并中度或重度使用障碍	不合并使用障碍
酒精（重度神经认知障碍），无遗忘虚构型	291.2	NA	F10.27	F10.97
酒精（重度神经认知障碍），遗忘虚构型	291.1	NA	F10.26	F10.96
酒精（轻度神经认知障碍）	291.89	NA	F10.288	F10.988
吸入剂（重度神经认知障碍）	292.82	F18.17	F18.27	F18.97
吸入剂（轻度神经认知障碍）	292.89	F18.188	F18.288	F18.988
镇静催眠药，抗焦虑药（重度神经认知障碍）	292.89	NA	F13.27	F13.97
镇静催眠药，抗焦虑药（轻度神经认知障碍）	292.82	NA	F13.288	F13.988
其他（或不知）（重度神经认知障碍）	292.89	F19.17	F19.27	F19.97
其他（或不知）（轻度神经认知障碍）	292.82	F19.188	F19.288	F19.988

说明：

持续存在：神经认知损害在操守一段时间仍然症状明显。

【物质/药物所致谵妄的诊断标准】

A. 注意（即指向、聚焦、维持和转移注意的能力减弱）和意识（对环境的定向减弱）障碍。

B. 该障碍在较短时间内发生（通常为数小时到数天），表现为与基线注意和意识相比的变化，以及在一天的病程中严重程度的波动。

C. 额外的认知障碍（例如，记忆力缺陷，定向不良，语言，视觉空间能力，或知觉）。

D. 诊断标准 A 和 C 中的障碍不能用其他先前存在的、已经确立的或正在进行的神经认知障碍来更好地解释，也不是出现在觉醒水平严重降低的背景下，如昏迷。

E. 病史、躯体检查或实验室发现的证据表明，该障碍是物质中毒或戒断（即由于滥用的毒品或药物）的直接结果。

物质中毒性谵妄：当诊断标准 A 和 C 中的症状在临床表现中占主导地位，且严重到足以需要引起临床关注时，应给予此诊断以替代物质中毒的诊断。

物质戒断性谵妄：当诊断标准 A 和 C 中的症状在临床表现中占主导地位，且严重到足以需要引起临床关注时，应给予此诊断以替代物质戒断的诊断。

二、ICD-10 国际疾病和相关健康问题统计分类（第 10 版）

现将 ICD-10 中使用精神活性物质所致的精神和行为障碍分类目录与诊断要点(F10～F19）介绍如下：

（一）编码与诊断原则

本节包括范围很广的一类障碍，其严重程度不同（从无并发症的中毒和有害使用到明显的精神病性障碍和痴呆)，但均可归因于一种或多种精神活性物质的使用（无论是否曾有过医嘱）。

所涉及的活性物质以第二和第三位编码指明（即字母 F 之后的前两位数字)，第四和第五位编码指明临床状态。为节省篇幅，首先列出所有的精神活性物质，继之以四位编码。如果需要，每一种所指明的活性物质均应使用编码，但请注意并非所有的四位编码均可使用于一切活性物质。

诊断要点：可在自我报告，尿样、血样等客观分析或其他依据（患者的物品中混有药物样品、临床体征和症状以及知情第三者的报告）的基础上辨明所使用的精神活性物质，最好从一种以上的来源去寻找使用活性物质的有关证据。

客观分析能提供当前或最近使用药物的最有力的依据，尽管这些资料对于辨明既往的使用情况及当前的使用水平有局限性。

许多药物使用者服用一种以上的药物，但只要可能就应根据所使用的最重要的一种（或一类）活性物质对疾病的诊断进行归类，往往根据某种或某类引起当前障碍的特殊药物作出判断。如有疑问，将患者最常滥用的药物进行编码，尤其是连续使用或每日使用的药物。

只有当精神活性物质的使用方式十分混乱，或各种不同药物的作用混合在一起无法区分时，方可采用编码 F19.-（多种药物使用所致障碍）。

错用精神活性物质以外的药物，诸如轻泻药或阿司匹林应采用编码 F55.-（非依赖性物质的滥用，并以第四位编码指明所涉及的物质类型）。精神活性物质所致精神障碍（尤其是发生在老年人的谵妄），凡不伴本节中任何一种障碍（如有害使用或依赖综合征）者，应在 F00～F09 处编码，而谵妄附加于本节中某种障碍者应使用 F1x.3 或 F1x.4 进行编码。

嗜酒水平可采用ICD-10第二十章中的补充编码：Y90.-（经检测血中酒含量证明嗜酒）或Y91.-（根据中毒水平证明嗜酒）。

（二）分类目录与诊断要点

1. F1x.0 急性中毒　使用酒或其他精神活性物质后的短暂状况，导致意识水平、认知、知觉、情感或行为、或其他心理生理功能和反应的紊乱。

只有在出现中毒但不存在持续更久的酒或药物有关问题时才能以此为主要诊断。若出现这些问题，则应优先诊断为有害使用（F1x.1）、依赖综合征（F1x.2）或精神病性障碍（F1x.5）。

诊断要点：急性中毒往往与剂量密切相关（见ICD-10第二十章）。伴有某种潜在器质性状况（例如肾或肝功能不全）的可能例外，少量的活性物质即可使其产生与剂量不相称的严重中毒反应。社交场合出现的行为失控（例如在聚会或狂欢节时出现的行为失控）也应考虑在内。急性中毒是一种短暂现象，中毒的程度随时间的推移而减轻，如果不继续使用该类活性物质，中毒效应最终将消失。因此，只要不出现组织损害或另一种并发症，本状况均可完全缓解。

中毒的症状不一定总是反映出该物质的原有作用：例如抑制性药物可导致激越或活动过多的症状，兴奋性药物可导致社会性退缩和内向化行为，而大麻和致幻剂类物质的效应尤其难以预料。而且许多精神活性物质在不同剂量水平时能产生不同类型的效应。例如，低剂量时酒对行为有明显的兴奋作用，随着剂量的增加可产生激越和侵犯性，达到极高剂量时则产生显著的镇静作用。

包含：急性醉酒；不适感（Bad trips）（致幻剂所致）；醉酒NOS。

鉴别诊断：应考虑急性头部外伤和低血糖，还应考虑活性物质混合性使用所致中毒的可能性。

下列第五位编码可用于指明急性中毒是否伴有并发症：

F1x.00 无并发症　不同严重程度的症状，往往为剂量依从性，尤其在高剂量时。

F1x.01 伴有外伤或其他躯体损伤。

F1x.02 伴有其他内科并发症，如呕血、呕吐物吸入。

F1x.03 伴有谵妄。

F1x.04 伴有知觉歪曲。

F1x.05 伴有昏迷。

F1x.06 伴有抽搐。

F1x.07 病理性中毒。

仅适用于酒。患者饮酒后突然发生侵犯性、往往为暴力性行为，这种行为不是患者清醒时的典型行为，且患者所饮酒量在大多数人不会产生中毒。

2. F1x.1 有害性使用　对健康引起损害的一种精神活性物质的使用类型，损害可能是躯体性的（如自我注射药物所致的肝炎），或精神性的（例如继发于大量饮酒的抑郁障碍发作）。

诊断要点：诊断要求急性损害已经影响到使用者的精神或躯体健康。

有害使用的方式经常受到他人的批评，并经常与各种类型的不良社会后果相关联；患者的某种使用方式或对某种特殊物质的使用，遭到他人或文化处境的反对或导致负性社会后果，例如被捕或婚姻不和；以上事实本身不能作为有害使用的依据。

急性中毒（见F1x.0）或“遗留效应”，本身不足以作为编码有害使用所要求的健康受到损害的依据。

如果存在依赖综合征（F1x.2）、某种精神病性障碍或另一种特殊的与药物或酒有关的障碍，则不应诊断为有害使用。

3. F1x.2 依赖综合征　这是一组生理、行为和认知现象，使用某种或某类活性物质，对特定的个人来说极大优先于其他曾经比较重要的行为。可将依赖综合征的特点概括描述为一种对使用精神活性药物（无论是否曾有过医嘱）、酒或烟的渴望（往往是强烈的，有时是无法克制的）。也可存在证据表明成瘾者经过一段时间的禁用后重新使用该物质时，较非成瘾者更为迅速地再现本综合征的其他特征。

诊断要点：确诊依赖综合征通常需要在过去1年的某些时间内体验过或表现出下列至少三条：①对使用该物质的强烈渴望或冲动感；②对活性物质使用行为的开始、结束及剂量难以控制；③当活性物质的使用被终止或减少时出现生理戒断状态（见F1x.3和F1x.4），其依据为：该物质的特征性戒断综合征；或为了减轻或避免戒断症状而使用同一种（或某种有密切关系的）物质的意向；④耐受的依据，例如必需使用较高剂量的精神活性物质才能获得过去较低剂量的效应（典型的例子可见于酒和鸦片成瘾者，其日使用量足以导致非耐受者残疾或死亡）；⑤因使用精神活性物质而逐渐忽视其他的快乐或兴趣，在获取、使用该物质或从其作用中恢复过来所花费的时间逐渐增加；⑥固执地使用活性物质而不顾其明显的危害性后果，如过度饮酒对肝的损害、周期性大量服药导致的抑郁心境或与药物有关的认知功能损害；应着重调查使用者是否实际上已经了解或估计使用者已经了解损害的性质和严重程度。

个人对精神活性物质的使用方式逐渐局限也被描述为一种特征性表现（例如倾向于在周日和周末以同样的方式饮用酒精类饮料，而不顾饮酒行为是否恰当的社会制约）。

依赖综合征的一个基本特征是存在精神活性物质的使用或渴望使用；患者使用药物的冲动感在试图停止或控制药物的使用时最为常见。诊断需除外为了缓解疼痛而应用鸦片类药物的外科患者，当不给药物时患者会表现出鸦片戒断状态的体征，但患者无继续服药的渴望。

依赖综合征可针对一种特殊物质（如烟草或地西泮）、一类物质（如鸦片类）或范围较广的不同物质（某些人会规律性地出现服用可以得到的任何药物的冲动感，并在禁用时表现出不适、激越和（或）戒断状态的躯体体征）。

包含：慢性酒中毒、发作性酒狂、药瘾。

可用下列第五位编码进一步指明依赖综合征的诊断：

F1x.20 目前禁用。

F1x.21 目前禁用，但处于被保护的环境中（例如医院、社区治疗中心、监狱等）。

F1x.22 目前在临床监督下维持或替代性使用（控制性依赖）（如用美沙酮、烟碱胶或烟碱膏）。

F1x.23 目前禁用，但接受厌恶性或阻断性药物治疗（例如纳曲酮或戒酒硫）。

F1x.24 目前使用活性物质（活动性依赖）。

F1x.25 连续性使用。

F1x.26 发作性使用（发作性酒狂）。

4. F1x.3 戒断状态　在反复地、往往长时间和（或）高剂量地使用某种物质后，绝对或相对戒断时出现的一组不同表现、不同程度的症状。其起病和病程均有时间限制并与禁用前夕所使用物质的种类和剂量有关。戒断状态可伴有抽搐。

诊断要点：戒断状态是依赖综合征的指征之一（见 F1x.2），而后一诊断也应予以考虑。

如果这些症状是就诊的原因或严重到足以引起医疗上的重视，则戒断状态应作为主要诊断编码。

躯体症状依所用药物而异。心理障碍（如焦虑、抑郁和睡眠障碍）也是戒断状态的常见特征。患者往往报告戒断症状因继续用药而得以缓解。

应注意当最近未使用药物时戒断症状可由条件性/习得性刺激所诱发，对这类病例只有症状达到一定程度时才能诊断为戒断状态。

鉴别诊断：药物戒断状态时出现的许多症状，也可由其他精神科情况（如焦虑状态和抑郁障碍）引起。其他状况所致的单纯性遗留效应或震颤，不应与戒断状态的症状相混淆。

可采用下列第五位编码进一步指明戒断状态的诊断：

F1x.30 无并发症。

F1x.31 伴有抽搐。

5. F1x.4 伴有谵妄的戒断状态　这是一种戒断状态（见 F1x.3）并发谵妄（见 F05.-的标准）的精神状况。

酒所致的震颤、谵妄应在此编码，震颤、谵妄是一种时间短但偶尔可致命的伴有躯体症状的中毒性意识模糊状态，它通常是有长期饮酒历史的严重成瘾者绝对或相对戒断的结果，往往在酒戒断后起病。有时可出现在某次暴饮过程中，这种情况也应在此编码。

典型的前驱症状包括失眠、震颤和恐惧。起病也可以戒断性抽搐为先导。经典的三联征包括意识混浊和精神错乱、涉及任一感官的生动幻觉和错觉以及明显的震颤；也常出现妄想、激越、失眠或睡眠周期颠倒以及自主神经功能亢进。

不含：谵妄，非药物和酒所致（F05.-）

可采用下列第五位编码进一步指明伴有谵妄的戒断状态之诊断：

F1x.40 不伴抽搐。

F1x.41 伴有抽搐。

6. F1x.5 精神病性障碍　这是在使用精神活性物质期间或之后立即出现的一类精神现象。其特点为生动的幻觉（典型者为幻听，但常涉及一种以上的感官）、人物定向障碍、妄想和（或）援引观念（常具有偏执或被害色彩）、精神运动性障碍（兴奋或木僵）以及异常情感表现，后者可从极度恐惧到销魂状态。感觉往往清晰，有某种程度的意识混浊，但不存在严重的意识障碍。典型病例在1个月内至少部分缓解，而在6个月内痊愈。

诊断要点：用药期间或用药后立即（往往在48小时内）出现的精神病性障碍应在此编码，除非属于伴谵妄之药物戒断状态（见F1x.4）的表现或者为迟发性起病。迟发起病的精神病性障碍（用药两周以后起病）也可出现，但应编码为F1x.75。

精神活性物质所致的精神病性障碍可呈现不同形式的症状，症状的变异受药物种类及使用者人格的影响。可卡因、苯丙胺这类兴奋性药物所致的精神病性障碍，通常与高剂量和长时间使用密切相关。

当患者使用了具有原发性致幻效应的物质［如麦角酰二乙胺（LSD）、仙人球毒碱、高剂量的大麻］时，不应仅依据知觉歪曲或幻觉性体验而诊断为精神病性障碍。对这些情况以及意识模糊状态，均应考虑诊断为急性中毒（F1x.0）的可能性。

当适合于诊断为精神活性物质所致精神病时，应特别注意避免误诊为更严重的状态（如精神分裂症）。只要不再使用更多的药物，精神活性物质所致的精神病性状态多数持续时间较短（如苯丙胺和可卡因性精神病）。对这类病例的误诊会给患者及卫生机构带来痛苦和昂贵的代价。

包含：酒中毒性幻觉症、酒中毒性嫉妒症、酒中毒性偏执症、酒中毒性精神病NOS。

鉴别诊断：应考虑精神活性物质加重或诱发另一种精神障碍的可能性［例如精神分裂症（F20.-）；心境（情感）障碍（F30～F39）；偏执性或分裂性人格障碍（F60.0，F60.1）］。如遇上述情况，精神活性物质所致精神病性状态这一诊断则可能不恰当。

可采用下列第五位编码进一步指明精神病性状态的诊断：

F1x.50 精神分裂症样。

F1x.51 以妄想为主。

F1x.52 以幻觉为主（包括酒中毒性幻觉症）。

F1x.53 以多形性为主。

F1x.54 以抑郁症状为主。

F1x.55 以躁狂症状为主。

F1x.56 混合型。

7. F1x.6 遗忘综合征　这是一种以慢性近记忆损害为主的综合征，远记忆有时也可受累，而即刻回忆保留。往往有明显的时间观念和事件发生顺序的障碍以及学习新资料困难。虚构可为明显的症状，但也可缺如。其他认知功能常常相对保持完好，遗忘的程度与其他功能障碍不成比例。

诊断要点：在此处编码的酒或其他精神活性物质所致的遗忘综合征应满足器质性遗忘综合征的一般性标准（见F04），诊断的基本要求为：①表现为近记忆障碍（学习新材料）的记忆损害；时间感受障碍（对事件的发生时序进行重排、将重复出现的几件事压缩为一件等）；②无即刻回忆损害、意识损害及广泛的认知损害；③慢性（尤其是高剂量）使用酒精或药物的病史或客观依据。

伴有明显的淡漠、缺乏始动性和倾向于自我忽视的人格改变亦可存在，但不是诊断的必要条件。

尽管虚构可能十分明显，但不应作为诊断的必需条件。

包含：柯萨可夫精神病或综合征，酒或其他精神活性物质所致鉴别诊断；应考虑器质性遗忘综合征（非酒中毒性）（见 F04）；有明显记忆损害的其他器质性综合征（例如痴呆或谵妄）（F00～F03；F05.-）；某种抑郁性障碍（F31～F33）。

8. F1x.7 残留性或迟发性精神病性障碍　酒或精神活性物质所致的认知、情感、人格或行为改变，其持续时间超过了与精神活性物质有关的直接效应所能达到的合理期限。

诊断要点：起病与酒或某种精神活性物质有直接联系。如初次起病晚于活性物质使用的发作，则需有清楚和有力的依据证明本状态为药物的残留影响所致，方可在此编码。本症应表现出原有正常功能的改变或对其特点的显著夸张。

本症的持续时间应超出精神活性物质的直接作用所能达到的期限（见 F1x.0 急性中毒）。酒和精神活性物质所致的痴呆并非总是不可逆转的，经过长时间的完全禁用，智能和记忆有可能得到改善。

应仔细地将本症与戒断有关的状况（见 F1x.3 和 F1x.4）相鉴别，应注意在某些情况下以及使用某些药物时，戒断状态的表现在中断用药后许多天或许多星期依然存在。

精神活性药物所致的、停药后持续存在且符合精神病性障碍诊断标准的状况不应在此处归类（使用 F1x.5 精神病性障碍）。表现出慢性柯萨可夫综合征后期症状的患者应在 F1x.6 处编码。

鉴别诊断：应考虑被药物使用所遮盖，药物作用消退后又重新显露的原本就存在的精神障碍（例如惊恐、焦虑，抑郁性障碍，精神分裂症或分裂型障碍）；对闪回的病例应考虑急性和短暂精神病性障碍（F23.-）；还应考虑器质性损伤或轻、中度精神发育迟滞（F70～F71），后者可与精神药物的滥用共存。

可采用下列第五位编码对本诊断进一步区分：

F1x.70 闪回　可部分地根据发作性、通常为短暂的病程（数秒或数分）以及既往与药物有关的体验的再现（有时完全相同）与精神病性障碍相鉴别。

F1x.71 人格或行为障碍　符合器质性人格障碍的标准（F07.0）。

F1x.72 残留性情感障碍　符合器质性心境［情感性］障碍的标准（F06.3）。

F1x.73 痴呆　符合在 F00～F09 之引言中所描述的痴呆之一般性标准。

F1x.74 其他持久的认知损害　这是为不符合精神活性物质所致遗忘综合征（F1x.6）或痴呆（F1x.73）之标准而伴有持久性认知损害的障碍所保留的编码。

F1x.75 迟发的精神病性障碍。

9. F1x.8 其他精神和行为障碍　能辨明药物的使用为其直接原因，但未满足上述任何一种障碍之诊断标准的任何其他障碍在此处编码。

10. F1x.9 未特定的精神和行为障碍。

三、CCMD-3 中国精神障碍分类与诊断标准（第3版）

（一）分类

10 精神活性物质所致精神障碍

10.1 酒精所致精神障碍
10.2 阿片类物质所致精神障碍
10.3 大麻类物质所致精神障碍
10.4 镇静催眠药或抗焦虑药所致精神障碍
10.5 兴奋剂所致精神障碍
10.6 致幻剂所致精神障碍
10.7 烟草所致精神障碍
10.8 挥发性溶剂所致精神障碍
10.9 其他或待分类的精神活性物质所致精神障碍

第四位编码：
10.x1 急性中毒
10.x2 有害使用
10.x3 依赖综合征（成瘾综合征）
10.x4 戒断综合征
10.x5 精神病性障碍
10.x6 智能损害（痴呆）（参阅 0x.xx1）
10.x7 遗忘综合征（参阅 0x.xx2）
10.x8 残留性或迟发性精神障碍

第五位编码：
10.xx1 意识障碍（如谵妄、昏迷）
10.xx2 幻觉症
10.xx3 妄想症
10.xx4 抑郁综合征
10.xx5 躁狂综合征
10.xx6 病理性中毒
10.xx7 病理性重现（闪回）

（二）诊断标准

以下就其主要诊断标准作一说明，其他未注明症状的诊断标准可参阅相关的条目。

精神活性物质所致精神障碍 10（ICD 编码：F10～F19） 精神活性物质是指来自体外，可影响精神活动，并可导致成瘾的物质。常见的精神活性物质有酒类、阿片类、大麻、催眠药、抗焦虑药、麻醉药、兴奋剂、致幻剂和烟草等。精神活性物质可由治疗者处方不当或个人擅自反复使用导致依赖综合征和其他精神障碍，如中毒、戒断综合征、精神病性症状、情感障碍及残留性或迟发性精神障碍等。

【症状标准】

1. 有精神活性物质进入体内的证据，并有理由推断精神障碍系该物质所致。

2. 出现躯体或心理症状，如中毒、依赖综合征、戒断综合征、精神病性症状，及情感障碍、残留性或迟发性精神障碍等。

【严重程度标准】

社会功能受损。

【病程标准】

除残留性或迟发性精神障碍之外，精神障碍发生在精神活性物质直接效应所能达到的合理期限之内。

【排除标准】

排除精神活性物质诱发的其他精神障碍。

【说明】

如应用多种精神活性物质，鼓励作出一种以上精神活性物质所致精神障碍的诊断，并分别编码。

急性中毒 10.x1（ICD编码：F1x.0） 使用某些物质后引起短暂意识障碍或认知、情感、行为障碍，往往与剂量密切相关，且不符合依赖综合征、戒断综合征，或精神病性障碍的诊断标准。

【症状标准】

有理由推断精神障碍系某种或某些物质所致，并至少有下列一项：

1. 意识障碍。
2. 幻觉。
3. 判断、记忆，或注意力障碍。
4. 情感障碍。
5. 自控能力下降或行为不顾后果。

【严重程度标准】

社会功能受损。

【病程标准】

发生在精神活性物质直接效应所能达到的合理期限之内。

【排除标准】

1. 排除精神活性物质所致依赖综合征、戒断综合征，或精神病性障碍。
2. 排除低血糖、脑外伤。

【说明】

1. 只有在出现中毒但不存在持续更久的相关问题时才能以此为主要诊断；若有相关问题，如有害使用、依赖综合征，或精神病性症状等，除考虑这些诊断外，也应考虑急性中毒。
2. 应考虑混合使用精神活性物质所致中毒的可能性。

有害使用 10.x2（ICD编码：F1x.1） 反复使用精神活性物质，导致躯体或心理方面的损害。

【症状标准】

有反复使用某种精神活性物质导致心理或躯体损害的证据。

【严重程度标准】

社会功能受损。

【病程标准】

最近1年中，至少有一段时间符合症状标准和严重程度标准。

【排除标准】

排除更重的亚型诊断，如依赖综合征、戒断综合征或精神病性综合征等。如诊断了这些亚型，就不再诊断有害使用。

【说明】

急性中毒不至于导致明显心理或躯体健康损害（有损害的证据）时，不用本诊断。

依赖综合征（成瘾综合征）10. x3（ICD 编码：F1x. 2）　反复使用某种精神活性物质，导致躯体或心理方面对某种物质的强烈渴求与耐受性。这种渴求导致的行为已极大地优先于其他重要活动。

【症状标准】

反复使用某种精神活性物质，并至少有下列两项：

1. 有使用某种物质的强烈欲望。
2. 对使用物质的开始、结束，或剂量的自控能力下降。
3. 明知该物质有害，但仍应用，主观希望停用或减少使用，但总是失败。
4. 对该物质的耐受性增高。
5. 使用时体验到快感或必须用同一物质消除停止应用导致的戒断反应。
6. 减少或停用后出现戒断症状。
7. 使用该物质导致放弃其他活动或爱好。

【严重程度标准】

社会功能受损。

【病程标准】

在最近 1 年的某段时间内符合症状标准和严重程度标准。

【说明】

包括慢性酒中毒、发作性酒狂、酒精成瘾、药物成瘾。

戒断综合征 10. x4（ICD 编码：F1x. 3）　因停用或减少精神活性物质所致的综合征，由此引起精神症状、躯体症状，或社会功能受损。症状与病程与停用前所使用的物质种类和剂量有关。

【症状标准】

1. 因停用或减少所用物质，至少有下列三项精神症状：

（1）意识障碍。

（2）注意力不集中。

（3）内感性不适。

（4）幻觉或错觉。

（5）妄想。

（6）记忆减退。

（7）判断力减退。

（8）情绪改变，如坐立不安、焦虑、抑郁、易激惹、情感脆弱。

（9）精神运动性兴奋或抑制。

（10）不能忍受挫折或打击。

（11）睡眠障碍，如失眠。

（12）人格改变。

2. 因停用或减少所用物质，至少有下列两项躯体症状或体征：

(1) 寒战、体温升高。

(2) 出汗、心率过速或过缓。

(3) 手颤加重。

(4) 流泪、流涕、打哈欠。

(5) 瞳孔放大或缩小。

(6) 全身疼痛。

(7) 恶心、呕吐、厌食，或食欲增加。

(8) 腹痛、腹泻。

(9) 粗大震颤或抽搐。

【严重程度标准】

症状及严重程度与所用物质和剂量有关，再次使用可缓解症状。

【病程标准】

起病和病程均有时间限制。

【排除标准】

1. 排除单纯的后遗效应。

2. 其他精神障碍（如焦虑、抑郁障碍）也可引起与本综合征相似的症状，需注意排除。

【说明】

应注意最近停用药物时，戒断症状也可由条件性刺激诱发，对这类病例只有在症状符合症状标准时才可作出诊断。

精神病性障碍 10. x5（ICD 编码：F1x. 5） 反复使用精神活性物质，引起以精神病性症状为主的精神障碍，如幻觉、妄想、严重的情感障碍，或明显精神运动性兴奋或抑制。无明显意识障碍。

【症状标准】

1. 有理由推断精神障碍系某种或某些物质的直接效应，并至少有下列一项：①幻觉，常为幻听；②人物定向障碍；③妄想或病理性观念（常有偏执或被害色彩）；④精神运动性障碍（明显兴奋、抑制或木僵）；⑤严重的情感障碍（可从极度恐惧到销魂状态）。

2. 意识清晰或有轻度的意识模糊，不存在严重的意识障碍。

【严重程度标准】

社会功能严重受损。

【病程标准】

反复使用精神活性物质迅速引起精神病性症状。停用后则精神病性症状多数只持续较短时间，典型病例在 1 个月内有不同程度的缓解，6 个月内痊愈。

【排除标准】

1. 排除迟发起病的精神病性症状（用药 2 周后起病）。

2. 使用致幻物质者排除急性中毒。

3. 排除精神活性物质诱发另一种精神障碍（如分裂症、心境障碍）。

【说明】

精神活性物质所致的精神病性症状可呈现不同形式的症状，症状的变异受药物种类及使用者人格的影响。

智能损害（痴呆）10. x6（ICD 编码：F1x. 73）

略。

遗忘综合征 10. x7（ICD 编码：F1x. 6）

略。

残留性或迟发性精神障碍 10. x8（ICD 编码：F1x. 7） 精神活性物质所致的认知、情感、行为或人格改变，发生在精神活性物质直接效应所能达到的合理期限之外。

【症状标准】

起病与所用物质有直接的关系，并至少有下列 1 项：

1. 遗忘综合征。

2. 痴呆。

3. 其他持久性认知损害。

4. 情感障碍。

5. 行为障碍或人格改变。

6. 神经症样症状。

【严重程度标准】

社会功能受损。

【病程标准】

精神障碍发生在精神活性物质直接效应所能达到的合理期限之外。

【排除标准】

排除精神活性物质所致戒断综合征、精神病性症状，以及排除器质性精神障碍。

意识障碍（如谵妄、昏迷）10. xx1（ICD 编码：F1x. 03；F1x. 05）

如 10. 1111 单纯醉酒（普通醉酒）（F1x. 00 无并发症的急性中毒）。

1. 符合酒精所致精神障碍的诊断标准，并在饮酒后急性发病，至少有下列一项：①意识障碍；②兴奋、自控能力下降、易激惹，或行为鲁莽，类似轻躁狂；③抑郁、少语。

2. 吐词不清、共济失调、步态不稳、眼球震颤，或面部潮红等。

3. 通常与所用酒量有关，在大量饮酒后容易发生。

4. 并非由于躯体疾病或其他精神障碍所致。

如 10. 1112 复杂醉酒（F1x. 8 精神活性物质所致的其他精神和行为障碍）。

【症状标准】

1. 符合酒精所致精神障碍诊断标准，并有颅脑损伤、脑炎、癫痫等脑病史，或脑器质性损害的症状和体征，或有影响酒精代谢的躯体疾病，如肝病等的证据。

2. 在一次饮酒后突然发生意识障碍，并至少有下列两项：①病理性错觉或幻觉；②被害妄想；③情感或行为障碍，如兴奋、焦虑、紧张、恐惧、惊恐，或易激惹；④无目的的刻板动作；⑤冲动行为；⑥痉挛发作。

3. 发作后对发作部分或完全遗忘。

【严重程度标准】

自知力受损或社会功能受损，如丧失正常的人际交往能力。

【病程标准】

通常为数小时或1天。

【排除标准】

排除单纯醉酒和病理性醉酒。

如酒精所致震颤谵妄（F10.41）。

通常是长期饮酒的严重成瘾者，在突然停酒或减少酒量时，引发的一种历时短暂、并有躯体症状的中毒性意识模糊状态。经典的三联征包括伴有生动幻觉或错觉的谵妄、行为紊乱及震颤。也常有妄想、自主神经功能亢进或睡眠障碍。

【症状标准】

1. 符合酒精所致精神障碍诊断标准，并有意识障碍，及肢体粗大震颤，可伴有：①发热、瞳孔扩大、心率增快、共济失调；②错觉、幻觉，或感知综合障碍；③妄想，如被害妄想；④惊恐、激动；⑤冲动性行为。

2. 再次足量使用酒类可缓解症状。

3. 恢复后对病中情况部分或完全遗忘。

【严重程度标准】

发作期内社会功能严重受损。

【病程标准】

停用或减少饮酒后数日内出现症状。

【排除标准】

排除非精神活性物质所致谵妄。

【说明】

酒精所致震颤、谵妄如出现在某次暴饮过程中，也应在此编码。

幻觉症 10.xx2（ICD编码：F1x.52）　反复使用精神活性物质导致的以幻觉为主的精神病性症状。

妄想症 10.xx3（ICD编码：F1x.51）　反复使用精神活性物质导致的以妄想为主的精神病性症状。

抑郁综合征 10.xx4（ICD编码：F1x.54）。

躁狂综合征 10.xx5（ICD编码：F1x.55）。

病理性中毒 10.xx6（ICD编码：F1x.07）　使用精神活性物质后突然发生暴力行为，这并非其清醒时间的典型行为，所用物质数量不大（对大多数人而言，该量不会引起这类症状），如10.116病理性醉酒。

病理性重现（闪回）10.xx7（ICD编码：F1x.70）　指自发地重现以前摄入精神活性物质（如致幻剂）时出现过的视觉变形、躯体症状、自我界限丧失，或强烈的情感体验。呈发作性，持续时间短暂（数秒至数小时），可精确地重复既往摄入精神活性物质时引发的症状。有时因疲劳、心理创伤、饮酒或大麻中毒而促发。

第三节　常用的量表与治疗用工作表

一、药物依赖诊断量表（SCID-DD）

为Spitzer于1986年编制的临床用诊断提纲中的有关药物依赖部分，可用作DSM-Ⅴ的药物依赖诊断。由于诊断量表对海洛因成瘾者表现得不确切、不容易描述的症状可以数量化、规范化和客观化的优点。因此，使用药物依赖诊断量表对药物滥用进行研究提供了一个标准化的工具，便于不同医疗机构作出同一的、标准的诊断。

（一）项目与组成

SCID-DD包括A、B、C、D四部分，A为必备条件。包括A-0（药物使用）、A-1（问题使用）、A-2（多种药物使用）等3项。A-1又分为3项，符合其中任何一项，即属于有“问题”使用。B为症状标准，按DSM-Ⅳ药物依赖阿片类戒断症状学排列，共9项。C为病程标准。D为成瘾年龄和病程，详见下面的记录单（表8-8）。

（二）评定注意事项

1. 在开始前，应出示“致依赖性药物清单”，单上应列出最常见的致依赖性药物的名称（所谓“致依赖性药物”，是包括除烟、酒以外的所有精神活性物质）。

2. 一般应直接询问受检者本人，必要时需从知情人或从医疗档案等其他来源中取得相应信息。

3. 询问的时间范围为“到现在为止”，如有特殊需要，可作另行规定。

（三）结果分析

A、B、C三项标准均符合者，按DSM-Ⅳ可诊断为药物依赖。A、C二项符合，B项不符合，但B-7和B-9中至少1项回答肯定者，按DSM-Ⅳ可诊断为药物滥用。

表8-8　药物依赖诊断量表（SCID-DD）

先向受检者出示“致依赖性药物清单”，回答为2级评分：“是”在“1”上打钩；“否”在“0”上打钩。

项　　目	结	果
A-0　为了过瘾或改善睡眠，你服用过这些药物中的任何一种吗？ （记录药物名称：　　　）	1	0
A-1　如果经常使用这种药物，那么：		
a、你是否曾不通过医师而取得药物？	1	0
b、如果是医师处方，是否有用量超过规定，而且不用不行？	1	0
c、是否超过一星期的时间内每天必用？	1	0
（上述三项中至少有一项为1吗？）	1	0
A-2　你是否曾同时使用上述清单中的多种药物，至少半年之久？	1	0
（A-1和A-2中至少有一项为1吗？如为0，中止检查）		

续表

项目	结果	
B-1 你是否为保证成瘾药物的供应而花去许多时间，或经常想到服用？	1	0
B-2a 这类药物的实际使用剂量，是否常超过你预计的剂量？	1	0
B-2b 你使用这类药物的期限，是否超过你的预计？	1	0
（上述两项中，至少一项为1吗？）	1	0
B-3a 你是否要逐渐增加药物剂量，才能过瘾？	1	0
B-3b 你是否要逐渐增加药物剂量，效果越来越差？	1	0
（上述两项中，至少一项为1吗？）	1	0
B-4 你在减少用量或停止用药时，是否感到不舒服？	1	0
B-5 几小时不用药时，你是否需要再用一剂或使用其他药物，以防止或减轻全身不适的现象发生？	1	0
B-6 你曾经试图减少用量或完全停止使用吗？（试行戒断过几次？）	1	0
B-7a 你是否在从事重要工作，如上班、上课、或照看小孩时，仍继续用药过瘾？	1	0
B-7b 你是否曾因用药过瘾而贻误重要工作，如旷课、旷工或失约吗？	1	0
B-7c 在从事服药有危险性的工作中，你是否继续用药？	1	0
（以上三项中至少有一项为1吗？）	1	0
B-8 在需要开始工作，或参加个人爱好的文娱活动或与爱人或朋友相聚时，你是否曾因要服药而不顾这类活动吗？	1	0
B-9a 你是否曾因使用药物造成与家人或同事难以相处？	1	0
B-9b 你是否曾因使用药物造成精神不适或情绪低落？	1	0
B-9c 使用药物是否曾造成身体疾病或使原来的身体疾病加重？	1	0
（以上三项中至少有一项为1吗？）	1	0
C 服用成瘾药物并出现上述症状或其他问题，是否曾持续一月或更久的时间？	1	0
D-1 你几岁开始服用成瘾药物？（ 岁）		
D-2 过去5年中，有几个月曾出现上述症状或其他问题？（ 个月）		

二、药物使用结果调查

指导语：以下（表8-9）是许多与人们使用药物经历有关的事件。请认真阅读以下每一项，并圈出你是否经历过这些事件（0＝没有，1＝有）。如果某项事件对你并不合适，请圈出0。

表8-9 药物使用结果调查

你曾经经历过以下这些事件吗？请圈出你的答案	没有	有
1. 我曾在使用药物后四处游荡或感觉很差	0	1
2. 我曾因使用药物而觉得自己很糟	0	1
3. 我曾因使用药物而辍学或辍工	0	1
4. 我的家人或朋友曾对我的药物使用行为感到担心或抱怨	0	1

续表

你曾经经历过以下这些事件吗？请圈出你的答案	没有	有
5. 我曾享受使用药物	0	1
6. 因药物使用，我的工作质量曾受到影响	0	1
7. 药物使用行为曾使我无法成为一名好的父母	0	1
8. 在使用药物后我曾有睡眠问题、熬夜或做噩梦	0	1
9. 我曾在药物的影响下驾车	0	1
10. 使用药物曾使我使用过更多其他药物	0	1
11. 我曾在使用药物后感到身体不舒服或呕吐	0	1
12. 我曾对自己的药物使用感到不高兴	0	1
13. 我曾因使用药物而体重减轻或无法适当地进食	0	1
14. 我曾因使用药物而无法实现他人对我的期望	0	1
15. 使用药物曾帮助我放松	0	1
16. 我曾对自己药物使用的行为感到愧疚或羞耻	0	1
17. 在使用药物时，我曾说过或做过一些丢脸的事	0	1
18. 当使用药物时，我的个性曾变得很糟糕	0	1
19. 在使用药物时，我曾有过一些愚蠢的高风险行为	0	1
20. 我曾因使用药物而陷入困境	0	1
21. 在使用药物时我曾对他人说过一些过激或粗鲁的言语	0	1
22. 当使用药物时，我曾有过一些冲动的行为，而事后我就后悔了	0	1
23. 当使用药物时，我曾与人打斗	0	1
24. 使用药物曾伤害到我的身体健康	0	1
25. 药物使用曾使我有更积极的人生观	0	1
26. 因使用药物，我曾陷入过经济困境	0	1
27. 我的婚姻或情感关系曾因药物使用而受到伤害	0	1
28. 当使用药物时，我曾吸食更多的尼古丁	0	1
29. 我的外貌曾受到使用药物的影响	0	1
30. 我的家庭曾受到使用药物的伤害	0	1
31. 友情或亲密关系曾因我的使用药物行为而受到伤害	0	1
32. 我曾因药物使用而被监禁或坐牢	0	1
33. 我的性生活曾受到药物使用的影响	0	1
34. 药物使用曾使我对一些活动或爱好失去兴趣	0	1
35. 当我使用药物时，社交生活曾变得更加愉悦	0	1

续表

你曾经经历过以下这些事件吗？请圈出你的答案	没有	有
36. 我的精神或道德生活曾受到药物使用行为的伤害	0	1
37. 因药物使用而曾使我无法得到自己想要的生活	0	1
38. 药物使用行为曾阻碍了我个人的发展	0	1
39. 药物使用行为曾损害了我的社交生活、受欢迎度和名声	0	1
40. 我曾因使用药物而花费或损失了大量金钱	0	1
41. 我曾因在药物影响下驾驶而被逮捕	0	1
42. 我曾因使用药物相关的犯罪行为（除驾驶）而被逮捕	0	1
43. 我曾因药物使用行为而丧失婚姻或一段亲密爱情关系	0	1
44. 我曾因药物使用行为而被停学、停工或开除	0	1
45. 我曾适量使用药物，没有陷入任何困境	0	1
46. 我曾因使用药物而失去朋友	0	1
47. 当正在使用药物或受其影响之时，我曾发生意外情况	0	1
48. 当正在使用药物或受其影响之时，我曾受到伤害、受伤或烧伤	0	1
49. 当正在使用药物或受其影响之时，我曾伤害过他人	0	1
50. 当正在使用药物或受其影响之时，我曾损坏过一些财物	0	1

药物使用结果评分表

药物使用结果评分表
生理项目：1，8，11，13，24，29，33，48
人际间或内部项目：4，7，17，21，27，30，31，39，43，46
冲动自我项目：2，12，16，18，34，36，37，38
社会控制项目：9，10，19，22，23，28，32，41，42，47，49，50
责任项目：3，6，14，20，26，40，44
控制量表项目：5，15，25，35，45

三、个人评估表

指导语：在回顾了你的物质使用模式和结果之后，请给你当前存在的问题的严重程度打分。然后给你当前戒除物质使用的动机水平和保持戒除的自信水平打分。

问题的严重程度

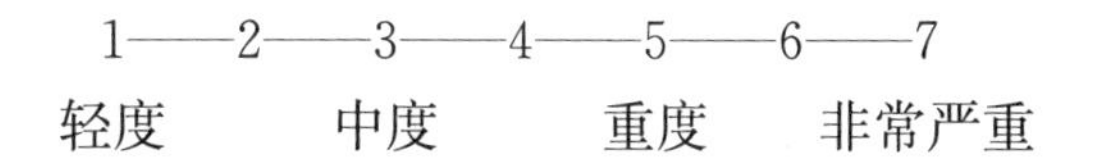

戒除物质使用的动机水平

1——2——3——4——5——6——7

完全不想　有点想　很想　非常想

对自己保持戒除能力的自信水平

1——2——3——4——5——6——7

没有自信　有点自信　很有自信　非常自信

四、不良影响表

指导语：在下面（表 8-10）列出你认为是由于你这几年中饮酒、吸烟或成瘾物质使用所导致或加重的问题。然后将这八类从最严重到最不严重排序，用“1”表示最为严重的问题种类。

表 8-10　不良影响表

类别	
医疗或躯体或口腔	
心理或情绪	
工作或学校	
家庭	
人际关系	
娱乐	
法律	
经济	

五、初始治疗目标工作表

指导语：你的治疗目标应该是基于你目前成瘾物质滥用问题的严重程度、你改变的动机强度，以及关于你自己和你的生活方式，你希望做出什么改变。如果你正在接受治疗，你应该与你的治疗师亲密合作来制订你特定的目标以及达到这些目标要进行的步骤（表8-11）。如果你不确定你想要设定的目标，那么你的初始目标可以是“决定对于自己以及自己的吸毒问题我想做哪些改变”。

表 8-11 初始治疗目标工作表

1. 描述你目前的治疗的主要目标。

2. 描述目前你认为达到你的目标需要哪种特定的治疗方法。

3. 如果你过去接受过治疗，介绍它是怎么帮助你的。

4. 如果在治疗完成前你想中断，你怎么办？

六、改变阶段评估表

回顾下列问题（表 8-12），以帮助你确定你处于哪个改变阶段。记住，过程是指从一个阶段到下一个阶段的活动。改变是目标，而不是追求完美！在每个问题后的适合自己情况的方格中打钩。

表 8-12　改变阶段评估表

	肯定	很可能	不确定	否定
前注意/注意阶段				
1. 你认为自己有酒精，烟草或其他药物成瘾吗？	□	□	□	□
2. 你清楚地知道为什么你希望戒除成瘾物质吗？	□	□	□	□
准备阶段				
3. 你打算在下个月下决心戒除成瘾物质吗？	□	□	□	□
4. 你了解靠你自身的力量戒除成瘾物质要进行哪些步骤、采取哪些行动吗？	□	□	□	□
5. 你需要借助药物来戒除酒精或其他药物成瘾吗？	□	□	□	□
6. 你有没有告诉他人（家人、朋友等）你决定改变你的酒精和其他药物成瘾吗？	□	□	□	□
行动阶段				
7. 你有强烈的意愿去戒除酒精或其他药物成瘾并保持戒断吗？	□	□	□	□
8. 你需要改变周围的人、地点或事物来帮助你戒除酒精或其他药物成瘾吗？	□	□	□	□
9. 你需要学习控制你对成瘾物质的想法和渴望吗？	□	□	□	□
10. 你需要记录你的物质成瘾对你家庭或其他人际关系的影响来帮助你保持戒断吗？	□	□	□	□
11. 你需要记录处理负面情绪的新方法来提高你保持戒断的概率吗？	□	□	□	□
12. 你愿意参加自助团体或者其他形式的社会支持团体来提高你保持戒断的概率吗？	□	□	□	□
巩固阶段				
13. 你知道潜在复发的警告指征吗？在再次酗酒、吸烟或吸毒之前，你有应付这种情况的策略吗？	□	□	□	□
14. 你知道使你对使用成瘾物质易感的高危因素和应付它的策略吗？	□	□	□	□
15. 如果在一段时间的戒断后你真的复发了，你知道你应该采取哪些行动吗？	□	□	□	□
16. 你的生活总的来说处于平衡状态吗？	□	□	□	□

七、妨碍治疗行为表

指导语：回顾以下每种行为。在心理治疗或咨询中你曾有过的行为，请在旁边打钩（√）。然后，选择两种行为，为每种行为制定一套处理它的行动计划（表 8-13）。

____没有按时参加治疗课程

____完全不参加治疗

____因为咨询师让我不安而错过某些课程

____在几个课程之后就退出了咨询

____不能坚持完成作业或者两个课程之间的日常训练

____责怪咨询师没有尽力帮我

____在课程中谈论怎样改变自己但并没有真正在生活中做出改变
____期待咨询师告诉我在课程中该说什么
____没有告诉咨询师我真正的想法或感觉
____当我想使用成瘾物质或者在两次治疗间使用了成瘾物质时，我没有告诉咨询师
____不断地给我的咨询师打电话或留言
____对我的咨询师提出不现实的要求
____没有合理服药，诸如双硫仑、纳曲酮或治疗精神障碍共病的药物
____不为那些由我控制的事情承担责任
____我影响了一些事情，却不承担责任
____由于我的行为选择而责怪他人
____将自己置于高危情境中

表 8-13 妨碍治疗行为表

行为 1 ____

____

行动计划 ____

____

____

____

____

____

行为 2 ____

____

____

____

行动计划 ____

____

____

____

____

____

八、过去治疗经验工作表

指导语：检验你过去采取的成瘾治疗类型。在“治疗方案和咨询或者心理治疗”条目下选择你过去所接受治疗的次数。对于每一个你曾经使用的药物，都要记录下你用了多久。

治疗方案和咨询或者心理治疗：

☐ 戒瘾：____次

☐ 不到30天的家庭或者入院治疗：次数____

☐ 超过30天的家庭或者入院治疗：次数____

☐ 不完全的参加集会：次数____

☐ 治疗团队：次数____

☐ 日间医疗计划：次数____

☐ 部分门诊治疗：次数____

☐ 门诊咨询：次数____

☐ 女性方案：次数____

☐ 双重诊断（成瘾或心理疾病）方案：次数____

☐ 针对刑事司法问题的特殊方案：次数____

戒瘾药物治疗：

☐ （关于阿片成瘾）服用了多长时间的美沙酮？____

☐ （★为了麻醉毒瘾）服用了多长时间的丁丙诺啡和盐酸纳曲酮片剂？____

☐ （关于酒精成瘾）服用了多长时间的戒酒硫？____

☐ （关于酒精成瘾）服用了多长时间的纳曲酮？____

☐ （关于阿片成瘾）服用了多长时间的纳曲酮？____

☐ （关于酒精成瘾）服用了多长时间的阿坎酸？____

1. 你有多少次放弃戒瘾、离开医院或者反对家庭治疗方案？

☐0次 ☐1次 ☐2次 ☐3次 ☐4次 ☐5次 ☐不止5次

2. 你有多少次在日间医疗、集中门诊或者门诊治疗还没有结束之前就提前放弃？

☐0次 ☐1次 ☐2次 ☐3次 ☐4次 ☐5次 ☐不止5次

3. 总的来说，你怎么评价过去你在治疗毒瘾上个人所做的努力？

☐没有 ☐低 ☐中等 ☐高

4. 总的来说，你怎么评价你现在个人在治疗毒瘾上的投入？

☐没有 ☐低 ☐中等 ☐高

5. 描述过去的治疗对你有什么帮助，尽量具体详细。

____

____

____

____

6. 如果你在过去很早就放弃治疗，或者离开一个反对药物治疗的组织，描述其对你产生的影响（从你使用酒精或者药物、你的身体健康、人际关系或者你生活的其他方面）。

____

____

____

____

7. 如果你开始想离开你的治疗小组，放弃治疗，或者离开反对药物治疗的组织，你认为还有什么可以帮助你自己？

______

______

______

九、制订目标工作表

指导语：在康复涉及的每一个领域中，列出你想要做出的改变。对于你确定的每个目标，写上你需要采取的帮你达成目标的步骤。在确定目标和策略时，要做到越具体越好（表 8-14）。

表 8-14　制订目标工作表

改　变	目　标	改变步骤
身体		
情绪或心理		
家庭		
社会或者人际		
心灵		
其他（工作、经济等）		

十、评估渴求的程度

指导语：使用这个量表（表 8-15）评估你每天对使用酒精、烟草或其他药品的平均渴求程度。

0——1——2——3——4——5

无 轻度 中度 强烈

表 8-15 渴求程度记录表

月份：____
日期 评估
日期 评估

十一、物质使用诱发因素表

指导语：列出诱发你的渴望或冲动的人、地点、事件、情境、物体、情绪、想法、记忆或时间。评估下表（表 8-16）中每个诱发因素的危险水平。最后，列出有助于你避免使用物质的应对每个诱发因素的策略。

0————1———2——3———4———5

无危险 轻度危险 中度危险 严重危险

表 8-16 物质使用诱发因素表

诱发因素（外部或内部）	危险水平（0～5）	应对策略
________		________
________	________	________
________		________
________	________	________
________		________
________	________	________
________		________
________	________	________
________		________
________	________	________

十二、控制使用物质念头工作表

指导语：回顾与复发有关的常见的清单（表 8-17），在清单上添加个人想法，然后列出可以改变这些想法的反向陈述和策略，从而来控制它们并阻止它们导致物质使用。

表 8-17　控制使用物质念头工作表

想　法	反向陈述
我不会再用成瘾物质了，我的问题已经得到控制了。	
一点香烟（酒、海洛因等）没什么害处。	
如果我不使用，我就不会觉得有乐趣或感到兴奋。	
我需要一些东西帮我走出困境并帮助我放松。	
生活是艰难的，我需要逃离一阵子。	
如果他们用而我不用的话，我将无法融入他们的圈子。	

续表

想　法	反向陈述
保持清醒有什么意义？这真的不重要。	
如果我能获得成瘾物质，我将会用来测试自己。	
如果我不用成瘾物质，我怎么才能跟他（她）约会呢？	
就像我绝不可能摆脱债务一样，我可能也戒不了药。	
我可以用药，因为没人会知道。	

十三、情绪工作表

指导语：对你在不使用酒精或药品的情况下，处理以下各项情绪（表 8-18）的难度进行等级评定。然后，选择在你康复过程中最困扰你的两种情绪，并找出应对它们所采取的策略。

0——1——2——3——4——5

无　轻　　　中　　　重

表 8-18　情绪工作表

情　　绪	应对情绪的困难程度（0～5）	应对策略
1. 焦虑和担心		
2. 愤怒		
3. 厌烦		
4. 抑郁		
5. 感觉空虚——感觉什么事情都不重要		
6. 内疚		
7. 羞耻		
8. 孤独		

十四、社会压力工作表

指导语：列出使用酒精、烟草或其他药品可能出现的直接或间接的社会压力（表 8-19）。根据你的体验，使用如下等级表定出解决每一种社会压力的困难程度。最后，列出你可以采取哪些措施来处理这些社会压力。

0——1——2——3——4——5

无威胁　轻度威胁　中度威胁　严重威胁

表 8-19　社会压力工作表

社 会 压 力	困难难度（0～5）	处 理 措 施

十五、自助项目工作表

指导语：完成下列题目，帮你确定自助项目如何能帮助你停止酗酒、抽烟或嗑药，并降低复发率。

描述一下你向他人寻求帮助时的感受

____

____

____

____

概括一下你在以前参加过的互助项目（优点和缺点）

____

____

____

____

____

列出参加自助项目可能的缺点

____

____

____

____

____

列出参加自助项目可能的优点

____

____

____

____

____

哪个或哪些具体的自助项目让你觉得在戒酒、戒烟、戒毒方面能起到积极作用?

____

____

____

____

____

十六、复发警告信号工作表

指导语：左边一栏列出有潜在警告信号作用的态度、观念及行为。右边一栏，写下针对每一项的处理策略（表 8-20）。

表 8-20　复发警告信号工作表

复发警示征兆	处 理 策 略

十七、高危状况工作表

指导语：在表 8-21 中列出三种高危状况，针对每一种状况，列出积极地解决策略。

表 8-21　高危状况工作表

高危状况 1	解决策略
高危状况 2	解决策略

续表

高危状况 3	解决策略

十八、再燃及复发工作表

指导语：回答下列问题（表 8-22），从而帮助你明确是何原因导致戒断一段时间后的再次饮酒、吸烟或吸毒。

表 8-22 再燃及复发工作表

描述你戒断后再次饮酒、吸烟或吸毒的原因。
描述那些触动你饮酒、吸烟或吸毒渴望的内在想法或感觉。
描述那些触动你饮酒、吸烟或吸毒渴望的任何外在环境。
描述有可能导致再燃或复发的你做出的第一个决定。

十九、汉密顿抑郁量表（HAMD）

汉密顿抑郁量表（Hamilton depression scale，HAMD）由 Hamilton 于 1960 年编制，

是临床上评定抑郁状态时应用得最为普遍的量表。本量表有 17 项、21 项和 24 项 3 种版本，现介绍的是 24 项版本。

【项目和评分标准】

HAMD 大部分项目采用 0～4 分的 5 级评分法。各级的标准为：(0) 无；(1) 轻度；(2) 中度；(3) 重度；(4) 极重度。少数项目采用 0～2 分的 3 级评分法，其分级的标准为：(0) 无；(1) 轻～中度；(2) 重度。

1. 抑郁情绪　(1) 只在问到时才诉述；(2) 在访谈中自发地表达；(3) 不用言语也可以从表情、姿势、声音或欲哭中流露出这种情绪；(4) 患者的自发言语和非语言表达（表情，动作）几乎完全表现为这种情绪。

2. 有罪感　(1) 责备自己，感到自己已连累他人；(2) 认为自己犯了罪，或反复思考以往的过失和错误；　(3) 认为目前的疾病，是对自己错误的惩罚，或有罪恶妄想；(4) 罪恶妄想伴有指责或威胁性幻觉。

3. 自杀　(1) 觉得活着没有意义；(2) 希望自己已经死去，或常想到与死有关的事；(3) 消极观念（自杀念头）；(4) 有严重自杀行为。

4. 入睡困难（初段失眠）(1) 主诉有入睡困难，上床半小时后仍不能入睡（要注意平时患者入睡的时间）；(2) 主诉每晚均有入睡困难。

5. 睡眠不深（中段失眠）(1) 睡眠浅，多噩梦；(2) 半夜（晚 12 点钟以前）曾醒来（不包括上厕所）。

6. 早醒（末段失眠）(1) 有早醒，比平时早醒 1 小时，但能重新入睡（应排除平时的习惯）；(2) 早醒后无法重新入睡。

7. 工作和兴趣　(1) 提问时才诉述；(2) 自发地直接或间接表达对活动、工作或学习失去兴趣，如感到没精打采，犹豫不决，不能坚持或需强迫自己去工作或活动；(3) 活动时间减少或成效下降，住院患者每天参加病房劳动或娱乐不满 3 小时；(4) 因目前的疾病而停止工作，住院者不参加任何活动或者没有他人帮助便不能完成病室日常事务（注意不能凡住院就打 4 分）。

8. 阻滞（指思维和言语缓慢，注意力难以集中，主动性减退）(1) 精神检查中发现轻度阻滞；(2) 精神检查中发现明显阻滞；(3) 精神检查进行困难；(4) 完全不能回答问题（木僵）。

9. 激越　(1) 检查时有些心神不定；(2) 明显心神不定或小动作多；(3) 不能静坐，检查中曾起立；(4) 搓手、咬手指、扯头发、咬嘴唇。

10. 精神性焦虑　(1) 问及时诉述；(2) 自发地表达；(3) 表情和言谈流露出明显忧虑；(4) 明显惊恐。

11. 躯体性焦虑（指焦虑的生理症状，包括：口干、腹胀、腹泻、打呃、腹绞痛、心悸、头痛、过度换气和叹气，以及尿频和出汗）：(1) 轻度；(2) 中度，有肯定的上述症状；(3) 重度，上述症状严重，影响生活或需要处理；(4) 严重影响生活和活动。

12. 胃肠道症状　(1) 食欲减退，但不需他人鼓励便自行进食；(2) 进食需他人催促或请求和需要应用泻药或助消化药。

13. 全身症状　(1) 四肢，背部或颈部沉重感，背痛、头痛、肌肉疼痛，全身乏力或疲倦；(2) 症状明显。

14. 性症状（指性欲减退，月经紊乱等）（1）轻度；（2）重度；（3）不能肯定，或该项对被评者不适合（不计入总分）。

15. 疑病　（1）对身体过分关注；（2）反复考虑健康问题；（3）有疑病妄想；（4）伴幻觉的疑病妄想。

16. 体重减轻　按病史评定：（1）患者述可能有体重减轻；（2）肯定体重减轻。按体重记录评定：（1）一周内体重减轻超过 0.5kg；（2）一周内体重减轻超过 1kg。

17. 自知力　（0）知道自己有病，表现为抑郁；（1）知道自己有病，但归咎伙食太差，环境问题，工作过忙，病毒感染或需要休息；（2）完全否认有病。

18. 日夜变化（如果症状在早晨或傍晚加重，先指出是哪一种，然后按其变化程度评分）（早上变化评早上，晚上变化评晚上）（1）轻度变化：晨 1、晚 1；（2）重度变化：晨 2、晚 2。

19. 人格解体或现实解体（指非真实感或虚无妄想）（1）问及时才诉述；（2）自然诉述；（3）有虚无妄想；（4）伴幻觉的虚无妄想。

20. 偏执症状　（1）有猜疑；（2）有牵连观念；（3）有关系妄想或被害妄想；（4）伴有幻觉的关系妄想或被害妄想。

21. 强迫症状（指强迫思维和强迫行为）（1）问及时才诉述；（2）自发诉述。

22. 能力减退感　（1）仅于提问时方引出主观体验；（2）患者主动表示有能力减退感；（3）需鼓励、指导和安慰才能完成病室日常事务或个人卫生；（4）穿衣、梳洗、进食、铺床或个人卫生均需他人协助。

23. 绝望感　（1）有时怀疑“情况是否会好转”，但解释后能接受；（2）持续感到“没有希望”，但解释后能接受；（3）对未来感到灰心、悲观和失望，解释后不能解除；（4）自动地反复诉述“我的病好不了啦”诸如此类的情况。

24. 自卑感　（1）仅在询问时诉述有自卑感（我不如他人）；（2）自动地诉述有自卑感；（3）患者主动诉述；“我一无是处”或“低人一等”，与评 2 分者只是程度上的差别；（4）自卑感达妄想的程度，例如“我是废物”或类似情况。

【评定注意事项】

1. 适用于具有抑郁症状的成年患者。

2. 应由经过培训的两名评定者对患者进行 HAMD 联合检查。

3. 一般采用交谈与观察的方式，检查结束后，两名评定者分别独立评分。

4. 评定的时间范围　入组时，评定当时或入组前一周的情况，治疗后 2～6 周，以同样方式，对入组患者再次评定，比较治疗前后症状和病情的变化。

5. HAMD 中，第 8、9 及 11 项，依据对患者的观察进行评定；其余各项则根据患者自己的口头叙述评分；其中第 1 项需两者兼顾。另外，第 7 和 22 项，尚需向患者家属或病房工作人员收集资料；而第 16 项最好是根据体重记录，也可依据患者主诉及其家属或病房工作人员所提供的资料评定。

6. 有的版本仅 21 项，即比 24 项量表少第 22～24 项，其中第 7 项有的按 0～2 分 3 级记分法，现采用 0～4 分 5 级记分法。还有的版本仅 17 项，即无第 18～24 项。

作一次评定大约需 15～20 分钟。这主要取决于患者的病情严重程度及其合作情况，如患者严重阻滞时，则所需时间将更长。

【结果分析】

1. 总分　能较好地反映病情严重程度的指标，即病情越轻，总分越低；病情愈重，总分愈高。总分是一项十分重要的一般资料，在具体研究中，应把量表总分作为一项入组标准。全国14个协作单位提供确诊为抑郁症住院患者115例，HAMD总分（17项版本）为28.45±7.16，表明研究对象为一组病情程度偏重的抑郁症。总分评定便于研究结果的类比和重复。

2. 总分变化评估病情演变　上述115例抑郁症患者的抑郁症状，经治疗4周后，对患者再次评定，HAMD总分（17项版本）下降至12.68±8.75，显示病情的显著进步，这一结果与临床经验和印象相吻合。

3. 因子分　HAMD可归纳为7类因子结构：①焦虑/躯体化：由精神性焦虑，躯体性焦虑，胃肠道症状，疑病和自知力等5项组成；②体重：即体重减轻一项；③认识障碍：由自罪感，自杀，激越，人格解体和现实解体，偏执症状，和强迫症状等6项组成；④日夜变化：仅日夜变化一项；⑤阻滞：由抑郁情绪，工作和兴趣，阻滞和性症状等4项组成；⑥睡眠障碍：由入睡困难，睡眠不深和早醒等3项组成；⑦绝望感：由能力减退感，绝望感和自卑感等3项组成。通过因子分析，不仅可以具体反映患者的精神病理学特点，也可反映靶症状群的临床结果。

4. 按照Davis JM的划界分，总分超过35分，可能为严重抑郁；超过20分，可能是轻或中等度的抑郁；如小于8分，患者就没有抑郁症状。一般的划界分，HAMD17项分别为24分、17分和7分。

【评价】

1. 应用信度　评定者经严格训练后，可取得相当高的一致性。Hamilton本人报告，对70例抑郁患者的评定结果，评定员间的信度为0.90。全国14个协作单位，各协作组联合检查，两评定员间的一致性相当好，其总分评定的信度系数R为0.88～0.99，P值均小于0.01。

2. 效度　HAMD总分能较好地反映疾病严重程度。

3. 实用性　HAMD评定方法简便，标准明确。便于掌握，可用于抑郁症、躁郁症、神经症等多种疾病的抑郁症状之评定，尤其适用于抑郁症。然而，本量表对于抑郁症与焦虑症，却不能较好地进行鉴别，因为两者的总分都有类似的增高。

HAMD在抑郁量表中，作为最标准者之一，如果要发展新的抑郁量表，往往应以HAMD作平行效度检验的工具。

二十、汉密顿焦虑量表（HAMA）

汉密顿焦虑量表（Hamilton anxiety scale，HAMA）由Hamilton于1959年编制。它是精神科临床中常用的量表之一，包括14个项目。

【项目和评定标准】

HAMA所有项目采用0～4分的5级评分法，各级的标准为：（0）为无症状；（1）轻；（2）中等；（3）重；（4）极重。

1. 焦虑心境　担心、担忧，感到有最坏的事情将要发生，容易激惹。

2. 紧张 紧张感、易疲劳、不能放松，情绪反应，易哭、颤抖、感到不安。

3. 害怕 害怕黑暗、陌生人、一人独处、动物、乘车或旅行及人多的场合。

4. 失眠 难以入睡、易醒、睡得不深、多梦、梦魇、夜惊、醒后感疲倦。

5. 认知功能 或称记忆、注意障碍。注意力不能集中，记忆力差。

6. 抑郁心境 丧失兴趣、对以往爱好缺乏快感、忧郁、早醒、昼重夜轻。

7. 肌肉系统症状 肌肉酸痛、活动不灵活、肌肉抽动、肢体抽动、牙齿打颤、声音发抖。

8. 感觉系统症状 视物模糊、发冷发热、软弱无力感、浑身刺痛。

9. 心血管系统症状 心动过速、心悸、胸痛、血管跳动感、昏倒感、心搏脱漏。

10. 呼吸系统症状 胸闷、窒息感、叹息、呼吸困难。

11. 胃肠道症状 吞咽困难、嗳气、消化不良（进食后腹痛、胃部烧灼痛、腹胀、恶心、胃部饱感）、肠鸣、腹泻、体重减轻、便秘。

12. 生殖泌尿系统症状 尿意频数、尿急、停经、性冷淡、过早射精、勃起不能、阳痿。

13. 自主神经系统症状 口干、潮红、苍白、易出汗、易起“鸡皮疙瘩”、紧张性头痛、毛发竖起。

14. 会谈时行为表现 （1）一般表现：紧张、不能松弛、忐忑不安、咬手指、紧紧握拳、摸弄手帕、面肌抽动、不停顿足、手发抖、皱眉、表情僵硬、肌张力高、叹息样呼吸、面色苍白；（2）生理表现：吞咽、打嗝、安静时心率快、呼吸快（20 次/分以上）、腱反射亢进、震颤、瞳孔放大、眼睑跳动、易出汗、眼球突出。

【评定注意事项】

1. 应由经过培训的两名医师对患者进行联合检查。采用交谈与观察的方式，检查结束后，两名评定者分别独立评分。做一次评定约需 10～15 分钟。

2. 评定的时间范围 入组时，评定当时或入组前一周的情况，治疗后 2～6 周，以同样方式，对入组患者再次评定且用以比较治疗前后症状和病情的变化。

3. 主要用于评定神经症及其他患者的焦虑症状的严重程度。

4. HAMA 中，除第 14 项需结合观察外，所有项目都根据患者的口头叙述进行评分，同时特别强调受检者的主观体验，这也是 HAMA 编制者的医疗观点。因为患者仅仅在有病的主观感觉时，方来就诊，并接受治疗，故此可作为病情进步与否标准。

5. HAMA 无工作用的评分标准，但一般可以这样评分：（1）症状轻微；（2）有肯定的症状，但不影响生活与活动；（3）症状重，需加处理，或已影响生活与活动；（4）症状极重，严重影响其生活。

【结果分析】

1. 总分 能较好的反映病情严重程度。

2. 因子分析 HAMA 仅分为躯体性和精神性两大类因子结构。

躯体性焦虑：由（7）躯体性焦虑，肌肉系统；（8）躯体性焦虑：感觉系统；（9）心血管系统症状；（10）呼吸症状；（11）胃肠道症状：（12）生殖泌尿系统症状；（13）自主神经系统症状等 7 项组成。

通过因子分析，不仅可以具体反映患者的精神病理学特点，也可反映靶症状群的治疗结果。

3. 按照全国量表协作组提供的资料，总分超过 29 分，可能为严重焦虑；超过 21 分，肯定有明显焦虑；超过 14 分，肯定有焦虑；超过 7 分，可能有焦虑；如小于 6 分，患者就没有焦虑症状。一般划界分，HAMA14 项分界值为 14 分。

【应用评价】

1. 信度　评定者若经 10 次以上的系统训练后，可取得极好的一致性。

2. 效度　HAMA 总分能很好地反映焦虑状态的严重程度。

3. 实用性　本量表评定方法简便易行，可用于焦虑症，但不大宜于估计各种精神病时的焦虑状态。同时，与 HAMD 相比较，有些重复的项目，如抑郁心境，躯体性焦虑，胃肠道症状及失眠等，故对于焦虑症与抑郁症，HAMA 与 HAMD 一样，都不能很好地进行鉴别。

二十一、大体评定量表（GAS）

大体评定量表（global assessment scale，GAS）是在同类量表中应用最广泛的一种。本文介绍的是 NIMH 的 1976 年 Spitzer 的版本。

【项目和评定标准】

GAS 只有一个项目，即病情概况，分成（1～100）100 个等级。评定时不但要考虑各类精神症状的严重程度，而且还要考虑社会功能的水平。分数越低，病情愈重。1～10 分最重，指那些最危险、最严重、需要昼夜监护者，或者是一切生活均需他人照顾的患者；而 91～100 分则是最轻的，是指精神状态全然正常，社会适应能力极为良好，毫无人格缺陷，能应付各种困难处境者。

具体评定标准如下：

91～100，在各方面都有较高的活动能力。日常生活上的问题，从未有无法处理的情况；由于其热情和正直，别人都愿与之相处，没有症状。

81～90，在所有领域中都能良好活动，兴趣和社交好。一般而言对生活是满意的，至多也只有暂时性的症状发生，“日常的”担忧偶尔无法处理。

71～80，至多也只是活动能力有轻度的损害，有不同程度的“日常的”担忧及问题，有时无法处理，或有或无轻度的症状。

61～70，有一些轻度的症状（例如轻度抑郁或轻度失眠等），或者在几个活动领域中有一些困难，但是一般活动还是相当好的，有一些富有意义的人际关系，大多数未经训练的人不会认为他“有病”。

51～60，中等严重程度的症状，或者一般的活动有一些困难。例如：没有什么朋友，情感平淡，抑郁心境，病态的自我怀疑，欣快心情及言语滔滔不绝，中等严重的反社会行为等等。

41～50，有严重症状或者活动能力的损害。大多数临床医师认为，患者需要治疗或注意，例如：自杀先占状态或自杀姿态，严重强迫症状或表现，频繁的焦虑发作，严重的反社会行为，强迫性酗酒，肯定的中等度的躁狂症状等。

31～40，在好几个领域中有严重损害。诸如工作、家庭关系、判断、思考、心境（例如抑郁的妇女回避朋友，对家属不负责任，不能料理家务）、现实检验（例如幻觉或妄想）或交谈（如讲话总是含糊不清，不合逻辑或文不对题）等领域中有某些损害；或者出现自杀行为。

21～30，几乎在所有领域中都不能正常活动（例如整天卧床不起）或者其行为受到妄想或幻觉的相当程度的影响；或者严重的损害，表现于交谈（如有时前后不连贯或没有回答）或判断（如其行为极为不适合）之中。

11～20，需要某些监督管理，才能防止其自杀或伤人；或不能维持起码的个人卫生（如反复的自杀行为、频繁的暴力表现、躁狂性的激动、把粪便弄得一塌糊涂等）；或者有交谈方面的严重损害（如重度不连贯或缄默）。

1～10，需要好多天持续不断的监督管理，才能防止自伤或伤人；或患者没有任何企图想要维持起码的卫生；或有严重的自杀行为，同时还清楚地表示非死不可。

【评定及注意事项】

1. 患者的情况同时符合若干等级的评定标准时，按其最严重的等级评定。如某患者，有极轻度的抑郁，又有片断的妄想，按前者应评为61～70，若按后者（现实检验）应评为31～40，则应按后者评定。

2. 先按病情评出其大范围的等级，即是31～40，还是41～50。然后，再根据具体病情，评定在这一等级中偏重还是偏轻，给予具体评分，例如大类是31～40，病情在这一等级中偏重，则应评为32或33分。

3. GAS的评定需要相当的临床经验，因而一般由精神科医师，而且是主治该患者的医师作评定员。

4. 评定时间范围　入组时，为入组前1周，以后为每2～6周评定一次。

【统计指标】

GAS只有一项变量，即量表分，根据此分进行统计分析。

【评价】

1. 应用信度、效度　评分员在经过训练后，评GAS可取得相当高的评分一致性。

2. GAS是一种十分简便的总体评定工具，在分析疗效时，往往同时应用GAS及有针对性的症状量表（如SCL-90，CED-D）等。前者反映病情总的变化，后者反映靶症状群的改变，可作出较为全面的结论。

3. 由于GAS是一种普遍接受的评定工具，因而在作其他量表的效度检验时，常以GAS作为平行效度检验的参照值，这是GAS的又一重要用途。

二十二、生活事件量表

指导语：下面（表8-23）是每个人都有可能遇到的一些日常生活事件，究竟是好事还是坏事，可根据个人情况自行判断。这些事件可能对个人有精神上的影响（体验为紧张、压力、兴奋或苦恼等），影响的轻重程度是各不相同的，影响持续的时间也不一样。请您根据自己的情况，实事求是地回答下列问题，填表不记姓名，完全保密，请在最合适的答案上打钩。

表 8-23 生活事件量表

生活事件名称	事件发生时间				性质		精神影响程度					影响持续时间				备注
	未发生	一年前	一年内	长期性	好事	坏事	无影响	轻度	中度	重度	极重	三月内	半年内	一年内	一年以上	
举例：房屋拆迁			√			√		√					√			
家庭有关问题																
1. 恋爱或订婚																
2. 恋爱失败、破裂																
3. 结婚																
4. 自己（爱人）怀孕																
5. 自己（爱人）流产																
6. 家庭增添新成员																
7. 与爱人父母不和																
8. 夫妻感情不好																
9. 夫妻分居（因不和）																
10. 夫妻两地分居（工作需要）																
11. 性生活不满意或独身																
12. 配偶一方有外遇																
13. 夫妻重归于好																
14. 超指标生育																
15. 本人（爱人）做绝育手术																
16. 配偶死亡																
17. 离婚																
18. 子女升学（就业）失败																
19. 子女管教困难																
20. 子女长期离家																
21. 父母不和																
22. 家庭经济困难																
23. 欠债 500 元以上																
24. 经济情况显著改善																
25. 家庭成员重病、重伤																
26. 家庭成员死亡																

续表

生活事件名称	事件发生时间				性质		精神影响程度					影响持续时间				备注
	未发生	一年前	一年内	长期性	好事	坏事	无影响	轻度	中度	重度	极重	三月内	半年内	一年内	一年以上	
27. 本人重病或重伤																
28. 住房紧张																
工作学习中的问题																
29. 待业、无业																
30. 开始就业																
31. 高考失败																
32. 扣发奖金或罚款																
33. 突出的个人成就																
34. 晋升、提级																
35. 对现职工作不满意																
36. 工作学习中压力大（如成绩不好）																
37. 与上级关系紧张																
38. 与同事、邻居不和																
39. 第一次远走他乡异国																
40. 生活规律重大变动（饮食睡眠规律改变）																
41. 本人退休离休或未安排具体工作																
社交与其他问题																
42. 好友重病或重伤																
43. 好友死亡																
44. 被人误会、错怪、诬告、议论																
45. 介入民事法律纠纷																
46. 被拘留、受审																
47. 失窃、财产损失																
48. 意外惊吓、发生事故，自然灾害																
如果您还经历过其他的生活事件，请依次填写																

续表

生活事件名称	事件发生时间				性质		精神影响程度					影响持续时间				备注
	未发生	一年前	一年内	长期性	好事	坏事	无影响	轻度	中度	重度	极重	三月内	半年内	一年内	一年以上	
49.																
50.																

正性事件值：
负性事件值：
总值：

LES是自评量表，含有48条我国常见的生活事件，包括三个方面的问题：一是家庭生活方面（有28条），二是工作学习方面（有13条），三是社交及其他方面（7条），填写者须仔细阅读和领会指导语，然后逐条一一过目，根据要求，将某一时间范围内（通常为一年）的事件记录下来，有的事件虽然发生在该时间范围之前，如果影响深远并延续至今，可作为长期事件记录。对于表上已列出但未经历的事件应一一注明“未经历”，不留空白，以防遗漏。然后，由填写者根据自身的实际感受而不是按常理或伦理道德观念去判断那些经历过的事件对本人来说是好事或是坏事。

计算方法如下：

事件发生次数：一次性事件如流产，失窃，要记录发生次数，长期性事件如住房拥挤，夫妻分居等发生不到半年计为1次，超过半年计为2次。

影响程度：分为5级，从毫无影响到影响严重分别记0，1，2，3，4分。

影响持续时间：分三月内、半年内、一年内、一年以上共4个等级，分别记1、2、3、4分。

生活事件刺激量的计算公式：

（1）某事件刺激量=该事件影响程度分×该事件持续时间分×该事件发生次数。

（2）正性事件刺激量=全部好事刺激量之和。

（3）负性事件刺激量=全部坏事刺激量之和。

（4）生活事件中刺激量=正性事件刺激量+负性事件刺激量。

LES总分越高反应个体承受的精神压力越大，95%的正常人一年内的LES总分不超过20分，99%的不超过32分，负性事件的分值越高对心理健康的影响越大。

二十三、生活应激事件量表

美国华盛顿大学医院精神病学家Holmes等对5000多人进行社会调查，把人类社会生活中遭受到的生活危机（life crisis）归纳并划分等级，编制了一张生活事件心理应激评定表（表8-24）。

表 8-24　生活应激事件量表

变化事件	生活变化单位(LCU)	变化事件	生活变化单位(LCU)
1. 配偶死亡	100	24. 姻亲纠纷	29
2. 离婚	73	25. 个人取得显著成就	28
3. 夫妇分居	65	26. 配偶参加或停止工作	26
4. 坐牢	63	27. 入学或毕业	26
5. 亲密家庭成员丧亡	63	28. 生活条件变化	25
6. 个人受伤或患病	53	29. 个人习惯的改变（如衣着、习俗交际等）	24
7. 结婚	50	30. 与上级矛盾	23
8. 被解雇	47	31. 工作时间或条件的变化	20
9. 复婚	45	32. 迁居	20
10. 退休	45	33. 转学	20
11. 家庭成员健康变化	44	34. 消遣娱乐的变化	19
12. 妊娠	40	35. 宗教活动的变化（远多于或少于正常）	19
13. 性功能障碍	39	36. 社会活动的变化	18
14. 增加新的家庭成员（如出生、过继、老人迁入）	39	37. 少量负债	17
15. 业务上的再调整	39	38. 睡眠习惯变异	16
16. 经济状态的变化	38	39. 生活在一起的家庭人数变化	15
17. 好友丧亡	37	40. 饮食习惯变异	15
18. 改行	36	41. 休假	13
19. 夫妻多次吵架	35	42. 圣诞节	12
20. 中等负债	31	43. 微小的违法行为(如违章穿马路)	11
21. 取消赎回抵押品	30		
22. 所担负工作责任方面的变化	29		
23. 子女离家	29		

注：转引自 G P. Psychology and Medicine，1981

该量表列出了 43 种生活变化事件，并以生活变化单位（life change units，LCU）为指标加以评分。他们在一组研究中发现 LCU 与 10 年内的重大健康变化有关：生活变故的人群中，37%有重大的健康变化；有重大生活变故者中，70%呈现重大健康变化。Holmes 等提出，LCU 一年累计超过 300，则预示今后 2 年内将有重大的病患。后来又进一步提出，若一年 LCU 不超过 150，来年可能是平安；LCU 为 150～300，则有 50%的可能性来年患病；LCU 超过 300，来年患病的可能性达 70%。1976 年他们报道，从回顾性和前瞻性调查表明，心脏病猝死、心肌梗死、结核病、白血病、糖尿病、多发性硬化等与 LCU 升高有明显关系。一般认为伴心理上丧失感（feeling of loss）的心理刺激对于健康的危害最大，这种丧失感可以是具体的事或物，例如亲人死亡等。也可以是抽象的丧失感，例如工作的失败等。其中，尤以亲人（如配偶）丧亡的影响最大。研究工作者指出，亲人的丧亡能引起个体一种绝望无援（helplessness）、束手无策的情绪反应，此时个体不能从心理学和生物学上来应付环境的需求。在这一方面，已经作了许多调查研究，如有人对新近居丧的 903 名男性作了 6 年的追踪观察，并与年龄、性别相仿的对照组进行比较。

结果表明，居丧的第一年对健康的影响最大，其死亡率为对照组的12倍，而第二、三年的影响已不甚显著。另有研究发现，中年丧偶者与同年龄组相比，对健康的影响更为明显。调查还发现，不仅是配偶死亡，而且子女或其他近亲的死亡对其也有相当大的影响，一年内的死亡率为对照组的5倍。当然这些生活变故对于不同个体的影响不会是等同的。

（杜新忠）

第九章　临床常用的戒毒药品

第一节　脱毒西药

一、美 沙 酮

美沙酮（methadone）为人工合成的阿片受体纯激动药，属麻醉性镇痛药，又名阿米酮（amidone）、多洛非（dolophine）、美亚酮（miadone）、非那酮（phenadone）、维斯他酮（westdone）。常用其盐酸盐（methadone hydrochloride），分子式为 $C_{21}H_{27}NO \cdot HCl$，分子量为 345.9。本药为无色、无味的结晶或白色结晶粉末，溶于水，易溶于乙醇和氯仿，难溶于乙醚和甘油。20 世纪 40 年代由德国 Hoechst 公司首次合成，1947 年美国 FDA 批准美沙酮作为镇痛药在临床应用，同年英国也开始生产美沙酮。1960 年美国研究发现该药能控制海洛因依赖者的戒断症状，从此开始用于戒毒治疗。美沙酮现已被美国、澳大利亚、英国等药典收载，被公认有确切的临床疗效，可以有效治疗各种原因引起的中重度疼痛、各种阿片类依赖。40 年来，美沙酮已成为欧美等西方国家的主要戒毒药物。

20 世纪 70 年代初，我国香港地区开始实施美沙酮维持治疗（MMT）计划，取得满意效果，被世界卫生组织（WHO）认为是亚洲地区较好的戒毒模式。2009 年国家卫生部颁布《阿片类依赖常用戒毒疗法的指导原则》（卫医政发〔2009〕112 号），推荐首选美沙酮进行脱毒治疗；2004 年，我国正式启动在注射吸毒人员中开展美沙酮维持治疗试点。

美沙酮属二苯甲烷类，其化学结构和吗啡相差甚远，但基本骨架相同，故药理作用和吗啡基本相同。美沙酮在体内通过与中枢神经系统 μ 受体结合而发挥作用，其镇痛作用强，起效慢，药效持续时间长。美沙酮有左旋、右旋两个同分异构体，临床上使用的美沙酮几乎全部是左旋和右旋混合的消旋体，左旋美沙酮的镇痛作用比右旋异构体强 8～50 倍，但右旋美沙酮没有呼吸抑制作用和依赖性。

【药动学】

美沙酮是脂溶性药物，各种途径给药均可，可口服、直肠给药、肌内注射、静脉注射、皮下注射、硬膜外和鞘内给药。口服是其最常用的途径，口服生物利用度为 80%（41%～99%），口服片剂和溶液后 30 分钟可在血中测到，3～4 小时后血药浓度达峰值。

皮下或肌内注射吸收迅速而完全，注射1～2小时脑中浓度达峰值，血药峰浓度维持2～6小时，口服后能有效抑制戒断症状达24～32小时。美沙酮治疗血药浓度为0.48～0.86mg/L，中毒血药浓度为2mg/L，致死血药浓度＞4mg/L。吸收后分布在肝、肺、肾和脾内的药物浓度最高，仅有一部分进入脑组织中。分布容积较高，血浆蛋白结合率为60%～90%，血中的美沙酮主要与α_1酸性糖蛋白（AAG）结合。

本药与某些组织包括脑组织的蛋白牢固结合，反复用药产生一定的蓄积作用，然后从组织中缓慢释放，所以美沙酮作用持久，以至于一些长期美沙酮维持治疗者中断服药1～3日也不产生明显的戒断症状。在正常人，其血浆半衰期（$t_{1/2}$）约15小时（10～18小时），长期用药者半衰期为13～47小时，平均25小时，个体之间的差异较大，所以重复给药时要仔细调节剂量。注射1剂美沙酮之后，微量美沙酮可在体内存留3周。用放射标记法证明，具有生物活性的少量美沙酮在脑、肝、小肠、睾丸、输精管中可存留10周左右。美沙酮可通过胎盘屏障影响胎儿，造成死胎、早产及未成熟新生儿。

本药主要在肝脏代谢，其次在小肠黏膜和肺内进行代谢。美沙酮在肝脏经N-去甲基化及环化作用生成吡咯烷（pyrrolidine），部分吡咯烷羟基化生成羟基吡咯烷（hydropyrrolidine），部分经去甲基化转变为吡咯啉（pyrroline），再经羟基化变成羟基吡咯啉（hydroxypyrroline）。次要的代谢途径是经羟基化转变成羟化美沙酮（hydroxymethadone）；或经氧化转变成二甲胺二苯戊酸，再经N-去甲基化、环化生成吡咯烷酮（pyrrolidone）；或经还原反应及N-去甲基化形成去甲基美沙醇（normethadol）。美沙酮这些代谢产物仍具药理活性，且具有作用持久的特点。

美沙酮的总清除率为178ml/min，其中通过肾脏清除可占8%～43%。美沙酮大部分以代谢产物的形式经尿和粪便排泄，约21%以原形经肾自尿排出。此外，美沙酮及其代谢产物可以通过汗液、乳汁排出。尿中pH值能明显影响美沙酮及其代谢物的排泄，当尿呈酸性（pH＜6）时，肾小管的重吸收下降，经尿排出量明显增加。相反，当尿液呈碱性时，肾小管重吸收增加，则经尿排泄速度减弱，排出量减少。长期给药时，美沙酮的代谢和清除加快。

【药理作用】

美沙酮为阿片μ受体激动剂，与δ受体有一定的亲和力，与κ受体亲和力很弱，镇痛作用略强于吗啡，效能为吗啡的2～3倍，止痛效果好。镇痛作用持续时间长，呼吸抑制、缩瞳、镇咳等作用与吗啡相似，对平滑肌有兴奋作用，可致便秘和胆道痉挛，但较吗啡弱。单次给药镇静作用较弱，若反复用药有显著的镇静作用。美沙酮（包括左旋体和右旋体）还是一种非竞争性的NMDA受体拮抗剂，其镇痛效果还可通过拮抗NMDA受体而产生，由于NMDA受体的激活可促使动物和人对阿片类的镇痛作用产生耐受，因而美沙酮的耐受性产生较慢。本药有依赖性，但戒断反应发生较慢，戒断症状持续时间较长。

1. 对中枢神经系统的作用

（1）镇痛：美沙酮的镇痛作用极强，其等效作用强度为吗啡的2～3倍，对各种原因引起的钝痛、锐痛、内脏绞痛均有效。美沙酮的镇痛作用起效较慢、持续时间长、重复应用有效，在镇痛时对意识、感觉（视、听、嗅、触觉）、智力和运动功能无影响，适用于慢性疼痛，对急性疼痛效果稍差。美沙酮的镇痛作用可能是通过：①与丘脑、第四脑室、中脑水管周围灰质以及脊髓罗氏胶质区的阿片受体结合，模拟内源性阿片肽调控痛觉感受，提高痛觉阈，从而减轻对疼痛的反应；②与边缘系统的阿片受体结合，消除因疼痛引起的情绪变化；③与蓝斑核中的阿片受体结合，消除忧虑、苦闷、恐惧和焦虑，对伴有恐惧和焦虑的疼痛最为有效。

（2）镇静：美沙酮的镇静作用与吗啡相似，但弱于吗啡。单次剂量引起的催眠作用轻于等效剂量的吗啡，如反复应用时可引起明显的镇静作用。

（3）镇咳：美沙酮可直接抑制咳嗽中枢，也可通过与延脑孤束核（为舌咽神经与迷走神经中枢核，参与咳嗽反射）的阿片受体结合而阻断咳嗽反射，故镇咳作用强大。

（4）缩瞳：美沙酮与中脑背盖前核的动眼神经核的阿片受体结合产生缩瞳作用，但程度比吗啡轻，此作用可被抗胆碱药如阿托品所阻断。其缩瞳作用不产生耐受性，故针尖样瞳孔是美沙酮中毒及海洛因等阿片类依赖诊断的一个重要标志。

（5）呼吸抑制：美沙酮可抑制呼吸活动，与吗啡相似，但弱于吗啡，其呼吸抑制作用首先表现为呼吸频率减慢，小剂量时呼吸减慢加深；中等剂量时呼吸减慢减弱；中毒时呼吸时有时无，呼吸每分钟2～4次，出现不规则的潮式呼吸，甚至呼吸麻痹。这种呼吸抑制作用主要是由于呼吸中枢对药物有高度敏感性，美沙酮既可降低呼吸中枢对CO_2张力的反应性，又可抑制位于脑桥内的呼吸调节中枢，很小剂量便可产生抑制。美沙酮对妊娠中的胎儿具有呼吸抑制作用，故不适合用于产科镇痛，易引起新生儿呼吸抑制。

（6）催吐：美沙酮可兴奋位于第四脑室延脑背侧的催吐化学感受区或延脑极后区的阿片受体，产生恶心、呕吐。此作用可被纳洛酮等阿片受体拮抗剂及氯丙嗪等多巴胺受体阻滞剂所对抗。美沙酮的催吐作用较吗啡轻。

2. 对内分泌系统的作用　美沙酮可抑制ACTH、促卵泡激素（FSH）及黄体生成素（LH）的释放，结果使肾上腺皮质激素及性腺激素释放减少，出现月经不调。但有致甲腺原素及三碘甲腺原氨酸升高的报道。

3. 对胃肠道的作用　胃肠道平滑肌上存在阿片受体，美沙酮能兴奋胃肠道平滑肌上的阿片受体，提高平滑肌张力。由于胃窦部及十二指肠上部平滑肌张力提高，胃蠕动受抑制，可引起胃排空延迟；小肠及大肠平滑肌张力提高，甚至痉挛，使肠道的推进性蠕动减弱，食糜通过延缓；回盲瓣及肛门括约肌张力提高，可使肠内容物通过受阻。此外，美沙酮可抑制消化道腺体分泌，使食物消化延缓；同时，脑干、延脑孤束核、迷走神经背核等部位阿片受体密集，而这些部位兴奋与胃肠活动的减弱有关；加上美沙酮对排便中枢的抑制作用，可使患者便意减弱。以上作用的综合可引起便秘。一般而言，美沙酮的便秘作用较吗啡轻。

4. 其他　美沙酮可兴奋胆道括约肌、膀胱逼尿肌，增加其紧张度。膀胱逼尿肌痉挛可致尿潴留，Oddi括约肌挛缩可致胆绞痛，但均比吗啡轻。

【适应证及用量】

用于慢性、中度至重度疼痛和剧烈咳嗽患者。尤其适用于晚期癌症镇痛，以及创伤、骨折、烧伤、手术患者的镇痛。由于本药作用时间比吗啡长，对慢性疼痛患者一天服用常规治疗剂量2～3次即可，剂量加大，服用次数需相应减少。成人镇痛：口服每次5～10mg，每天3次。由于其具有吗啡样药理作用，能抑制阿片类药物的戒断症状，所以适用于阿片类依赖者的脱毒治疗，对海洛因等阿片类依赖者的躯体戒断症状抑制作用持久，反复应用持续有效，是目前常用的阿片类依赖的替代治疗用药，尤其适用于中、重度海洛因依赖。也适用于海洛因依赖孕妇的脱毒治疗、新生儿的脱毒治疗、海洛因依赖的维持治疗，具体用法可以参见本书第四章海洛因依赖的脱毒治疗。我国也常用于美沙酮维持治疗，具体用法见本书第四章美沙酮维持治疗。

【注意事项】

1. 禁用于分娩时镇痛，因可引起新生儿呼吸抑制。

2. 轻度阿片类依赖、美沙酮依赖者，不采用美沙酮替代治疗，可采用非阿片受体激动剂（如可乐定）、中成药或中药组方治疗。

3. 年老体弱，肝、肾功能不全者慎用，易引起美沙酮中毒。

有试验对比了伴有慢性肝病的疼痛患者和肝功能正常的疼痛患者接受美沙酮维持治疗的情况，未观察到药动学的改变，提示对于慢性肝病稳定期的患者，使用美沙酮不用减量。但急性肝炎、慢性肝炎活动期或肝衰竭时需要注意调整剂量。肾脏病患者在长期给药试验中，未发现美沙酮蓄积。美沙酮的代谢产物无活性，又有多种排泄途径，因此，对于肾脏病患者而言，美沙酮可能是一种安全有效的镇痛药。但对于这种具有过长半衰期而且个体差异很大的药物，从安全的角度考虑，在肝、肾功能障碍的患者中最好适当减量。

4. 需严格管理、防止外流成为毒品。

5. 可诱发支气管哮喘，禁用于急性哮喘发作。

6. 可掩盖颅脑外伤、颅压增高者的某些症状，造成临床诊治困难，应慎用。

【不良反应】

与吗啡相似，因作用时间长，且在体内有蓄积，所以重复用药出现的呼吸抑制相对比吗啡重，并有较明显的镇静作用。皮下注射有局部刺激，注射部位可出现疼痛。

1. 常见头晕、镇静、困倦、嗜睡、恶心、呕吐、便秘、出汗等症状，减少剂量、卧床休息后上述症状可减轻或消失。

2. 急性中毒可出现昏迷、呼吸抑制、针尖样瞳孔三联征，诊断与治疗可参见第四章海洛因过量中毒单元，在治疗中应注意纳洛酮的半衰期明显短于美沙酮的半衰期，常规用药易致中毒症状反复出现，故提倡用纳洛酮静脉维持治疗，时间不应少于24～48小时。

【药物相互作用】

1. 与麻醉性镇痛药、酚噻嗪类、三环类、苯二氮䓬类、酒精等有中枢抑制协同作用，严重者可致呼吸抑制、血压下降、过度镇静、昏迷或死亡，故美沙酮与这些药物合用时必须减量。

2. 巴比妥类、苯妥英钠、利福平可增强肝细胞微粒体酶的活性，加速美沙酮的生物转化。

3. 氯化铵可降低尿液pH值，加速美沙酮的排泄，可用于美沙酮中毒的抢救。

4. 西咪替丁可抑制美沙酮的生物转化酶，可增强美沙酮的作用。

5. 不宜与苯丙胺、避孕药合用，可能引起迟发性运动障碍（TD）或出现乏力、困倦等反应。

6. 纳洛酮、纳曲酮可拮抗美沙酮的作用，可用于美沙酮中毒的抢救。

【制剂】

片剂：1.0mg、2.5mg、5mg、10mg。糖浆剂：每10ml含美沙酮10mg、5mg、2mg、1mg。注射液：5mg/1ml，7.5mg/2ml。

二、丁丙诺啡

丁丙诺啡（buprenorphine）又名叔丁啡，常用其盐酸盐（buprenorphine hydrochloride）。分子式为 $C_{29}H_{41}NO_4 \cdot HCL$，分子量为504.1。白色晶体粉末，微溶于水，可溶于醇，易溶于甲醇。注射液为无色澄明液体，室温下较稳定，化学结构与吗啡相似，母核由菲核和哌啶环稠合而成，与吗啡不同之处在于碳环上有碳桥，位于哌啶环氮原子上的甲基被环丙基取代，这个基团与纳洛酮相似，有拮抗阿片受体的作用。第6位碳原子上是甲氧基，第7位碳原子上连有异己醇基，这两个基团有增强阿片受体的激动作用。由于存在上述不同的作用基团，因此丁丙诺啡具有部分激动、部分拮抗（partial agonist、partial antagonist）的特性。

丁丙诺啡于20世纪60年代末合成，其注射液用于镇痛，1978年报道用于海洛因依赖的脱毒治疗并取得满意疗效，80年代后期在美国等地开始将丁丙诺啡含片用于阿片类依赖的替代治疗。由于它的镇痛作用强、替代疗效确实、依赖性潜力低，比吗啡、美沙酮更安全、可靠，故被迅速推广应用。我国于1982年合成，1988年卫生部批准用于镇痛，1992年开始用于海洛因依赖的脱毒治疗。在脱毒治疗中，一般表现为阿片受体的激动活性，丁丙诺啡与中枢神经系统 μ 受体和 δ、κ 受体亲和力强，解离速度慢，具有镇痛活性强、作用时间长、呼吸抑制轻、便秘作用轻、依赖潜力低的特点，是一个很有前途的维持及脱毒治疗药物。

【药动学】

本药在肝脏有首关效应，口服生物利用度很低，仅16%，舌下含服黏膜吸收较好，舌下含化8分钟，50%可被颊部组织吸收，生物利用度为56%。肌内注射吸收迅速，5～15分钟可达血药浓度高峰，生物利用度为40%～90%，故一般采用舌下含化或注射给药，舌下含服0.4mg相当于肌内注射0.3mg。本药静脉注射后很快分布到全身组织器官，血药浓度很低，本药易通过血-脑屏障和胎盘屏障，脑脊液药物浓度为血药浓度的15%～25%。血浆蛋白结合率高，达96%，主要与 α 和 β 球蛋白结合，与白蛋白结合不明显。$t_{1/2}$ 为2.2～3小时，起效时间15～30分钟，呼吸抑制出现时间为肌注后1～3小时，注射给药作用持续时间为6～8小时，舌下含化作用持续时间为8～12小时。受体拮抗作用持续时间多为4小时。本药的血药浓度变化符合三次幂指数消除曲线，起始相快（$t_{1/2}$ 为2分钟），终末相慢（$t_{1/2}$ 约为3小时），峰值为5分钟，清醒时血药浓度比麻醉时低。

丁丙诺啡主要在肝内经葡萄糖醛酸化及N-去烷基化，68%以原形由胆汁排到肠道，部分进入肠肝循环，以无活性结合物从胆汁排出，经肠道排出。约28%以结合形式或以脱烷基化代谢产物形式经肾由尿排出。肾功能降低的患者用药不发生药物蓄积。因此，丁丙诺啡是老年及肾功能受损患者的首选镇痛药物。

【药理作用】

丁丙诺啡为混合型阿片受体激动-拮抗剂，对 μ 阿片受体有激动作用，对 δ、κ 受体有拮抗作用。此外，其还与 ORL_1 受体也有一定的亲和力并具有激动作用，尽管亲和力远弱于 δ、κ 阿片受体，但对丁丙诺啡的药理性质有复杂影响。丁丙诺啡与受体结合牢固，解离缓慢，对人的镇痛作用比吗啡强25～40倍，亲脂性强，起效快，镇痛作用持续时间6

小时以上，具有中长时效镇痛作用。呼吸抑制轻，具有平顶效应。对心、肝、肾等重要脏器功能无明显损伤，被认为是心肌梗死患者使用的安全镇痛药。依赖性潜力低，短期用药不会出现依赖现象；若长期连续用药，停药后只缓慢出现较轻的戒断症状。由于本药对δ、κ阿片受体有拮抗活性，避免了像环唑星等一些混合型阿片受体激动-拮抗剂产生的拟精神病作用及烦躁等情绪反应。

1. 阿片受体激动作用　丁丙诺啡对广泛存在于中枢神经系统（CNS）特别是边缘系统、丘脑、纹状体、下丘脑、中脑及脊髓后角Ⅰ、Ⅱ、Ⅳ、Ⅴ层的μ受体均有激动作用，与μ受体亲和力强，是吗啡的50倍，且从μ受体释出慢，加之脂溶性是吗啡的5倍，故其作用时间较吗啡长。丁丙诺啡与μ受体的亲和力高于吗啡和其他μ受体强激动剂，因而能置换与μ受体结合的阿片类激动剂，并竞争性抑制其激动作用；同时，由于丁丙诺啡的内在活性低，所以它可以诱发长期使用μ受体强激动剂而造成躯体依赖者的戒断症状，然而丁丙诺啡的激动作用又可以降低由于突然停止使用阿片类物质而引发的戒断症状；由于丁丙诺啡与μ受体的解离速度缓慢，所以当再使用其他μ受体激动剂时，可使后来者作用降低或完全阻断。故有人认为丁丙诺啡用于维持治疗比美沙酮优越。

丁丙诺啡可在相对低的剂量下激活μ阿片受体，产生完全有效的镇痛作用；当剂量提高达到足以激活 ORL_1 受体时，产生抗阿片镇痛作用，使丁丙诺啡镇痛效应出现钟形的量效曲线。对 ORL_1 受体没有亲和力的吗啡等阿片受体激动剂在高剂量下也不能有效激活 ORL_1 受体，其镇痛作用不受影响。ORL_1 受体拮抗剂在正常小鼠可增强丁丙诺啡的镇痛作用，而对于缺乏 ORL_1 受体基因的小鼠，丁丙诺啡的镇痛作用没有改变。

（1）镇痛：虽然丁丙诺啡对δ、κ阿片受体都有较高的亲和力，但其镇痛作用是由μ阿片受体介导的。选择性μ阿片受体拮抗剂可有效抑制丁丙诺啡的镇痛作用，而选择性δ、κ阿片受体拮抗剂不能阻断丁丙诺啡的镇痛作用。在完全有效的剂量范围内，丁丙诺啡镇痛作用呈线性量效关系。只有用药剂量显著高于有效镇痛剂量，才出现镇痛作用减弱。对神经源性疼痛镇痛疗效好于吗啡等其他阿片类药物。其镇痛活性为吗啡的25倍以上，0.4mg丁丙诺啡相当于10mg吗啡的镇痛强度。肌注0.3mg丁丙诺啡的镇痛作用优于50～100mg哌替啶的效果。

（2）阿片类依赖的替代治疗：一定剂量的丁丙诺啡可抑制吗啡依赖动物的体重下降和戒断症状的发生，也可抑制动物的自身给药行为。表明丁丙诺啡可以抑制海洛因等阿片类的戒断症状，并可减轻依赖者对药物的渴求。丁丙诺啡在脱毒治疗中首先表现为阿片受体的激动活性，只要剂量合适，可完全替代海洛因和美沙酮而不出现戒断症状，2～4mg丁丙诺啡可相当于20～40mg美沙酮的替代剂量。同时，丁丙诺啡长期用药后只有相对轻微的戒断症状，故用药比较安全，滥用潜力低。但近年关于丁丙诺啡含片、针剂的滥用报道在不断增多。

2. 阿片受体拮抗作用　近期研究资料表明，丁丙诺啡与完全μ阿片受体激动剂相反，除很强的镇痛作用外，还以其拮抗κ阿片受体的特性而具有持续长效的抗痛觉敏感作用。不产生如吗啡、芬太尼等药物引起的痛敏反应。

由于它的部分激动和部分拮抗特性，随着剂量增加，其量效反应曲线不像纯激动剂美沙酮那样陡峭，当剂量增加到一定程度时，继续增加剂量其激动作用并不随之增加，呈平台样效应；若继续增加剂量则激动作用逐渐降低，直至足够高的剂量时，其拮抗作用能抵消其自身的激动作用。

丁丙诺啡既激动又拮抗的作用在实际应用中不会导致依赖者出现严重的戒断症状，这是以往的阿片受体部分激动剂如喷他佐辛、烯丙吗啡所不具备的。丁丙诺啡拮抗活性的优点还在于：在对海洛因依赖者进行为期2～4周的脱毒治疗期间，其拮抗作用会促使体内阿片肽系统的重建，即上调内源性阿片肽并增加受体的敏感性，这是主张丁丙诺啡用于维持治疗的另一理由。

在一般情况下，丁丙诺啡不表现其拮抗作用，但当体内有大量阿片类物质存在时，使用丁丙诺啡可以发挥其拮抗活性，以解救过量中毒。

3. 呼吸抑制的平顶效应　呼吸抑制是阿片类药物普遍存在的不良反应，呼吸抑制随着用药剂量的增加而加深，用药过量时发生的严重呼吸抑制具有致命的危险。但阿片类药物的呼吸抑制效应不尽相同，高剂量丁丙诺啡对人体产生的呼吸抑制与动物一样显示有平顶效应，即使在最高剂量也没有出现呼吸不稳定、周期性呼吸或呼吸暂停。因其与受体的亲和力强，一旦发生呼吸抑制，则很难用拮抗剂抢救。丁丙诺啡对中枢神经系统（CNS）的抑制作用还可引起镇静、镇咳和减慢心率、血压下降；此外，可致胆管收缩、瞳孔缩小，久用可致轻度便秘。

4. 免疫调节　阿片类药物急性与慢性用药对机体体液免疫和细胞免疫都有抑制作用，包括抗体产生、自然杀伤淋巴细胞（NK细胞）活性、细胞因子表达和巨噬细胞活性。但并非所有阿片类药物都抑制免疫系统功能，丁丙诺啡就是一个无免疫抑制效应的阿片类药物，丁丙诺啡在大鼠中脑导水管周围灰质急性给药不引起脾NK细胞、T细胞和巨噬细胞等功能改变，而吗啡显著抑制上述细胞功能。在手术大鼠模型中，丁丙诺啡能减轻手术引起的血浆皮质酮水平升高、NK活性降低、肿瘤转移增强等应激反应，而给予吗啡和芬太尼的大鼠可加剧手术的应激反应。提示丁丙诺啡能够保护机体免遭手术应激引起的神经内分泌和免疫系统功能改变，在癌症患者术后用药有可能减轻由手术应激引起的免疫抑制，避免手术后肿瘤的转移。

【适应证】

用于中度至重度疼痛的止痛治疗，成人每6～8小时肌内注射0.15～0.3mg，或舌下含0.2～0.4mg。由于其对吗啡依赖动物的戒断反应有替代治疗作用，能抑制海洛因依赖者戒断症状，降低动物和人的海洛因的自身给药量，所以，也用于阿片成瘾者的脱毒治疗和维持治疗。还可用于手术后镇痛，癌症、烧伤后疼痛，脉管炎所致肢体痛，心绞痛等。近来也有人将其用于不同形式的自控镇痛（patient controlled analgesia，PCA）中，在复合全麻中使用并无突出优点。

【注意事项】

1. 对本药有过敏史、重症肝损伤、颅脑外伤、意识模糊及颅内压升高患者禁用。

2. 呼吸障碍、严重呼吸系统感染者、喘息性支气管炎者慎用。

3. 肝功能障碍者慎用，孕妇、哺乳期妇女不宜使用。

4. 动物实验有难产、哺乳困难和胎儿生存率低等报道，药物可经乳汁分泌，故孕妇及哺乳期妇女不宜使用。

5. 6岁以下儿童以及轻微疼痛或疼痛原因不明者不宜使用。

6. 已接受其他中枢神经抑制剂治疗者和高龄、虚弱者慎用。

7. 本药与受体亲和力高，常规剂量拮抗剂如纳洛酮对已引起的呼吸抑制无效，推荐使用呼吸兴奋剂。

【不良反应】

本药不良反应类似吗啡，但较轻，所以，药品的管理级别比吗啡低，注射剂按第一类精神药品管理，片剂按第二类精神药品管理。

1. 常见头晕、头痛、困倦、皮疹、恶心、呕吐，发生率5%～30%，个别出现血压降低或直立性晕厥。

2. 呼吸抑制　并不常见，轻微症状表现为呼吸速度减慢，严重时出现呼吸困难、发绀等。

3. 具有封顶效应，过量中毒很少发生。过量中毒主要表现为冷汗、严重头昏、坐卧不安、针状瞳孔、无力、嗜睡、血压下降、呼吸和心率减慢、昏迷，可用大剂量纳洛酮抢救。

4. 本药依赖潜力低，其被滥用的可能性低于其他阿片类强激动剂。但近年来我国丁丙诺啡含片被滥用的情况较为严重，已引起有关部门的高度重视。其戒断反应与吗啡戒断相似，但程度为轻度到中度，在停药的15天内均可有戒断症状，持续时间要长于海洛因。

【药物相互作用】

1. 酒精或中枢神经抑制剂会加强丁丙诺啡的呼吸抑制作用及镇静作用，并使降压作用更为突出。

2. 阿片类可加重或引发戒断症状。

3. 大剂量纳洛酮可抢救过量中毒。

4. 不宜与苯二氮䓬类镇静催眠药合用。

5. 本药如与另一种阿片受体激动剂合用，可引起这些药物的戒断症状，或使药效降低。

6. 与单胺氧化酶抑制剂（MAOI）有协同作用。

7. 治疗剂量的丁丙诺啡不能对抗纳曲酮的作用。

【制剂】

注射液：0.15mg/ml，0.3mg/ml，0.5mg/ml。舌下含片：0.2mg，0.4mg，1.0mg，2.0mg。

三、可　乐　定

可乐定又叫可乐宁、可乐亭、氯压定、苯氨咪唑啉，具有肾上腺素拟似药萘唑啉的化学结构，是中枢神经α_2肾上腺素能受体激动剂，化学名：[2-(2,6-二氯苯基)亚氨基]咪唑烷盐酸盐。

可乐定最初作为抗高血压药使用，以后许多研究证明了它在戒毒治疗中的作用。可乐定作为非阿片类戒毒药物，不具成瘾性，不会产生欣快感，能较好地抑制海洛因的戒断症状和美沙酮治疗时在撤药过程中出现的戒断症状；同时，可为阿片类依赖者从结束使用阿片类物质到纳曲酮维持治疗的过渡开辟一条途径。故目前可乐定已受到许多关注，许多戒毒治疗机构已将其作为常规戒毒药物之一。

1993年国家卫生部颁布的《阿片类依赖戒毒治疗的指导原则》中，将可乐定列为常规戒毒药物之一推广使用，但可乐定对焦虑、渴求等戒断症状治疗效果较差，同时由于其降血压的副作用明显，临床应用受到限制。

【药动学】

口服后70%～80%吸收，并很快分布到各器官，组织内药物浓度比血浆中高，能通过血-脑屏障蓄积于脑组织，血浆蛋白结合率为20%～40%。口服本药后半小时到1小时发挥降压作用，3～5小时血药浓度达峰值，一般为1.35ng/ml，作用持续时间6～8小时。消除半衰期为12.7（6～23）小时，肾功能不全时半衰期延长。表观分布容积（2.1±0.4）ml/kg，肌酐清除率为（3.1±1.2）ml/(kg・min)。本药主要在肝脏代谢，约40%～50%经肝内转化，40%～60%以原形于24小时内经肾排泄，20%经肝肠循环由胆汁排出。极量：一次0.6mg，一日2.4mg。

【药理作用】

1. 主要作用于中枢的蓝斑核　蓝斑核是与引起欣快感和身体依赖有关的重要脑区，目前认为阿片类依赖所致的部分自主神经戒断症状与蓝斑核去甲肾上腺素能神经元的兴奋有关，如能抑制该神经元的兴奋，则对治疗阿片类依赖的戒断症状有效。

蓝斑核存在密集的去甲肾上腺素能神经元和阿片受体，α_2受体的兴奋及阿片受体的激动都能抑制蓝斑核去甲肾上腺素能神经元合成和释放去甲肾上腺素，而蓝斑核的去甲肾上腺素能神经元支配着与精神、情绪活动有关的重要脑区，如杏仁核、海马、皮质等，该神经元受抑制与阿片类物质引起的镇静等作用有关，而蓝斑核去甲肾上腺素能神经元的兴奋则可引起一系列的症状，如血压升高、流泪、流涕、打哈欠、出汗、心动过速、恶心、呕吐、厌食、腹泻、呼吸加快等。

当人体长期使用海洛因等阿片类物质，内源性阿片肽的合成和释放受到抑制，阿片受体敏感性下降，在蓝斑核中也是如此。当突然停用外源性阿片类物质后，由于内、外源性阿片类物质的共同缺乏，蓝斑核去甲肾上腺素能神经元脱抑制，去甲肾上腺素合成与释放增加，从而引起一系列去甲肾上腺素功能亢进的症状，如血压升高、流泪、流涕、打哈欠、出汗、心动过速、呼吸加快等。

可乐定系α_2肾上腺素受体激动药，蓝斑核α_2肾上腺素受体的激动可以抑制蓝斑去甲肾上腺素能神经元的超量活动，故可以控制阿片类依赖者的戒断症状。临床应用证明，可乐定主要对恶心、呕吐、腹泻、出汗、血压升高、呼吸加快、心搏过速等躯体症状有效，但对焦虑、失眠、困倦、寒战、骨骼肌肉酸痛等症状疗效不佳，故而在临床应用中需配合使用苯二氮䓬类及镇痛药。

2. 可引起镇静，其镇静作用是由于它激动蓝斑核中的肾上腺素受体而产生的抑制效应的结果。

3. 可直接激动下丘脑及延脑的抑制性神经元，减少中枢交感神经冲动传出，从而抑制外周交感神经活动。可乐定还激动外周交感神经突触前膜α_2受体，增强其负反馈作用，减少末梢神经释放去甲肾上腺素，降低外周血管和肾血管阻力，减慢心率，降低血压。肾血流和肾小球滤过率基本保持不变。直立性症状较轻或较少见，很少发生体位性低血压。

4. 可使卧位心输出量中度（15%～20%）减少，而不改变周围血管阻力，45°倾斜时轻度减少心输出量和周围血管阻力。长期治疗后心输出量趋于正常，但周围血管阻力持续降低。使用可乐定的患者大部分有心率减慢，但药物对血流动力学无影响。

5. 可降低血浆肾素活性、减少醛固酮及儿茶酚胺分泌，但这些药理作用与抗高血压作用的确切关系并不完全清楚。

6. 急性使用可乐定刺激儿童和成人的生长激素释放，但长期使用不引起生长激素水平持续增高。

7. 过量的症状和体征包括低血压、心动过缓、嗜睡、烦躁、乏力、困倦、反射减低或丧失、恶心、呕吐和通气不足。过大剂量可有可逆性心脏传导障碍或心律失常，短暂高血压。低血压时应平卧，抬高床脚，必要时静脉输液，给多巴胺升血压。突然停药可出现高血压或高血压危象，可予酚妥拉明或硝普钠对症治疗。

8. 小鼠服用32～46倍于人体最大推荐剂量的可乐定132周，无致癌事件，3倍于人体最大推荐剂量的可乐定对兔子无致畸作用，无红细胞毒性作用。可乐定150μg/kg或约3倍于人体最大推荐剂量时，不影响雄性或雌性小鼠的繁殖能力，但500～2000μg/kg或10～40倍人体最大推荐剂量，影响雌性小鼠繁殖能力。

【适应证】

1. 海洛因等阿片类依赖　实验及临床观察证明，可乐定可减轻阿片成瘾撤药后的症状和体征，可用于阿片类药物依赖的快速戒毒治疗，尤其适用于轻、中度阿片类依赖。可乐定的优点是作用迅速，属非阿片类药物，不产生欣快作用，自身不成瘾，住院戒毒治疗成功率高。可乐定每天剂量以14～17μg/(kg·d)为宜，既能控制大部分戒断症状，对血压影响也不显著。可乐定对血压影响多见于治疗初期，第4日（减药）后血压恢复正常。

2. 高血压（不作为第一线用药）。

3. 高血压危象。

4. 偏头痛、绝经期潮热、痛经　可乐定可以治疗偏头痛、痛经及绝经期潮热，但其治疗机制不明，可能通过稳定周围血管发挥作用。

【用法与用量】

1. 阿片类依赖

（1）剂量：应根据患者年龄、体重、健康状况、吸毒历史、戒断症状严重程度以及用药后的副作用轻重而调整。最高剂量以14～17μg/(kg·d)为宜。例如：体重60kg的患者每天最高剂量应为0.85～1.00mg，分三次口服，十日为一疗程。第一日剂量不宜太大，约为最高剂量的三分之二，第二日加到最高剂量，从第五日开始逐日递减20%，第十一日停止给药。表9-1、表9-2治疗剂量供参考，可根据患者的情况进行调整。

表9-1　可乐定戒毒剂量表（以体重50kg为例）

治疗天数	剂量		
	晨	午	晚
1	0.2	0.2	0.3
2	0.2	0.2	0.4
3	0.2	0.3	0.4
4	0.2	0.3	0.4
5	0.2	0.2	0.4
6	0.2	0.2	0.3
7	0.2	0.2	0.2
8	0.1	0.1	0.2
9	0.1	0.1	0.1
10	0	0	0.1

注：摘自中华人民共和国卫生部药政管理局编：阿片类依赖常用戒毒疗法的指导原则

表 9-2　可乐定戒毒剂量表（以体重 60kg 为例）

治疗天数	剂　量		
	晨	午	晚
1	0.3	0.3	0.4
2	0.3	0.3	0.5
3	0.3	0.3	0.5
4	0.3	0.3	0.5
5	0.3	0.3	0.4
6	0.3	0.3	0.3
7	0.2	0.2	0.3
8	0.2	0.2	0.2
9	0.1	0.1	0.2
10	0	0	0.2

注：摘自中华人民共和国卫生部药政管理局编：阿片类依赖常用戒毒疗法的指导原则

（2）观察与护理：①对基础血压偏低及对药物敏感的患者应注意观察，治疗初期应每天测血压；②治疗前四日应多卧床，避免剧烈活动，不应突然改变体位，站立时宜缓慢。如出现头晕、眼花、心慌、脸色苍白、晕厥等体位性低血压症状时，应使患者平卧、置头高足低位；③如连续发生体位性低血压或血压持续低于 12.0/6.7kPa（90/50mmHg），应适当减药，可减当日剂量的四分之一；④保证营养和摄入量，鼓励患者进食；⑤入睡困难者可辅以镇静催眠药。

2. 降血压　口服，起始剂量 0.1mg，一日 2 次，需要时隔 2～4 天递增，每次增加 0.1～0.2mg。常用维持剂量为 0.3～0.9mg/d，分 2～4 次口服。严重高血压需紧急治疗时开始口服 0.2mg，继以每小时 0.1mg，直到舒张压控制或总量达 0.7mg，然后用维持剂量。

3. 绝经期潮热　一次 0.025～0.075mg，每天 2 次。

4. 严重痛经　口服 0.025mg，每天 2 次，在月经前及月经时，共服 14 日。

5. 偏头痛　一次 0.025mg，每天 2～4 次，最多为 0.05mg，每天 3 次。

【注意事项】

1. 长期用药由于体液潴留及血容量扩充，可产生耐药性，降压作用减弱，加利尿药可纠正。

2. 治疗时突然停药或连续漏服数剂，可发生血压反跳性增高，多于 12～48 小时出现，可持续数天，其中 5%～20%的患者伴有神经紧张、胸痛、失眠、脸红、头痛、恶心、唾液增多、呕吐、手指颤动等症状，日剂量超过 1.2mg 或与 β-受体阻滞剂合用时，突然停药后发生反跳性高血压的机会增多。因此，停药必须在 1～2 周内逐渐减量，同时加以其他降压治疗。血压过高时可予酚妥拉明、硝普钠后再用本药。若手术必须停药，应在术前 4～6 小时停药，术中静滴降压药，术后可再用本药。

3. 为保证控制夜间血压，每天末次服药宜在睡前。

4. 下列情况慎用　脑血管病、冠状动脉供血不足、抑郁症、近期心肌梗死、雷诺病、慢性肾功能障碍、窦房结或房室结功能低下、血栓闭塞性脉管炎。

5. 对诊断的干扰　应用本药时可使直接抗球蛋白（Coombs）试验弱阳性，尿儿茶酚胺和香草杏仁酸（VMA）排出减少。

【不良反应】

不良反应轻微，随继续用药而减轻。最常见口干（与剂量有关）、昏睡、头晕、精神抑郁、便秘和镇静、性功能降低和夜尿多、瘙痒、恶心、呕吐、失眠、荨麻疹、血管神经性水肿和风疹、疲劳、直立性低血压、紧张和焦躁、脱发、皮疹、厌食和全身不适、体重增加、头痛、乏力、戒断综合征、短暂肝功能异常。

少见的不良反应有肌肉关节痛，心悸、心动过速、心动过缓、下肢痉挛、排尿困难、男性乳房发育、尿潴留。更少见的有多梦、夜游症、烦躁不安、兴奋、幻视、幻听、谵妄、雷诺现象、心力衰竭、心电图异常（如传导紊乱、心律失常）、过敏、发热、短暂血糖升高、血清肌酸激酶升高、肝炎和腮腺炎等。

【药物相互作用】

1. 与乙醇、巴比妥类或镇静催眠药等中枢神经抑制剂合用，可加强中枢抑制作用。

2. 与其他降压药合用可加强降压作用。

3. 与β-受体阻滞剂合用后停药，可增加可乐定的撤药综合征危象，故宜先停用β受体阻滞剂，再停可乐定。

4. 与三环类抗抑郁剂合用，减弱可乐定的降压作用，可乐定须加量。

5. 与非甾体类抗炎药合用，减弱可乐定的降压作用。

【孕妇及哺乳期妇女用药】

动物研究发现对胎儿有害，人体研究尚不充分，本药可通过乳汁分泌，此药只有必要时方可应用于妊娠及哺乳期妇女。

【老年患者用药】

老年人对降压作用较敏感，肾功能随年龄增长降低，应用时须减量，并注意防止体位性低血压。

【禁忌证】

对可乐定过敏者。

【制剂】

片剂：75μg，0.1mg。

四、洛非西定

又名路脱非、凯尔丁，化学名：(±)-2-[1-(2,6-二氯苯氧基）乙基] -2-咪唑啉，英文名：lofexidine hydrochloride tablet。分子式为 $C_{11}H_{12}C_{12}N_{20}$，分子量为 259.6，主要成分：盐酸洛非西定。

【药代动力学】

口服吸收完全，约 80%～90%与血浆蛋白结合。达峰时间（T_{max}）约在 2～5 小时，药峰浓度（C_{max}）相当于 2.6～4.0ng/ml 的游离盐基。达血药峰浓度后呈双相性下降，吸收相 $t_{1/2}\alpha$ 为 1.3～3.7 小时，消除相 $t_{1/2}\beta$ 为 9～18.3 小时。吸收后的药物，原形由尿中排出的平均为 12%（5%～20%），12 小时内可排出 48%，48 小时内能排出 80%，由粪便排出约 4%。大部分被肝脏代谢，其中主要代谢产物为 2,6-二氯酚，并以葡萄糖醛酸的形式排出。

【药理作用】

本药为咪唑啉类衍生物，与可乐定的结构和作用相似，可选择性激动中枢 α_2 受体，降低外周交感神经活性，抑制去甲肾上腺素释放，松弛血管平滑肌，产生血压下降作用，但降压作用比可乐定弱。

阿片类药物能抑制中枢去甲肾上腺素能神经的活性，当戒除阿片类药品时，中枢去甲肾上腺素能神经元因脱抑制而活动亢进，产生阿片类戒断综合征，本药能对抗这种作用，使用本药可使海洛因戒断综合征的强度减弱、持续时间缩短。本药无成瘾性，其作用机制与可乐定相同。

在大鼠和犬 12 个月的口服毒性研究中证明，洛非西定的用量在 1mg/kg 以下时没发现任何不良反应。3mg/kg 是临界毒性剂量，这个剂量相当人治疗剂量的 300 倍。5.0～25.0mg/kg，相当于人治疗剂量的 500～2500 倍，出现中度到重度反应。可见这个药物的毒性不大，是比较安全的，临床应用表明该药的不良反应明显低于可乐定。

【适应证】

与可乐定相同，主要用于减轻或解除阿片类依赖的戒断综合征。

【用法用量】

开始用量为口服每次 0.2mg，每天 2 次，以后可逐渐增加，每天增加 0.2～0.4mg，最大可增至每天 2.4mg，7～10 天之后，再缓慢停药，减药时间至少要 2～4 天。

洛非西定过量可产生血压下降、心动过缓。动物试验证明，急性中毒表现瞌睡、共济失调、过度兴奋甚至晕厥。对药物过量的解救可用 a 受体阻滞剂，如酚妥拉明或妥拉唑林。

【注意事项】

1. 有下列疾病的患者应当慎用　低血压、脑血管疾病、缺血性心脏病（包括近期的心肌梗死）、心动过缓、肾功不全以及有抑郁病史者。

2. 因本药有中枢抑制作用，可引起瞌睡，服药者不宜驾车或操纵机器，以免发生意外。

3. 本药必须缓慢（至少要 2～4 天，甚至更长）停药，以免突停发生反跳性血压升高。

【不良反应】

洛非西定口服后主要的不良反应有瞌睡和口、咽及鼻腔干燥，困倦、乏力，此外还可能出现体位性低血压或短暂昏厥，这些反应在减少服药量后可自行消失。

【药物相互作用】

因为本药为 α_2 受体激动剂，所以不能与 α 受体阻滞剂同时使用，以免发生拮抗作用。

【孕妇及哺乳期妇女用药】

安全性尚未建立。

【儿童用药】

尚不明确。

【禁忌证】

凡血压低于 90/40mmHg 或心率低于 60 次/分时忌用，对本药过敏者忌用。

【制剂】

片剂：0.2mg。

第二节　阿片受体拮抗剂

一、纳　洛　酮

纳洛酮（NLX）化学结构与吗啡相似，主要区别为在叔氮位上以烯丙基取代甲基，6位羟基变为酮基。纳洛酮是常用的阿片受体拮抗剂，以盐酸盐（naloxone hydrochloride）使用。分子式为 $C_{19}H_{21}NO_4.HCl \cdot 2H_2O$，分子量为 399.9。白色结晶、吸湿性粉末。溶于水、乙醇、烯酸和强碱。存储于避光、密闭容器中。

【药动学】

纳洛酮拮抗作用的效价是烯丙吗啡的 30 倍，不但可拮抗纯阿片受体激动药，还可拮抗激动-拮抗剂，但对丁丙诺啡的拮抗作用较弱。口服给药可被胃肠道吸收，但有显著的首关效应，仅为注射强度的 1/50，一般注射给药，注射给药后的半衰期很短，静脉给药 2～3 分钟达峰，持续 45 分钟。肌内注射 10 分钟达到峰效，持续 2.5～3 小时。吸收半衰期为 11 分钟，清除半衰期为 30～78 分钟。

本药亲脂性很强，约为吗啡的 30 倍，易透过血-脑屏障，脑内浓度是血药浓度的 4.6 倍，血浆蛋白结合率为 46%。主要在肝内代谢，代谢物与葡萄糖醛酸结合后由尿中排出。

【药理作用】

纳洛酮（NLX）对内源性和外源性阿片样物质具有特异性拮抗作用，是阿片受体的特异拮抗剂，对四种阿片受体（μ、κ、δ、σ 受体）均有拮抗作用，对阿片 μ 受体的亲和力大于 δ 和 κ 受体，与阿片受体的亲和力比吗啡大。对正常人和动物产生很小的作用，对痛阈仅有很小的影响，在紧张（或应激）和炎症情况下会引起痛敏。其本身无明显药理效应及毒性，给人注射 12mg，不产生任何症状；注射 24mg，只产生轻微困倦。

静脉注射可快速翻转海洛因、吗啡及其他阿片类药物的作用，包括混合型激动-拮抗剂如丁丙诺啡、喷他佐辛和纳布啡等，但作用持续时间短，为 1～4 小时，与给药剂量和途径有关。对阿片类中毒者，小剂量（0.4～0.8mg）肌内或静脉注射，可迅速翻转吗啡的作用，1～3 分钟就可消除阿片类中毒引起的呼吸抑制、镇静、瞳孔缩小，以及严重中毒引起的血压降低、昏迷等作用。对海洛因成瘾者可迅速诱发戒断综合征。

纳洛酮还有抗休克作用，能阻断和逆转 β-内啡肽（β-EP）的毒性作用，对抗休克时内啡肽的大量释放，对动物酒精中毒有促醒作用。

【适应证】

纳洛酮是临床上应用最广的阿片受体拮抗剂，常用于如下情况：解救阿片类镇痛药急性中毒；拮抗全麻后麻醉性镇痛药的残余作用；拮抗新生儿在母体受到麻醉性镇痛药影响所致的呼吸抑制；利用其激发戒断症状的特性，对可疑的阿片类依赖者作出诊断；用于治疗急性酒精中毒。纳洛酮常与某些阿片类镇痛药组成复方制剂，可以降低阿片类药物的滥用潜力。此外，NLX还可用于治疗以下疾病：

1. 新生儿窒息综合征　新生儿窒息所致的缺氧缺血性脑病是造成新生儿死亡及小儿智力障碍的主要原因，研究发现新生儿窒息综合征患者脑脊液中β-EP含量明显升高，进而引起心肺功能障碍，而NLX能有效拮抗β-EP对中枢神经和呼吸的抑制，提高新生儿存活率，减少儿童智力障碍的发生。

2. 婴儿蒙被综合征　婴儿蒙被综合征是由于缺氧和脱水致循环衰竭引起的复杂的病理生理过程，易发生多器官功能衰竭。由于脑组织缺氧缺血，循环衰竭，导致β-EP浓度升高和氧自由基大量释放，抑制中枢神经系统，损伤脑细胞膜，导致细胞膜结构破坏，通透性增加。NLX能有效消除β-EP对呼吸、心血管神经的抑制，改善呼吸和微循环、减轻脑水肿、增加心输出量，从而降低病死率和后遗症的发生率。

3. 急性脑梗死　脑梗死发病时处于应激状态，下丘脑释放因子促进腺垂体释放β-EP，引起脑功能障碍，脑梗死后的神经损伤是造成神经功能缺损的主要原因之一。在脑缺血的病理过程中，内源性阿片肽起着重要作用，而NLX能有效拮抗β-EP的毒性效应，保护神经元，有利神经元功能的恢复。

4. 抗休克　NLX能降低各种原因所致休克的发生率和病死率。其机制是：在休克时，β-EP大量释放，扩张血管，进一步降低血压。NLX通过对β-EP的拮抗作用，重新建立前列腺素和儿茶酚胺的循环机制，逆转低血压休克。

【用法与用量】

纳洛酮通常采用静注、肌注、皮下注射3种给药途径，因该药在肝内首关效应大，为了起效快，抢救及时，通常静脉注射，2分钟内起效，肌内注射和皮下注射起效稍慢些。也有建议用舌下给药和鞘内给药。

如果已知或怀疑阿片类中毒，开始静脉注射盐酸纳洛酮0.4～2mg，需要时隔2～3分钟可重复给药。当总量达到10mg没有反应，可排除阿片类药物过量中毒。如果患者可能存在阿片身体依赖性，纳洛酮的用量就应降至0.1～0.2mg，以免催促戒断症状。

手术后用纳洛酮可以翻转手术中阿片类药物引起的中枢抑制，通常至少隔2分钟静脉注射0.1～0.2mg。每个患者情况不同，剂量滴定应保证有足够的镇痛，又有适宜的呼吸反应。要密切观察接受纳洛酮治疗的患者，有些镇痛药的作用持续时间超过纳洛酮的作用时间，需要重复静脉注射、肌内注射或皮下注射纳洛酮；或者换一种方法，为了维持对阿片受体的拮抗作用，建议静脉灌注盐酸纳洛酮。灌注速度要随患者的反应调整，建议注射或灌注的速度为每小时0.4～0.8mg。

孕妇在生产期间使用阿片类药物止痛引起婴儿抑制可以给孕妇静脉、肌内或皮下注射盐酸纳洛酮10μg/kg翻转，需要时隔2～3分钟重复，为了有较长时间的翻转作用，也可以给刚出生的婴儿一次肌内注射60μg/kg。

成人一般0.4～1.2mg，小儿0.01～0.03mg/kg，如无效，在2～3分钟内可再给1剂。临床治疗各种休克时先以0.8～2.0mg静注，而后以2.0～8.0mg加5%葡萄糖注射液250ml静滴，并根据病情调整滴速；治疗急性颅脑伤，每天0.4mg/kg，3天后减至每天0.2mg/kg，以后每天0.1mg/kg；脑梗死、脑出血首次剂量2mg静注，然后以2～4mg

加5%葡萄糖注射液250ml静滴，每天1次；急性药物、酒精中毒，0.4～2mg静滴，每1～2小时1次，直到清醒。上述剂量对急危重病的救治成功率，减少致残和病死率，均优于小剂量。NLX用于促瘾试验的用量与用法可参考本书第四章。

【注意事项】

1. 由于其作用时间短暂，单次剂量拮抗成功后，待作用消失有可能再度陷入呼吸抑制和昏睡。

2. 拮抗术后麻醉性镇痛药时，痛觉的突然恢复可使交感系统活性增强，发生血压升高、心率增快或心律失常、肺水肿，特别在心功能异常或容量已相对过量的患者中更易出现，需引起注意。

【不良反应】

纳洛酮是一种安全性高、副作用小的药物，长期给予不产生依赖性；有引起室性心动过速和心室纤颤的报道；有致抽搐、突然死亡的报道；大剂量给药可见恶心、呕吐、厌食、血压改变及呼吸加快等，提示临床应用纳洛酮并非绝对安全，应多注意观察，减少严重不良反应的发生。某些手术后患者用纳洛酮对抗阿片类镇痛药过量可能出现血压降低或升高、心律不齐和肺水肿等反应。

【孕妇及哺乳期妇女用药】

属妊娠C级药物，孕妇和哺乳期妇女慎用。

【制剂】

片剂：0.4mg。注射液：0.4mg/ml。

二、纳　曲　酮

纳曲酮（naltrexone）系羟氢吗啡酮的衍生物，化学结构与纳洛酮相似，只是N-上的烯丙基被环丙甲基取代。纳曲酮是作用类似纳洛酮的特异性阿片受体拮抗剂。通常用其盐酸盐（naltrexone hydro-chloride）。分子式为$C_{20}H_{23}NO_4$·HCL，分子量为377.9。1956年由美国杜邦公司合成，1984年上市。

【药动学】

口服给药，胃肠道良好吸收，有显著的首关效应。口服1小时后纳曲酮和主要代谢产物6-β-纳曲醇达到最大血药浓度，生物利用度为50%～60%。与血浆蛋白结合率为20%，人体总清除率为1.5L/min，分布容积是16.1L/kg。口服纳曲酮的清除半衰期为4～10小时，6-β-纳曲醇的清除半衰期大约为13小时，作用时间可达24小时。95%在肝脏代谢。$t_{1/2}$分别为3.9小时和12.9小时，长期用药者，$t_{1/2}$延长，可达16.8小时。纳曲酮及主要代谢产物6-β-纳曲醇经肾脏排出为主，纳曲酮的肾清除率为127ml/min，主要由肾小球排出，6-β-纳曲醇的肾清除率为253ml/min，由肾小球与肾小管共同排出，粪便排出很少，纳曲酮以原形在尿排出＜1%，6-β-纳曲醇以原形或结合物形式排出占38%，可能存在肠肝循环。

【药理作用】

纳曲酮本身无任何内在生物活性，在体内与阿片受体亲和力强，可完全阻断外源性阿片类物质与阿片受体结合，纳曲酮与阿片受体特别是与μ受体的亲和力为纳洛酮的3.6倍，与μ、δ、κ三种受体亲和力分别为1.08、6.6、8.5Nm，对μ受体的亲和力最大，约为后两者的6.8倍，50mg纳曲酮可阻断静脉注射25mg纯海洛因的药理作用，时间达24小时，且在72小时内都有一定的阻断作用，加大剂量可延长阻断时间。长期给予阿片类物质和纳曲酮，可阻断阿片类物质产生躯体依赖。

纳曲酮的作用强度为烯丙吗啡的17倍，纳洛酮的2倍，其长效作用与其结构上存在的N-环丙基的功能基团有关。其临床作用特点为：无耐受性与依赖性，长期使用不会依赖；作用可逆，有效期过后可逐渐恢复正常状态；不影响内啡肽的合成与代谢。

【适应证】

目前此药只有口服剂型，纳曲酮理论上适用于外源性阿片类物质依赖的催促脱毒治疗或麻醉戒毒，以及脱毒后的康复治疗和预防复吸。但到目前为止，催促脱毒治疗因可能引起严重的戒断综合征甚至意外，故需要相当严格的条件和经验，不可随意为之。纳曲酮抗复吸治疗是通过其对阿片受体的阻断作用，减弱或消除阿片类物质的正性强化作用，形成隔离层保护个体免受阿片类物质的作用来实现的。从各方面资料来看，纳曲酮抗复吸的近期疗效良好，可明显提高操守率，用一天纳曲酮可得到一天的保护，但停用纳曲酮后的远期效果如何，是否能明显降低复吸率，由于数据资料收集的困难及资料的准确性较差，尚无统计学依据。纳曲酮抗复吸治疗的时间一定要长，最少半年，长则2年，并需要同时配合其他辅助治疗措施，如行为矫正、心理治疗、家庭治疗等。

纳曲酮对于酒精依赖的防复吸治疗有辅助作用。短期的研究（12周）表明其可降低对酒的渴求和饮酒次数。长期使用的有效性是有限的。在纳洛酮治疗期间饮酒的患者报告纳曲酮可降低饮酒的愉快感觉，这可能是其阻断饮酒引起的内啡肽的分泌。

【用法与用量】

纳曲酮用做阿片类成瘾者脱毒后的防复吸治疗必须在患者脱毒后7～10天才能开始用药，而且在用药前必须做纳洛酮激发试验和尿吗啡检测，尿检阴性、纳洛酮激发试验阴性方可用药。纳洛酮激发试验开始用纳洛酮0.2mg静脉注射，观察30秒。如果没有出现戒断症状还需加大静脉注射剂量0.6mg，观察30分钟。如果结果仍然无法确定，可用1.6mg再次激发。有的激发试验用皮下注射0.8mg代替静脉注射。

开始的治疗用量是25mg，如果没有出现阿片戒断症状，治疗剂量可在一周内增至每天50mg。服用剂量稳定后也可每周1、3、5给药，剂量为100mg、100mg、150mg。维持时间以6个月到2年为宜。纳曲酮辅助治疗酒精依赖的推荐剂量为每天50mg。

【注意事项】

治疗开始半年之内，每月查肝功能1次，半年后视情而定；每月尿检1次；阿片类依赖现症患者禁用；接受阿片类镇痛药治疗者禁用；纳洛酮激发试验阳性者禁用；任何以前曾对纳曲酮过敏者以及急性肝炎、肝衰竭者禁用；吗啡尿检阳性者禁用；孕妇慎用。

在使用纳曲酮催促戒毒或麻醉戒毒时，要注意循序渐进，控制用量，防止诱发严重的戒断反应，使治疗难以坚持。麻醉戒毒时，患者意识完全被剥夺，除麻醉意外，需注意戒断反应导致的意外，应用范围应严格限制。麻醉戒毒法要求由具有临床麻醉经验和丰富戒毒经验的医师来实施。病例选择要求无明显心血管及呼吸系统合并症，既往戒毒时无异常呕吐和异常狂躁者。麻醉期间要有专人监护，按全身麻醉要求进行监测。纳洛酮和纳曲酮用量要由小剂量开始，以不诱发严重戒断反应、脱毒者较为安静为原则。对无意识者要防止躁动、跌伤、挣扎及皮肤擦伤。注意监测血压、呼吸，密切观察有无恶心、呕吐及胃内容物反流，防止误吸致吸入性肺炎、肺水肿，甚至窒息的发生。胃内容物反流误吸在咳嗽反射抑制时较难观察，一定要认真仔细。应备好各种急救药品和器材，应具备气管内插管和心脑复苏及人工控制呼吸的设备和能力，对条件差、技术不到位、不具备心肺复苏能力的单位，禁止进行催促戒毒和麻醉戒毒。

【不良反应】

接受纳曲酮治疗的阿片类成瘾患者可出现睡眠困难、体力下降、焦虑、烦躁、腹部疼痛、恶心、呕吐、食欲降低、关节痛、肌肉痛和头痛等不良反应。其他不良反应包括头晕、便秘、腹泻、口干、射精延迟、皮疹。偶有血小板减少。高剂量可引起肝细胞损伤、转氨酶升高。其中有些不良反应是与阿片戒断有关。

【药物相互作用】

1. 除麻醉性镇痛药与含阿片类药物外，纳曲酮与任何药物合用，都不会影响所用药物的作用。

2. 在使用含阿片成分的药物治疗感冒、咳嗽、腹泻时，可使药效减弱。

3. 在外科手术或需用麻醉性镇痛药镇痛时，应暂停使用纳曲酮。

【制剂】

片剂：5mg，50mg。糖浆剂：10mg/10ml。

三、纳 美 芬

纳美芬（naimefene）是纳曲酮的衍生物，临床使用的是其盐酸盐（nalmefene hydrochloride），分子式为 $C_{21}H_{25}NO_3 \cdot HCL$，分子量为 375.9。系白色结晶粉末，溶于水，微溶于氯仿。

【体内过程】

口服后能够吸收，但生物利用度低，有显著的首关效应，故不用于口服。在肝代谢，主要代谢物为无生物活性的葡萄糖醛酸结合物，由尿排泄，也通过粪便排泄，存在肝肠循环，血浆消除半衰期大约 10 小时。

【药理作用】

纳美芬是特异性阿片受体拮抗剂，药理作用类似纳洛酮，但作用持续时间比纳洛酮长。静脉注射起效快，皮下注射和肌内注射也有效，但起效较慢。

【临床应用】

主要用于翻转由于使用阿片类药物引起的中枢抑制和控制已知或疑为阿片类药物过量中毒，也用于代替纳曲酮辅助治疗酒精依赖。

在翻转由于使用阿片类药物引起的中枢抑制时应采用静脉注射，用 0.1mg/ml 的浓度，开始剂量为 0.25μg/kg，隔 2～5 分钟再给 0.25μg/kg，直到中枢抑制解除，但累积用量超 1μg/kg 未显示更大的好处。在有心血管危险的患者，应采用 50μg/kg 的药物浓度，推荐剂量为0.1μg/kg。

在抢救阿片类物质过量中毒时，药物浓度用1mg/ml，静脉注射的开始剂量为0.5mg/70kg。如果需要，2～3分钟后可第二次给药，剂量为1mg/70kg，若总量1.5mg/70kg无效，再增加剂量也没有益处。对疑有阿片身体依赖性的患者，开始用量应为0.1mg/70kg，2分钟内没有出现戒断症状，就可以用通常的剂量给药。

【不良反应】

治疗剂量的纳美芬可引起恶心、呕吐、心率加快、血压升高和头晕等不良反应。高剂量或在有阿片身体依赖性的患者可出现腹部痛性痉挛、寒战、烦躁、肌肉痛和关节痛等症状。

【制剂】

注射液：0.1mg/1ml，2mg/2ml。

第三节　中医药戒毒

一、中医戒毒史

中国最早研究戒毒方药的是林则徐，他首创了戒毒药忌酸丸和补正丸。两方的药物组成几乎相同，只是忌酸丸比补正丸多了一味药——洋烟，即鸦片。使用方法是逐渐减少忌酸丸的量，加大补正丸的量，直至完全服用补正丸，这就是阿片递减戒烟的雏形。林则徐开创了递减戒烟的先河，与现代医学的阿片受体激动药替代递减疗法基本吻合。1877年刊行的《戒烟前后两方总论》就专门对林氏戒烟法进行了介绍、阐释和发展。后世出现的“林文忠公戒烟方”、“林十八”、“林氏戒烟药丸”等戒烟方都源于忌酸丸和补正丸，足见林则徐的戒烟方在我国戒烟史上的地位。

1892年程履丰在《戒烟全法》中以林氏理论为基础，经过进一步发展和完善，形成了“五脏六腑受瘾”的烟毒成瘾病机学说，他指出人受毒瘾，可能是单一脏腑，也可能是数脏兼瘾。程氏从临床实际出发，重视患者的个体差异，把辨证论治的原则具体应用到戒毒治疗之中，丰富了戒毒理论，也为后人留下了一批优秀的戒毒药方。

继程氏之后，王燕昌对阿片成瘾的病因病机、诊断、治疗有了较全面的论述，在《王氏医存》中，他表述了以下戒毒思想：①在病因学上，提出烟毒为燥邪、火邪；②在病机上，他提出膜原受体学说、气血津液受损学说、痰积寒湿内伤学说；③在治疗原则上，他提出治瘾直达膜原，治瘾先防瘾脱，治瘾先治本病，治瘾问诊为先；④在治法上，他提出了渗湿、化痰、润燥、消积、固肺、健脾六法。王氏理论推动了中医戒毒向更新方向的发展，尤其是“治瘾防脱”的观点，体现了中医“未病先防”的治则，可最大限度地减轻戒毒者的戒断痛苦，从而保证了戒毒的顺利进行。

二、戒毒中成药研究现状

中医认为，阿片类依赖者在毒品的长期作用下，人体元阳之气受损，日久产生虚寒之症，一旦撤除，则出现阳气暴脱，寒邪直中三阴，症见身寒战栗、腹中冷痛；厌食、吐泻或大便虚闭、冷汗、流泪、流涕、哈欠；寒邪阻滞经络而全身骨骼、肌肉酸痛；心悸怔忡、心肝之血不足而焦虑不安、舌淡苔白、脉沉细，或因热毒致心火亢盛而引起烦躁、狂躁、胡语、失眠、舌红脉细数等复杂多变症候群。

关于复吸，中医认为，吸毒成瘾与复吸的机制固然不明，而“证”是可见的，可以根据中医理论来设计复方和辨证施治，《医药顾问大全·戒烟总诀》和《戒烟快乐奇书》中对此都有论述，《戒烟快乐奇书》中还专设“戒烟后调理方”治疗稽延性戒断症状。总之，中药复方的多靶点作用有助于这一特殊而复杂问题的解决。

我国应用中药对阿片类依赖进行脱毒治疗已经有100多年历史，近代医书中有大量记载，其基本治疗原则为替代递减、解毒排毒、扶正去邪或对症治疗。当前我国开发的戒毒中成药，均未含有阿片类物质，不具有成瘾性。据我国新药上市的有关规定，新型戒毒药的研究、开发、生产必须得到国家药品管理部门的批准。

我国中医药戒毒的现状可以归纳为以下四个方面：

（一）戒毒中成药的品种

经国家药品管理部门批准生产上市的（包括持有新药证书并持有生产或试生产文号）品种有福康片、香藤胶囊、灵益胶囊、益安回生口服液、济泰片、扶正康冲剂、安君宁、正通宁冲剂、玄夏脱毒胶囊、十复生胶囊、参附脱毒胶囊等。由于使用的人群不广，以上戒毒中成药有的已经基本停止生产。

（二）戒毒中成药的疗效

目前已经上市的多种戒毒中成药的临床脱毒疗效各有千秋。由于各配方成分各异，在控制戒断症状方面各有特色，有的控制流涕、流泪、多汗等症状好一些，有的控制疼痛好一些，有的对恶心、呕吐等胃肠道症状好一些。就其综合疗效而言，都属于中等强度药效，即弱于麻醉性戒毒药，与非麻醉性戒毒药可乐定、洛非西丁相仿或在某些方面略优之，对轻、中度阿片类依赖者的治疗较为适宜。单独使用时，在治疗的第1～4日某些戒断症状仍有一定程度的表现，但多能忍受，有时需要辅助使用镇静药、止痛药。对于重度阿片类成瘾者（吸毒时间过长、使用量较大或长期采用静脉注射、反复戒毒者）单独使用中药，很难控制症状，需加用麻醉性戒毒药。中成药戒毒起效较慢，作用时间较长，与麻醉性戒毒药用于梯度治疗时需要有1～2天的合用期。

（三）戒毒中成药的不良反应

戒毒中成药大多作用温和，有的处方内含有洋金花，但在国家允许标准范围内，只要按使用说明服用或在医师指导下服用都较为安全。少数人可能有胃不适、恶心、呕吐、腹泻、口干、视物模糊、步态不稳、嗜睡、头晕等，多不需特殊治疗，减量或停药后即可消失。大多对呼吸、血压、心率无明显影响，对肝、肾功能亦无影响。就其不良反应而言，绝大多数产品安全性优于可乐定、洛非西丁。但因这类中成药大都含有洋金花，洋金花的主要成分为莨菪碱，有心脏病、严重消化系统疾病、青光眼、前列腺肥大的戒毒者禁用。

由于海洛因依赖者多有消化系统疾病，故在临床使用时应注意问清病史、详细体检。

（四）戒毒中成药的价格

目前已经上市销售的戒毒中成药，除福康片外，其药物组方中多无太昂贵或太名贵药材，但零售价格普遍偏高，福康片内名贵药材多一些，价格更高。虽然研制单位在开发新药过程中大量资金投入，厂家或商家希望及早收回前期投入，可以理解，但若零售价过高，无价格优势，面对越来越穷困潦倒的海洛因依赖者，难以广泛应用。据了解，国家有关部门已准备开始着手解决戒毒中成药价格虚高的问题。

三、戒毒中成药的制剂与用法

随着戒毒治疗的需求不断扩大，我国中药戒毒研究也越来越深入。其研究成果不仅体现在中药戒毒理论的创新上，而且在剂型上也有了新的突破，除传统的汤剂外，还成功研制了口服液、片剂、颗粒剂、胶囊等一批新剂型。

（一）益安回生口服液

由红参、当归、酸枣仁等十余味中药组成。具有温补脾肾、益气养血、宁心安神、脱毒、改善体虚症状、增强免疫力等功效。其作用特点：起效快，10～20 分钟见效；疗程短，10 天内完成脱毒治疗；不良反应轻，安全方便；无依赖性。可用于缓解阿片类药物成瘾者的戒断症状，对稽延性戒断症状疗效显著。用于门诊戒毒，能减少吸毒量，降低因毒品引起的欣快感，毒副反应小，使用安全、方便。

【适应证】

阿片类药物依赖的脱毒治疗；稽延性戒断症状如睡眠障碍、疼痛症状群、卡他症状群（如出汗、流涕、发冷等）、焦虑、情绪低落、烦躁不安的对症治疗。

【用法与用量】

第 1～3 天，每次 2～3 支，每天 3 次。从第 4 天起，逐日减量。如戒断症状控制不好，可临时追加 1～2 支。

临床推荐用法：

1. 单独用药（表 9-3）

表 9-3 对海洛因依赖的脱毒治疗

海洛因用量	依赖程度	用法	每疗程总量
<0.5g	轻度	第 1～3 天，3 次/日，每次 2 支 第 4～5 天，3 次/日，每次 1 支 第 6～7 天，2 次/日，每次 1 支	30 支
0.5～1.0g	中度	第 1～3 天，4 次/日，每次 3 支 第 4 天，3 次/日，每次 2 支 第 5～7 天，2 次/日，每次 1 支	40 支
>1.0g	重度	第 1～3 天，4 次/日，每次 4 支 第 4 天，3 次/日，每次 2 支 第 5～7 天，2 次/日，每次 1 支	60 支

2. 联合用药　针对重度（吸食海洛因>2.0g/d）患者，益安回生口服液可与美沙酮联合用药进行脱毒治疗（表9-4）。

表9-4　与美沙酮联合用药进行脱毒治疗

天　　数	美沙酮用量	益安回生口服液用法
第1天	常用量（20mg/d）	3次/日，1支/次
第2天	减量	3次/日，2支/次
第3天	少量或停用	3次/日，2支/次
第4天	停用	3次/日，2支/次
第5天		3次/日，1支/次

【注意事项】

1. 顽固性失眠者，可辅以镇静催眠药。

2. 出现短暂头晕或视物模糊，可减少用量并卧床休息。

3. 按时足量服药，禁止使用毒品。

【不良反应】

大剂量时可出现口干、视物模糊，个别患者可出现恶心、呕吐、耳鸣、周身发热等症状，以上症状在减量或停药后即可消除。

【禁忌证】

肝肾功能不全者慎用，严重心脏病及孕妇禁用。

【制剂】

口服液，每支10ml，每盒6支。

（二）福康片

福康片为乌头、洋金花等纯天然药材经适当加工提炼制成的片剂，不含任何依赖性物质，是中药与藏药之复方戒毒药。具有温阳益气、解毒镇痛、扶正祛邪、舒筋活血、安神除烦的功效。

【药理作用】

1. 具有明显的镇痛和镇静作用，能缓解和清除阿片类物质及可卡因、大麻等毒品成瘾者的戒断症状。治疗试验和预防治疗试验均证明本药能显著抑制或减轻吗啡依赖猴的戒断症状，且在纳洛酮催促和自然戒断实验中均未出现吗啡样戒断反应，说明福康片不含阿片类成分，不具有吗啡样作用，本身无依赖性。福康片能使自然戒断或催促戒断的吗啡依赖动物体重减轻迅速得到恢复。

2. 改善免疫功能，促进或提高体液免疫和细胞免疫功能。阿片成瘾者免疫功能下降、体质差，是影响康复的重要因素，福康片能改善患者的免疫功能，对促进患者的康复很有意义。

【用于戒毒的优点】

1. 用药时间短，疗效快，3～6天可缓解戒断症状。

2. 适应范围广，可用于海洛因等阿片类，也可用于可卡因和大麻等成瘾者的戒毒治疗。

3. 无依赖性。

4. 使用安全不良反应轻，患者在痛苦小、意识清醒情况下脱毒。

5. 使用方便，可在家中按使用说明及遵医嘱自行脱毒。

【适应证】

适用于阿片类依赖的脱毒治疗，也可用于氯胺酮、大麻依赖的脱毒治疗。

【用法与用量】

第1～4天，给予充分剂量，药量依戒断症状控制情况及患者耐受程度进行增减，每天剂量以12片为宜，分3次或4次服用，第4～10天逐渐减量，第11天停药。

【不良反应】

本药毒性小，在规定的剂量范围内使用安全，各项生理生化指标均不受影响。剂量较高时易产生口干、眼花、瞳孔散大、头晕、周身无力、心慌、恶心或意识轻度模糊、多汗和呕吐等症状。意识障碍发生率17.76％，表现为摸索症状、时间和地点定向障碍及短暂的幻觉，这些症状多数经停药或减药后4～6天即自行消失。少数患者出现心电图异常，发生率为2.25％。

【禁忌证】

孕妇、青光眼患者忌用，心电图和肝功能应作为治疗期间常规检查项目，心血管疾病或肝病患者慎用，发生意识障碍或有谵妄倾向者应减药或停药。

（三）济泰片

主要成分有延胡索、丹参、当归、川芎及洋金花等十几种中药，不含阿片类物质。动物实验表明其对吗啡依赖动物戒断症状的脱毒治疗效果肯定，作用与可乐定相当，且无明显副作用。

【药理作用】

Ⅰ期临床耐受性试验显示济泰片具有较大的安全性，常规给药可良好耐受。具有解毒、安神除烦、活血行气、散寒止痛、温肾健脾之功效，临床使用能有效地抑制戒断症状和调节人体整体功能、平衡阴阳，对控制流泪、流涕、出汗、寒战、胸闷心慌、头昏头痛、焦虑紧张、乏力等戒断症状有较好的效果。

【适应证】

适用于吸食或注射海洛因、鸦片、吗啡、哌替啶、二氢埃托啡、美沙酮等阿片类毒品依赖者的临床脱毒治疗，且对后期的稽延性戒断症状也有较好的疗效。

【用法与用量】

按常规用药剂量，一个脱毒疗程需用济泰片90片左右（每次3～4片，每天3次），济泰片的用法用量为第1～4日，每天用12～15片，分3次口服；第5～10日剂量递减，每天约减2～4片。不良反应较明显者适当减量。

【不良反应】

常见的不良反应有：头晕、头痛、视物模糊、谵妄、步态不稳、口干、恶心、呕吐、食欲缺乏、腹泻、幻视等，一般表现轻微，停药后或减量后即可缓解。其中眼花、口干发生率较高。济泰片对血压、心率无明显影响，对肝、肾功能无影响。

【制剂】

片剂：0.4g。

四、中药复方

160多年前的那场鸦片战争给中国人民留下了永世不忘的耻辱，也正是由于那场灾难让中国民间的老一辈中草药医家摸索出了一系列有效的阿片依赖戒毒复方与单方。

其单方主要有可抗吗啡戒断症状的天仙子、洋金花、颠茄草、热参、山莨菪、人参、绞股蓝、野罂粟；可替代吗啡镇痛作用的延胡索、金不换、地不容、白芍、茵芋、夏天无、肉桂、白屈菜、青风藤、防风；可用于解毒的甘草、黄芩；可用于镇静安神的酸枣仁、延胡索；可用于兴奋呼吸中枢的山梗菜、天仙子、洋金花、颠茄；以及有升血压作用于的人参、白屈菜等。

中药复方用于阿片类药物依赖的脱毒治疗，临床上均以扶正祛邪为原则，采用补气益血、养心安神、理气止痛、清热解毒、熄风止痰、滋补肝肾等治法，或攻或补，或攻补兼施，除了本节前面介绍的国药准字戒毒中药复方，我国民间还有许多戒烟复方流传，现一并介绍如下，供参考。

（一）林则徐戒烟方

【组方】

明党参、云茯苓、炙黄芪、党参、炙玉竹、炮姜炭、罂粟花、炒杜仲、橘红、枸杞各4钱，旋覆花（绢包）、炙甘草、法半夏、益智仁各2钱4分、枣仁2钱、红枣4钱、赤砂糖2两。

【制法】

清水煎取浓汁，去渣收成膏。

【用法】

烟瘾前服，服7日，减一成，以减尽为度。肚腹下坠者加沉香2钱。体丰阳虚者，服此方极佳。形瘦阴虚者，以参咽百补膏为宜。

（二）民间验方一

【组方】

罂粟壳18两（蜜炙透）、台党参10两，川杜仲6两，盐砂仁2两（砂末），炮姜5两，陈皮2两，云茯4两，焦楂肉6两。

【制法】

用水一大锅，煮半日许，将渣沥净，再用微火煮成膏，将砂仁末搅入，瓷罐收贮。

【用法】

瘾发时随瘾之大小，白开水化服。瘾来时腹痛，加肉桂、炙甘草各1两；咳嗽，加苦杏仁1两（研成泥）、麦冬1两、蜂蜜4两、陈皮2两；浑身无力，党参加倍用；泻者，茯苓、炮姜加倍用；腰痛者，加杜仲3两；不欲食者，加砂仁1两；气下坠者，党参加倍用；大便滞者，加蜂蜜3两；肝气发者，加当归4两、姜香附2两。

（三）民间验方二

【组方】

淮山药、茯苓、法半夏、杜仲、鹤虱、旋覆花（绢包）、款冬花各3钱。

【制法】

河水熬成1碗，去渣。

【用法】

分十余次兑酒服，早瘾早服，晚瘾晚服。

（四）民间验方三

【组方】

罂粟壳 8 钱、陈皮 8 分、楂炭 1 钱、焦白术 5 分、炮姜 8 分、杜仲 1 钱、甘草 3 钱、炙黄芪 3 钱、香附 7 分、真台党参 1 两。

【制法】

用水熬成 1 碗，去渣。

【用法】

每天 1 服，服至月余。

（五）民间验方四

【组方】

顶上党参 2 两、金银花 5 钱、旋覆花（绢包）5 钱、大生地 5 钱、麦冬 1 钱、天冬 1 钱、炒白芍 1 钱、真云苓 1 钱、木瓜 1 钱、吴茱萸、柴胡、沙苑、杜仲各 4 钱、烟灰 2 钱。

【制法】

与熬烟膏一样，以后每一料减烟灰五分，至第五料，则不用烟灰。

【用法】

每天 1 服，瘾轻者三料除根，瘾重者四五料即断。

（六）民间验方五

【组方】

半边莲 20g、半枝莲 20g、地榆 20g，细末蜜炼，分早晚服，每次 4g，坚持服药 10 天。

（七）民间验方六

【组方】

鱼腥草 30g、地龙 10g、甘草 10g、远志 10g、霍香 10g、薄荷 10g，用 50 度白酒 1000ml 浸泡 7 天，每次服用 20ml，每天 6 次，服用 1 周。

（八）民间验方七

【组方】

罂粟壳 50g、白术 14g、杜仲 10g、陈皮 9g、泡姜 9g、焦山楂 15g、香附 12g、水 2 碗，煎成 1 碗，瘾来时先服 1 剂，临睡时再服 1 剂，如此 5 日，服药 10 剂，断后再服 5 剂。

（九）民间验方八

【组方】

菊花 8g、黄连须 5g、陈皮 4g、枣仁 30g、海浮石 12g、菖蒲 10g、柴胡 10g、淮山 10g、双勾 10g、丹参 10g、茯苓 10g、黄芩 10g、知母 10g、麦冬 10g、神曲 8g、甘草 10g，煎水服，连服 10 天可脱毒瘾。

（十）民间验方九

【组方】

石辰砂（冲服）、菊花 10g、神曲 8g、淮山 10g、甘草 10g、丹参 10g、麦冬 10g、枣仁 20g、菖蒲 620g、茯苓 10g、柴胡 10g、半夏 10g，煎水服 1 个月。

第四节　辅助治疗药物

一、曲　马　多

盐酸曲马多为非吗啡类强效镇痛药，主要作用于中枢神经系统与疼痛相关的特异受体，无致平滑肌痉挛和明显呼吸抑制作用，镇痛作用可维持 4～6 小时，具有轻度的耐药性和依赖性。化学名：（±）-反-1-（间-甲氧基苯基）-2-（（二甲基氨）-甲基）-环己醇盐酸盐。分子式为 $C_{16}H_{25}NO_2 \cdot HCL$，分子量为 299.84。曲马多作为一种非典型的阿片类镇痛药，不仅对中度至重度的各种急、慢性疼痛有效，而且副作用小、不良反应少，在临床 20 多年的使用中，其安全性和有效性得到广泛认可，但在前些年曾发生曲马多被滥用成瘾现象，多发生于海洛因成瘾者，在曲马多被列为第二类精神药品后以上现象得到有效控制。我国于 1992 年开始批准生产使用曲马多，临床应用表明曲马多的镇痛作用优于多数非阿片类镇痛药，是卫生部《癌症病人三阶梯止痛疗法的指导原则》中唯一用于治疗中度以上疼痛的非麻醉性镇痛药。

【药代动力学】

口服或注射给药均可吸收，口服生物利用度为 68%，多次服用后增加到 90%～100%，肌内注射吸收良好，生物利用度为 100%，直肠给药生物利用度为 78%。约药后 20 分钟内起效，口服者 1.5 小时达血药峰浓度，肌注者 45 分钟后达血药峰值，口服与注射给药，表观分布容积达 306L 和 203L，血浆蛋白结合率为 20%，维持时间约 4～8 小时，平均镇痛时间为 6.2 小时，ED_{50} 为吗啡的 9 倍。主要分布于血流丰富的组织和器官，肺、脾、肝和肾含量最高。主要在肝脏被转化为 N-和 O-去甲基化合物，约 90%通过肾脏排泄，10%通过粪便排出。在已知的 11 种代谢产物中，仅 O-去甲基曲马多（M1）有药理活性，具有比曲马多本身更高的 μ 阿片受体激动作用（约 200 倍），在大鼠甩尾实验中 M1 的镇痛作用是曲马多本身的 2～4 倍。

【药理作用】

本药为非阿片类中枢性镇痛药，虽也可与阿片受体结合，但其亲和力很弱，对 μ 受体的亲和力相当于吗啡的 1/6000，对 κ 和 δ 受体的亲和力仅为 μ 受体的 1/25。曲马多系消旋体，其（+）对映体作用于阿片受体，而（-）对映体则抑制神经元突触对 NE 的再摄取，并增加神经元外 5-HT 浓度，从而影响痛觉传递而产生镇痛作用，其作用强度为吗啡的 1/10～1/8。有镇咳作用，强度为可待因 50%，不影响组胺释放，无致平滑肌痉挛作用。在推荐剂量下，不会产生呼吸抑制作用，对血流动力学无显著影响，其耐药性和依赖性较低，动物试验未发现致畸作用。

在实验中，曲马多的抗伤害作用与可待因相似，大约是吗啡的 1/10。体外研究结果显示，曲马多对 μ 受体有中等强度的亲和力，而对 κ 和 σ 受体的亲和力则更弱。曲马多对 μ 受体的亲和力是可待因的 1/10，曲马多还可以促进 5-HT 释放，同时抑制 NE 和 5-HT

的再摄取，而5-HT和NE与痛觉的抑制性下行传导通路有关。曲马多对5-HT和NE的作用具有特异性，但与丙米嗪相比，这种作用大约低两个数量级。

曲马多药理作用的主要特点在于它的“双重机制”，即曲马多不仅通过与阿片受体结合，激活阿片受体从而产生镇痛作用，同时，曲马多还对NE和5-HT两条下行痛觉抑制传导通路有影响。动物和临床实验结果均显示曲马多的抗伤害作用可以被阿片受体拮抗剂纳洛酮部分翻转。这不仅表明曲马多对阿片受体的作用，也证明曲马多除通过阿片受体发挥镇痛作用外，其镇痛作用的产生还有赖于“非阿片”系统的参与。

α_2受体拮抗剂育亨宾和5-HT受体拮抗剂利坦色林对吗啡的镇痛作用没有影响，但却可以显著降低曲马多的镇痛作用，这一实验结果清楚地显示了NE和5-HT系统在曲马多镇痛中的作用。但曲马多对阿片和单胺两个系统的单独作用都不很强，曲马多对单胺系统的作用比丙米嗪要低大约两个数量级。因此两个系统作用的简单相加是不足以产生曲马多在临床和动物实验中所表现出的良好镇痛效果的，但遗憾的是，目前尚缺乏有关曲马多药理作用中系统间相互关系的研究。

曲马多的“双重作用机制”与其旋光异构体的存在有关，在抗伤害过程中，曲马多的两种旋光异构体可产生协同作用，其消旋化合物的镇痛效率要高于任何一种旋光异构体，而旋光异构体在副作用上却并不出现协同作用。

曲马多与典型的阿片类镇痛药还存在其他不同之处，研究表明，曲马多低剂量（1mg/kg）即可提高白细胞介素-2（IL-2）的表达，在发挥抗伤害作用剂量下（2mg/kg）可提高NK细胞的活性，10mg/kg的曲马多可以明显刺激脾细胞的增殖，因而曲马多对于伴有免疫功能低下的疼痛患者是一种较为理想的选择。

近来，另有实验表明曲马多对DA系统也有一定的作用，曲马多可以通过其对阿片受体的作用间接提高中枢神经系统DA的浓度，整体动物微透析实验也进一步证实，曲马多可使伏隔核DA释放增加。

【适应证】

大量的临床资料证实曲马多镇痛谱广，对急、慢性疼痛及其他各类疼痛均有较好的疗效，不同类型疼痛的缓解率为73％～93.5％，较多应用于轻、中度癌症疼痛、骨折或各种术后疼痛、牙痛。亦可用于心绞痛、关节痛、神经痛及分娩止痛，在缓解分娩疼痛中，曲马多是较为理想的选择。曲马多还可用于治疗创伤和急症引起的重度腹痛，疗效肯定。

【用量与用法】

口服、肌注及肛门给药均有效，本药用量视疼痛程度而定。一般成人及14岁以上中度疼痛的患者，单次剂量为50～100mg。体重不低于25kg的1岁以上儿童的服用剂量为每公斤体重1～2mg。每天最高剂量通常不超过400mg，但治疗癌痛时也可考虑使用相对的大剂量。肝、肾功能不全者应酌情使用，老年患者剂量酌减，两次服药的间隔不得少于8小时。

【药物过量及抢救】

过量的典型症状：意识障碍或昏迷、全身性癫痫发作、低血压、心动过速、瞳孔扩大或缩小、呼吸抑制甚至呼吸骤停。上述症状可以通过使用阿片受体拮抗剂（如纳洛酮）对抗，因其作用时间较盐酸曲马多短，应注意小量多次给药。另外，可酌情采取气管插管、人工呼吸等。发生抽搐时，可考虑给苯二氮䓬类药。

【耐受性、依赖性和滥用潜力】

目前全世界大约有5000万疼痛患者使用过曲马多。根据临床前药理学实验和临床经验，与吗啡相比曲马多较少引起耐受和身体依赖症状，与药物滥用倾向相关的欣快现象的发生率为0.08%，近年来在戒毒临床中也发现了不少曲马多成瘾者，多为治疗海洛因成瘾时用药不当所致。也有部分是单纯的曲马多成瘾者，多见于青少年。在曲马多被列为第二类精神药品管理以后，曲马多滥用现象明显好转。

【注意事项】

1. 长期使用本药，应注意耐药性或身体依赖性的形成，疗程不应超过治疗需要，不适合用作替代治疗药物。

2. 常用剂量可能影响患者的驾驶或机械操作的反应能力。

3. 用量超过规定剂量或与中枢神经抑制剂合用，可能会出现呼吸抑制。

4. 肝肾功能不全、心脏病患者慎用。肝肾功能受损的患者必须用药时，因其半衰期延长，用药间隔要适当延长。

【不良反应】

用药后可能出现恶心、呕吐、出汗、口干、眩晕、嗜睡等症状，偶见昏迷。少数病例可有心血管系统症状，如心悸、心动过速、体位性低血压和循环性虚脱，直立、疲劳等情况下较易出现。其他少见的副作用有头痛、便秘、胃肠功能紊乱、皮肤瘙痒、皮疹、运动无力、食欲减退、排尿紊乱、过敏性休克。也有抽搐的个案报道，一般出现于注射高剂量的盐酸曲马多或合用神经阻滞剂时。精神方面副作用因人而异，发生率极少，包括情绪的改变（多数是情绪高昂，但有时也表现为心境恶劣）、活动的改变（多数是活动减少，有时是增加，与剂量有关）、认知和感觉能力的改变（判断和理解障碍）。在医师推荐剂量下，通常不会发生呼吸抑制和昏迷。

【药物相互作用】

1. 与中枢神经抑制剂或酒精合用可强化本药的镇静作用，特别是呼吸抑制作用。

2. 接受单胺氧化酶抑制剂（MAOI）治疗者，再用本药可能会出现对中枢神经、循环、呼吸系统的严重影响。

3. 与神经阻滞剂合用，个别病例有抽搐的报道。

4. 西咪替丁对本药的影响非常小。

【孕妇及哺乳期妇女用药】

孕期必须限制盐酸曲马多的用量（只能单次给药），怀孕期间长期应用，可导致胎儿对药物依赖，新生儿出生后会出现戒断症状。如果产妇在婴儿出生前或出生时应用本药，不会影响子宫的收缩功能，但可能会导致新生儿呼吸频率的变化，目前认为不具有临床相关性。如在哺乳期使用，乳汁中盐酸曲马多的量为母体血液含量的0.1%，单次给药不需终止哺乳。产妇分娩镇痛、哺乳期间剂量宜酌减。

【禁忌证】

1. 禁用于对本药高度敏感者以及酒精、安眠药、镇痛剂或其他精神药物急性中毒的患者。

2. 慎用于阿片类药物成瘾者、病因不明的意识障碍、呼吸中枢和呼吸功能紊乱、颅压增高而无人工呼吸设备的情况及1岁以下婴幼儿。

【制剂】

片剂：50mg，100mg，150mg。针剂：50mg/2ml。滴剂：1ml（40滴）：100mg。

二、布洛芬

布洛芬为白色结晶粉末，稍有特异臭，几乎无味，在水中几乎不溶，易溶于氢氧化钠或碳酸氢钠溶液。

【体内过程】

本药口服吸收快且完全，服药后1～2小时血药浓度达峰值，也可直肠给药，吸收速度慢于口服。血浆蛋白结合率为99%，$t_{1/2}$约为2小时。该药可缓慢透过关节滑膜腔，血药浓度降低后关节腔内仍能保持较高浓度，且可维持12小时，并易透过胎盘和进入乳汁中。主要经肝代谢为无活性物质，60%～90%由肾排出，其中约1%为原形。

【药理作用】

本药可抑制前列腺素（PG）合成，具有氧离子和超氧化物自由基清除作用。抑制血小板黏着和聚集反应，延长出血时间。抗炎作用与阿司匹林、保泰松、吲哚美辛相似。对轻、中度术后疼痛、痛经等疗效优于阿司匹林。不良反应发生率和对胃肠道刺激性比阿司匹林小且易耐受，是传统非甾体抗炎药中耐受性较好的一种，可作为抗炎抗风湿、解热镇痛的一线用药。

【临床应用】

类风湿关节炎、骨关节炎、痛风性关节炎、强直性脊柱炎等各种慢性关节炎急性发作或持续性关节肿痛；非关节性的各种软组织风湿性疼痛；术后、创伤后、劳损后疼痛，原发性痛经，牙痛，头痛等轻、中度疼痛；解热作用。在戒毒领域，本药可用于阿片类依赖稽延性戒断症状中的各部位疼痛，对氯胺酮成瘾及其他毒品成瘾戒断后的疼痛也有缓解作用。

【注意事项】

对阿司匹林或其他非甾体抗炎药过敏者，对本药可有交叉过敏反应，故禁用。活动期消化道溃疡或消化道溃疡合并出血或穿孔者、哮喘、鼻息肉综合征患者禁用。孕妇及哺乳期妇女禁用。下列情况应慎用：①心功能不全、高血压患者，用药后可出现水潴留、水肿；②血友病或其他出血性疾病（包括凝血及血小板功能异常）患者，用药后出血时间延长，出血倾向加重；③肾功能不全者，用药后肾脏不良反应增多，甚至导致肾衰竭。长期用药应定期检查血常规、肝功能、肾功能。

【不良反应】

发生率较低。剂量较大或长期用药者有时会出现消化不良、胃烧灼感、胃痛、恶心、呕吐等，偶有头痛、嗜睡、晕眩、耳鸣，偶见皮疹、支气管痉挛、肝转氨酶升高、白细胞或粒细胞减少、心慌、视力模糊、精神恍惚等。

【药物相互作用】

与阿司匹林或其他水杨酸制剂合用并不增加药效，反而会增加胃肠道不良反应。长期与对乙酰氨基酚合用可增加肾毒性。与肝素、双香豆素等抗凝药合用可致凝血时间延长，增加出血风险。与呋塞米合用可减弱其排钠和降压作用。维拉帕米、硝苯地平可升高本药血药浓度。本药可增强口服降糖药作用。与抗高血压药合用可影响后者的降压效果。本药可降低甲氨蝶呤排泄，增高其血药浓度甚至可达中毒水平。

【制剂与用法】

片剂：0.1g，0.2g。缓释胶囊剂（芬必得）：0.3g。擦剂：2.5g/50ml。

抗风湿：每次0.4～0.8g，每天3～4次；类风湿关节炎：每次0.6～0.8g，每天3～4次；止痛：每次0.2～0.4g，每4～6小时1次。

三、氯硝西泮

氯硝西泮又名氯硝安定，系苯二氮䓬类抗焦虑药，1969年开始用于治疗癫痫，具有抗焦虑、镇静、催眠、抗抽搐及中枢性肌肉松弛作用。其抗抽搐性作用是地西泮的5倍，作用迅速。可选择性作用于边缘系统，通过与中枢苯二氮䓬受体结合，促进γ-GABA的释放而发挥作用。用于脱毒治疗安全性高，副作用少。

【药动学】

口服吸收迅速，1～2小时达血药峰浓度，静脉注射数分钟可达血药峰浓度，作用持续6～8小时。在体内大部分被代谢，$t_{1/2}$约2.2～3.8小时，血浆蛋白结合率为87%。本药脂溶性高，易透过血-脑屏障。本药几乎全部在肝脏代谢成乙酰胺衍生物，并以葡萄糖醛酸及硫酸盐结合物形式从尿排出，以原形排出者不足0.5%。

【药理作用】

氯硝西泮为广谱抗惊厥药，能对抗由戊四氮、士的宁、局部麻醉剂氨基硫脲和印度防己碱与电休克引起的惊厥。此药能抑制由实验性癫痫病灶引起的扩散电波和临床发作，但对病灶的电活动没有显著影响。

氯硝西泮对中枢神经系统的抑制作用具有高度选择性，以抑制大脑边缘系统为主，主要作用于中枢神经系统γ-氨基丁酸能神经末梢的突触处。具有镇静、催眠、控制精神运动性兴奋、抗癫痫、抗焦虑作用，能有效控制急性躁狂的兴奋症状，其作用机制与提高脑内5-HT含量有关。基于这一机制，对于脱毒过程中出现的躁狂症状、抑郁症状和睡眠障碍可应用氯硝西泮进行治疗。

【适应证】

脱毒治疗；抗焦虑、镇静、催眠、抗抑郁；各型癫痫，癫痫持续状态；精神运动性兴奋。

【用法与用量】

1. 脱毒治疗　氯硝西泮属非麻醉药品，短期使用不易产生依赖，其中枢抑制作用可以减轻海洛因依赖者脱毒过程中的戒断症状。有报道苯二氮䓬类药物可延长美沙酮在体内的代谢，故有利于美沙酮的替代递减治疗。另外，氯硝西泮还有助于缓解美沙酮低剂量时出现的部分戒断症状，使患者的痛苦降至最低限度，有利于美沙酮的递减和停药。

在应用其他脱毒药进行脱毒治疗时，若仍出现明显的戒断症状，可将氯硝西泮加入10%的葡萄糖或5%葡萄糖氯化钠注射液中缓慢静滴，并视戒断症状的轻重程度调整剂量。

对于海洛因依赖程度较轻者，可单独使用氯硝西泮进行脱毒治疗。具体方法为：停止使用海洛因后8小时，开始将2～3mg氯硝西泮加入10%的葡萄糖或5%的葡萄糖氯化钠注射液中缓慢静滴，每天2～3次，连续使用1周后改为肌注或口服。

2. 镇静催眠　脱毒治疗和康复期的患者，其睡眠障碍的发生率较高，是患者的主诉之一，也是脱毒期间患者偷吸海洛因和复吸的原因之一。氯硝西泮有较强的镇静催眠作用，可用于患者的顽固性失眠。

（1）镇静：在脱毒治疗的第1周，可在10%葡萄糖溶液250ml或5%的葡萄糖溶液500ml中加入2～3mg氯硝西泮，缓慢静滴。

（2）催眠：入睡前1小时将氯硝西泮2～3mg加入10%葡萄糖溶液250ml中缓慢静滴，大多数患者可在20～40分钟内安静入睡。若仍不能入睡者可追加2～3mg（滴注或缓慢静推）。

3. 抗焦虑　氯硝西泮具有抗焦虑和消除紧张、恐惧的作用，起效较快、作用时间较长。脱毒期间若患者出现明显的焦虑不安、心绪不宁、激动易怒、紧张恐惧，同时伴有循环、呼吸及自主神经功能症状时，可临时或连续使用氯硝西泮，直到焦虑症状缓解为止。可在10%葡萄糖或5%葡萄糖氯化钠注射液中加入氯硝西泮2～3mg，缓慢静滴，每天1次。

此法配合其他脱毒药物使用，可减少患者的痛苦，减少患者无理纠缠和求药行为，方便管理。

4. 抗抑郁　氯硝西泮具有抗抑郁作用，可用于改善脱毒过程中的抑郁症状。对出现抑郁症状者，可将2～3mg氯硝西泮加入10%葡萄糖注射液250ml中，缓慢静滴，每天1次；或每次1mg，每天2次，肌注；也可每天4～8mg，分两次口服。

5. 治疗某些精神症状　氯硝西泮对海洛因滥用者出现的精神病性症状，如幻觉、妄想、精神运动性兴奋有效。在脱毒过程中，对出现此类症状者，可将氯硝西泮2～3mg加入10%葡萄糖氯化钠注射液或5%葡萄糖氯化钠注射液中缓慢静滴，每天1次；症状缓解后改为肌注，然后改为口服进行维持治疗。有时需配合使用抗精神病药。

【临床用药特点】

1. 静注后作用迅速，可产生较强镇静催眠作用，睡眠时间延长，有利于度过脱毒过程中戒断症状的高峰期，减轻痛苦，减少求药行为，有利于病房管理。

2. 方法简单，易于推广。

3. 作用安全、可靠，不良反应较轻。

4. 合理使用和短期用药不易产生依赖性。

5. 具有快速和明显的抗躁狂和抗抑郁作用，有助于脱毒过程中某些精神症状的治疗。

【注意事项】

1. 突然停药可出现焦虑不安，甚至癫痫大发作，故应递减停药。

2. 有致畸可能，故孕妇禁用。

3. 与美沙酮、丁丙诺啡联合使用应慎重。

4. 宜小剂量开始，后递增剂量治疗，若出现不良反应，可酌情减量或停用。

5. 本药与巴比妥类、苯妥英钠及硝西泮合用时，开始应小剂量。

6. 本药可产生依赖性，长期服用可产生耐受性。

7. 静注时对心脏、呼吸抑制作用较地西泮为强。

【不良反应】

1. 用药初期可有困倦、无力、头昏、头晕，1～2周即可适应。

2. 常见嗜睡、共济失调及行为紊乱，如激动、兴奋、不安、攻击行为等。

3. 有时可见焦虑、抑郁等精神症状以及头昏、乏力、眩晕、构音不清等。

4. 少数患者有多涎、支气管分泌过多。偶见皮疹、复视及消化道反应。

5. 少数年老患者可出现短暂记忆力减退。

6. 长期用药时体重可增加。

7. 嗜睡在用药过程中可渐消失，但也有因此而被迫停药者，如与巴比妥类或扑米酮合用时，嗜睡反应增加。

8. 行为紊乱时常需减量或停药。

【禁忌证】

孕妇慎用，服药期间禁忌饮酒。

【制剂】

片剂：0.5mg，2mg。注射剂：1mg/1ml。

四、右佐匹克隆

别名：鲁尼斯塔、lunesta，英文名：eszopiclone

【药动学】

口服吸收迅速，约1小时后血药浓度达峰值，血浆蛋白结合率为52%～59%，口服后经氧化和脱甲基作用被代谢，主要代谢产物为右-佐匹克隆-N-氧化物和右-N-去甲基佐匹克隆，后者与GABA受体结合能力弱于右佐匹克隆，前者不与该受体结合，肝微粒体酶 CYP_3A_4 和 CYP_2E_1 参与本药代谢。口服半衰期平均为6小时，约75%经尿液排出，主要为代谢产物，10%为原形。高脂食物对本药的曲线下面积（AUC）及半衰期无影响，但可使达峰时间延迟约1小时，峰浓度（C_{max}）降低约21%。

【药理作用】

本药为佐匹克隆的单纯右旋体，属非苯二氮䓬类镇静催眠药，结构属于环吡咯酮类化合物。本药作用机制与苯二氮䓬类相似，但确切的作用机制尚不清楚，可能与γ-氨基丁酸（GABA）受体的相互作用有关。本药具有镇静催眠、抗焦虑、肌松和抗惊厥作用。

【适应证】

主要用于催眠，其特点是入睡快，延长睡眠时间，明显增加慢波睡眠（SWS），轻度减少快速眼动（REM）睡眠，睡眠质量高，醒后感觉舒适。

【用法用量】

口服，推荐起始剂量为2mg，睡前服用，也可以3mg。对入睡困难的老年人，推荐剂量为1mg，睡前服用，根据临床症状，剂量可增加为2mg。对于睡眠保持困难的老年患者，推荐剂量为2mg，睡前服用。严重肝功能损伤患者，起始剂量为1mg。与肝微粒体酶 CYP_3A_4 抑制剂合用，初始剂量不超过1mg。

【不良反应及注意事项】

常见不良反应有恶心、口苦、便秘、咽干、食欲缺乏、乏力、困倦、头痛、精神错乱等，可影响驾驶和技巧性操作。久用可成瘾，长期服药突然停药会出现焦虑、震颤、失眠、神志模糊等戒断症状。孕妇、哺乳期妇女、儿童、心肺功能不全者禁用，重症肌无力、肝功能不良、抑郁症患者慎用，尚不知本药是否经乳汁分泌，哺乳期妇女慎用。与酒类和中枢抑制剂结合作用增强。用药时间不应超过4周。

应睡前服用，否则可能引起短时记忆受损、幻觉、共济失调、眩晕。老年体弱患者的初始剂量应为1mg，儿童用药安全性尚未评价。药物过量表现为中枢抑制作用的增强，可出现嗜睡、昏迷。

【药物相互作用】

经CYP_3A_4代谢，与强效CYP_3A_4抑制剂酮康唑合用，本药的AUC增加2.2倍，C_{max}和$t_{1/2}$分别增加1.4倍和1.3倍。其他强效CYP_3A_4抑制剂如伊曲康唑、克拉霉素、奈法唑酮、醋竹桃霉素、利托那韦、那非那韦对本药有相似影响。

与CYP_3A_4诱导剂利福平合用，本药的药效降低。与其他抗精神病药、抗惊厥药、抗组胺药、乙醇及其他产生中枢神经系统抑制作用的药物合用，中枢神经系统抑制作用增强。禁止与乙醇合用，与其他中枢神经系统抑制剂合用时应调整剂量。

【制剂与用法】

片剂：1mg；2mg；3mg。

五、丁螺环酮

又名盐酸丁螺环酮、布司必隆、布斯哌隆、布斯帕、buspar。

【药动学】

本药口服很快完全吸收。食物可降低首关效应，提高生物利用度。口服后血药浓度达峰时间为40～90分钟，血浆蛋白结合率为95%，但本药不会置换与蛋白结合的其他药物，体内分布广，经肝代谢，代谢产物为5-羟基丁螺环酮和1-（2-嘧啶基）哌嗪（即1-PP），该产物仍有一定生物活性。肝肾功能不良时可影响本药的代谢及清除率。口服单一剂量24小时之内29%～63%以代谢物的形式自肾清除，18%～38%随粪便清除。

【药理作用】

为氮杂螺环癸烷二酮化合物，一种新型抗焦虑药。在中侧缝际区与5-羟色胺（5-HT）受体高度结合，具有$5\text{-}HT_{1a}$受体激动作用，抗焦虑作用可能与此有关。不具有抗惊厥及肌肉松弛作用，无明显的镇静与依赖。不与苯二氮䓬受体亲和，也不对GABA受体产生影响。与苯二氮䓬类药不同的是，丁螺环酮可增加蓝斑区去甲肾上腺素细胞放电。

【适应证】

用于治疗广泛性焦虑症和其他焦虑障碍。

【用量与用法】

口服，一次5～10mg，每天3次；根据患者的治疗反应，每2～3天增加5mg，可增至每天20～30mg，每天最高口服剂量不超过60mg。

【不良反应】

常见的不良反应有头晕、头痛、恶心、不安、烦躁。少见的不良反应有视物不清、注意力涣散、萎靡、口干、肌肉痛、肌肉痉挛、抽动、肌强直、耳鸣、激动、失眠、神经过敏、腹泻、胃部不适、梦魇、多梦、疲乏无力。罕见的不良反应有胸痛、精神错乱、抑郁、心动过速、肌无力、肌肉麻木、手足无力。

【相互作用】

每天超过30mg时，与其他中枢抑制剂合用，易产生过度镇静。氟伏沙明可抑制本药的首关效应，提高体内丁螺环酮和其活性代谢产物的浓度。红霉素、磺胺异噁唑、伊曲康唑、奈法唑酮等可抑制本药的代谢，增加本药的血药浓度，增加不良反应。西咪替丁可使本药的最高浓度增加40%，但对丁螺环酮的AUC影响极小。

与洋地黄类药合用，可使洋地黄从血浆蛋白结合状态中游离出来，使洋地黄血药浓度增加。与氟哌啶醇合用，可使氟哌啶醇不良反应增加（如静坐不能或舌头僵硬）。利福平可诱导丁螺环酮的首关代谢作用，降低丁螺环酮的抗焦虑作用。与避孕药合用可使本药作用减弱。与降血糖药合用可增加心血管系统的毒性。氯氮平与本药合用，可增加胃肠道出血和高血糖症的危险。与MAOI合用，可能发生高血压危象。

曲唑酮与本药合用，可能升高血清丙氨酸氨基转移酶（ALT）。氟西汀可抑制丁螺环酮的5-羟色胺能作用，可使焦虑症状加重。西酞普兰与本药合用，可使5-羟色胺重吸收受抑制，出现5-羟色胺综合征（高血压、高热、肌阵挛、腹泻和精神状态迟滞）。酒精可增强本药的中枢抑制作用，服药期间不宜饮酒。服药期间饮用大量西柚汁会使毒性增加。

【注意事项】

（1）心、肝、肾功能障碍者慎用。

（2）老年人应减小剂量。

（3）与MAOI合用可致血压升高。

【禁忌证】

（1）孕妇、哺乳期妇女禁用。

（2）儿童和对本药过敏者禁用。

【制剂】

片剂：5mg，10mg。

六、黛　安　神

黛安神又名黛力新，是小剂量氟哌噻吨与小剂量美利曲辛的合剂。

【药动学】

黛安神溶解、吸收迅速，口服氟哌噻吨或美利曲辛均可在大约4小时达到血药峰浓度。氟哌噻吨的半衰期约为35小时，而美利曲辛约为19小时。氟哌噻吨在肝脏代谢后60.0%从粪便排出，15%～20%从尿中排泄。美利曲辛代谢后大部分经尿排泄，小部分经粪便排出。氟哌噻吨和美利曲辛合用并不影响其单独的药动学特性。氟哌噻吨及美利曲辛均只有少量通过胎盘及乳汁分泌。

【药理作用】

氟哌噻吨是一种神经阻滞药，小剂量具有抗焦虑和抗抑郁作用。美利曲辛是一种双相抗抑郁剂，低剂量应用时，具有兴奋性。两种成分的合剂具有抗抑郁、抗焦虑和兴奋特性，其疗效是两种成分综合作用的结果。主要表现在黛安神可提高突触间隙多巴胺、去甲肾上腺素及5-羟色胺等多种不同神经递质的含量，调整中枢神经的功能。其次，黛安神对去甲肾上腺素再摄取的抑制作用比美利曲辛明显加强。另一方面，美利曲辛可以对抗大剂量氟哌噻吨可能产生的锥体外系反应。氟哌噻吨与美利曲辛相互拮抗的结果，使黛安神的抗胆碱能作用较美利曲辛弱。黛安神对上述中枢神经的递质影响，临床上也相应表现为两种成分在治疗作用方面的协同效应和副作用的拮抗效应。此外，体内及体外试验表明黛安神对组胺受体有一定的拮抗作用，并且还具有镇静、抗惊厥作用。

【适应证】

1. 神经症　神经衰弱或慢性疲劳综合征、抑郁或焦虑性神经症、心脏神经症、胃肠神经症等。

2. 自主神经功能紊乱。

3. 多种焦虑抑郁状态，包括更年期、经前期、嗜酒及药物成瘾者的抑郁与焦虑。

4. 神经性头痛、偏头痛、紧张性疼痛（肌源性头痛）、幻肢痛、某些类型的顽固性疼痛及慢性疼痛。

【用法与用量】

1. 神经症　黛安神治疗神经症具有疗效好、起效快、患者耐受性好等特点。黛安神对睡眠障碍、焦虑/抑郁、情感淡漠及躯体症状均有很好的治疗作用。黛安神在起效时间、对抑郁及焦虑情绪的改善、躯体症状的改善都优于劳拉西泮。一般用法为每天服1～2片，疗程为4周。

2. 各种类型的抑郁症　就非内源性抑郁而言，黛安神的疗效优于马普替林，而治疗内源性抑郁时，马普替林的疗效优于黛安神。用黛安神治疗轻、中度抑郁症的患者，剂量每天3～4片。

3. 顽固性疼痛　2～3片/日，疗程10天，显效率为70.0%，总有效率为95.0%。治疗神经症伴头痛的患者，75.0%的患者随着神经症的改善，头痛也完全缓解。

【注意事项】

1. 为避免影响睡眠，每天最后一次服药不应晚于下午4时。

2. 如患者已服用镇静催眠药，则镇静催眠药物可逐步减量停用。

3. 在与镇静药同时使用的过程中，应中午以前服镇静催眠药。

4. 服药时间应是早上和中午。

【不良反应】

在推荐的治疗剂量范围内副作用极少，即使出现也极轻微和短暂，继续治疗1～2周后即可消失。其副作用有轻微口干，夜间服用影响睡眠，较大剂量时，极少数患者可能出现不安或轻微震颤。

【药物相互作用】

可增强对乙醇、巴比妥类和其他中枢神经系统抑制剂的作用。与MAOI合用可能导致高血压危象。神经阻滞剂和抗抑郁剂可降低胍乙啶和类似作用化合物的抗高血压作用。抗抑郁剂还可加强肾上腺素和去甲肾上腺素的作用。

【孕妇及哺乳妇女用药】

妊娠期和哺乳期患者最好不使用本药。

【禁忌证】

1. 严重的心脏疾病如心肌梗死恢复早期，束支传导阻滞。
2. 未经治疗的窄角性青光眼。
3. 对兴奋或活动过多的患者不主张用此药，因药物的兴奋作用可能加重这些症状。
4. 急性酒精、巴比妥类药及阿片类中毒。
5. 妊娠期及哺乳期妇女。
6. 用MAOI的患者，两周内不能使用本药。

【制剂】

片剂：10.5mg。

七、氟 西 汀

【药动学】

口服吸收迅速，生物利用度接近100%，易通过血-脑屏障进入中枢神经系统。血浆蛋白结合率为94%，达血药浓度峰值时间为6～8小时，半衰期为1～3天。代谢物去甲氟西汀具有药理活性，半衰期为7～15天，是SSRI中半衰期最长者，2～4周后可达稳态血药浓度。肾损害时对本药的药动学过程无明显影响，肝功能损害时，显著影响本药的药动学过程。80%由尿排泄，15%由粪便排泄。

【药理作用】

能高度选择性抑制突触前膜对5-HT的再摄取，增加突触间隙5-HT浓度而起到抗抑郁效果。对去甲肾上腺素（NE）再摄取的抑制作用较弱，对组胺受体、毒蕈碱受体及α_1-肾上腺素能受体的阻断作用比三环类抗抑郁剂弱，相关的镇静作用、抗胆碱能作用及心血管的作用不明显。

【适应证】

适用于各型抑郁症，尤宜用于老年抑郁症。还可用于强迫症、恐惧症、惊恐发作、神经性贪食症。

【用量与用法】

口服，起始剂量：20mg，晨服，饭后服用。有效治疗量：20～40mg，每天1次。难治性抑郁患者可用至60mg，每天1次。维持量：20mg，每天1次，或20mg，每2～3天1次。老年患者起始剂量以10mg，每天1次为宜，治疗量根据个人体质、耐受性及病情变化而定。强迫症及贪食症的治疗量略高于抑郁症的治疗量，可能需要40～60mg，每天1次。

【不良反应】

早期不良反应有恶心、头痛、口干、出汗、视物模糊、失眠、焦虑等，可引起性功能障碍，皮疹发生率为3%，大剂量可诱发癫痫。有时可能诱发轻躁狂，未发现潜在心脏毒性反应。

【药物相互作用】

1. 与卡马西平、三环类抗抑郁剂同服，可使它们的血药浓度升高，因此应减量并定期监测血药浓度。

2. 禁止与单胺氧化酶抑制剂（MAOI）合用，停MAOI改氟西汀治疗至少间隔2周，从氟西汀改用MAOI至少需要间隔5周。

3. 因与血浆蛋白结合率高，与华法林、地高辛合用时可影响它们的药动学而出现严重不良反应。

4. 半衰期长，老年和躯体病患者宜慎用。

5. 对患者服药后可能出现的自杀意图应高度重视。

【制剂】

片剂：10mg。胶囊剂：10mg，20mg。

八、帕罗西汀

【药动学】

口服吸收良好，迅速分布至各组织器官。具有亲脂性，给药后仅1%存在于体循环，达峰时间5.2小时，血浆蛋白结合率为95%，半衰期为24小时。主要经肝脏P_{450}同工酶代谢，其代谢物无明显药理活性。主要由肾脏排泄，少量通过乳汁及胆汁从粪中排泄。

【药理作用】

为5-羟色胺再摄取抑制剂（SSRI），能选择性抑制突触前膜对5-HT的再摄取，导致突触间隙5-HT积聚，从而增强5-HT效能，是几种SSRI中抑制5-HT再摄取效力最强者。抑制NE的再摄取能力则小得多，对多巴胺、组胺受体不敏感，仅对M受体有很弱的亲和力。经脑电图显示，服用本药并不引起镇静作用，但临床使用可明显改善睡眠。不论顿服或分次服，均不影响人的精神运动操作，也不加强氟哌啶醇、异戊巴比妥、奥沙西泮或乙醇的作用。抗抑郁作用强度与三环类抗抑郁剂相似，副作用相对较小。

【适应证】

适用于各种抑郁症，尤其对焦虑性抑郁疗效显著。亦可用于惊恐障碍、强迫症。

【用量与用法】

口服，每天20mg，早餐后1次服，如患者白天嗜睡可改在晚上服药，最高每天50mg。老年人不宜超过40mg，肝、肾功能不全患者剂量酌减。维持量20mg，每天1次。

【不良反应】

主要不良反应为口干、便秘、视力模糊、震颤、头痛、恶心、体重增加、乏力、失眠和性功能障碍等。偶见血管神经性水肿、荨麻疹、直立性低血压。罕见锥体外系反应，少见肝功能异常和低钠血症。

长期服用帕罗西汀后停药，可能产生停药综合征，表现睡眠障碍、激越、焦虑、恶心、出汗、意识模糊等。

严重心、肝、肾疾病患者及老年患者慎用该药，剂量宜小，或不用。孕妇及哺乳妇女、癫痫患者不宜使用帕罗西汀。有躁狂病史者慎用。

超量中毒者可出现恶心、呕吐、震颤、瞳孔散大、口干、烦躁、出汗和嗜睡，未见致死报告。超量中毒者无特效解毒药，可按其他抗抑郁剂中毒解救常规处理。

【相互作用】

与色胺酸或MAOI合用时可产生5-HT综合征，应禁用。与肝药酶（细胞色素P_{450}同工酶）诱导剂或抑制剂合用时影响其代谢动力学特点，与酶抑制剂合用时（三环类抗抑郁剂与吩噻嗪类药）应调整使用药物剂量的低限，与酶诱导剂合用时无须调整剂量。与锂盐及其他抗痉挛药合用应慎重，以防增加不良反应。

【禁忌证】

老年患者慎用，应减量。

【制剂】

片剂：20mg，30mg。

九、米　氮　平

【药动学】

商品名为瑞美隆，口服生物利用度约50%，2小时后血药浓度达到高峰。血浆蛋白结合率为85%，半衰期为20～40小时，偶见长达65小时，在年轻人中偶见较短的半衰期，血药浓度在服药3～4天后达到稳态。大多在肝代谢并在服药后几天内通过尿液和粪便排出体外，主要代谢方式为脱甲基及氧化反应，随后是结合反应，脱甲基后的代谢产物与原化合物一样仍具药理活性。肝、肾功能不良可引起米氮平清除率降低。

【药理作用】

系中枢突触前α_2受体拮抗剂，可增强肾上腺素能神经传导。与中枢的5-羟色胺受体（$5\text{-}HT_2$，$5\text{-}HT_3$）相互作用，调节5-羟色胺功能，米氮平的两种旋光对映体都具有抗抑郁活性，左旋体阻滞α_2和$5\text{-}HT_2$受体，右旋体阻滞$5\text{-}HT_3$受体。米氮平的抗组胺受体（H_1）的特性起镇静作用。该药耐受性好，几乎无抗胆碱能作用，治疗剂量对心血管系统无影响。

【适应证】

用于抑郁症，对快感缺乏、精神运动性抑制、早醒以及体重减轻均有疗效，也可用于其他症状，如丧失兴趣、自杀观念以及情绪波动（早上好，晚上差）。一般在用药后1～2周起效。

【用量与用法】

口服，如有必要可与水同服，应吞服而不应嚼碎。

治疗起始剂量为每天15mg，逐渐加大剂量至获最佳疗效，有效剂量通常为每天15～45mg。

该药适于每天服用1次（最好在临睡前服用），也可分次服用（如早晚各1次）。

应连续服药，最好在症状完全消失4～6个月后再逐渐停药。当剂量合适时，在2～4周内有显著疗效，若效果不够显著，可增加剂量直至最大剂量，若增加剂量2～4周后仍无作用，应停止使用该药。

【不良反应】

常见的不良反应：①食欲增加，体重增加；②打瞌睡，镇静，通常发生在服药后的前几周（注意，此时减少剂量并不能减轻副作用，反而会影响其抗抑郁效果）。

少见的不良反应：①体位性低血压；②躁狂症；③惊厥发作，震颤，肌痉挛；④水肿及体重增加；⑤急性骨髓抑制（粒细胞缺乏、再生障碍性贫血以及血小板减少症）；⑥血清转氨酶水平增加；⑦药疹。

【药物相互作用】

（1）可加重酒精的中枢抑制作用，因此在治疗期间应禁止饮酒。

（2）两周之内或正在使用MAOI的患者不宜使用。

（3）可加重苯二氮䓬类的镇静作用。

【注意事项】

极少数患者可引起可逆性粒细胞缺乏症，在治疗过程中一旦发现患者有发热、喉痛或其他感染症状，应立即停药并检查周围血象。

对以下疾病患者，应注意用药剂量并定期检查：癫痫和器质性脑综合征；肝功能或肾功能不良；传导阻滞，心绞痛和近期发作的心肌梗死；低血压。

排尿困难如前列腺肥大患者，急性窄角性青光眼和眼压增高的患者，糖尿病患者出现黄疸时，应停用本药。

服用本药后，精神分裂症患者的妄想可能加重，处于抑郁期的双相情感障碍患者有可能转变为躁狂，长期服用后突然停药有可能引起恶心、头痛及不适。

【制剂】

规格：每盒3、6或9板，每板有十粒各含米氮平15mg的黄色药片（代码为TZ3）；每盒1或3板，每板有十粒各含米氮平30mg的红棕色药片（代码为TZ5）；每盒3板，每板有十粒各合米氮平45mg的白色药片（代码为TZ7）。

十、多　塞　平

【药动学】

口服后迅速被吸收，约4小时可达血药峰值。全身广泛分布，以肝、肾、脑、肺组织为主。$t_{1/2}$为8～24小时，平均17小时。在肝内经首关代谢，主要活性代谢物为去甲多塞平，去甲多塞平半衰期为33～81小时。治疗有效的血药浓度大于0.1μg/ml。多塞平及去甲多塞平再经羟基化和N-氧化，以代谢物形式24小时内从尿中排出。可透过血-脑屏障和胎盘屏障，并可进入乳汁。

【药理作用】

系三环类抗抑郁剂，结构及抗抑郁作用与阿米替林相似，抗抑郁作用不如丙咪嗪、阿米替林，具有抗焦虑、抗抑郁、镇静、催眠、肌肉松弛作用及中等程度的抗毒蕈碱作用，镇静作用明显。此外，还具有拮抗组胺H_1和H_2受体的作用。它对H_1受体的亲和力是苯海拉明的775倍，对H_2受体的亲和力高于西咪替丁。抗焦虑作用多在1周内生效。抗抑郁作用约7～10天显效。

【适应证】

各种抑郁症、抑郁状态、焦虑和恐怖性焦虑障碍。局部外用可缓解多种类型的皮炎和瘙痒。也可用于急、慢性荨麻疹、皮肤划痕症等，对带状疱疹后遗神经痛有效。

【用量与用法】

治疗抑郁症：开始口服25mg，每天3次；逐渐增至50mg，每天3次；严重抑郁症患者可达每天300mg，轻度患者则减至每天25～50mg。老年患者每天10～50mg。每天剂量小于100mg时可睡前1次服。

局部外用：缓解瘙痒用5%乳膏剂涂擦患处。

【不良反应】

常见视物模糊、便秘、腹泻、头晕、嗜睡、呕吐、口干、疲劳、消化不良、失眠、食欲缺乏、恶心、口腔异味、烦躁、多汗、虚弱、体重增加等，对药物适应后可自行消失。

严重不良反应有兴奋、焦虑、发热、胸痛、意识障碍、排尿困难、乳房肿胀、耳鸣、睡眠障碍、痉挛、惊厥、脱发、手足麻木、心悸、癫痫、咽痛、紫癜、震颤、眼睛或皮肤黄染等，还可导致皮肤光敏感性增加。

【禁忌证】

青光眼患者、对三环类抗抑郁剂过敏者、心肌梗死恢复期患者禁用。排尿困难、眼压高、癫痫、肝功能不全、孕妇以及12岁以下儿童慎用。不宜与MAOI合用。

【注意事项】

1. 老年人对本药的代谢与排泄均下降，使用时须减量。

2. 动物实验证明，过量使用，可使胚胎或胎儿产生毒性反应。孕妇使用时须权衡利弊。

3. 少量多塞平可进入到乳汁中，会对婴儿产生不良影响。

4. 宜饭后服药，以减少胃部刺激。

5. 开始服药时常先出现镇静作用，抗抑郁的作用需1～4周才明显。

6. 维持治疗时，可每晚一次顿服。但老年、少年与心脏病患者宜分次服。对发生头昏、萎靡等不良反应者，也可在晚间一次顿服，以免影响白天工作。

7. 突然停药可出现头痛、恶心等停药反应，停药时宜在1～2个月内逐渐减少用量。

8. 服药期间避免从事精细或身体协调性工作，如驾驶。

9. 过量中毒应采取支持和对症治疗，包括：①催吐或洗胃；②支持呼吸与保温；③心电监护、控制心律失常；④处理循环衰竭与酸中毒；⑤还可用水杨酸毒扁豆碱1～3mg静脉注射以解救本药中毒。按需可重复用药，但不得列为常规；⑥静脉注射地西泮（安定）控制癫痫发作；⑦由于多塞平的血药浓度低，透析疗法常难以奏效。

【相互作用】

与抗组胺药或抗胆碱药合用，可互相增效。与甲状腺制剂合用，可互相增效，导致心律失常。与丙氧芬合用，多塞平的血药浓度升高。可降低癫痫阈值，从而降低抗惊厥药的作用。与雌激素或含雌激素的避孕药合用，可增加多塞平的不良反应，同时降低抗抑郁作用。与MAOI合用，可产生高血压危象，且已有死亡的报道。与肾上腺素受体激动药合用，可引起严重高血压与高热。

【制剂】

片剂：25mg。注射剂：25mg（1ml）。

十一、氯丙咪嗪

【药动学】

口服吸收良好，血浆蛋白结合率为97.6%，每日口服3次，每次25mg，次晨氯丙咪嗪血浓为（113±51）ng/ml，去甲氯丙咪嗪为（184±94）ng/ml。半衰期为17～28小时（平均为21小时）。本药约2/3呈水溶性结合物形式在尿中排泄，1/3从粪便排出。原药及其活性代谢物在尿中排泄量少于所给剂量的1%。

【药理作用】

主要作用为抑制突触前膜对5-HT的再摄取，其代谢产物去甲氯丙咪嗪能抑制NE的再摄取，从而改善抑郁症状，比其他三环类抗抑郁剂的作用更强。

【适应证】

各种抑郁症和抑郁状态，尤其是强迫性神经症。

【用量与用法】

开始治疗时，每天25～75mg，分2～3次服用，2～4日后，如无明显反应，可逐渐增量，最大不超过每天300mg。待症状改善后，调整至维持量。一般6～8周为一疗程，有的患者需要维持治疗数月以上。对严重抑郁症患者，开始用静脉滴注，50～75mg/次，用250～500ml葡萄糖液稀释，在2～3小时内滴完，每天一次。最大量不超过每天200mg，显效后，再口服维持。

【不良反应】

常见副作用有出汗、口干、细微震颤、视力模糊、排尿困难和直立性低血压，偶可见皮肤过敏反应和粒细胞减少，大剂量应用时（150～200mg/d）可出现心律不齐、心功能紊乱、焦虑和短暂意识模糊，极少数病例可出现肝功能受损、发热或惊厥。因此在可能情况下，待症状缓解，情绪改善后即应适当减量，有利于减少副反应。突然停药会出现戒断症状，国外曾有报道，不但出现戒断症状而且原有症状较前加重。

【相互作用】

1. 可与抗精神病药，抗焦虑药联合应用。
2. 可减弱抗高血压药物（如胍乙啶）对肾上腺能神经的抑制作用。
3. 可增强去甲肾上腺素及肾上腺素对心血管的作用，可增强抗胆碱能药物的作用。
4. 与酒精有协同作用，用药期间应避免饮酒。

【禁忌证】

（1）严重心、肝、肾疾病及癫痫患者禁用。

（2）高血压、青光眼、动脉硬化、前列腺肥大患者慎用。

（3）不应与MAOI、抗胆碱能药、升压药同时服用。

（4）孕妇忌用，以防致畸。

（5）用量较大或长期服药者应做白细胞计数及肝功能检查。

【制剂】

片剂：10mg，25mg。注射剂：25mg（2ml）。

十二、奥 氮 平

奥氮平（olanzapine）是一种非典型抗精神分裂症药物，主要用于治疗精神分裂症的阳性症状，同时也对阴性症状有部分疗效。奥氮平是在前一代治疗药物氯氮平的基础上研制的，1996年获得美国联邦食品和药品管理局（FDA）的批准上市销售，礼来制药公司对奥氮平持有专利权至2011年。中国大陆销售的奥氮平制剂包括：国产的欧兰宁、悉敏和进口的再普乐。

【药动学】

口服吸收良好，5～8小时达血浆峰浓度，吸收不受进食影响。血药浓度呈线性，且与剂量成比例。

通过结合和氧化反应在肝脏代谢，主要代谢产物是10-N-葡萄糖苷酸，理论上，它不能通过血-脑屏障。细胞色素P_{450}异体CYP_1A_2和CYP_2D_6参与N-去甲基和2-羟甲基代谢产物的形成。在动物研究中，这两种代谢产物的体内药理学活性均显著小于奥氮平，主要的药理学活性来自奥氮平本身。

健康个体口服该药的半衰期为33小时（5%～95%为21～54小时），血浆清除率为16L/h（5%～95%为12～17L/h）。

吸烟、性别及年龄虽然能影响奥氮平的清除率和半衰期，但这些因素单独发生影响的幅度与个体间的整体变异相比并不大。

肾功能严重损害者与肾功能正常者相比，奥氮平的半衰期或血浆清除率之间无显著差异，约75%放射标记的奥氮平主要以代谢产物的形式从尿中排出。

肝功能轻微受损的吸烟者与无肝功能受损的非吸烟者相比，其清除率下降。在7～1000μg/ml浓度范围内，血浆蛋白结合率为93%，主要与白蛋白和α_1-酸性糖蛋白结合。研究白种人、日本人和华人发现，奥氮平的药动学参数在这三种人群中无差异，细胞色素P_{450}异体CYP_2D_6状态不影响奥氮平的代谢。

【药理作用】

作为一种非经典抗精神分裂药物，奥氮平的作用与传统的抗精神分裂药物在作用机制上有显著差异。后者如奋乃静主要作用于脑内多巴胺（DA）受体，通过抑制亢进的中枢DA能神经缓解精神分裂症阳性症状。奥氮平不仅仅抑制DA受体，同时还会与5-羟色胺（5-HT）受体结合，甚至其与5-HT受体的作用远远超过了与DA受体的作用程度，这一结合特性可以解释奥氮平对阴性症状的治疗作用。

迄今为止，对精神分裂症的病因和发病机制尚没有一个明确的结论，自从1950年代最早的抗精神分裂症药物奋乃静出现后，通过对临床药物应用的研究，人们相信，精神分裂症与脑内DA受体与5-HT受体失衡有着密切的联系，奥氮平的治疗作用正是来自于它对这人脑中两类受体的作用。

体外药理实验显示，奥氮平可以与5-HT受体（5-HT_{2A}、5-HT_{2B}、5-HT_{2C}、5-HT_3、5-HT_6）；DA受体（D_1、D_2、D_3、D_4、D_5）；乙酰胆碱毒蕈碱型受体（M_1、M_2、M_3、M_4、M_5）；肾上腺素受体（α）；组胺受体（H_1）相结合。其中与5-HT_2受体的结合能力最强。

受试者服药后，电生理和正电子发射成像研究显示，奥氮平能够有效降低中脑边缘系统DA能神经元的放电现象，同时在涉及运动功能的黑质纹状体通路，奥氮平显示出很高的选择性，极少与纹状体D_2受体结合，对黑质纹状体通路的影响非常小，故奥氮平较少发生锥体外系反应。

【适应证】

主要用于精神分裂症阳性症状和阴性症状的治疗，对精神分裂症引起的抑郁、躁狂等情感性障碍有缓解作用，对伴有精神病性症状的心境障碍有治疗作用。对阿尔茨海默病、帕金森病伴发的精神障碍有治疗作用，还可用于抽动-秽语综合征的治疗。

【用量与用法】

推荐起始剂量为每天 10mg，吸收不受进食影响。剂量范围在每天5～20mg，超过每天 10mg 的剂量用药，应先进行临床评估。由于奥氮平在体内的代谢非常慢，半衰期长达 31～37 小时，因而奥氮平的服用频率较低，仅需每日服用一次，较为方便，这对于维持患者服药的意愿有很大帮助。

老年患者起始剂量为每天 5mg，严重肾功能损害或中度肝功能损害患者，起始剂量亦为每天 5mg，患者如有多种可减慢奥氮平代谢的因素（女性、老年、非吸烟者），起始剂量亦应降低，奥氮平尚未有在 18 岁以下者研究的数据。

【不良反应】

常见的不良反应是瞌睡和体重增加，其发生机制与氯苯那敏等抗过敏药产生瞌睡的机制完全一样，有些医师将奥氮平引起的嗜睡看作其治疗作用的一部分，但一些医师则认为瞌睡不利于患者摆脱患病症状和在康复后融入社会，在客观上可能加剧患者的部分阴性症状如冷漠、退缩等。

其他较为常见的不良反应有：一过性转氨酶升高、头晕、口干、便秘以及锥体外系反应，长期服用的患者还有可能出现迟发性运动障碍。转氨酶升高与药物在肝脏代谢有关；头晕、口干、便秘与奥氮平对胆碱能受体的抑制作用有关；锥体外系反应与大脑黑质纹状体通路 DA 受体受到抑制有关。发生迟发性运动障碍或严重锥体外系反应的患者，需要降低奥氮平剂量，同时使用苯海索等抗帕金森药物缓解症状。

其他少见的不良反应有：光敏反应、肝炎、粒细胞减少、阴茎异常勃起、恶性综合征、男性乳房发育、逆向射精等。

【药物相互作用】

（1）与乙醇或与其他中枢神经系统抑制剂合用可增加中枢抑制作用。

（2）与抗高血压药合用有增加体位性低血压的危险。

（3）与抗胆碱药合用可增加抗胆碱作用。

（4）与地高辛、肝素、苯妥英、华法林合用，可加重骨髓抑制作用。

（5）与碳酸锂合用，有增加惊厥、恶性综合征、精神错乱与肌张力障碍的危险。

（6）与氟伏沙明、氟西汀、帕罗西汀、舍曲林等抗抑郁剂合用可升高血浆氯氮平与去甲氯氮平水平。

（7）与大环内酯类抗生素合用可使血浆氯氮平浓度显著升高，并有报道诱发癫痫发作。

【禁忌证】

严重心、肝、肾疾病，昏迷，谵妄，低血压，癫痫，青光眼，骨髓抑制或白细胞减少者禁用，对本药过敏者禁用。

【制剂】

片剂：5mg，7.5mg，10mg。

十三、利 培 酮

【药动学】

口服后可完全吸收，并在1～2小时内达到血药浓度峰值，吸收不受食物影响。部分代谢成9-羟基-利培酮，后者与利培酮有相似的药理作用。体内分布迅速，血浆蛋白结合率为88%，9-羟基-利培酮的血浆蛋白结合率为77%。该药的消除半衰期为3小时左右，抗精神病有效成分的消除半衰期为24小时。大多数患者在1天内达到利培酮的稳态，经过4～5天达到9-羟基-利培酮的稳态。用药1周后，70%的药物经尿排泄，14%的药物经粪便排泄，经尿排泄的部分中，35%～45%为利培酮和9-羟基-利培酮，其余为非活性代谢物。老年患者和肾功能不全患者的利培酮血药浓度较高，清除速度较慢。

【药理作用】

利培酮是一种选择性单胺能拮抗剂，与5-HT_2受体和D_2受体有很高的亲和力，也能与α_1肾上腺素受体结合，并且以较低的亲和力与H_1受体和α_2肾上腺素受体结合，不与胆碱受体结合。利培酮是强有力的D_2受体拮抗剂，可以改善精神分裂症的阳性症状，引起运动功能抑制及强直性昏厥都要比经典的抗精神病药少。对中枢的5-HT和DA拮抗作用的平衡可以减少发生锥体外系副作用的发生率，可将其治疗作用扩展到精神分裂症的阴性症状和情感症状。

【适应证】

用于治疗急性和慢性精神分裂症以及其他各种明显的阳性症状（如幻觉、幻想、思维紊乱、敌意、怀疑）和明显的阴性症状（如反应迟钝、情绪淡漠及社交淡漠、少语），可减轻与精神分裂症有关的情感症状（如抑郁、负罪感、焦虑），也可用于治疗双相情感障碍的躁狂发作。

【不良反应】

（1）常见不良反应：失眠、焦虑、头痛、头晕、口干。

（2）较少见的不良反应：嗜睡、疲劳、注意力下降、便秘、消化不良、恶心、呕吐、腹痛、视物模糊、阴茎异常勃起、勃起困难、射精无力、性淡漠、尿失禁、鼻炎、皮疹以及其他过敏反应。

（3）可能引起锥体外系症状，如：肌紧张、震颤、僵直、流涎、运动迟缓、静坐不能、急性肌张力障碍。通过降低剂量或给予抗帕金森综合征的药物可消除。

（4）偶尔会出现体位性低血压、心动过速或高血压。

（5）会出现体重增加、水肿和肝转氨酶水平升高。

（6）偶尔会由于患者烦渴或抗利尿激素分泌失调（SIADH）引发水中毒。

（7）会引起血浆催乳素浓度增加，相关症状有：溢乳、男子女性型乳房、月经失调、闭经。

（8）偶见迟发性运动障碍、恶性症状群、体温失调以及癫痫发作。

（9）有轻度中性粒细胞和（或）血小板计数下降的个例报道。

【药物相互作用】

（1）可拮抗左旋多巴及其他多巴胺激动剂的作用。

（2）卡马西平及其他的肝药酶诱导剂会降低本药活性成分的血药浓度，一旦停止使用卡马西平或其他肝药酶诱导剂，应重新确定本药剂量，必要时减量。

（3）酚噻嗪、三环类抗抑郁剂和一些β-受体阻滞药会增加本药的血药浓度，但不增加抗精神病活性成分的血药浓度。

（4）不存在有临床意义的血浆蛋白的相互置换。

【注意事项】

（1）患有心血管疾病（如心力衰竭、心肌梗死、传导异常、脱水、失血及脑血管病变）的人应慎用，从小剂量开始并应逐渐增加剂量。

（2）由于本药具有α-受体阻滞活性，因此在用药初期和加药速度过快时会发生体位性低血压，此时则应考虑减量。

（3）同其他具有多巴胺受体拮抗剂性质的药物相似，可引起迟发性运动障碍，其特征为有节律的不随意运动，主要见于舌及面部。如果出现迟发性运动障碍，应停止服用所有的抗精神病药。

（4）已有报道指出，服用经典的抗精病药会出现恶性症状群，其特征为高热、肌肉僵直、颤抖、意识改变和肌酸激酶水平升高。此时应停用包括本药在内的所有抗精神药。

（5）患有帕金森综合征的患者应慎用本药，因为在理论上该药会引起此病的恶化。

（6）经典的抗精神病药会降低癫痫的发作阈值，故患有癫痫的患者仍应慎用本药。

（7）服用本药的患者应避免进食过多，以免发胖。

（8）鉴于本药对中枢神经系统的作用，在与其他作用于中枢的药物同时服用时应慎重。

（9）本药对需要警觉性的活动有影响。因此，在了解到患者对该药的敏感性前，建议患者不应驾驶汽车或操作机器。

【药物过量】

（1）本药可拮抗左旋多巴及其他多巴胺激动药的作用。

（2）卡马西平及其他肝药酶诱导剂会降低本药活性成分的血药浓度，一旦停止使用卡马西平或其他肝药酶诱导剂，则应重新确定使用本药的剂量，必要时可减量。

（3）酚噻嗪、三环类抗抑郁剂和一些β-受体阻滞药会增加本药的血药浓度，但不增加抗精神病活性成分的血药浓度。

（4）当和其他与蛋白高度结合的药物一起服用时，不存在有临床意义的血浆蛋白的相互置换。

【孕妇及哺乳妇女用药】

怀孕妇女服用本药是否安全尚不明确。动物实验表明：利培酮对生殖无直接的毒性，也无致畸作用。尽管如此，除非益处明显大于可能的危险，怀孕妇女仍不应服用本药。

本药是否会经人体乳汁排出尚不清楚，动物实验表明，利培酮和9-羟基-利培酮会经动物乳汁排出。因此，服用本药的妇女不应哺乳。

【制剂】

片剂：1mg，2mg。

十四、舍　曲　林

【体内过程】

口服易吸收，血药浓度达峰时间为4.5～8.4小时，服药4～7日可达稳态血药浓度。青少年和老年人的药代动力学参数与18～65岁之间成人无明显差别。半衰期为22～36小时，血浆蛋白结合率为98%，分布容积广。主要通过肝脏代谢，主要代谢产物N-去甲基舍曲林的药理活性体外明显低于舍曲林，约是舍曲林的1/20，没有证据表明这种代谢物在抗抑郁模型体内有药理活性，它的半衰期为62～104小时。舍曲林和N-去甲基舍曲林的最终代谢产物从粪便和尿中排泄，只有少量（<0.2%）舍曲林以原形从尿中排出。食物对舍曲林片剂的生物利用度无明显影响。

【药理作用】

为5-HT再摄取抑制剂，能导致动物体内5-HT效应的增强。对神经元中NE和DA的再摄取仅有极轻微的作用。在动物体内，舍曲林没有中枢兴奋作用、镇静作用、抗胆碱能作用和心脏毒性。在健康志愿者所做的对照研究中，舍曲林不引起镇静作用。与毒蕈碱受体、5-HT能受体、DA受体、NE受体、H_1受体、GABA受体以及苯二氮䓬类受体没有亲和作用。

【临床应用】

用于治疗抑郁症的相关症状，包括伴随焦虑、有或无躁狂史的抑郁症，疗效满意后，继续服用舍曲林可有效地防止抑郁症的复发和再发。也用于治疗强迫症，疗效满意后，继续服用舍曲林可有效防止强迫症初始症状的复发。

【用量与用法】

治疗抑郁症，一次50mg，一日1次，治疗剂量范围为一日50～100mg。治疗强迫症，开始剂量为一次50mg，一日一次，逐渐增加至一日100～200mg，每日服药一次，早或晚均可。

【不良反应】

常见的不良反应有：恶心、腹泻、消化不良、口干、失眠、嗜睡、出汗、震颤及射精延迟等。

【禁忌证和注意事项】

禁用于对舍曲林过敏者，禁止与MAOI合用，与可增加5-HT神经传导的药物如色氨酸或芬氟拉明合用时应慎重，避免出现可能的药效学相互作用。接受舍曲林治疗的患者约0.4%可促发双相情感障碍患者的躁狂发作，出现转向躁狂发作倾向时应立即停药。伴发肝脏疾病的患者应慎用舍曲林，肝功能损伤患者应减低服药剂量或给药频率。闭角型青光眼、癫痫、严重心脏病患者慎用。用药期间不宜驾驶车辆、操作机械或高空作业。

十五、石杉碱甲

石杉碱甲（哈伯因）是我国学者于1982年从中药千层塔（huperzia serrata）中分离得到的一种新生物碱。分子式为$C_{15}H_{18}N_2O$，分子量为242.32，纯品为白色粉末。

【药动学】

由于本药用量极小，目前尚无人体药动学研究的药物检测方法。口服吸收迅速而完全，分布相半衰期（$t_{1/2}\alpha$）为 9.8 分钟，生物利用度为 96%，排泄缓慢，消除相半衰期（$t_{1/2}\beta$）为 247.5 分钟，易通过血-脑屏障。主要通过尿液以原形及代谢产物形式排出体外。

【药理作用】

本药为强效、可逆性胆碱酯酶抑制剂，对 AChE 具有选择性抑制作用，能易化神经肌肉接头递质传递，易通过血-脑屏障。具有促进记忆再现和增强记忆保持的作用。对改善衰老性记忆障碍及老年痴呆患者的记忆功能有良好作用，能促进记忆再现和增强记忆保持。在改善认知功能方面，与高压氧治疗效果相比效果显著。

【适应证】

适用于良性记忆障碍，提高患者指向记忆、联想学习、图像回忆、无意义图形再认及人像回忆等能力。用于老年性记忆功能减退及老年性痴呆，改善其记忆认知能力。对痴呆患者和脑器质性病变引起的记忆障碍，亦有改善作用。

【用量与用法】

口服，每次 0.1～0.2mg，每天 2 次，最多不超过 0.45mg/d，剂量超过 0.45mg 时记忆功能反而减退。肌内注射，每天 0.2～0.4mg，分 2 次。

【不良反应】

一般不明显，剂量过大时可引起头晕、恶心、胃肠道不适、多汗、乏力、视物模糊等，一般可自行消失，反应明显时减量或停药可缓解、消失，严重者可用阿托品拮抗。

【注意事项】

（1）心动过缓、低血压及支气管哮喘等患者慎用。

（2）癫痫、肾功能不全、机械性肠梗阻、心绞痛等患者禁用。

（3）本药为可逆性 AchE 抑制剂，用量有个体差异，一般应从小剂量开始，逐渐增量。

【制剂】

片剂：50μg；胶囊剂：50μg；针剂：0.2mg（1ml）。

十六、吡拉西坦

吡拉西坦（脑复康、酰胺吡咯烷酮，吡乙酰胺，吡咯醋酰胺，诺多比，cerebrosteril，ideaxan，neuronora，acetamide）为脑功能改善药。分子式为 $C_6H_{10}N_2O_2$，分子量为 142。为白色结晶性粉末，无臭，味微苦。易溶于水，微溶于乙醇，几乎不溶于丙酮。

【体内过程】

口服经胃肠道迅速吸收，生物利用度大于 90%，达峰时间 30 分钟，血浆蛋白结合率为 30%，$t_{1/2}$ 5～6 小时，易透过血-脑屏障，90%以上以原形经肾排出。

【药理作用】

为中枢神经抑制性递质 γ-氨基丁酸的环状衍化物，直接作用于中枢神经系统，具有促智效应，其确切机制尚待阐明。据认为吡拉西坦通过激活腺苷酸激酶，增加脑内 ATP

含量，改善能量代谢和葡萄糖利用率，从而提高大脑的学习和认知功能，改善记忆障碍，有利于缓解痴呆症状。

【临床应用】

用于治疗阿尔茨海默病、脑血管意外、乙醇中毒及痴呆，也可降低脑血管阻力，可用于脑缺氧、脑外伤及脑外科手术后等。本药与软磷脂和胆碱合用，可以协同增强胆碱能神经功能。

【不良反应】

程度较轻，发生频率也较低，可有头晕、失眠、消化道反应等，偶见荨麻疹等过敏反应。剂量加大时不良反应增加。

【应用注意】

孕妇，新生儿，肝、肾功能不良者以及锥体外系疾病、Huntington舞蹈症患者禁用。

【制剂与方法】

片剂：0.4g；口服液：0.4g（10ml），0.8g（10ml）；针剂：2g（10ml），1g（5ml），4g（20ml）；胶囊：0.2g。

（杜新忠）

第十章　毒品相关和成瘾障碍的治疗

第一节　概　　述

毒品相关和成瘾障碍的治疗，又可称戒毒治疗，包括毒品使用障碍的治疗与毒品所致障碍的治疗。毒品使用障碍的治疗即吸毒成瘾的治疗，毒品所致障碍的治疗包括中毒，戒断，毒品所致的精神障碍，包括毒品所致精神病性障碍、毒品所致双相及相关障碍、毒品所致抑郁障碍、毒品所致焦虑障碍、毒品所致强迫及相关障碍、毒品所致睡眠障碍、毒品所致性功能障碍、毒品所致谵妄和毒品所致神经认知障碍的治疗。戒毒治疗的重点是一方面要停止毒品使用，另一方面要改变影响毒品使用持续存在的行为和生活方式，同时还要治疗毒品所致障碍。大体来说，对毒品相关和成瘾障碍的治疗主要包括以下几个方面：

1. 药物治疗　包括急性中毒（轻度、中度、重度）、慢性中毒、戒断症状、防复吸药物治疗、并发症、合并症的治疗，是下一步心理行为治疗的基础或前提。该工作大部分由戒毒所、精神卫生中心、综合性医院的医务工作者完成。

2. 心理、行为治疗　包括动机晤谈、认知行为治疗、高危（触发）因素的识别与应对策略、动机强化治疗、减少伤害技术、应对和社会技能训练、家庭婚姻治疗、个体戒毒咨询、团体戒毒辅导、预防复发训练、社会网络治疗、12步疗法、冥想技术（超脱、正念）、渴求应对策略、预防从偶吸（失足）演变为复吸成瘾、情绪管理、拒绝为使用毒品提供便利、降低危害、建立康复支持系统、复发管理、平衡生活的技术；夫妻治疗：伴侣干预；家庭治疗等。该工作大多由心理治疗师、精神卫生工作者、心理咨询师完成。

3. 社会功能康复训练　包括职业技能培训、回归社会、自助互助治疗等。该工作大多数由社会工作者、家庭及民警等相关部门及人员承担。

在以上治疗方法中，毒品所致障碍的治疗主要采用药物治疗手段，而毒品使用障碍（吸毒成瘾）的治疗则主要采用心理、行为治疗与社会功能康复训练，但各种治疗康复方法并不是相互独立的，在心理行为治疗期间可能需要药物的协助，在社会功能康复训练期间同样可能需要同时进行心理行为治疗与药物治疗。但一般来说，如果患者有明显的戒断症状、中毒症状以及精神障碍，首先要进行的还是药物治疗，在患者的躯体、精神功能大致恢复正常以后再开展心理行为治疗、社会功能康复训练可能会比较合适。本章将重点介绍药物治疗、心理行为治疗的有关知识与进展，简要介绍国外社会功能康复训练的一些情况，供大家参考。

一、治疗者需要解决的问题

没有哪种单一的戒毒治疗方案可以适合所有患者，当戒毒治疗的方法适合具体患者的需要和问题时，治疗会更加有效。治疗者面临的一个挑战就是如何使治疗方案适用于患者的具体问题和具体患者。

治疗者需要解决的问题包含多个方面，比如如何使患者参与到治疗方案中？如何管理对毒品使用的渴求和认知？如何抵制使用毒品的社会压力？如何处理家庭和人际冲突？如何建立一个康复支持系统？如何进行情绪管理？如何处理共病的精神障碍？如何实现平衡的生活状态？如何识别和处理复发的信号和高危因素？如何进行失控或复发的管理？如何进行治疗进展的评估等。

治疗者不能忽视患者对更多心理治疗或其他服务的需求。许多吸毒成瘾的患者还存在其他精神病性的、心理的、人际的或职业的问题，这些问题都需要心理治疗或其他类型的专业辅导，这些问题包括情绪障碍、焦虑障碍、精神病性障碍、进食障碍、人格障碍、婚姻和家庭问题、人际关系冲突、职业技能缺乏、失业或找不到工作以及其他生活问题，当然还不仅限于此。在许多情况下，患者一旦在某种程度上形成对毒品使用的稳定性之后，他或她便会迅速面临其他类型的问题。

治疗者还需要整合很多干预措施到他们的工作中，以帮助患者解决其他方面的困难。然而，如果治疗者或咨询师仅仅聚焦于吸毒成瘾，那么他们就需要一个由专业人员组成的网络，这些专业人员可以提供相应的帮助。

二、戒毒治疗目标的选择

不同患者对治疗目标的需求可能不尽相同，治疗目标需要与每个患者讨论。这些目标要根据患者当前存在的问题、治疗动机以及治疗需要而定。在许多病例中，合适的评估可以提供足够的信息去帮助患者发现问题，有助于治疗目标的确定。

尽管许多患者认同毒品戒除是他们渴望的目标，但并不是每个患者都会要求戒除毒品，但即使患者不追求戒除的目标，治疗者也应当鼓励戒除。还有一部分患者只是想要减少他们对毒品的不良使用，在这些病例中，治疗者可以提供特殊反馈，说明为什么推荐戒除。

有些成瘾者对于他们选择的治疗目标和实现这些目标所要求的动机感到矛盾。对于这些人来说，选择有两种：只是追求戒除的目标，或者不管可能出现什么问题，仍然按他现在的情况继续吸毒。如果目标是完全禁止使用，那么那些不想或不能停止的人经常放弃或退出治疗，对这些患者来说，降低危害的方法是可行的，在经历了“降低危害”的方法成功之后，患者通常会获得对自己能力的信心，相信自己可以改变高风险行为，而不是放弃或退出。通常，这种“降低危害”的方法可以激励患者尝试将完全禁止（尽管可能延迟）作为最终的治疗目标。“降低危害”的相关技术在本书第十一章“降低危害的理论与实践”有专门介绍。

有些患者没有达到吸毒成瘾的标准，但已经有了毒品所致的问题，这些问题同样需要得到重视。一些非成瘾患者可能会成功地学会限制使用毒品，但另外一些人却不能持续做到这一点。能成功限制使用毒品的患者更有可能最终达成戒除的目标。

三、治疗者的知识、技能及态度

对吸毒成瘾进行有效的临床干预工作需要多面性和灵活性。戒毒治疗者对吸毒成瘾者的有效工作需要具备以下的知识内容和临床技能：评估毒品使用情况、对患者的影响、改变的动机、应对策略和潜在的复发可能性；评估吸毒成瘾对家庭的影响，如有必要，解决家庭问题和需要；建立一个治疗联盟；加强对毒品使用的检查和产生改变的动机；通过解决具体的康复问题来提供直接的治疗；促进不同层次保健之间的联系；监测毒品使用模式和相关行为的变化；评估精神障碍，确保患者的其他精神疾病能够得到治疗；与其他服务机构合作，对有需要的服务进行推荐，如医疗、职业、心理、住房、经济和康复；提供自助项目和其他治疗项目的联系；倡导患者的利益。

虽然在治疗吸毒成瘾的临床工作中，知识和技能是十分重要的，但治疗者的态度对治疗效果也起着至关重要的作用。以下这些态度是妨碍治疗的：讽刺和消极、对治愈缺乏信心、不关心、厌倦、带批判性质的看法、死板地使用一种治疗方法、强烈地控制患者的需要。而有助于治疗的态度包括：对治愈乐观而有希望、同情、不发怒和不带敌意以及灵活使用治疗方法。尽管在个体治疗中对患者的同情心可能会随着治疗者本人的经历而有所增强，但治疗者是否在治疗中使用同情态度对治疗效果的影响却没有显著差异。

治疗者是否具有形成治疗联盟的能力比治疗者的地位更能影响治疗效果。积极地态度能形成一种治疗联盟，与患者真诚而有帮助地“联结”。当患者感觉能得到治疗者的理解、接纳、喜爱以及尊重并形成信任时，就能促进治疗联盟的形成。治疗者与患者之间有“联结”时，治疗效果也会变好。因此，治疗者建立和保持治疗联盟的能力是影响治疗结果的重要因素。

四、戒毒治疗的目的与原则

为了让世界各国的医务工作者对戒毒治疗有一个统一的认识，世界卫生组织（WHO）药物依赖专家委员会提出了戒毒治疗应达到的三个目的与戒毒治疗应遵循的十三条原则。

1. 戒毒治疗的目的　戒毒治疗应达到以下三个目的：

（1）减轻对毒品的依赖，包含躯体依赖与精神依赖。

（2）降低因滥用毒品带来的伤害。

（3）最大可能地增加毒品成瘾者接受戒毒治疗和各种服务的机会，从而达到身体康复、社会活动能力增强，为保持操守、回归社会打下良好的基础。

2. 戒毒治疗的原则　基于上述三个目的，该组织还提出了戒毒治疗的十三条原则：

（1）任何一种单独的治疗方法都不可能适用于所有的患者，与每个患者的问题和需求相对应的治疗环境、干预措施和配套服务非常重要。

(2) 治疗机会应该容易得到，若不能迅速容易地进入治疗程序，则原先愿意治疗的患者很容易流失。

(3) 有效的治疗应该考虑患者多方面的问题，而不应仅仅局限于滥用药物本身。对于患者的用药行为及相关的医学、心理学、社会、职业及法律问题应一并考虑。

(4) 应该根据患者不断变化的需求随时评估和调整治疗。

(5) 足够的治疗时间对于疗效至关重要。具体取决于病情需要，对于大部分患者来说，3 个月或更长的治疗时间会产生更好的效果。治疗计划应包括防止患者过早脱离治疗的措施。

(6) 个体和群体咨询及其他行为治疗对于疗效极为重要。在治疗过程中，应帮助患者树立信心，建立对抗药物滥用和对抗复吸的技能，使其以建设性、奖励性的非药物行为替代用药行为，提高其解决问题、对抗风险的能力，行为治疗也能改善患者的人际关系。

(7) 药物治疗是戒毒治疗的重要组成部分，特别是结合咨询及各种行为疗法时更是这样。

(8) 对于并发精神障碍的滥用/依赖者，应对两者同时进行整体治疗；因滥用/成瘾同时并发精神障碍的极为普遍，故发现滥用/依赖时必须考虑到精神问题，并进行相应的检查和治疗。

(9) 临床脱毒只是戒毒的第一阶段，仅仅脱毒对治疗长期药物滥用患者而言，它只是有效治疗的开始。

(10) 治疗并非自愿才能有效，来自家庭、单位和司法部门的督导及压力，可以明显提高接受治疗、操守和成功的概率。

(11) 必须连续不断地监测治疗期间可能发生的药物滥用，如经常进行尿样分析检测，不仅可保持压力预防复吸，也可早期发现已经发生的偷吸行为，及时调整治疗方案。

(12) 治疗计划应包括对 HIV/AIDS、乙型和丙型肝炎、结核病及其他传染性疾病的检测，提供咨询，帮助患者改变高危行为，帮助已感染者正确控制其疾病。

(13) 依赖的康复是一个长期的过程，通常需要经历多次治疗，与其他慢性疾病一样，在戒毒期间甚至成功戒毒之后，复吸都可能发生。在戒毒治疗期间和完成之后参加自助项目训练，有助于维持操守。

以上十三条原则是世界各国的戒毒工作者经过数十年戒毒实践的经验总结，对现阶段各种吸毒成瘾的治疗具有普遍的指导作用。事实已经证明，只有在以上十三条原则指导下的戒毒治疗措施，才是有效的戒毒治疗措施。

第二节　药物治疗

药物治疗包括急性中毒（轻度、中度、重度）、慢性中毒、戒断症状、防复吸药物治疗、并发症、合并症的治疗。药物治疗是下一步心理行为治疗的基础或前提，该工作大部分由戒毒所、精神卫生中心、综合性医院的医务工作者完成。本节主要介绍戒断症状的治疗、精神症状的药物治疗，其中戒断症状的治疗本节只介绍一些总的知识，具体的用药可以参看本书毒品各论，防复吸药物维持治疗将在本书的第十一章“降低危害的理论与实践”中予以介绍，急、慢性中毒的治疗参见毒品各论，一些躯体合并症、并发症的药物治疗在毒品各论中有过部分介绍，没有介绍的请大家参看相关的医学书籍，本章未予介绍。

一、戒断症状的治疗

对戒断症状的治疗俗称脱毒治疗，脱毒治疗是戒毒治疗的第一阶段，是指在隔绝毒品的条件下，通过药物和非药物手段，以消除或减轻毒品依赖者急性戒断症状、恢复自然生理状态为目的的治疗过程。能否顺利完成脱毒治疗是关系到患者能否进入下一阶段治疗的关键。脱毒治疗应尽可能地减轻或消除戒断症状，同时治疗躯体并发症。因此，脱毒治疗过程中应针对受治者个人的具体情况确定治疗药物和治疗方案，以最有效地控制戒断症状和治疗并发症，使整个脱毒过程安全、顺利，并为下一阶段的康复治疗创造条件。

完成脱毒治疗并不是治疗的结束，而是进一步治疗的开始，它仅仅意味着受治者躯体症状的消除或基本消除，而更多的诸如行为、情绪、态度、思维、职业技能和社会适应等方面的问题还有待于在随后的康复治疗中加以解决。单纯的脱毒治疗，其效果是有限的，因为它不是戒毒治疗，更不能替代戒毒治疗。

（一）脱毒治疗目的

脱毒治疗所要解决的问题并不是戒毒过程中要解决的全部问题，脱毒治疗只是其中的一个阶段，这个阶段有其本身的侧重点和治疗目的。

就吸毒者而言，其吸毒行为包含两个方面的问题——身体依赖与成瘾，前者表现为戒断症状，后者则应加上对毒品的强烈渴求感。从这个意义上讲，脱毒治疗的侧重点应该放在解决身体依赖方面——减轻和消除戒断症状。

脱毒治疗阶段的目的主要有：①尽可能缓解和控制戒断症状。有的毒品依赖的戒断症状不明显，如致幻剂 PCP，脱毒治疗并不需要，但大多数毒品依赖是需要脱毒治疗的，比如阿片类、氯胺酮。需要掌握脱毒治疗技术的一个理由是我国的毒品大多不纯，比如在冰毒中有的掺杂有阿片类，因此冰毒的戒断中会出现疼痛、腹泻、哈欠等阿片类依赖的戒断症状；②使脱毒者能以合作、信任的态度和方式接受进一步的行为矫正、心理治疗和康复训练，为进一步的心理治疗与康复创造条件；③治疗与吸毒相关的合并症、并发症，必要时需要多科室联合治疗。

（二）脱毒治疗原则

在临床脱毒治疗工作中，应注意把握以下三条原则：

1. 尽可能控制戒断症状，确保脱毒成功。

2. 单纯的治疗方法和治疗药物，不可能适用于所有脱毒者，应根据脱毒者的吸毒史、吸毒量、身体状况、住院时间，采取不同的脱毒方法和不同的脱毒药物。

3. 重视管理。脱毒治疗既是一个医疗过程，也是一个对特殊人群的管理过程。在医疗方面，要重视脱毒过程中出现的戒断症状、并发症和躯体其他疾病的诊断和治疗；在管理方面，要建立严格的病房管理制度，对脱毒治疗中的不良行为进行限制和干预，在家庭中进行脱毒时同样要重视管理。

（三）脱毒治疗方法

常见的脱毒方法可分为药物脱毒法、物理脱毒法、自然脱毒法。

1. 药物脱毒法　指利用各种药物减轻戒断症状，逐渐消除依赖者对毒品的躯体依赖性的一种治疗方法。此法应用广泛，患者容易接受。

阿片类依赖的药物脱毒法主要包括激动剂替代疗法（如美沙酮、乙酰美沙酮、阿片）、部分激动剂替代疗法（如丁丙诺啡）、非激动剂脱毒疗法（如可乐定、洛非西丁、东莨菪碱）、拮抗剂催瘾脱毒疗法（如可乐定-纳曲酮、巴比妥-纳洛酮）、中医药脱毒疗法（如福康片、灵益胶囊、益安回生口服液、济泰片、扶正康冲剂、安君宁、康复欣、玄夏脱毒胶囊、十复生胶囊、香藤胶囊、金甲王颗粒、参附脱毒胶囊）。以上疗法中以美沙酮替代递减疗法、丁丙诺啡替代递减疗法最为常用。其他兴奋剂、大麻、氯胺酮依赖的脱毒治疗主要是对症治疗、促进排泄、支持治疗。

2. 物理脱毒法　指利用各种物理手段（包括针灸、戒毒仪）减轻患者戒断症状的一种方法。此法对部分急性戒断症状和部分稽延性戒断症状的控制具有一定的辅助治疗作用。常用的有韩氏戒毒治疗仪。

3. 自然脱毒法　指不用任何药物或其他治疗手段，强制患者不吸毒，让戒断症状自行消失的一种方法。对于阿片类依赖者，由于不用药，患者会出现明显的戒断症状，出现竖毛、起鸡皮疙瘩、寒战，故又名“冷火鸡”疗法。此法简单、时间短、节省开支，不足之处是患者比较痛苦，适用于身体素质较好、年轻的轻度依赖者。本法包括泰国的水桶排水法、印度的强迫行军疗法和我国的“捆绑”疗法。

（四）脱毒药物的选择

选择脱毒药物时，应考虑如下几方面的因素：

1. 药物是否经过国家医药部门审批　只有通过国家医药部门正式审批手续的药物才具有可靠性。目前，国内号称可以用于脱毒的药物很多，但有不少药物并没有通过国家医药部门的审批，有的甚至含有违禁药品，需要注意。

2. 疗效是否确实　疗效是指对戒断症状的控制速度和控制程度。对戒断症状的控制速度越快，控制得越是全面，该药物的优越性越明显。一般说来，凡是经过国家医药部门正式审批的药物，其疗效基本上是可靠的。但对其他未经国家正式审批的药物，在选用时要持谨慎态度。

3. 自身是否容易成瘾　有些戒毒药物（如美沙酮），虽然可以有效地控制戒断症状，但其自身属于麻醉品，有较强的成瘾性。因此，除非政府批准的、管理完善的治疗机构，否则不应该用它进行脱毒治疗，而非阿片类药物可乐定、益安回生口服液、福康片等因没有成瘾性，适合门诊戒毒与家庭戒毒。

4. 副作用是否严重　副作用也是考察戒毒药物优劣的因素之一。一般说来，副作用越严重，服药后就愈难以耐受，对最终疗效也往往有不良影响。不过，对于国家认可的产品，只要在服用时严格遵守医嘱，就可最大限度地减少或避免不良反应。对于可乐定等非阿片类药物而言，虽然服药当时有一定副作用，但最终的脱毒效果较为满意。而用益安回生口服液、济泰片等中成药脱毒，副作用则相对较少，有的还有一定的防复吸功效，适合在一定时间内进行维持治疗。

5. 服用是否方便　多数人在选择戒毒药物时，会考虑药物的服用是否方便。一般说来，采用口服法的药物较受欢迎，而采用注射给药的则往往弊多利少。

6. 价格是否昂贵　价格过于昂贵，戒毒者或家人往往难以承受，一个疗程的药物动不动就上千元，会影响患者对药物的接受程度。这主要是针对现有的中成药戒毒而言，应该说现有的益安回生口服液、福康片、济泰片，对中、轻度阿片类依赖都有比较确切的脱毒效果，但其昂贵的价格影响了它们在脱毒临床的广泛使用。

总之，对药物的作用要一分为二地看，既不要过分夸大，又不能一味贬低。在选择用药方面，应向有经验的专科医师咨询，在他们的指导下，根据具体情况合理选用，同时还要配合其他措施综合治疗。

（五）脱毒治疗的依从性问题

临床观察和研究结果均表明，相当比例的吸毒成瘾者难以遵从医师建议，坚持完成脱毒治疗。吸毒成瘾者的治疗依从性问题在国外研究中称为违背医师建议（against medical advice，AMA）而脱离治疗，是备受临床工作者关注的问题。

国外已有许多有关AMA影响因素的研究，其研究内容涉及不同的吸毒成瘾者和各种治疗模式，结果发现患者的年龄、婚姻状况、入院时是自愿还是法院判决、药物滥用的种类、既往戒断时间长短、治疗模式、医务人员等变量与AMA有关，年龄轻、单身、自愿入院、既往戒断时间短、可卡因成瘾者更易发生AMA出院，但各研究结果不尽一致。

国内研究发现海洛因依赖者不遵从医师建议脱离治疗者比例较高，占37%；还发现男性、存在多药滥用是未能完成脱毒治疗的危险因素，这可能与男性更倾向于坚持自己的决定，很难接受医务人员建议有关，存在多药成瘾者可能伴有其他问题、心理依赖较强而难以完成治疗程序。

在临床工作中应多关注这些危险因素，并采取有针对性的干预措施，可采用患者之间的劝说、入院时有效交流、小组治疗等方式来减少AMA的发生率，提高脱毒治疗的成功率。

（六）脱毒完成的标准

接受脱毒治疗并不意味着脱毒成功，在医疗实践中，有相当一部分患者并没有完成脱毒治疗或没有达到脱毒标准。只有同时符合以下四条方可认为达到阿片类依赖脱毒成功，其标准为：

1. 停止使用控制或缓解戒断症状的药物。
2. 急性戒断症状完全或基本消除，或仅残留少量轻度的戒断症状。
3. 尿毒品检测阴性。
4. 纳洛酮促瘾试验阴性。

（七）脱毒者在治疗完成后必须注意并正视的问题

完成脱毒治疗只是戒毒治疗的第一步，对于脱毒者而言，还有诸多方面的问题需要面对和解决；对于医务工作者而言，也还有许多工作要做。归纳起来，在脱毒治疗完成后，脱毒者和医务人员应该注意并正确处理以下七个方面的问题：

1. 慢性稽延性戒断症状　刚刚脱毒的个体，中枢神经系统内与吸毒成瘾相关的神经递质系统功能并未完全恢复，尚处于再调整阶段，需要一个漫长的过程。此时，大部分人会出现不同程度的睡眠障碍、情绪波动、心境不佳、烦躁、浑身酸软无力、骨关节和肌肉疼痛，有时还会出现流泪、流涕、哈欠和打喷嚏等症状，此即为慢性稽延性戒断症状。这些症状对于有过吸毒和戒毒经验的人来说，会自然地联想到毒品，并产生“再吸一口”的冲动。在复吸的原因中，此类症状占有较高的比例。

2. 渴求　是指吸毒成瘾者的一种反复出现和不可抑制地、强烈地、顽固地想要得到和使用毒品的渴望和冲动。渴求感是整个戒毒过程中长期存在的一种渴望再次使用毒品的冲动。吸毒成瘾者将其称之为“心瘾”、“想瘾”。渴求感在多数情况下并不是简单地靠意志压抑得住的，只要条件可能，它便如同机体内所产生的欲望一样，顽强地要求获得满足。这种冲动的有无，与脱毒治疗环境、脱毒治疗药物和方法并无明显的关系，而是毒品对中枢奖赏系统作用的结果。无论在何处、用何种方法脱毒，戒毒者对毒品的渴求感始终是存在的。渴求感是一种客观存在，并不是主观上想与不想的问题。在吸毒者的复吸原因中，渴求感占了十分重要的地位。

3. 躯体疾病　在脱毒后的相当长时间里，机体的抵抗力尚未恢复而处于较低的水平，患者易患其他各种躯体疾病，这本属正常，但问题的关键是大多数脱毒者一是会将这些疾病的症状“自然的”混为戒断症状；二是在他们的经验中，毒品是解决这些疾病与症状的“灵丹妙药”。许多脱毒者就是这样复吸的。

4. 行为问题　由于长期吸食毒品，吸毒者的行为已偏离正常，与毒品密不可分。主要表现为用“药”压倒一切；生活一反常态，昼夜颠倒、家不常归、谎话连篇、低三下四；搞钱不择手段；情趣索然、懒惰无比。以上问题在脱毒后是不可能在短期内改变的，他们总是自觉和不自觉地故伎重演，使人们很难相信他们，总是怀疑他们还在使用毒品。以上问题的存在，使他们与正常人和社会之间形成一道屏障，难以回归正常社会，这也促使他们回到吸毒者群体中去，导致复吸。

5. 家庭问题　长期使用毒品后，吸毒者与家庭成员之间的关系会处于一种紧张、对立、互不信任和不接纳的状态，相互之间沟通与交流也明显出现问题。吸毒者完成脱毒后所面临的一个重要问题就是如何顺利回归家庭，这个问题解决不好，他们可能失去家庭支持系统的支持作用，重蹈覆辙。

6. 职业问题　长期使用毒品后，吸毒者的职业功能受到明显损害，甚至丧失。脱毒后，脱毒者的职业功能是不可能在短期内得到恢复的，特别是有的吸毒者本来就缺乏职业技能。

7. 同伴问题　“物以类聚，人以群分”，长期使用毒品后，吸毒者慢慢地失去了正常的朋友，而只剩下一些吸毒的朋友。对于他们而言，由于大家都使用毒品，所以都平等，没有歧视，有安全感。这就是吸毒者的同伴环境，不脱离这个环境，复吸只是时间问题。

以上问题都是在康复治疗阶段需要面对和加以解决的，其中最主要的任务是消除稽延性戒断症状、克服渴求、心理行为矫正和职业功能训练。为此，需要进行心理行为干预和康复治疗。

二、精神症状的治疗

毒品所致的精神障碍包括毒品所致精神病性障碍、毒品所致双相及相关障碍、毒品所致抑郁障碍、毒品所致焦虑障碍、毒品所致强迫及相关障碍、毒品所致睡眠障碍、毒品所致性功能障碍、毒品所致谵妄和毒品所致神经认知障碍。下面分别介绍以上毒品所致的精神障碍的药物治疗，心理行为治疗请大家参考本章第三节。药物治疗的前提是停止使用引起精神障碍的毒品，如果暂时不能立即停止使用，也需要减少使用剂量。

（一）毒品所致精神病性障碍的治疗

1. 幻觉、妄想、行为紊乱等阳性症状的治疗

（1）机制比较：氯氮平阻断 D_2 受体、α_1 受体，激动 M_4 受体、谷氨酸受体（短期）和 γ-氨基丁酸 A 受体，经 5 条途径治疗阳性精神症状；奥氮平阻断 D_2 受体、α_1 受体，激动谷氨酸受体和 γ-氨基丁酸 A 受体，经 4 条途径治疗阳性症状，故氯氮平治疗阳性症状的功效优于奥氮平；利培酮、齐拉西酮和喹硫平则阻断 D_2 受体和 α_1 受体，经 2 条途径治疗阳性症状，故奥氮平治疗阳性症状的功效优于这 3 种药物。阻断 D_2 受体由强到弱依次为利培酮＞齐拉西酮＞喹硫平，阻断 α_1 受体由强到弱依次为利培酮＞喹硫平＞齐拉西酮，阻断 D_2 受体对治疗阳性症状比阻断 α_1 受体重要得多，故治疗阳性症状的疗效利培酮＞齐拉西酮＞喹硫平。阿立哌唑仅通过部分阻断 D_2 受体治疗阳性症状，但占领 D_2 受体率很高，故治疗阳性症状效果约等于喹硫平。临床经验表明，治疗阳性症状的效果是：氯氮平＞奥氮平＞利培酮＞齐拉西酮＞喹硫平≈阿立哌唑。

（2）选药参考：由于利培酮治疗阳性症状的效果与奋乃静等效，如果仅有阳性症状，又不伴行为紊乱，可首选奋乃静；如伴明显行为紊乱，可首选氯丙嗪；如伴明显行为紊乱又不肯服药，可首选利培酮口服液，等自知力恢复并肯服药时，改为利培酮片剂，当阳性症状为主而阴性症状或认知障碍为次时，可首选利培酮片剂，无效可改为奥氮平，再无效可改为氯氮平。氯氮平不良反应较大不首选，齐拉西酮和奥氮平较贵不首选，喹硫平和阿立哌唑较弱不首选。

（3）治疗剂量：抗 D_2 受体的强度由强到弱依次为氟奋乃静、利培酮、氟哌啶醇、奥氮平、氯丙嗪、甲硫哒嗪、喹硫平和氯氮平，故这些药物的治疗量总趋势是由低到高，由于不典型抗精神病药是多受体作用，均应与典型抗精神病药分开比较。典型抗精神病药对精神分裂症的治疗量依次为氟奋乃静（5～20mg/d）、氟哌啶醇（5～20mg/d）、氯丙嗪（300～1000mg/d）和甲硫哒嗪（600～1000mg/d），不典型抗精神病药治疗量依次为利培酮（2～8mg/d）、奥氮平（10～30mg/d）、喹硫平（300～800mg/d）和氯氮平（150～600mg/d），其中氯氮平的受体作用（这里主要是指治疗机制）比喹硫平多，故治疗量反比喹硫平低。

2. 攻击行为的治疗

（1）作用机制：5-HT 降低、DA 升高和 α_1 受体激动可引起攻击。不典型抗精神病药通过阻断 α_2 受体引起 5-HT 脱抑制性释放，且阻断 D_2 受体和 α_1 受体，故可以抗攻击。阻断 α_2 受体缺乏齐拉西酮和阿立哌唑资料，其余由强到弱依次为利培酮＞氯氮平＞奥氮平＞喹硫平，从这一角度看，抗攻击效果利培酮最好。阻断 D_2 受体由强到弱依次为利培酮＞齐拉西酮＞奥氮平＞氯氮平＞喹硫平。阿立哌唑部分阻断 D_2 受体，从这一角度看，抗攻击效应利培酮最好。阻断 α_1 受体由强到弱依次为利培酮＞氯氮平＝喹硫平＞齐拉西酮＞奥氮平＞阿立哌唑，从这一角度看，抗攻击效果利培酮最好。可是，能立即镇静的药物才能快速抗攻击，而镇静与阻断 H_1 受体有关，阻断 H_1 受体由强到弱依次为氯氮平＞奥氮平＞喹硫平＞利培酮＞齐拉西酮＞阿立哌唑，从这一角度看，抗攻击依次为氯氮平＞奥氮平＞喹硫平。

（2）疗效：临床研究表明，氯氮平的抗敌意效应优于奥氮平；肌注奥氮平的抗激越效应在 45 分钟内优于肌注氟哌啶醇，以后两药疗效相当；利培酮治疗慢性精神分裂症患者

的攻击行为与典型抗精神病药等效。

（3）选药参考：对攻击患者的急性处理可肌注氟哌啶醇 10mg＋东莨菪碱 0.3mg，继之选服氯氮平或奥氮平，或选服氯硝西泮＋利培酮，待利培酮起效后，再逐渐撤除氯硝西泮；喹硫平有时加重激越，选择时宜小心。

3. 自杀的治疗

（1）作用机制：毒品所致精神障碍的部分患者会企图自杀，有的完成自杀。自杀的机制是中枢 5-HT 能低下，导致冲动性增加；NE 低下，导致抑郁，冲动加抑郁易引起自杀；DA 升高，引起幻觉妄想，易引发自杀。氯氮平和奥氮平阻断 α_2 受体，导致 5-HT 和 NE 脱抑制释放，降低自杀率；阻断多巴胺 D_2 受体，改善幻觉妄想，降低自杀率。

（2）研究证据和选药参考：临床研究表明，氯氮平通过缓解阳性、阴性、瓦解和认知症状而改善生活质量，降低自杀率约 4 倍，而引起粒细胞缺乏的死亡率仅为 0.025%，故氯氮平治疗自杀是利大于弊。临床研究将奥氮平和氯氮平比较典型抗精神病药，发现确能预防自杀。故对高度自杀危险的患者可选用氯氮平或奥氮平。

4. 用量和用法（表 10-1）

表 10-1　常用抗精神病药用于治疗精神分裂症的起始量和增量

	起始量(mg/d)平均(范围)	增量间期	增量幅度(mg)	目标剂量(mg/d)	
				低平均(范围)	高平均(范围)
氯氮平	75(50～100)	3～7 天	50	≤400(男) ≤300(女)	500(450～600)
奥氮平	10(5～15)	1 周	5	10(7.5～12.5)	22.5(20～30)
喹硫平	150(50～250)	3 天(范围宽)	150(范围宽)	300(范围宽)	800(600～1000)
利培酮	1.5(1～2)	1 周(范围宽)	1.5(范围宽)	2(1～3)	6(5～8)
齐拉西酮	60(40～100)	4 天	40～60	100(60～140)	200(160～240)
阿立哌唑	10(5～15)	1 周	5～10	10(5～15)	25(20～30)

（1）单独用药

1）氯氮平：起始量 12.5～25mg/d，次日增加 12.5～25mg，以后每天增加 25～50mg；在判定氯氮平无效以前，至少治疗 1～3 个月。由于喹硫平的不良反应比氯氮平小，故可用喹硫平添加到氯氮平中去，以降低氯氮平剂量和不良反应（如嗜睡和流涎）。将齐拉西酮添加到氯氮平中，可降低氯氮平用量及其不良反应。

2）利培酮：①老人和心血管病：利培酮起始量为 0.25mg，一日二次，渐增至 1mg，一日二次；②肝肾疾病：肝病和肾病患者的利培酮起始量为 0.5mg，一日一次，按需渐增至 1～2mg，一日二次，并定期查肝肾功能。

3）奥氮平：老人、女性、既往有锥体外系反应者、非吸烟者、痴呆、中度肝损害和重度肾损害者，奥氮平起始量为 5mg/d，2 周内增至治疗量。

4）喹硫平：①老人：喹硫平的起始量和增量幅度均比成人减半，有效量 100～200mg/d；②肝肾损害：肝损害者喹硫平的起始量为 25mg/d，每次增量 25～50mg，直至有效量，肾损害如不严重，无须调整剂量。

5）齐拉西酮：①服用注意：与食物同服，可使生物利用度由 60%增至 100%；②理想剂量：当多巴胺 D_2 受体占领≥65%时，抗精神病效果较好，齐拉西酮 120mg/d 恰好能达到这一点；③老人：65 岁以上老人齐拉西酮起始量应低；④肝肾疾病：肝损害者服齐拉西酮应减量，严重肝损害者服该药尚无经验，肾损害者无须调整剂量。

（2）辅助用药：当服利培酮、齐拉西酮或阿立哌唑时，如果需要镇静，可添加苯二氮䓬类。氯氮平、奥氮平或喹硫平已有镇静性能，当然无须再加苯二氮䓬类。当开始服利培酮时，有时需预防性添加苯海索。当开始服氯氮平、奥氮平、喹硫平、齐拉西酮或阿立哌唑时，不应预防性添加苯海索。

（3）如何换药？

1）慢增慢减法

①氯氮平：当其他抗精神病药换成氯氮平时，其他抗精神病药渐减，氯氮平渐增，以减轻氯氮平的直立性低血压、心脏、自主神经和血液不良反应；②利培酮：当有抗胆碱效应的抗精神病药换成无抗胆碱效应的利培酮时，为避免胆碱能反跳，应渐减原抗精神病药，渐增利培酮，同时要加用安坦 1～2 周；③喹硫平：如果原用抗精神病药阻断纹状体 D_2 受体功能较强，长期阻断引起 D_2 受体超敏（敏感性增强），喹硫平阻断 D_2 受体较弱，当短期内换成喹硫平时，超敏的 D_2 受体突然暴露，引起撤药性运动障碍，故原用抗精神病药换成喹硫平时，需要 2～8 周的交替时间，原用抗精神病药渐减与喹硫平渐增同时进行。如果原用抗精神病药为长效制剂，可在长效制剂下一次注射前几天开始服喹硫平，体内的长效制剂药浓度下降缓慢，相当于缓慢减药。

2）快增慢减法

①奥氮平：当其他抗精神病药换成奥氮平时，奥氮平较快增量，以快速起效，减轻不良反应，其他抗精神病药缓慢减药，每 5 个半衰期减量 1/4～1/2，以免撤药综合征和病情复发；②齐拉西酮：齐拉西酮的抗组胺 H_1 受体效应弱，缺乏抗胆碱能效应。当有抗组胺 H_1 受体和抗胆碱能效应的抗精神病药突然换成齐拉西酮时，组胺 H_1 受体和胆碱能超敏，引起撤药综合征，包括激越、焦虑、失眠或撤药性肌张力障碍。故先将齐拉西酮较快增量，足以阻断多巴胺 D_2 受体，然后渐减有抗组胺 H_1 受体或抗胆碱能效应的抗精神病药。第一天服齐拉西酮 20mg 一日二次，第 3 天根据病情调整到 20～80mg/d，再维持原抗精神病药剂量 3 天，第 4 天减半，第 7 天停药；③阿立哌唑：阿立哌唑为 D_2 受体部分激动剂，半衰期 72 小时，如果阿立哌唑逐渐增量，需 10 天才能充分阻断多巴胺 D_2 受体。在未充分阻断 D_2 受体以前，快速停用一种短半衰期抗精神病药，可恶化精神病和激越。故先将阿立哌唑较快增量，以充分阻断 D_2 受体，然后再缓慢停用原来的短半衰期抗精神病药。

（二）毒品所致双相及相关障碍的治疗

1. 抗躁狂

（1）选用锂、丙戊酸钠或奥氮平单一治疗，对提高心境的物质尽快减量，如抗抑郁药、兴奋剂、类固醇、支气管扩张剂、减充血剂和滥用的精神活性物质。有效则持续治疗，部分有效或无效则转入第二步。

（2）选用锂或抗抽搐药＋抗抽搐药，或者是锂或抗抽搐药＋不典型抗精神病药，药物从锂、丙戊酸钠、奥氮平和利培酮中挑选。有效则持续治疗，部分有效或无效则进入第三步。

(3) 将第二步未用过的药物再联用一次。有效则持续治疗，部分有效或无效则转入第四步。

(4) 用锂或抗抽搐药＋不典型抗精神病药，药物从锂、丙戊酸钠、奥氮平、利培酮、喹硫平和齐拉西酮中挑选。有效则持续治疗，部分有效或无效则进入第五步。

(5) 用三种药物联合，即锂＋丙戊酸钠＋不典型抗精神病药，不典型抗精神病药从奥氮平、利培酮、喹硫平和齐拉西酮中挑选。有效则持续治疗，部分有效或无效则转入第六步。

(6) 用电休克或添加氯氮平。有效则持续治疗，部分有效或无效则使用其他疗法，如托吡酯或不典型抗精神病药＋不典型抗精神病药或典型抗精神病药治疗。

2. 抗抑郁　急性期治疗推荐8～10周，目标是尽快控制症状，尽量达到临床痊愈。抗抑郁药的选择很大程度上基于抗抑郁药物的不良反应、安全性、耐受性或药物药理学(半衰期、P_{450}酶作用、药物间相互作用)等，其他因素包括先前疾病复发风险，花费或患者的倾向等。基于以上原因大多数患者会选择选择性5-羟色胺再摄取抑制剂(SSRIs)、5-HT和去甲肾上腺素再摄取抑制剂(SNRIs)、米氮平或安非他酮。

(1) 对大多数患者，可以首选1种SSRIs、1种SNRIs、米氮平或安非他酮。MAOIs应该仅限于对其他治疗无效的患者使用。如果疗效不明显可以初始治疗药物剂量最大化，延长疗程4～8周。

(2) 如果以上治疗部分有效或无效可换用非MAOI同类药物的不同抗抑郁药物(如，SSRIs)，或换用不同种类的药物。喹硫平单独治疗可显著消除抑郁症状，与度洛西汀疗效相当，但需要注意抗精神病药物的副作用。

(3) 如果以上治疗部分有效或无效时可用抗抑郁药物联合非MAOI抗抑郁药或者其他非抗抑郁药进行增效治疗。一种选择是加用另一个非MAOI或不同种类抗抑郁药物。另一种选择是辅助使用非抗抑郁药物，如：锂盐、抗癫痫药或第二代抗精神病药物以增强疗效，联合锂盐是最常用的治疗，可以减低自杀风险。锂盐起效时间在几天到6周。锂盐浓度和抗抑郁药疗效之间的关系没有定论。如果有效且耐受性好，为了预防复发，锂盐至少应在急性期治疗中使用，甚至使用更长时间。有证据支持安非他酮辅助SSRIs治疗耐受性好，联合治疗的疗效优于它们各自的单独治疗。

(4) 部分有效或无效时还可以用米氮平与SSRIs或文拉法辛联合治疗，米氮平剂量可以根据疗效和耐受性，从15mg/d加到45mg/d。

(5) 焦虑明显和或持续失眠，用SSRIs或SNRIs治疗疗效不佳的抑郁障碍患者，常需要使用抗焦虑和镇静催眠药物。包括：苯二氮䓬类、选择性GABA激动剂如唑吡坦和佐匹克隆、丁螺环酮。辅助治疗虽能促进症状缓解，但疗效持久性不明确，且有些患者停用抗焦虑和镇静催眠药有困难。

(6) 经两种或以上药物治疗，仍无效患者，即使没有精神病性症状，使用二代抗精神病药物可以增加治疗抑郁障碍的有效率或缓解率。大多数研究显示，二代抗精神病药的增效作用起效快，不过与安慰剂相比只有中等程度的效果。其剂量要低于治疗精神病时的剂量。奥氮平和氟西汀联合治疗，奥氮平为6～8mg/d和氟西汀为25～75mg/d，根据患者耐受性调整剂量。阿立哌唑剂量从2.5～5mg/d开始，最大用到30mg/d。喹硫平剂量在

25～400mg/d 对抑郁障碍有效。利培酮 3mg/d 可以增加抗抑郁药的疗效。

（三）毒品所致强迫和相关障碍的治疗

毒品所致强迫和相关障碍的识别相对容易，但治疗常较困难，常用的一线药物为氟西汀、氟伏沙明、帕罗西汀或舍曲林。二线药物为氯丙咪嗪、文拉法辛缓释剂、西酞普兰、米氮平等，三线药物为静脉注射氯丙咪嗪和口服反苯环丙胺，严重患者可以考虑以非典型抗精神病药物作为增效剂进行联合治疗。临床上药物治疗常与认知行为治疗（CBT）合用以提高疗效。

1. 疗效比较　抗强迫效应由强到弱依次为氯丙咪嗪、氟伏沙明、舍曲林和氟西汀。

2. 起始剂量　对药物有不良反应的患者，药物剂量用到起效量的一半以下即可。许多 SSRIs（如西酞普兰、艾司西酞普兰、氟西汀、帕罗西汀和舍曲林）可用液体剂型或可掰开的片剂。对伴有焦虑障碍者，需要低起始量，缓慢增量，以免恶化焦虑症状。

3. 治疗剂量　SSRIs 治疗强迫障碍的目标剂量比治疗抑郁障碍的目标剂量高。例如多数抑郁障碍患者服氟西汀 40mg/d 无效时，不会进一步增量。相反，强迫障碍患者服氟西汀的最大有效量为 80mg/d。因为 SSRIs 剂量较高时其有效率也稍高，常用目标剂量治疗 10～12 周仍无效者，如果舒适耐受，每周增一次量，直至常用最大量，而不是在每1～2 个月增一次量。一些患者可能需要比偶尔开出的最大剂量更大的剂量才有效，此时应密切监测不良反应，包括 5-羟色胺综合征。

4. 起效时间　多数患者服药 4～6 周未出现明显改善，治疗 10～12 周时体验的改善也有限，但最终有效。现认为，SSRIs 抗强迫的充分起效时间为 10～12 周，比抗抑郁的起效时间（6～8 周）长。

5. 使用顺序　强迫障碍治疗的一线药物为氟西汀、氟伏沙明、帕罗西汀或舍曲林。这 4 种药物的有效率为 40%～60%，如果一种一线药物疗效不足，应考虑是否达到常用目标剂量或常用最大量，评价患者依从性，当理想剂量仍疗效不足，或不能耐受，应更换药物。

二线药物包括氯丙咪嗪、文拉法辛缓释剂、西酞普兰、米氮平、辅助利培酮。如果 2 种不同的一线药物疗效不足，可换成氯丙咪嗪。氯丙咪嗪对强迫障碍的疗效好，但不良反应较严重。如果氯丙咪嗪疗效仍不足，则换成米氮平、文拉法辛缓释剂或西酞普兰，辅助利培酮治疗。如果足量、足程治疗仍无效，应评价是否共患内科和精神疾病，这些疾病可能影响治疗效果。

当一线和二线药物治疗都无效时，可用静脉注射氯丙咪嗪和反苯环丙胺。艾斯西酞普兰治疗强迫障碍研究尚少，但可能有效。辅助治疗包括米氮平、奥氮平、喹硫平、氟哌啶醇、加巴贲丁、托吡酯、曲马多、利鲁唑、苯乙肼、圣约翰草和吲哚洛尔。

不推荐用氯硝西泮、地昔帕明、安非他酮、可乐定、丁螺环酮、锂、纳曲酮，因为这些药物在治疗中未证明有一致疗效。在以下情况下禁用氯丙咪嗪，但可使用 SSRIs：①癫痫患者；②心律失常、充血性心力衰竭或血压异常者；③超重者。

治疗有效后，其最大有效量至少应持续多长时间？激进专家推荐 3～6 个月，既往服氯丙咪嗪、氟伏沙明或氟西汀有效的患者随访 2 年，发现全量或半量维持治疗等效。一项随机对照试验将既往有效者的氟伏沙明剂量逐渐减去 2/3，仍维持有效，支持激进专家的推荐。保守专家（包括最近多数指导）推荐 1～2 年。此后逐渐减药，监测恶化现象，如需要，应恢复原药物治疗。

（四）毒品所致焦虑障碍的治疗

毒品所致焦虑障碍的治疗以心理治疗与药物治疗结合为佳。可用于焦虑障碍的药物有很多，主要包括以下几类。

1. 苯二氮䓬类　长期被认为是治疗焦虑障碍的主要药物，但目前已经不再作为焦虑障碍的一线用药。苯二氮䓬类药物与特异性的受体结合，增加γ-氨基丁酸的功能，缓解焦虑障碍患者的心理和生理症状。研究证实，地西泮、阿普唑仑、溴西泮和罗拉西泮对焦虑障碍有确切疗效，但对随机对照试验的系统回顾发现苯二氮䓬类药物不宜长期使用。苯二氮䓬类药物的主要缺点为半衰期短，患者需多次服药；与抗抑郁药相比，停药后焦虑症状复发率高；焦虑症状易反弹；对共病症状无效（如抑郁症状）；与物质滥用共病的患者易成瘾。常见副作用为对持续注意、精神运动、认知及记忆造成影响。短期使用苯二氮䓬类药物的优点为起效快（尤其对改善躯体症状）、价格低。

2. 选择性5-羟色胺再摄取抑制剂（SSRIs）　SSRIs主要是通过选择性阻断某些5-HT转运体，阻碍5-HT的再摄取，增加突触间隙递质浓度而发挥治疗作用。研究表明，艾斯西酞普兰、帕罗西汀、舍曲林对治疗焦虑障碍有明显疗效；艾斯西酞普兰对预防焦虑障碍复发也有明显效果；与帕罗西汀相比，艾斯西酞普兰有良好的耐受性，不良反应发生率低，起效快，部分患者在用药1周后可有明显疗效，因此艾斯西酞普兰是治疗焦虑障碍较好的一线药物。帕罗西汀在使用4周时疗效明显，长程使用帕罗西汀对治疗焦虑障碍有持续疗效，症状复发率低。服用舍曲林的患者性功能明显受影响（包括性欲减退及男性性功能障碍），其治疗焦虑障碍的有效率并无性别差异，与帕罗西汀相比，两者治疗焦虑障碍的缓解率无明显差异。SSRIs的副作用主要包括恶心、腹泻、失眠、不安和性功能障碍，多数持续时间短，呈一过性，可产生耐受。SSRIs的优点包括半衰期长，多数只需每日给药1次，疗效在停药较长时间后才逐渐消失；心血管和抗胆碱能副作用较轻微，过量时较安全；前列腺肥大和青光眼患者可用。

3. 5-HT和去甲肾上腺素再摄取抑制剂（SNRIs）　SNRIs通过选择性抑制5-HT和去甲肾上腺素转运体，并轻度抑制多巴胺转运体，降低β-肾上腺素受体的敏感性。研究证实，文拉法辛、度洛西汀治疗焦虑障碍疗效肯定，其中文拉法辛与帕罗西汀疗效相当。长程使用度洛西汀可预防焦虑障碍复发。SNRIs的副作用有：①文拉法辛可引起恶心、激越、性功能障碍、失眠、头痛、高血压；撤药反应常见，如胃肠反应、头晕、出汗等；②度洛西汀可引起胃部不适、头痛、口干、睡眠障碍、多汗、便秘、尿急、性功能障碍等，可见撤药反应。

4. 抗癫痫药物　用于抗焦虑障碍一线药物的替换治疗。多数抗癫痫药物通过调整γ-氨基丁酸和谷氨酸的功能，恢复焦虑障碍患者体内这两种神经递质的平衡，降低神经元兴奋性（尤其是杏仁核），普瑞巴林是抑制性神经递质γ-氨基丁酸的结构类似物，可减少人类脑皮质切片的去甲肾上腺素释放，使过度兴奋的神经元恢复正常状态。高剂量的普瑞巴林和罗拉西泮有相似的抗焦虑作用，尽管两者的副作用相似，但患者对普瑞巴林的耐受性高。与文拉法辛相比，普瑞巴林安全，耐受性更好，且对躯体症状及情感症状均起效快，普瑞巴林在用药1周时明显起效，而文拉法辛在用药2周时才明显起效。长程应用普瑞巴林可有效预防焦虑障碍复发。因此普瑞巴林是替换一线药物SSRIs和SNRIs治疗焦虑障碍的合理选择，但其用于治疗共病症状（如抑郁症状、其他焦虑障碍）的疗效还有待进一步研究。

5. 抗精神病药物　对药物抵抗的焦虑障碍患者常考虑使用抗精神病药物治疗。研究发现抗精神病药物对治疗焦虑障碍有一定疗效，尤其对传统治疗抵抗的患者。但试验支持的对治疗焦虑障碍有效的抗精神病药物仅限于喹硫平，长程应用能预防复发，且喹硫平还能明显改善抑郁症状，其耐受性好，不增加引起严重副反应的风险。另外，非典型抗精神病药的安全性和耐受性（比如体重增加、糖和脂肪代谢改变、糖尿病）将限制其作为抗焦虑障碍的一线药物使用。

6. 氮杂螺酮类药物　与苯二氮䓬类药物不同，氮杂螺酮类药物无镇静、肌肉松弛及抗惊厥作用。另外，氮杂螺酮类药物的撤药反应及药物滥用的可能性小，且其对认知、记忆、精神运动无影响。氮杂螺酮类药物的其他优点包括过量不易中毒、对呼吸无抑制作用、无严重的药物相互作用、无抗胆碱能及心脏副作用；老年患者对氮杂螺酮类药物也能较好耐受。丁螺环酮是氮杂螺酮的衍生物，为5-HT受体部分激动剂，与苯二氮䓬类药物有相似的抗焦虑作用，但它的安全性更高，对治疗焦虑障碍有明显疗效，15mg/次、2次/天和10mg/次、3次/天治疗焦虑障碍的效能和安全性无明显差异。丁螺环酮对焦虑与酒精滥用共病的患者也有一定疗效，停药后症状复发率低。

7. 抗组胺类药物　羟嗪是H_1受体阻断剂及轻度的$5\text{-}HT_2$受体阻断剂，研究显示其具有一定的抗焦虑作用。在减轻焦虑方面，羟嗪是与苯二氮䓬类药物相当的药物，且羟嗪长期应用，嗜睡发生率较苯二氮䓬类药物低。尽管试验提示羟嗪治疗焦虑障碍有效，但由于其明显的镇静作用及缺乏能治疗焦虑障碍共病症状的证据，羟嗪没有作为一线药物使用。但对药物抵抗的焦虑障碍病例，羟嗪可能会发挥一定的作用。

8. 三环类抗抑郁药　三环类抗抑郁药抑制兴奋性神经递质（去甲肾上腺素、5-HT、DA）的再摄取，增加兴奋性冲动，三环类抗抑郁药也影响H_1受体和毒蕈碱样受体。研究表明三环类抗抑郁药有抗焦虑障碍的作用，这类药物被证实与新型抗抑郁药（SSRIs和SNRIs）有相同的效能，且不会引起依赖和撤药反应，但它可阻断H_1受体、a_1肾上腺素受体、毒蕈碱样受体，从而降低其耐受性，因此被其他类型的药物广泛取代，作为二线药物或用于治疗难治性焦虑障碍。

（五）毒品所致神经认知障碍的治疗

毒品所致神经认知障碍以冰毒类最为显著。据研究，冰毒所致神经认知障碍包括注意网络功能、行为选择功能、执行功能、空间视觉功能、工作记忆存在缺陷。这些神经认知障碍会导致患者功能差，治疗依从性差，心理社会干预效果差，复燃危险性高。临床应积极寻找神经认知障碍的病因，对可治的病因进行针对性治疗，如为毒品成瘾导致的，应当停止使用毒品。由吸毒导致的神经认知障碍一般经抗精神病药物治疗后可于1个月内恢复，不服药或服不典型抗精神病药患者的认知功能比服典型抗精神病药为好。

目前为止，改善神经认知障碍的药物非常多，包括促智药、麦角生物碱类制剂、钙离子拮抗剂、银杏叶提取物、胆碱酯酶抑制剂等。

促智药主要促进脑神经细胞对氨基酸、磷脂及葡萄糖的利用，提高神经细胞的反应性和兴奋性，临床应用较广泛的为吡咯烷酮类药物。

麦角生物碱类药物具有阻滞α受体、增加环磷酸腺苷的作用，扩张脑毛细血管，增加脑供血，改善脑对能量和氧的利用，还可直接兴奋DA和5-HT受体，促进相关递质的释放。研究发现尼麦角林对神经认知障碍可能有一定改善作用。

钙离子拮抗剂尼莫地平可选择性地作用于脑血管平滑肌，扩张脑血管，增加脑血流量，减少血管痉挛引起的缺血性脑损伤。

银杏叶提取剂主要成分是从中药银杏中提取的黄酮类和萜类活性成分，具有较强的自由基清除作用和神经保护作用，可抑制细胞膜脂质过氧化反应，并具有扩张血管、增加血流和抗血栓形成作用。银杏叶制剂对延缓记忆力下降有轻微作用。

胆碱酯酶抑制剂能够抑制脑内的胆碱酯酶对乙酰胆碱的水解，增加脑内乙酰胆碱的水平，改善认知，是轻中度神经认知障碍的治疗药物。

（六）毒品所致睡眠障碍的治疗

根据睡眠障碍国际分类第2版，睡眠障碍可分为失眠、呼吸相关睡眠障碍、非呼吸相关睡眠障碍所致白天过度嗜睡（EDS，主要包括发作性睡病）、异态睡眠（如睡行症、夜惊、意识模糊性觉醒、快速眼动睡眠期行为障碍、梦魇等）、睡眠相关运动障碍（包括不宁腿综合征、周期性肢体运动障碍、睡眠相关腿痛性痉挛、睡眠相关磨牙）、孤立性睡眠症状，以及其他睡眠障碍。睡眠障碍不仅降低患者生活质量、影响工作效率，还增加事故隐患，甚至引起全身各系统疾病。毒品所致睡眠障碍是继发性睡眠障碍，毒品所致睡眠障碍的最常见的类型为失眠，失眠通常指患者对睡眠时间和（或）睡眠质量不满足，并影响日间社会功能的一种主观体验。继发性失眠主要为病因治疗，比如停止毒品的使用，也可以使用一些药物协助治疗。

1. 苯二氮䓬类药物　为非选择性γ-氨基丁酸（GABA）受体激动药，此类药物的治疗指数高、对内脏毒性低和使用安全，是目前治疗失眠的最常用药物。苯二氮䓬类药能迅速诱导患者入睡、减少夜间觉醒次数、延长睡眠时间和提高睡眠质量，可改变通常的睡眠模式，使浅睡眠延长、REM睡眠持续时间缩短、首次REM睡眠出现时间延迟，做梦减少或消失。但不良反应亦较明显，如宿醉效应、停药反应、跌倒、共济失调、认知功能减退等，长期大剂量应用可导致耐药、成瘾，有时该类药物的不良反应甚至超过了其治疗有效性。因此对于首诊的失眠患者不主张首选苯二氮䓬类药物，即使应用该类药物也建议从最小有效剂量开始，短期或间歇服用。代表药物包括氯硝西泮、艾司唑仑、地西泮、阿普唑仑、咪达唑仑、劳拉西泮等。

2. 第三代镇静催眠药物　为选择性γ-氨基丁酸受体激动药，血药浓度达峰值速度迅速、半衰期短，能快速诱导入睡，次日无明显宿醉效应，停药反应小，不易产生耐受性和依赖性，可作为苯二氮䓬类药物的替代。不良反应主要有头晕、头痛、口干、记忆力减退等。代表药物有唑吡坦、佐匹克隆、扎来普隆。有研究显示，睡前服用12.50mg唑吡坦或3mg右旋佐匹克隆可有效改善患者失眠。

用以上两类药物治疗失眠的选择要点如下：①入睡困难：选用诱导入睡作用快速的药物，绝大多数为短半衰期的镇静催眠药，咪达唑仑、扎来普隆、佐匹克隆、唑吡坦和水合氯醛等。存在明显焦虑症状者，可选用氯硝西泮、阿普唑仑；②夜间易醒：应选择能够延长睡眠时间的中或长半衰期的镇静催眠药，如羟基西泮、硝西泮、氟西泮、艾司唑仑等；③早醒：多见于抑郁障碍患者。在治疗原发病的同时，可选用长半衰期或中半衰期的镇静催眠药，如地西泮、硝西泮、氟西泮、氯硝西泮等。对于白天伴有焦虑症状者，宜用长半衰期或中半衰期的镇静催眠药。

3. 褪黑素受体激动药　有研究显示，瑞美替昂和他司美琼均可有效改善失眠症状，且无药物成瘾性和戒断症状，其中瑞美替昂已于2005年获美国食品与药品管理局（FDA）批准用于治疗失眠。阿戈美拉汀具有抗抑郁和催眠双重作用，在欧盟已被批准用于失眠的治疗。

4. 镇静催眠类抗抑郁药　适用于伴抑郁的失眠患者，其应用剂量一般低于抗抑郁治疗剂量。代表药物有三环类抗抑郁药如阿米替林、多塞平，其中小剂量多塞平（3～6mg）已被随机双盲对照临床试验证明有效，经美国食品与药品管理局批准用于治疗失眠。调节5-羟色胺（5-HT）表达的抗抑郁药曲唑酮，也被随机双盲对照临床试验证实小剂量(25～50mg）即可有效改善失眠症状。有多项研究证明，米氮平可有效改善伴不同程度抑郁的失眠患者的临床症状。而选择性5-羟色胺再摄取抑制药（SSRIs）虽无明显镇静效果，且部分药物还常在应用早期引起失眠，但可通过与γ-氨基丁酸受体激动药联合应用而改善抑郁相关性失眠，因此推荐选择性5-羟色胺再摄抑制药白天服用。

5. 下丘脑分泌素hypocretin（Hcrt)/食欲肽orexin受体阻断药　Hcrt受体阻断药Suvorexant（商品名Belsomra）较安慰剂显示出剂量相关性睡眠改善效果，且大多数患者耐受性良好，为今后失眠的治疗提供了一种新的治疗方法。

6. 抗精神病药（如奥氮平、喹硫平）、抗组胺药（如苯海拉明及缬草属植物）　适用于伴有幻觉、妄想等精神症状者，目前临床证据不足，可以试用。

对于单纯药物治疗和认知行为疗法的疗效比较，有研究表明，两种治疗方法均短期有效，但药物治疗在急性期（第1周）具有更好的效果，治疗第4～8周时两种方法疗效无明显差异，而在接下来的长期治疗中认知行为疗法更具优势，因为长期药物治疗不良反应明显且疗效减退，而认知行为疗法虽起效缓慢，但长期疗效良好。两种疗法各有优缺点，因此建议联合应用。

（七）毒品所致谵妄的治疗

1. 病因治疗　治疗引起谵妄的原发病因，即停止毒品的使用、促进排泄、治疗戒断症状。

2. 支持治疗　目的在于维护患者身体内环境的平衡，以促进脑代谢功能的恢复。应足量补充水分，适当补给电解质及供给充足的营养和维生素，特别是B族维生素及维生素C。也可使用一些改善脑细胞代谢的药物，如辅酶A、ATP、细胞色素C、γ-氨基丁酸等。对因精神症状而拒食者，应采用鼻饲或静脉滴注补充营养与水分。

3. 对症治疗　如退热、减轻脑水肿及防治脑缺氧等。

4. 精神药物治疗　对于严重兴奋躁动和（或）伴有幻觉、妄想的谵妄患者，应给予抗精神病药治疗。抗精神病药通常采用氟哌啶醇或奋乃静。这两种药的抗胆碱能作用及α-肾上腺素能阻滞作用相对较弱，对心血管系统的影响较轻，较少引起体位性低血压，也不致因药物的中枢抗胆碱作用而加强意识紊乱。抗精神病药的使用方法及剂量，可根据谵妄的严重程度、患者的年龄及身体条件来决定。成年患者可一次性肌注氟哌啶醇5mg或奋乃静5mg，隔1～2小时可重复注射，直到患者安静下来为止，但24小时内的肌注总量不宜超过20mg。患者安静后可改为口服，口服剂量一般是肌注量的1.5～2倍。对于老年患者，剂量要低些，开始时肌注剂量为0.5～2mg，口服剂量为2～4mg。其他新型抗精神病药物如利培酮、奥氮平、喹硫平也可以考虑使用，一旦症状改善，抗精神病药物即应逐步减量或停用。除非谵妄是由于乙醇或镇静催眠药物的戒断引起（震颤谵妄），否则最好不要使用苯二氮䓬类药物，这类药物会加重意识障碍，甚至抑制呼吸，并加重认知损害。常选用半衰期较短者，如罗拉西泮（罗拉）或奥沙西泮（去甲羟安定）。前者开始时剂量为0.5～2mg，有口服或肌注两种剂型，后者只供口服，开始剂量为15～30mg。

5. 护理　护理是治疗谵妄的重要一环。应为患者安排清静、舒适、光线柔和、陈设简单的病房。可能时病房内要摆设日历和时钟，以提供时间线索，帮助患者保持时间定向。医护人员要相对固定，不要老换陌生面孔，以给予患者熟悉与安全之感。让家属陪护也可增加患者的安全感。医护人员要经常向患者说明当时时间、地点及人物的情况，以帮助患者保持定向能力。对于意识严重不清、兴奋躁动的患者，要注意安全，防止自伤与伤人，必要时可加以保护性约束。对于重症患者，还要注意皮肤和口腔卫生，要勤翻身，勤洗抹，以预防感染、压疮与坠积性肺炎。

6. 支持性心理治疗　谵妄患者在意识障碍消除后，对病中的病理心理体验如错觉、幻觉及妄想等可能保留部分记忆，认识到自己曾一度“神志不清”，回想起来不免心有余悸，怕“疯病复发”，此时应给予支持性心理治疗，对疾病性质加以解释，让患者认识到他所出现的精神症状只是毒品中毒或戒断引起的，是一过性与可逆性的，消除患者的顾虑。

（八）精神障碍共病的评估与治疗

1. 精神障碍和毒品成瘾障碍之间的关系

（1）精神障碍是成瘾障碍的危险因素。根据ECA的调查，在精神障碍患者中，成瘾个体是无成瘾危险者的2.7倍。

（2）成瘾是精神疾病的危险因素。根据ECA的调查，在毒品滥用患者中，有精神疾病的患者和无精神疾病者的比例是4.5∶1，也就是说毒品成瘾者患精神疾病的可能性是非成瘾者的4.5倍。

（3）精神疾病患者更容易受到酒精或其他毒品的负面影响。比如，吸食大麻或迷幻药对于精神分裂症或边缘性人格障碍患者来说，其危害比普通人要大。

（4）使用毒品会使现有精神疾病进一步恶化。比如，服用甲基苯丙胺或可卡因可能会诱发一个易感患者出现躁狂的首次发作。

（5）精神疾病可以影响一种成瘾疾病发展的快慢、症状表现、治疗依从性、治疗反应以及长期疗效。共病患者的长期疗效往往比存在并发症的患者要差。

（6）在毒品成瘾的周期性发作过程中，精神病性症状会加重。例如，服用氯胺酮或长期吸食兴奋剂或可卡因之后，可能会出现精神病性症状；大量吸食甲基苯丙胺之后，可能会出现自杀或抑郁障碍。

（7）精神病性症状也可能会因长期吸毒或复吸而出现。例如，随着患者意识到成瘾或复吸带来的危害，患者可能会出现抑郁症状。

（8）不论哪个症状发展在先，毒品使用行为和精神病性症状随着时间的推移总会出现相互关联。

（9）成瘾障碍和精神障碍可以在不同的时间发展。例如，双相情感障碍患者在病情稳定好几年后，可能会染上毒瘾。

（10）一种疾病的症状可能导致另一种疾病的复发，或导致放弃治疗。例如，精神分裂症患者焦虑和幻觉症状的加剧可能促使其吸毒，以此减轻症状；吸食可卡因可能导致患者抑郁障碍发作或导致自杀行为。

2. 治疗者和诊疗者面临的挑战　下列内容是向双重障碍患者提供治疗的医务工作者所面临的挑战。

（1）表达关心态度：治疗者在面对共病的吸毒成瘾和精神障碍患者时常会出现失望和负面态度，比如生气、灰心、指责。这些负面态度和情绪必须要控制。要想让诊疗有效，医师必须理解并接受患者患病的事实，应向患者传达设身处地的、真诚的关心。

（2）透彻地了解患者的疾病：医师应试着了解毒品成瘾患者或那些为了吸毒宁可家破人亡、丢工作、毁健康的患者的感受。想象一下作为一个精神障碍患者会是什么样子，以及该疾病是如何影响患者的个人形象、行为能力或未来展望的。

（3）制订以患者及家庭为中心的医疗标准：对于患者及其家庭的医疗护理，建议应有如下标准：①欢迎性：医疗服务应以患者为中心；医护人员应对患者表示理解，对其康复前景表示乐观，即使对那些改变动机不强、情况改善有限的患者也应如此；②易接受性：治疗系统应该适应不止一种疾病的患者的需要，不论他们对改变自身状况的准备程度如何；③全面性：医师应同时具备精神疾病和毒品滥用的诊疗知识，以便向患者提供全面服务；④持续性：治疗者应力所能及地在治疗的全过程中与患者保持长期的联系；⑤综合性：治疗服务应根据患者的文化背景、性别问题而调整，并且应提供一系列诊疗及其辅助服务来解决患者的需求和问题。

（4）考虑整个家庭，而不仅仅是患者：家人和孩子都会因患者的共病而受到危害，要帮助患者认清他的疾病对家人造成的影响，并从患者家庭寻求支持，对其家庭进行教育、提供支持和诊疗，这些都是可以向患者家庭提供的帮助。

（5）提供全面诊疗服务：全面诊疗需要花时间和精力，因为它是制订诊疗计划的依据。诊断须包括：毒品使用情况、精神病史、社会心理因素、躯体疾病史。全面诊疗服务应同时着眼于毒品使用和精神疾病两方面，并承认它们会互相影响。

（6）将循证治疗和临床护理结合起来：很多科学研究致力于发现各种疗法对于精神疾病、药物成瘾或共病的疗效。医师应对循证有所了解，并在护理中加以运用。我们建议，精神卫生专家应掌握一种成瘾治疗的模型，并在日常诊疗中加以运用。同样，药物成瘾领域的专家也应掌握一种精神疾病治疗模型，并对共病患者加以运用。

（7）加强不同阶段诊疗的联系：完成了上一阶段治疗却未能接受下一阶段治疗的患者，往往容易旧病复发。例如，精神科患者出院之后如能继续保持门诊治疗，那他重新入院的几率要小于那些一出院就中断治疗的患者。有很多手段可以帮助患者提高治疗依从性，以及加强联系。

（8）采用适当的方法提高患者的治疗依从性：坚持接受治疗时间足够长的患者获益良多。对于共病患者、特别是长期有严重精神疾病的患者来说，也没有短程治疗办法。很多治疗系统和临床相关的方案都能提高患者治疗的依从性。医师应熟悉这些提高依从性的方案，并运用到日常工作中去。

3. 使患者接受治疗　有些患者很乐意接受精神疾病治疗建议，但是仍有很多患者尽管自身疾病严重，却并不寻求医治。他们常常拒绝治疗建议，或接受治疗建议后并不执行，或永久退出治疗，或不严格执行治疗计划。例如，他们有可能缺席治疗小组会，不按医嘱服药，或不执行诊疗专家提出的其他具体治疗建议。抵触情绪很常见，医疗人员需要了解是什么原因影响了患者参与治疗的动机，并熟悉消除患者抵触情绪的方法，让他们可以配合医师的治疗。

影响患者对专家关于精神障碍、毒品使用障碍或两者共病的治疗方案的依从性的主要因素，包括患者相关因素、疾病或症状相关因素、人际关系和社会支持因素以及治疗系统因素。一般说来，这些因素的共同作用往往对患者接受治疗的意愿有负面影响。了解这些内在的和外在的障碍因素，可协助专家制订方案，以提高患者对治疗的配合程度。

一旦有患者不接受治疗，医师有几种方案可以提高患者遵守治疗建议的几率。

（1）提高依从性的临床方案：①治疗关系：表达共情及关注、从态度和行为上传递帮助、鼓励关于咨询过程的讨论、鼓励关于患者和咨询师之间关系的讨论；②动机：接受矛盾心理是常见的、接受并欣赏小的改变、接受愿意做出改变的不同准备程度、预见到不同治疗阶段的依从性差、关于早期治疗依从性的讨论、对于目前治疗依从性问题立即进行讨论；③治疗准备：出院前即为患者提供治疗后的咨询、帮助患者预见到阻碍改变的障碍、寻找治疗的希望或期望值；④治疗计划的建立：协商而不是命令、强调患者的责任、有规律地回顾治疗目标及步骤、讨论治疗的利弊、讨论自助项目的利弊、讨论戒瘾的利弊、提供多种治疗的选择权；⑤治疗过程及策略：提供有经验的支持和干预、根据需要改变治疗的频度和强度、直接提供反馈信息给患者、就患者对反馈信息的反应进行讨论、强化治疗依从性、强化戒瘾的依从性、了解社交焦虑是针对什么、教育患者及其家庭、引导家庭的参与和支持；⑥精神病性症状监测：监测精神病性症状、判断精神病性症状是持续性的还是一过性的、监测精神疾病复发的早期症状；⑦吸毒成瘾症状的监测：监测吸毒成瘾的康复事项，监测吸毒成瘾的渴求及想法，监测人、地点、事件，关闭或更换原来使用的手机或电话，关注患者的戒瘾动机，监测吸毒成瘾复发的早期预警信号；⑧药物治疗：讨论精神障碍及吸毒成瘾的药物治疗，让患者做好服药的准备，监测患者服药的依从性，在没有与医疗人员讨论的情况下不可擅自停药，这一点需取得患者的同意，区分是药物的副作用还是药物暂未起效，减少无效药物的使用，减少扩大性治疗，准备好面对自助项目成员关于药物治疗的负面反应，讨论毒品对治疗精神疾病的药物的潜在影响。

（2）提高患者依从性的策略：包括以下内容：建立服从治疗的临床理念、鼓励患者在治疗动机及依从性方面的训练、提供简便的治疗方案、提供弹性的预约时间、保证治疗的持续性、打电话提醒患者开始阶段的评估会谈、给那些未出席早期评估会谈的患者打电话、在规律的治疗疗程开始前给患者及其家属打电话、提醒患者记得已预约的会谈时间、使用创造性的方法来安排治疗时间表、使用书面治疗协议、帮助依从性低的患者、鼓励那些退出治疗的患者重新开始治疗、确定依从性低及提早退出治疗的原因、应用病例管理服务、帮助患者获得其他服务、联系患者以确保下一阶段的治疗安排、为患者的实际问题提供帮助、建立诊所及治疗者准入制、进行常规患者和家属的满意度调查、不断提高医疗质量、对共病患者提供综合性的治疗。

第三节　心理行为治疗

一、概　　述

药物成瘾是一种慢性复发性脑病，具有复杂的心理学、生物学与社会学病因机制。成瘾后的临床表现是多方面的，不仅出现躯体戒断症状、神经系统损害、各种躯体并发症等生理功能障碍，还严重损害了患者的心理、家庭、职业及社会功能。患者脱毒后如果未经过后续系统全面的康复治疗，其复发率很高。复发的原因也涉及躯体、心理、家庭、社会等诸多因素。因此应采取多方面的综合干预来治疗成瘾导致的各种相关问题，才有可能促进患者全面康复，减少复发的可能性。近年来，随着我国戒毒治疗专业水平不断提高，已充分认识到心理行为治疗是药物成瘾治疗中的重要环节，医学治疗只是治疗的一个方面。药物成瘾的心理行为治疗已有五十多年的历史，国际上已发展了许多有效的心理行为治疗模式，现代绝大多数主流心理治疗流派与理论都已被用于对药物成瘾的治疗。在国际上某些发达国家，药物成瘾的心理治疗已发展成一门成熟的独立分支学科，具有专职的从业人员如社工、司法人员、心理学家、精神病学家等，并有相应专业学术组织、杂志、认证管理机构等。在我国，临床心理治疗专业尚处于起步阶段，尚未分化出药物成瘾的心理治疗学科，部分戒毒工作人员尚缺乏相关毒品成瘾心理咨询与心理治疗的专业培训，因此，药物成瘾心理治疗专业在我国任重而道远。国际上许多国家制定的药物成瘾治疗原则中均强调心理行为治疗是药物成瘾治疗的一个重要内容，是药物成瘾治疗的一个不可缺少的环节，本节重点介绍心理行为治疗的主要形式与方法，希望对我国药物成瘾治疗的临床实践起到借鉴作用。

（一）心理行为治疗的基本目标

药物成瘾治疗是一个较长时期的过程，是指利用各种条件，纠正其心理行为障碍，提高其生活能力，使之最终摆脱毒品，适应社会生活，而不只是简单地打破他们与毒品的联系，因为患者长期使用毒品，可以出现情感、思维和行为模式的改变，包括与毒品相关的态度、信念、价值观和行为等，患者的整个生活方式与正常人比较有很大的差异。因此治疗不仅要关注患者的毒品滥用问题，还要关注他作为整个人的各方面的改变，包括其认知行为模式、生活态度、价值观、生活方式等方面。上述目标都需要通过心理行为治疗来实现。心理行为治疗的目标根据患者处于不同的治疗康复阶段而有不同的侧重点，治疗早期主要以增加治疗动机、提高患者自信心与自我效能为主，治疗康复中后期主要是矫正吸毒导致的各种心理行为问题，帮助患者学习各种心理技能、提高对毒品的抵御能力、建立健康的生活方式及预防复吸为主。

1. 治疗早期的目标

（1）激发患者的改变动机：患者的内在想改变的动机是改变药物滥用行为的关键，因此心理行为治疗的首要目标就是帮助药物成瘾者认识到药物滥用对自己生活造成的影响，戒毒将给自己生活带来的积极意义，帮助其解决对戒毒治疗的矛盾心理，激发其戒毒治疗的动机而接受戒毒治疗。

（2）提高患者的自信与自我效能：患者因药物滥用给自己的生活、家庭与工作带来了许多影响与危害，家人与社会对自己的冷眼与歧视，对自己缺乏自信心，认为自己一无是处，是个失败者，缺乏自我效能，只有提高吸毒者的自信心，相信自己能戒毒才能帮助患者康复。药物成瘾治疗者要对患者戒毒表示乐观，灌输希望，积极鼓励强化戒毒者在戒毒康复的道路上不断前进。

（3）提高治疗的依从性：对任何疾病的治疗，都需要患者遵从医师的建议完成各种治疗程序。如美沙酮维持治疗需要患者每天定时定量服药，否则达不到治疗的目的；又如纳曲酮理论上是一种有效的防复吸治疗药物，但因患者依从性不高而未能达到最佳疗效。心理行为治疗可以通过帮助患者改变对治疗的态度与不正确认知，及如何应对药物治疗过程中出现的种种问题，提高治疗的依从性及治疗效果。研究证实药物治疗结合心理行为治疗可取得更好效果，而对于目前尚无有效药物治疗的药物成瘾问题，心理行为治疗就显得更为重要了。

2. 治疗中后期的目标

（1）心理行为矫正：药物成瘾者因长期药物滥用出现一系列心理行为问题，这是成瘾后的“症状”表现之一，如情绪不稳、悲观、自卑、冲动易怒等，应采取相应的心理行为治疗对这些问题进行矫正，使成瘾者逐步走向康复。

（2）改善家庭关系：药物成瘾后严重影响了家庭关系，家庭成员因曾受到药物成瘾者的伤害而对其失去了信心和信任，家庭成员之间缺乏交流与沟通，经常会发生矛盾，互相埋怨，互相伤害，甚至家庭破裂，这些都不利于戒毒康复。因此，家庭支持对戒毒者非常重要。心理行为治疗需要帮助戒毒者制订具体可行的计划，帮助他们改善家庭关系，与家庭成员重建相互信任与理解的关系，争取家庭成员的支持。积极的家庭支持有助于帮助其保持戒断状态。

（3）提高解决问题的能力：患者在戒毒后面临各种问题与危机，如外在应激事件、情绪不良、家庭、失业等问题，如不能有效应对，都可导致复吸，因此心理行为治疗的目标之一就是提高戒毒者解决与应对这些问题与危机的能力，有效抵抗毒品的诱惑，降低复吸的可能性。

（4）提高心理技能：药物成瘾者因缺乏应对挫折与压力、自我情绪调节、做决策与解决问题、自我认识等方面的心理技能而滥用药物，戒毒后又因缺乏这些心理技能而复吸，因此应对戒毒者进行心理技能训练，提高对毒品的抵抗能力。

（5）预防复吸：戒毒后有许多因素都可能导致复吸，心理行为治疗的一个主要目标就是针对复吸的心理社会因素进行相应的干预，降低复吸的可能性，本节在后面的内容中将重点介绍预防复吸的治疗方法。

（6）建立社会支持系统：调整药物成瘾者的生活环境，动员家庭和社会力量积极参与康复计划，建立社会支持网络，使成瘾者具有相对良好的康复环境及氛围。

（7）建立健康的生活方式：药物成瘾者过着以毒品为中心的生活方式，生活无规律、昼夜颠倒、饮食无规律，孤僻懒散，对家庭社会无责任心，有多种反社会行为，多与药物成瘾者或贩毒者交往，无健康的社交活动与社交圈，生活在主流社会的边缘，过着与健康人完全不一样的生活方式。如果这种生活方式不改变，是无法戒毒成功的，因此，心理行为干预应该把重建健康的生活方式作为一个重要目标。

（二）心理行为治疗的基本原则

心理行为治疗需要由受过专业训练的心理咨询师或心理治疗师、社会工作者、戒毒康复工作者、护士等专业人员实施，进行心理行为治疗时应遵循以下基本原则。

1. 基本态度　药物成瘾是一种慢性复发性脑病，心理干预专业人员应同情理解药物成瘾者，要具有共情的能力，即设身处地从成瘾者的角度来理解接纳他，不能对药物成瘾者表现出厌恶或者鄙视的态度，对成瘾者在治疗过程中表达的观点应该持中立、非评判性态度，不去评判与争论。另外一个基本的态度是对成瘾者的改变要表示乐观，相信成瘾者是可以改变的，帮助其建立戒毒的信心，在治疗过程中需要有耐心，态度要灵活。

2. 基本角色　药物成瘾咨询师的角色非常具有挑战性，咨询者采取不同的心理行为干预方法，可能扮演不同的角色，可能是教育者、激发者、建议者、指导者、面质者等。但一般认为药物成瘾行为改变的主体是患者本人，治疗师与患者是合作关系，药物成瘾治疗中咨询者的主要任务是激发、指导、支持、教育成瘾者并使药物成瘾者坚持治疗，应尊重患者自己的选择权利，激发患者内在的改变动机，灌输希望，提高自我效能，学习预防复吸的心理行为技能。

咨询者采用以就诊者为中心、问题解决及鼓动技巧，期望起到以下作用：强调患者的长处而非缺点；接受患者的矛盾心理；理解阻抗而不是挑战阻抗；避免攻击性面质与权利对抗；提供非评判性面质与反馈；与患者商讨共同制订治疗目标与治疗计划，而不是给其规定治疗目标与计划；强调患者在改变中应负主要责任，是改变的主体。

3. 保密、尊重隐私原则　在心理行为治疗过程中会涉及患者的一些隐私，咨询者必须做到保密、尊重患者的隐私。除非影响到患者本人与公共安全的情况，否则在治疗前需要向患者保证治疗内容的保密性，让患者在治疗过程中有安全感，信任咨询者。

4. 良好的治疗关系　良好的治疗关系在心理行为治疗中起着非常关键的作用。药物成瘾者需要感到被人理解，或者有人支持他；治疗师需要向患者表达他们理解其戒毒过程中的艰辛付出，需要得到支持。因此如何取得患者的信任，让患者觉得你可以帮助他、支持他，建立良好的治疗关系是成功心理行为治疗的第一步，后期治疗的效果是通过良好的治疗关系而起作用的。避免让患者感觉处于一种操纵性或评判性的治疗关系中。

（三）心理行为治疗的基本技巧

不论采用何种心理行为治疗模式，都会使用下列心理咨询的一些基本技巧而实现一定的治疗目标，这些基本技巧也可应用于其他疾病的心理行为治疗。

1. 倾听　倾听是建立治疗性咨询关系的基本要求。倾听体现了咨询师的真诚态度及对患者的尊重与重视。倾听可帮助咨询师准确了解患者的想法与问题。咨询师通过眼神交流、躯体姿势、言语等表示自己对患者的关心与兴趣。倾听是咨询初期的重要技巧。初学者往往还没听明白患者说了些什么的情况下，就开始进行指导和劝说，这样治疗就会失败。因此，从倾听角度来理解，心理咨询过程中，“听”比“说”重要，“说”得越多咨询效果可能越差。倾听不仅要听懂通过语言表达出来的意义，还要听得出“话外音”，这些话外音往往是患者想表达又难以启齿、想讲明白又要省略或用喻义表达出来的内容，有时话外音传递的信息明显重要于明确表达出来的信息。倾听的同时，要密切关注到患者在叙述时的身体语言所传递的信息，例如眼神、表情、姿势、动作、声调、语速等，结合听到的语言对患者传递信息做出完整的判断。倾听也是一种让患者宣泄的形式，很多有情绪问题的患者是因为在家和单位没有人倾听他（她）的诉说有关。

2. 共情　即接纳和理解患者在讲述过程中的看法、感受和情绪反应，设身处地地站在患者的角度去理解他所面临的问题。可以明确向患者表达自己的感受，例如，“我能理解你此时的心情”、“受到如此的待遇，我能理解你当时为什么要发脾气”、“从你的情绪中，我可以感受到你受了委屈”。咨询师要对患者表现出来的情绪反应表示出有必然理由的接纳，不能站在自己的立场上，以自身的价值观、道德标准和人生经历来评判患者；不能以第三者的态度来冷眼观望、泰然处之患者的情绪反应；也不能由患者的情绪控制自己的情绪，随着他的哭泣而流泪，看着他的愤怒而怒火中烧。

3. 提问与澄清　咨询师对自己关注和感兴趣的问题要进行深入的了解，这主要靠倾听和提问来完成。提问的方式不同可能收到的效果也不同。开放式提问常常运用“什么”、“为什么”、“怎么”等词在内的语句发问，让患者对有关问题或事件给予较为详细的回答。开放式提问能使患者更多地谈出有关情况、想法和情绪反应。封闭式提问的特征是可以用“是”或“不是”来回答，具有收集信息、澄清事实、缩小讨论范围、让话题能集中于探讨某些特定问题上等功能。封闭式提问可以帮助咨询师把患者偏离主要问题的话题引回到原来的话题上。但过多地运用封闭式提问会使患者在咨询过程中处于被动回答的地位，对咨询关系可能产生破坏作用。在咨询中，通常把开放式提问和封闭式提问结合起来使用，进一步澄清问题的因果和来龙去脉，这样既能更好地了解患者心理问题发生的原因、背景、发展过程，以便采取针对性咨询方案，同时帮助患者更好地理清思路，提高其认识问题和解决问题的能力。

4. 鼓励和重复　鼓励是对患者所说的话仅以简短的词语进行反应，如“嗯”、“讲下去”、“后来呢”等词句来鼓励对方继续交谈。可同时结合点头、目光注视等躯体语言，使患者真正感受到咨询师在认真听他讲话，真诚希望他讲下去。重复是指咨询师对患者所说话中“关键词语”的注意，抓住了其症状的核心，展现了对患者的理解；通过强调患者所讲内容的某一词语，可以引导咨询谈话朝着某一方向纵深发展。

5. 沉默　患者在咨询过程中对某一事物或某一观点有了新的想法和领悟时，他的沉默表示他正在思考他刚刚领悟到的问题实质，咨询师应该在等待中注视对方，等待对方言语或非言语信息的变化，也表明咨询师了解对方正在进行思考。如果沉默是因为患者不知道自己该说什么好，也不知道咨询师希望自己说什么，咨询师略等片刻后，可以提问的方式打破这种沉默，或者以总结方式提示对方目前谈论的话题而引导其继续说下去；如果允许沉默持续下去，就会使患者越来越紧张，而且会耽误会谈时间。沉默也可能因为患者的害怕、愤怒或内疚而引起。害怕时，他的非言语行为可能会退缩、逃避表现；愧疚时，可能会回避咨询师的目光，行为踌躇不安；愤怒时，可能会有不服气、发脾气的表现；对于以上几种情况，均可以以真诚的态度鼓励患者对他所担心、害怕的事开诚布公地讨论。

6. 简述或反馈　咨询师把患者的主要言谈内容加以综合整理后，再反馈给对方。目的是表现咨询师对患者所谈问题的理解程度，并把患者分散讲出来的问题联系起来，最好引用患者言谈中最有代表性、最敏感、最重要的词语，如果咨询师能以自己的词语对患者的话进行复述，而关键性词语仍然使用患者的原话则效果更好，说明咨询师认真倾听并理解了患者的感受与问题。

7. 指导　就是告诉患者应该做些什么事、说什么话、进行某种训练等等，一般应该在建立良好的咨询关系之后使用。

8. 解释　咨询师运用某一种理论或个人经验，描述患者情绪、行为问题产生的原因和可能的影响因素。解释实际上是给患者提供一种新的视角，使他们从一个新的、更全面的角度来重新认识自己和自己的问题，促使其产生认知或行为的改变。解释是一种具有创造性的技巧，根据患者的不同问题，可以创造出不同的解释。解释是咨询技巧中最为复杂的一种，运用得当会促进咨询效果的产生，否则会阻碍咨询的顺利进行。

9. 重构　是咨询者根据来访者谈话的信息，从另外一个角度提供可能促进其行为改变的不同的解释或意义，重构帮助患者将可能没有考虑到的一些行为与后果联系起来。例如，某个人称自己能喝很多酒而不会醉而感到自豪，咨询者可以用重构的方法回应她："饮酒早期，当你的身体对酒精的耐受性较低时，身体比较敏感而容易醉，而长期饮酒身体会产生耐受性，你喝很多酒不会醉是身体耐受性的表现，表示饮酒问题更加严重"。通过对这种自吹行为的重构，咨询者能帮助对方意识到这是他长期酗酒损伤所致的有害结果。

10. 总结　是心理行为治疗中最常用的技巧之一，总结可以体现咨询者在认真倾听，并表示理解及重视对方的谈话。总结有助于澄清咨询的目的和意义。总结常用于治疗结束时，对患者的观点、感受与行为等进行小结，可起到升华的作用，让患者更了解自己的问题及下一步的目标。总结还可以用于治疗的开始，治疗开始时总结前次治疗内容，重述治疗目标，能起到承上启下的作用，顺利平稳过渡到本次治疗。

11. 面质　咨询师通过表述或提出疑问的方式指出患者言行中矛盾或不适合的地方，引导患者了解自己目前行为与目标之间的差距而认识到自己需要改变，或者引导患者面对他正在回避的问题。

12. 咨询师的自我暴露　有时为了患者的利益，咨询者与患者分享自己的个人经历、情感、态度与观点。

（四）心理行为治疗的主要方法

针对药物成瘾的心理社会原因、药物成瘾后的心理行为表现、复吸的原因及影响成瘾者康复的心理社会因素，发展了许多针对药物成瘾者的心理行为干预的方法与策略，从不同的角度与层面来帮助矫正成瘾者的心理行为问题。根据不同的理论基础，心理行为治疗又可分为动机强化治疗、认知行为治疗、行为强化治疗等；而根据心理行为治疗形式，可有个体治疗、集体治疗、家庭治疗等。这些治疗方法可单独或联合应用于不同的治疗形式与治疗场景中，是各种药物成瘾治疗的基本方法。

1. 根据治疗理论基础分类

（1）动机强化治疗：是采用一定的治疗策略强化患者做出改变自己吸毒行为的动机为目标的治疗方式，主要是帮助患者认识目前存在的或潜在的问题，并帮助他们去处理那些问题。动机强化疗法适用于那些不愿意改变自己或对是否改变自己处于犹豫不决或矛盾状态的患者，在药物成瘾治疗中应用非常广泛，许多研究证实其是一种非常有效的心理治疗技术，可以单独作为一种治疗方法或者与其他心理行为治疗联合使用。

（2）认知行为治疗：是根据认知过程影响行为的理论假设，通过认知和行为技术首先改变患者的不良认知，从而矫正不良行为的一种心理治疗。对药物成瘾者的认知行为治疗，由Beck等于20世纪70年代中期首先开展，其理论基础是通过识别和改变患者不合理的认知，来减少或消除不良的情绪或行为（如药物滥用）；其治疗的主要目的在于改变导致药物成瘾者适应不良行为的认知过程，对导致药物使用的一系列事件进行干预，帮助患者有效地应付对药物的心理渴求以及培养远离药物的各种技能。

（3）行为疗法：行为疗法是基于实验心理学的成果，应用行为医学的某些理论（如经典条件反射、学习理论、强化作用、操作条件反射等），帮助患者消除或建立某种行为，从而达到治疗目的的方法。具体包括以下几种：

1）线索暴露疗法：主要目标是帮助药物成瘾者有效地应付心理渴求，促进和发展不使用毒品的行为。这种疗法主要用于静脉注射的药物成瘾者，主要是逐步对诱发药物渴求的有关线索（如注射器）进行脱敏，其主要目的是说明渴求可以随时间的推移而减轻，并且能够通过训练而加以控制，从而在心理上逐步改变患者对渴求的一些错误观念；同时可结合场景的回避（回避与吸毒有关的场所、人物和注射器等）、放松技术等来减少渴求感，从而降低复吸率。

2）社区强化方法（community reinforcement approach，CRA）：是以社会学习理论为基础的治疗性干预措施，强调行为与环境的交互作用、观察学习及自我调节过程的作用以及认知过程的重要性，包含许多强化操守的行为治疗技术。

3）行为强化治疗（contingency management）：又翻译为列联管理，是根据操作性条件反射理论，运用奖励和惩罚相结合的方法，建立强化目标行为，帮助药物成瘾者减少使用毒品，促进保持戒断与康复。

2. 根据治疗形式分类

（1）个体咨询或治疗：是指采用咨询者和来访者一对一的形式，在安静、安全、相对独立的空间中，针对患者个人的心理问题进行的咨询形式。

（2）小组咨询或治疗：是相对于个体治疗或咨询而言，指以小组为单位进行心理治疗的形式。由具有相似心理问题的患者组成一个咨询团体（因此又称团体咨询），通过团体内个体间互动，促使个体在交往中观察、体验、学习、认识和改善与他人的关系；学习新的待人接物态度和合适的行为方式，培养良好的社会适应能力。

（3）家庭治疗：是以患者的家庭为治疗单位，家庭治疗的各种理论取向包括结构的、心理动力的、系统的、行为的等途径，家庭治疗在患者戒毒一段时间后开始进行，它涉及核心家庭成员、成瘾者的配偶（婚姻治疗）、同胞兄妹、所有家庭成员或主要社会支持人员。治疗者指导他们如何面对成瘾者以帮助他们康复，包括鼓励家庭支持成瘾者保持操守，向家人提供成瘾者与有关药物的态度，要求家人督促成瘾者参加治疗或自助集体，支持成瘾者适应社会和工作，指导他们如何保持良好的婚姻关系和有效的相互交流，如何解决分歧，改善人际关系，如何与药物滥用的同伴接触等。

3. 其他治疗方法　以上治疗均需要咨询者与来访者见面，受到咨询人力、物力、工作时间、工作地点、交通等因素的影响，还有的来访者因担心暴露隐私而不愿意与咨询者见面。随着现代信息技术的发展，发展了一些远程咨询方法，如电话咨询、网络咨询等咨询技术，但这些治疗方式对咨询者与来访者间治疗关系的建立有很大的局限性，一般用于药物滥用问题较轻的早期患者，远程咨询可与见面咨询相结合使用可取得更好效果，如治疗早期需要见面咨询，治疗中后期治疗稳定后，可减少见面咨询频率，结合远程咨询来维持治疗效果，以提高咨询的效率，治疗过程中有需要时可增加见面咨询的频率。

上述这些心理行为治疗中，目前研究显示，动机强化治疗、认知行为治疗与行为强化治疗，还有针对青少年药物滥用问题的家庭治疗是最具有循证基础的心理行为治疗方法，本节后面的内容将重点介绍。

二、动机强化治疗

动机强化治疗（motivational intervention）是基于药物成瘾者的特殊性发展起来的，对于其他一般心理行为问题，咨询者一般要求来访者能认识到自己有心理问题而前来求助，即要求对方具有"治疗动机"是进行心理治疗的前提，如果来访者没有"治疗动机"，认为再高明的咨询师也是无能为力的。但大多数药物成瘾者并没有很强的"治疗动机"，面临缺乏"治疗动机"的药物成瘾者，就需要特别的治疗技巧，动机强化治疗就是针对药物成瘾这一特点而发展起来的。动机强化治疗采用一定的治疗策略强化患者做出改变自己吸毒行为的动机，帮助患者认识目前存在的或潜在的问题，认识自己的矛盾心理，并帮助他们去处理那些问题而做出改变。

（一）动机强化治疗的理论基础

动机强化治疗认为：药物成瘾者的内在戒毒动机是发生改变的真正动力与关键因素。药物成瘾者的戒毒动机不是指其内在拥有的某种特征，不是固定不变的，而是表现在戒毒者的态度、认知、情绪及行为的改变过程中，戒毒动机是多维度的、动态变化的，受内在因素如个人的知识、态度及外在因素如环境、家庭、治疗等因素的影响，因此咨询者可以采用一定的治疗策略来影响这些因素而激发戒毒动机而促进改变。动机强化治疗者主要扮演激发者的角色，有时兼做教育者和合作者的角色，其目的是应用一定的心理治疗技术来激发药物成瘾者自身的改变动机，然后制订计划，采取行动改变的过程，就像一个向导带领药物成瘾者走向康复的过程。

1. 改变阶段理论　动机强化治疗主要是基于美国心理学家 DiClemente 博士提出的改变阶段理论而发展起来的心理治疗技术，改变阶段理论认为药物成瘾的康复是一个长期的过程，需经历不同的阶段，根据药物成瘾者的内在动机把康复过程分为以下六个时期或者六个阶段：

（1）无意图期（precontemplation）：或者翻译为懵懂期、不考虑改变阶段，在药物成瘾早期，吸毒者还未认识到吸毒给自己身体、心理及家庭带来的危害，因此不认为自己有问题而无改变自己的药物滥用行为的打算；在药物成瘾后期，有的吸毒者否认吸毒对自己生活的影响或不相信自己有能力康复，而不愿意改变自己的行为也属于无意图期。

（2）思考期（contemplation）：或者翻译成考虑改变期，当药物滥用的后果越来越明显时，患者开始思考并认为自己可能有问题，但对是否需要改变处于矛盾状态，反复考虑是否要改变自己的行为，权衡改变的得失。

（3）准备期（preparation）：药物成瘾者经过反复思考，认为自己使用药物的行为给自己带来了许多不良后果与问题，必需采取行动改变自己，开始着手准备改变，并制订具体的行动计划，如收集戒毒治疗方法及治疗机构的信息，对治疗时间、治疗费用、家庭事务等进行安排，为治疗作充分准备。

（4）行动期（action）：药物成瘾者做好改变的准备后，便采取具体的行动来改变自己的药物滥用行为，如求助于专业机构及专业人员进行戒毒治疗，或者自己采取其他方法戒毒，停止药物滥用行为。

（5）保持期（maintenance）：药物成瘾者经过努力，采取一系列行动改变了药物滥用行为，如经过脱毒治疗停止了吸毒，这时如何保持已发生的改变是治疗成功的关键，也是对药物成瘾者康复的最大挑战。

（6）复吸（relapse）：药物成瘾者在保持期虽然经过种种努力，但因为各种原因又开始药物滥用的行为，又再次回到药物成瘾状态。

每个药物成瘾者所经历的康复阶段、处于每一阶段的时间均不相同，并可多次循环经历这些阶段，所处的阶段及时间与药物成瘾者心理、生理、家庭、社会等多种因素及治疗模式有关。有的药物成瘾者长期打算戒毒而不采取行为，有的一旦认识到吸毒对自己的影响便努力改变自己的行为；有的药物成瘾者戒毒治疗后保持很长时间才复吸或者保持长期戒断状态，有的戒毒治疗后短期内即复吸，复吸后又重新回到第一个或者第二个康复阶段，循环经历改变的阶段；大多数药物成瘾者可能要经过多次循环才能最终成功保持戒断状态。药物成瘾康复的过程是一个螺旋式上升的过程，过程中可能会经过多次反复与倒退，药物成瘾者从中不断总结经验、吸取教训，直至最后成功。

2. 促进改变的策略　在药物成瘾康复的过程中，治疗者可采取许多策略来影响药物成瘾者改变自己的态度、认识、情绪及行为，帮助他们成功度过上述几个康复的阶段，最终走向康复。改变一般发生在认识过程与行为过程两个层面。

（1）认识过程：主要强调药物成瘾患者的内在态度与认知过程，即如何看待自己的问题。帮助患者增强意识、突然觉醒、自我再评估、环境再评估、改变社会环境等策略均可促进药物成瘾者改变其认知过程。

（2）行为过程：主要侧重于患者的行为和行动，在改变过程中更为重要，如何帮助控制促发因素、应对条件反射、行为强化、提高自我效能、建立帮助支持系统等策略均可影响药物成瘾者行为改变的过程。

（3）促进改变的策略：治疗师可通过许多策略来促进药物成瘾者改变自己的认识与行为过程，这些策略包括：促动性交谈技巧、心理教育、澄清价值、决定权衡、解决问题、设定目标、预防复吸计划、果断性训练、角色扮演、认知技术、调整环境、角色澄清、行为强化、加强社交技能、澄清需求、评估和反馈等。由于药物成瘾者处于不同的康复阶段，治疗师应根据药物成瘾者所处的不同阶段采取不同的促进改变的策略，即必须在正确的时间提供正确的帮助，才能成功促进其改变。例如：对于一个尚未认识到自己的问题、没有治疗动机的药物成瘾者可应用促动性交谈、澄清价值、决定权衡等技巧来帮助其发现并认识到自己的问题，进而采取行动改变自己的问题；对于一个戒毒动机强、处于行动阶段的药物成瘾者，应该采用预防复吸、行为强化、社交技能训练等来帮助其预防复发，保持戒断状态。具体每个阶段应使用的改变策略见表10-2。

（二）动机强化治疗的基本原则

动机强化治疗是以来访者为中心的一种咨询模式，它能够暴露和解决求询者在使用药物中出现的矛盾心理，促使其发生改变。这种方法对处于犹豫或者思考阶段的来访者尤其

表 10-2 改变阶段相关策略

改变阶段	无意图期到思考期	思考期到准备期	准备期到行动期	行动期到保持期	保持期
相关改变策略	增强意识 突然觉醒 自我再评估 环境再评估 决定权衡	自我再评估 环境再评估 决定权衡 自我效能 改变社会环境	自我效能 坚信自我 控制促发因素 应对条件反射 帮助支持系统	自我效能 坚信自我 控制促发因素 应对条件反射 行为强化 帮助支持系统	自我效能 坚信自我 控制促发因素 应对条件反射 行为强化 帮助支持系统 改变社会环境

有效。动机强化治疗是通过使用促动性交谈技术（motivational interviewing，MI）来实现的，促动性交谈是一种心理咨询策略与技巧，是一种与来访者的人际交往方式，治疗师首先需要与来访者建立一种信任、合作的治疗关系。在帮助来访者过程中，治疗师接纳、理解对方的感受与需求，通过与患者共同探索其内在的动机与价值观来达到解决其矛盾心理，引导来访者自己发现问题、认识到改变的必要性，并帮助其选择如何解决问题的方法。动机强化治疗以来访者为中心，激发药物成瘾者积极改变自己的内在潜能，尊重来访者自己的内在需求与选择，强调改变是来访者自己的责任，他们自己是改变的主体。促动性交谈的基本原则有：

1. 表达共情（express empathy） 是指咨询者从对方的角度来尊重与理解患者的经历及其感受与需求，提供支持、引导性的咨询是促进改变的条件。咨询师要认识到药物成瘾者存在矛盾心理是非常普遍的、也是正常的反应，只有患者自己才能决定是否改变自己的行为，患者是改变的主体，只有接受才能促进改变，需要建立非评判性、合作性的咨询关系。对患者表达尊重、接纳与理解，并不等于认同患者的观点与行为，咨询师的作用主要是在康复的过程中提供支持，咨询过程中主要是多听而不是多说，进行婉言劝说、建议与指导。

2. 呈现差距（develop discrepancy） 是帮助引导来访者集中注意力发现其目前的行为与其理想的或希望的生活之间的差距，当来访者认识到其目前状态与期望之间的差距与药物滥用有关时，会强化其改变药物滥用行为的愿望。咨询者在访谈过程中需要认真倾听来访者的话语，当患者表示认识到目前行为后果或潜在后果与其个人价值有冲突时，放大并聚焦于此，引起对方的关注，启发患者自己讲出改变的理由并承诺改变现状。除交谈外，咨询师还可以用其他的方式来发现并帮助患者发现差距，如评定其药物使用的严重程度、体检发现使用成瘾药物对躯体的不良影响等均可用来帮助患者认识到自己吸毒的不良后果。

3. 避免争论（avoid argumentation） 指在咨询过程中，需要尊重与接纳患者的观点与看法，而不是试图说服来访者。与患者争论或认为其存在问题或者需要改变会引发更大的阻力，只有来访者自己说出改变的理由，才有可能做出改变的计划并付出行动，取得进步，咨询者的目标是“与来访者一起前进”，应该尽量避免与来访者争论，避免争论的具体策略有选择性同意、双向反馈、重建解释等。

4. 化解阻抗（roll with resistance） 是运用各种咨询技巧取得来访者的信任与配合，

改变一般会有不适应感，需要承诺与付出努力，来访者在治疗早期具有阻抗是很常见、也是可理解的现象，发现来访者有阻抗时应该改变咨询策略来化解阻抗，支持与推动改变，责怪对方缺乏动机与阻抗均不利于改变。应对阻抗可采用简单回应、放大、双向反馈、转移注意力、调整性同意、重建解释、激将法等方法。

5. 支持自信（support self-efficacy）　指支持患者的自信心，提高自我效能感，促进改变。产生改变动机的一个重要前提是来访者必须相信改变是可能的，当发现差距后，还要认为改变是可能的，自己有能力改变自己的行为，才可能出现改变的动机，否则就以阻抗、否认等来减轻内心的不适感。许多药物成瘾者难以改变是由于他们没有自信，不相信自己有能力改变，咨询师首先要相信患者能够改变，并帮助患者建立自信，让对方看到希望、对改变表示乐观、并有可行的方法达到目标，可利用药物成瘾者既往成功的经历或有相同经历者的成功经验来帮助其建立自信，并帮助将药物成瘾者的治疗目标分解成许多可行的、具体的步骤。

（三）动机强化治疗的技术要点

动机强化治疗强调改变的主体是药物成瘾患者本人，关注患者自身的能力与长处，以患者为中心，强调患者的选择与个人改变的责任，肯定自由选择，支持自信，鼓励对改变的乐观看法，强调从患者那里激发出其个人目标。动机强化访谈是以来访者为中心的一种咨询模式，主要运用开放式问题（open-ended questioning）、回应性倾听（reflective listening）、引发关注点（elicit concerns）、支持肯定（affirmation）、总结（summarizing）等基本技术与药物成瘾者讨论其药物使用相关问题，暴露和解决来访者在使用药物中出现的矛盾心理，促使其发生改变，这些技术要点是为了实现动机强化访谈的基本原则。

1. 开放式提问（open-ended questions）　咨询者向患者提出的问题没有单一的答案，是以中立的态度引发出更多的信息，可促进对话、鼓励患者多谈，避免咨询师过早做出判断，保持良好的交流，更好地理解患者的观点和感受，开放式提问法有利于建立良好的治疗关系，也是表达共情的基础。与开放式提问相对的是封闭式提问，多用来澄清问题、转换话题、结束谈话等。开放式提问多以如何、哪些、为什么等方式来提问，例如："请告诉我，你是什么原因来到这里?"、"你如何看待戒毒治疗?"、"能告诉我你吸毒时的情况吗?"、"对于吸毒，哪些感觉是你比较喜欢的?"等，患者可以提供很多咨询者想知道的信息。而封闭式提问多以"是否"等让患者选择答案的方式来提问，例如："你是否吸过毒?"、"是警察送你来的吗"等，患者只能选择回答是或否，给人以审问、不耐烦、证实自己判断等感觉，不会引发对方提供更详细的信息。

2. 回应性倾听（listen reflectively）　指咨询者在倾听过程中积极反馈，检查你是否真正听明白了对方的意思，而非"我知道你的意思"，表示你准确理解了对方的问题与感受，可加强通情的咨询关系，鼓励进一步探索患者的问题与感受。在咨询初期，更需要主动性倾听，可减少阻抗，保持交流进行，可帮助澄清患者的真实想法、表示尊重理解对方，有助于强化治疗性关系。

3. 引发关注点（elicit concerns）　引发关注点可实现基本原则中提到的呈现差距，指咨询者在倾听的过程中发现来访者最关注的问题，如药物成瘾者打算结婚生子，与其讨论吸毒行为如何影响他实现这一希望，当来访者认识到目前行为后果或潜在后果与其个人价值有冲突时，放大并聚焦于此，引起对方的关注并承诺改变现状。

4. 支持肯定（affirmation） 指诚恳地对来访者进行肯定，可帮助患者建立自信，强化患者过去成功的经历，有助于建立自信、防止挫折感。肯定患者面临的困难，告诉对方“我听到了、我理解”，理解患者的经历与感受，帮助患者发挥主观能动性，支持对方采取行动来改变自己的问题，向对方表示“我会与你在一起、支持你”，多对对方讲一些支持肯定性话语，引导对方多表达自我激励言语，让患者投入治疗中，治疗师要使患者认识到改变后的生活会更好，然后采取行动改变自己，不是说服其必须改变，而是引导患者说出自己关心的问题及想法，希望患者自己认识到需要改变、希望并相信自己能够改变，支持肯定可实现支持自信这一基本原则。

5. 小结（summarize） 是心理行为治疗的一个基本技巧，定期进行小结非常重要，小结时对来访者的问题与感受进行升华并给予正性的反馈，强化患者的改变动机，表示你认真听了，有利于患者为行动做准备，应该对患者使用药物的正负两方面影响进行小结，有助于理解其矛盾心理、发现差距。小结可作为每次治疗开始与结束的方法，起到自然过渡的作用。小结可作为一种治疗策略，对交流过程中的内容进行选择性小结，强化患者的积极方面；也可请患者纠正或补充小结的内容，还可能引起进一步讨论和评论，帮助患者反思自己的想法与经历，帮助咨询师发现忽略的问题或未准确理解的问题。

（四）动机强化治疗的基本步骤

动机强化治疗采用动机强化访谈的基本技术，通过反馈（feedback）、责任（responsibility）、建议（advice）、提供改变菜单（menu of alternative change options）、共情的咨询方式（empathy）、自我效能感（self-efficacy）等步骤来帮助药物成瘾者认识自己的问题，做出决定改变自己药物成瘾行为的过程，以上步骤各单词的首个字母大写缩写在一起称为FRAMES模式。

1. 反馈（feedback） 是咨询者通过对患者药物使用的方式与相关问题进行评估，个体化反馈信息，让患者了解目前自己药物滥用给自己身体、心理与生活带来的影响，了解滥用严重程度，思考自己的问题及解决方法。

2. 责任（responsibility） 指对于药物滥用问题如何处理，咨询者尊重患者自己选择，强调改变是患者自己的责任。咨询者应该传达一些信息，比如“关于你的使用药物行为，你愿意做什么决定权在于你”、“没有人能替你做出决定”等，以保证来访者对其行为及相关后果保持个人控制力，患者有了这种对自己生活的控制的意识后，将会有更大的动机去改变自己，对改变的阻抗也将会更低。对患者讲一些诸如“我认为你应该……”、“我很关注你的药物使用问题”等话语，都可能会导致其产生阻抗，从而使其固守他们当前的药物使用模式。

3. 建议（advice） 指咨询者以非评判性方式为患者提供一些如何减少或者停止药物使用相关危害方面的建议。来访者往往没有意识到他们当前使用药物的方式可能会带来健康及其他方面的问题，或者使一些已经存在的问题更加严重。为患者提供一些明确的停止或减少使用药物的建议，可以减少他们未来问题的风险，增加他们对个人危险的意识，同时还为他们提供了考虑改变自己行为的理由。决策矩阵（decision matrix）是分析药物使用问题的一种很有用的工具。咨询者可以用一些简单的话语客观地提出自己的建议，例如“减少你的危险（例如抑郁、焦虑）的最好的办法就是减少或停止使用药物。”

4. 改变菜单（menu of alternative change options） 指咨询者根据来访者的问题为其

提供多种可供选择的改变策略，让来访者自己选择最适合他们实际情况的方法，让他们感觉到这种方法可能最能够帮助自己，这样可加强来访者的自我控制感、责任感和激发其改变的动机。来访者的选择要与他们的行为改变阶段紧密相关，如可以通过下面的一项或多项选择来为来访者提供帮助：鼓励求询者保持每天写使用药物的日记（地点、时间、方式、和谁一起使用以及使用原因等）；帮助来访者拟定自己的使用药物指南；识别高危险情境，制订应对策略；找出一些可以避免使用药物的替代活动：个人爱好、运动、聚会、健身等；鼓励求询者发现一些在他们想要进行行为改变时可以支持他们的人；提供一些自助的资源和书面的信息；鼓励求询者把他们通常用于购买药物的现金储存起来等。

5. 共情（empathy）　是咨询的一种基本技巧，有效的干预应当是一种热情、尊重、理解地咨询方式，这能够让来访者感到舒服、安全与受欢迎，有助于咨询者与患者建立起良好的、互相信任的治疗关系，并能促使来访者保持在咨询和治疗过程中，提高积极的咨询和治疗效果。

6. 提升自我效能感（enhance self-efficacy）　指帮助药物成瘾者建立自信与乐观情绪来鼓励改变，让其相信他们有能力对其使用药物行为做出改变。相信自己能够改变者要比那些觉得自己无助或无力的人成功的可能性要大得多，咨询者应该帮助来访者建立自信，提升其自我效能感，他们往往更相信他们自己说出来的，而不愿意相信其他人告诉他们的。

总之，动机强化疗法主要适用于那些不愿意改变自己或对是否改变自己犹豫不决的人，动机强化治疗强调个体对自己的行为具有选择的权利和责任，其工作重点是启发患者对自己的问题的关注，而不是告诉他们应该做什么；探索和反馈患者的感觉，而不是给他们贴标签或加以纠正。动机强化治疗在药物成瘾治疗中应用非常广泛，许多研究证实其是一种非常有效的心理治疗技术，尤其在治疗早期使用有助于建立良好的治疗关系，降低患者的阻抗，提高治疗动机。可以单独作为一种治疗方法或者与其他心理行为治疗联合使用，可以说是药物成瘾心理行为干预的基本技术之一。

三、认知行为治疗

认知行为治疗是根据认知过程影响行为的理论假设，通过认知和行为技术首先改变患者的不良认知，从而矫正不良行为的一种心理治疗。对药物成瘾者的认知行为治疗，由Beck等于20世纪70年代中期首先开展，其理论基础是通过识别和改变患者不合理的认知，来减少或消除不良的情绪或行为（如药物滥用）。其治疗的主要目的在于改变导致药物成瘾者适应不良行为的认知过程，对导致药物使用的一系列事件进行干预，帮助患者有效地应付对药物的心理渴求以及培养远离成瘾药物的各种技能。预防复吸（relapse prevention）中最常见的模式是由Marlatt（1992）等应用认知行为技术发展起来的，目的是帮助患者加强自我控制以避免物质成瘾的复吸，本节将以预防复吸治疗为例介绍认知行为治疗的原理与基本技术。

（一）预防复吸治疗的理论基础

1980年Marlatt和Gordon在社会学习理论的基础上，针对酒精和各种药物成瘾行为，提出预防复吸（relapse prevention）的概念，认为可把克服药物成瘾的过程看成重新学习新的适应性行为的过程。

1. 复吸的概念　Rounsaville（1986）认为复吸是指药物成瘾者在药物成瘾治疗完成，保持了一段时间的操守以后，又因为种种原因再次使用治疗前所滥用的成瘾药物的过程，及再次回到之前药物滥用的失控状态。复吸是一个过程，包括三个阶段：

（1）失足或偶吸（slip）：指戒毒后重新开始使用毒品，但只偶尔用了一次或几次毒品，使用后非常后悔，立即停止，不再使用。

（2）失误或滑倒（lapse）：指戒毒后发生失足或偶吸后，继续间断使用毒品，但尚未再次发生成瘾，但如不及时停止，进一步发展下去可能无法控制使用毒品，导致全面复吸，再次回到以前的成瘾状态。

（3）复吸（relapse）：指完全破坏自己制订的操守规则，再次回到治疗前药物成瘾的水平，是偶吸或失误的恶性发展而回到不能控制使用毒品的状态。

2. 复吸的认知行为模型　根据社会学习理论，Marlatt 等于 1985 年提出了复吸的认知-行为理论模型，认为药物成瘾者在高危情境中的认知与应对模式决定了是否发生复吸的可能性。患者戒毒后所面临的生活社会场景中有些是复吸的高危情景，如与既往吸毒有关的人、事、物等，不良的情绪状态、外在应激事件、家庭社会因素、经济状态等内外在因素，当戒毒康复者在高危情境中如不能有效应对，自我效能感就会降低，就会重新开始使用药物，并在“破堤效应”和错误归因方式的影响下导致完全的复吸；而另一个方面，如果患者能够进行有效的应对，他的自我效能感就会提高，复吸的可能性就会降低（图10-1）。

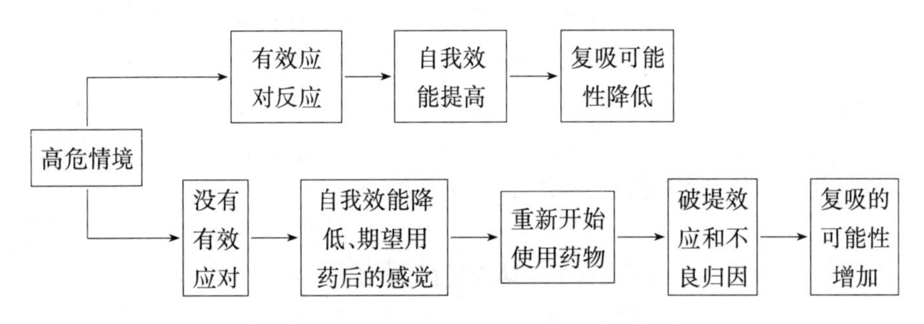

图 10-1　Marlatt 和 Gordon 的复吸认知-行为模型（1985）

3. 有关预防复吸的基本概念　根据复吸的认知-行为理论模型，咨询者可通过帮助患者识别复吸的高危情境，通过认知和行为的训练，教会他们相应的应对技巧，降低戒毒者对危险情境的敏感性，提高患者抵御毒品诱惑的能力，提高自我效能，降低复吸的可能性。在预防复吸治疗中通常会用到一些概念，以下作简要介绍。

（1）高危情境（high-risk situation）：药物成瘾者戒毒后通常有以下危险情境：处于熟悉的与用药有关的环境中；体验到负性情绪；过度愉快的体验；感到无聊；使用兴奋剂状态；体验到躯体的痛苦；渴求感；突然拥有许多现金；认为偶尔用一次药没有关系等，不同的药物成瘾者可能有不同的高危情境，帮助药物成瘾者识别自己的高危情境并进行有效应对，有助于帮助其预防复吸。

（2）自我效能感（self-efficacy）：由班杜拉（A. Bandura 1982）提出，用以解释在特殊情境下动机产生的原因。班杜拉认为，自我效能是个体对有效地控制自己生活某方面的能力、知觉或信心，一个操守者如果具有较高的自我效能，改变的动机就会较强。如果个体能够在高危情境下完成一次有效的应对行为，他的自我效能感就会提高，复吸的可能性就会降低；如果没有恰当地进行应对，自我效能感就会降低，他会感到无助，进而反复用药以获得即刻的满足，导致完全的复吸。

（3）破堤效应（abstinence violation effect，AVE）：破堤效应是与复吸相关的不良认知-情感反应模式，关系到最初的偶吸是否导致完全的复吸。破堤效应前提是患者承诺保持绝对操守，他将“不再吸毒”的规则绝对化，对规则过于苛刻，坚信使用药物是绝对不可接受的，认为绝对不能犯错误，一旦越界，会感到非常可怕，难以接受内心的冲突。为了降低这种负性情绪，就会倾向于过去一贯采用的不良应对方式——继续吸毒，并将自己重新定义为无助的成瘾者，不再进行任何努力。发生一次偶吸后，如果患者存在这样的不良认知-情感反应模式，就会通过破堤效应导致完全的复吸。破堤效应越强烈，复吸的可能性就越大。破堤效应的产生与患者固有的归因方式有关。如果个体将偶吸归因到个人内在的、稳定的和普遍的因素上，做悲观的归因（如认为自己缺乏意志），就容易发生破堤效应；如果个体将偶吸归结于外部的、暂时的（可变的）、特殊的、可控的因素上，做乐观的归因（如将偶吸归因为自己一时性的对高危情境应付的失败），产生破堤效应的可能性就会降低，个体就会继续保持一种自我控制感，停止偶吸行为，而不会发展到全面复吸。

（4）看似无关的决定（seemingly irrelevant decisions，SID）：当患者完成脱毒治疗以后，具有较高的自我效能感，对成功地保持操守有正性的期望。但是不久，他开始做一些“小小的决定”，这些小小的决定会让患者暴露于复吸的危险情境中，如果患者没有认识到并及时停止，就会从操守发展为复吸。这些决定被称为看似无关的决定（SID）。常见的SID有：主动暴露到危险环境中（“我只是随便拜访他。我不认为他还在吸毒”）；检验自己拒绝诱惑的能力（“看着他人吸毒，看看我知道我能否应付”）；把自己的操守建立在别人的行为上（“只要父亲不管我，我才开始戒”）；坚持要待在危险环境中（“看看治疗是否有效”）。SID是非常危险的，是一种常见的导致高危情境的心理过程。虽然在某个时间段上并不一定显得特别可怕（如去哪里吃饭，回家的路线，是否去看朋友），但是一系列看似无关的决定会一步步将患者带入复吸的危险境地，并在某个特定的时候使情况迅速恶化。合理化和否认是SID主要的心理防御机制，能够起到很好的掩护作用。患者如果不清楚这个心理过程，经常在无意识的情况下进入高度危险的场景，只有在事后回想才能认识到这些决定的影响，这是一个自我欺骗的过程。

（二）预防复吸的目标与原则

预防复吸是以心理学中的认知行为治疗理论为基础，主要目标是通过改变患者对有关复吸的歪曲认识，来改变复吸的行为，通过让患者分析识别自己复吸的高危情景，在咨询者的指导下，学习应对高危情境的各种技巧，提高患者的自我效能，学习建立替代毒品的全新生活方式，达到预防复吸、保持长期戒断的目标。预防复吸是让患者学习新的认知与行为方式的过程，可采用个体或者小组治疗的形式，强调患者的参与性与反复实践。预防复吸适用于具有较强治疗动机的患者，需要与其他心理行为干预方法结合使用，如可结合动机强化治疗，让患者保持治疗动机，更好地配合治疗。

预防复吸治疗具有很强的专业性，咨询者需经过相关培训，咨询者与来访者需要相互合作，共同制订他们的治疗目标，如他们所需要学习的技能及到达目标的时间等。如果采取小组形式治疗，咨询者以辅导员或协调者的身份参与小组活动，能与小组成员产生积极的心理互动。预防复吸治疗的主要原则有：

1. 咨询者的角色定位　最好由专业的心理咨询师及社会工作者担任咨询者的角色，但在实际工作中，咨询者很可能同时作为管教干警、社会工作者、医师、护士等角色开展工作，应尽量将两者的角色区分开来。要让咨询者给药物成瘾者更多的情感关心和反馈，鼓励其讲述各自的经历，戒毒过程中的成功和失败，了解他们的需求，减少与患者的心理距离，建立良好的治疗关系，才能打破“坚壳”，使他们袒露心扉。在治疗过程中，患者一旦觉察到咨询者的确在关心他，是值得信任的，那么他的自尊就会提高，咨询者也将具备促进这个人向积极方面转化的影响力。

2. 态度灵活　在治疗过程中经常要设定一些改变的目标，如什么时候开始与家庭沟通交流、找工作等等。在目标设定上要采取灵活的态度，应该尽量反映患者的个体化需求，一般来说，咨询者将自己认为最佳的几种方案提出来，供患者自己选择与决定，但是如果患者不准备改变，应与患者进行协商制订患者可接受的治疗目标。

3. 共情　咨询者必须有良好的共情和倾听技巧，他们必须尽力对患者的实际情况和内在的困难加以理解，这样有助于建立良好的关系、制订治疗目标。如果患者经常沉默或经常发表反对意见，不要教训他们，或指责他们缺乏动机，而应该客观地接受他们意见中可接受的部分，与他们进行积极的讨论。在治疗的全过程中，不管患者是否对保持操守有疑虑或在许多方面没有进展，都应该保持接纳与理解，尽量避免对患者进行道德或价值判断，应保持中立的态度。

4. 积极关注　在治疗过程中药物成瘾者会反映出大量负性的方面，但是作为咨询者，不要过分关注这些负性的方面，否则会增加他们的焦虑与降低自信。要努力培养自己关注他们积极方面的习惯，即使是很小的优点也要恰当地反复强调，以提高他们的自信水平。在小组治疗时，要重视每个人，重视每一句话，给予尽可能多的积极的言语或身体语言的鼓励。

5. 重点突出　每一次治疗内容都要突出重点，要强调技能训练。不要将技能训练放在每次治疗的结尾，这样会使学习者觉得训练并不重要；此外不要对每个程序的内容都要求高质量完成，不求面面俱到，只要明确目标就行。不要试图在一次训练中把所有手册中提供的应付策略都展示给患者，通常每一次训练活动只有一到两个重点内容，大家从容地学习一到两个应付方法是比较恰当的，重点在于掌握这些技能及将来在实践中运用，这比表面性地了解一大堆策略要好，如果需要，一个技能可以进行反复训练。另外，如果一次治疗的内容太多，那么练习的机会就很少；面对不太配合的患者，如果完全照搬的话，就会引起抵触，训练者要根据患者的实际接受程度，安排训练内容，不要让患者感觉到训练者在生搬硬套。

6. 掌握节奏　许多技能训练的概念，对患者来说也许是很复杂的（虽然对专业人员来说并不复杂）。特别对那些有认知缺陷或应付技能很差的患者，因此要确保他们已经理解并能够运用到他们的实际生活中去。不要将训练变成单向的说教，而应该是双向的沟通。在对每一概念的内容演示完成以后，训练者应该停下来，让患者举一个例子来说明他对所演示概念的理解。

7. 运用技巧　在介绍应对策略的时候，最好先从患者比较熟悉的方式入手。要尽量多举一些例子，其中包含着一些基本的策略，要讲解清楚；要及时利用患者的例子来说明问题，将患者的担忧转化到如何培养技能的主题上来。如，“你前面讲到你很难拒绝别人的诱惑，那么今天我们一起来讨论一下如何来有效地面对这个问题。”此外，积极练习是最有效的提高自我能力的方法，练习中的失败并不说明毒瘾深，戒不了毒，也不说明自我能力低，而应该把失败看作是将来避免复吸的教训。

8. 发掘患者内在的潜能　要尽可能发掘患者内在积极的方面，可以让患者讨论，发表自己的看法，发掘那些对治疗有帮助的内容，这样做更具有说服力，患者也更容易做到。如果在集体治疗环境中，患者看到同类人的成功表现以及可供模仿的行为越多，他们就越有可能经过练习，提高自我效能感（“如果他能拒绝毒友，我也能”、“如果他能戒毒，那么我也能”）。

9. 避免冲突　在个体治疗过程中，有的患者不同意咨询者的引导，咨询者应该尽量改变咨询技巧避免与患者冲突。小组治疗中每个成员也会有不同的反应，有人消极一些，但服从咨询者的安排；有人可能会存在逆反心理，否定咨询者的引导；有人可能用自己的安排来取代训练项目的目标。这些情况会表现出不同行为而使咨询者感到局面失控，作为咨询者需要容忍。这样，患者知道即使观点彼此不同，也仍可以彼此倾听，并且接受并非所有人都没有信心戒除毒瘾这一事实，这样每个患者才会积极参加并发表意见。

（三）预防复吸的基本技术

在整个治疗过程中，都需要运用一些咨询的基本技巧如倾听、共情、解释、鼓励、总结等。预防复吸的早期可主要采用动机强化治疗的基本技术，与药物成瘾者建立良好的治疗关系，增强治疗动机，后期主要以各种技能训练为主，治疗过程中采用了大量的技术与策略，如不良认知的识别、荒谬信念的纠正、自我监督、指定作业的评分、自信心的训练、放松训练以及一些社会化的问题（如寻找工作、保持工作技能、休闲时间的利用和理财技能等），这些技术与策略不是一成不变的，而是根据患者自身实际情况灵活应用，强调反复练习与实际运用。

（四）预防复吸的结构与主要内容

与其他治疗相比，预防复吸治疗具有更严格的结构与模式，更多地运用讲授与训练方法，治疗者扮演更积极的指导者角色。可采用个体或集体治疗的形式开展预防复吸治疗。

1. 治疗的结构与模式　预防复吸的疗程一般为3～6个月，每周治疗1次，每次1小时。每次治疗的任务很多，如复习上次的技能练习、简单讨论自上次治疗以来碰到的问题、技能训练、对技能训练的反馈、治疗期间的技能训练、下周计划等，每次治疗的时间一般分为3个阶段，每个阶段20分钟，即所谓的20/20/20规则。

（1）开始阶段：在开始的20分钟，治疗师主要是了解患者过去1周内的主要状况、一般功能水平、药物使用及渴求状态、技能训练的经验等，主要包括评估患者目前状况、尿检、解决问题、了解目前患者存在的主要问题、讨论家庭作业等内容，在这个阶段，虽然是治疗师引导患者，并关注患者的反应，但往往是患者说得比较多。

（2）中间阶段：在中间的20分钟，主要是介绍及讨论某种技能，包括介绍主题、解释主题内容与患者目前状况的关系、了解患者的反应确定患者理解了等内容，在这个阶段治疗师说得比患者多，但治疗师介绍的内容需结合患者的具体情况，并举一些例子让患者充分理解。

（3）最后阶段：最后20分钟，患者又变成要唱主角了，患者同意治疗师提出下周要学习与训练的某种具体技能，做出具体的计划，了解下周可能面临的复吸高危情境及如何应对这些高危情境等，主要包括布置下周练习的技能、分析下周更能遇到的高危情境、做出下周的具体计划等内容。

2. 预防复吸的主要内容 预防复吸的治疗过程主要是让药物成瘾者学会识别导致自己复吸的高危情景并改变导致复吸的错误认知，与咨询者密切合作与努力，学习有效应对高危情景的方法，提高自我效能，预防复吸，迈向康复的过程。主要内容如下：

（1）建立良好治疗关系、增强治疗动机：在治疗最初阶段，主要目的是与药物成瘾者建立良好的治疗关系，采用动机强化访谈技巧增强患者的治疗动机和坚持的承诺，减少患者对改变行为的阻抗和矛盾，将可能存在的问题简单地呈现在患者面前，而要给予患者足够的关于危险和后果的信息，通过帮助药物成瘾者进行决策分析，了解继续吸毒长期和短期的得与失，让患者自己做出思考和选择，以使他能够顺利做出治疗的决定，然后让患者了解预防复吸的主要程序与内容，期望其在治疗中的任务与角色，并签订治疗协议，进入下一步治疗。

（2）识别和监测高危情境：根据专业人员列出的高危情境列表来确定哪些是自己的高危情境，并对该情境下的危险性进行评分；每天进行自我监控，明确有哪些潜在的危险情境（如不良情绪、朋友的危险邀请等）；患者根据录音或录像中的高危场景，描述自己认知和行为上的反应，评估自己有多大的信心拒绝诱惑（自我效能评分），并对在高危情境下的应付技巧进行自我评判。

（3）应对高危情境：针对各种特定的高危情境，运用认知和行为的方法，塑造恰当的应对行为。常用的方法包括控制刺激因素，减少暴露在高危情境下的机会，如抛弃随身携带的药物或工具；尽量回避与不良行为有关的场景，如以往的吸毒地点；通过角色扮演演练如何果断地拒绝朋友的引诱；停止复吸幻想，教会患者识别渴求感伴随的复吸幻想，大声或在心里说“停!”，打断幻想；携带“渴求锦囊”，在产生渴求感时帮助进行自我控制。

（4）应对渴求：咨询者通过与药物成瘾者讨论渴求，指导患者学习如何应对心理渴求的心理技能。如帮助药物成瘾者理解和利用条件反射原理，减少患者对毒品的渴求感。条件刺激和非条件刺激反复结合能够产生条件性反应，反之，没有非条件刺激与条件刺激的反复结合能够使条件反应逐步消失。训练者尝试帮助患者理解和认识条件性渴求感，识别自己的渴求条件性情境，避免暴露到这些情境中，有效地应付这些渴求，降低条件性渴求。

（5）认知重构、战胜偶吸：失足与偶吸是药物成瘾者康复过程中常见的一种现象，康复者对失足与偶吸需要有正确态度与看法，需要探索患者是否对偶吸存在不正确的归因方式，避免发生破堤效应而导致全面复吸。治疗上通常采用认知重构技术来对付失足后的归因和情感反应，将对偶吸内在、稳定和普遍的归因方式重构为外在、暂时和特殊的归因方式。例如，偶吸很类似于学习过程中的失误，可以将“偶吸”重构成“一次错误”，还有机会重新进行正确的学习，以此替代“完全失败”的归因。鼓励患者将偶吸等同为“失误”，将“失误”和“失败”的体验区别开来。认知重构的内容包括：将偶吸反复归因为外在的、特殊的和可控制的因素（要将可控制因素具体化，如可以通过主动回避来控制）；

偶吸可以转化为不吸而不是复吸，从偶吸中学习如何继续保持；只要患者偶吸后不复吸，就能保持戒断状态；不管偶吸发生与否，预防复吸的目标是唯一的，即预防下一次偶吸或复吸。

(6) 学习各种心理技能：药物成瘾者因为缺乏一些心理技能，使复吸的可能性增加，如面对压力不知如何有效应对，不能有效管理与调节自己的情绪等。此外，药物成瘾者还普遍缺乏解决问题及人际交往方面的技能，这些都不利于药物成瘾者康复与建立新的生活方式。咨询者可指导药物成瘾者学习这些心理技能与方法，包括解决问题技能、情绪调节技术、应对应激策略、人际交往与沟通技巧等，以降低复吸、促进康复。

(7) 提高自我效能：在治疗过程中要积极支持强化药物成瘾者的积极改变，肯定患者的努力与成绩，增强患者的自信心与自我效能，采取积极的行动保持戒断状态。

(8) 建立社会支持系统：很多患者坚持认为他们完全能够自己控制康复过程，这是错误的想法。患者必须去努力学会建立外在的社会支持系统，这是行为管理计划的重要组成部分。支持系统是与患者有亲密关系的人组成的一个小组，包括父母、配偶、朋友、同事和医师等。他们要学会通过支持、提醒和礼貌地对质，一起来帮助患者维持操守状态。要让支持小组的成员详细地知道特定的高危情境，了解从偶吸到复吸的出现有一个次序，支持系统被看成干预的第一道关口。

(9) 发展替代成瘾行为，建立健康生活方式：健康的生活方式对患者保持长久的操守非常重要，在治疗中，鼓励患者去参与一些替代活动（如冥想、放松或跑步），有助于改善旧的生活方式。这些替代活动如果变成了他们“想要”的，就会成为一种健康的“成瘾行为”。健康的“成瘾行为”必须具备五个条件：能够独自操作；能够很容易操作；对个人有短期和长期的益处；可以稳定参与，一段时间后能够有进步感；操作时不会有自责感。

综上所述，预防复吸的过程是教授患者如何面对和应对真实的或潜在的复吸高危情景；帮助患者理解导致复吸的各种心理过程；除了具体的行为练习，还强调生活方式的改变以及建立社会支持网络。近年来，复吸更多地被看成是康复过程中的正常现象，是患者走向完全康复的一个学习和经验积累的过程。预防复吸训练可以帮助患者反复进行行为矫治，康复是一个螺旋式进步的过程，在康复过程中可能会有多次复吸，但最终是朝着完全放弃成瘾行为的目标前进。

四、行为强化治疗

行为强化治疗是根据斯金纳的“强化列联”原理，即建立某种行为时如果得到强化，就会增加将来再次发生该行为的机会。列联管理（contingency management，CM）是用于治疗药物成瘾的一种最常用的行为强化治疗方法，大量研究证实列联管理技术可以帮助物质成瘾者提高治疗依从性、增加治疗效果，该方法已经形成一套完整的理论体系及操作技术，在国际上很多物质滥用治疗机构得到推广使用，故本节以列联管理为例来介绍行为强化治疗。

（一）列联管理的理论基础

操作性条件反射理论认为，人的行为是后天习得的。正性（阳性）的强化（奖励）指个体为了获得所希望的行为结果而维持或增加某些行为，而负性（阴性）的强化（惩罚）指个体为了避免不良的行为后果而减少或者消除某些行为。药物成瘾行为强化治疗认为药物滥用是环境因素与生物学因素共同作用的结果，正性强化因素可以影响物质成瘾者的行为选择，从而增强物质成瘾者的内在治疗动机，即戒断物质滥用的真正动力和关键因素。

（二）列联管理的目标与基本原则

1. 治疗目标　列联管理的目标是运用操作性条件反射与学习理论来治疗药物成瘾问题，即运用奖励（正性强化）和惩罚（负性强化）相结合的方法，在指导性的治疗环境中，系统地管理药物成瘾者某种目标行为（如不使用成瘾药物、定期来参加治疗等有利于长期康复的行为），从而使药物成瘾者长期保持目标行为，改变原有不良行为（如药物使用）而促进患者长期康复。

2. 基本原则　列联管理的两个基本要素是目标行为与强化物的设定，一般需遵循以下几个基本原则：

（1）目标行为必须明确，具有可测量性：治疗师需要详细了解药物成瘾者毒品的使用情况，由此明确制订需要干预的目标行为，并告知患者。例如：如果治疗师把药物使用作为目标行为，可以使用尿液检测等手段了解成瘾者有无使用成瘾药物，并让受试对象明确自己所要做的就是保持每周做尿液检测结果阴性。

（2）及时呈现强化物：当患者达到目标行为后应立即呈现强化物，只有及时呈现强化物，才能使其发挥最大强化作用。此外必须针对个体选择适宜的强化物。

（3）“责任代价”原则：若患者未达到目标行为，需付出一定的代价与责任，如发现患者尿液检测结果阳性或其正在使用毒品，应取消其应得的正性激励。

（4）激发患者内在改变动机，重建行为模式：在整个干预过程中需要运用动机强化访谈技术或认知行为治疗等技术进一步激发成瘾者的内在治疗动机或学习保持长期戒断的技能。当期望的目标行为规律出现后，逐渐减少强化的频率，使患者逐渐学会并固化其新习得的行为。

（三）列联管理的方法与步骤

1. 治疗方法　行为强化治疗具有许多治疗方法与形式，目前较为成熟的列联管理操作方式主要有代金券法和金鱼缸抽签法。

（1）代金券法：是列联管理的一种经典形式，药物成瘾者如果达到预先设定的治疗目标将获得代金券，凭券可在治疗社区中兑换相应价值的物品或服务。代金券额度随着达到目标行为的次数增加而逐渐累加，如果未达到目标行为则取消代金券。使用“代金券”主要有两个目的：防止药物成瘾者将获得的现金奖励作为毒资购买毒品；治疗师通过提供一些有助于戒毒的物品或服务，帮助药物成瘾者共同选择，可以指导其选择健康的行为方式。例如：成瘾者在治疗师的指导下选择换取体育锻炼的设备等，有助于建立新的健康生活模式。

（2）金鱼缸抽签法：代金券法虽然被广泛使用在药物滥用治疗机构，但是由于其治疗成本很高，有研究者改进了代金券法，设计开发出金鱼缸抽签法。金鱼缸抽签法规定药物成瘾者如果达到目标行为（如：尿检结果阴性）即可得到抽奖的机会，患者可以在一个容器中抽取球或卡片，每个球或卡片上标注了不同程度的奖励，如在治疗中心换取物品或服务，还有精神激励，即对患者的目标行为给予精神上的支持和鼓励。随着物质成瘾者连续达到目标行为的次数越多，其抽奖机会累计增加。同样当违反目标行为时将取消其奖励机会，再重新开始进入强化程序。研究发现金鱼缸抽签法不仅能够激励患者内在治疗动机，其另一优势在于精神鼓励作为兑奖物大大降低了治疗成本，增加了治疗的可操作性。有研究显示金鱼缸抽签法和代金券法疗效相当。

2. 操作步骤　列联管理的操作步骤相对比较简单，根据患者的具体情况疗程可为3～6个月，一般每周治疗1次。无论是采用代金券法还是金鱼缸抽签法，具体操作过程都包括以下方面内容：运用基本咨询技巧与患者建立良好的咨询关系，取得患者的配合与信任；向患者解释治疗的过程，即目标行为的评估方法与标准，强化物的内容与强化方式，患者需要做到哪些行为获得强化物，强化治疗的时间等；与患者签订强化治疗协议；每次治疗需要评估患者是否达到目标行为，并按照评估结果与治疗协议来呈现强化物；治疗期间强调运用其他心理行为干预技巧来增强患者治疗动机，内化患者目标行为，并可与患者讨论为了成功达到目标行为的技巧；在治疗疗程结束时向患者强调获得阳性强化物并不是治疗的目标，强化物只是帮助其康复的一个工具，强调患者通过内在的努力长期保持目标行为，保持长期戒断与全面康复。

（四）临床应用

有关行为强化治疗的多项研究显示，列联管理技术对阿片类药物、大麻、烟草等多种物质滥用均具有持续的疗效。代金券法最早是由Higgins等人设计用于可卡因滥用治疗，Higgins等人运用代金券法对接受门诊治疗的可卡因成瘾者进行列联管理干预，研究结果显示：8周干预过程中，接受列联管理干预者操守保持率为68%，而对照组仅为11%。进一步的随访结果显示研究组接受列联管理合并个体咨询6个月后，操守维持率仍然显著高于对照组。Higgins等在美沙酮维持治疗机构中进行了列联管理干预，研究结果发现在美沙酮维持治疗过程中，接受列联管理者的尿吗啡阳性率显著低于对照组。虽然治疗结束后的随访结果显示发现患者的尿检阳性率有所上升，但药物使用的程度仍低于基线水平，提示代金券法在提高MMT治疗维持率、降低复吸方面都具有明显疗效。Petry等人对金鱼缸抽签法的疗效进行了一系列研究，发现对门诊心理咨询和美沙酮维持治疗的酒成瘾患者和海洛因成瘾者人群，均具有治疗效果。由美国药物滥用治疗研究中心网络主持的一项多中心研究，研究对象为社区心理咨询和美沙酮维持治疗的药物成瘾者，结果显示：与没有接受行为强化治疗的成瘾者比较，经过12周金鱼缸抽签法行为强化治疗，患者参加社区咨询的依从性增加，在美沙酮维持治疗过程中偶吸和复吸概率显著降低。我们研究组也在中国美沙酮维持治疗门诊患者中使用列联管理技术提高治疗依从性，研究结果证实列联管理可增加治疗依从性、降低尿毒品检测的阳性率。

需要强调的是，行为强化治疗主要针对患者的某种目标行为（多侧重于药物滥用行为本身），而对导致复吸的不良认知、情绪及其他不良行为未进行有针对性的干预。行为强化治疗需要结合其他药物治疗或心理行为治疗而开展，以增加治疗效果。

五、个体治疗

个体咨询或治疗是指采用咨询者和来访者一对一的形式，在安静、安全、相对独立的空间中，针对患者个人的心理问题进行的咨询形式。个体咨询是心理咨询的基本和主要形式，它给患者提供了极大的心理空间，可以让其充分地诉述心中的烦恼和困惑，有利于咨询师对患者进行直接、准确的观察，可灵活个体化地帮助药物成瘾者进行康复。

（一）理论基础

药物成瘾是一种慢性复发性脑病，具有躯体、精神、心理各方面的损害，应该采取整体治疗模式满足患者多方面的治疗需求，需考虑到患者躯体、情感、精神、心理、人际关系等多方面的需求以支持患者的康复。个体咨询重点是干预药物成瘾的症状及相关问题，关注患者目前进行康复项目的内容与结构，侧重于患者的行为改变，让患者学习康复需要的应对技能与工具。在个体治疗或咨询形式中可采用不同的理论取向的治疗，如动机强化治疗、认知治疗、行为治疗、心理动力治疗等。

（二）个体治疗的目标

个体治疗主要是针对药物成瘾及与成瘾药物使用有关的各方面功能损害，具有两个最主要的目标，首先是帮助患者停止使用成瘾药物的行为，其次帮助患者从药物成瘾导致的有关损害中康复，即帮助患者保持操守及全面康复的过程。咨询师通过个体治疗，主要帮助患者到达下列目标：帮助患者认识到自己药物成瘾问题，使患者认识到他们目前存在的症状及问题与他们使用药物的行为有关；帮助患者学习识别及应对心理渴求的方法，鼓励其达到及保持操守状态；运用一些客观方法如尿检来监测患者毒品使用情况，讨论其是否有使用成瘾药物的行为，鼓励患者对自己行为负责任，不要再用成瘾药物；评估及明确患者是否使用成瘾药物来应对及解决生活中遇到的问题，让患者了解使用成瘾药物是不能解决问题的，帮助患者发展新的有效解决问题的方法与策略；认识到康复是一个长期甚至是终身的过程，支持患者参加其他支持戒毒的活动，帮助患者做好长期康复的计划；帮助患者认识到出现态度与行为方面的问题会导致复吸，鼓励患者在现实生活中学会新的应对方式及解决问题的方法，以提高自信心。

（三）个体治疗的基本原则

个体治疗认为改变的主体是患者本人，在康复过程中患者必须承担责任，与咨询者合作付出主观的努力与行动，逐步走向康复，虽然康复主要是患者的责任，但咨询师积极鼓励患者争取其他方面如家庭、同伴、咨询师等的支持来帮助其康复，咨询师应以非评判性的态度，给患者提供支持性、合作参与性治疗环境。治疗遵循本节前面所介绍的许多有关咨询基本原则，如前面介绍的一般咨询原则适用于所有药物成瘾心理咨询与心理治疗，在个体治疗的开始及早期阶段需要循序动机强化治疗的基本原则，在保持操守及后期康复阶段需要遵循预防复吸或认知行为治疗的许多原则等。

（四）个体治疗的过程与内容

个体治疗频率一般为每周 2 次，每次治疗时间一般为 45 分钟，如果很难做到至少在治疗开始阶段应该每周治疗 2 次。具体治疗频率及疗程没有统一的规定，可根据患者的具体康复进展情况及各方面支持状况调整，个体治疗疗程一般为 6 月，共 36 次治疗。用于研究的个体治疗程序一般疗程为 36 周，第 1～12 周为治疗初期，每周治疗 2 次；第 13～24 周为积极治疗期，每周治疗 1 次；第 25～36 周为巩固治疗期，每月治疗 1 次。

1. 个体治疗的一般过程　在每次治疗前，咨询师需要做好充分准备，如了解患者最近的尿检结果，前一次治疗的主要主题与问题，咨询师需要了解康复是一个循序渐进的过程，了解不同的康复阶段所需要的策略与治疗内容，针对处于不同康复阶段的患者应采取相应的治疗内容与策略。个体治疗的一般过程如下：了解药物成瘾者最近的情况、是否使用毒品；如使用过毒品，分析复吸的原因和制订预防复吸的策略；了解是否有需要干预的问题，并进行分析和制订干预计划；反馈尿检结果；根据患者所处的阶段和治疗的需要，讨论与患者康复有关的主题。

2. 治疗的主要内容 治疗的内容需要根据患者所处的康复阶段及康复目标而确定，治疗早期一般是以建立治疗性关系，激发治疗动机为主，治疗后期主要是以应对外在压力、预防复吸训练、建立家庭社会支持、重建信任、人格完善、职业咨询、精神支柱、回归社会等内容为主。个体治疗一般可分为四个阶段，即治疗开始阶段、早期操守阶段、保持操守阶段与高级康复阶段，每个阶段有相应重要的治疗内容。

（1）治疗开始阶段：治疗早期的内容包括向患者介绍治疗的内容、目的及治疗持续时间；评估患者成瘾药物使用情况，并制订治疗计划，帮助患者认识到自己存在药物成瘾问题，帮助患者做出改变成瘾行为的计划，帮助患者看到治疗的好处等。

首次治疗非常重要，如何开始首次治疗性谈话应根据咨询师对患者的动机与准备接受治疗的程度而决定，首次治疗要注意以下几个方面：建立良好、信任的治疗关系；与其讨论导致来治疗的事件；对其到来表示感谢，表示支持肯定。首次治疗一般需要包括以下内容：自我介绍：告诉患者你的名字，你在此机构中的职位和职责；服务介绍：告诉患者你所在机构提供的服务和你提供的服务，如果你们的机构与其他机构有联系，也应该做介绍；解释保密原则：很多患者都担心与你谈论的他们的药物使用信息得不到保密。因此让患者知道你所提供的服务是保密的非常重要。对咨询时间的管理：清楚咨询的时间框架，按时开始，准时结束非常重要，患者应尊重安排给每个求询者的时间；解释收集患者信息（首次患者）的原因，或解释咨询的目标（对复诊者）。

（2）早期操守阶段：当患者认识到自己需要治疗并表示愿意接受治疗后，咨询师与患者开始共同合作解决早期操守阶段相关的问题。包括：认识到药物成瘾导致的躯体、心理后果；识别导致成瘾药物使用的诱因并发展如何避免这些诱因的技巧；学习如何应对心理渴求等。

（3）保持操守阶段：目前患者已经处于戒断状态，此阶段的任务是如何继续保持操守行为，避免环境中复吸诱发因素包括内在的情绪、外在社会心理因素，采取健康的方式应对应激，患者在练习过“无毒品”的生活方式，在这个阶段关键是不要认为操守是理所当然的，应该继续保持康复的生活方式与态度，保持操守状态。主要内容包括：帮助患者继续保持操守状态；对复吸保持警惕，避免复吸或及时戒断；帮助患者识别情绪方面的诱发复吸因素；让患者学会应对生活中应激的技能；给患者提高练习新技能的机会；鼓励行为改变。

（4）高级康复阶段：一般认为高级康复阶段持续患者终身，药物成瘾的康复是一个改变生活方式的长期过程，包括保持长期操守、健康人际关系、良好的营养、休息与运动、解决个人问题等达到满意的有成就的生活，所以说康复是一个终身的过程。这个阶段的主要内容包括：提醒患者遵守康复的承诺；对个人康复提供支持与反馈；帮助患者建议个人康复计划；当发生复吸或者危机时提供及时支持。

个体治疗是药物成瘾心理咨询与心理治疗的一种最基本形式，应用非常普遍，并且具有灵活性、满足个体化需求的特点。个体治疗可根据需要与小组治疗、家庭治疗结合应用，更能发挥良好的效果。

六、小组治疗

小组治疗是指以小组为单位进行心理治疗或咨询的形式，一般由具有相似心理问题的患者组成一个咨询小组，通过小组内成员间互动，使个体在与小组成员交往中观察、体验、学习、认识和改善与他人的关系；学习新的人际交往和健康的行为方式，培养良好的社会适应能力。

（一）小组治疗的理论基础

人类具有群聚的社会属性，在集体中的经历与感受会影响个体的行为，当成员对集体中其他成员、集体组织者、集体本身产生情感依赖关系时，这种关系就可能具有影响和改变个体行为的作用。药物成瘾小组治疗主要是通过利用集体的力量来影响小组成员的认识与行为。

小组治疗具有以下作用：减少药物成瘾者共同存在的孤独、无聊等情绪；提供积极的同伴支持与保持操守压力；看到他人的康复，可激励希望与信心，患者认识到“如果他能做到，我也能”；小组还能提供小组外的支持与鼓励；在小组中可以促进学习如何应对药物滥用及其他问题，如人际关系、工作、家庭等。小组治疗还对新的康复成员提供许多有用的信息。小组治疗对成员的价值观与能力提供反馈，矫正不良的行为与认知；小组提供家庭样环境，成员可在小组中学习如何与其他成员相处；当小组成员遇到困难时，小组可提供鼓励、教练、支持与强化；成员在集体环境中学习社交心理技能，替代药物使用；通过集体力量对成员的药物滥用与不良行为进行有效对质。另外，小组治疗设定的一些规则可以培养药物成瘾者的责任感与纪律性。小组治疗对药物滥用的相关问题如抑郁、焦虑、孤独、羞耻感、病态人格等也具有效果。

（二）小组治疗的特点与技术

小组治疗与个体治疗一样，是药物成瘾心理行为治疗的重要形式，许多个体咨询或治疗的基本技巧也适用于小组治疗，但小组治疗具有其不同特点，会采用一些不同的技巧。

1. 小组治疗的特点　在小组治疗中，咨询者主要利用小组成员间积极的同伴影响来改变每个成员的行为，小组治疗具有以下特点。

（1）小组治疗的重点是关注患者目前的行为表现，而不去挖掘药物滥用的深层原因与既往史，小组治疗给药物成瘾者提供一个讨论药物滥用及其他问题的平台，给小组成员提供学习健康行为、解决问题及预防复吸技巧的机会。

（2）小组治疗利用小组成员间的互动过程，对患者的行为问题提供个体化的反馈，包括小组成员的积极反馈，更有利于患者改变行为。

（3）通过小组治疗的形式，咨询者有机会帮助患者学习与练习健康行为方式、解决问题及应对应激的方法。

2. 小组治疗的基本技巧　小组治疗师的功能是组织、引导和维持小组活动。小组治疗师作为小组的领导者，主要是通过积极主动、共情的咨询方式，创造一种“此时、此地”的集体文化氛围。治疗师需要掌握以下基本技术：选择合适的小组参加者；对小组治疗有清晰的界定，有能力对组员解释集体目标和程序；有能力对组员行为进行积极的干预；对组员进行适当的示范；对小组中的非语言行为作出正确而适当的解释；可以在适当的时候有效地运用辅导技巧；在小组过程中的紧要关头进行调停；有能力使用主要的集体技巧、策略和程序；在小组中推动导致改变的具治疗功能的因素；懂得如何有效地结束一个小组过程；用追踪的方法来维持和支持小组组员；评估治疗效果。以下介绍小组治疗过程中一些治疗技术。

（1）小组治疗准备技术

1）确定小组性质及规模：治疗师需要考虑用结构式或非结构式的小组实施治疗、小组是开放式还是封闭式、组员是同质还是异质等问题。小组规模太小，活动的丰富性及组员交互作用欠缺，组员会感到不满足、有压力，容易出现紧张、乏味、不舒畅的感觉，而规模过大，人数太多，治疗师难以关注每一组员，组员之间不易沟通，参与和交往的机会受到限制，集体凝聚力难以建立，并且妨碍组员分享足够的交流时间，致使在探讨原因、处理问题、学习技能时影响活动的效果。小组的规模主要取决于小组治疗的目标，以干预为目标的团体心理咨询人数一般 5～8 人；以训练为目标的团体心理咨询人数一般 6～12 人；以发展为目标的小组，参加者可适当多一些，一般 8～15 人。

2）确定小组治疗的时间、频率及场所：小组治疗的时间视对象和目标而定，一般认为 8～15 次为宜，小组治疗频率每周 1 次或 2 次，每次时间 1.5～2 小时。小组治疗场所要安静、安全，使组员在没有干扰的条件下集中精神投入小组活动，能够保护小组组员的隐私，不会有被别人偷窥、监视的感觉；小组治疗场所还要有足够的活动空间，可以随意在其中走动、活动身体、围圈而坐，可面对面交流；环境舒适、温馨、优雅，使人情绪稳定、放松；交通便利，位置适宜。

3）参加小组治疗成员的基本条件：自愿参加，并怀有改变自我和发展自我的强烈愿望；愿意与他人交流，并具有与他人交流的能力；能坚持参加小组活动全过程，并愿意遵守集体的各项规则。还要考虑到成员的其他因素：性别、年龄、人格类型、智能水平、社会背景（职业、种族、教育、宗教）、家庭状况、先前的团体咨询经验。

（2）实施技术与方法

1）协助组员投入集体的技术：第一次小组活动组员互不认识，一般会进行表面的接触，例如年龄、工作学习单位等，可通过寻找相似性来肯定组员间的相似性，有助于集体发展；鼓励组员相互交谈，并创造机会让集体组员相互交谈；小组成员在第一次小组活动中有些人急于表达自己，有些人却沉默寡言，有些人为准备自己所要表达的话题而无暇注意别人的表达，有些人会窃窃私语，小组治疗师要用倾听的技巧协助成员沟通，同时应该要求组员注意他人所表达的内容，学习聆听他人的心声；还要通过言语与非言语的活动提高组员参与集体的兴趣，促发讨论、深化话题、提供经验性学习的机会等。

2）实施团体咨询的技术：与个体心理咨询相似技巧如倾听、共情、复述、反映、澄清、支持、解释及询问、对峙、自我表露等。促进集体互动的技巧包括阻止、联结、运用眼神、聚焦、引话、切话、观察等。集体讨论的技术包括大脑风暴法（自由发挥、不评价、重数量、鼓励人人参与）；耳语聚会（小规模、交头接耳、自由发挥）；揭示法（具体、可视、明确、澄清）；身体表达，如雕塑、解开千千结、成长的感受等；角色扮演，如心理剧、木偶剧、生活演练等；绘画运用，如自画像、家庭树、理想画、图画接力等。治疗结束的技术包括结束预告、整理所得、角色扮演、修改行动计划、处理分离情绪、给予与接受反馈、追踪聚会、效果评估。

（三）小组治疗的分类

1. 根据治疗目的分类　针对不同的治疗对象，根据治疗对象的特点及所处的康复阶段，小组治疗的内容与目标也不一样。根据治疗目的，小组治疗可分为以下种类。

（1）心理教育小组：进行药物滥用相关行为及后果等相关知识的教育，主要目的是让小组成员认识到自己的药物滥用问题及后果，激发患者改变自己行为的动机，主要针对治疗早期的患者。心理健康教育小组的内容是根据小组成员的需求而设计的，具有一定的结构，与患者现实生活密切相关，如帮助患者认识自己的问题，了解康复的过程，提供自我成长与改变的方法，提供有助于患者康复的社区资源，通常使用录像资料、个案分析与讲座等方式。

（2）发展技能小组：主要适合康复中的药物成瘾者，帮助患者学习脱离成瘾药物及保持戒断状态的各种技能，如处理愤怒与心理渴求的技能等，帮助患者保持操守状态。

（3）认知行为小组：主要适合康复早中期的药物成瘾者，运用本节前面介绍的认知行为治疗理论与技术，帮助患者改变导致药物成瘾的想法和行为，有助于患者戒断成瘾药物。

（4）支持小组：对药物成瘾康复者提供心理及其他方面支持，对患者保持操守提供正性的同伴压力，如反驳小组成员使用毒品的借口与支持改变成瘾行为。

（5）人际关系小组：运用人际关系治疗技术，帮助患者建立新的生活方式与人际关系，改变以前使用毒品来应对生活中的各种问题。

另外，还有一些常见的小组治疗很难归入上面任何一类，这些小组治疗的主要目的是预防复吸，如创造一种有利于康复的文化氛围，或者应用某种表达思想的艺术以便交流，也可以为了帮助患者分享某一个特定问题如愤怒、害羞等导致物质滥用的某一特定问题而组成小组治疗。

2. 根据小组形式分类　根据小组成员的人数是否固定可将小组治疗分为封闭式小组与开放式小组。

（1）封闭式小组：是指在整个小组治疗过程中，小组成员的人数是固定的，小组成员人数一般应该比较少（不超过 15 人），治疗师在准备治疗前会对小组成员进行评估，筛选出合适的小组成员，然后再开始正式治疗。封闭式小组更加强调通过小组成员间的互动起作用，小组治疗师的角色相对较弱。

封闭式小组又可分为限定时间小组与持续进行小组，限定治疗时间小组是指一组相同小组成员参加一定次数的小组治疗，所有小组成员同时开始及结束治疗，限定治疗时间小组学习的技能与前面的治疗内容密切相关，所以需要小组成员在治疗最开始阶段就参加治疗。持续进行小组一般持续时间较长，整个小组的人数是固定的，只有空缺时新成员才能加入治疗，持续进行小组可用于短期治疗、技能训练、心理教育与预防复吸。

（2）开放式小组：在住院治疗项目中多见，指新的成员可以随时加入小组治疗，如当患者入院时可加入小组治疗，出院时就离开小组治疗，因此开放式小组需要适应经常会有小组成员的变动。开放式小组的成员人数一般要比封闭式小组的人数多，虽然没有对人数有具体规定，应该注意小组人数不能太多，否则不利于成员之间的交流，会降低成员对集体的归属感。与封闭式小组相比，小组成员的学习并不严格依赖以前小组治疗的内容，开放式小组的结构化程度较高，小组治疗师需要发挥更主动的作用，小组治疗前需要做充分的准备。

开放式小组也可根据小组治疗时间是否固定分为限度治疗时间小组与持续进行小组，前者的治疗次数是固定的，而对持续进行小组的治疗次数是无限制的，成员在到达到治疗目标前，可以一直参加治疗。

（四）小组治疗的过程

1. 小组治疗的阶段　小组治疗包括多次系列的治疗，整个治疗一般可分为治疗开始、治疗中期及治疗结束三个阶段。对于不同的患者、不同种类的小组治疗每一阶段的时间长短及治疗次数是不一样的，如对于某种开放式小组，三个阶段可能只需要几次治疗；而对于长期封闭式小组，许多次治疗可能还只是开始阶段的一部分。尽管每个阶段的持续时间与治疗次数不一致，各阶段都具有一些相似的治疗要点。

（1）开始阶段：在小组治疗的开始阶段，主要目的是让小组成员做好治疗的准备。包括：让小组成员熟悉小组治疗；成员间相互认识；处理开始治疗的焦虑反应；了解小组治疗师的角色；建立一个安全的、一致的小组治疗氛围，小组成员间要互相尊重；建立小组规则，达成治疗协议等。在这个阶段，小组治疗师需要更加主动，让每个成员都能积极参与小组活动，提供尽量多的支持，应该尊重小组成员，在治疗开始阶段避免与小组成员发生冲突。

（2）治疗中期阶段：主要是促进积极改变的阶段，治疗的主要任务都是在治疗中期完成。在这个阶段，小组治疗师需要同时兼顾治疗内容与过程，治疗内容即在小组中公开传递的信息与感受，治疗过程即成员间如何互动的过程。小组治疗包括治疗内容与过程两个方面，小组治疗师不仅要关注治疗内容，如何更智慧地关注治疗过程也非常重要。小组给成员提供了一个与他人互动的环境，通过接受他人的反馈，帮助小组成员重新认识他们的问题并开始改变自己的行为，因此小组治疗师应该重视治疗过程，要留意小组成员间的关系，在健康互动行为方面起榜样作用，帮助成员保持健康互动过程。

（3）结束阶段：治疗的结束让小组成员对自己的治疗具有成就感，对未来充满美好的憧憬，但小组成员对小组建立起来的关系与友谊感到难舍。小组成员应该学会说再见，让他们明白要走向美好未来必须说再见，结束具有更深远的意义。如何成功地结束小组治疗很重要，一般来说，小组治疗的时间越长，结束阶段的时间也越长。在结束阶段，让小组成员把结束小组治疗看成是一段经历的结束，总结小组治疗对每个成员的影响，认识到分离导致的情绪反应是正常的，对小组经历及每个人员的作用进行反馈并了解其他成员的反馈，完成尚未完成的事情，了解如何把小组学习的东西带回去。

2. 小组治疗的过程　每次小组治疗也具有一定的程序，包括：①开场程序的形式（5分钟）：形成一个紧密的圆圈，开始躯体与眼神接触的练习，进行集中精力练习，点名，开场程序的目的是建立控制，让小组成员互相联系，并集中注意力，了解成员的态度与情绪状态。②对上次治疗的反馈（15分钟）：问患者对上次治疗的想法，问他们对上次治疗的感受，问三个成员上次治疗及原因，目的是进行交流训练、记忆训练、集合集体经验、迫使其他成员感兴趣、触发治疗小组互动、测试动机、创造没有错误交流的机会。③报告家庭作业（10分钟）：了解谁有家庭作业，问他们是否完成了家庭作业，如果完成了，问他们有什么收获，如果没有完成，问为什么没有完成或者当他们试图完成时发生了什么事情？问他们要把作业在小组展出来有多重要？（1～10 分钟），讨论小组是否有其他任何需要解决的事情，目标是：有责任的与持续的，仅到达你希望他们完成的，确保所有家庭作业都完成了。④设定日程（3 分钟）：决定并宣布小组成员发言的顺序，目的是确定小组工作的成员，简要复习小组成员想完成的工作，明确工作重点，考虑以下问题：问题的严重程度、参与治疗时情况。⑤问题解决过程（70 分钟）：展示问题、小组提问、小组成员反馈、小组咨询师反馈。⑥结束。

现有研究发现小组治疗是治疗药物成瘾的最有效的治疗方式之一，药物成瘾者在小组中能通过与小组成员互动，认识到自己不是药物成瘾的唯一受害者，更好地学习人际交往与交流技能，更有效地利用现有资源与各种外在支持，保持药物戒断状态。相对个体治疗而言，小组治疗的效率较高，一名咨询师可同时治疗多个成员，小组成员还可能发展成类治疗师，因此小组治疗具有广泛的应用潜力。

七、家庭治疗

家庭治疗是对包括从家庭水平进行评估与治疗的治疗方法的统称，家庭治疗认为家庭是一个系统，系统中任何成员都与其他成员相关，家庭中任何成员的改变都会影响到其他成员的改变，家庭治疗通过利用家庭的力量来治疗包括药物滥用在内的许多问题。家庭治疗在药物成瘾治疗领域始于 20 世纪 70 年代中期，把药物成瘾患者放在家庭环境中考虑，以整个家庭为治疗单位，把家庭系统内关系作为治疗的重点，治疗师通过与整个家庭成员（或某些家庭成员）或患者或其他家庭成员单独讨论而帮助他们解决问题。

家庭治疗不同于家庭参与治疗的方法，家庭参与治疗的方法在临床上应用很普遍，主要是对家庭成员进行健康教育，让家庭成员了解导致药物滥用的家庭关系模式、药物滥用的后果等，家庭不是治疗的主要对象，也不对家庭系统内的关系进行干预，虽然家庭健康教育也对药物成瘾有一定的治疗作用，但一般不会改变药物成瘾家庭深层的、固有的不健康的家庭模式。家庭治疗是目前欧美青少年药物滥用一种最主要的治疗模式，研究认为家庭治疗是青少年药物滥用及相关行为问题最有前途的一种治疗模式。因为家庭治疗需要有严格的专业训练与素质要求，目前在我国药物成瘾领域中尚很少开展这方面的临床实践与研究工作。

（一）家庭治疗的理论基础

系统理论是家庭治疗的主要理论基础，把药物滥用问题看成是多个系统中的一部分，家庭治疗认为药物滥用不是一个孤立的问题，而是与整个家庭系统的不良结构与功能有关，把药物滥用问题放在家庭系统中去治疗。家庭治疗有许多模式，不同的模式也具有不同的理论基础与治疗要素，家庭治疗给药物成瘾者家庭提供了一个中性的支持性的治疗环境，家庭成员可以面对面讨论与解决问题，家庭治疗主要通过以下方面起到治疗作用：改善家庭成员间有效交流，改善与调整家庭结构，明确家庭成员的责任，增强家庭改变的动力，家庭成员团结一致，自我反省，提高自我效能，提供支持，成功回归社会等。基于不同的理论基础，药物成瘾的家庭治疗有不同的模式，如行为治疗模式、功能性家庭治疗、结构性家庭治疗和策略性家庭治疗模式等。当代家庭治疗的发展方向是“综合模式”，这种治疗模式的特点是“多系统”和“多维度”，着眼于药物成瘾者的整个生活成长环境，评估和干预影响药物滥用的整个社会生活网络，采用综合性手段对多个系统进行干预。

（二）家庭治疗的目标

药物成瘾家庭治疗主要作用是帮助家庭成员了解他们自己的需求，为患者的康复提供真诚的长期帮助与支持，在家庭治疗过程中，治疗师对家庭提供支持来集合家庭的力量，充分发挥家庭系统中父母角色的力量及改善交流，帮助药物成瘾者及其家庭成员康复。家庭治疗有两个主要目的：一是通过利用家庭的力量与资源来帮助患者找到脱离毒品生活的方法；二是帮助减轻药物滥用对整个家庭及患者双方的影响。在家庭中无论是父母还是孩子滥用药物，整个家庭都需要改变，家庭治疗是通过帮助改变整个家庭环境来帮助改变患者的药物滥用行为。

家庭治疗需要回答以下问题：为什么需要药物成瘾患者的孩子参加治疗？父母药物滥用对孩子有哪些影响？青少年药物滥用对成年人有哪些影响？药物滥用对其他无药物滥用的家庭成员有哪些影响？家庭治疗帮助无药物滥用的家庭成员共同努力，确定治疗的具体目标，而不是以改善家庭功能为笼统的治疗目标，更有效地帮助药物成瘾者家庭康复。此外，预防下一代家庭成员药物滥用也是家庭治疗的重要的目标之一。

（三）基本技巧

家庭治疗主要是通过促进家庭系统内的改变，从而改变患者药物滥用的行为。个别与集体治疗的许多基本技巧都适用于家庭治疗，家庭治疗需要提供支持性、情感安全的治疗环境，治疗师要确保对每个家庭成员一致性，保持中立，在治疗师创造的安全的治疗环境中，家庭成员能表达长期压抑的情感如恐惧，当家庭成员发现其他成员也有与他们一样的情感体验时，对药物滥用对家庭的影响会有更正确的理解，帮助他们共同努力产生积极的改变。如何使药物滥用家庭变得稳定，发挥支持功能是家庭治疗的重要内容，要达到这个目标，治疗师需要帮助家庭改变不良的家庭互动模式，治疗师要善于发现并改变不健康的家庭结构关系（如父母-孩子角色颠倒）与不良的交流方式（如缺乏沟通协调能力）。家庭治疗需要掌握以下一些治疗技巧：如何让家庭成员包括不愿意参加治疗的成员来参加治疗；组织家庭成员小组治疗，让所有参加治疗的家庭成员包括具有交流障碍者有机会表达自己的观点与感受；系统评估家庭功能水平状态；支持每个家庭成员，而不是与某些成员结成团伙；对家庭问题进行重构以有利于问题的解决；帮助家庭成员把他们遇到的困难看成是需要家庭成员集体努力来解决；帮助家庭成员找到大家都能接受的方法来解决困难；帮助家庭成员相互支持，共同努力，但又能发挥各自自主性；找到主要治疗问题外的家庭不良功能问题，协调各方面专业人员相互配合更好地帮助患者。

（四）家庭治疗的主要方法

药物成瘾家庭治疗从理论取向方面可大体分为两大类，一类主要重点在于解决问题，治疗相对简短，更关注于目前状态，另一类包括更趋向于两代间的动力问题，治疗多是长时期的，更具探索性，关注家庭在某一段时间的成长。在这些大类下，根据对家庭问题起源的假设与理论基础、治疗的特定目标、治疗采用的策略等，又发展了许多家庭治疗方法。随着近年循证医学的发展及应用，许多研究对家庭治疗进行了评估研究，以下介绍几种具有循证基础的家庭治疗方法。

1. 行为合同（behavioral contracting）　治疗目标是让所有家庭成员理解家庭出现的许多问题如家庭成员的药物滥用问题是整个家庭的问题，通过创造无成瘾药物的环境与帮助家庭应对药物滥用导致的情绪等问题来促进患者康复。主要内容包括与家庭成员制订并签署治疗协议，确保创造无毒品的家庭环境，让家庭学习药物使用诱发因素，预测可能出现的问题，并学习避免这些问题的方法，帮助整个家庭恢复稳定状态，发挥家庭的正常功能。

2. 婚姻行为治疗（behavioral marital therapy）　把夫妻作为治疗药物成瘾问题的对象，运用社会学习理论来治疗药物滥用与家庭功能问题，重点干预目前保持药物滥用行为的相关因素，改变导致药物滥用的认知情绪状态。主要治疗目标：保持药物戒断状态；帮助夫妻双方发展处理药物滥用的技能；发展改变药物滥用行为及保持戒断的阳性强化作用；改善夫妻关系；发展一般技能；发展有效交流与解决问题技能；发展预防复吸技能等。

3. 简要策略家庭治疗（brief strategic family therapy）　主要用于青少年药物成瘾者，认为青少年缺乏应对个人发展方面的技能导致药物滥用行为，严格的家庭结构增加青少年药物滥用的危险性，家庭外及文化冲突是青少年药物滥用的危险因素。主要治疗目标：改变父母对孩子的教育方式，改善家庭关系及明确父母与孩子的界限，提高解决冲突的技巧。

4. 多维度家庭治疗（multidimensional family therapy，MDFT）　是由Liddle博士等1985年发展创立的，治疗对象是药物滥用和其他行为问题的青少年，MDFT以发展心理学和发展病理学为理论基础，认为青少年药物滥用的产生和发展的途径是多方面的，青少年药物滥用的后果也是多方面的。MDFT主要对产生和维持青少年药物滥用的4个方面进行干预：青少年；父母；家庭环境和家庭关系；与青少年及父母有关的家庭外系统，如学校、司法系统、同伴和社会支持网络。通过对这4个方面的评估，对各个案例进行个体化治疗，同时或先后改变与药物滥用及相关行为问题有关内在、外在和环境因素，达到减轻药物滥用，改善青少年各方面社会功能，促进其健康发展的目的。

5. 多家庭治疗集体（multifamily groups）　是通过帮助家庭成员改变功能不良的家庭规则、角色与联盟来帮助药物成瘾者家庭达到戒断与康复，巩固戒断状态的目标，在达到戒断后，帮助家庭成员建立亲密感，维持健康家庭核心功能，为药物成瘾家庭成员尤其是在应激时发挥缓冲及平衡作用。

6. 多系统治疗（multisystemic therapy）　是从更广泛的系统来理解与治疗药物滥用问题，主要目标是让家庭成员参与治疗，必要时了解家庭参加治疗的障碍及发展克服这些障碍的策略，评估每个系统的优势与需求及其相互关系，从更大范围内对影响家庭的危险因素与保护因素进行干预，家庭成员在确定治疗目标中发挥重要作用。

7. 行为家庭治疗（behavioral family therapy，BFT）　是在家庭问题解决框架内结合个体干预，帮助家庭中每个成员设定治疗目标。行为家庭治疗认为药物滥用家庭存在解决问题技能缺陷，其他家庭成员的反应影响行为，歪曲的认知信念导致不良行为表现，治疗可帮助家庭成员发展不滥用药物的行为，慢慢的这些新的行为变得更具有吸引力，导致长期戒断状态。主要治疗内容包括签订治疗协议、技能训练、认知重建等。

8. 认知行为家庭治疗（cognitive-behavioral family therapy）　整合传统的系统式家庭治疗及行为家庭治疗的原则与技术，认知行为家庭治疗把药物滥用看成是条件行为反应。除了应用上述行为治疗技术外，还应用认知改变技术，即发现及改变患者或家庭歪曲的想法与信念。

9. 网络治疗（network therapy）　指除了把核心家庭成员作为治疗对象外，还把对关心患者的其他成员如同伴、朋友、同事、老师等支持网络作为干预的对象，治疗师鼓励这些对象帮助患者停止使用成瘾药物，支持患者保持戒断状态，网络治疗帮助患者充分利用社区资源支持患者康复。

10. 问题解决治疗（solution-focused therapy）　不同于传统专家指导的方式，而是强调治疗师与患者合作、建立寻求解决问题治疗关系来改变药物滥用行为，治疗师的重点不是描述问题所在，而是让患者了解问题解决后的积极状态，治疗重点是开发将来解决问题的技巧。

家庭治疗在患者治疗后便可开始，它涉及核心家庭成员、成瘾者的配偶（婚姻治疗）、同胞兄妹、所有家庭成员或主要社会支持人员。治疗者指导他们如何面对成瘾者以帮助他们康复，包括鼓励家庭支持成瘾者操守，向家人提供成瘾者与有关药物的态度，要求家人督促成瘾者参加治疗或自助集体，支持成瘾者适应社会和工作，指导他们如何保持婚姻关系和相互交流，如何解决分歧，改善人际关系，如何与药物滥用的同伴接触等，对药物成瘾者及其家庭康复具有积极作用。

我国药物成瘾问题形势严峻，心理行为治疗是药物成瘾最重要的一个治疗环节，目前国内外有关研究日益受到重视，在推广应用这些治疗方法时，建议考虑其研究效果。关于心理治疗是否有效有以下几个标准：①有具体的治疗手册说明治疗的原理和治疗具体实施的方法；②在有代表性的人群中进行了疗效试验；③应用科学的评估工具评估其疗效和治疗过程；④进行了随机对照试验证实其治疗效果。目前在药物成瘾治疗领域中的心理行为治疗种类很多，本节不能全部介绍，所介绍的各种心理行为治疗是基于以上标准来选择。

八、心理行为治疗中常见的临床问题及干预策略

（一）制订康复目标

康复是一个控制毒品成瘾和改变自己的过程。康复过程中可能会涉及患者各个功能领域：躯体、情绪或心理、家庭、社会或者人际关系、宗教信仰或者生活方式。每个患者选择的目标以及他（她）能否达到这些目标，有赖于该患者所处的康复阶段以及以下几个因素：毒品使用及其引起的相关问题的严重程度；改变的动机强度；个体的心理学资源（如自知力、康复力、抗压能力、达成长期目标以及延迟满足的能力）；人际关系以及外部支持系统；共病情况（内科学的、精神病学的、社会学的）。

1. 康复　包括做出改变以及发展出特定的技能，用来处理戒除之后的问题和需要。以下是患者可能希望在个体功能的每一个主要领域做出的一些改变。

（1）躯体的：照顾好自己的身体和牙齿；提高饮食质量；减肥；培养减压能力；锻炼；学习控制对毒品的渴求。

（2）情绪或心理：承认存在毒品成瘾；改变消极、扭曲的想法或信念；增强处理压力、生活问题或不安情绪的能力；设法处理精神障碍共病；处理心理创伤。

（3）家庭：将家庭带入康复治疗过程；评估毒品使用对家庭的影响；补偿对家庭造成的伤害；与家庭一起工作促进交流和互动。

(4) 社会和人际关系：与清醒的人建立关系；参与不涉及使用毒品的娱乐活动；学会拒绝使用别人提供的毒品的邀请；设法处理人际冲突或问题；处理由毒品使用引起的法律、经济、工作或学术问题。

(5) 心灵：解决内疚和羞耻感；追求生活的意义；依靠上帝或更强大的力量；探索个体关于内心成长的其他方面。

2. 以下是需要与患者共同讨论的要点和问题。

(1) 治疗者与患者共同讨论康复的过程以及康复的不同领域：躯体、情绪或心理、家庭、社会或者人际、心灵和生活方式。

(2) 治疗者与患者共同讨论患者与毒品使用相关的主要目标：尽管许多患者会选择完全戒除作为他们最初的目标，但也有一些会选择减少使用作为目标。例如，不是所有有毒品使用问题的患者都会在身体和心理上依赖毒品或者由于许久遭受不良影响，这些患者中的某些人可能期望少吸一点毒，这样就不会对生活造成不良影响。

(3) 对于选择减少使用毒品的患者，将由治疗者来决定这个目标对于患者来说是否是现实的：如果患者有毒品成瘾的历史，并因此遭受许多不良影响，伴有严重的精神或躯体问题，或者如果使用毒品会造成重大的损失（比如被法庭或雇主强制戒除），那么减少使用就不是一个现实的目标，患者将最终选择他想要超越治疗者希望他达到的目标。然而，如果治疗者强烈地感觉到完全戒除是最合适的目标，他就该让患者参与做出决定并作出指导。

(4) 治疗者帮助患者区分康复目标的优先次序，并对患者的目标以及为达到目标而给出的策略作出反馈：患者需要理解同时制订短期和长期目标的重要性。目标提供了一个评估工具，可以用此来评估进展。

(5) 如果治疗者让患者对于某个问题或者康复目标去寻找适合自己的策略，这样会更好。但是，治疗者也会适时提供一些建议。在康复的早期，治疗者直接给出建议是在帮助他，特别是当患者正在某个特殊情况或者难题中难以摆脱时，这些问题会影响他对毒品的戒除，比如说持续的渴求，低动机阶段，或者来自重要他人的压力而去使用毒品。

(6) 当与患者就某个难题或者康复情况讨论时，治疗者需要评估患者的应对技巧并决定他（她）是否在学习特殊技巧应对特定问题上需要额外的帮助。例如，如果了解到某位患者缺乏应对技巧并且很有可能通过暴力或者使用毒品表达愤怒，将帮助治疗者针对这方面的缺陷做出干预。

(7) 在帮助患者提高并发展新的应对技巧时，治疗者需要关注认知、行为和人际的策略，这样患者就会看到处理问题的各种方法。例如，改善人际关系可能要求患者转变关于互动性和自我觉察方面的观念，学着做事更加果断，或者学着更多地体验他人的感受。

(8) 如果患者不能达到某个特定的目标，治疗者需要帮助他（她）搞清楚在过程中发生了什么：是不是这个目标太大或者不合实际？患者是否具有足够的内外部资源来帮助自己达到目标？是否有其他人在妨碍患者付出努力达到目标？

（二）情绪管理

对负面情绪状态的无效回应是最常见的复发诱因，它们向正在康复的患者提出了一个挑战。躯体戒断反应、生活问题、压力和人际交往困难都会加重负面情绪。此外，负面情绪对复发会产生影响，如愤怒、抑郁、焦虑、厌烦、孤独、内疚或羞怯等负面情绪会导致不快乐和痛苦，同时对人际交往造成困难。在某些情况下，负面情绪也是精神障碍的症状之一。

患者可能使用毒品来掩饰这些情绪，或者用毒品来帮助应对这些情绪。然而，毒品的作用有时反而夸大了情绪并削弱了判断。这反过来又导致患者对情绪产生不恰当的反应。例如，毒品可以让轻微的挫折或愤怒表现为强烈的仇恨，毒品也可以让正常的吸引表现为不懈的爱恋。

以下是治疗者应当与患者共同讨论的主要观点和问题。

1. 治疗者讨论负面情绪状态是如何对复发、生活不如意、健康问题或不良人际关系产生影响的。当然，还有一种可能就是在人际关系方面，正面情绪（如兴奋、庆祝活动和强烈地性激情）可以作为吸毒的触发点。有些患者使用毒品是为了抑制或控制某些强烈的情感，这些情感可能是正面的也可能是负面的。康复过程中对情绪进行管理非常重要。有些患者在初次停用毒品时管理情绪往往会感觉比较困难。

2. 在不依赖毒品的情况下会出现焦虑、担心、愤怒、厌烦、抑郁、空虚、内疚、羞耻和孤独等情绪，患者需要对处理这些情绪的难易程度进行等级评估，并制订情绪管理的策略。

3. 治疗者评估患者对负面情绪的一般应对方式。对负面情绪采取否认、回避、压抑、还是采取对他人或患者自己有害的方式？哪些情绪状态可能会影响患者去使用毒品？哪些情绪引起生活其他领域的困扰或导致个人痛苦？患者可以用日记的方式对情绪强度、产生的背景以及使用的应对策略进行记录和等级评定，这样可以更加了解他或她的良性的和不良的应对方式。

4. 治疗者帮助患者处理具体的不良情绪。这就需要患者能够认识和承认自己的情绪状态，而不是合理化或者压抑自己的情绪。同时也需要患者能确认与情绪有关的问题，以及平常的应对方式。例如，用被动攻击性的行为压抑和表达愤怒往往会导致人际冲突和不满。假设一个丈夫对妻子生气，但是他不能直接表达，那么他有可能用间接的方式来表达这种情绪，他可能会故意忘记一些重要的日子如妻子的生日或他们的结婚纪念日，然而，这种方式会伤害彼此的情感，还会导致婚姻的纠纷。

5. 治疗者帮助患者寻找特定的情绪，有助于问题的解决。例如，一个患者由于陷入虐待这种严重的人际冲突中而出现抑郁情绪，如果这种关系得到改变，患者就可以改善抑郁情绪。比如，由于患者过度的依赖和贪得无厌的需求，会使他或她受到孤立，和他人关系疏远，这种模式必须改变，患者才可以建立适当的能够互惠互利的人际关系。

6. 治疗者帮助患者检查和改变对情绪的错误信念和认知，这些信念和认知可能对特定的情绪冲突有影响。例如，关于愤怒的认知，如“生气是不好的”、“如果我生气了，我会失去控制并伤害别人”，这些认知可以变成“生气是很正常的，每个人都会有生气的时候”或者“我可以生气，不过不会失去控制和产生暴力”。关于厌烦的认知，如“我总是要做某些事情”、“我无法接受我自己”、“如果没有毒品生活就毫无意义”，这些认知可以变成“我不需要所有时候都采取行动，没有问题，我可以放慢一些脚步”、“没有毒品我也可以生活得有意义”或者“有什么证据可以证明没有毒品我就不能活得有意义?”。关于抑郁的认知，如“如果别人不能接受或者喜欢我，这将会变得多么可怕”、“我不能犯错误”、“最可怕的事情就要发生了”，这些认知可以变成“让所有人都接受或喜欢我，这是不可能的事情，这只是生活的一部分而已”、“犯错误是正常的，何必那么在意自己的错误呢”、“有什么证据能证明最糟糕的事情将要发生呢”。

7. 治疗者鼓励患者在恰当的时候对他人直接表达自己的情绪，或者与一个值得信赖的朋友分享这些情绪。对很多患者来说学习揭露自己的感受比较困难，有些患者需要学习与别人分享自己的感受。在某些情况下，患者需要学会自信，这样他们在处理愤怒、沮丧、失望以及与别人的冲突时就可以独当一面。

8. 患者需要改善日常生活的结构。空闲的时间过多，特别是没有目标的生活状态，对很多毒品使用者来说是一个高危状态。结构化的生活，特别是有娱乐活动的生活，可以减少焦虑、厌烦和抑郁等情绪。

9. 治疗者鼓励患者定期参加体育活动、社交活动和娱乐活动，这些活动可以减少压力和释放紧张及其他感觉。

10. 治疗者提供具体的推荐用书或康复指南，鼓励患者阅读与情绪有关的内容。事实上，在任何情绪困扰方面都有很多内容翔实、鼓舞人心、充满希望的材料。

11. 患者也可以采用冥想或祈祷等“内省”的活动。这些活动可以减少负面感受，增加力量和改变患者的人生观。

12. 患者如果在使用先前讨论过的策略时持续存在一些负面情绪（如抑郁、焦虑），治疗者需要考虑对这些情绪进行药物治疗的评估。许多有毒品成瘾的患者在生活的某些时候会经历情感障碍，有时这种障碍的严重程度足以引起个人的痛苦和功能损害，心理治疗、非成瘾性药物治疗对这些障碍是有帮助的。精神障碍的自助团体也能帮助患者获得社会支持，并学习其他的应对策略。

13. 虽然许多患者与负面情绪进行斗争，但治疗者仍然需要讨论正面情绪。例如，帮助患者提高分享正面感受（比如爱）的能力，尤其是这些积极地感受带给他们良好感觉的时候，适当的分享可以改善他们的人际关系。因此，治疗者的讨论不应仅仅局限于负面情绪。

（三）建立康复支持系统

积极地社会支持系统与患者成功戒除毒瘾密切相关。与家人、朋友和其他正在康复的患者建立一种健康向上、相互支持的关系，会给患者带来很多好处，可以减轻成瘾者复发的压力，降低患者自闭的倾向，令患者在压力大时能够寻求外在帮助，并使患者有机会分享他们的共同兴趣和体验。还有重要的一点是，其他处于康复期的患者能够给患者带来力量和希望，还能对康复过程中遇到的具体困难提出建议，比如怎么控制成瘾；如何管理人、事、地点、活动和其他东西；怎样克服康复期的消极观念；如何调整生活方式，以适应长期康复。

除了个人之外，机构组织也可成为患者康复系统一个主要环节。基本上各种组织都可能成为对患者很重要的机构。例如教会、社区、运动团体、康复机构或其他针对患者特殊需求和爱好的组织。

然而，寻求帮助支持的过程中会遇到种种障碍。对于交往人群多为成瘾患者的患者来说，他们可能很不情愿与这些朋友断绝联系，尤其是有些人已经在长期交往阶段。而另一些患者非常独立，依靠自己，他们可能希望自己解决问题，不喜欢向他人求助，哪怕只是个很小的请求也不愿意。还有一些患者比较害羞，对社交活动感到焦虑，缺乏自信，社交技能差，这些原因都让他们不知道如何去寻求帮助。有时候，患者对社交活动产生焦虑以及避免社交的行为，可能源于其他更严重的问题，例如社交恐惧症。这类患者可能根本不知道应该与谁接触，也不知道该说些什么。还有部分患者认为自己根本不值得他人帮助，认为即使自己去求助也一定会被拒绝。这些念头都是建立康复支持系统的障碍。

以下是治疗者需要与患者进行讨论的主要观点和问题：

1. 治疗者评估患者现有社会关系网，对其社会关系有所了解。患者是否与其他毒瘾患者有重要关系？如果有的话，这种关系对患者自身康复有多大威胁？治疗者应当找出患者信任的人，即患者认为哪些人能为自己的转变提供帮助支持。

2. 治疗者与患者讨论建立康复支持系统对成功康复的影响。得到了亲友支持的患者一般来说都比缺乏社会支持、或存在负面社会关系的患者康复效果好。

3. 在康复支持系统中，很重要的一点是要有各种人员参与——家庭成员、朋友，或其他人。患者应当与能够提供帮助的人多接触，而不要接触会向他们提供负面信息、对其责骂、不支持其改变的那些人。

4. 治疗者与患者讨论组织机构在康复过程中的角色（如教会、社区）。找出患者希望纳入系统的组织，并商量如何实施。

5. 帮助患者识别出具体的个人、机构，以及在康复过程中可能带来的好处。一些患者的社会关系网中可能找不到存在毒品成瘾的人。假如他们找不到能提供帮助的机构或个人，那么治疗者应与患者讨论原因所在。必要的时候，治疗者可以向患者提出建立支持系统的具体措施。

6. 治疗者要指出，患者在康复过程中向他人求助有时会遇到困难。寻求帮助时遇到的困难包括：①骄傲，过分自信；②害羞，社交焦虑；③缺乏人际交往技巧，对与他人交往缺乏兴趣；④缺乏自信；⑤对自己有负面评价（例如“我不值得任何人来帮我”）或对他人有负面认识（例如“没人真正关心我”或“任何人都靠不住”）。

7. 如果患者意识到这些寻求帮助的障碍，治疗者便可与患者讨论原因以及克服这些障碍的方法。有时候，改变固有思维将使患者的行为发生相应的改变。还有些时候，患者可能需要外界帮助来发展社交技能，比如怎么展开一个话题，介绍自己的个人情况，询问别人具体的问题等。很多患者知道应该如何求助，可是很不情愿这么做，感到不自在，或觉得不值得；另一些患者未能求助则是因为他们根本不知道该怎么做。

8. 绝大多数毒品成瘾的患者都有较高程度的社交焦虑，这使他们尽量避免与人接触，回避自助项目、群体活动，也不参与社区活动。如果患者不主动提供这些信息，从表面上看，可能他们就是不肯积极建立康复支持系统。在评估过程中，可以用患者自填的问卷来了解其焦虑、恐惧、抑郁等情况，从而识别出那些对寻求帮助不利的焦虑、回避等行为。

9. 治疗者可以鼓励患者定期参加与他人一起开展的娱乐活动。一边玩乐一边参与社交，往往令康复过程更加愉悦并卓有成效，也帮助与他人始终保持联系。

（四）自助、互助项目和康复俱乐部

自助、互助项目对毒品成瘾者的康复有很大帮助。最常见的项目是“戒酒匿名会”（AA）和“戒毒匿名会”（NA）。另外，还有针对其他毒品成瘾的各种“12步自助项目”、“可卡因匿名会”及“大麻匿名会”。

还有些“12步自助项目”是为戒烟者设置的，如“吸烟匿名会”和“尼古丁匿名会”，但很多地区、社区都没有这些项目。还有个名叫“双重康复匿名会”（DRA）的项目则是针对那些既有毒品成瘾，又有精神疾病的患者，可惜DRA项目没有AA或NA那样普遍，在很多国家、地区不设立。

其他自助项目包括“清醒女子会”（WFS）、“清醒男子会”（MFS）、“理智康复会”（RR）、“自我管理和康复培训”（SMART），但这些项目也不如AA或NA那样普及，有些社区没有WFS、MFS、RR、SMART等组织。

很多地区建有协助吸毒患者康复的俱乐部，这些俱乐部为患者营造了一种无毒（吸烟例外）的环境，俱乐部成员可以参加小组会议及社交活动，并能够和其他组员一起吃饭、喝咖啡，进行非正式交流。

尽可能掌握患者所在社区提供哪些自助、互助项目的第一手资料，对治疗将十分有益。参加面向社会的会谈活动、阅读文献资料、与项目参与者交谈，都是进一步了解这些项目的绝佳途径。

有些患者在社交中有较强的焦虑感，这让他们很难参加聚会，既在会上难以开口，也无法在会前、会后跟其他成员展开非正式讨论。这类患者可能需要别人帮助他们转变阻碍其参会的根深蒂固的观念，帮他们提高社交技能，从而更容易融入群体环境。

以下是治疗者需要与患者进行讨论的主要观点和问题：

1. 治疗者对患者所在地可参加的各种自助项目、康复俱乐部等进行讨论。治疗者可以向患者提供宣传册和书面介绍，对有关具体项目的书籍做出阅读建议，如《戒毒匿名会》以及《双重障碍康复手册》。

2. 自助项目只有在患者积极参与时才有效。各种项目采用的康复理念和方法不尽相同，但是大都包括以下方面：①团体：这个项目是让具有类似问题的人可以互相帮助，解决吸毒或双重问题。方式是大家交流会上、会后的个人体验，“资助”新入会者（这在AA和NA中很普遍），谈论共同关心的康复话题，如成瘾再犯问题、病情复发的重新康复问题以及如何弥补对家庭和他人造成的伤害。②康复会议：包括讨论康复问题，分享他人与成瘾行为斗争的经历。③项目步骤或指导：包括让患者能采用的、戒除毒瘾的具体步骤。AA和NA的12步骤项目等已被很多人看作是一种生活方式，而不仅仅是戒瘾的方法。④自助文献资料：有很多小册子、书刊、录音带都给患者提供信息，给予鼓励，带来希望。很多资料就是由成功戒除了毒瘾的患者所写。⑤社会活动：一些互助项目会赞助一些诸如节日庆祝之类的社会活动，这些活动为大家提供了一个无毒的环境，给正在康复的患者提供了一个娱乐、交友、没有使用毒品压力的场所。

3. 讨论寻求帮助的感受，总结以往在自助项目中的经历，明确参加自助小组可能带来的坏处与好处。

4. 治疗者与患者讨论他们对于寻求帮助及参加自助项目、康复俱乐部的观点和态度。有很多患者对于这些项目的运行方式及效果有不切实际的想法。例如，有些人以为是要他们站在一大群陌生人面前，公开承认自己是个瘾君子。

5. 治疗者与患者讨论他们以往参加自助项目或康复俱乐部的体会。患者认为哪些有帮助，哪些没有帮助？即使一个项目曾经无效，未必这次对患者也无效。

6. 治疗者应当尊重患者对自助项目、康复俱乐部等的消极情绪或观点。如果患者明确表示某个项目曾对他毫无作用，并且表明为什么他（她）不想参加，那么治疗者应考虑他们的意见。

7. 对于充满疑虑的患者，治疗者要鼓励他们在决定是否加入自助项目之前，先参加几次自助聚会，甚至可以参加不同小组的聚会。例如，我们常常让患者参加 6～12 次聚会，然后再决定这类活动是否有效。

8. 治疗者让患者在各类自助项目及康复俱乐部中做出选择。患者对每个项目的优劣认识如何？治疗者也要了解治疗人员自身存在的偏见。治疗者可以对某个自助小组的理念持有不同意见，但是选择加入哪个小组的决定权在患者。

9. 治疗者向患者提供自助项目或联系人清单。有些患者喜欢通过列表选择项目，另一些患者则希望和具体联系人进行电话联系。对很多人来说，联系到具体的人，能使自己转入这个团体的过程更容易。

10. 治疗者鼓励患者取得自助小组其他成员的联系电话，并试着主动寻求帮助。有时候患者需要学习如何提高交往技巧，学习用恰当的方式寻求他人帮助。行为练习能帮助患者做好更充分的准备向他人求助。

11. 治疗者对患者对自助项目的出席情况进行观察，并讨论患者可能只参加了一两次聚会，就宣称“这个项目不适合我”。另一个患者可能认为小组中的某个人不诚实、虚伪，从而判断整个小组都这样。

12. 如果患者拒绝参加任何自助会议，也不能通过心理治疗、药物治疗或同时使用这两种方法来达到自己的治疗目标，那么治疗者应与患者讨论再尝试另一种自助项目看可否使其受益。

13. 有严重社交焦虑或回避行为的患者，可能在准备好参加自助项目之前，需要接受专业的帮助来消除这种焦虑或回避。治疗者如不能解决这种问题，应推荐患者到专业人士那里接受社交焦虑或社交恐惧症的治疗。

（五）降低复发风险

有些试图改变吸毒行为的患者会面对再燃或复发的可能性。再燃指的是在某毒品戒断一段时间后第一次再使用该毒品。它可以是有限的再次毒品使用（如一点冰毒，一点海洛因，一点大麻），也可以是过量使用（如确定达到过瘾的程度）。患者可以很快终止这种再燃，但再燃也可以导致复发或持续的使用毒品。再燃能否导致复发的关键是患者如何解释及看待这些再燃的。举例来说，如果一个戒毒数月的患者某次不慎吸毒后，感到内疚和沮丧，他会对自己说，“我是个失败者”或“我不能停止吸毒”，他很可能继续滥用毒品。而如果一个患者告诉自己，“我犯了个小错，在情况变得更糟之前赶快停止它吧”，他的再燃变为复发的可能性就很小。在后一个例子中，患者使用的是积极的策略，并从过错中学会了一些东西，能够更好的帮助自己继续康复。

康复期的前 3 个月再燃或复发的风险最高，在这期间，三名患者中约有两人会出现复发。通常情况下（虽然并不全是），重新使用毒品的决定像其他决定一样，也需要几个小时，几天，甚至更长的时间才会做出。例如，很多患者认为他们的复发是逐步累积的结果，而且复发警告信号的确出现在毒品滥用之前。

动力不足及极少参加自助、互助项目会增加复发的风险，甚至对一个已经完成了康复计划的人也是如此。其他引起复发的原因包括精神疾病或处理复发压力的能力缺乏。帮助患者坚持治疗，辨别早期的复发警告信号，识别高风险状况，是治疗者帮助患者降低复发可能性的几种方法。

以下是治疗者需要与患者进行讨论的主要观点和问题：

1. 治疗者与患者讨论再燃与复发的区别，并告知患者他对再燃的最初反应决定了这次再燃是否会导致复发。患者对于复发的信念是什么？很多患者坚信自己是无懈可击的，坚信复发不可能发生在自己身上，或者坚信自己不需要在长期的康复治疗中对自身或生活状况做出改变。

2. 治疗者与患者探讨辨识复发警告信号的重要性。患者越早发现潜在的或实际存在的警告信号，他或她就越有能力采取行动防止复发。患者在发现警告信号之前应该制订一个计划。

3. 教育患者识别明显的、细微的及个体化的复发警告信号。个体化的复发警告信号指的是每个患者在康复过程中所独有的。如果一个患者既往有复发的经历，那么这种经历可以帮助他或她探究其中细节，并辨识明显的及细微的警告信号。如果是一个首次康复的患者，那么应该回顾引起毒品成瘾复发的常见的警告信号：①在未获得治疗者同意的情况下即随意停止或缩短治疗过程；②过于忙碌以至于忘记或不重视治疗相关活动；③在与熟识其治疗计划的人讨论之前，即轻易做出停止或减少参加互助计划的决定；④体会到强烈地使用毒品的渴望或想法，并且任由其滋长；⑤停止或减少具体的康复行为（如不能完成每日记录，不参加减轻压力活动，不参加令人愉悦的聚会）；⑥使自己处于容易复发的环境中。

4. 列出复发警告信号，并与治疗者讨论，找到解决它们的策略。

5. 治疗者强调预见并计划好处理高风险环境的重要性，这也是更好的康复方法之一。高风险环境即患者曾经吸毒的处所，以及增加其毒品滥用可能性的地方。

6. 告知患者高危状况的种类，并与他或她的个人水平联系起来，从而使其能够辨识个体化的高危状况。最常见的高危状况包括：①负性的或不好的情绪状态；②使用毒品的压力；③人际冲突；④使用毒品的内在想法及“考验”自己的渴望；⑤再次吸毒的强烈渴望。患者的处理能力并不是高风险因素，但是这种能力常常决定了康复期后是否会复发。

7. 帮助患者识别自己的高危状况，并分析这些高危状况是否存在具体缺陷。例如，一名患者发现人际冲突使其复发风险增加，而且自己与他人协商解决分歧的能力很差，那么这一缺陷的存在增加了他或她复发的可能，同时这也是治疗的目标。

8. 治疗者使用工作表获取信息来帮助患者制订管理他或她高危状况的策略，关键在于帮助患者培养处理这些问题的具体能力。例如，如果一个患者认为“愤怒感”是康复的最主要威胁，因为他通常的特征性的处理方法是在有人际矛盾时不正确地、不适当地表达愤怒，同时该患者也需要改变他对于愤怒的看法，从而使新的行为技能的学习更加顺利。

9. 每天记录是帮助患者持续监督高危状况的一个方法。治疗者需要鼓励患者在每天上床睡觉前花费几分钟的时间记录下目前的高危状况，并制订处理它们的方案。比如，一个正在戒毒的患者，预定于假期中进行一个家庭拜访，而这个即将拜访的家庭是一个高风险的环境，那么在出发之前，他就应该准备好处理可能面对的各种压力，一份“复发路线图”可以帮助他事先规划处理策略，从而更好地应付这一处境，等到患者真的回到家中后，再计划防止复发，可能太迟了。

10. 书面日记是患者管理和反映康复问题及体验的另一方法。患者使用日记有多种方案，其中之一是让患者购买一本笔记本（或使用电脑）来有规律地记录康复过程，患者可以自行选择在日记上记什么（如一天的反思），或者医师可以布置日记任务（如对愤怒、宽恕或改过自新的反思）。另一个方案就是使用结构化的书面指南如《戒毒手册：第一年的康复计划》，这一手册提供了康复早期易于操作的清单，一份结构性的电子手册是帮助患者管理及反映康复过程的另一方法。

（六）复发的管理

尽管患者努力想完全戒除成瘾，但他们仍需准备好面对各种挫折，因为很多尝试戒毒的患者会在戒毒的过程中复发。了解如何中止一次再燃或复发，可以帮助患者将复发相关的损害降至最低。

再燃或复发也可以看作是一次从失败中学习的机会。患者可以沿原路返回，改变他们的康复计划，并重新学习相关的新技能。如前所述，一名患者的再燃是否发展为复发，该患者对于最初再燃的反应在其中起了重要的作用。如果有一次失控，患者即苛刻地认为自己是个失败的人或者陷入强烈的沮丧中，这就是复发的危险信号。除了对自己失望，患者还会体会到罪恶感及羞耻感，并认为已经令家人、治疗伙伴甚至是医师对自己失望。

以下是治疗者需要与患者进行讨论的主要观点和问题：

1. 治疗者与患者共同讨论防止一次再燃或复发的重要性，从而将再燃或复发对患者自身及家庭的不良影响降至最小。虽然不总是这样，但通常情况下，早点控制状况可以减轻损害。例如，内科医师，医疗保健专家，或运动员都需接受雇主单位及某个管理机构管理，不管检测出的药物剂量有多少，都需要承担阳性药检结果所带来的后果。

2. 治疗者帮助患者尽可能早地掌握防止复发的策略。具体的策略方法需要预先演练，这样患者在使用这些技能的时候才能更加自信。例如，一位患者认为阻止失控或复发的有效方法是与互助组同伴或医师交流商谈，然而，他（她）却并不知道该如何提出自己的观点，或该说些什么，此时最需要的可能就是指导他（她）如何暴露自己的感觉和体验。当治疗者刚开始引导患者接受治疗时，需要强调治疗期间任何一次使用毒品都应诚实地自我暴露。如果患者不肯暴露自己的失控或复发，则治疗者将处于不利地位。如果患者能够坦诚地描述自己的挣扎及疑问，包括自己使用毒品的情况，则治疗会有效得多。

3. 如果这是患者的第一个康复期，治疗者应该要求患者想象一次失控，并描述自己的反应。是什么可能导致这次失控？最初使用毒品后患者有什么感觉？他会有什么想法？以后会发生什么？患者能做什么以阻止这次失控发展为复发？

4. 如果患者之前曾经经历过失控或复发，要帮助患者识别引起失控的主要原因，如想法、感觉、环境、事件等触发因素。就患者失控或复发的警告信号来说，是否有多种形式？这些征兆发生在何时何地？持续多长时间？他们对患者生活的影响有多大？

5. 治疗者在回顾复发时，应该把它看作一个过程，并标明这次毒品使用复发链上的最后一环。前面的几个步骤相当于具体的复发警告信号或结果，它们将使患者远离康复，趋向复发。

6. 曾经有过一次复发的患者，帮助识别出上次复发之前的警告信号，还要帮助患者计算出最早出现警告信号与最终使用毒品之间具体有多长时间。在很多病例中，这一过程很快，而另一些病例则相反，警告信号出现在使用毒品前的数周或数月。

7. 治疗者与患者讨论一次失控或复发所带来的实际的或潜在的影响。如果患者曾经有过失控或复发，他（她）就能描述失控或复发对他（她）生活及重要社会关系的影响。它们从轻度到重度各不相同。例如，我们曾经见过很多患者，他们的复吸毒品导致他们失去亲情，失去工作，失去住房，甚至患上精神疾病。

8. 滥用毒品对家庭成员及其他重要人员的负面影响并不少见，所以需要与患者讨论他或她对其他人的反应有何感受。如果尚无失控或复发的患者，他或她可以考虑这一行为对家庭及其他人可能存在的影响。不幸的是，很多患者因为一次失控或复发而付出了沉重的代价。例如，一名患者戒毒一段时间后的一次复吸，就可能导致婚姻关系的结束。

（七）平衡生活的策略

使生活恢复平衡有助于保护患者不再复发。如果一位患者感到生活是稳定的，是令人满足的，那么他就越少可能利用毒品来获得良好的感觉及激情，越少可能利用毒品来逃避或解决问题。平衡指的是患者在履行他（她）的责任和满足他（她）的需要之间维持稳定的能力。健康的生活模式即有能力保持生活各不同领域的适度平衡，如身体、情感、智力、创造力、家庭、人际关系、精神、工作、学业以及经济状况等。生活的平衡状态也能促进个人成长及获取快乐。

因为人的一生充满了责任和义务的矛盾，因此生活中的某些方面总会时不时地出现一些不平衡。重要的是当失衡状态不可避免或必然出现时，患者能够与之共存，并努力变失衡为平衡。

以下是治疗者需要与患者进行讨论的主要观点和问题：

1. 治疗者从两个方面与患者共同讨论平衡生活的概念 ①责任与需求间相互平衡的必要性；②生活主要方面（如工作、家庭、人际关系等）平衡及满足的必要性。

2. 稳定的生活能够帮助提升患者的生活满意度，并能降低复发的风险。如果失衡得太严重，并且患者感到已经承担太多的责任，那么逃避的欲望或者通过使用毒品来体验快乐的欲望就会增加。患者应该审视生活中的各个领域，并判断是哪些领域出现了失衡状态而必须给予关注。一旦明确下来，就可以开始着手进行改变。

3. 向患者依次提问以下九种不同的生活领域：躯体健康、精神或情感、智力、创造力/艺术表现力、家庭、人际关系、心灵、工作或学业以及经济状况，判断到底哪几个领域出现失衡而且必须努力纠正。

4. 因为生活的需求或特殊的环境，有时候失衡是难以避免的。例如，一名全职工作的患者同时还要上学读书，那么他（她）必须为学业投入大量的时间才能完成目标。这就意味着他（她）需要暂停或减少关注其他生活领域（如社交、创造和艺术等）的时间。例如，一个新妈妈常因为抚养孩子的需要而没有时间继续自己的个人兴趣和生活。患者需要做到的就是，不要忽视那些对自己健康很重要的生活领域。

5. 治疗者帮助患者将生活中失衡领域按先后顺序排列，然后共同合作制订策略来依次改善这些方面。

6. 利用日记回顾，可以帮助患者在生活失去平衡之前就抓住问题所在。日记可以帮助患者在日常的基础上监督治疗进展。

7. 需要进行规律生活的患者完成每周计划表，这是识别生活状态是否平衡的另一种方法。例如，某个患者可能花费在工作上的与花费在人际交往或休闲上的时间比例严重失调。虽然制订计划通常是有效的，但保证一些计划外的时间也是非常重要的。

8. 患者依次列出目前他（她）喜爱的活动，或者希望尝试的一些新的娱乐活动。这个练习能够帮助患者了解哪些新的活动是有趣的、令人愉快的或能增加生活平衡的，并以此列出活动计划。虽然这些听起来很简单，但对于患者来说，为了改变旧的生活模式，需要坚持奋斗很长时间。患者常常找出很多的借口来解释一种新的活动为何无法进行下去，治疗者需要帮助患者提前预见到改变生活方式可能存在的障碍，从而为他（她）的改变做好更充分的准备。

（八）进展评估

根据患者制订的目标来评估康复的进展。患者定期回顾治疗进展并调整目标，对于他（她）的康复是非常有益的，这一方法能够帮助患者了解他（她）的治疗是否有进展，并能制订新的治疗目标及策略。患者有时会低估自己的进展，尤其是当他们遇到暂时阻碍的时候。实事求是地评价进展能够帮助患者提高继续治疗的动力，巩固积极的改变，尽管这一进展是多么微小。

评估进展的手段有很多。虽然理想的目标是完全戒毒，但迈向这一目标的每一步都可以看作是治疗的进展。例如，一个刚就诊时几乎没有兴趣改变成瘾行为的患者，能够反思自己的行为，检视毒品使用情况，就已经是一个进展了。如果一位患者使用毒品的频率从每日一次减少到每周或每月一次，虽然他（她）存在复发现象，但患者的治疗方向是正确的，并且进步也是显而易见的。

有些病例中，患者的进步很大很明显，而另一些病例，却只有非常小的改变。治疗进展的评估既可以从停止或减少使用毒品方面着手，也可以从其他领域，如生活质量的改善来进行。

以下是治疗者需要与患者进行讨论的主要观点和问题：

1. 医患双方共同回顾患者治疗至今的进展。双方的讨论将涉及由最早的改变计划所制订的治疗目标，目前所取得的积极进步及患者仍然希望发生的改变。在讨论中需要保证时间上的均衡，对患者治疗进展的回顾应该在开始治疗后的数周或数月就开始（如刚开始每周一次）。

2. 如果患者目前的治疗计划无法获得任何进展，那么需要讨论其他可选方案。例如，一个冰毒成瘾患者经每周或每两周一次的治疗，无法取得任何进展，那么就诊的频率就要相应增加，或者可以考虑高密度治疗，如门诊患者集中治疗计划，也可以考虑在已有的计划中增加治疗方案。

如果患者的治疗将结束，医师应该全面回顾患者的治疗方案，并给出在治疗结束后可以维持治疗的建议。

3. 虽然每个患者都需要结合他（她）的个人目标来评估治疗进展，但有些重要事件即意味着进步：①患者已从治疗的一个阶段进入另一个阶段（如从考虑到准备，从准备到行动）；②患者能够坚持戒毒；③患者减少了使用毒品的数量及频率；④患者体会到因毒品使用而引起的有害影响在减少；⑤患者的健康或生活质量的一个或多个方面得到改善（如躯体健康、心灵、人际关系）；⑥患者体会到毒品滥用的困扰及渴求在减少；⑦患者感到治愈充满希望，对自己处理问题的能力更有自信；⑧患者能更快地识别高危环境，愿意与人讨论，并能够很好地处理；⑨患者愿意讨论各种挫折的细节，从而能够从中吸取经验；⑩患者能够更迅速地防止一次失误或复发；⑪患者可以使用各种不同的策略或技能来处理康复中面临的问题和挑战；⑫如果目前的治疗方法效果不明显，患者乐于改正自己的治疗计划。关于自己的进展，患者也能从其他人那里得到反馈信息。例如，得知患者好转的资助人或治疗伙伴，熟悉患者治疗进展的家庭成员，都能够指出患者是如何取得进步的。

治疗者应该避免患者进入一个常见的陷阱，即评价自己的进展时，使用过于绝对的“全或无”这样的措词。否则，一旦患者不能取得重大的进展和改善就会丧失信心与希望。即使患者取得的进展微小，治疗者也应该与其讨论适当奖励自己。和实际发生的改变一样，患者为改变而付出的努力也应该给予鼓励。很多人付出了巨大的代价，只是为了坚持住改变的初衷。然而，不懈的努力也能成为积极的经验，只要你不忽视它，不认为它理所当然。努力付出之后即使收获是失败，也比根本不去尝试要好。

第四节　治疗社区（TC）

在吸毒成瘾的后期康复领域，国外针对药物成瘾者的居住式治疗康复机构——治疗社区（therapeutic community，TC）正受到越来越多的重视，且日益壮大，值得借鉴。国内的云南戴托普治疗社区是最早开展此项尝试的机构，经过几年来的运作，取得了一定的成绩。

治疗社区源于精神病院，创建人麦克斯威尔·琼斯是一位精神科医师，他于1946年率先在贝尔蒙特（Belmont）精神病医院开展治疗社区工作。在精神医学方面，治疗社区（TC）的概念是将精神病学与行为学、社会学、心理学统一起来，目的是利用职员、患者、亲人协助患者治疗，帮助患者达到身心健康。后来治疗社区被广泛运用于不同的治疗环境，如：监狱、日间照顾中心、戒毒康复中心等。

TC在戒毒中的应用为对吸毒者的治疗与康复带来了希望，最初以药物成瘾者为对象的TC由Dederich创建，名为锡南浓（Synanon），始建于1958年，以它为原型，20世纪60年代陆续在世界各地建起各种TC，如日顶村（Daytop Village）、凤凰村（Phoenir House）、奥德赛村（Odyssey House）。

TC是一种特定的治疗康复机构，它有以下特征：①所有成员居住于同一生活环境之中，朝夕相处；②要求所有成员遵守一定的行为规则，有一定的生活规律，不得违反；③以心理治疗为基础开展多种活动，在关心生活问题的同时更关心居住者内在的情绪；④遵循等级制度，等级不同，身份、地位、责任及权利均不同；⑤在共同的生活环境中，执行明确的奖惩条例；⑥TC的目的在于改造药物成瘾者的人格与生活方式，培养亲社会的态度与情感，以期回归社会。

治疗社区的主要目标是协助寻求治疗的患者改变过去的生活方式，自我成长。治疗社区是家庭式的，各成员在社区中扮演着不同的角色和参与社区的行政运作，这里强调个人的角色模范作用，社区成员成长及改变的动力来自同辈小组的压力。治疗社区有严格的等级制度，奖罚分明，阶段的晋升及责任感的加重是康复程序之一。

治疗社区的运行需遵循一些基本原则，主要有以下几个方面：TC强调分担责任及病员的参与，因此权力的分配不单由工作人员垄断，参加社区治疗者也拥有一定的权利；社区强调病员间互相学习，以起到自助与互助作用，争做角色模范；工作人员与病员间尽量不分“你、我”，强调彼此间要有更多的情感交流；治疗社区采取分层架构，以高级职位作为鼓励病员积极向上的动力，病员在这里都有晋升机会。治疗社区是社会的缩影，病员需要学习承担在社区内所犯错误而导致的后果，犹如在社会中受到法律制裁。社区希望培养病员的归属感，强调病员不与社会脱节，病员个人的独特性不会被忽略，因为TC的最终目的是让病员回归社会。

治疗社区的整个治疗程序分为三个阶段，即治疗前准备、核心治疗和回归社会，三个阶段的治疗时间一般1.5～2年，它可帮助居住者改变旧的行为模式和负性观念，帮助居住成员认清自我和改变自我。

治疗前准备一般为两个月，该阶段的任务主要是学习TC必须遵守的基本规则，如不能吸毒、不能使用暴力或以暴力相威胁；了解并遵守生活居住规范，要求一切行动皆有其规律性；使学员了解TC的要领和目标，牢记TC训练的手段。初入TC者如能顺利通过这一阶段，就可以与TC组织初步融合，进入下一阶段的治疗。

核心治疗是充分开展治疗活动、使学员个性逐步健全与成长，并形成正常心理意识的阶段，一般时间为1年。通常在第1～4个月分配以自由活动受限的下层体力劳动，使他们遵守TC的活动准则，努力劳动，遵守纪律，参加各项活动，从中初步了解吸毒的弊端，从他人的改造成果中了解个性的可塑性。在第5～8个月劳动级别可以上调，适当分担一些单独活动的作业，增加一些自由度，处在这一阶段的学员可以适应劳动作业，服从指导，由拘于形式的顺从发展为自觉的规范行为，逐渐养成自重、自尊的心理。在第9～12个月TC对他们给予信任，委派他们在社区辅导员的指导下担任小组长，有的可以接受行政管理上的训练，作为后备的管理助理。在心理上，经过该阶段治疗的成员对于以往的吸毒行为以及人格改变已有洞察力，其责任感也不断强化，但对未来仍缺乏足够的信心。

回归社会是训练并培养TC成员重新步入社会生活的阶段，一般时间为半年。这一阶段学员继续住在TC，按时出入，小组活动可以减少，从而可以积极参加职业训练和文化学习，以及进行安排生活开支方面的训练。在第18～24个月成员可被允许外出，全日参加职业培训，自行料理生活。但应于指定时间与辅导员保持联系，每月至少须经辅导员面试一次。就业后的TC毕业生，每年在指定日期返回TC，参加年度结业聚会与典礼，进行角色示范，给学员走向社会的信心。

几十年的经验表明，TC可有效降低入住者非法用药比例和违法犯罪率，提高社会适应能力及就业能力，提高心理素质与文化知识水平。但人们也认识到：①TC所接纳的成瘾者，只占成瘾人群的一小部分（10万/2.14亿），而且入选条件非常苛刻；②TC的出现及发展并未使药物成瘾的总趋势发生改变；③传统TC需要至少15个月的居住治疗，时间较长；④在入住TC的成瘾者中有许多人中途脱失；⑤TC的设置费用较为昂贵，需要的场地较大。下面主要对国内外治疗社区（TC）的基本模式加以介绍。

一、现代TC的原型——锡南浓

锡南浓（Synanon）是各种TC的基本模式，故首先加以介绍。

锡南浓为特定的居住治疗机构，所有成员均生活在一起，按一定的组织管理程序开展各种活动，以矫正成员的人格问题、改善人际交往技能、树立对自己行为负责的态度，并让居住者接受心理、就业辅导，学习有用的技能和知识。

（一）入住条件及程序

加入锡南浓的先决条件是要有强烈的戒毒动机。所有入住成员都需要反复提出申请，等待回答，且在正式入组前应接受一次非常严格的面试，以考验其动机是否真诚强烈。面试主持人明确提出，申请者以往的生活是彻底的失败，需要洗心革面，必须全身心投入集体之中，以已取得成功的成员为学习的榜样。

在开始的数月内，新入住的成员须切断原来的全部社会关系，称为隔离期。据认为这样做非常必要，它可避免外界的诱惑，使入住者无法为自己的错误寻找借口，打破他们不负责任的行为方式，还可以使他们有时间对锡南浓的宗旨进行学习、体会。

锡南浓对有戒断症状的人不用药物脱毒，而采用“冷火鸡”方法，其间有其他成员相陪，给予情感支持。

（二）等级制度及奖惩条例

脱毒期过后，即可加入等级制的最底层，做一些上级指定的工作，然后视每个人的成熟程度及对集体规范的遵守程度，决定是否升级。级别愈高，地位愈高，享受的自由及物质利益愈大，让每个人都有努力的目标。

锡南浓纪律严明，强调权威的作用。在集体生活中不允许使用暴力、不允许使用药物（包括饮酒）、不允许进行性活动。各成员若是越雷池一步，即受到严厉的惩罚，其方式包括众人谴责、当众训斥。屡教不改者可开除，让他人引以为戒。

（三）日常活动内容

锡南浓的日常活动安排得很紧凑，一般人根本没有时间胡思乱想，没有时间独自感受自己的情绪。除集体活动之外，其他时间各司其职。集体活动较多，一般于每天午饭后开一次大约1小时的例会，鼓励各成员畅所欲言，讨论集体生活宗旨，听讲座和演讲。社区成员要听锡南浓的行政会议录音，对有关问题进行辩论。每星期六晚上召开一次公开会议，邀请公众参加，一方面为寻求财政支持，另一方面可使成员与外界保持接触与交往。

锡南浓强调团结，强调让每一成员视集体为家庭。它相信，一旦其成员将对毒品的成瘾性转移到集体身上，则会对其行为产生巨大影响，集体的力量终将使其成员改掉街头习气。

当有人入住满1年时，社区要为他（她）举行庆祝会，会上邀其讲话，说说这个集体对于他本人来说意味着什么。

锡南浓重视对质（confrontation）的作用，经过对质，可使人打破防卫机制，撕下假面具，现出本来面目。对质的作用是要让成员认识到自己原先的行为不仅荒谬、无用，而且是在自我作践、令人讨厌。

在治疗后期，为使成员获得自知力、学会负责任的行为方式，常使用两种心理治疗方法，一种称为“游戏”，一种谓之“坐而论道”。所谓“游戏”一般由12个人组成一组，相对固定，每周碰头3次以上，考察各自的态度，进行批评性自评。小组的12个人一般由上级根据各人特点安排，他们在一起唇枪舌剑、各不相让时，也有上级领导监督。这样做可达到如下目的：①进一步认识到自己对集体的责任感；②重新体验到同伴群体的关心；③接受集体的价值观。而所谓“坐而论道”是指进行长时间的集体讨论，重温锡南浓的宗旨与概念，使每一成员再次坚定自己的承诺。

二、日　顶　村

日顶村（Daytop Village，又译戴托普）是所有治疗社区中规模最大、最成功的社区之一，现予详细介绍：

（一）日顶村的历史与现状

日顶村于1963年由美国国立精神卫生研究所拨款建立，其创始人是纽约的一名传教士威廉·奥布莱（Willian BO’Brien），它是美国东海岸最早建立，同时也是最大的TC。日顶村起初是美国国家精神卫生研究所的一个试验项目，有25名男性假释戒毒者。开始时，该项目无任何支持，举步艰难，常招致附近居民的反对，精神卫生界的保守势力也极力阻挠，它的生存受到了挑战与怀疑。到了1964年，日顶村便初具规模，并破天荒吸收女性成瘾者入住。1965年，日顶村倡导成立成瘾者“父母协会”，反映日顶村重视家庭在治疗康复过程中的作用，此举不仅使千万父母增加戒毒知识，获得帮助，且大大有助于成瘾者的康复。1967年，日顶村在纽约州首先创建流动康复中心，主要接纳老年成瘾者。此外，流动中心尚有以下用途：①作为对街头成瘾者进行面试的场所，决定是否接纳；②作为成瘾者家人、亲戚及公众参与活动的场所；③作为获得公众支持的手段。

1975年日顶村又将工作范围延伸到社区，建立青少年治疗康复计划，既有流动的日间服务，又有短期或长期的寄宿制康复。这种康复计划还可作为社区内宣传教育的手段，起到预防药物滥用的作用。进入这种康复程序的青少年，一般不会耽误学业，其中不少人甚至可升入大学。

现在，日顶村已逐渐发展壮大，已成为一个拥有20余个治疗中心的戒毒机构，每天为4000余人提供居住或院外治疗服务，遍布纽约、加利福尼亚、得克萨斯、佛罗里达等州，且在世界40余个国家和地区有分支机构，它也为欧洲、南美及亚洲各国提供技术援助，为这些机构设计预防和治疗项目。日顶村康复项目囊括了教育、家庭治疗、医疗保健、HIV预防教育、职业培训和妇女项目等。在经济上，日顶村同时接受政府资助和社会捐赠。

（二）日顶村治疗项目简介

1. 青少年日间照顾——社会服务中心　社会服务中心是专为12～21岁的青少年开办的以社区为基础的中心，青少年每周6天参与项目，同时接受学校教育与治疗，有条件进入全日制学校的青少年可参与课后项目，接受干预与支持治疗。

2. 青少年居住治疗中心　居住治疗中心位于远离城市的乡间，完成日顶村中学课程及各种治疗活动后，青少年可进入日顶村的社区服务中心继续接受治疗。包括短期项目与长期项目。短期项目的居住治疗时间为1～6个月，完成居住治疗后青少年可进入日顶村社区服务中心继续接受治疗。长期项目的居住治疗时间可延长至8～12个月。

3. 成人院外治疗项目　主要针对有职业的戒毒者，地点位于各个居民社区。

4. 成人居住治疗项目　主要针对那些需要严格治疗及24小时监督的戒毒者，它包括三个阶段：治疗前准备，筛选适合该项目的戒毒者；核心治疗，8～12个月；回归社会，为戒毒者再进入社会生活进行准备。成人居住治疗将在后面作详细介绍。

5. 成瘾的母亲和怀孕妇女项目　为成瘾的母亲和怀孕妇女提供咨询与教育，服务项目包括健康照顾、家庭咨询及治疗期间的儿童照顾。

6. 教育　教育关系到当事人的将来，所有治疗中的青少年均进学校，班级人数少，以便给当事人足够关注与支持，并能有同伴一起进步，所有当事人均有机会获得高中文凭。

7. 家庭治疗项目纳入家庭　是治疗的一个重要组成部分，通过家庭治疗促成家庭的再融合。

8. 培训项目　培训中心为日顶村工作人员提供培训，举办各种研讨会及进修班，使日顶村的工作人员在药物成瘾治疗领域内能紧跟时代的步伐。

9. 职业教育　日顶村的毕业生是有生产能力并能自食其力者，其职业教育包括：现状评估、目标确定、职业培训、就业技巧及找工作，有资格的戒毒者还可参加大学学习。

10. 妇女项目　目前，日顶村的妇女、孩子占30%，工作人员帮助妇女寻求支持服务及子女照顾，定期召开研讨会、讲座，以适应妇女的特殊需求。

11. 家庭联合会　有许多人从未吸毒却深受毒品的危害，日顶村家庭治疗联合会为这些人提供支持及鼓励，联合会向所有的吸毒者家属开放。

12. 社区服务　日顶村为社区组织和学校提供演讲者，讲述有关吸毒的干预与预防，同时以生动、戏剧化的节目，讲述毒品的危害及明天的希望。

（三）日顶村的哲学思想及其具体体现

日顶村认为吸毒是个人的全面紊乱，为了全面康复，必须寻求根植于社会的、心理的、宗教的、哲学的、精神的、情感的及行为的解决方法。

日顶村的指导思想是：每个人都应视集体为大家庭，应积极寻求他人的帮助以自救。

综观日顶村哲学，它相信人是可以改变的，可以变好，可以提高。就是说，每一个人都是有希望的，不管有多少困难，不管过去和现在有什么问题，社区是最有力的治疗力量。日顶村也认为，你可能做，但你一个人无法做，人们相互关心、支持以挑战人的极限，日顶村能促成改变。日顶村的另一信条是：日顶村中的每一个人必须对自己的行为及对他人的影响负责，以学习同情心，以提高自己。日顶村认为，为了社区的运转，必须有足够的安全感和家庭归属感。也就是说，日顶村的氛围应是理想的家庭模式，有真正的爱和交流，在这样的氛围中，日顶村成员能成功地从堕落转向自尊。最后，除了提供安全的环境，必须有各种活动，以达成下列四个方面的转变：行为矫正、情感及心理的成熟、智力及精神方面的成长、职业和生存技能的发展。

日顶村的哲学思想可体现在以下几个方面：

1. 日顶村信条（philosophy）　“我来到这里，是因为我失去了最后的庇护地，失去了做人的尊严。我不敢面对自己，不敢正视现实，我内心忍受着巨大的痛苦而无人可以倾诉。我正在堕落，除非将自己内心的痛苦和秘密告诉别人，并忍受由此带来的伤痛，否则，我的心灵永远没有安全感，害怕被别人知道，又对自己和他人缺乏了解，我将永远生活在黑暗中——除了这里，我还能在哪里找到这样一个环境，它像一面镜子，让我清楚地看清自己的真实面目，既不是自己想象中的巨人，也不是心怀恐惧的懦夫。作为一个人，全体成员中的一员，为着共同的目的，大家分享着痛苦和欢乐。在这里，我们能生根，并且成长，再不会像过去一样地孤独，而是一个为自己和为别人活着的有意义的人。”

日顶村信条体现了日顶村不歧视任何人的政策，适合每一个日顶村的居住者。虽然各人对信条的理解不同，但它表达了戒毒者的共同问题和愿望，它将社区成员紧紧连接在一起。

2. 格言（unwritten philosophy）　格言是日顶村居住者生活的一个组成部分，它体现了日顶村的价值观。以下是日顶村的著名格言：诚实，负责任的爱和关心；无免费的午餐（不劳动者不得食）；相信你周围的环境；理解胜于被理解（要善于理解别人，而不要只期望被理解）；警惕就是生存；只要真心悔过，就能得到他人的理解；个人的成长重于一切；即使不愿意，也要努力做好；小心，你所想得到的，你仅仅可能得到它；尔欲取之，必先予之（想要被帮助，必须先帮助他人）；对困难不要妥协和气馁；个人必须对自己的行为负责。

有时，这些格言生涩难懂，但它们会时时出现在社区成员的眼前，晨会和讨论会上一次次的被提及，无数次地与身边的琐事相联系，也无数次地与个人经历相联系，这些格言变得深入人心。

（四）日顶村的治疗程序

日顶村的治疗分 3 个阶段进行，即治疗前准备、核心治疗和回归社会，三个阶段的治疗时间一般为 1～1.5 年。

1. 治疗前准备　治疗前准备中心设在城区，进入治疗前准备中心的当事人，在此接受约四周的诊断与治疗准备。在此期间，当事人学习日顶村信条和格言，承担部分职能工作，学习整理个人卫生。身体检查（包括精神卫生状况）、受教育水平评估、经济和法律问题评估也在此期间完成。工作人员还要与当事人共同讨论当事人的问题所在，并制订出一套治疗计划。工作人员深信当事人的行为需要改变，但不能急于求成，他们会帮助当事人逐步适应治疗社区的生活。通过四周的治疗前准备，当事人已在心理上准备好进入下一步的强化治疗。

2. 核心治疗　核心治疗中心设在离城区 2 小时路程的农村。在此期间，当事人将得到行为、心理和生存能力的全面治疗，解决在治疗前准备阶段列出的各种问题，如毒品问题、心理问题、社会关系问题、家庭问题、生理问题（包括 AIDS 的治疗）和法律问题。

在核心治疗阶段，所有当事人都被认为是有罪的，当事人必须努力工作，积极投入治疗，改正自己的缺点，弥补从前的过失。家庭氛围与正性的同伴压力是核心治疗的精髓。当事人在其中感受家庭的温暖，使他们产生改变自己、重新做人的念头，同时有同伴压力时时鞭策，促成改变。通过一年的核心治疗，当事人已基本具备正常人的品格，但当面对外界多彩的世界时，他们还很脆弱，回归社会为他们提供了一个重新面对外界的机会。

3. 回归社会　回归社会中心设在城区。当事人进入回归社会中心后，一方面进一步接受治疗，一方面开始走向社会。回归社会中心为当事人提供免费的食宿，并提供帮助找工作。找到工作后，当事人白天外出工作，晚上回到回归社会中心，业余时间帮助管理中心的日常事务。他们在银行建立账户，定期存钱。当存款达到一定数额时，他们就可离开中心，自己租房，但必须定期回中心接受咨询和小组治疗。

（五）日顶村的典型治疗单位——居住治疗中心

日顶村的居住治疗中心一般有居住者 100～200 人，工作人员 20～40 人。日顶村中，

50%的工作人员是戒毒成功者。从一般工作人员到中心主任，日顶村提倡聘用受过培训的戒毒成功者进行管理工作，并通过极其严格的纪律及考核制度避免工作人员复吸。另外，日顶村奉行“以森严的等级制度来运转日顶村，让戒毒者自己管理自己”，工作人员仅起到监督及引导作用。由于建立了完善的组织结构，各种治疗方法得以有效实施。

（六）日顶村的各种治疗方法

日顶村认为吸毒是一种行为问题，而行为又与个人的人生态度、情感过程及生存环境密切相关。因此，日顶村的治疗囊括了行为矫正、心理治疗、人生观教育及生存能力训练四个方面。

1. 行为矫正　针对吸毒者的行为特点：懒惰、狡诈、撒谎、盗窃、性滥等，日顶村制订了严格的行为规范与作息时间，从个人衣着的整洁到寝室卫生，从起床时间到沐浴时间都有严格规定，如触犯规定都将受到不同程度的处罚，直到改正。性、暴力和毒品是日顶村的绝对禁忌，如触犯这三个基本条例，当事人将被驱逐出社区。

另外，日顶村还有一些常规活动，旨在矫正吸毒者的行为问题。

（1）晨会（morning meeting）：晨会即全体社区成员集中在一起讨论社区事务，晨会由工作人员或高年资居住者主持。下面是日顶村的晨会程序：朗诵戒毒信条、家庭事务、救人、个人事务、新闻与天气预报、游戏（朗诵诗歌、讲笑话、唱歌）。

救人即由大家相互指出社区内发生的不愉快事件，并批评此事件。这是晨会的一个重要组成部分，它通过批评与自我批评的方式促使当事人反省自己的行为，并在同伴压力下改正自己的行为模式。新闻与游戏是轻松愉快的部分，激励大家迎接新的一天。

（2）对质会：对质会由8～12人组成，大家围坐成一圆圈，相互提问，促使当事人反省自己，并下定决心一步步改正自己的缺点。对质会的基本问题有：你现在感觉如何？你如何表达自己的情感？你近来有哪些改变？今天你做了些什么？你为什么到这里来？你的不安全感从何而来？到现在为止，你学到了些什么？

对质会要求任何人不能拒绝回答，也不能以反问的形式回答对方的提问。

（3）碰撞会：在一个有着一二百人的社区中，人与人之间的关系很亲密，也很容易产生矛盾。碰撞会便成了居住者发泄愤怒的场合。

小组成员8～12人围坐成一圆圈，手中不能持有任何东西，不能触碰他人，不能擅自离席。组中成员可任意谩骂，包括各种脏话，但必须坐在椅子上，不得站立。

通过这一活动，避免了暴力的发生。当事人在骂人时宣泄了自己的愤怒，在被攻击时看到了自己的不足，可促其改正错误。

除以上集体活动，日顶村还有一些措施以矫正不良行为：

救人：当发现某人犯错误时，当面指出其错误，并要求即时改正。

正式批评：当事人再次犯同样错误时，协调员会正式将其叫到办公室，指出其错误，并作记录。

批评会：经过正式批评，如当事人行为仍无转变，即由2～3人组成批评会处理这一事件。在这里，与会人员将指出当事人犯了什么错误，在这个社区应遵循哪些行为规则。会后还将当事人犯的错误写入当天的社区日志中，告知全体居住者。

剃头：如当事人屡教不改，则给予剃头。剃头由5人组成，与会人员轮番对当事人进行严厉批评。批评结束后，大家要向当事人表示：“我们都很喜欢你，但不会姑息你的错误行为，我们希望你能留下来”。

教训和惩罚：当事人错误严重、屡教不改，则给予教训和惩罚。教训和惩罚的方式可多种多样，可写一篇命题作文，深掘原因；也可以下放洗碗、擦地板、撤销在社区内担任的职务等。

家庭大会：如当事人触犯禁律，全体社区成员将为其举行一次严肃的家庭大会。当事人必须在全体社区成员面前陈述自己不可饶恕的错误，接受大家的严厉批评与指责。

2. 情感/心理治疗

（1）固定小组（static group）：即小组成员和咨询员固定不变，组员 5～10 人不等。大家可在小组中分享自己的喜悦、悲伤和痛苦。

通过这一活动可加深小组成员的相互了解，同时在社区成员中建立起相互间的信任和接纳。在治疗意义上，当事人可在一种充满理解和关心的氛围中宣泄内心的压力。

（2）延长小组（extended group）：具有某些共同特征的人组成，组员 5～10 人，时间持续 2～8 小时左右。活动由咨询员主持，活动地点相对封闭、安静，灯光柔和，供应饮料和点心提神。首先，主持人谈一些自己不被社会所接纳的隐秘，营造一种安全、开放的氛围。此后，组员依次谈自己深藏在心底的秘密与痛苦，如卖淫的经历、参与黑社会的秘密等，主持人可适当提问，引导当事人探索更深层次的问题。

通过这一活动，当事人可在一种温暖、安全而又开放的环境中谈出自己的问题，从而正视这些问题，找出解决问题的方法。这也为咨询员深入了解当事人，制订下一步治疗计划打下基础。

（3）艺术情感小组（art feeling workshop）：对那些不善言语表达情感的当事人，艺术情感小组可在情感治疗方面起到重要作用。

这一活动组员 3～8 人不等，组员可通过抽象主义的拼贴画、水彩画、雕塑等达到情感的识别、表达及解决。艺术情感小组与传统艺术疗法的不同，在于艺术情感治疗后有个别咨询或小组咨询，但不对当事人的作品作任何分析。

3. 讨论会（seminar）　全体社区成员参加，由工作人员或高年资居住者主持。会前拟好一主题，在主持人的引导下，大家争相发言。讨论会主题多种多样，可针对身边发生的事情，也可以日顶村信条和格言作主题，还可以是有关艺术、卫生、道德和友谊等方面的主题。

通过大家的积极参与，居住者将学会思考、学会以适当的方式表达自己，同时丰富了各种社会的、科学的和艺术的知识。

4. 职业和生存能力训练（vocational survival education）　职业和生存能力训练包括各种职业技能、文化知识和职业道德的训练，同时着重培养居住者工作的自觉性及欣然接受别人的领导、不断向上的工作态度。

日顶村中设置了高中课程、大学课程和各种职业培训班。只要居住者认真对待，他们就能在完成治疗的同时得到一个文凭，为将来找工作、脱离过去的生活模式打下基础。

另外，日顶村中的职能工作也是生存能力训练的一部分。在日顶村的社区生活中，社区成员按工作性质的不同被分成数个工作小组，各人在其中各司其职，各自担负一定的责任。例如，家务组负责整个社区的清洁卫生；秘书组负责各种资料的打印、各种活动的安排及呈报；厨务组负责社区成员的餐饮。在这些职能工作中，居住者学会了负责任，体验到了完成任务的自豪感。

另外，治疗社区的等级制度将迫使当事人不断进取，培养居住者积极进取、不因失败而气馁的精神。

三、匿名戒毒会（NA）

匿名戒毒会（NA）是一个具有国际影响的戒毒者自助项目组织，其成员是一些有志于彻底摆脱毒品或正在康复的药物成瘾者。在类似的自助戒毒组织中，匿名戒毒会历史最长、影响最大。

（一）NA 的历史及发展过程

众所周知，在 NA 之前，美国于 1935 年成立了匿名戒酒会（alcoholics anonymous，AA，又称嗜酒者互诫会、戒酒互助会等），这是世界上最负盛名的戒酒者自助项目组织，它创立最早，现已成为类似自助项目组织仿效的范例，可以说，NA 正是在 AA 的影响下成立并发展壮大的。NA 的“十二步戒毒法”可说是 AA“十二步戒酒法”的翻版，而 NA 的“十二传统”更是与 AA 的传统一脉相承。

1953 年，NA 由若干药物成瘾者创建。开始时，虽一直进行活动，但参加人数波动较大，影响并不很广。直到 70 年代初，NA 才一下子引起世人的瞩目，其分支机构扩展到北美的其他城市以及澳大利亚。1978 年，NA 召开了第一次由各地代表参加的代表大会。1982 年，NA 出版了一本名为《匿名戒毒会》的小册子（被其成员亲切地称为“小白本”），集中而全面地论述了 NA 的基本思想和原则。此后，NA 声名鹊起，其组织及影响迅速遍及全美并扩展到世界其他地方，除美国本土外，在巴西、哥伦比亚、德国、印度、爱尔兰、日本、新西兰和英国都建立了全国性的 NA 组织。在《匿名戒毒会》出版后的 3 年内，其成员几乎翻了 3 倍。目前，在中东以及东欧等地也陆续建立了 NA 的分支机构。

据 1983 年的统计，全球有 2500 个 NA 组织。到 1993 年底，全世界已有 54 个国家设有 NA 组织，登记在册的 NA 组织有 22 000 个。此外，NA 还与许多专业机构（如戒毒所、医院）有着密切联系，并在其中举行各种活动，为希望寻求长期康复的成瘾者提供帮助。

（二）NA 的性质、基本思想与活动方式

NA 是一个非营利性组织，其成员均为深受毒品困扰的男女。他们的方法是定期聚会、互相帮助，从而达到康复的目的。他们不关心成员使用何种药物，也不关心每个人的过去。他们所关心的是，如何才能帮助每个人康复。他们的康复计划强调戒除一切毒品，协会成员只有一条要求：即要有戒除的愿望。他们建议，每一成员都应敞开心扉进行自我调整。NA 奉行独立自主的原则，不依附于任何组织、党派及宗教团体，也不接受任何监督。会员无须交纳会费，无须宣誓，入会不受年龄、性别、种族、宗教信仰的影响。

NA 康复程序的核心是按照“十二步戒毒法”来开展活动，这些活动包括承认问题的存在，产生求助的要求和愿望，对自己给予公正、客观的评价，自我开放，对已经给他人造成的伤害给予补救，帮助其他吸毒者，通过助人达到自助目的等。NA 康复程序的核心内容是灵魂的觉醒（spiritual awakening），这里的灵魂只是字面上的借用，并不一定具有

宗教意义。

NA相信，吸毒或其他药物成瘾是一种病，但这是一种可治之症，通过努力，借助于集体的力量，终可以治愈这一疾病。NA也相信，他们的康复程序之所以有明确的效果，其部分原因在于它强调每一个体在帮助他人的过程中达到帮助自己的目的。在NA聚会时，每一个摆脱毒瘾的人都会现身说法，向正希望戒毒的人讲述自己的亲身经历，痛述吸毒给自己及周围人带来的伤害，叙述自己对NA康复程序的体会，与他人分享自己戒除毒瘾、享受生活的切身经历。NA通常不聘请专业人员，不提供各种专业的帮助。不过，对于一些刚参加NA活动的新成员，会由资深的NA会员（大多是某一组织的发起人）提供一般辅导。

NA最主要的活动是集体会议，与居住性治疗机构——治疗集体（TC）不同的是，NA的成员都是平等的，相互之间并无等级之分，他们不住在一起，往往也没有固定的活动场所，而是在需要时借用或租用活动场地。和AA相似的是，NA的会议也可分为封闭式与开放式两种，前者仅NA会员可以参加，而后者则对一般公众开放，目的在于谋求公众支持，吸引更多的人参加NA的活动，壮大NA的队伍。

NA强调其成员在戒毒期间做到真正的“操守”——也就是说，断绝任何容易成瘾的物质，包括酒。不过，这一要求是循序渐进的，对于新入会的成员，NA只要求有“戒毒的愿望和动机”，之后再逐步提高要求。对于咖啡、香烟以及一些因疾病需要而必须服用的药物，NA并未给予特殊的要求，每一成员完全可以根据自己的实际情况作出决定，必要时可向亲友及专业人员咨询。

（三）十二步戒毒法

“十二步戒毒法”是NA的核心，这些步骤不是抽象的理论，它是依据NA早期会员经反复尝试后的经验得出的。这些步骤包括了一些理念和活动，早期会员们认为这些内容对他们的成功戒瘾极有帮助。NA的十二步戒毒法具体是：

第一步：我们承认，在对付吸毒成瘾上，我们自己已经无能为力，我们的生活已经搞得不可收拾。

第二步：要相信，有一个比我们自身更强大的力量，这力量能够使我们恢复神志清醒和健康。

第三步：作出一个决定，把我们的意志和我们的生活，托付给我们所认识的上帝。

第四步：作一次彻底的和无惧的自我品德上的检讨。

第五步：向上帝、向自己、向他人承认自己错误的本质。

第六步：要完全准备好，让上帝除去自己一切性格上的缺点。

第七步：谦恭地乞求上帝，除去我们的缺点。

第八步：列出一份所有我们所伤害过的人的名单，并使自己甘愿对这些人作出补偿。

第九步：在不伤害他们的前提下，尽可能直接向曾经受到我们伤害的人士当面认错。

第十步：继续经常自我检讨，若有错失，要迅速承认。

第十一步：透过祈祷与冥想改善我们与上帝的关系，请求上帝给予指导。

第十二步：实践这些步骤的结果会让我们拥有一种精神上的觉醒，我们要设法把这些信息带给别的成瘾者，并在我们的一切日常事务中实践这些原则。

十二步戒毒法通常采取三种形式：团体分享、十二步学习团体和支持者。团体分享是十二步团体基本的会面环境，人们聚到一起分享他们的故事，成员不提问或讨论，目的仅仅是保持开放和诚实，在许多次以后，听者能够认同他们的故事，更客观地看待他们自己。十二步学习团体围圈分享某个特定步骤的主题，包括实际写出这个步骤以及如何能完成这个步骤。支持者鼓励发现在这些步骤上能够帮助指导人们的其他人，这是导师、教师和父母类型的关系，鼓励人们了解到按常规情形他们需要支持者，特别是在处于危机或出现问题期间。

（四）NA 的特色及相关问题

为了突出自己的特色和重点，NA 制定了一系列原则，它强调成员之间的团结，信奉集体意识对个人康复的重要性；强调 NA 组织的独立性，强调自己对相关机构及企业不赞同、不资助、不允许利用 NA 的名义的立场；强调不对外界的问题发表评论，不卷入公众论争，包括不对与吸毒的一些相关问题如犯罪、卖淫、艾滋病等说三道四等。此外，NA 强调自己是自给自足的组织，其全部经济来源均为 NA 成员的捐献，不接受非 NA 会员的援助。

NA 同时重视自己的匿名原则，不在报章、电台及影视界抛头露面，它强调其公共关系的基础是吸引而不是推广。NA 相信，他们唯一值得自豪的是，他们能让有决心戒除毒瘾的人走到一起，分享各自的体验，共同步上康复之路。

（五）NA 的成效及评价

在大众传媒中，NA 具有很高的知名度，尤其是在美国、加拿大等地，有些人甚至称其为药物成瘾者的救星、戒毒史上的一大奇迹等，这当然有过誉之嫌。但 NA 之所以能存在近半个世纪而不衰，对它一味否定也不是科学的态度。

从另一方面看，由于 NA 缺乏严密的组织形式，且其存在、活动方式为匿名。因此，迄今为止尚无人对 NA 的成效（如长期操守率等）进行科学的评价。而且，由于各组织的结构及活动方式差异颇多，使科学的评定愈加困难。

一般人常认为 NA 是一种宗教团体，这大概是由于在其理论中常出现“上帝”、“祈祷”、“反省”、“灵魂觉醒”等字眼。其实，这些只是字面上的借用，内涵已大不相同。因此有人建议，将其中与宗教有关的字眼按参加者的社会文化背景进行修改，如将“上帝”换为“集体的力量”等。

四、云南戴托普治疗社区

环顾世界成功戒毒经验，美国戴托普（DAYTOP、日顶村）戒毒模式向人们展示了一个吸毒者、小偷、流氓如何变成具有责任感、诚实感的公民的事实；打破了“一日吸毒，终身戒毒”的偏见，并成为全世界戒毒机构可供效仿的典范。1991 年，我国卫生部和美国戴托普国际公司签署协议，拟在昆明成立一所吸毒成瘾康复治疗中心——戴托普康复村。1998 年 9 月 28 日，云南中美戴托普吸毒成瘾治疗康复中心（即云南戴托普治疗社区，YNTC）成立，这是中国首家以治疗社区（therapeutic community，TC）模式，从社会学、心理学、行为学、临床医学、预防医学等多学科结合的角度，对药物成瘾者进行治疗及善后服务的专业机构。

云南戴托普治疗社区（YNTC）在借鉴国际先进经验的同时，紧密结合我国的民俗、民情、社会文化和经济状况，将在国外行之有效的康复模式进行本土化的同时，形成了一套符合中国国情的治疗程序，取得了一定成效。

（一）运作理念

1. 对吸毒成瘾者的定位　在一般人群中，吸毒成瘾者往往被认为是违法者而受到鄙夷和歧视。YNTC 认为吸毒成瘾者是各种功能和能力的紊乱，而吸毒只是这种功能紊乱的一个表现，并且吸毒又加重了他们业已存在的紊乱问题；YNTC 认为吸毒成瘾者也是毒品的受害者，他们都有着强烈的戒毒愿望，希望摆脱毒品并回归主流社会。正是基于吸毒成瘾者有摆脱毒品的强烈愿望，YNTC 希望通过对他们的治疗、支持和帮助，使他们康复并回归主流社会。在 YNTC 中他们被称为居住者，被视为 YNTC 中的家庭成员，彼此以兄弟姐妹相称。

在 YNTC 这个类似于大家庭的氛围下，吸毒成瘾者会因成为居住者而获得知识和动力，并在相似于社会要求的社会性期望下学习和体验，还将用自己不懈的努力找回丢失已久的自尊，重新树立人生新的价值体系，摆脱吸毒者的亚文化群体，恢复主流社会的生活态度，从根本上改变自我，从而戒除毒品，保持操守。

2. 戒毒治疗理念　YNTC 认为吸毒成瘾者在吸毒过程中人格和心理发育受阻、停滞甚至倒退，若要成功戒除毒品，保持操守，必须让他们成熟起来。YNTC 采取自愿戒毒方式，注重对吸毒成瘾者的重塑，即在注重他们生理恢复的同时，更注重对他们进行行为矫治、心理康复和社会技能的培养；主张给予他们“有责任的关心和爱”，相信“人是可以改变的”。

在 YNTC 里：①“改变”是核心，相信通过治疗，居住者的行为、思想、情感等会发生改变；②“个人经历”被视为居住者发生改变的重要资源。在 YNTC 中，个人经历是一个囊括性更大的概念，不仅包括居住者的个人成长经历，还包括居住者的各种生理、心理体验等。YNTC 注重个人经历，注重对这种资源的开发，同时把它视为居住者改变的源泉所在；③“成就”和“成就感”是居住者改变的动力，吸毒成瘾者需要成就和成就感来作为他们重要的人生体验。YNTC 治疗通过激发居住者成就和成就感的方式来激励居住者不断发生改变；④“成功个案”的昭示作用。成功个案也可称为角色模范或榜样，YNTC 用成功康复成员的成功经验来鼓励居住者，帮助他们树立戒毒信心，坚定他们的戒毒信念，从而使更多的居住者完成康复、保持操守。

（二）机构介绍

云南戴托普治疗社区（YNTC）由六大机构构成，分别是社区服务站、居住社区、重返社区、善后照顾、项目办公室和康复基地。

它们的职能分别是：社区服务站负责对戒毒者及其家属进行吸毒相关问题的咨询，对海洛因成瘾者进行美沙酮替代递减治疗和收治入院患者；居住社区是整个治疗社区的核心机构，对入住社区的居住者进行 2～3 周的生理脱毒和 1～1.5 年的行为矫正、心理治疗等康复治疗；重返社区是居住者在回归主流社会前的过渡社区，采取非封闭式管理，通过劳动锻炼让居住者逐渐融合到主流社会，并解决部分操守者的就业问题；善后照顾组织是指通过组织各种小组和活动，对完成康复治疗者或社区外其他有戒毒愿望者提供帮助与支持，提供操守者与治疗社区之间的联系与交流；项目办公室，主要开展培训、科研，与国内、国际政府、非政府组织开展合作项目；康复基地，综合了居住社区和回归社会社区的部分职能，为入住的居住者提供更加舒适的治疗环境。

（三）治疗程序

YNTC的治疗程序与日顶村相同。

（四）运作特色

云南戴托普治疗社区（YNTC）的核心和它在禁吸戒毒工作中的特别之处，在于它所采取的TC模式。TC模式自被引进以来，就在扬弃和本土化过程中不断完善和发展，经历了近10多年的实践，这套治疗程序日臻完善，并在实践工作中被证明在降低复吸率和提高戒断率上具有显著成效。与以往戒毒模式相比较，它的优越性体现如下。

1. 治疗的阶段性和程序性　云南戴托普治疗社区把治疗分成戒断和康复两个阶段，整个治疗期约需8～18个月。治疗社区把治疗分为咨询、接诊、脱毒治疗、康复治疗、回归社会和善后照顾六个步骤。整个治疗过程中对居住者的行为矫治、心理康复治疗和社会适应能力的恢复治疗是重点，其根本目的在于使居住者摆脱毒品和恢复社会功能。

每个治疗程序各有不同的功能目的，接诊程序可让入住者明白自己身上存在非常严重的问题需要解决，对自己以往的生活进行反省，明确入院是为寻求帮助；康复程序采取封闭式管理，进行行为矫正、心理治疗及人格重塑等（8～18个月）；回归社会洗车厂、汽车修理厂、太阳能安装与维修公司，农场采取非封闭式管理，通过职业技能培训、劳动锻炼让居住者逐渐融合到主流社会（1～2年），并可解决部分操守者的就业；善后照顾程序对完成康复治疗并离开治疗集体的操守者提供帮助和鼓励，提供治疗集体与操守者之间的联系与交流。

2. 吸收成功康复人员为工作人员　成功康复人员具有巨大的榜样作用和昭示作用。一方面，成功康复人员可以充分利用自己的个人经历和经验帮助居住者；另一方面，吸收成功康复人员为工作人员可以极大缓解以往医师与戒毒者之间的关系。

3. 治疗工具多样化　针对不同人群存在的不同问题，采用不同的治疗工具，如早会、对质会、发泄会、男女小组、艺术情感、职能工作、个案辅导等方法，利用集体和小组的力量帮助居住者改变和完善自己，使居住者的人格成熟起来。

4. 等级管理制度的采用　在YNTC中人格平等，但工作分工不同。根据主流社会对一般人群的要求，TC采用上到治疗社区主任，下到新入住治疗社区居住者的金字塔形的等级结构，对居住者进行社会化管理，增强责任感。居住者入住这个治疗集体后，必须按照治疗集体的等级结构，从低级居住者做起，通过自己的努力，逐渐升迁，成为高级居住者、领班、副组长、组长、协调员，直至从治疗集体中毕业成为社区的工作人员。但如果做得不好，违反了规则，犯了错误，就必须承担责任，接受降级处分。这种等级结构可让居住者知道，不论在治疗集体或现实社会中，“没有免费的午餐”、“欲有所取，必有所予”，需要不断的学习和不断的努力，才能进步、才能成长、才能获得社会承认。居住者在这种等级结构中，可逐渐学会等待、学会忍耐、学会延缓满足，改变自己的即刻满足人格。

5. 对日常生活的民主管理　YNTC采用居住者自己管理自己，并在管理制度的制定和完善上也体现这种民主性。为了更好地管理居住者，YNTC的管理制度是由居住者自己根据治疗中出现的问题而提议制定的，随后工作人员、医师、护士对制度的可行性提出参考意见，在做了修订和补充后被定为社区管理的一项制度。因此，YNTC各项管理制度在实际操作中更具可行性和约束力。

6. 将重返社区整合到治疗中　YNTC 对以往禁吸戒毒模式的一个重点突破，就是把重返社区整合到康复治疗中，这种方式不仅可以使居住者在回归前有一个良好过渡，还可以让居住者在重返社区学会大量职业、生存技能，明确回归主流社会后的生活、工作方向，并且可为部分操守者提供就业机会。

7. 持续支持和善后照顾　YNTC 还采用如中途宿舍和戒毒者互助小组（NA 小组）等方式，对那些毕业人员和需要帮助的吸毒成瘾者提供心理、技术支持和援助。

8. 家庭介入到居住者的康复治疗　戒毒并不是吸毒成瘾者一个人的事情，要让他们摆脱毒品、保持操守，就要在治疗的同时，帮助建立支持系统。在支持系统中，家庭占有重要地位，所以 YNTC 主张让家庭介入到居住者的康复治疗中来，目前 YNTC 主要采用戒毒者“家庭联谊会”和“探访”等形式。

9. 开放的戒毒方式　YNTC 不仅希望把自己的成功经验对外交流，还注重对其他先进戒毒方法的兼收并续，允许各种社会资源、信息进入到治疗程序中，以支持和帮助居住者。

五、国外在监所内开展 TC 的若干资料

无论哪个国家都有很多吸毒成瘾者在某一时期处于强制戒毒、监狱等机构中。根据美国司法部统计，在美国 90%的监狱及劳教机构中可提供关于戒毒及戒酒问题的咨询与辅导，但由于种种原因，只有 10%～20%的在押犯人真正接受治疗或咨询。

联邦监狱管理局（BOP）根据不同人的需要，为吸毒成瘾者开办了多种治疗康复项目。据 1997 年统计，约 31 000 人参加其治疗康复项目，根据专门从事强制戒毒、监狱、劳教工作的官员估计，大约在押犯人中有 70%～85%的人需要某种程度的物质成瘾（包括烟、酒等）问题的治疗，但事实上只有 13%的人接受治疗。资料显示（De Leon，1998）：①设在社区中的 TC 接收的入住者中，超过 80%有违法犯罪史；②设在社区中的 TC 治疗项目可以有效降低违法犯罪，减少吸毒成瘾，但效果与这些人在 TC 中所处的时间长短有关，时间越长者越好；③据估计，居住在美国州立矫正性机构中的人中，约 50%～80%有严重的吸毒成瘾史；④设在监狱中的改良 TC 可以有效减少重新犯罪，也可减少重新复吸毒品；⑤在监狱中提供改良 TC，如果再加上释放后的后续照管，则效果更佳；⑥为刑满释放者提供连续的后续照管，效果相当好；⑦监狱中那些具有吸毒成瘾问题的犯人往往并不主动选择接受治疗；同样，即使选择参加 TC 等治疗，也往往难以坚持，或在出狱后不再坚持参加后续照管项目；⑧是否能够参与监狱中的 TC 项目以及出狱后的后续照管项目，个人的决心程度起着至关重要的影响。

专家指出，以监狱为基础的 TC 及其他形式的治疗相当有效，可以有效降低吸毒成瘾的复发，减少再次犯罪，尤其是对那些出狱后仍然能坚持参加后续照管项目者更是如此。然而真正能够坚持治疗全过程的人比较少，基于此，De Leon（1998）提出如下意见：①建立连续的照管体系，在监狱中开始的治疗康复项目必须得到延续。此外，出狱后的后续照管项目也必须与监狱中的治疗康复项目在内容及指导思想上相衔接；②采取一定的策略，使更多的人参与到治疗康复项目，并使更多的人在出狱后能坚持参加后续照管项目；

③政府及有关部门应作出努力，对此类治疗康复及后续照管项目进行指导，对有关人员进行培训等。

Inciardi等（1997）发现，如果能对监狱的吸毒成瘾者提供全面的治疗，提供恰当的后续照管，可以使再次被捕的比例降低57％，使再次吸毒的可能降低37％。他们发现，在从监狱释放出18个月之后，未经治疗的出狱者中有54％重新被逮捕，84％又重新滥用毒品。而在监狱中接受过治疗及参加过后续照管项目的人，出狱后18个月只有23％再次被拘捕，53％重新滥用毒品。

Rosenthal（1998）认为，在为强制戒毒、监狱中的吸毒者提供治疗时，有三点很重要。首先，采取法律制裁的目的不是要将有违法犯罪的吸毒者“一关到底”；其次，吸毒并不是违法犯罪的借口，给他们提供的治疗不能让那些理应接受惩罚的人逃避惩罚；第三，就治疗吸毒问题而言，监狱并不是最佳、更不是最便宜的场所。总之，在监狱中对吸毒者提供治疗康复是一种不得已而为之的方法，从事治疗的人与从事司法工作的人关心的重点各不相同，但目标应该是一致的：就是让他们经过治疗、经过法律制裁之后，不再违法犯罪、不再吸食毒品。

综上所述，TC治疗30余年的发展历程揭示了非药物康复治疗的可行性与实际收效，尽管各种派别TC的理论与实施方案还存在差别，但TC精神实质的可应用性与可扩展性是毋庸置疑的。从美国到欧洲一些国家乃至个别亚洲国家，TC已逐步形成一种运动。对我国专业人员来讲，TC仍然是件新鲜事，但云南戴托普治疗社区与北京向日葵治疗社区的成功运行，已经为中国式TC的发展打开了一扇门，以后的工作在于如何完善YNTC、BJTC，使之更加符合中国国情，并在我国政府及非政府组织的支持下，在全国的自愿、强制隔离戒毒机构中全面推开。

（杜新忠　赵　敏）

第十一章　降低危害的理论与实践

第一节　概　　述

减少供应、减少需求和减少危害（降低危害）是目前世界上公认和普遍采取的应对物质成瘾（毒品）问题的三大策略。简单地讲，减少供应就是降低毒品的生产和加强缉毒的力度，减小毒品的可获得性。减少需求就是减少新吸毒者的产生和治疗已经成瘾的吸毒者，以萎缩毒品市场。降低危害（减少伤害）就是减少毒品对吸毒者本人及其家庭、对他人和对社会等的伤害性影响。从理想主义的角度看，解决毒品问题的最好办法就是彻底禁绝毒品和彻底戒断毒瘾，这样就可以消除毒品带来的种种危害，一劳永逸的解决问题。然而，近几百年来的努力和实践并没有实现这个理想，人们看到的是毒品成瘾和滥用毒品行为导致的诸如艾滋病和肝炎等疾病的蔓延、家庭破裂和违法犯罪等医疗卫生、家庭和社会等严重问题。面对这些现实的、实实在在的严峻挑战和近年来对吸毒成瘾问题的深入研究，人们认识到吸毒成瘾是一种慢性复发性脑病，也越来越清楚认识到着眼于解决现存的问题也是不可忽视的，更是迫在眉睫的。这种最大限度减轻毒品问题导致的各种伤害，解决现实的和眼前就能实现的问题就是降低危害的策略。

一、“降低危害”的历史沿革

降低危害的起源最早可以追溯到20世纪20年代的英国。1924年，医师们对成瘾者的治疗表现出了担忧，当时一个由医师主导的Rolleston委员会向英国内政部和卫生部提交了一项关于海洛因成瘾治疗和控制的建议。他们认为在特定的环境下，向海洛因成瘾者提供吗啡和海洛因进行治疗应该是一种明智的做法和权宜之计，这样可以使他们能像正常人一样有规律的工作和生活。与此同时，也应该加强对吗啡和海洛因的处方管理以防止被滥用。如当时在利物浦港口城市的周边地区，一个为降低危害提供政策服务的中心建议默西赛德郡（Merseyside）的患者可以通过医师处方将吗啡和海洛因带回家中使用。

20世纪80年代早期，为应对吸毒成瘾的流行，特别是海洛因成瘾的流行，“默西赛德模式”（Merseyside model）得到了发展，当地的诊所、药剂师和警察共同合作，创立了一个独一无二的降低危害模式，即一个不是以惩罚吸毒成瘾者而是以帮助他们为目的的，包括提供处方药物和开展针具交换的综合性方案。与此同时，在荷兰的阿姆斯特丹，人们也开始意识到吸毒成瘾是一种疾病，应该给吸毒成瘾者提供包括医学治疗和社会照顾在内的各种支持，以使他们能够获得自然康复。1984 年，阿姆斯特丹一个由静脉注射毒品者组成的，称为“吸毒者联盟”（junky union）的组织开始了该市第一个针具交换项目。由于该项目对吸毒成瘾者采取了务实的和非道德评判的态度，使得各种降低危害项目在阿姆斯特丹开展开来。而早在 20 世纪 60 年代，美国就开始了美沙酮维持治疗项目，当时的主要目的是为了降低阿片类物质成瘾者对社会的不良影响和对自身的伤害，如减少犯罪和恢复他们的劳动能力，该项目在当时虽然没有被作为降低危害项目，但客观上却起到了降低危害的作用，事实上应该被看作北美地区降低危害的开始。此后，随着艾滋病的流行，特别是艾滋病在静脉使用海洛因人群中的迅速传播，人们开始意识到美沙酮维持治疗遏制艾滋病传播的作用，并将其作为降低危害的重要方法之一。

大约在 20 世纪 80 年代，“降低危害”（harm reduction）的理念开始在英国形成，随后该理念逐渐扩散和扩展，影响到了加拿大、澳大利亚和欧洲大陆等其他国家。英国药物滥用顾问委员会（AMCD）认为，对于个人和公共卫生而言，艾滋病及其传播的危害程度远较吸毒成瘾本身要严重得多。世界卫生组织（WHO）也持相同观点，认为只是企图通过减少毒品的使用而不采取相应的折中措施是不可能应对艾滋病传播的。面对全球艾滋病的流行、毒品问题和与毒品相关的一系列的社会问题，人们开始采取务实的态度，采用切实可行和行之有效的方法来应对所面临的挑战。1987 年，加拿大政府将减低危害作为国家应对毒品战略（CDS）的框架，并将“危害”定义为：“疾病、死亡、贫困、犯罪、暴力和政府经济成本增加”。从此开始，降低危害的目标趋于明确，降低危害的范畴基本划定，降低危害的方法日趋增多，完整意义上的降低危害的概念也开始形成。目前，世界上大多数国家和组织均已接受降低危害的理念，采取降低危害的策略并开展符合各国国情和实际情况的各种降低危害的项目及实践活动。

二、“行为改变”与“降低危害”

行为改变的“阶段变化理论”（stages of change theory，SCT）由一些心理学家在 1982 年提出，后经过心理学家詹姆斯·普罗查斯卡（Prochaska）博士等人的充实和完善，于 1992 年形成了比较完整的理论体系。该理论认为：①行为改变是一个连续、动态和逐步推进的过程；②人们改变不利于健康的行为，采纳有益于健康的行为是一个个人决策的过程；③认知水平的不断提高是行为改变的基础。该理论将行为改变分为 6 个阶段，分别是：

（1）前预期（pre-contemplation）：为不打算改变阶段，即在未来 6 个月不打算改变，或有意坚持不改。如一个人意识到了某种行为对健康的危害，但因为各种原因，没有要改变它的想法，或一个人根本没有意识到某个行为对健康的危害，所以根本也不可能有要改变这个行为的打算。

（2）预期（contemplation）：为打算改变阶段，打算在未来 6 个月改变不利于健康的行为。如某人开始产生要改变行为的情感体验（self-reevaluation），在内心对行为改变进行权衡，出现矛盾的心态。

(3) 准备 (preparation/getting ready)：为改变准备阶段，为行为改变做必要准备，未来1个月会改变行为。如某人已经完全放弃了不打算进行行为改变的想法 (self-liberation)，并做出行为改变的承诺，并且完全相信自己有能力改变当前的行为。

(4) 行动 (action)：为行为改变阶段，如在过去6个月中，某人的目标行为已有所改变，但没有超过6个月。

(5) 保持 (maintenance)：行为维持阶段，如某人已经达到行为改变的目标，并且已经持续新行为6个月以上。

"降低危害"究其本质而言，就是降低危害行为，而人的行为是可以改变的，趋利避害是一切生物的行为特征，人也不例外。在降低危害的具体实践中，所有活动都是一种行为改变的过程，而这个过程不是一蹴而就的，是一个缓慢的、渐进的和停滞的，甚至是反复的过程。因此，行为改变的"阶段变化理论"可作为降低危害实践活动的基础，可为各类降低危害活动提供理论和技术指导。另外，行为改变的知信行模式 (knowledge, attitude, belief, practice, KABP 或 KAP) 也是降低危害实践中具有技术指导意义的理论，该理论认为行为改变是目标，为达到行为改变的目标，必须有知 (知识和学习) 作为基础，有信 (正确的信念和积极的态度) 作为动力。知识与信息是行为改变的必要条件，但知识与信息不一定能直接导致行为的改变。信念 (态度) 反映行为倾向性，要转变行为需先转变态度。

三、"三级预防"与"降低危害"

三级预防系统是疾病预防和治疗的基本策略和体系，药物滥用的三级预防是在此基础上建立和发展起来的药物滥用防治系统，包括：

1. 药物滥用一级预防　是通过大众传媒和形式多样的宣传方式和手段，对社会和公众进行与药物滥用相关的宣传和教育。内容主要包括：①吸毒对本人、家庭和社会的危害；②吸毒的违法性及其导致的违法与犯罪行为；③毒品对人体的作用及其对心理行为的伤害；④不健康的生活方式与吸毒的关系以及常见吸毒原因分析；⑤健康的生活方式是远离毒品和预防药物滥用的重要前提等。一级预防的目的是提高社会和公众对毒品和药物滥用的免疫力，特别是减少青少年对毒品的好奇心，教育和提醒人们不要错用、误用和尝试毒品。

2. 药物滥用二级预防　是通过专门的部门 (如药物滥用防治机构、戒毒机构、禁毒部门、社区居委会和非政府组织等)，由专业人员对药物滥用 (吸毒) 严重的社区及高危人群进行针对性的专业性宣传教育，特别是对错用、误用和尝试过毒品的人群进行重点干预，必要时进行早期治疗，以防止他们进一步滥用和发展成为成瘾者。

3. 药物滥用三级预防　是由药物滥用防治机构和禁毒戒毒机构的专业人员 (医护人员、心理工作者、法制辅导员、社会工作者和志愿者等) 对已被诊断为药物成瘾的患者进行的系统治疗。针对药物成瘾者生理、心理、行为和社会学特点，吸毒成瘾的治疗一般分为脱毒治疗、康复治疗和回归社会三个阶段。脱毒治疗是指在有效隔绝毒品的前提下，使用药物或其他方法缓解和消除吸毒人员的躯体戒断症状，帮助他们停止使用毒品并安全度过急性戒断症状期；康复治疗是指在停止使用毒品的基础上，利用生物-心理-社会医学模式的理论与方法，对他们进行行为矫正、心理干预、相关疾病治疗和帮助他们恢复个人、家庭及社会功能；回归社会是指针对完成康复治疗后的人员在回归社会过程中可能碰到的来自个人、家庭和社会等方面的问题和障碍提供咨询、帮助和服务，以便为他们顺利回归社会提供条件。

“降低危害”就其内容而言，属于三级预防体系中的二级和三级预防的范畴，主要是通过全方位的干预和不同形式的治疗以降低滥用药物和药物滥用行为，如过量死亡、注射用药导致疾病传播、滥用药物给家庭和社会带来的危害等。因此，在吸毒成瘾的防治策略和工作中，应该将降低危害纳入三级预防体系，作为该体系的一个重要组成部分，以便其能充分发挥应有的作用。

四、国际降低危害联盟简介

国际降低危害联盟（International Harm Reduction Association，IHRA）总部设在英国伦敦（www. ihra. net），起源于1990年在英国利物浦召开的第一届“减少毒品相关危害国际会议”。此次会议使得降低危害的理念广为传播，分享了降低危害的知识与经验，建立了降低危害工作者的网络，扩大了应对传播艾滋病的危险注射行为的活动。会议的成功，促成了每年在世界主要城市召开一次降低危害国际会议的制度。会议也从此成为药物成瘾活动积极分子和组织的主要国际会议和交流平台。

1996年，国际降低危害联盟召开第7届国际会议，除完成会议的交流与沟通外，还倡导和促进了以健康为基础应对药物成瘾和HIV传播的方法。在随后的几年中，会议的精神得以继续发扬光大，使得世界上越来越多的人接受了降低危害理念。2006年，国际降低危害联盟的活动项目进一步扩展到了公共卫生研究、分析和人权领域。

2011年，国际降低危害联盟更名为“降低危害国际”（Harm Reduction International），其宗旨与使命是：让个人与群体从促进健康、尊严和人权的法律、政策和实践中受益；通过以证据为基础的公共卫生政策和以人权为基础的毒品政策，整合研究、分析和倡导各种项目，强化公民社会理念以降低药物成瘾相关的危害。其工作重点在于预防由于吸毒带来的相关危害，工作重心是针对还在继续使用毒品的人，而不是吸毒预防。

目前，该联盟在世界范围内已拥有8000多名会员，有自己的工作报告和定期出版物，是全球最大的降低危害联盟，引导着全球降低危害研究、政策和法律分析，以及降低危害倡导和毒品政策改革等方面的工作。

第二节 降低危害理论

一、降低危害的策略

（一）定义

降低危害（harm reduction）又称减少伤害，是指通过一系列的政策调整和切实可行且行之有效方法的实施，最大限度地减少或降低非法和合法精神活性物质（药物）成瘾和使用所导致的公共卫生问题及社会问题的一种整体防控策略与实践。定义的重点在于预防由于吸毒带来的相关危害，其工作重心是针对还在继续使用毒品的人，而不是预防吸毒。降低危害有益于物质成瘾者本人及其家庭，有益于他们所居住的社区和整个社会。

（二）目的

降低危害的目的并非只是减少或停止药物滥用，更重要的是要保障生命安全，减少高危险行为所带来的死亡、疾病和伤害。降低危害的倡导者 Michael Scavuzzo 认为："降低危害与现行的一些做法不同，它不要求个人在新的应对机制建立之前停止自己原有的应对机制，而是为所期望的行为改变创造一条更容易行走的路径。"

（三）原则

降低危害关注的重点是药物滥用具体的危险和危害，应用的是有针对性的策略和措施，政治家、政策制定者、决策者、社区工作者、研究人员、医务人员和志愿者，以及毒品使用者都会参与其中。因此，遵守以下原则是非常重要的。

1. 务实主义原则（pragmatism）　非法精神活性物质（毒品）和合法的精神活性药物（治疗药物）成瘾是人类的一种常见行为，有其深刻的生物、社会和心理学基础和背景。使用非法和合法的精神活性物质改善心境、换种情绪、缓解压力、获得快感和缓解痛苦是人类的本性和较为普遍的文化现象。吸毒成瘾危害主要表现在两个方面：①滥用和无节制地使用；②错误的和不健康的用药行为带来的疾病、劳动力丧失和死亡。相比较而言，后者的危害要比前者大得多，但从行为学角度看，后者较前者更容易发生改变。因此，降低危害就是充分考虑到吸毒成瘾的本质和特点，强调务实，权衡事物的轻重缓急，解决后果严重的、眼下可以着手进行和解决的问题，而不是一味追求理想主义结果。

2. 尊重人权原则（human rights）　降低危害活动的目标人群是人，因此整个过程中注重人权是非常重要的。降低危害尊重人的基本尊严和个人使用精神活性物质的权利，对吸毒成瘾者采取接纳、不歧视和不评判的态度，向他们提供相关的知识和信息，供他们参考，他们有责任和权利自己选择，最终的决定则由他们自己做出。

3. 目标依次原则（priority of immediate goals）　人的行为改变过程具有阶段性特点，与此相适应，降低危害的目标设定也应该是阶段性的。对于吸毒成瘾者个人和某一项活动而言，最终目标的完成是通过一个个具体的小目标的具体实现完成的，也就是一个从量变到质变的过程。因此，了解和满足用药者最迫切的需求，设定具体目标，做眼前的事、做能做的事和做能做好的事。当然，具体的目标设定还应该依据目标人群不断增加的需求和重要性进行调整，以满足活动的需要。

4. 最大化干预原则（maximize intervention options）　降低危害理念认为，具有药物成瘾问题的人是可以从各种各样不同的干预和治疗方法中受益的。没有一种预防和治疗方法是可以解决所有问题的，现有的方法只是能够帮助他们生活得更好和促使他们能做出更好的选择。因此，降低危害的方法应该充分考虑到吸毒成瘾者个体和所在社区的特点，应该由多方共同参与和制定有效减少危害的策略和活动，使各种干预活动达到最大化。

5. 目标人群参与原则（drug user involvement）　吸毒成瘾者是降低危害的主要目标人群，所有活动都是针对他们而设计的，符合他们的特点和满足他们的需求，他们是可以做出决定和改变他们自己生活的。因此，吸毒成瘾者的主动参与是降低危害的核心，他们被认为是了解吸毒成瘾问题的最好的信息资源，让他们参与降低危害活动可使活动成为最好的干预。

6. 注重危害原则（focus on harms）　滥用药物是用药者自己的选择，本身并非是最重要的，重要的是要降低滥用药物给自己和他人所带来的危害，如过量死亡、感染疾病、违法犯罪和丧失劳动力等。降低危害强调的是用药和用药模式的安全，但也不排斥彻底戒断的长期目标。从这个意义上讲，降低危害和戒毒治疗模式是相互补充的两个方面。

二、降低危害的内容与作用

（一）主要内容

吸毒成瘾是一种慢性复发性脑病，长期和反复滥用毒品可导致大脑相关部位病理性（如脑细胞结构、形态、生物化学、基因表达及功能等）改变，其结果是使吸毒者生理和心理上对使用的毒品产生成瘾，表现为躯体的戒断症状、认知障碍和行为失控等方面的改变，以及由这些改变而导致的伤害自己和家人、伤害他人和社会的各种不良的，甚至违法犯罪的行为。因此，从这个意义上来说，降低危害有着较为广泛的范畴和内容，总的来讲主要包括政策和项目活动等方面，即一系列针对吸毒成瘾者个人和家庭的支持服务、知识和应对技能提高、个人和社会资源利用，以及改善用药者及其家庭和社区安全与健康的策略和活动，具体主要集中以下几个方面：

1. 政策倡导　是降低危害策略中首当其冲和不可回避的内容，在不同的时期、对药物成瘾问题的认识和当时的具体实际，都会影响到当时的政策。因此，将现行的某些政策进行修改和调整，以符合实际工作的需求是非常必要的，如在欧洲一些国家有人提出的毒品合法化问题、修改与吸毒有关的过于烦琐的法律程序和用治疗方法代替拘押等。

2. HIV/AIDS 相关干预　艾滋病防治是降低危害活动中最为重要和不可缺少的内容，如清洁针具交换项目、艾滋病预防/干预项目、漂白粉配发（用于注射针具消毒）项目、HIV 检测和医疗管理项目、HIV/AIDS 相关的心理社会关怀和个案管理等。

3. 多样化的治疗选择　吸毒成瘾的治疗必须是多元化和多样化的，应该有不同的治疗方式供患者选择，如美沙酮维持治疗、海洛因替代项目和某些新的实验性的治疗方法等。

4. 继续使用毒品人群的管理　吸毒成瘾者并不是随时都处在治疗过程之中，任何时候总有部分患者希望或不得不继续滥用药物或使用毒品。对于这类人群应该提供相应的咨询服务和门诊个案管理服务，以促使他们能够安全的和更负责任的滥用药物和使用毒品。

5. 其他干预措施　吸毒成瘾者多处在社会的底层，其住房、经济、医疗健康和社会福利大多不能得到保障。因此，降低危害的范畴还应包括诸如住房、医疗和其他相应补贴，设置治疗康复中心，开展各类社会支持服务等。

（二）主要作用

吸毒成瘾的影响远远超出了使用者本人，还涉及其家庭、他人和社会多个方面。降低危害就是减少吸毒成瘾对本人及其家庭、对他人和对社会等的伤害性影响。吸毒成瘾的医疗及社会后果常见的有肝炎、艾滋病、胎儿发育、法律、暴力、家庭破裂、职业损害和教育环境恶化等，可以说每年给社会和经济带来了毁灭性的影响。如何解决这些问题是人们一直以来在探索的课题，从理想主义的角度看，最好的办法就是彻底禁绝毒品和彻底戒断毒瘾，这样就可以消除毒品所带来的种种危害。然而，近几百年来的努力和实践并没有实现这个理想，人们看到的却是毒品成瘾和滥用毒品行为所带来的诸如艾滋病和肝炎等疾病的蔓延、家庭破裂和违法犯罪等医疗卫生、家庭和社会等严重问题。面对这些现实的和实实在在的严峻挑战，加之近年来对吸毒成瘾问题的深入研究，人们认识到了吸毒成瘾是一种慢性复发性脑病，也越来越清楚地认识到着眼于解决现存的问题也是不可忽视的，更是迫在眉睫的。这种最大限度减轻毒品问题导致的各种伤害，解决现实的和眼前就能实现的问题就是降低危害的策略和现实意义。就吸毒成瘾领域而言，降低危害可起到以下几个方面的作用：

1. 降低对用药者自身的危害　应该说吸毒成瘾者是毒品的直接受害者，其危害主要表现在：①躯体方面：包括毒品对机体的直接损害和吸毒成瘾行为造成的间接伤害，如毒品损害了大脑相关神经细胞的结构与功能，导致各种精神障碍的出现；又如不洁注射带来的皮肤脓肿、静脉炎和心内膜炎，共用注射针具带来的肝炎、艾滋病等经血传播性疾病和其他疾病，均可危及生命，导致过早死亡；②精神方面：毒品主要影响人的精神活动，在其作用下会导致异常的精神症状，如妄想、躁狂、情绪不稳、焦虑、抑郁和睡眠障碍等精神症状，均可严重损害用药者的精神健康；③个人功能：毒品的躯体和精神损害的后果是导致用药者逐渐丧失劳动力、致残和失业等，直接导致了社会的负担；④法律方面：毒品与犯罪密切相关，除使用毒品本身属违法行为外，与毒品相关的行为如偷盗、抢劫、贩毒和卖淫等不法勾当更要面对法律的惩罚。

降低危害策略可通过药物治疗和行为干预的方法减少毒品的使用、改善用药行为，起到减少对用药者自身危害的作用。如减少毒品对大脑及躯体的伤害及过量中毒死亡和过早死亡，减少物质使用者共用注射针具和其他器具防止艾滋病、肝炎的传播，降低吸毒成瘾者的犯罪和不期望出现的行为。

2. 降低对家庭的危害　吸毒者家庭是毒品的间接受害者，吸毒可：①破坏家庭的结构，导致妻离子散、家破人亡；②造成家人的悲痛，精神负担加重；③亲属间和谐破坏，甚至反目为仇；④原有的依赖关系与期待消失，使未来变得毫无希望。

降低危害策略可通过针对吸毒成瘾者个人和家庭的支持服务，提高吸毒成瘾者对家人和他人负责任的能力，最大限度的改善家庭关系，减少其对家庭的危害。

3. 降低对社会的危害　吸毒成瘾所导致的社会危害是多个方面的，吸毒成瘾的社会成本（costs of drug abuse to society）极其高昂，集中表现在如生产力、医疗、监所管理、家庭和社会福利等多个方面。如：①加重社会资源负担（A burden of social resources）：社会福利、公共管理和劳动力丧失，是社会资源负担的主要组成部分，吸毒成瘾及其相关的危害可使社会资源负担加重，如一项由美国国家药物滥用研究所（National Institute on Drug Abuse，NIDA）和国家酒精中毒及滥用研究所（National Institute on Alcoholism and Alcohol Abuse，NIAAA）联合进行的综合研究显示，1988 年估计美国的酒精和药物滥用年度社会成本为 580 亿美元，1992 年达到了 980 亿美元，1995 年在消除通胀和人口改变因素后上升到了 1100 亿美元，1999 年竟高达 1722 亿美元；②加重公共卫生负担（public health burden）：主要包括药物滥用服务专项支出和各类相关疾病治疗支出，如美国 1999 年的该项支出负担达到了 1169 亿美元，占同年度社会成本的 67.9%；

③加重公共安全负担（public security burden）：犯罪和毒品在很多方面是相互联系的，我国刑法规定，走私、贩卖、运输、制造、非法持有毒品均为犯罪行为，毒品还增加其他犯罪（非毒品犯罪）的可能性，比如，毒品还可被用来赚钱和洗钱，毒品更与非法使用枪支、各种暴力活动和恐怖主义关系密切，严重危害着社会公共安全。

降低危害策略可通过改善用药者及其家庭和社区安全与健康的各项活动，如：进行安全注射教育和减少注射次数，进行性安全和性健康教育，提高安全套使用率，提高吸毒成瘾者进入各种治疗项目、卫生和社会服务机构的转介成功率，减少吸毒成瘾者在公共场所使用和注射毒品等项目，尽可能增加吸毒成瘾者康复的可能性，提高其就业率和减低其犯罪率，达到降低吸毒成瘾社会危害的目的。

三、我国降低危害的现状

降低危害理念进入我国的时间大约是在2000年前后，当时我国正面临着艾滋病在注射吸毒人群中快速传播的严峻挑战。因此，怎样应对和遏制艾滋病在静脉吸毒人群中流行成了迫在眉睫的工作目标。在经过广泛深入的调查研究、总结成功的试点经验和科学的评估后，针对和围绕艾滋病防治的降低危害策略和一些具体实践活动得到了政府和专业机构的认同与肯定，在此基础上开始了政策的调整，并在全国范围内实施了降低危害的策略和开展了一系列降低危害的项目和措施。如我国《艾滋病防治条例》规定，省、自治区、直辖市人民政府卫生、公安和药品监督管理部门应当互相配合，根据本行政区域艾滋病流行和吸毒者的情况，积极稳妥地开展对吸毒成瘾者的药物维持治疗工作。目前，我国采取的降低危害的措施主要有：

1. 制定和不断完善相关政策　2006年1月18日经国务院第122次常务会议通过，自2006年3月1日起施行的《艾滋病防治条例》和2006年07月04日发布的《滥用阿片类物质成瘾者社区药物维持治疗工作方案》等法律法规文件中，均将美沙酮维持治疗和清洁针具交换项目作为我国降低危害的重要方法。2012年3月，国家财政部为了充分调动社会组织参与社会服务的积极性，发挥社会组织在创新社会管理和构建社会主义和谐社会中的积极作用，中央财政安排专项资金，支持社会组织参与社会服务。为保证该项目顺利实施，特制定了《中央财政支持社会组织参与社会服务项目》，其中第二类承接社会服务试点项目中，就包含有降低危害的项目，如艾滋病机会性感染治疗救助、纳洛酮抢救、丙肝治疗倡导与促进和美沙酮维持治疗困难人群救助等项目。这些政策出台和试点工作的开展，促进了降低危害策略在推广和运用。

2. 禁毒防艾宣传教育和艾滋病高危险行为干预　如针对重点人群（吸毒成瘾者和性工作者）的禁毒和防治艾滋病的宣传教育，许多地区建立了艾滋病传播高危险行为干预队，深入到各类娱乐场所进行艾滋病防治知识宣传教育和干预活动，并利用同伴教育的形式进行各种高危险行为的干预。

3. 强制隔离戒毒　对吸毒成瘾人员实施强制隔离戒毒，降低其因吸毒诱发的违法犯罪行为对社会的危害，降低复吸率。

4. 美沙酮维持治疗　目前全国共有800余个门诊，每天约有17万余名阿片类药物成瘾者在门诊服用美沙酮接受维持治疗，每天可减少海洛因的需求约80公斤，减少注射毒品次数20余万次，降低了共用注射针具的几率。

5. 清洁针具交换与清洁针具　在美沙酮维持治疗尚未覆盖和艾滋病高流行地区，基本上都开展了清洁针具交换项目，大大提高了清洁针具的可获得性。在其他尚未开展清洁针具交换项目的地区，正在开展教给吸毒者如何清洁注射器，并为他们清洁注射器提供消毒用品。

6. 安全套推广使用　在全国范围内，针对性工作者目标人群基本上都开展了安全套推广使用项目，几乎在所有的星级宾馆都摆放有安全套，在所有的普通旅馆都提供免费安全套。

7. 艾滋病抗病毒治疗　在全国范围内针对符合治疗条件的艾滋病患者实施了免费抗艾滋病病毒治疗。

8. 安全性行为教育　如“安全性行为倡导与艾滋病预防等宣传教育项目”进学校、进课堂等活动已在全国范围内普遍开展。

9. 纳洛酮抢救项目　在全国的部分地区如北京市、云南省和新疆维吾尔自治区等地区，通过《中央财政支持社会组织参与社会服务项目》和艾滋病防治项目的资助和指导，一些经过专业人员培训的美沙酮维持治疗患者、吸毒成瘾者和志愿者组成了阿片类物质过量中毒自救小组，随身携带或将纳洛酮急救工具包分发给海洛因成瘾者，以便出现意外时随时进行抢救。如云南省试点推广的注射纳洛酮挽救吸毒过量者项目，在一年半内就有769例海洛因过量者获救。

10. 美沙酮维持患者丙肝治疗倡导与促进项目　系《中央财政支持社会组织参与社会服务项目》中第二类承接社会服务试点项目的一个部分，是针对美沙酮维持治疗患者中丙肝感染率高达70%左右而专门设计的项目，目的是通过丙肝治疗倡导与促进活动，促使患者早诊断、早治疗，治愈或阻断丙肝病程进展，最大限度避免肝硬化、肝癌和肝衰竭等严重后果的发生率。

11. 同伴教育项目　同伴教育是利用同伴间的相互影响力，通过培训同伴者中影响力较大的成员，使他们首先转变观念、信念、态度，并掌握一定知识及传播技巧，再由他们向同伴介绍知识、谈及亲身体会、表达信念及态度转变的方法。本章提到的多种降低危害措施的实施，都需要通过同伴教育这种方式才能取得更好的成效。

除上述所提到的项目外，全国还有许多符合我国国情和结合我国实际的降低危害项目在探索和实施之中。事实上，在降低危害方面，无论在降低危害理念上和行动上，我国在所有发展中国家都是先行一步的。

第三节　降低危害实践

严格地讲，降低危害的活动并没有规定的内容、范围和形式，凡是符合降低危害策略和能达到降低伤害目的的活动均属于降低危害实践范畴。降低危害实践活动是依据不同国家和地区的国情、实际需求和具体条件而开展的，目的是解决吸毒成瘾对人和社会的伤害问题，特别是解决眼前急需解决的问题。从这个意义上讲，降低危害实践的内容、形式和方法将永远处在不断发展之中。目前，在降低吸毒成瘾危害方面，世界上常用的方法主要包括有以下几个方面。

一、药物替代维持治疗

广义而言，药物维持治疗是针对各种慢性疾病的特点，使用药物控制疾病症状，改善患者生活质量和恢复患者正常功能的一种治疗方法。如长期甚至终生使用药物对高血压、糖尿病等许多慢性疾病的治疗就是典型的维持治疗，其治疗目的并非是要根除这些疾病，而是为了控制其症状和减少疾病对患者机体和社会功能的损害。与此相应，吸毒成瘾的维持治疗就是长期使用某种药物有效控制戒断症状，最大限度降低毒品及吸毒行为对用药者本人、家庭、社会及公共卫生造成的危害。

阿片类物质成瘾是一种慢性复发性脑病，是由于长期和反复滥用阿片类物质所导致的大脑相关神经细胞结构和功能的病理性改变，临床上表现为耐受性、戒断症状、渴求感、不可控制的目的性求药行为和用药行为，其特点为病程迁延和反复发作，往往伴有法律方面的问题。数十年来的临床观察和研究均显示，阿片类物质成瘾是难以治愈的，但却是可以治疗的。药物维持治疗是降低阿片类物质成瘾危害的主要方法之一，其目的和作用表现在以下几个方面：

1. 减少毒品需求　即减少毒品使用人群数量和减少个体的毒品使用剂量。

2. 减少与毒品相关的犯罪　包括贩卖、运输、制造毒品罪，非法持有毒品罪，包庇毒品犯罪分子罪，引诱、教唆、欺骗他人吸毒罪，强迫他人吸毒罪，非法提供麻醉药品、精神药品罪等等。

3. 减少血源性传染性疾病的传播　主要包括艾滋病和乙型、丙型病毒性肝炎在吸毒成瘾人群中的传播。

4. 减少吸毒对自身、家庭和社会的危害　如对使用者身心的伤害，对家庭结构和幸福的伤害，对社会治安和公共安全的伤害等。

5. 恢复吸毒成瘾者的个人、职业、家庭和社会功能　如有助于吸毒成瘾者恢复正常人的功能，回归社会，做一个正常人。

（一）美沙酮/乙酰美沙酮维持治疗

美沙酮替代维持治疗（methadone maintenance treatment，MMT）：1963年由美国医师Dole提出，至今临床应用已达50余年。美沙酮是典型的μ阿片受体（μ-receptor）纯激动剂，二次世界大战期间由德国人工合成，主要用途是替代吗啡镇痛，由于美沙酮具有药理作用特殊、使用方便、安全有效和廉价等特点，故被认为是目前较为理想的海洛因成瘾的替代维持治疗药物之一。维持治疗的具体方法就是用合法治疗药物盐酸美沙酮替代非法滥用物质海洛因，每天服药一次以消除海洛因的戒断症状，使成瘾者能保持正常的生理状态，让他们在不用担心“下一针”从何而来的情况下，有时间去思考、去工作和去安排自己的生活。因此，美沙酮维持治疗可帮助海洛因成瘾者及其家庭走出“吸毒-戒毒-复吸-再戒毒-再复吸”的怪圈，恢复正常人的生活。由于美沙酮维持治疗费用远较使用海洛因的费用低得多，故可减少或消除成瘾者为获取毒品而导致的违法犯罪。美沙酮维持治疗可让成瘾者过上正常、健康和有意义的生活，同时还可减少因注射海洛因而带来的艾滋病、肝炎和各种并发症。足剂量的美沙酮维持治疗可帮助成瘾者打断与毒品情景相关的联想，减轻对毒品的“渴求感”，降低复吸率。

美沙酮维持治疗适用于自愿接受治疗的所有阿片类物质成瘾者。维持治疗包括引入期和维持期：引入期一般为15～30天，主要是以控制戒断症状和调整美沙酮用药剂量（因人而异）为主要目的；维持期一般从1个月后开始，是指在美沙酮剂量稳定的基础上，对成瘾者进行的系统和综合性康复治疗，以恢复他们的个人、家庭、职业和社会功能。维持期的长短因人而异，通常情况下大多数的成瘾者需要长期维持，就像糖尿病患者需要长期使用胰岛素维持治疗以维持正常生活和避免并发症一样。美沙酮维持治疗是一整套的综合干预与治疗方法，包括：患者管理、医疗干预、心理/行为干预及社会支持服务等四个主要方面。

通常情况下，在参加维持治疗的第一个月内美沙酮剂量逐渐趋于稳定（通常在60～120mg/d)，戒断症状可理想控制和完全消除；大约3个月后，维持治疗者的行为和想法开始向正常人转变；约6个月后患者的行为方式、情绪反应和思维活动基本接近正常人，开始出现正常人的需求，如回归家庭、结交正常朋友、就业、恋爱、结婚等；约1年后有90%的维持治疗者可完全停止使用非法药物，约40%的维持者找到了工作和自食其力，部分患者开始结婚生子，真正开始了正常人的生活。因此，一般情况下，临床推荐的美沙酮维持治疗的疗程至少应为一年，一年后患者可根据自身的实际情况和所处的环境选择继续维持治疗、减量或停药。然而，众多的研究表明，真正能够做到停止服用美沙酮后不继续使用海洛因者一般不会超过10%，绝大部分患者会长期喝稳定的剂量，保留在治疗程序中继续接受维持治疗，并从治疗中获益。

我国从2004年开始美沙酮维持治疗项目，到目前为止，全国已在23个省、市、自治区开设了800余个美沙酮维持治疗门诊，每天为约17万名海洛因成瘾者提供美沙酮维持治疗服务。几年来的实践、研究和评估显示，过去反复“戒毒-复吸-戒毒”的海洛因成瘾者进入美沙酮维持治疗后，海洛因静脉使用率从吸毒时的76.8%降低到一年后的12.3%和两年后的11.6%；违法犯罪率从吸毒时的23.5%减少到一年后的7.9%和两年后的7.6%；回归家庭的患者从41.5%增加到一年后的60%和两年后的74.3%；恢复职业功能的患者从27.1%上升到一年后的33.5%和两年后的37.9%。美沙酮维持治疗的具体实施方案可以参考本书第四章中的防复吸药物维持治疗。

乙酰美沙酮维持治疗（LAAM maintenance treatment)：乙酰美沙酮（LAAM)，化学名为1-乙酰基-α-美沙醇，也属人工合成的μ阿片受体（μ-receptor）激动剂，作用同美沙酮，可有效控制阿片类物质成瘾的戒断症状，1993年由美国药品食品管理局（FDA）批准上市，用于阿片类物质成瘾的治疗。由于LAAM的作用时间可达到72小时以上，故每周服药2～3次即可，较美沙酮而言方便患者是其优点。乙酰美沙酮维持治疗效果与美沙酮维持治疗相比并无显著性差异，但有研究显示，乙酰美沙酮的耐受性产生较快，且副作用较多，特别是与其他中枢抑制药合用时导致死亡的风险较大，现已停止用于阿片类物质成瘾维持治疗。

（二）丁丙诺啡/赛宝松维持治疗

丁丙诺啡（buprenorphine maintenance treatment，BMT)：丁丙诺啡为蒂巴因的衍生物，系典型的μ阿片受体（μ-R）的部分激动剂，20世纪60年代由英国药物学家合成，其注射液用于镇痛。70年代中期开始研制舌下含片，80年代盐酸丁丙诺啡作为镇痛药在许多国家登记注册用于临床，主要用于手术中镇痛。丁丙诺啡舌下含片治疗海洛因成瘾的Ⅰ、Ⅱ期临床试验始于70年代末和80年代初。近年国外对丁丙诺啡用于阿片类成瘾者维持治疗的安全性和有效性进行了大量研究，对用药方法进行了许多探讨。美国洛杉矶成瘾治疗研究中心将736例患者随机分组，每天分别给予丁丙诺啡1、4、8、16mg，结果受试者对海洛因的渴求在4周内显著降低，并在以后的12周依旧保持很低。在完成了16周治疗的患者又继续进入另一组36周可调整剂量的研究中，患者使用剂量最大的达到32mg，最小的减到1mg，有的在周五或周六给予双倍剂量，然后下一剂到下周一给予。澳大利亚的研究证明，丁丙诺啡维持治疗（BMT）与美沙酮维持治疗（MMT）一样有效。意大利报道，丁丙诺啡每天8mg和美沙酮每天60mg比较，两组在尿检阴性率和保持率上均无明显差异。瑞士研究认为，如丁丙诺啡引入剂量合适，在短期维持治疗中可以替代美沙酮。国内对丁丙诺啡维持治疗临床试验初步提示，每日使用4～8mg丁丙诺啡舌下含片，可以有效控制海洛因的戒断症状和抑制受试者对海洛因的渴求感。几乎所有研究均显示，丁丙诺啡维持治疗（BMT）具有患者易于接受、控制阿片类戒断症状完全、不良反应轻微、身体依赖潜力低、停药时戒断症状轻微，能显著改善海洛因成瘾者的生命质量，有助于提高患者操守率，值得推广应用等特点。

丁丙诺啡维持治疗适用于自愿接受治疗的所有阿片类物质成瘾者，治疗通常分为诱导、稳定和维持三个时期。诱导期是指医护人员的监护下，根据成瘾者个人的具体情况和临床效果逐步增加丁丙诺啡剂量的时期，一般约为5～7天。第1次给药通常在最后1次海洛因使用至少6小时后，或美沙酮口服24小时后，最好是在患者开始出现戒断症状时给予，推荐起始剂量为2～4mg，可依据患者个体情况尽快增加到合适的剂量，直至有效控制戒断症状为止，以避免因剂量不够引起的戒断症状。丁丙诺啡诱导速度过慢，会增加患者的脱失率。稳定期是指患者已停止或大大减少了阿片类物质和其他药物的使用、渴求感降低和没有明显的副作用的时期。该时期一般为一周左右，主要目的是依据患者对治疗的反应进行丁丙诺啡剂量的调整，以便得到最佳维持剂量。维持期是指患者用药剂量稳定和表现良好的时期，如没有躯体戒断症状，对海洛因的渴求感被有效抑制和患者职业、家庭和社会功能基本正常的时期。丁丙诺啡含片维持治疗预期日剂量推荐为每天4～16mg，日最大剂量不超过32mg。可每日一次用药或隔1日用药或隔2日用药，也可隔3日用药。确定维持剂量要强调用药剂量个体化，并根据患者临床表现、不良反应和心理状态的评价来调整剂量。维持期的长短以患者的具体情况而定，研究显示，维持治疗的时间越长其治疗效果越好。若需要结束维持治疗停用丁丙诺啡时，不能突然中断用药，应采用剂量递减方法停药，以免出现戒断症状。

赛宝松维持治疗（Suboxone maintenance treatment）：赛宝松（Suboxone）为丁丙诺啡和纳洛酮4∶1的复方舌下含片，当通过舌下含服给药时，丁丙诺啡的吸收不受影响且生物利用度较高，而纳洛酮的生物利用度则很低，故舌下含服的丁丙诺啡/纳洛酮复方制剂只产生显著的丁丙诺啡效果，而不表现纳洛酮的作用。但是，如果丁丙诺啡/纳洛酮复方制剂被捣碎和溶解后用作皮下或静脉注射时，纳洛酮的阿片受体拮抗剂作用则会立刻显现出来，诱发严重的戒断症状。因此，阿片类物质成瘾者如果注射使用丁丙诺啡/纳洛酮复方制剂，就会出现强烈的阿片戒断症状。丁丙诺非/纳洛酮复方制剂就是为防止阿片类成瘾者将该药物用于注射而研制的。临床实践证明，赛宝松用于维持治疗的效果与丁丙诺啡维持治疗的相同，并无本质的差别，但其优点是防止了患者通过静脉注射方式滥用该药物。赛宝松维持治疗的具体实施方案可以参考本书第四章中的防复吸药物维持治疗。

（三）纳曲酮维持治疗

纳曲酮（naltrexone）的结构相似于羟吗啡酮，系蒂巴因的衍生物，药用为盐酸纳曲酮（naltrexone HCL），为阿片受体的长效拮抗剂，1963年由美国杜邦公司研究和开发，1967年获美国专利。20世纪70年代早期，美国肯塔基州Lexinton成瘾研究中心首先将该药用于人体临床研究，由于其药理作用明确而获得美国食品和药品管理局（FDA）批准，并于1984年开始在美国上市，随后相继在英国、加拿大、德国、意大利、西班牙、以色列等十余个国家被应用于阿片类成瘾的康复治疗。1992年，我国军事医学科学院开始研究开发此药，并已投入临床应用。

纳曲酮口服吸收迅速而完全，长期服用无蓄积现象产生，其典型的μ-R阻断作用，可阻断外源性阿片类物质及其衍生物的阿片样作用，特别是海洛因的致欣快作用，通过消除其正性强化作用而防止用药者再成瘾（re-addiction）。纳曲酮长期使用不产生耐受性和依赖性（躯体依赖和心理依赖），既无正性强化作用，也无负性强化作用，任何时候停药均不会出现戒断症状。国外资料报道，50mg纳曲酮可阻断静脉注射25mg纯海洛因（相当于1g街头零售海洛因）的作用时间长达24小时。国内某些单位建议纳曲酮的日用剂量为20～40mg。

纳曲酮具有良好的抗复吸作用，有助于患者在不受毒品作用影响的基础上保持正常的生活，恢复患者的职业、家庭和社会功能。美国从70年代开始，曾大规模的对不同社会阶层的阿片类物质成瘾者进行过观察研究，总的来说，纳曲酮对来自不同社会阶层的成瘾者的效果差异较大。对于在医疗卫生部门工作的阿片类物质成瘾者（医师、护士和药剂师等），纳曲酮维持治疗的效果较好，其中74%的人可坚持完成6个月以上维持治疗，并在随后的1年随访中保持操守和坚持工作。在美国中产阶级的阿片类物质成瘾者中，有报道114例通过纳曲酮诱导期的患者，其中61%的人服用纳曲酮6个月以上，且6个月内尿吗啡类物质随机抽样检查阴性，在所有先后停用纳曲酮的114人中，随访12～18个月，其中64%的人保持操守。另外，在美国的缓刑犯和假释者中，服用纳曲酮组和对照组相比，因与毒品有关的犯罪（吸毒、贩毒等）而重新入狱率较低。但在对美国街头海洛因成瘾者（street heroin-addicted individual）的一项研究显示，只有10%～15%的人愿意试用纳曲酮，并且大部分在用药的第一个月内脱失（dropout）。可见，纳曲酮作为一种生物医学干预复吸的方法具有以下特点：①对有固定职业、戒毒愿望强烈、家庭关注较多和个人支持系统相对较好的患者效果较好；②多数患者愿意接受治疗，但不是所有患者都能进入治疗（其原因可能涉及患者经济状况、个人心理和外界压力的大小等多个方面）；③治疗早期的脱失率较高；④用药时间越长，抗复吸效果就越明显；⑤抗复吸效果、半年保留率与剂量呈正相关；⑥用药期间可明显地减少对海洛因的渴求感，减少觅药和用药行为，防止再成瘾；⑦毒副反应较少和较轻，可认为该药安全和相对无毒性；⑧有较好的应用前景。

纳曲酮维持治疗主要用于达到海洛因脱毒治疗标准的患者，如美沙酮递减脱毒后的7～14天或用其他方法完成脱毒治疗之后，纳洛酮催促试验阴性，尿吗啡类物质检测阴性者。治疗通常分为诱导期和维持期。纳曲酮诱导期一般在1～3天内完成，首次给纳曲酮5～25mg，若无戒断症状出现，则可在当天或两天内将纳曲酮剂量加至50～100mg后，转入维持治疗期。纳曲酮维持期的给药方法有每日 50mg 顿服法和隔日 100mg 顿服法。纳曲酮维持治疗的时间应视患者需要和具体情况而定，建议用药时间最好在半年以上。近几年来，有人将纳曲酮埋置于腹部皮下，此方法一次埋植可将纳曲酮的作用延长到半年以上，大大提高了患者的治疗依从性，改善了治疗效果。纳曲酮维持治疗的具体实施方案可以参考本书第四章中的防复吸药物维持治疗。

（四）海洛因维持治疗

海洛因维持项目（heroin maintenance programs）：就是在特定的医疗场所（如具备条件的门诊）向经过反复治疗无效的海洛因成瘾者提供合法的“药用海洛因”替代非法的“街头海洛因”进行维持治疗。在欧洲的某些国家，向海洛因成瘾者提供处方海洛因（二乙酰基吗啡）已被作为一种有利于解决海洛因成瘾者个人和社会问题的方法。研究显示，这种治疗方法可在很大程度上改善患者的健康状况和社会状态，降低因滥用毒品、犯罪、司法、监禁和医疗干预所造成的社会成本。事实上，从 20 世纪 20 年代开始，英国就存在有系统的海洛因维持治疗，只是因为美国在 60～80 年代“反毒品战争”的原因而不再继续被强调。然而，近年来英国又重新将海洛因维持治疗作为一种合法的国家卫生服务的组成部分，这是因为美沙酮维持治疗并不能解决阿片类物质成瘾者的所有问题，而海洛因维持治疗则在使患者长期稳定和保持无犯罪生活等方面与美沙酮维持治疗作用相当或效果更好。

目前在瑞士，海洛因作为药物辅助治疗已成为国家卫生项目的一个部分，全国拥有 38 个海洛因维持治疗中心。瑞士的海洛因维持治疗项目被认为是成功的和对控制毒品及减少伤害是有价值的方法之一。2008 年，有占 68%的公民投票支持通过继续开展海洛因维持项目。荷兰和德国是成功对海洛因维持治疗进行过研究的另外一些国家，2002～2005 年，在德国 7 个城市的海洛因成瘾治疗中心，有超过 1000 例的海洛因成瘾者参加了美沙酮和二乙酰基吗啡（海洛因）的维持治疗的比较研究。结果显示，二乙酰基吗啡（海洛因）治疗在患者保留率、健康状况和社会状态改善方面均较美沙酮维持治疗更为有效。多数患者找到了工作，有些多年无家可归，甚至从事违法犯罪活动的患者在接受海洛因维持治疗之后也开始建立了家庭。在此之后，海洛因维持治疗被继续作为一种尝试性的研究，直到 2009 年 5 月已被正式作为国家卫生系统的永久性项目之一。

二、清洁针具交换与清洁针具

清洁针具交换项目（syringe exchange programs）：大多数的静脉吸毒者（IDUs）均缺乏安全用药的观念和常识，存在重复使用未经消毒注射器和共用注射针具的行为。而在世界上的一些国家和地区，注射器的可获得性极差，需要通过医师处方才能买到，这在很大程度上导致海洛因和其他毒品成瘾者因注射器缺乏而反复使用未经消毒的注射器和共用受污染的注射器，这在客观上造成艾滋病、肝炎和其他经血液传染疾病的传播。从减少伤害的理念出发，社会应该主动的和有针对性的向毒品成瘾者免费提供清洁注射针具，以最大限度减少共用注射针具给毒品成瘾者本人、他人和社会带来的危害。

清洁针具交换就是通过不同的方式接近吸毒成瘾（主要是海洛因成瘾）人群，向他们宣传安全注射观念，提供能满足他们需求的一次性清洁注射针具，同时换回已被使用过的污染针具，以减少因反复使用和共用注射针具对用药者带来的伤害，以及遏制血源性传染病（如艾滋病、肝炎等）在吸毒成瘾人群中的传播。具体方法就是在吸毒成瘾者较为集中的地区，由政府提供经费或购买服务，非政府组织（NGO）进行管理，建立清洁针具交换中心或交换点，主要聘用吸毒成瘾者为同伴宣传员和外展工作人员，在吸毒成瘾人群中开展诸如健康教育、艾滋病防治知识宣传、艾滋病自愿咨询检测（VCT）、免费提供清洁针具和回收污染针具等干预措施，以达到提高艾滋病防治知识知晓率、安全套使用率、针具交换覆盖率和减少共用注射针具率等指标的目的。目前，我国的注射器购买不受处方限制且价格极低，通常在普通药店便可买到，其可及性较好。免费清洁针具交换主要在药物维持治疗尚不能有效覆盖的地区和针对没有参加美沙酮维持治疗的静脉毒品使用者。常见的模式多为由一些非政府机构在需要的地方建立以预防艾滋病为核心的清洁针具交换点，同时开展艾滋病防治知识的宣传教育和抗病毒治疗转介工作。交换点主要招募戒毒操守者、美沙酮维持治疗患者和海洛因成瘾者作为同伴辅导员，通过他们直接将清洁注射器发给目标人群，并将使用过的注射器回收到交换点进行集中销毁。实践证明，这是在目前情况下最为有效的防止艾滋病在静脉吸毒人群中蔓延的方法之一。

清洁针具是很多国家控制经注射毒品感染和传播艾滋病的一项重要措施，就是教给吸毒者如何清洁注射器，并为他们清洁注射器提供消毒用品。

针具清洁的方法有三种：

方法一：准备 2 杯清水、1 杯消毒液（3%过氧化氢溶液、75%酒精、10%漂白液、来苏尔、消毒灵）。

（1）在第 1 杯清水中抽入最大限度的水，摇晃至少 30 秒。

（2）将针具中的水挤出。

（3）将注射器的金属部分全部浸入消毒液中。

（4）抽取消毒液到最大限度，摇晃 30 秒后挤出消毒液。

（5）在第 2 杯清水中抽入最大限度的水。

（6）将针具中的水挤出。

（7）重复上述 6 个步骤。

方法二：准备 2 杯清水、1 杯消毒液（3%过氧化氢溶液、75%酒精、10%漂白液、来苏尔、消毒灵）。

（1）在第 1 杯清水中抽入最大限度的水，摇晃至少 30 秒，将针具中的水挤出。

（2）重复步骤 1。

（3）将注射器的金属部分全部浸入消毒液中，抽取消毒液到最大限度，摇晃 30 秒后挤出消毒液。

（4）重复步骤 3。

（5）在第 2 杯清水中抽入最大限度的水，将针具中的水挤出。

（6）重复步骤 5。

方法三：

（1）在第 1 杯清水中抽入最大限度的水，摇晃至少 30 秒，将针具中的水挤出。

（2）重复步骤 1。

（3）将针具放入 100℃开水中煮沸消毒 20 分钟。

虽然常用的消毒剂，如75%的酒精可有效杀灭HIV，但由于位于血凝块中的白细胞很难被化学杀菌剂所灭活，因此，用消毒剂处理注射器也不是100%保险。最好的清洁方法是加热煮沸20分钟，而绝大多数吸毒者根本等不及。

在日常工作中，除了教给吸毒者上述消毒注射器的方法以外，还应该告诉吸毒者以下注意事项，这些事项可能在实践中会更加实用：

（1）最好是用新注射器或彻底消毒过的注射器注射。

（2）如果不能每次都用新注射器或彻底消毒过的注射器，最好只使用自己的注射器，也不要借给别人。

（3）如果以上都做不到，即必须使用别人用过的注射器，要严格消毒后再使用，最好是煮沸20分钟。

（4）如果煮沸做不到，可在75%的酒精中浸泡10分钟。

（5）如果没有酒精，先用冷水冲洗，再用热开水泡上5分钟。

三、纳洛酮发放项目

注射海洛因过量中毒是导致毒品使用者死亡的主要原因，有一半以上的海洛因成瘾者自我报告自己一生中至少有一次海洛因过量的经历。在纽约市，估计每年有900名阿片类物质成瘾者死于海洛因过量中毒，此数字已超过了谋杀案件的死亡数字。最近的一份关于全球海洛因和其他阿片类所致死亡率的前瞻性MENTA分析研究表明，亚洲吸毒过量所致死亡率（CMR）最高，为每年5.23/100人，澳洲最低，为每年1.08/100人。2010年开始的一项研究也表明，HIV阳性的静脉吸毒人群比HIV阴性者的过量中毒危险性高74%。进一步的调查发现，在这些过量死亡的病例中，如果能够及时和安全地注射纳洛酮，约有一半以上的死亡是可以预防和避免的。

纳洛酮是μ阿片受体（μ-R）的有效拮抗剂，能快速逆转阿片类药物过量引起的毒性作用，是被广泛用于海洛因和阿片类物质过量中度抢救的特效药物，历史悠久。纳洛酮用药后1～5分钟即可解除中枢性呼吸抑制和其他中毒症状，使患者能从昏迷中迅速苏醒。

纳洛酮通常需要医师处方给药，然而，处于社会边缘的注射吸毒人群是一个心理认知和行为表现等均不同于一般人的特殊人群，除经济贫困等因素外，还会担心暴露身份可能引起歧视、羞辱，甚至被抓捕。因此，大多数过量中毒患者不情愿或不敢到医院就医，少数人虽然也呼叫急救部门求助，但常因贻误急救时机而痛失生命。更为重要的是，患者在发生海洛因或其他阿片类物质过量中毒时通常是没有医护人员在场的，所以绝大多数过量中毒者是不可能及时得到纳洛酮注射的，故多数患者会因此而死亡。有调查发现，通常情况下在发生海洛因过量中毒时是有他人在场的，如吸毒的同伴、亲属等，而多数死亡的发生是因为在场的人害怕警察卷入而不愿与急救服务中心联系所致。因此，是否能及时有效的注射纳洛酮是避免海洛因过量中毒死亡的关键所在。然而，由吸毒成瘾者自己用于抢救阿片类物质过量中毒死亡还是一种新的观念和方法。近些年来，在美国的一些城市开展了纳洛酮发放项目，部分吸毒成瘾者通过培训学会了纳洛酮的用药和及时抢救阿片类物质过量中毒的方法，以便在关键时刻能够正确使用纳洛酮。这些项目的初步报告显示，这种通过同伴注射纳洛酮的方法是可以有效挽救生命的，且没有副作用。同时还发现，该项目还可增加吸毒成瘾者对过量中毒的警示和戒备。在发现防止阿片类物质过量中毒死亡与纳洛酮的及时使用的关系后，人们便从公共卫生的角度提高了对纳洛酮的关注程度，随后便开始了大规模的纳洛酮用药培训和纳洛酮发放项目试验、经验总结与评估工作。2004 年，一个实验性的预防过量中毒项目在纽约市的 2 个针具交换项目点（syringe exchange programs，SEPs）实施，约有 100 名吸毒成瘾者参加了防止毒品过量中毒的培训。2005 年一个称为降低危害同盟（harm reduction coalition，HRC）的全国性组织为降低与药物成瘾相关的疾病发病率和死亡率，运用了教育、干预和社区参与的形式开展了预防毒品过量中毒知识与技能提高项目。该项目由降低危害同盟（HRC）、针具交换项目（SEPs）、纽约医学会和约翰·霍普金斯·布隆伯格公共卫生学校共同设计、实施并在针具交换项目点完成评估。该项目由主要有 3 个目标：①在纽约市通过将盐酸纳洛酮分发给静脉吸毒者以降低他们过量中毒的死亡率；②收集将纳洛酮带回家使用在降低危害方面的有效作用；③为纳洛酮项目、美沙酮维持治疗和其他公共卫生项目创造更为广泛的支持环境。该项目完成后，合作者们讨论了所面临的挑战，总结了项目实施过程中成功的经验和教训，肯定了该项目的作用和效果。另外一些对纳洛酮分发项目的评估研究结果也显示，纳洛酮培训有利于提高参训者认识和应对阿片类物质过量中毒的能力，培训吸毒成瘾者和相信他们的能力是防止过量中毒死亡的有效方法。

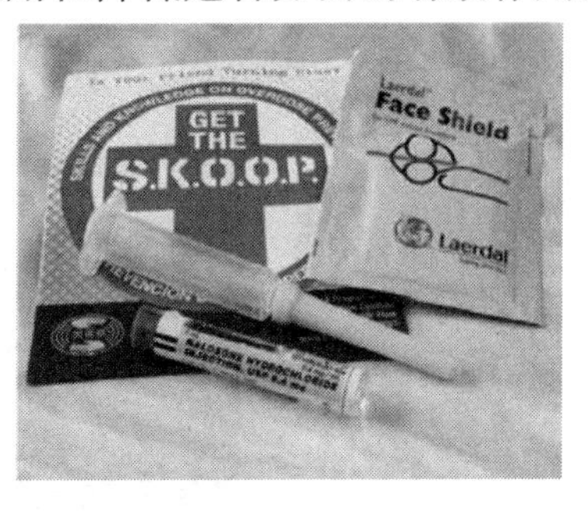

图 11-1 美国 SKOOP 项目提供给参与者的纳洛酮配套包
(Photo：Harry Peronius)

1996 年从美国开始，静脉吸毒人群中阿片类过量中毒的高死亡率已引起世界各界人士和各国政府的高度重视，如近年在一些国家开展的阿片类过量中毒防治项目，均获得了很好的效果。到 2012 年止，至少在 16 个国家（阿富汗、澳大利亚、加拿大、中国、德国、乔治亚、印度、哈萨克斯坦、吉尔吉斯、塔吉克斯坦、泰国、英国、美国、乌克兰、俄罗斯、越南）不同程度地开展了以社区为基础的阿片类过量中毒纳洛酮救治项目。目前，在一些国家，已将纳洛酮发放项目作为降低危害的策略（图 11-1），推广到了清洁针具交换点、美沙酮维持治疗门诊和其他一些降低危害的项目之中。

四、“安全注射”场所

“安全注射场所”（safer injection sites）是欧美一些国家为减少非法注射毒品带来的公共卫生和公共安全问题而设置的合法的、经过批准的和管理严密的成瘾性物质注射场所。安全注射屋通常可以降低与注射毒品相关的危险和伤害，包括静脉损害、毒品过量和疾病传播等；也可以成功的减少与非法物质使用相关的公共安全问题，包括不合适的注射针具处理和在公开场合使用毒品等。安全注射场所设备齐全，通常提供清洁的注射器具、消毒器具和配有药物过量中毒抢救设施及医护人员。安全注射场所还提供有关毒品、常见被滥用药物和卫生保健方面的相关常识，医务人员还向吸毒成瘾者提供咨询指导和相关疾病的治疗咨询与转介服务。有的安全注射场所还为流动人口和穷困潦倒的成瘾者提供卫生服务和其他流动出诊服务。在安全注射场所，成瘾者可将毒品和镇静催眠药等成瘾性物质带入场所内进行安全注射，以防止过量中毒意外发生，以及避免共用注射针具传播艾滋病和其他血源性传染病。绝大部分“安全注射场所”有专人管理，严令禁止在场所内进行非法药物买卖。许多“安全注射场所”需要出示身份证件，有的还有明确规定的准入标准，仅限当地居民进入和使用。

澳大利亚悉尼医疗监管注射中心（Sydney Medically Supervised Injecting Centre，MSIC）是一个颇具代表性的安全注射场所（图 11-2）。该中心位于悉尼市 Darlinghurst 路，是悉尼市政府为减少吸毒成瘾者在路边和其他公共场所公开注射毒品引发相关公共卫生和公共秩序问题而设立的。该中心认为，药物成瘾是一种慢性复发性脑病，病因复杂，病程迁延且难以治愈。中心在不宽容也不鼓励任何形式吸毒行为的同时，也认识到这样的现实，即尽管社会尽了最大的努力，但不幸的是毒品成瘾问题仍在继续。对此，中心所能做的就是在成瘾者准备改变自己的行为和做出改变之前，将与注射使用毒品对个人和社会造成的危害降低到最小。

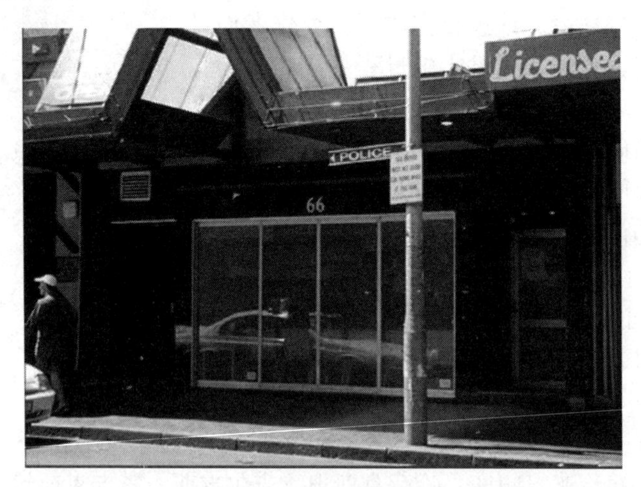

图 11-2 澳大利亚悉尼医疗监管注射中心（MSIC）

该医疗监管注射中心每天至少有 3 名注册护士和 3 名吸毒成瘾防治方面的咨询员为 200 名以上的吸毒成瘾者提供服务。另外，中心还有 1 名专职个案管理协调员负责患有各种疾病患者的转介治疗服务，以及社会福利和其他医疗服务等。中心所有工作人员都接受过专业的培训并有丰富的工作经验。

中心的主要目标：①降低毒品过量中毒导致的死亡和伤害；②降低公共场所注射使用毒品和随处丢弃注射针具现象；③尽早与被忽视的静脉吸毒者取得联系，为他们提供卫生和社会福利服务，如康复治疗等；④降低经血液传染病传播，如丙型肝炎（HCV）和艾滋病（HIV）。

中心分为 3 个功能区域（图 11-3～图 11-8）：①接待室（reception）：即患者评估室，负责接待和对患者进行评估。②注射室（injecting Room）：设有清洁注射器具领取处和 8 个供注射药物用的单格，每个单格可供 2 人同时注射。单格内配有注射针具和消毒用品，以及注射器废弃箱等。注射室内还设有药物过量中毒抢救处并备有相关的抢救设备及药。③后续服务区（after care area）：分为健康信息室和咨询室两个部分，前者负责提供健康知识宣传教育，后者则作为患者个别咨询和心理干预治疗室。

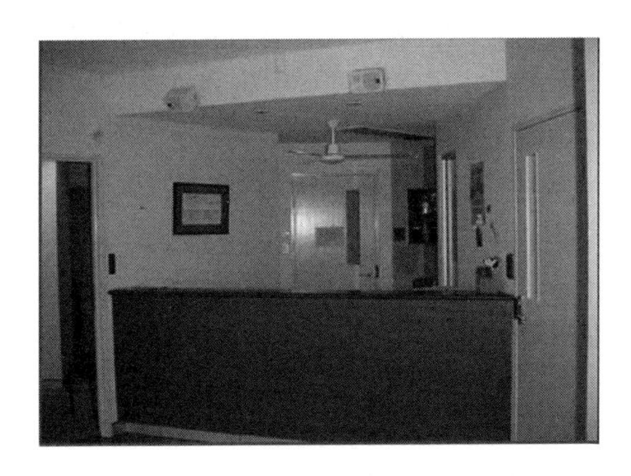

图 11-3　接待室

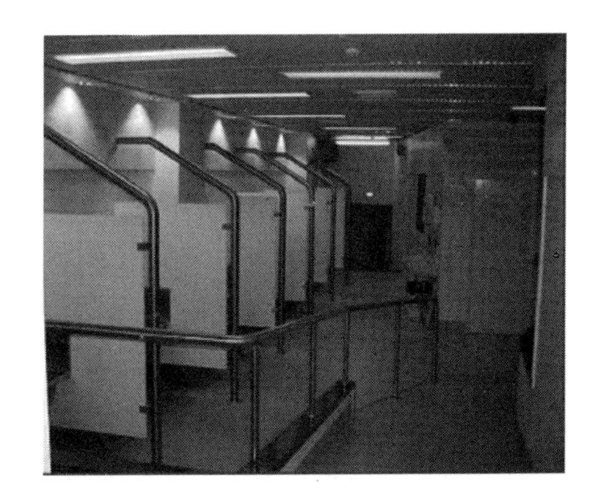

图 11-4　注射室

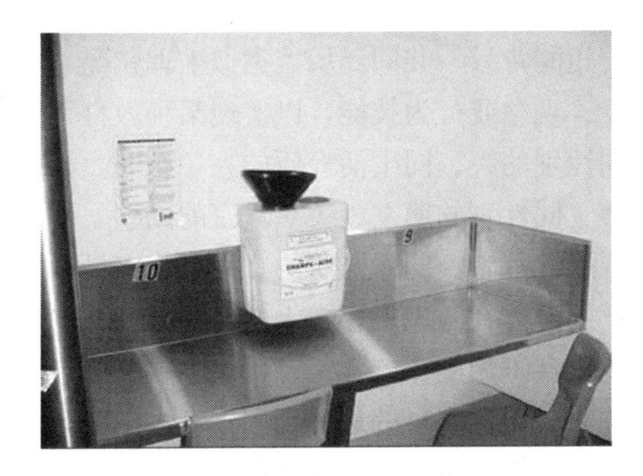

图 11-5　注射单格和注射器废弃箱

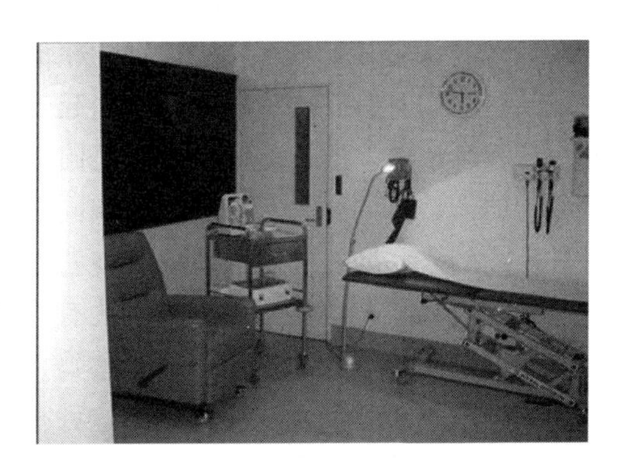

图 11-6　抢救设备及药品

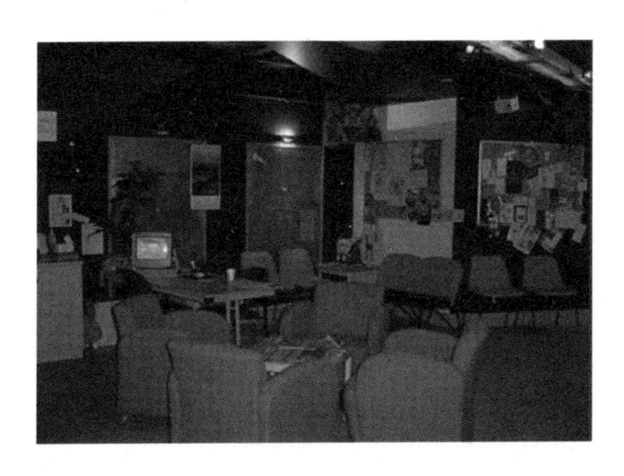

图 11-7　健康信息室

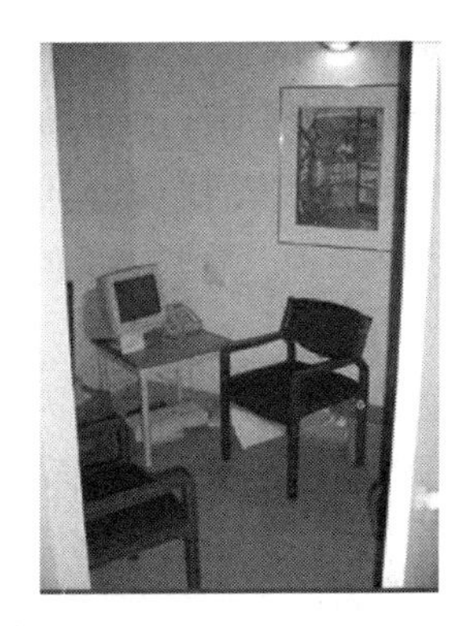

图 11-8　心理咨询室

该医疗监管注射中心每天可接待 228 名患者，每个患者停留时间一般为 35～40 分钟。截止到 2009 年 1 月底的统计显示，8 年来该中心已接待了 11 000 名吸毒成瘾者，提供了共约 50 万次的清洁注射，或者说减少了 50 万次公共场所注射毒品和随地遗弃注射针具的现象；共成功地避免和抢救了 2557 次药物过量中毒事件，或者说减少了上千次救护车出动次数和挽救了无数患者的生命；共为 7540 名患者提供了各种转介服务（如药物治疗、社会福利）等。从这些数字我们不难看出，这种务实的做法确实降低了吸毒成瘾对用药者个人、社区和社会所带来的负面影响和危害。

关于对“安全注射场所”作用的评价褒贬不一，可谓仁者见人，智者见智。从降低危害和控制疾病传播的角度看，“安全注射场所”确实可减少毒品过量中毒死亡的发生，减少共用注射针具和减少不洁注射器使用，降低艾滋病、肝炎等疾病的传播。但从公众的角度看，有些人则认为这是纵容吸毒行为，是难以接受的。目前，我国还没有类似“安全注射场所”和相应的设施。

五、同伴教育项目

同伴教育是降低危害工作的一项十分重要的内容，本章提到的多种降低危害措施的实施，都需要通过同伴教育这种方式才能取得更好的成效。同伴教育是利用具有共同特征群体的从众心理或相互影响力，来实施教育影响的新型教育方法。同伴教育没有严格统一的定义，一般认为其是具有相同性别、相似年龄、相同背景、共同经历、类似生理状况，或由于某些原因具有共同语言的人在一起分享信息、观念或行为技能，以实现某种教育目标的一种教育形式。所谓的同伴可以是同龄人、同性别的人、同生活经历的人、有同一种生理变化的人、有同一种行为的人，如同学、同龄、同性别的朋友、关系紧密的同事、同患某种疾病的人、同一时间区段的怀孕者、吸毒者、性乱者、同一监所的在押收容人员（囚犯、强制隔离戒毒人员）等。这些具有共同特征的群体在心理上存在天然的相容性、趋从性，他们之间易于沟通、易于引起共鸣、易于达成共识。

同伴教育正是利用了同伴间的这种相互影响力，通过有目的地培训同伴者中影响力较大的成员，使他们首先转变观念、信念、态度，并掌握一定知识及传播技巧，再由他们向同伴介绍知识、谈及亲身体会、表达信念及态度转变的方法。用易于理解和接受的方式和同伴进行交流，引起共鸣，更重要的是同伴教育者能发挥榜样和示范作用，从而使被教育者受到潜移默化的影响，起到良好的教育效果。

同伴教育可利用的形式多种多样，包括咨询、展览、发放教育小册子、专项动员、小组讨论、个别谈话、聊天、角色扮演、组织文娱节目演出、演讲、行动倡议、法规政策倡导等。

同伴教育的类型大致可分为同伴传播、同伴引导、同伴交流三类。同伴传播指针对较大群体进行的传播活动，如编辑散发宣传小册子、组织自编自演文艺节目、主持宣传广播节目等；同伴引导是指进行有组织的集体教育活动，如小组讨论、专题演讲、角色扮演、小组授课等；同伴交流是指同伴间一对一的交流活动，这种活动可以是咨询，也可以是劝说，还可以是共同讨论，其主要针对个体的敏感性、隐私性，总之方式比较随意，如个别谈话、朋友间聊天等。

六、共患疾病治疗

广义而言，共病（comorbidity）是用于描述两种或两种以上障碍或疾病发生于同一个体的专业术语。这些障碍或疾病可以是同时发生，也可以是先后发生。共病也意味着这些障碍和疾病存在相互之间的影响，这些影响可能会使这些障碍和疾病的病程和后果变得更为严重。吸毒成瘾者是一个极为特殊的群体，他们既有因使用毒品造成的问题（如成瘾），也有因使用毒品带来的问题（如艾滋病），同时还有诸多精神障碍方面的问题，这些疾病互为因果，相互影响，严重危害着他们的身心健康和社会功能。因此，重视和治疗这些疾病也应该是降低危害不可或缺的一个部分。

（一）精神共病治疗

物质成瘾共病是指与物质成瘾共同发生于同一个体的精神障碍，如心境障碍、焦虑障碍、抑郁障碍等，这些障碍可能与物质成瘾的发生、进展、治疗和转归互为因果且相互影响。20世纪80年代，物质成瘾共病问题逐渐引起了人们的注意。1980年以来，美国的多项人群调查都记录了共病的高流行情况。国外有统计显示，物质成瘾者中，许多人同时也被诊断有其他精神科的障碍。与正常人群相比，心境障碍和焦虑障碍的患者中有物质成瘾的比例大约是正常人群的2倍，而物质成瘾的患者中有心境障碍和焦虑障碍的比例大约也是正常人群的2倍。美国的一些研究报道，患有某种精神障碍的人中有50%以上为物质成瘾者，而正常人群却只有6%，有精神障碍者出现物质成瘾的可能性高达正常人群的4.5倍以上。可见，这些障碍之间存在有大量的交叠现象。美国一项针对海洛因成瘾青少年的研究显示，其中患双相障碍的比例为10%～15%，而正常则为1%。流行病学资料显示，在可卡因使用者中重症抑郁的终生患病率为32%，而非使用者中仅为8%～13%。精神分裂症共病与兴奋剂、酒精等成瘾也具有高度的相关性。有精神障碍患者中酒精成瘾的患病率为22%，正常人群则为14%，有精神障碍者出现酒精成瘾的可能性高达正常人群的2.3倍以上。美国一些长达20余年的研究提示，酒精成瘾患者中重症抑郁的终生患病率为38%～44%，而非酒精成瘾者仅为7%。进一步研究显示，大约有80%的酒精成瘾者出现抑郁症状。酒精成瘾者患精神分裂症的可能性是正常人的3.3倍，精神分裂症的患者出现酒精成瘾的可能性是正常人的3.8倍。

国内在共病方面的研究较少。有研究显示，海洛因成瘾者中，心境障碍的终生患病率60.2%，现患率55.7%。另一项对136例美沙酮维持治疗患者的研究显示，焦虑自评量表（SAS）的自评分≥41分者占69.1%；抑郁自评量表（SDS）自评≥41分者占69.9%；人格障碍的总患病率为89.7%，其中悖德型和边缘型人格障碍占61.7%，强迫型占58.5%，偏执型占52.1%。云南一项针对美沙酮维持治疗患者《匹兹堡睡眠质量指数》的随机调查结果显示，108个患者中达到失眠评分者占56%，达到失眠临界评分的占18%，可见海洛因成瘾者中失眠症状的普遍性。共病也存在有性别差异问题，如对大多数物质成瘾和成瘾的比例男性高于女性，男性更多的是反社会人格障碍。相反，女性苯丙胺类成瘾、心境障碍和焦虑障碍的比例则较高。在接受治疗的男女患者中，反社会人格障碍以男性更常见，而重症抑郁、创伤后应激障碍和焦虑障碍则女性更为多见。

物质成瘾往往与其他精神科共病同时发生，或者先后发生，但这并不意味着一种疾病引起了另一种疾病。事实上，要确定它们的因果关系，或哪个先哪个后是非常困难的。与吸毒成瘾相关的常见共病有：

1. 人格障碍（personality disorders）　指人格特征显著偏离正常，使患者形成了特有的行为模式，对环境适应不良，常影响其社会功能，甚至与社会发生冲突，给自己或社会造成恶果。物质成瘾者中人格障碍明显高于普通人群，主要类型有：反社会型人格障碍

(悖德型人格障碍)、偏执型人格障碍、强迫型人格障碍和边缘型人格障碍等。

2. 心境障碍（mood disorder）　指以显著而持久的情感或心境改变为主要特征，临床上表现为情感高涨或低落，伴有相应的认知和行为改变，可有精神病性症状，有反复发作的倾向，间歇期可完全缓解。

3. 焦虑障碍（anxiety disorder）　是一种以焦虑情绪为主的常见神经症，主要分为惊恐障碍和广泛性焦虑两种，物质成瘾者中焦虑障碍的比例可高达60%以上。

4. 抑郁障碍（depressive disorder）　为一组症状群，表现为心境显著和持久的低落超过2周，精力减退、持续疲劳、活动减少以及兴趣丧失。抑郁障碍在物质成瘾者中的比例也高达60%以上。

5. 双相障碍（bipolar disorder）　指目前发作符合某一型躁狂或抑郁标准，以前有相反的临床相或混合性发作，如在躁狂发作后又有抑郁发作或混合性发作。双相Ⅰ型的患者交替出现完全躁狂和严重抑郁。双相Ⅱ型障碍中，抑郁和轻躁狂（相对轻度，非精神病性的时期一般在1周以下）交替发作。双相障碍在滥用兴奋性物质如可卡因和苯丙胺类毒品的患者中较为多见。

6. 睡眠障碍（sleep disorder）　指睡眠量与质的异常，或在睡眠时发生某些临床症状，如睡眠减少或睡眠过多，梦行症等。睡眠障碍通常可分为睡眠的发动与维持困难（失眠）、白天过度睡眠（嗜睡）、24小时睡眠-觉醒周期紊乱（睡眠-觉醒节律障碍）、睡眠中的异常活动和行为（睡行症、夜惊、梦魇）四大类。阿片类物质成瘾者的睡眠障碍以失眠为多见。

物质成瘾与精神疾病共病关系密切，需要一套综合性的方法同时对其进行诊断和评估，并确保诊断和评估过程中不出现漏诊。物质成瘾与精神疾病共病治疗的基本原则是综合治疗、同时治疗和长期治疗。综合治疗指的是以“生物-心理-社会”医学模式为基础的治疗，即药物治疗、心理行为治疗和社会支持服务，治疗应同等关注和重视物质成瘾和精神疾病，同时实施治疗，而不是哪个先治哪个后治的问题。长期治疗应针对物质成瘾和精神疾病均为慢性复发性脑病的特点，长期使用治疗药物和其他治疗方法有效控制症状，以提高患者生活质量和恢复患者正常功能的治疗。可见，最大限度的为共病患者提供治疗也属于降低危害的范畴。

（二）艾滋病病毒感染者/艾滋病患者治疗

艾滋病，即获得性免疫缺陷综合征（acquired immunodeficiency syndrome，AIDS），是一种由人类免疫缺乏病毒（HIV）感染，导致免疫系统逐渐受到破坏进而崩溃后出现各种机会性感染，最后死亡的综合征，而非单纯的一种疾病。艾滋病病毒感染者是指体内存在HIV病毒，但尚未出现艾滋病临床症状和体征者，具有传染性。艾滋病的传播途径主要有经血液传播、性传播和母婴传播。人类对HIV几乎没有先天的免疫力（除极少数例外情况），而艾滋病疫苗研究目前也尚未获得成功。因此，从理论上讲，所有人对艾滋病都不存在有先天或后天的免疫能力，应该说所有人对艾滋病都易感。艾滋病传播特点是从一个人传向几个人，从几个人传向一群人，再从一群人传向整个社会的。研究显示，该传播过程是：吸毒者通过共用注射针具，使病毒在吸毒人群当中传播；吸毒人群又通过性行为把艾滋病传染给配偶。调查表明，男性吸毒者的性乱行为，明显高于不吸毒的正常人；

女性吸毒者50%以上有卖淫行为。男性吸毒者嫖娼，会把艾滋病传给卖淫妇女；女性吸毒者卖淫，会传给嫖客；嫖客感染以后，又把艾滋病带回家中传给家庭妇女；家庭妇女如果处在生育期，就会传给孩子。艾滋病就是通过这种方式从一部分人，逐渐向整个社会蔓延和扩散。可见，吸毒成瘾者属于艾滋病的易感人群，具有艾滋病传播的高危险行为，是艾滋病的传染源。

艾滋病的防治工作主要包括：艾滋病知识宣传教育、自愿咨询监测（VCT）、抗机会性感染治疗和艾滋病抗病毒治疗四个方面。其中抗机会性感染和抗病毒治疗具有缓解患者症状、提高患者生存质量、延长生命和降低病死率的作用。然而，近年来有关新的理念认为，抗病毒治疗在降低艾滋病患者体内的HIV数量的同时还降低了其传染性。因此，目前艾滋病抗病毒治疗可扩大到几乎所有愿意接受治疗的HIV阳性者，而不受CD4细胞数等指标的影响。总的说来，针对艾滋病病毒感染者和艾滋病患者的抗病毒治疗具有降低艾滋病传染性、缓解患者症状、改善患者生存质量和延长患者生命等作用。从这个意义上讲，这些作用与降低危害策略的目的和作用是一致的，应该被看做是降低危害实践的重要组成部分。

（三）丙型病毒性肝炎感染者治疗

丙型病毒性肝炎（viral hepatitis type C，HC），简称丙型肝炎，系是一种由丙型肝炎病毒（HCV）感染引起的一种病毒性肝炎。据世界卫生组织（WHO）统计，全球HCV的感染率约为3%，估计约1.8亿人感染了丙肝病毒，每年新发丙型肝炎病例约300万～400万例，中国现有丙肝患者4000万人。丙肝病毒感染人体后，主要在肝细胞中不知不觉的反复复制，损害肝细胞，引起肝细胞的炎症、变性、坏死、修复、增生和纤维化，最后有50%～80%的丙肝患者可发展为肝硬化，5%的丙肝患者可发展成肝癌，是一种高致命性肝脏疾病，对患者的健康和生命危害极大，已成为严重的社会和公共卫生问题。

调查显示，吸毒成瘾人群是丙肝的高危人群，我国美沙酮维持治疗门诊患者中丙肝感染率高达70%以上，HCV感染的时间一般在8～10年以前，多数与HIV同时感染或在之前感染。初步统计显示，云南省门诊的HCV患者中约50%以上合并有HIV感染，30%左右合并有HBV感染，部分患者还合并有TB（结核）感染。这些丙肝患者中，绝大多数患者及其家庭存在经济困难、丙肝常识缺乏、丙肝治疗意识低下和就诊治疗率低（低于1%）等问题。若不进行干预和治疗，依据丙肝的病程转归及预后等特点，预计在未来10年内，美沙酮维持治疗门诊患者中与丙肝相关的死亡率（肝硬化、肝衰竭及肝癌）将明显增高，严重危害患者的健康和生命，并成为严重的社会和公共卫生问题。美国最近的一项研究显示，合并HIV感染的丙肝患者，其肝纤维化和肝硬化出现的时间比没有合并HIV感染者要提前10年左右。因此，倡导和促进吸毒成瘾者，特别是美沙酮维持治疗者中的丙肝患者（特别是合并HIV感染者）接受规范性丙肝抗病毒治疗，可降低肝硬化和肝癌的发生率及病死率，减少将来可能带来的公共卫生问题和社会医疗资源消耗。因此，针对吸毒成瘾者的丙肝抗病毒治疗也应该属于降低危害的范畴，应该积极推进。2013年，作为《中央财政支持社会组织参与社会服务项目》中第二类承接社会服务试点项目的一个部分，新探健康发展研究中心与云南省药物滥用防治研究所合作，在云南省的多个美沙酮维持治疗门诊开展了《美沙酮维持治疗丙肝病人丙肝治疗倡导与促进项目》，目的是通过丙肝治疗倡导与促进活动，促使患者早诊断、早治疗，治愈或阻断丙肝病程进展，最大限度避免肝硬化、肝癌和肝衰竭等严重后果的发生率。该项目为将来在全国推广探索了方法和积累了经验。

七、安全性行为项目

（一）性安全教育

针对青少年的性健康教育是世界各国不可避免也十分重视的。国外的性教育形式多样，不同国家对如何在特定人群中开展或以何种方式实施性健康教育仍存在很大争议。美国对学校是否应该给学生进行性教育大体有两种观点，一种是“安全性行为”的教育准则，一种是性和品德教育准则。目前比较多的人倾向于后一种观点。1995 年纽约市废止了实施多年的避孕套教育，进行性纯洁教育，布什政府在 2003 年拨款 1.35 亿美元用于倡导“纯洁性教育”。美国学校性教育课程安排，各州各异，有 36 个州将学校性教育作为必修课，有 18 个州则仅进行专题健康教育。在日本，性教育经历了纯洁教育、性教育、性指导三个阶段。在瑞典的性教育中，伦理教育占很重要的地位。英国则规定学校进行性教育的目的是为了加强学生的道德教育，不搞同性恋，降低艾滋病的发病率。

瑞典的性教育经过数十年的摸索和发展，现已基本成熟，形成了一套系统的方法，主要包括学校分阶段教育和专业机构辅助两个方面：

1. 中小学校分阶段教育　①学校性教育从 7 岁开始，据不同年龄的发展特征，每年级均有不同的性教育内容。7～10 岁：主要教导月经、性交、自慰、避孕、授精、怀孕以及生育等基础生理知识。老师会与小学生谈论“人是从哪里出来的”、“妈妈也会生蛋”等问题，配合图解作科学的说明。10～12 岁：主要教导青少年身体的发展、性病、同性恋、恋童癖等知识，逐渐教育小孩深入了解性。例如小学高级的教科书上，可以看到男女发生性行为的插图，一方面讲解精子和卵子是如何结合的，另外也会配上一些解说让孩子们从小知道“相爱”的重要性。比如，会解说仅仅为了肉体上的需要而非爱情关系并不是“结婚”，在性关系上，相爱的人才能在心身上获得最大的快慰等。②针对 13～16 岁的中学生，主要教导爱抚、性别角色的不同观点、婚前性关系、婚姻以及家庭包括不生小孩的文化、堕胎、色情、卖淫、艾滋病、安全的性以及可以得到进一步信息的场所，并配合安排生物、历史、文学等相应课程，让学生从更深刻的层次去理解“性”。另外，也开始从实际操作的角度教育学生如何保证安全性行为。比如，中学生性教育的第一章就是避孕，学校会在一开始就教授避孕套的使用方法，老师使用模型作实际的演示。

2. 相关专业机构参与　瑞典设有专门的青年诊所，雇佣社工、护士、妇科医师、心理学家、全科医师等不同知识背景的成员，主要负责青少年的健康、生活方式和心理问题，以配合学校老师。他们平时会安排青少年学习访问，让他们知道除了学校之外，还有其他的地方可以获得帮助。他们一般会安排八年级以上的学生访问，组织讲座，教授青少年一些保持健康的方式，为 20 岁以下的青少年免费提供安全套和避孕药等。不同的诊所针对不同的学校和地区有不同的教育方式，视诊所的师资力量以及青少年年龄而定。除了学校和青年诊所，青少年可以去找学校的顾问作更详细的咨询或寻求特殊的心理辅导。因为考虑到在大多数情况下，集体讨论时青少年并不愿公开表达自己个人的问题，所以私人咨询可能会让青少年感到更安全，同时也能获得一些更个人的具体建议。一般情况下，学校的顾问主要负责提高青少年的自尊自爱，生活技巧，致力于性别平等。在实际过程中，他们也会视不同个案，推荐有需要的青少年去找校医或者青年诊所，与其他机构相互配合。

自1933年开展性教育以来，瑞典性病患病率和堕胎率极低，每名妇女平均堕胎0.6次，20岁以下女孩怀孕生育的情况几乎没有；HIV阳性患者从1985年到1999年的14年间，整个国家仅发现5132例；出生率和死亡率明显下降。这些很大程度上得益于瑞典的性教育，随着逐渐地完善，瑞典的性教育方式已经成为世界的典范。

性健康教育涉及医学、心理学、社会学及教育学等，由于历史和文化的原因，性教育在我国一直未受到应有的重视，尚无一个科学的、完整的教育模式及教育体系。中国性健康教育师资无论从数量上还是从质量上，都明显低于国外。然而，面对全球艾滋病的威胁，从降低危害的理念出发，在性教育的过程中应该强调与艾滋病相关的性安全教育内容，如哪些是艾滋病传播的高危险性行为，如何在性活动中避免高危险行为等。

（二）安全套推广

目前，我国艾滋病流行形势严峻，艾滋病经性途径传播呈逐年明显上升趋势。迅速遏制艾滋病经性途径传播快速上升的势头，已成为艾滋病防治迫在眉睫的一项重点工作。国内外成功经验证明：大力宣传并推广使用安全套（避孕套）是预防和控制艾滋病经性途径传播的一项有效措施，也是一种低投入、高效益的干预手段。2004年，国家卫生部、国家人口和计划生育委员会、国家食品药品监督管理局、国家工商行政管理总局、国家广播电影电视总局、国家质量监督检验检疫总局联合下发了《关于预防艾滋病推广使用安全套（避孕套）的实施意见》，进一步明确推广使用安全套防病工作的有关政策、策略与措施，明确了政府各有关部门的责任。强调要统一认识，加强领导与协调，切实做好安全套推广使用工作；要广泛深入宣传，普及知识，将正确使用安全套作为预防艾滋病宣传教育的重要内容；要加强对安全套生产、流通等环节管理、保障低价高质安全套的供应，安全套供应以商业营销为主，同时免费发放给一些特殊人群（如感染者和患者等）；同时还要加大经费投入，加强管理与监督，国家从中央艾滋病防治专项经费中划出一定比例，作为推广使用安全套防病工作的专项经费。国务院防治艾滋病工作委员会办公室协调有关部门解决推广使用安全套防病工作中可能遇到的问题，通报工作进展情况；定期或不定期对各地、各部门工作情况进行监督检查和评估，及时总结并推广成功经验，以确保推广使用安全套防病工作健康、持续、快速开展。《艾滋病防治条例》第二十八条规定，县级以上人民政府卫生、人口和计划生育、工商、药品监督管理、质量监督检验检疫、广播电影电视等部门应当组织推广使用安全套，建立和完善安全套供应网络。第二十九条规定，省、自治区、直辖市人民政府确定的公共场所的经营者应当在公共场所内放置安全套或者设置安全套发售设施。我国安全套推广的主要做法是在宾馆、旅社、茶室、咖啡屋、酒吧、迪吧、啤酒屋、卡拉OK厅、发廊、洗浴桑拿等10类服务性公共场所发放免费安全套，以最大限度的提高安全套的可获得性。

安全套预防性病、艾滋病的作用不是100%。如果性交过程中安全套不发生破裂，不发生滑脱，而且坚持每次、全程使用，保护率可达到95%以上；如果使用不当，保护率则没有那么高。以上数据说明需要更多地宣传安全套的作用，同时，不仅要宣传其防病作用，更要宣传只有坚持正确使用，才有保护作用。

现实生活中能真正做到每次正确使用安全套的人并不多，如果不能做到每次都正确地使用安全套，其保护效果可降到50%。我们不妨做一个简单的计算，假设目前全球每天有16 000人感染艾滋病病毒，其中75%属于性传播感染，即12 000人因性交而感染。假设12 000人中有一半人在性交过程中用了安全套，再假设这一半人中仅有50%的人正确使用了安全套，那么就有3000人因为使用了安全套而避免了艾滋病病毒的感染，使用安全套每天能减少3000人感染艾滋病病毒，那可是了不起的成就。

在性传播的预防中，使用安全套是一项非常重要的手段。仅仅知道安全套的用途还远远不够，还应该掌握如何正确使用安全套。

1. 使用质量可靠的安全套　在购买安全套的时候，应该注意以下几个问题：安全套的包装上是否标明生产厂家、生产日期和保质期，不能购买“三无”安全套和已经过了保质期的安全套。另外，由于安全套是乳胶制品，应该在适宜环境中保存，因此也不能购买长时间放在柜台中受阳光照射，甚至包装都已晒褪色的安全套。

2. 打开包装　每个安全套都有一个塑料包装，使用前首先把包装打开。塑料包装的打开不能用剪刀剪，也不能用嘴巴咬，而要用手轻轻撕开。因为用剪刀剪或用嘴巴咬容易剪破或咬破里面的安全套。用手把安全套挤向一边，然后沿着包装上的小缺口撕开包装。

3. 戴上安全套　撕开包装后，向安全套轻轻吹一口气，可以检查它的储精囊是否漏气，不漏气的安全套才能使用。

戴安全套的时间：在阴茎勃起之后，插入阴道之前。也许有人想问：是否可以在快要射精的时候再戴安全套？答案是否定的。安全套必须在进入阴道（或肛门）之前戴上，这样才能起到预防疾病的作用。当阴茎勃起后，即把安全套戴在阴茎上，并一直展开到阴茎根部。这时，我们必须用右手的拇指和示指捏住安全套的储精囊，避免空气进入储精囊。这一过程的要点是在戴安全套的同时一定要把储精囊里面的空气排空，否则会出现以下的问题：由于储精囊里空气的存在，性交过程中的摩擦容易使安全套破裂；射精后，储精囊里的空气很可能使精液流出从而降低安全套的保护作用。

4. 同时使用润滑剂的问题　如果在使用安全套的同时需要使用润滑剂，切记：不能用油性润滑剂，而只能使用水性润滑剂。因为安全套是乳胶制品，油性润滑剂会使乳胶制品发生龟裂，在性交过程中破裂，在这种情况下使用安全套，没有丝毫保护作用。如果条件不允许，人的唾液也可替代润滑液。

5. 取下安全套　射精之后，在阴茎尚未疲软之前就要把安全套取下来，用手握住安全套的颈部（紧靠阴茎根部的部分），轻轻滑下，因为当阴茎疲软缩小之后，如果还没有把安全套取下来，这时精液很可能流出安全套，结果依然是降低了安全套的保护作用。

6. 使用过的安全套的处理　安全套是一次性用品，也就是说，每个安全套只能用1次。取下的安全套不能随意乱扔，应在取下之后，将其颈部打个结，以防精液流出。然后用卫生纸包好，扔在垃圾桶里。注意不能扔在厕所或马桶里，以免堵塞。也不能随意乱扔，以免小孩接触。

有的男性伴不喜欢使用安全套，其主要原因是性快感的下降、不舒服，这时可试用以下办法说服男性伴使用安全套：

(1) 是男子汉就应当保护自己和女朋友的健康，请你使用安全套。

(2) 拒绝安全套，就意味着你不在乎我。

(3) 请你把负责任的行为体现在使用安全套中。

(4) 不要贪图一时的愉悦而毁了自己的健康，还是试一试安全套吧。

(5) 安全套是性病和艾滋病的有效预防“网”，为什么不试试呢?

(6) 如果你不使用安全套，我就不与你发生性关系。

(7) 这个安全套是超薄型的，感觉好极了，你不妨试一试。

(8) 预防性病、艾滋病，做个负责任的男人。

八、隐性吸毒成瘾人群的干预问题

我国关于禁毒戒毒的相关法律法规规定，吸食、注射毒品是违法行为，吸毒者是违法者。这些规定实际上将吸毒者分成了“显性吸毒者”和“隐性吸毒者”两类，前者主要包括已经“暴露”的并在公安部门“登记”的在册者，而后者则为“尚未暴露”的且未在公安部门“登记”的吸毒者。截至2014年3月底，全国累计登记吸毒人员254.2万名，其中134.1万名滥用海洛因，占登记总人数的54.0%；113.5万名滥用合成毒品，占全国吸毒人员总数的44.6%。据《国家药物滥用监测年度报告（2012年）》显示，我国目前吸毒成瘾人群的特点为：①男性占88.3%，初中及以下文化程度占83.3%，无业人员占66.7%；②海洛因与“冰毒”是主要滥用物质，“冰毒”成瘾者有增长趋势；③新型合成毒品成瘾者已成为新发生吸毒成瘾人群的主体，所占比例从28.8%上升到76.4%；④25岁及以下青少年是预防吸毒成瘾重点人群；⑤海洛因与新型合成毒品成瘾人群的交叉、混合滥用问题突出。表明我国药物滥用形势依然严峻，新型合成毒品流行情况有增长趋势，有效防治新型合成毒品成瘾显得尤为重要。因此，就管控和危害而言，“显性吸毒者”基本上已经被纳入管控系统，危害相对有限，而“隐性吸毒者”则大多游离于管控系统之外，其危害严重而广泛。就数量而言，“显性吸毒者”远远低于“隐性吸毒者”，估计仅为“隐性吸毒者”的1/10～1/5，按此估算截至2013年底我国至少有“隐性”吸毒者600万以上。就暴露时间（第一次使用毒品到第一次接受治疗）而言，美国的一项研究显示，海洛因成瘾平均暴露时间为12.3年，苯丙胺类兴奋剂成瘾平均为11.9年，我国目前还没有这方面系统的研究。可见，目前我国还存在有一个数量规模巨大的、危害广泛且程度严重的、危害（暴露）时间较长的和不容忽视的吸毒成瘾者“隐性”群体。

吸毒成瘾“隐性”人群主要包括海洛因成瘾人群和合成毒品成瘾人群，这种“隐匿”的、法律尚不能“接触”到的药物滥用行为，对用药者自己及其家庭，对他人及社会的危害范围和程度都远远超出了人们的想象。首先，毒品对用药者的直接伤害可导致过量死亡，导致各种精神障碍，导致残疾、劳动力丧失和过早死亡；其次，毒品的间接伤害可使用药者家庭破裂和丧失幸福感，使社会公共安全负担和社会资源负担明显加大。其三，是与毒品使用行为密切相关的疾病的传播，如艾滋病、肝炎和性传播疾病等，这些公共卫生问题将大大加重社会的公共卫生负担。这些危害及所造成的社会问题在很大程度上阻碍和影响人们的健康和社会的发展与进步。因此，我们不应该忽视这个群体的存在，不应该忽视这个群体所带来的危害，更不应该忽视对这个群体的干预和帮助。我们应该将其纳入降低危害的策略，改变防治理念，制定相应的政策，设计和开展具有针对性的和能切实解决问题的活动，降低其危害性。

事实上，云南省药物滥用防治研究所从20世纪90年代初就开始了这方面的探索和研究工作，并取得了一些经验和一定的效果。如整合医疗资源，发挥专业特长，开设吸毒成瘾专科治疗门诊。医疗戒毒有别于强制隔离戒毒，其治疗对象主要包括大量的处于药物成瘾前、成瘾早期和隐性成瘾患者，特别是滥用合成毒品的患者。该群体除吸毒成瘾问题外，大多数人还同时伴有躯体疾病（如艾滋病、肝炎、性病等）和精神障碍（如抑郁、焦虑、睡眠障碍、心境障碍等）。在条件适合的医疗机构内设立药物成瘾治疗门诊是一种有效的资源共享，既可以弥补现有医疗戒毒模式单一、治疗对象局限和治疗覆盖面狭窄等不足，又可以充分共享其他医疗资源，真正做到科学、系统、综合和长期治疗。门诊可设在国立和私立的精神病专科医院、综合医院、社区医疗服务点等，最好按毒品种类不同分设专科门诊，如合成毒品成瘾治疗专科门诊、阿片类物质成瘾治疗专科门诊等。阿片类物质成瘾治疗门诊可引入赛宝松（丁丙诺啡/纳洛酮）维持治疗和纳曲酮维持治疗等方法，以弥补美沙酮维持治疗仅针对显性成瘾者的不足。云南省药物滥用防治研究所开设的以医疗模式为特点的专科治疗门诊和经验主要有：

1. 阿片类物质成瘾治疗门诊　从1996年开始，研究所便开始探索针对阿片类物质成瘾患者的治疗门诊，治疗对象中大多数为隐性海洛因成瘾者，包括国家机关工作人员、商人、公司白领等。目前，仍有一些隐性成瘾患者在门诊接受治疗。实践证明，这种治疗模式扩大了治疗干预的人群，可通过治疗改变患者的行为，是切实可行的。

2. 合成毒品（新型毒品）成瘾治疗门诊　2009年，研究所通过项目合作的方式，与一家民营综合医院合作开设一个合成毒品成瘾治疗门诊，进行合成毒品（新型毒品）成瘾治疗干预和流行病学研究。研究发现，合成毒品成瘾问题十分严重，在不到半年的时间里通过患者间相互介绍的方式，找到了303名合成毒品成瘾患者，几乎包括所有的职业，其中有30%现场尿检（冰毒）阳性，60%符合成瘾的诊断标准，约10%的患者出现精神症状，可见其治疗需求是大量存在的。调查显示，合成毒品成瘾人群具有下列特征：①年龄年轻，20～30岁者约占80%左右，中位年龄为25岁，正处于性活跃年龄段；②存在严重错误认知，有70%以上者认为合成毒品对身体的损伤比海洛因轻，且不会成瘾；③存在高危性行为，安全套平均使用率较低，只有36.4%，每次性行为使用者仅为17.9%；④HIV感染率高于正常人群，高达33%；⑤多药滥用问题严重。该研究对合成毒品使用者及HIV阳性患者进行了心理行为干预和药物治疗方面的探索，如ASSIST量表筛查及简要干预、心理干预（个别心理干预和团体心理干预）、药物对症治疗、个案管理和艾滋病转介治疗等。目前已初步建立针对隐性合成毒品使用者的门诊干预治疗模式，将合成毒品使用者纳入社区吸毒人群艾滋病哨点监测。实践证明，合成毒品的门诊干预治疗模式是一个可让隐性吸毒成瘾者寻求治疗、支持和帮助的平台，同时可通过治疗改变患者的高危性行为，降低艾滋病在该人群中的传播。

总之，将隐性吸毒成瘾人群作为降低危害策略的对象，针对其特点制定相关政策，设计可行的实施方案，开展相关的活动等，是我们目前面临的严峻挑战，我们应该勇于面对、深入研究和探索，真正做到干预有对象，工作有方法，最大限度地达到降低危害的目的。

（张锐敏）

参考文献

1. 崔巍，沈雯雯，苏玮，等．新型策划药4-甲基甲卡西酮的流行与控制．中国药物依赖性杂志，2012，21（2）：86-89，99.
2. 刘志民，孔繁圃．安钠咖滥用对人体健康的危害．中国药物滥用防治杂志，2003，9（4）：3-5.
3. 莫关耀．戒毒条例释义．北京：中国人民公安大学出版社，2011，5-130.
4. 联合国毒品和犯罪问题办公室．世界大麻状况审查．麻醉品公报第五十八卷，2006，（1，2）：5-123.
5. 张锐敏．我国药物滥用防治工作现状分析及未来策略思考．中国药物滥用防治杂志，2013，19（2）：68-71，75.
6. 李建华，张波，杨丽萍．我国吸毒成瘾治疗的现状、挑战和展望．中国药物滥用防治杂志，2013，19（2）：63-67.
7. 联合国毒品和犯罪问题办公室．2013年世界毒品报告．1-9.
8. 联合国毒品和犯罪问题办公室．2012年世界毒品报告．1-9.
9. American Psychiatric Association. Desk Reference to the Diagnostic Criteria From DSM-5. Washington，DC：American Psychiatric Publishing，2013.
10. 毕连芳．鸦片战争前清政府的反毒品立法．河北师范大学学报（哲学社会科学版），2000，（4）：121-123.
11. 赵秉志，于志刚．毒品犯罪．北京：中国人民公安大学出版社，2003，13.
12. 崔敏．毒品犯罪发展趋势与遏制对策．北京：警官教育出版社，1999，180.
13. 苏智良．中国毒品史．上海：上海人民出版社，1997，172-216.
14. 中共湖南省平江县委党史资料征集办公室．平江革命历史文献资料集．武汉：中国地质大学出版社，1983，413-424.
15. 江西省档案馆．中央革命根据地史料选编（下册）．南昌：江西人民出版社，1982，377.
16. 四川省社会科学院，陕西省社会科学院编辑．川陕革命根据地史料选辑．北京：人民出版社，1986，190.
17. 王金香．中国禁毒史．上海：上海人民出版社，2005，285.
18. 褚宸舸．我国禁毒立法的历史演进（1949-1998）．江苏警官学院学报，2008，（2）：20-28.
19. 赵长青，苏智良．禁毒全书（下册）．北京：中国民主法制出版社，1998，1413.
20. 王海珺．《禁毒法》实施以来戒毒工作遇到的主要问题及对策研究．云南警官学院学报，2010，（1）：46-50.
21. 姚建龙．反思《中华人民共和国禁毒法》的“有禁无罚”．政治与法律，2008，（7）：95-98.
22. 张勇虹，李发亮．浅谈滥用毒品合法化．重庆职业技术学院学报，2006，15（3）：94-96.
23. 褚宸舸．惩罚吸毒的根据——《禁毒法》（草案）引发的思考．西南政法大学学报，2007，9（3）：100-109.

24. 刘福谦．吸毒行为犯罪化的主张不可取．人民检察，2005，(5) 57-58.
25. 崔敏．毒品犯罪发展趋势与遏制对策．北京：警官教育出版社，1999，320-322，469-480.
26. 屈学武．"人本位"的刑法观与吸毒行为定性分析//陈泽宪．刑事法前沿（第2卷）．北京：中国人民公安大学出版社，2005，425-431.
27. 肖怡，刘正强．使用行政手段禁止吸毒是理性选择．检察日报，2008，3（24）.
28. 林山田．刑罚学．台北：台湾商务印书馆，1985，128.
29. 黑格尔．法哲学原理．北京：商务印书馆，1961，102.
30. 全国人大常委会法制工作委员会刑法室．中华人民共和国禁毒法释义及实用指南．北京：中国民主与法制出版社，2008，39.
31. 安建．中华人民共和国禁毒法释义．北京：法律出版社，2008，87.
32. 夏国美，杨秀石，等．社会学视野下的新型毒品．上海：上海社会科学院出版社，2009，198-199.
33. 曾文远．我国戒毒制度的基本特点．云南警官学院学报，2011，(1)：17-21.
34. 胡江．毒品犯罪刑事政策研究．西南政法大学 2009 年硕士学位论文．http：//cdmd. cnki. com. cn/Article/CDMD-10652-2009121776. htm.
35. 刘虹桥．"国家的眼睛"——中国吸毒人员动态管控机制调查．2011. http：//blog. sina. com. cn/s/blog _ 4cb0bc670100vus2. html.
36. 姚建龙．《禁毒法》的颁行与我国劳教制度的走向．法学，2008，(9)：15-21.
37. 林来梵．从宪法规范到规范宪法．北京：法律出版社，2001，171.
38. 王利荣．强制戒毒的现制调整与合理定位--实施《禁毒法》的两大要点．西南大学学报（社会科学版），2009，35（2）：88-92.
39. 王泽淮．社区戒毒刍议．长沙民政职业技术学院学报，2003，(2)：93-95.
40. 乔德春．对构建我国新的戒毒模式的思考．中国司法，2008，(4)：38-41.
41. 褚宸舸．社区戒毒（康复）社会工作的实证研究，贾宇社会管理创新与依法治国：第二届中国法学名家论坛学术论文集，法律出版社，2013.
42. 钟莹．男、女两性戒毒人员面临的主要困难与社会福利服务需求的比较分析．河南社会科学，2010，18（6）：134-137.
43. 褚宸舸，黄明．"禁毒的理论与实践"学术沙龙综述．西南政法大学学报，2012，(4)：131-135.
44. 百度百科．国际禁毒日．2014.
45. 李密，刘志民，赵苳．药物滥用与药物依赖性．北京：中国科学技术出版社，1992，64-67，401.
46. American teens more cautious about using synthetic drugs. 2013.
47. The Monitoring The Future Study TUOM. Trends in annual prevalence of use of various drugs. 2013.
48. Johnston LD，Malley PMO，Bachman JG，et al. Monitoring the future：National results on adolescent drug use：Overview of Key Findings 2012，2012.
49. Monitoring the Future Survey，Overview of Findings 2013. http：//www. drug abuse. gov/monitoring-future-survey-overview-findings-2013.
50. The Monitoring the Future Study TUOM. Figure 12 annual prevalence of use for various illicit drugs grade 12. 2013. 2013.
51. The Monitoring the Future Study TUOM. Figure 13 Annual prevalence of use for various illicit drugs grades 8 and 10. 2013，2013.
52. Hibell B，Guttormsson U，Ahlstrom S，et al. The 2011 ESPAD Report：Substance Use Among Students in 36 European Countries. 2012.
53. NIDA. Trends & Statistics-Costs of Substance Abuse.
54. NIDA. National Survey of Drug Use and Health（2013）. 2013.

55. EMCDDA. European Drug Report 2013：Trends and developments. 2013.
56. Green TC，Grau LE，Carver HW，et al. Epidemiologic trends and geographic patterns of fatal opioid intoxications in Connecticut，USA：1997-2007. Drug Alcohol Depend，2011，115 (3)：221-228.
57. Drug Facts：Drugged Driving. 2013. http：//www. drugabuse. gov/publications/drugfacts/drugged-driving.
58. EMCDDA. Driving Under the Influence of Drugs，Alcohol and Medicines in Europe-findings from the DRUID project. 2012. http：//www. emcdda. europa. eu/publications/thematic-papers/druid.
59. Gjerde H，Normann PT，Christophersen AS，et al. Alcohol，psychoactive drugs and fatal road traffic accidents in Norway：A case-control study. Accident Analysis & Prevention，2011，43 (3)：1197-1203.
60. Callaghan RC，Cunningham JK，Allebeck P，et al. Methamphetamine use and schizophrenia：a population-based cohort study in California. Am J Psychiatry，2012，169 (4)：389-396.
61. McKetin R，Lubman DI，Baker AL，et al. Dose-related psychotic symptoms in chronic methamphetamine users：evidence from a prospective longitudinal study. JAMA Psychiatry，2013，70 (3)：319-324.
62. NIDA. Comorbidity：Addiction and Other Mental Illnesses. 2010.
63. Pluddemann A，Dada S，Parry CD，et al. Monitoring the prevalence of methamphetamine-related presentations at psychiatric hospitals in Cape Town，South Africa. Afr J Psychiatry (Johannesbg)，2013，16 (1)：45-49.
64. Wang LJ，Chiang SC，Su LW，et al. Factors associated with drug-related psychiatric disorders and suicide attempts among illicit drug users in Taiwan. Subst Use Misuse，2012，47 (10)：1185-1188.
65. NIDA. DrugFacts：HIV/AIDS and Drug Abuse：Intertwined Epidemics. 2012. http：//www. drugabuse. gov/publications/drugfacts/hivaids-drug-abuse-intertwined-epidemics.
66. NIDA. DrugFacts：Heroin. 2013. http：//www. drugabuse. gov/publications/drugfacts/heroin.
67. 王清亮，刘志民．“Spice”及其管制．中国药物滥用防治杂志，2010，16 (5)：271-273.
68. 曲直，刘志民．甲卡西酮及其管制．中国药物滥用防治杂志，2012，18 (1)：45-48.
69. 张黎，张拓．新精神活性物质的滥用危害与防控问题研究——以构建我国禁毒防控体系为视角．中国人民公安大学学报（社会科学版），2013，29 (4)：88-96.
70. Monitoring the Future Survey，Overview of Findings 2013. http：//www. drug abuse. gov/monitoring-future-survey-overview-findings-2013.
71. Hao W，Xiao S，Liu T，et al. The second National Epidemiological Survey on illicit drug use at six high-prevalence areas in China：prevalence rates and use patterns. Addiction，2002，97 (10)：1305-1315.
72. 中国国家禁毒委员会办公室．2013 中国禁毒报告，2013.
73. 刘志民．中国内地合成毒品滥用现状、特征和危害．中国药物滥用防治杂志，2012，18 (1)：1-3.
74. 朱全根，陈桂勇，邓艳萍．机动车驾驶与药物滥用问题．中国药物依赖性杂志，2010，19 (5)：438.
75. 苏中华，郝伟，肖水源，等．我国部分地区成瘾物质使用的纵向研究第二部分：非法成瘾物质使用种类及方式．中国药物依赖性杂志，2004，13 (4)：292-296，305.
76. 刘志民，曹家琪，吕宪祥，等．全国部分地区中枢兴奋剂及相关非法精神活性物质滥用流行病学调查．中国药物依赖性杂志，2002，11 (4)：286-293.
77. Ding Y Y，He N，Detels R. Circumstances of initiation into new-type drug use among adults in Shanghai：Are there differences by types of first new-type drug used. Drug Alcohol Depend，2013，(1)：187-193.

78. 李骏．吸毒人员的群体特征：海洛因和新型毒品的比较分析．青年研究，2009，(01)：19-29.
79. 苏中华，郝伟，肖水源，等．我国部分地区成瘾物质使用的纵向研究第三部分：吸毒人员的人口学特征．中国药物依赖性杂志，2005，14 (1)：47-53.
80. 夏国美，杨秀石，等．社会学视野下的新型毒品．上海市：上海社会科学院出版社，2009，297.
81. Liu DC，Wang ZH，Chu TS，et al. Gender difference in the characteristics of and high-risk behaviours among non-injecting heterosexual methamphetamine users in Qingdao，Shandong Province，China. BMC Public Health，2013，13：30.
82. He JC，Xie Y，Tao JY，et al. Gender differences in socio-demographic and clinical characteristics of methamphetamine inpatients in a Chinese population. Drug and Alcohol Dependence，2013，130 (1-3)：94-100.
83. Zhang Y，Lu C，Zhang J，et al. Gender differences in abusers of amphetamine-type stimulants and ketamine in southwestern China. Addict Behav，2013，38 (1)：1424-1430.
84. Yang M，Mamy J，Zhou L，et al. Gender differences in prevalence and correlates of antisocial personality disorder among heroin dependent users in compulsory isolation treatment in China. Addict Behav，2014，39 (3)：573-579.
85. 刘志民，吕宪祥，穆悦，等．我国药物滥用的基本情况调查．中国药物滥用防治杂志，2002，(5)：27-30.
86. 李多聪，陈海峰．1158 例海洛因依赖多药滥用情况调查．中国民康医学，2011，23 (5)：595-596.
87. 刘志民，周伟华，连智，等．吸毒者多药滥用的流行病学调查．中国临床药理学杂志，2000，16 (4)：272-276.
88. 顾宁．478 例海洛因依赖者多药滥用情况分析．中国药物滥用防治杂志，2011，20 (3)：225-227.
89. 倪敏，陆叶．江苏省 2006～2008 年新型毒品（冰毒）滥用监测资料分析．重庆医学，2010，39 (6)：709-712.
90. Bao YP，Liu ZM，Lian Z，et al. Prevalence and correlates of HIV and HCV infection among amphetamine-type stimulant users in 6 provinces in China. J Acquir Immune Defic Syndr，2012，60 (4)：438-446.
91. 张艳辉，鲍宇刚，孙江平，等．我国 15 个城市吸毒人群 HIV、梅毒螺旋体、丙型肝炎病毒感染现况．中华预防医学杂志，2010，44 (11)：969-974.
92. 王岚，李东民，葛琳，等．2009-2012 年中国艾滋病哨点监测人群丙型肝炎病毒感染状况分析．中华流行病学杂志，2013，34 (6)：543-547.
93. Cao X，Wu Z，Li L，et al. Mortality among Methadone Maintenance Clients in China：A Six-Year Cohort Study. PL0S ONE，2013，8 (12)：e82476.
94. 陆叶，高菁菁，倪敏．海洛因滥用者复吸情况的分析．中国药物滥用防治杂志，2011，17 (1)：26-31.
95. 杜存，刘志民．我国美沙酮维持治疗工作的现状及相关问题探讨．中国药物滥用防治杂志，2009，15 (6)：326-330.
96. Zhou K，Zhuang G. Retention in methadone maintenance treatment in mainland China，2004-2012：A literature review. Addict Behav，2014，39 (1)：22-29.
97. 杜存，刘英杰，熊晓燕，等．影响美沙酮维持治疗依从性及相关因素的定性研究．中国药物依赖性杂志，2009，18 (5)：413-419.
98. Bao YP，Qiu Y，Yan SY，et al. Pattern of drug use and depressive symptoms among amphetamine type stimulants users in Beijing and Guangdong province，China. PLOS ONE，2013，8 (4)：e60544.
99. 邹海欧，郭瑞卿，李峥．甲基苯丙胺滥用者对新型毒品的认知、态度以及滥用倾向．中国药物依赖性杂志，2012，21（6）：459-463，477.

100. 连智，刘志民，刘锐克，等．我国部分地区氯胺酮滥用流行病学调查．中国药物依赖性杂志，2005，14（4）：280-283.
101. 王艳芬，张玉竹，连智，等．北京地区三种新型毒品流行滥用特征．中国药物依赖性杂志，2008，17（6）：445-454，459.
102. UNODC CP. Global illicit drug trends 2000. 2000.
103. 刘志民．药物滥用流行病学定量研究和定性研究．中国药物依赖性杂志，2000，9（04）：252-255.
104. 谭红专．现代流行病学．第2版．北京：人民卫生出版社，2008，111-230.
105. Johnston LD，Malley PMO，Bachman JG，et al. Monitoring the future：National Results on Adolescent Drug Use：Overview of Key Findings 2012. 2012.
106. 詹思延．流行病学．第7版．北京：人民卫生出版社，2012：1-175.
107. O'Kelly FD，O'Kelly CM. The natural history of injecting drug use：a 25-year longitudinal study of a cohort of injecting drug users in inner city Dublin. Ir J Med Sci，2012，181（4）：541-548.
108. Pavarin RM. Mortality risk for cocaine abusers in relation to heroin use：a follow-up study. Subst Use Misuse，2013，48（9）：702-710.
109. 张莉，阮玉华，姜正清，等．四川省凉山彝族自治州静脉吸毒人群死亡率及死因的前瞻性队列研究．中华流行病学杂志，2005，26（3）：190-193.
110. Yang M，Mamy J，Wang Q，et al. The association of 5-HTR2A-1438A/G，COMTVal158Met，MAOA-LPR，DATVNTR and 5-HTTVNTR gene polymorphisms and borderline personality disorder in female heroin-dependent Chinese subjects. Progress in Neuro-Psychopharmacology and Biological Psychiatry，2014，50（0）：74-82.
111. Gjerde H，Christophersen AS，Normann PT，et al. Associations between substance use among car and van drivers in Norway and fatal injury in road traffic accidents：A case-control study. Transportation Research Part F：Traffic Psychology and Behaviour，2013，17（0）：134-144.
112. Li G，Brady JE，Chen Q. Drug use and fatal motor vehicle crashes：A case-control study [J]. Accident Analysis & Prevention，2013，60（0）：205-210.
113. Gjerde H，Normann PT，Christophersen AS，et al. Alcohol，psychoactive drugs and fatal road traffic accidents in Norway：A case-control study. Accident Analysis & Prevention，2011，43（3）：1197-1203.
114. Woratanarat P，Ingsathit A，Suriyawongpaisal P，et al. Alcohol，illicit and non-illicit psychoactive drug use and road traffic injury in Thailand：A case-control study. Accident Analysis & Prevention，2009，41（3）：651-657.
115. 吴涛，詹思延，李立明．流行病学实验研究发展历史．中华流行病学杂志，2004，(07)：87-90.
116. Day E，Copello A，Seddon JL，et al. Pilot study of a social network intervention for heroin users in opiate substitution treatment：study protocol for a randomized controlled trial. Trials，2013，14：264.
117. Martell BA，Orson FM，Poling J，et al. Cocaine vaccine for the treatment of cocaine dependence in methadone-maintained patients：a randomized，double-blind，placebo-controlled efficacy trial. Arch Gen Psychiatry，2009，66（10）：1116-1123.
118. 徐国柱，段砺瑕，邓艳萍，等．丁丙诺啡舌下含片用于海洛因依赖者脱毒治疗临床评价．中国药物依赖性杂志，2002，11（4）：280-285.
119. O Connor P，Oliveto A，Shi J，et al. A randomized trial of buprenorphine maintenance for heroin dependence in a primary care clinic for substance users versus a methadone clinic. The American Journal of Medicine，1998，105（2）：100-105.

120. 刘志民．药物滥用流行病学的定量研究和定性研究．中国药物依赖性杂志，2000，9（4）：252-255.
121. 张建波，徐克沂，田玉枝，等．经静脉注射吸毒 HIV 感染者/AIDS 病人抗病毒治疗依从性的定性研究．中国艾滋病性病，2011，17（02）：125-127，147.
122. 林鹏，范子凡，杨放，等．广东省社区吸毒者针具交换项目试点效果评价．中华预防医学杂志，2004，38（5）：305-308.
123. 季新强，连智，王娟，等．快速评估法及其在流行病学研究中的应用．中国药物依赖性杂志，2005，14（3）：167-172.
124. Chiang SC，Chen CY，Chang YY，et al. Prevalence of heroin and methamphetamine male users in the northern Taiwan，1999-2002：capture-recapture estimates. BMC Public Health，2007，7：292.
125. Hope VD，Hickman M，Tilling K. Capturing crack cocaine use：estimating the prevalence of crack cocaine use in London using capture-recapture with covariates. Addiction，2005，100（11）：1701-1708.
126. 季新强，刘志民．Delphi 法及其在医学研究和决策中的应用．中国药物依赖性杂志，2006，15（6）：422-426.
127. 王子云，刘永泉，赵一鸣．公共卫生管理决策中特尔菲法应用研究进展．中国公共卫生，2008，24（增刊）：97-99.
128. 郭岩，张拓红，宋文质，等．卫生管理学．北京医科大学卫生管理干部培训中心，1999，42-48.
129. Hickman M，Hope V，Platt L，et al. Estimating prevalence of injecting drug use：a comparison of multiplier and capture-recapture methods in cities in England and Russia. Drug Alcohol Rev，2006，25（2）：131-140.
130. 吕繁，李平，刘刚，等．乘数法估计四川乐山市中区吸毒人群基数研究．中国药物依赖性杂志，2007，16（1）：41-47.
131. 姜佐宁．药物成瘾的临床与治疗．北京：人民卫生出版社，1997（98）：422.
132. 姜佐宁．海洛因依赖与现代治疗．北京：科学出版社，1995，133-278.
133. 张锐敏，冯忠堂，张力群．海洛因等阿片类物质依赖的临床与治疗．太原：山西科学技术出版社，1999，514-549.
134. 杨良．海洛因的毒性及危害．北京：中国医药科技出版社，1998，（18）：107.
135. 王文甫，陈列．吸毒的危害与戒毒．北京：人民军医出版社，1996：100-110.
136. 蒙桂珍，张玉亮，陈德明．戒毒．北京：科学技术出版社，2001：22-23.
137. 汤宜朗，李青，王小平．毒品成瘾．郑州：河南科学技术出版社，1999，（2）：71.
138. 中华医学会．临床技术操作规范·精神病学分册．北京：人民军医出版社，2006：33-47.
139. 徐莲芝．实用艾滋病防治指南．天津：天津科学技术出版社，2001，153-156.
140. 蔡志基．全球毒品问题的现状与动向．中国药物依赖性杂志，1999，8（1）：6-10.
141. 吴尊友，祁国明，张家鹏．艾滋病流行与控制．北京：科学出版社，1999，40-53.
142. 黎立勋，黄维纲．药物滥用与艾滋病．中国药物依赖性杂志，2000，9（2）：154.
143. 訾维廉．艾滋病的医源性传播．中国性病艾滋病防治，1995，（1）：5.
144. 刘中夫，颜江瑛，吴学华，等．中国城市妇女 AIDS 知识、态度、行为情况调查．中国艾滋病性病，2003，9（1）：12-15.
145. 罗健，朱华，杨芳，等．中学预防药物滥用及 HIV/AIDS 同伴教育项目评估报告．中国药物依赖性杂志，2000，9（2）：140-143.
146. O. 瑞，C. 科塞．毒品、社会与人的行为．夏建中，孙屹，秦海霞等译．北京：中国人民大学出版社，2001，（2）480.

147. 郭建安，李荣文．吸毒违法行为的预防与矫治．北京：法律出版社，2000，143.
148. 陈志扬．阿片类药物依赖学——麻醉与戒毒．广州：暨南大学出版社，1997，24（1）：210.
149. 杜新忠．对法律上吸食、注射毒品成瘾标准的再探讨．中国药物依赖性杂志，2005，14（2）：157-158.
150. 郭建安，李荣文．吸毒违法行为的预防与矫治．北京：法律出版社，2000，320.
151. 戴维·考特莱特．上瘾五百年．上海：上海人民出版社，2005，1：201-256.
152. 杜新忠．对我国现行戒毒模式的分析与思考．中国药物依赖性杂志，2005，14（5）：392-398.
153. 杜新忠．我国 HIV/AIDS 流行现状与防治对策．中国药物依赖性杂志，2004，13（2）：93-95.
154. 杜新忠．治疗社区在强制戒毒所的应用．中国药物依赖性杂志，2002，11（4）：310-312.
155. 刘闯，郑继旺．药物渴求．中国药物依赖性杂志，1999，8：19-22.
156. 世界卫生组织．ICD-10 精神与行为障碍分类．北京：人民卫生出版社，1993：63-64.
157. 张亚林．生活事件量表，常模研究．中国神经精神疾病杂志，1987，13：73.
158. 徐俊冕．医学心理学．第 2 版．上海：上海医科大学出版社，1996：21-31.
159. 刘闯，黄明生．海洛因稽延性戒断症状评定量表的初步编制．中国心理卫生杂志，1999，13（1）：1-3.
160. 杨良，李红，刘肃谟，等．海洛因依赖者某些免疫功能指标的初步观察．中国免疫学杂志，1993，9（3）：179-180.
161. 汤宜朗．药物依赖的复发及其预防．中国药物依赖性通报，1997，6（2）：73-76.
162. 李凌江，郝伟，杨德森．社区人群生活质量研究——Ⅲ生活质量问卷（QOLI）的编制．中国心理卫生杂志，1995，9（5）：227-231.
163. 徐国柱，王凯，倪磊，等．丁丙诺啡片用于镇痛随机双盲双模拟对照多中心的临床试验．中国药物依赖性通报，1997，6（4）：210-220.
164. 邓艳萍，徐国柱．丁丙诺啡舌下含片临床药理研究进展．中国药物依赖性杂志，2002，11（4）：245-249.
165. 刘志民，连智，孙桂宽，等．盐酸纳曲酮预防阿片成瘾者复吸的流行病学调查．中国药物依赖性杂志，2008，17（6）：439-444.
166. Gonzalez JP，Brogden RN. Naltrexone. A review of its pharmacodynamic and pharmacokinetic properties and therapeutic efficacy in the management of opioid dependence. Drugs. 1988 Mar；35（3）：192-213.
167. Yoburn BC，Cohen AH，Inturrisi CE. Pharmacokinetics and pharmacodynamics of subcutaneous naltrexone pellets in the rat. J Pharmacol Exp Ther，1986，237（1）：126-130.
168. Hulse GK，Arnold-Reed DE，O' Neil G，et al. Blood naltrexone and 6-beta-naltrexol levels following naltrexone implant：comparing two naltrexone implants. Addict Biol，2004，9（1）：59-65.
169. Brewer C. Serum naltrexone and 6-beta-naltrexol levels from naltrexone implants can block very large amounts of heroin：a report of two cases. Addict Biol，2002，7（3）：321-323.
170. 国家禁毒委员会．关于对在湖北临床试用 1+3 长效抗复吸戒毒技术的批复．2007.
171. 湖北省禁毒委员会．1+3 长效抗复吸戒毒技术在湖北开展科研试用的情况．2008.
172. 刘克菊，郝伟，张瑞岭．海洛因渴求问卷的初步编制．中国心理卫生杂志，2006，20（1）：23-27.
173. 胡疏，尹述贵，贾少微，等．植入型长效纳曲酮缓释剂治疗海洛因依赖者心理渴求的临床价值．中华行为医学与脑科学杂志，2010，19（3）：206-208.
174. 朱开梅，胡艺．纳曲酮致大疱性表皮松解型药疹 1 例．西南国防医药，2010，20（9）：936.
175. 郝伟，苏中华，肖水源，等．我国部分地区成瘾物质滥用的纵向研究第一部分：样本人口学特征及使用率的变化．中国药物依赖性杂志，2004，13（3）：204-209.

176. 龚文林，周雪. 1427例药物滥用者的流行病学调查. 中国药物依赖性杂志，1998，7（3）：161-162.
177. 肖水源，郝伟，杨德森，等. 全国五个高发地区非法成瘾物质使用的流行学调查第三部分：非法成瘾物质使用者的社会人口学特征. 中国心理卫生杂志，1997，11（1）：51-54.
178. 郝伟，肖水源，王小平，等. 我国部分高发区非法成瘾物质使用第二次流行病学调查第三部分：非法使用者社会人口学特征. 中国心理卫生杂志，2002，16（4）：227-229.
179. 范长河，郝伟，杨德森，等. 我国部分地区非法成瘾物质使用第三次流行病学调查第三部分：非法成瘾物质使用者的人口学特征. 中国药物依赖性杂志，2004，13（2）：133-138.
180. 刘本，常忆凌. 固相微提取及其在滥用药物分析中的应用. 中国药物依赖性杂志，2002，11（4）：313-315.
181. 谭北平，李勇辉，隋南. 药物依赖过程中多巴胺受体的作用及其研究进展. 中国药物依赖性杂志，2003，12（2）：81-85.
182. 谭北平，隋南. 吗啡慢性给药对大鼠新颖寻求行为的促进作用. 中国药物依赖性杂志，2003，12（4）：225-257.
183. 赵克健. 实用新药手册. 天津：天津科学技术出版社，1995，451-469.
184. 吴景时. 新药手册. 北京：中国科学技术出版社，1993，226-227.
185. 李大魁. 现代临床药物手册. 北京：中国医药科技出版社，1993，326-327.
186. 陈佳鼐. 英汉药物滥用与艾滋病词汇. 北京：北京医科大学中国协和医科大学联合出版社，1999，345.
187. 张亚海，张建兵，吴开封，等. 宁波地区收缴滥用药物的成分分析. 中国药物依赖性杂志，2001，10（4）：309-312.
188. 张开镐. 大麻的生物学效应（一）. 中国药物依赖性杂志，2003，12（1）：14-15.
189. 王凯，刘静雯，刘立京，等. 测定人血浆中吗啡浓度的GC-MS法及其在药代动力学研究中的应用. 中国临床药理学杂志，1995，11（4）：241-246.
190. 孙静. 非法苯丙胺类化合物简介及其分析技术. 刑事技术，1997，（4）：90-92.
191. 高小平. 苯丙胺类毒品将成为21世纪泛滥最广泛的毒品. 中国药物依赖性杂志，2002，11（1）：73-74.
192. 郝伟，谌红献. 全球摇头丸滥用形势. 中国药物依赖性杂志，2000，9（4）：249-251.
193. 姜佐宁. 跨世纪的苯丙胺类兴奋剂：流行趋向与新的危害. 中国药物依赖性杂志，1999，8（3）：161-163.
194. MMPI全国协作组. MMPI的中国常模. 心理学报，1985，4：346-347.
195. Anton RF，O' Malley SS，Ciraulo DA，et al. The American psychiatric publishing textbook of substance abuse treatment. Third Edition. Washington DC，American Psychiatric Publishing，USA，2004.
196. Beck AT，Wright FD，Newman CF，et al. Cognitive Therapy of Substance Abuse. New York，The Guilford Press，USA，1993.
197. Carroll KM，Ball SA，Nich C，et al. Motivational interviewing to improve treatment engagement and outcome in individuals seeking treatment for substance abuse：a multisite effectiveness study . Drug Alcohol Depend，2006，81（3）：301-312.
198. Center for Substance Abuse Treatment. Substance Abuse Treatment：Group Therapy. Treatment Improvement Protocol（TIP）Series 41. Rockville MD，Substance Abuse and Mental Health Services Administration，USA，2005.
199. Center for Substance Abuse Treatment. Substance Abuse Treatment and Family Therapy Treatment Improvement Protocol（TIP）Series 39. Rockville MD，Substance Abuse and Mental Health Services

Administration，USA，2004.

200. Graham AW，Schultz TK，Mayo-Smith MF，et al. Principles of Addiction Medicine . Third Edition. //Chevy Chase，MD，American Society of Addiction Medicine，USA，2003.
201. Higgins ST，Alessi SM，Dantona RL. Voucher based incentives：a substance abuse treatment innovation . Addictive Behaviors，2002，27：887-910.
202. Kleber HD，Weiss RD，Anton RF Jr，et al. Practice guidelines for the treatment of patients with substance use disorders. Second Edition. Washington DC，American Psychiatric Publishing，USA，2006.
203. Marlatt GA. Relapse prevention：A self-control program for the treatment of addictive behaviors. In：Stuart RB edited，Adherence，Compliance，and Generalization in Behavioral Medicine . New York，Brunner/Mazel，USA，1982.
204. Daniel A. Santisteban，Lourdes suarez-morales，et al. Brief Strategic Family Therapy：Lessons learned in efficacy research and challenges to blending research and practice. Fam Process，2006，45（2）：259-271.
205. Evelien Smit，Jacqueline Verdurmen，et al. Family interventions and their effect on adolescent alcohol use in general opulations；a meta-analysis of randomized controlled trials. Drug and Alcohol Dependence，2008，195-206.
206. Timothy J，O' Farrell. review of outcome research on marital and family therapy in treatment of alcoholism. J Marital Fam Ther，2012，38（1）：122-144.
207. 赵敏，郝伟 . 酒精及药物滥用与成瘾 . 北京：人民卫生出版社，2012.
208. Hser YH，Li JH，Jiang HF，et al. Effects of a randomized Contingency Management Intervention on Opiate Abstinence and Retention in Methadone Maintenance Treatment in China. Addiction，2011，106（10）：1081-1089.
209. 张文跃，朱岳正 . 摇头丸滥用者与海洛因滥用者个性特征比较 . 中国药物依赖性杂志，2002，11（1）：57-58.
210. 常文保，张柏林，吕年青，等 . 吗啡化学发光测定方法的研究 . 分析实验室，1995，14（1）：1-5.
211. 龚经纬 . 海洛因成瘾者尿中吗啡的薄层色谱检测 . 中国药学杂志，1995，30（8）：493-494.
212. 丁继超，王耀华，衡克礼，等 . 薄层色谱法对海洛因依赖者尿检三种显色方法灵敏度的实验研究 . 中国药物滥用防治杂志，2000，（3）：10-12.
213. 杜新忠，贾一夫 . 戒毒工作中防复吸的措施与建议 . 中国药物依赖性志，2001，10（1）：75-76.
214. 程何荷，贾曼红，张勇，等 . 云南省 HIV 感染流行趋势分析和预测 . 中国性病艾滋病防治，2001（增刊），168-172.
215. 刘淑贞 . 经输血传播 HIV 的流行因素分析 . 中国性病艾滋病防治，2001，7（1）：52-53.
216. 刘成媛，李凤英，王志刚 . 曲马多的临床应用介绍 . 中国药物依赖性通报，1997，6（1）：60.
217. 杜新忠，陈建洪，朱伟俊 . 强制戒毒的艾滋病病毒感染者和艾滋病病人的管理研究 . 中国药物依赖性杂志，2001，10（4）：298-300.
218. 杜新忠 . 123 例海洛因依赖者梅毒感染临床检测分析 . 中国药物依赖性杂志，2000，9（3）：209-210.
219. 张开镐 . 评价药物精神依赖性的试验方法（二）. 中国药物依赖性杂志，2000，9（3）：172-173.
220. 郑继旺，刘志民 . 氯胺酮的一般药理、毒理作用与滥用问题 . 中国药物依赖性杂志，2001，10（1）：64-66.
221. 崔建芳，李农，崔凯荣，等 . 苯丙胺类药物的气相色谱及气质联用检测 . 药物分析杂志，1994，14（4）：3-7.

222. 卓先义，孙亚娟．滥用摇头丸的识别和快速检测．中国药物滥用防治杂志，2001，4：39-41.
223. 李莉，周永新，罗毅．固相萃取结合 GC-MS 系统分离分析生物体液中常见毒物药物．药学学报，2000，35（7）：521-525.
224. 刘伟，沈敏．SPME-GC/NPD 法快速分析尿液中苯丙胺类化合物．法医学杂志，1999，15（2）：89-90.
225. 刘俊亭，李如波，潭枫，等．芬氟拉明和苯丙胺类兴奋剂的固相微萃取．中国法医学杂志，2000，15（4）：220-222.
226. 耿韬，郝伟．毛细管电泳及其在滥用物质检测中的应用．中国药物依赖性杂志，2001，10（3）：161-163.
227. 孟品佳，孙毓庆，姜兆林，等．常见毒品的毛细管电泳分析．分析测试学报，1999，18（1）：17-20.
228. 张银华，陈华，喻晓．甲基安非他明及杂质的气相色谱/质谱分析．分析化学，1998，26（12）：1464-1467.
229. 邹天治，宋鸣，于晓英，等．尿液中安非拉酮 GC/MS 测定．质谱学报，2003，20（3，4）：83-84.
230. 沈敏，沈保华，向平，等．血、尿中甲基苯丙胺以及代谢产物苯丙胺的分析研究．法医学杂志，1997，13（3）：129-132.
231. 沈敏，沈保华，黄仲杰，等．运用 GC/MS（EI，PCI）技术鉴定尿中 MDMA 及其代谢物．质谱学报，1998，19（2）：65-69.
232. 沈敏，姜宴，向平，等．毛发中违禁苯丙胺类的代谢研究．质谱学报，2000，21（1）：7-13.
233. 沈敏，沈保华，吴侔天，等．人尿中 D/L 甲基苯丙胺和 D/L 苯丙胺的光学对映体分析及代谢研究．药物分析杂志，1998，18（1）：21-25.
234. 孟品佳．安非他明类毒品的手性对映体气相色谱-质谱分析．分析化学，2001，29（2）：182-185.
235. 刘锐克，徐国柱，段砺瑕，等．益安口服液用于海洛因依赖者脱毒Ⅳ期临床评价．中国药物依赖性杂志，2001，10（3）：200-203.
236. 刘闯，徐国柱，郑继旺．海洛因稽延性戒断症状评定量表的修订．中国药物依赖性杂志，2000，9（2）：132-135.
237. 汪向东．心理卫生评定量表手册．中国心理卫生杂志，1993（增刊）：202-205.
238. 刘闯，安玉泉，郑继旺，等．海洛因依赖者脱毒后药物渴求的初步调查．中国药物依赖性杂志，2001，10（3）：209-211.
239. 张开镐．大麻的生物学效应（二）．中国药物依赖性杂志，2003，12（2）：94-96.
240. 靳方，吉顺利，耿云涛．纳曲酮两种给药方法依从性的比较．中国药物依赖性杂志，2002，11（2）：129-130.
241. 宫泽辉，苏瑞斌，颜玲娣，等．2000 年防复吸研究工作汇报．中国药物依赖性杂志，2001，10（1）：4-6.
242. 李金．苯丙胺类物质及其检测．中国药物依赖性杂志，2003，12（1）：10-13.
243. Cheng Feng，Des DJ. HIV among drug users in China. Science，2002，298：1171.
244. Ricaurte GA，Guillery RW，Seiden LS，et al. Dopamine nerve terminal degeneration produced by high doses of methylamphetamine in the rat brain. Brain Res，1982，235（1）：93-103.
245. anches V，Camerero J，Esteban B，et al. The mechanisms involved in the long. lasting neuroprotective effect of fluoxetine against MDMA（ecstasy）. induced degeneration of 5. HT nerve endings in rat brain Br J Pharmacol，2001，134（1）：46-57.
246. Hegadoren KM，Baker GB，Bourin M. 3，4-Methylenedioxy analogues of amphetamine：defining the risks to humans. Neurosci Biobehav Rev，1999，23：539-553.

247. Steele TD, McCann UD, Ricaurte GA. 3, 4-methylenedioxymethamphetamine (MDMA, Ecstasy): pharmacology and toxicology in animals and humans [reviews]. Addiction, 1994, 89 (5): 539-551.

248. Paxinos G, Watson C. The rat brain in stereotaxic coordinates. 2nd ed. London: London Academic Press INC, 1986, 1: 5.

249. O' Loinsigh ED, Boland G, Kelly JP, et al. Behavioral, hyperthermic and neurotoxic effects of 3, 4-methylenedioxymethamphetamine analogues in the Wistar rat. Prog Neuro Psychopharmacol Biol Psychiatry, 2001, 25: 621-638.

250. Ritter A, Cameron J. A systematic review of harm reduction. Drug Policy Modelling Project Monograph no. 6. Melbourne: Turning Point Alcohol and Drug Centre, 2005.

251. What is harm reduction a position statement from the international harm reduction association. London, United Kingdom, English, 2010.

252. Standardizing Harm Reduction: A guidance for BC' s harm reduction practices, BC Harm Reduction Strategies and Services Committee, Issue: No. 2 Date: January 2009.

253. Harm reduction for people who inject drugs, Technical Guidance Note for Global Fund HIV Proposals, UNAIDS/World Health Organization/2011.

254. Catherine Cook, Jamie Bridge , Gerry V. Stimson, Chapter 2: The diffusion of harm reduction in Europe and beyond, Harm reduction: evidence, impacts and challenges, EMCDDA MONOGRAPHS, European Monitoring Centre for Drugs and Drug Addiction, 2010.

255. 赵成正，赵苳，刘彦红，等.《2008全球降低危害状况》部分内容介绍. 中国药物依赖性杂志，2008，17 (4)：315-319.

256. William S. Cartwright, Costs of drug abuse to society, The Journal of Mental Health Policy and Economics J. Mental Health Policy Econ, 1999, 2: 133-134.

257. 赵敏，张锐敏. 戒毒社会工作基础. 北京：军事医学科学出版社，2011.

258. David J. Collins, The costs of tobacco, alcohol and illicit drug abuse to Australian society in 2004/05, ISBN: 1-74186-436-4, Online ISBN: 1-74186-437-2, Publications Number: 3-2625.

259. 陈和华，叶利芳. 刑事司法学. 北京：中国方正出版社，2004.

260. Substance Abuse Prevention Dollars and Cents: A Cost-Benefit Analysis, U. S. Department of Health and Human Services, Center for Substance Abuse Prevention, Substance Abuse and Mental Health Services Administration, 1 Choke Cherry Road, Rockville, MD 20857 DHHS Publication No. (SMA) 07-4298 Printed 2008.

261. 杨芳，李建华，罗健，等. 云南省药物滥用的社会成本调查. 中国药物依赖性杂志，2007，16 (2)：124-130.

262. The economic costs of drug abuse in the United States 1992-2002, Executive office of the president office of National Drug Control Policy, December 2004.

263. Jean Paul Smith, Number 2, Social impact of drug abuse, This study was originally prepared by UNDCP as a position paper for the World Summit for Social Development (Copenhagen, 6-12 March 1995).

264. Best Practices for British Columbia' s Harm Reduction Supply Distribution Program, the BC Harm Reduction Strategies and Services (BCHRSS) Committee to provide guidance to BC' s harm reduction services, supply distribution, and collection programs. September 2008.

265. Ataiants J, Latypov A & Ocheret D (2011). Drug overdose: A review of the situation and responses in 12 Eastern European and Central Asian countries. Vilnius: EHRN (in Russian).

266. Christiane Poulin，MD. Harm reduction policies and programs for youth，Harm reduction for special populations in Canada，Canadian Center on Substance Abuse，CCSA-CCLAT，ISBN 1-897321-25-2，2006.

267. Harm reduction training manual，A manual for frontline staff involved with harm reduction strategies and services，BC Harm Reduction Strategies and Services，January 2011.

268. Green TC，McGowan SK，Yokell MA. Puget ER & Rich JD (2011) HIV infection and risk of overdose：a systematic review and meta-analysis. AIDS，26 (2)：403-417.

269. Claudia Stoicescu (2012) Global State of Harm Reduction 2012：Towards an integrated response London：Harm Reduction International.

270. Joyce H. Lowinson，Pedro Ruiz，et al. illman. Substance Abuse，Baltimore，Maryland，USA. Williams and Wilkins，1981，564-569.

271. Norman S. Miller，M. D. Principles of addiction medicine，Chevy Chase，Maryland，U. S. A. American Society of Addiction Medicine，1994.

272. Marc Galanter，M. D，Herbert D. Kleber，M. D. Textbook of substance abuse treatment，Washington，DC，London，Englang，American Psychiatric Press，Inc. 1994.

273. SAMHSA. Length of time from first use to adult treatment admission. The TEDS Report，September 29，2011.

274. 国家食品药品监督管理总局．国家药物滥用监测年度报告，2012 年．

275. Samuel A MacMaster，Harm reduction：A new perspective on substance abuse services social work. Research Library，2004，49 (3)：356.

28